U0128152

當代公共衛生學叢書

總策劃 - 財團法人陳拱北預防醫學基金會

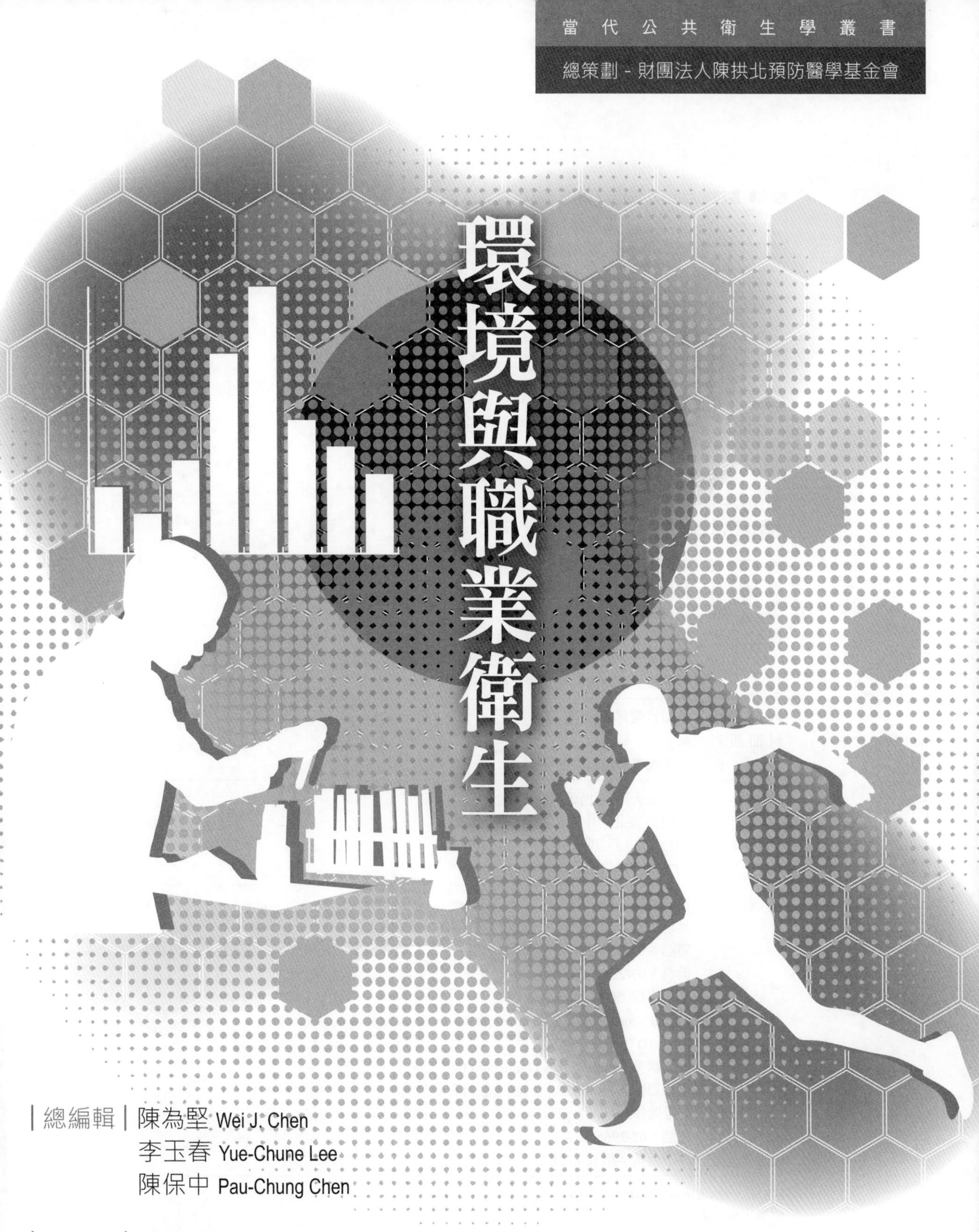

環境與職業衛生

| 總編輯 | 陳為堅 Wei J. Chen
李玉春 Yue-Chune Lee
陳保中 Pau-Chung Chen

| 編 輯 | 陳美蓮 Mei-Lien Chen
吳章甫 Chang-Fu Wu

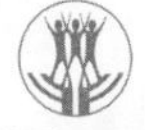

財團法人陳拱北預防醫學基金會

國家圖書館出版品預行編目（CIP）資料

環境與職業衛生 / 王根樹, 吳章甫, 吳焜裕, 李俊璋, 林子賢, 郭浩然, 陳永仁, 陳秋蓉, 陳美蓮, 陳振華, 陳培詩, 陳叡瑜, 張偉翔, 黃耀輝, 劉宗榮, 蔡坤憲, 蔡朋枝, 蔡詩偉, 龍世俊, 簡戊鑑作；陳爲堅, 李玉春, 陳保中總編輯. -- 初版. -- 臺北市：財團法人陳拱北預防醫學基金會, 2023.12

面；　公分. --（當代公共衛生學叢書）

ISBN 978-626-97834-1-0（平裝）

1.CST: 環境衛生　2.CST: 職業衛生　3.CST: 文集

412.707　　112019109

當代公共衛生學叢書

環境與職業衛生

總策畫　財團法人陳拱北預防醫學基金會
總編輯　陳爲堅、李玉春、陳保中
編輯　陳美蓮、吳章甫
作者　王根樹、吳章甫、吳焜裕、李俊璋、林子賢、郭浩然、陳永仁、陳秋蓉
陳美蓮、陳振華、陳培詩、陳叡瑜、張偉翔、黃耀輝、劉宗榮、蔡坤憲
蔡朋枝、蔡詩偉、龍世俊、簡戊鑑

內文排版　弘道實業有限公司
封面設計　余旻禎
承印　巨流圖書股份有限公司

出版者　財團法人陳拱北預防醫學基金會
地址　100025 臺北市中正區徐州路17號
出版年月　2023年12月初版一刷
2024年 9月初版二刷

總經銷　巨流圖書股份有限公司
地址：802019 高雄市苓雅區五福一路57號2樓之2
電話：07-2265267
傳眞：07-2233073
購書專線：07-2265267 轉236
E-mail ：order@liwen.com.tw
LINE ID ：@sxs1780d
線上購書：https://www.chuliu.com.tw/
郵撥帳號：01002323 巨流圖書股份有限公司
法律顧問　林廷隆律師
電話：02-29658212
出版登記證　局版台業字第1045號

ISBN ：978-626-97834-1-0（平裝）
定價：750元

總 編 輯

陳爲堅

- 最高學歷：哈佛大學公共衛生學院流行病學系理學博士
- 現職：國立臺灣大學流行病學與預防醫學研究所特聘教授、國家衛生研究院神經及精神醫學研究中心主任
- 研究專長：精神醫學、流行病學、遺傳學、臨床醫學

李玉春

- 最高學歷：美國德州大學休士頓健康科學中心公共衛生學院公共衛生學博士
- 現職：國立陽明交通大學衛生福利研究所 / 跨專業長期照顧與管理碩士學位學程兼任教授
- 研究專長：健康服務研究、健康照護制度、健保支付制度、長照制度、菸害防治政策、健康政策與計畫評估

陳保中

- 最高學歷：倫敦大學公共衛生及熱帶醫學學院流行病學博士
- 現職：國家衛生研究院國家環境醫學研究所特聘研究員兼所長、國立臺灣大學環境與職業健康科學研究所特聘教授
- 研究專長：環境職業醫學、預防醫學、流行病學、生殖危害、兒童環境醫學

編　輯

陳美蓮

- 最高學歷：國立臺灣大學公共衛生博士
- 現職：國立陽明交通大學環境與職業衛生研究所特聘教授
- 研究專長：環境與職業衛生、環境荷爾蒙與健康、環境污染與健康風險評估、職業安全衛生教育訓練

吳章甫

- 最高學歷：美國華盛頓大學環境與職業衛生博士
- 現職：國立臺灣大學環境與職業健康科學研究所教授
- 研究專長：環境與職業衛生、暴露與風險評估、空氣品質監測與模式應用

作者簡介（20人，依筆畫排序）

王根樹　國立臺灣大學環境與職業健康科學研究所教授

吳章甫　國立臺灣大學環境與職業健康科學研究所教授

吳焜裕　國立臺灣大學食品安全與健康研究所教授

李俊璋　國立成功大學工業衛生學科暨環境醫學研究所特聘教授

林子賢　中國醫藥大學公共衛生學系教授

郭浩然　國立成功大學工業衛生學科暨環境醫學研究所特聘教授

陳永仁　臺北市立大學衛生福利學系副教授

陳秋蓉　長榮大學安全衛生科學學院教授

陳美蓮　國立陽明交通大學環境與職業衛生研究所特聘教授

陳振菶　中國醫藥大學職業安全與衛生學系教授

陳培詩　高雄醫學大學公共衛生學系教授

陳叡瑜　臺北醫學大學公共衛生學系教授

張偉翔　國立成功大學食品安全衛生暨風險管理研究所助理教授

黃耀輝　國立臺灣大學環境與職業健康科學研究所教授

劉宗榮　國立陽明交通大學食品安全及健康風險評估研究所榮譽教授

蔡坤憲　國立臺灣大學環境與職業健康科學研究所教授

蔡朋枝　國立成功大學工業衛生學科暨環境醫學研究所特聘教授

蔡詩偉　國立臺灣大學環境與職業健康科學研究所教授

龍世俊　中央研究院環境變遷研究中心研究員

簡戊鑑　國防醫學院生命科學研究所合聘教授

審查人簡介（17 人，依筆畫排序）

王文忻
現職：中國醫藥大學職業安全與衛生學系教授
審查：第 12 章

王正雄
現職：國立陽明交通大學環境與職業衛生研究所兼任副教授
審查：第 6 章

王根樹
現職：國立臺灣大學環境與職業健康科學研究所教授
審查：第 8 章

吳政龍
現職：國立成功大學醫學院醫學系職業醫學科副教授
審查：第 18 章

李俊璋
現職：國立成功大學工業衛生學科暨環境醫學研究所特聘教授
審查：第 4 章

林財富
現職：國立成功大學環境工程學系講座教授
審查：第 3 章

郭浩然
現職：國立成功大學工業衛生學科暨環境醫學研究所特聘教授
審查：第 1 章

郭憲文

現職：國立陽明交通大學環境與職業衛生研究所教授

審查：第 10 章

陳永仁

現職：臺北市立大學衛生福利學系副教授

審查：第 7 章、第 9 章

陳秋蓉

現職：長榮大學安全衛生科學學院教授

審查：第 15 章

陳家揚

現職：國立臺灣大學食品安全與健康研究所教授

審查：第 5 章

陳振菶

現職：中國醫藥大學職業安全與衛生學系教授

審查：第 16 章

陳叡瑜

現職：臺北醫學大學公共衛生學系教授

審查：第 17 章

趙馨

現職：臺北醫學大學公共衛生學系教授

審查：第 13 章

蔡朋枝

現職：國立成功大學工業衛生學科暨環境醫學研究所特聘教授

審查：第 11 章

蔡詩偉
現職：國立臺灣大學環境與職業健康科學研究所教授
審查：第 2 章

羅宜文
現職：中國醫藥大學職業安全與衛生學系副教授
審查：第 14 章

「當代公共衛生學叢書」總序言

總編輯　陳為堅、李玉春、陳保中

這一套「當代公共衛生學叢書」的誕生，是過去20年來臺灣公共衛生學界推動公共衛生師法的一個產物。

由陳拱北預防醫學基金會總策劃並出版的《公共衛生學》，一向是國內公共衛生教學上最常使用的教科書。從1988年10月的初版，到2015年6月的修訂五版，已經從單冊成長到3大冊，成爲國內各種公職考試中有關公共衛生相關學科的出題參考資料，並於2018年榮獲臺灣大學選入「創校90週年選輯」紀念專書（獲選的10輯中，8輯爲單冊，經濟學爲兩冊，而公共衛生學爲三冊，是最龐大的一輯）。2018年時，基金會原指派陳爲堅董事規劃《公共衛生學》的改版。但是這個改版計畫到了2020年初，由於「公共衛生師法」（簡稱公衛師）的通過，而有了不一樣的思考。

當年適逢新冠肺炎全球大流行（COVID-19 Pandemic）的爆發，由於整個公共衛生體系及公共衛生專業人員的全力投入，協助政府控制好疫情，因而讓全國民眾更加肯定公共衛生專業人員的重要。於是原本在行政院待審的《公共衛生師法》，在台灣公共衛生學會（簡稱公衛學會）陳保中理事長的帶領下，積極地與各方溝通，促成行政院院會的通過，並隨即獲得立法院跨黨派立法委員的支持，於2020年5月15日經立法院三讀通過，6月3日由總統公布。

由於公共衛生師法第4條明定公衛師應考資格，除了公共衛生系、所畢業生，「醫事或與公共衛生相關學系、所、組、學位學程畢業，領有畢業證書，並曾修習公共衛生十八學分以上，有證明文件」者，也能應考。上述修習公共衛生十八學分係指曾修習六大領域，包括生物統計學、流行病學、衛生政策與管理學、環境與職業衛生學、社會行爲科學及公共衛生綜論六大領域，每領域至少一學科，合計至少十八學分以上，有修畢證明文件者。衛生福利部隨即委託公衛學會協助規劃公衛師的相關應考資格。學會於是動員全國公共衛生學界師長，組成「公共衛生師應考資格審查專業小組」，由李玉春教授擔任總召集人，陳保中教授擔任共同總召集人，進行研議；並依上述六大領域分成六個小組：各小組由相關專家任小組召集人、共同召集人、以及專家，經密集會議以及對外與各學協會等之溝通，終於完成公共衛生師應考資格之相關規劃，由醫事司公告。

其後考試院亦委託公衛學會進行六大考科命題大綱之規劃。考選部爲避免公共衛生綜論與其他科目重疊，故改考衛生法規與倫理，另亦參考衛生行政高考科目，將衛生政策與管理改爲衛生行政與管理。上述公衛師應考資格小組重整後，很快組成六大科（衛生法規及倫理、生物統計學、流行病學、衛生行政與管理、環境與職業衛生；與健康社會行爲學）命題大綱小組，在公衛學會之前爲推動公衛師之立法，從 2009 年起至 2020 年，連續舉辦 12 年的「公共衛生核心課程基本能力測驗」的基礎下，也快速完成各科命題大綱之規劃，並由考試院於 2021 年 4 月 16 日公告，使首屆公共衛生師國家考試得以在 2021 年 11 月順利舉辦。

有了第一屆公共衛生師專技考試的完整經驗，董事會因此調整了新版教科書的改版方向，改用「當代公共衛生學叢書」的方式，以涵蓋專技考試六個科目之命題範圍的教科書爲初期出版目標。之後，可再針對特定主題出版進階專書。於是董事會重新聘了三位總主編，分別是陳爲堅、李玉春、與陳保中。針對每一科，則由命題大綱小組召集人與共同召集人擔任各書的編輯，會同各科專家學者，再去邀請撰稿者。

在 2021 年 10 月 26 日的第一次編輯會議，我們確立幾項編輯策略。第一，採取每科一本的方式，而各科的章節要涵蓋公共衛生師考試命題大綱內容。第二，每章使用相同的格式：（1）條列式學習目標；（2）本文：開頭前言，引起學習動機；主文則利用大標題、小標題，區分小節、段落；文末則有該章總結、關鍵名詞、與複習題目。第三，爲提高閱讀效率，採用套色印刷。第四，各章得聘請學者初審，再由各書編輯審查，最後由總編輯複審，才送排版。各書進度略有不同，從 2022 年 8 月第一本書排版，到 2023 年 4 月第六本書排版。預計不久會陸續印行出版。

本書能順利付梓，要感謝陳拱北預防醫學基金會提供充裕的經費，贊助本書的撰稿、審稿與聘請編輯助理，才能完成這一項歷史性的任務。希望這套書的出版，可以讓公共衛生的教育，進入一個教、考、用更加緊密結合的新階段，期有助於強化臺灣公共衛生體系，提升民眾健康。

序言

陳美蓮、吳章甫

我國於 2020 年通過公共衛生師法，隨即在 2021 年首次將公共衛生師證照納入國家考試，「當代公共衛生學」，全套書共六部，包括衛生法規及倫理、生物統計學、流行病學、衛生行政與管理、環境與職業衛生、健康社會行為學，架構上即是根據國家公衛師的考試科目進行編撰，希望能夠幫助有志於從事公共衛生師工作者，瞭解公共衛生的範疇並學習所需基礎專業知識，未來無論在任何工作場域，遇到各種涉及群眾健康的議題時，能發揮所學並規劃解決問題的路徑，完成公共衛生預防疾病，促進群眾健康的使命。

潔淨的環境是孕育豐盛健康生態，奠定民眾健康生活的基礎。近代基因遺傳學研究指出，一生的健康取決於生命歷程各階段以及各面向的環境條件，包括孕育生命起點的產前環境以及後天各面向的生活環境，這些環境條件，加上個人生活習慣，乃至特定工作環境的暴露，共同交互作用決定了疾病基因的表現型和表現程度。換句話說，基因在人的健康只扮演一部分的角色，反而是生命歷程的環境暴露才是最重要的決定關鍵，這個科學發現，直指健康生活環境與職業環境是支持民眾健康的基石，其重要性不言可喻。

本書包括第一篇環境衛生十章與第二篇職業衛生八章，特邀國內教研專精的熱心學者所撰寫，是一部極具價值的參考書籍。若作爲教科書使用，每章可規劃以 2-4 小時介紹。在第一篇環境衛生部分，第 1 章先建立讀者毒理學基本概念，接續在第 2-7 章就不同環境因子說明，包括空氣、噪音、水、廢棄物、食品、病媒與化學物質，第 8 與 9 章則帶入具整合性概念之全球環境變遷及環境與健康風險評估相關議題，第 10 章則爲事故傷害與預防介紹。第二篇職業衛生部分，在第 11-15 章就工作場域不同危害類型分類說明，包括物理性、化學性、生物性、人因性以及社會心理性等五大因子，第 16-17 章爲整合運用之暴露與風險評估以及危害預防與管理，最後第 18 章說明前述危害可能引起之職業病。另因部分主題基礎科學理論相同，為避免內容重複，於主文中提醒讀者可跨各章節相互參考，例如第 2 章介紹環境空氣污染時，提及個人暴露量測技術及生物性氣膠可參閱第 12 與 13 章。

環境與職業衛生學著眼於認知與評估生活與職業環境中，影響健康的風險因子，進而規劃系統性的風險控制與解決方案，建構永續的治理架構，提供支持性的健康工作與生活環境，以維護群眾健康。期待讀者研讀各章內容後，皆能具備公共衛生專業人員在環境與職業衛生面向應有之知識。

主編：陳美蓮、吳章甫謹誌

目　錄

第一篇　環境衛生

第二篇　職業衛生

第一篇

環境衛生

第1章 毒理學概論

劉宗榮 撰

學習目標

一、毒理學的基本原理—劑量反應關係
二、毒性機轉
三、異生物質在身體的吸收、分布、與排出體外
四、生物轉換
五、毒性測試及應用

前　言

毒理學（toxicology）是由探討毒藥（希臘字 toxicons 就是 poisons）而衍生出研究**異生物質**（xenobiotics）對身體所造成不良反應之機轉及評估的一種應用科學，凡不是天然產生或預期不存在於生物體內的化學物質就稱爲異生物質。早在 1775 年英國醫師波特（Percivall Pott）就觀察到他的陰囊癌病人在青少年時（10 歲左右）多從事掃煙囪的工作，當時職業衛生觀念薄弱，掃煙囪小孩在工作後全身沾滿煤灰／煤焦油，波特因而推論掃煙囪小孩的煤灰／焦油暴露與陰囊癌的關係，雖然此研究當時不被英國醫學界承認 [1]，但 1933 年英國科學家由煙囪煤焦油中分離純化出苯芘（benzo(a)pyrene, BaP）且可以在實驗動物誘發皮膚癌 [2]，這才證實波特觀察到煤焦油誘發陰囊癌的理論正確。本章毒理學概論主要在闡述異生物質誘發疾病之劑量與反應關係、毒性作用機轉、身體如何處理此異生物質（經由吸收、分布、代謝及排出體外）、及用來評估異生物質的毒性測試，來作爲毒性化學物質管理與健康風險評估之基礎。

第一節　劑量反應關係

All substances are poisons; there is none which is not a poison. The right dose differentiates poison from a remedy.（Paracelsus 1493-1541）

中世紀時的醫師帕拉塞爾蘇斯（Paracelsus）在當時就指出所有物質都有毒，沒有一個例外，正確的劑量可以決定它是藥物或是毒物。這「劑量與反應」（dose makes the poison）的概念一直是傳統毒理學的圭臬，但 1960 年後由於科技的發展，分析儀器對異生物質量測的靈敏度越來越低（目前可達 10^{-15}），再加上對致癌機轉、異生物質的體內、體外毒性測試與機轉研究，都影響到對劑量反應關係的認知。

一、傳統劑量反應關係

傳統毒理學的劑量反應是針對一個族群來觀察其反應，它是一種以統計方法來評估對異生物質的劑量反應關係，假設測試動物對異生物質的反應爲常態分布，少數動物對外來物敏感，亦有少數動物對外來物不敏感，如果將測試動物的反應以累積來表示（圖 1-1），就可看出測試動物在低劑量（6 mg/kg）下有約 1% 的動物有反應，如將劑量繼續降低或升高就可找出此 S 狀曲線在沒有反應（0%）或完全有反應（100%）的位置，理論上此反應曲線不會達到 0 和 100%。但是當此異生物質在最低的有效劑量下可以誘發全有或全無（all-or-none）的反應，此時的劑量就稱爲閾值（threshold）。此圖的縱軸如果以死亡率來表示，在 50% 處相對的劑量就是此測試動物的半數致死劑量（median lethal dose, LD50）。閾值的概念常用在風險評估，因爲只要能找到閾值，就代表異生物質在低於此劑量下沒有反應，但事實上有太多因素，如反應的種類、測試動物的數量及對反應的敏感性等都可以影響閾值，因而很難找到一個眞實的閾值，所以風險評估時常選用動物實驗的未觀察到毒性的最大劑量（no observed adverse effect level, NOAEL）來做後續的評估。

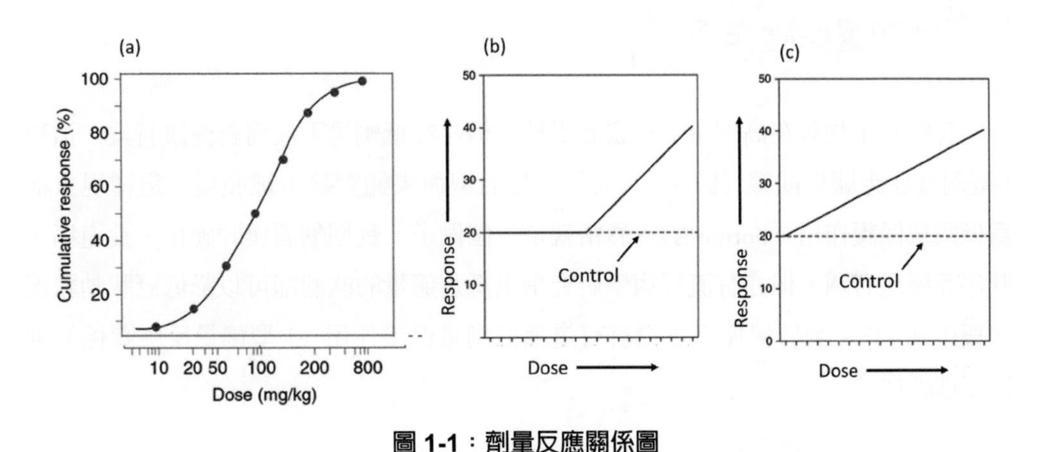

圖 1-1：劑量反應關係圖

註：(a) 橫軸為對實驗動物投予異生物質的劑量，縱軸為累積反應分布；(b) 閾值模型；(c) 線性無閾值模型 (linear no threshold, LNT)。改編自：Klaassen and Watkins III (2003) [11]。

二、必須營養成分的劑量反應

對身體的必須營養元素〔如硒（Se）、維生素 A〕而言，它們的劑量反應關係就沒有閾值，因爲在劑量低時會產生毒性甚至死亡，但在高劑量下亦有毒性，如高劑量硒（Se）可造成腦部毒性，高劑量維生素 A 可造成肝臟毒性或畸胎。這些必須營養元素之濃度必須在一定的平衡區間內（region of homeostasis）生命才能延續，這種類型的劑量反應以 U 形呈現（圖 1-2）。

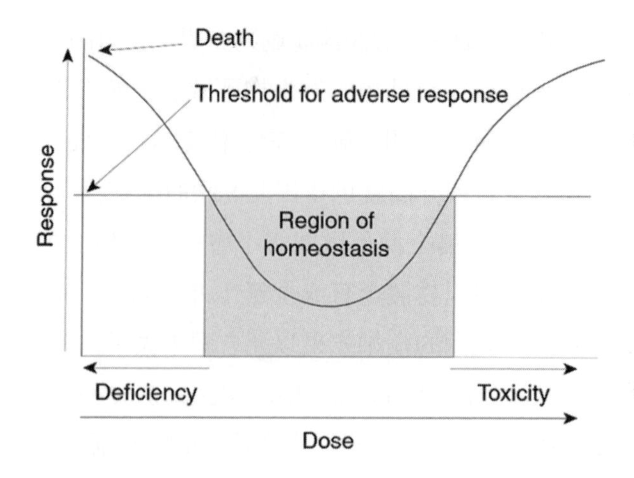

圖 1-2：必須營養成分如維生素 A、硒（Se）、女性荷爾蒙（estrogen）的劑量反應關係圖

註：灰色區域代表恆定區域，換句話說只要暴露的劑量高於或低於此區域就會造成毒性。改編自：Klaassen and Watkins III (2003) [12]。

三、低劑量保護作用

有些異生物質在高劑量下會誘發毒性，但是在低劑量下反而對健康有益，這種 J 型劑量反應關係曲線（圖 1-3）最早在放射線與果蠅實驗中被發現，這種現象稱為低劑量保護作用（hormesis）。酒精就是一個例子，長期酗酒與肝硬化、食道癌、肝癌等癌症有關，但亦有流行病學研究指出低及適量的飲酒卻可以降低冠狀動脈疾病與中風 [3]。至於何種異生物質有這種低劑量保護作用（J 型劑量反應關係）則需仔細評估。

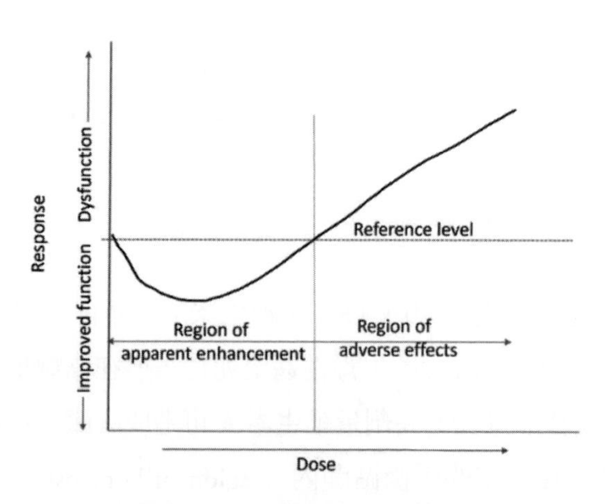

圖 1-3：J- 型劑量反應關係圖

資料來源：改編自 Moeller（2011）[13]。

四、內分泌干擾素的劑量反應關係

內分泌干擾素不但受到國際關注，亦是我國毒性及關注化學物質管理法中第四類毒性化學物質下列管的項目，此類化學物質的結構類似荷爾蒙，在很低的劑量下就可干擾荷爾蒙作用而造成毒性，但是又很難預估其高劑量時的毒性，其劑量反應與以上提到的均不同，是一種非單調的劑量反應關係（nonmonotonic dose–response relationship），在低劑量下其反應類似線性無閾值（linear no threshold, LNT），內分泌干擾素如雙酚 A 在高劑量下沒有明顯毒性，但低劑量對發育敏感時期的生物就有明顯的影響。

五、小結

「劑量反應關係」是毒理學的基本概念，但是對不同種類的異生物質其反應曲線可能明顯不同，這在毒理學的應用，如風險評估由動物實驗的結果推論到人的低劑量暴露時就要特別注意。

第二節　毒性作用機轉

異生物質要造成毒性必須先進入體內，然後直接或經代謝形成活性代謝物後再與內生性分子上的官能基結合，這些可以與內生性分子結合的異生物質包括了下列特性：（1）親電子劑（electrophile），本身帶正電、缺電子所以能與親核劑（nucleophile）結合，（2）自由基，因帶有不對稱電子所以活性強，如過氧化物陰離子（$O_2^{-\cdot}$）及羥自由基（$OH^{\cdot}$），（3）親核劑，本身帶負電，可與親電子劑結合，（4）自身具氧化還原能力的反應物（redox-active reactant）。

異生物質在體內如果形成帶有正電的親電子劑，有非常強的活性，可與親核劑結合而解除其活性。有活性的過氧化物陰離子（$O_2^{-\cdot}$）經過氧化物歧化酶（superoxide dismutase, SOD）作用後變成過氧化氫中性分子，再經麩胱甘肽過氧化物酶（glutathione peroxidase, GSHPx）或過氧化氫酶（catalase, CAT）作用後降解成水（圖 1-4），SOD、GSHPx 與 CAT 爲人體最主要的抗氧化酵素；但過氧化氫如果遇到 Fe(II), Cu(I), Mn(II), Cr(V), Ni(ii) 等過渡金屬，就形成羥自由基（$OH^{\cdot}$），此反應稱為芬頓反應（Fenton's reaction），羥自由基因活性強能立即與脂肪、核酸等內生性分子結合（圖 1-5）。以上提到的過氧化物陰離子（$O_2^{-\cdot}$）、過氧化氫及羥自由基（OH·）等通稱為活性含氧物（reactive oxygen species, ROS），當體內產生的活性氧化物超過抗氧化能力時就稱為氧化壓力（oxidative stress）。

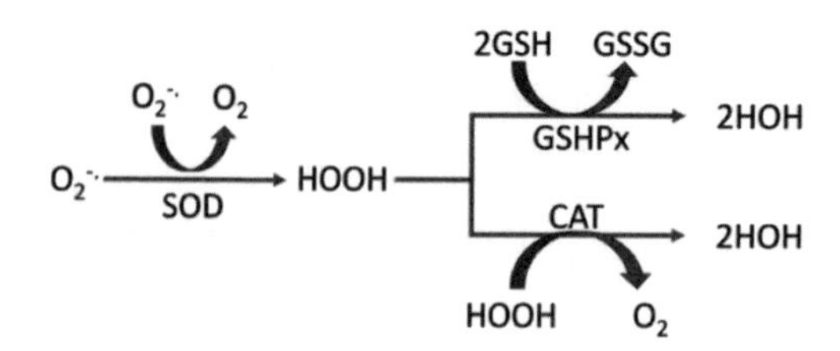

圖 1-4：過氧化物陰離子（$O_2^{-\cdot}$）經由氧化物歧化酶（superoxide dismutase, SOD）、麩胱甘酶過氧化物酶（glutathione peroxidase, GSHPx）或過氧化氫酶（catalase, CAT）變成水的過程

註：穀胱甘肽（還原型）（glutathione, GSH），穀胱甘肽（氧化型）（oxidized glutathione, GSSG）。

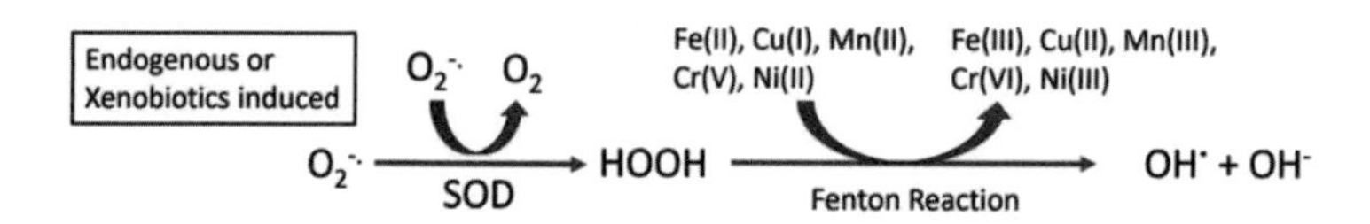

圖 1-5：內生性或異生物質誘發過氧化物陰離子（$O_2^{-\cdot}$）經由氧化物歧化酶（superoxide dismutase, SOD）及過度金屬元素形成羥自由基（OH·）

異生物質在標的器官形成毒性的第一步就是與標的器官的內生性分子結合，接著經過一連串的生化反應造成此器官的胞器、細胞、組織、器官甚至整個生物體受到傷害或喪失功能。以上反應包括了：

一、非共價結合

此類反應主要是分子間非極性的交互作用，或是行成氫鍵或離子鍵；異生物質的作用對象包括了細胞膜上或細胞內受體、離子通道或是酵素，此類反應基本上可逆。有機氯與除蟲菊精類殺蟲劑抑制離子通道、有機磷類殺蟲劑抑制乙醯膽鹼酯酶（acetylcholinesterase）酵素活性皆屬此類。

二、共價結合

此類反應基本上不可逆，因爲一旦行成共價結合可改變內生性分子的結構，上述的親電子劑就屬此類。如果異生物質形成的代謝物有親電性就可與生物體中親核性的大分子（蛋白質與核酸）結合，如苯芘（BaP）與 DNA 行成的鍵結物（BaP-DNA adduct）。另外，中性的自由基如羥自由基（OH·）亦可與大分子行成共價結合，BaP 亦可與 DNA 形成 8-Hydroxy-2'-deoxyguanosine 鍵結物。

三、奪氫反應

中性自由基可在內生性分子上奪取一個氫原子，因而將此內生性分子變成自由基。如將胺基酸上 CH_2 的 H 取代而形成羰基（carbonyl）。

四、電子轉移

異生物質可以因爲交換電子而將對方分子氧化或還原，因而形成有危害性的產物，如某些異生物質將血紅素中的 Fe(II) 氧化成甲基血紅素中的 Fe(III)。

第三節　身體對異生物質的處置

英國醫師波特早在 1775 年就在文章中指出倫敦掃煙囪小孩的陰囊癌與煤灰的暴露有關，但此論點不爲當時醫學界所接受，直到 100 年後才經流行病學研究證實煤灰的暴露與陰囊癌有關，但是到 1933 年由煤焦油中分離出苯芘（BaP）並塗抹在小鼠背部證實 BaP 的致癌性，這才確認煤灰 / 焦油與癌症的關係。所以異生物質（如 BaP）必須先進入體內，並經一連串的反應後才能與標的器官上的分子結合，最後造成毒性，這異生物質在身體的吸收（absorption）、分布（distribution）、代謝（metabolism）、及排除（excretion）反應就稱爲毒物動力學（toxicokinetics）或簡稱爲 ADME。

一、異生物質的吸收

人體是由細胞（3.0×10^{13}）所組成，所以異生物質要進入身體碰到的第一個屏障就是細胞膜。一般而言，化學物質由濃度高往濃度低處移動，但細胞膜含有大量磷酯質，所以脂溶性的化學物質就容易經由簡單滲透（simple diffusion）進入細胞。脂溶性可以由 **Log P** 來表示，Log P 或稱分配係數，就是某有機物在辛醇與水中濃度比值的對數值，數值越大（如 dichlorodiphenyltrichloroethane, DDT）則脂溶性越高，如果是負值（如維生素 C）則爲水溶性；相對之下離子態的化學物質（脂溶性低）則不易穿過磷酯質的細胞膜。另外，細胞膜上有約 4 nm 的孔洞，所以水溶性或中性小分子可以通過，相對之下，腎臟腎絲球細胞膜的孔隙可以大到 70 nm 。除此之外，化學物質的 **pKa**（**解離常數**）亦爲決定穿過細胞膜的因素之一，酸性化學物質有較低的 pKa，鹼性則有高 pKa，如腸道不同部位其 pH 值不同，就可影響到異生物質的吸收。

除了簡單滲透外，異生物質亦可與某些蛋白質結合而進入細胞，如能與鈣結合的攜鈣素等，這就是促進擴散（facilitated diffusion），如果需要 ATP 來幫助則稱爲主動運輸。主動運輸在毒物動力學非常重要，因爲體內有可以攜帶有機離子的攜帶蛋白，可以幫助細胞對異生物質的吸收或是排出，在肝臟與腎臟的的毒性上扮演重要角色。對於不溶的粒狀物則可經細胞吞噬作用（endocytosis）將其送入細胞中。

化學物質進入身體的三個主要途徑是：經口、呼吸、及皮膚：

（一）經口食入

異生物質經口進入身體後在整個消化道（由口到直腸）都可能被吸收，其吸收程度與該異生物質在那段區域滯留的時間成正比，所以口腔吸收少，小腸吸收相對就大；另外小腸的表皮細胞有小絨毛結構，可以增加接觸面積及吸收能力。另一個影響吸收能力的就是消化道的 pH 值，弱鹼性的化學物質在低 pH 值（酸性）下成離子態，相對的弱酸性化學物質在高 pH 值（鹼性）下亦爲離子態。離子態的異生物質不利吸收，所以弱鹼性異生物質易在小腸吸收，因爲 pH 值較高；弱酸性異生物質則在 pH 值低的胃部吸收。小腸與異生物質接觸面積大，接近中性 pH 值(~6)，所以在經口攝入的異生物質吸收上扮演重要角色。

大部分異生物質經過滲透由腸道細胞再進入血液，當然亦可經由其他方式如與攜帶蛋白結合後進入體內。影響腸道吸收的其他因素包括了腸道中食物的多寡、疾病、年齡、甚至腸道菌叢等因素。腸道菌叢可代謝正常的營養成分甚至異生物質，進而影響異生物質的吸收及毒性，如將硝酸鹽代謝成亞硝酸鹽。現在知道飲用含高濃度硝酸鹽的井水可能產生變性血紅素血症，但主要發生在嬰兒，原因之一是嬰兒腸道 pH 值較高，因而某些細菌（如 E. coli）容易增長，進而還原硝酸鹽產生較多的亞硝酸鹽而生病。腸道菌叢在直腸的數目最高，而且在每種生物腸道內菌叢的種類及數目都不一樣，因而可能影響動物實驗外推到人的結果。

流經腸道的血液會先彙整到門靜脈而後進入肝臟再分布到全身，有些異生物質由門靜脈進入肝臟就先被代謝後再分布到全身，此現象稱爲首渡效應（first pass effect），這是爲什麼有些異生物質如三氯乙烯經口服後其毒性較其他途徑（如呼吸）來的低的原因 [4]。

（二）經肺吸入

氣體（gases）和氣膠（aerosols）或細微粒（fine particles）可以經由鼻、咽喉、氣管、支氣管、肺泡而進體內。一般而言，水溶性氣體可經由上呼吸道表面黏液而進入體內，至於水溶性差的氣體則可在到達肺泡後再進入呼吸循環系統。氣膠與細微粒的吸收則取決於水溶性與顆粒大小，大於 5 μm 的粗粒子會在鼻腔與咽喉區被擋下來，2.5 μm 左右的細微粒會被氣管與支氣管表面的纖毛與分泌的黏液捕捉，當微粒被黏液捕捉後就會經由纖毛的擺動而將其運送到咽喉，此時就有機會被排出體外（吐掉）或經吞食而進入體內；纖毛與黏液形成的輸送帶（mucociliary escalator）是很好的上呼吸道保護系統。而更小的氣膠或微粒（＜ 1μm 則有機會進入肺泡而被吸收。進一步說明亦可參考本書第 12 章。

當粒子愈小，每單位體積內的粒子數及其表面積就會增大，舉例來說：對 10 $\mu g/m^3$ 的粒子而言，如果粒子直徑爲爲 5 mm，每毫升中有 0.15 個粒子，其表面積爲 12（$\mu m^2/cm^3$）；但當粒子直徑降到 5 μm，此時同樣體積（每毫升）中的粒子數爲 153,000,000，其表面積則遽增爲 12,000 $\mu m^2/cm^3$ [5]。當表面積變大，所附著在上的異生物質就會增加，這說明粒子越小更易進到肺泡，而其表面積更是決定微小粒子毒性潛力的重要因子。

（三）經皮膚吸收

相較於食入與呼吸，皮膚提供對異生物質最主要的屏障，皮膚由表皮與眞皮構成，表皮內沒有血管的分布，最外層是沒有生命（細胞核）但緊密排列的角質層細胞所構成，表皮可以阻擋大部分異生物質滲透進入皮膚，所以角質層細胞是異生物質穿過皮膚的速率決定步驟。另外角質層的厚薄可以影響化學物質穿透皮膚的能力；掃煙囪小孩會得陰囊癌與陰囊表皮細胞有最薄的角質層有一定程度的關係[6]。眞皮在表皮之下，充滿血管亦有神經、毛囊、汗腺與油脂腺的分布，穿過角質層的異生物質可經由此處的血管再分布到全身。人類皮膚與其他動物皮膚結構明顯不同，例如與其他動物比較，人類有最厚的角質層，而且人類的眞皮層有豐富的血管分布，所以使用動物經皮實驗數據再推論到人時就要非常小心。

二、異生物質的分布

身體中的液體分布在三大區塊：血漿、組織間隙液及細胞內液體，細胞外液體則包括了血漿與組織間隙液。當異生物質進入體內就會經由血液分布到全身，此時異生物質的濃度取決於在體內的分布體積，如果異生物質只停留在血漿，此時就有較高的濃度，相對之下如果異生物質分布到全身液體，濃度自然就較低。

異生物質經由血液送到不同組織，所以血流多的器官如心、肝、腎就有較多的異生物質分布到此處。相對之下異生物質就不容易分布到某些器官，如血腦屏障就可阻擋大部分異生物質進入腦。血腦屏障是因（1）腦部微血管內皮細胞結合的很緊密，讓異生物質沒有機會經由細胞間隙進入腦部；（2）微血管外又有神經細胞緊密的圍繞，讓異生物質更不易經由滲透進入腦細胞；（3）腦部微血管內皮細胞上更有輸送蛋白可將異生物質運離開腦細胞。最後只有脂溶性強的異生物質有機會進入腦細胞。

異生物質在血液中常與如白蛋白等蛋白質結合，如此就可以改變在體內的分布並延緩進入組織之時間。肝及腎中有金屬硫蛋白可以與鎘、鉻等重金屬結合，進而影響其毒性。異生物質在體內常儲存在某一器官，某些重金屬如鉛會儲存在骨頭，DDT 等脂溶性高的異生物質易儲存在脂肪組織，但是隨著時間的改變，這些儲存的異生物質仍可能再進入血液分布出去。

三、異生物質的排除

進入身體的異生物質主要由腎臟排出體外，但大多需要經過生物轉換變成水溶性後才能由尿中排出，第二種排除方式就是經由糞便，第三種就是肺臟，當然這必須是氣態的異生物質。其他的排出方式包括了；經由膽汁而由糞便排出，進入母親乳汁（脂溶性 DDT 等），甚至由汗腺排出，但是由於汗液體積少（相較於尿液），所以整體而言對異生物質的排除上就不甚重要。

腎臟的組成單位是腎元（nephron），由腎絲球（glomerulus）及相連的彎曲小管所構成，腎絲球中的微血管叢將血液濾出後進入相連的彎曲小管，將不需要的身體代謝物濃縮成尿然後排出體外。水溶性及分子量小（＜ 350 Da）的異生物質在經過腎絲球濾出或分泌到彎曲小管後亦可由腎臟排出體外。腎絲球微血管叢表面的孔洞大（70 nm），所以比白蛋白小的分子（＜ 60 kDa）都可以由此濾出，這是爲什麼與白蛋白等蛋白質結合的異生物質不易排出體外，在體內半衰期長的原因，DDT 就是一例。

但是有些異生物質可由彎曲小管再被吸收回血液，脂溶性（Log P）大的物質就易被再吸收回血液，但是離子態的物質就不易被再吸收而由尿中排出。另外，運輸蛋白在異生物質的再吸收與排出上扮演重要角色。重金屬鎘的腎臟毒性就與此有關，鎘經口進入體內後與金屬硫蛋白（metallothionein）結合，因爲金屬硫蛋白分子量小，所以與金屬琉蛋白結合的鎘在流經腎絲球時被濾出而進入腎臟彎曲小管，但又被再吸收回彎曲小管細胞，經細胞內的溶酶體（lysosome）作用釋放出鎘，因而造成腎臟毒性 [7] 。

四、小結

異生物質可以經由食物、飲水、空氣、或皮膚暴露而進入體內，依其物理化學特性，我們身體可以將大部分異生物質代謝後再經尿、糞便或空氣排出體外，但有少部分會留在體內某些部位，最後造成特定器官或組織毒性。這毒性不但與此異生物質的毒性強度有關，亦與該物質的吸收、分布與排除有關。對一個有首渡效應（first-pass effect）的強中樞抑制異生物質而言，其經呼吸進入體內的毒性就大於經口服進入體內的毒性 [4] 。大部分異生物質本身的毒性都不大，但是可能經代謝後成爲有活性的代謝物，此活性代謝物生成的速率就與毒性強度有關，相對之下，毒性很強的異生物質亦可能被身體的代謝系統將其毒性中和掉，所以一個外來物的毒性強度與其最後在作用器官的「最終」濃度有關。

第四節　化學物質的生物轉換

異生物質經吸收進入身體後會先分布到各組織而後排出體外，但是會先經過酵素代謝或稱爲生物轉化（biotransformation）成爲代謝物後再排出體外，異生物質經代謝後可能產生活性很強的代謝物，反而會造成毒性，此過程就稱爲生物活化。

一般而言，分子量小、脂溶性大且不帶電的異生物質容易在流經腎臟彎曲小管時被吸收，所以我們身體如果能將此異生物質生物轉化爲分子量大、水溶性高且帶電的代謝物，此時在經過腎臟（腎絲球）濾出後就不易被再吸收而能由尿中排出體外。以上的生物轉化可分爲二期，第一期反應（phase I reaction）是經由氧化、還原、水解作用將異生物質轉化成爲水溶性稍高的代謝物，第二期反應（phase II reaction）則是將上階段形成的代謝物當成受質（substrate），由結合酵素外加一個親水性的分子而形成一個帶電荷的結合物（conjugates）後排出體外，所以第二期反應又稱結合／加成反應。在正常情況下第一期反應與第二期反應是依序作用，但是某些異生物質（如水楊酸）可跳過第一期而直接進行第二期反應，有些異生物質在第一期反應後就可直接排出體外，更有的異生物質水溶性很強（如維生素 C）可不經第一與第二期反應而直接排出體外。

一、第一期反應（phase I reaction）

（一）水解（hydrolysis）

參與水解反應的酵素就是水解酶，如肽酶：身體內有許多胜肽、生長激素、細胞激素、溶出的受體、甚至臨床使用的單株抗體都可被不同的肽酶水解；另外，解脂酶可切割脂肪酸酯及甘油酯。

至於羧酸酯酶（carboxylesterase）、膽鹼酯酶（cholinesterase）、巴拉松酶（paraoxonase）則可分別水解含有下列官能基的外來物，如 carboxylic acid ester（procaine）、amide（procainamide）、phosphoric acid ester（paraoxon）等。

當芳香族碳氫化合物（如 BaP）在 P450 酵素氧化時常會形成環氧化物（epoxide），此時可經環氧化物水解酶（epoxide hydrolase）將其水解行成二元醇（diol），由於環氧化物的活性很強，所以此反應被認爲是環氧化物的解毒反應。

（二）還原（reduction）

有些異生物質甚至金屬在體內可被還原，這可經由酵素反應，甚至在沒有酵素下與體內的還原劑如穀胱苷肽（glutathione, GSH）等結合後進行。

偶氮（azo）與硝基（nitro）還原：此反應主要是由腸道菌在大腸中來進行，但有時在低氧情況下亦可經由肝臟 P450 酵素及 NADPH-quinone oxidoreductase（NQO）來執行。prontosil 是第一個商品化的合成抗菌劑，但後來才知其殺菌效果是因在體內經偶氮還原後成爲 sulfanilamide 所造成的。偶氮染料的致癌性亦因先經還原形成胺類化合物，再被氧化進而造成毒性。

羰基（carbonyl）還原：許多含有羰基（R-CHO 或 R_1-CO-R_2）的異生物質在體內要進行還原反應，如 AKR（aldo-keto reductase）就可將 R_1-CO-R_2 還原成二級醇，菸草特有的亞硝胺致癌物 NNK（nicotine-derived nitrosamine ketone）上的酮就可經由 AKR 還原成 NNAL，再經結合反應後排出體外。

醌（quinone）還原：醌因氧化還原電位所以活性大，但可經由 NQO 還原成對苯二酚，經結合反應後再排出體外，所以此雙電子還原反應行程之產物不像醌有氧化壓力，是一種解毒反應。

脫鹵素反應（dehalogenation）：脂肪族化合物上的鹵素（F、Cl、Br 及 I）可經由（1）還原脫鹵素反應、（2）氧化脫鹵素反應或（3）脫兩個鹵素後形成雙鍵。四氯化碳就是經由還原脫氯形成 trichloromethyl 自由基（$CCl_3^{\cdot}$）進而造成毒性。

（三）氧化（oxidation）

酒精去氫酶（alcohol dehydrogenase, ADH）：ADH 主要在身體的肝臟，但亦存在肺、腎及腸道黏膜。ADH 可催化醇類物質，如羥基類固醇（hydroxysteroids）、網膜醇（retinol）、及乙醇等醇類物質。乙醇在體內主要被 ADH 氧化成乙醛，但亦可被 CYP2E1 或過氧化氫酶（catalase）代謝成乙醛，只是後二者在代謝乙醇的程度上遠低於 ADH。口中的共生菌亦有 ADH，可以代謝酒精成爲乙醛，所以酒精亦是口腔癌的危險因子之一 [8]。

乙醛去氫酶（acetaldehyde dehydrogenase, AlDH）：AlDH 可以有效的將乙醛氧化成乙酸。亞洲有約 40-50% 的百姓缺少 AlDH 酵素，這些人在喝酒後乙醇被 ADH 代謝成乙醛，但因 AlDH 活性低，所以會造成乙醛堆積，如此就間接造成臉紅、心跳加快等副作用。

細胞色素 P450（cytochrome P450）：在所有第一期的反應中細胞色素 P450 能代謝（活化或解毒）最多的異生物質（表 1-1）。肝臟細胞色素 P450 的濃度最高，主要是在細胞的內質網（微粒體），而且所有的組織都有細胞色素 P450 的存在。P450 酵素是一種含鐵的蛋白質，在催化外來物（RH）的過程中需要一個氧分子（O_2）及兩個電子，最後形成 ROH 及 H_2O，所有又稱單氧氧化酶。

現在知道微粒體的氧化作用主要是由細胞色素 P450 來執行，P450 酵素是由不同的 CYPs 基因所編譯，是一個超基因家族（supergene family）。由於 CYP 基因參與氧化作用，所以只要是利用氧氣的生命體，由藍綠藻到人類都有此基因的表現。人類的 P450 酵素有 18 個科（family）及 55 個 CYP 基因，其命名是由蛋白序列的相似性來決定。最主要的 P450 科爲 CYP1、CYP2、CYP3 及 CYP4，前 3 科主要參與外來物的代謝，而 CYP4 則負責內生性脂肪酸及相關物質的代謝爲主。科下再分亞科（subfamily）如 CYP1A，而 CYP1A1 及 CYP1A2 相對應的則爲細胞色素 P450 1A1 及 P450 1A2。另外，每個基因亦可能因遺傳因素，使人與人之間因基因序突變使其代謝外來物的能力有所差異，這稱爲基因多型性（polymorphism），如 CYP1A1 的某些基因多型性對宿主暴露到多環芳香烴的癌症風險（risk）有關。

相較其他酵素，P450 酵素代謝的對象最多且代謝外來物的能力最強，細胞色素 P450 能催化下列氧化反應：

1. 脂肪族和芳香族化合物的羥基化作用（hydroxylation），如將苯代謝成酚。
2. 雙鍵上的環氧化作用（epoxidation），如 BaP 被代謝成 BaP-7,8-epoxide（圖 1-6）。
3. 雜原子（S-, N-, 和 I-）上的加氧與 N- 端的羥基化作用，如將 NNK（一種菸草特有的亞硝胺）代謝成 NNK N-oxide 。
4. 雜原子（O-, S-, 和 N-）上的去甲基化作用（dealkylation），如將咖啡因（caffeine）N7 位置上甲基去除就形成茶鹼 theophylline 。
5. 氧化基團（oxidative group）的轉移，如將巴拉松（parathion）上的 S 基團直接換成氧基團，如此就形成巴拉松的活性代謝物 paraoxon 。
6. 酯（ester）的切割，藥物上的氨基甲酸鹽酯（carbamate ester）可被直接切除，如 loratadine 經 P450 氧化切除成 desloratadine 。
7. 脫氫作用（dehydrogenation），如將乙醯胺酚（acetaminophen）直接脫氫氧化成 N-acetylbenzo-p-quinoneimine（NAPQI），此代謝物活性很強，是大劑量乙醯胺酚造成肝炎的主要原因。

活化反應：很多有致癌及毒性的外來物本身並沒有活性，但是進入體內經細胞色素 P450 活化後就產生毒性，如 BaP 先被代謝成 BaP-7,8-oxide，如此在雙鍵上形成的環氧化物（epoxide）經過還氧化物水解酶水解，並再經一次 P450 氧化就形成活性強的 BaP-diol-epxoide 代謝物，有能力與 DNA 形成鍵結物（adduct）（圖 1-6）；表 1-1 列出一些被活化的異生物質。細胞色素 P450 另一方面亦能將外來物的毒性降低，如黃麴毒素 B1 雖然可經 CYP3A4 代謝活化成爲 AFB1-8,9-epoxide 而與 DNA 鍵結，但亦可被代謝（3-hydroxylation）成 AFQ1 而排出體外，是一種解毒途徑；外來物在體內經細胞色素 P450 的活化或解毒受到很多因子的影響。

細胞色素 P450 可以被誘發（induction），這是引起外來物不良反應的一個重要因素。P450 參與很多藥物的代謝，如果細胞色素 P450 被誘發就會導致相關藥物血中濃度降低，進而影響療效；但另方面亦可能讓某些異生物質毒性更大。CYP2E1 能被酒精誘發，如此就會影響宿主代謝其他 CYP2E1 受質（異生物質）的能力，如四氯化碳較容易在酗酒者誘發肝臟毒性。

當細胞色素 P450 被抑制（inhibition）同樣會引起不良反應。PBO（piperonyl butoxide）是細胞色素 P450 的抑制劑，PBO 同樣可抑制昆蟲的 P450 酵素，所以 PBO 與殺蟲劑併用時可增加此殺蟲劑的毒性，因而可當作家用噴霧殺蟲劑的增強劑。

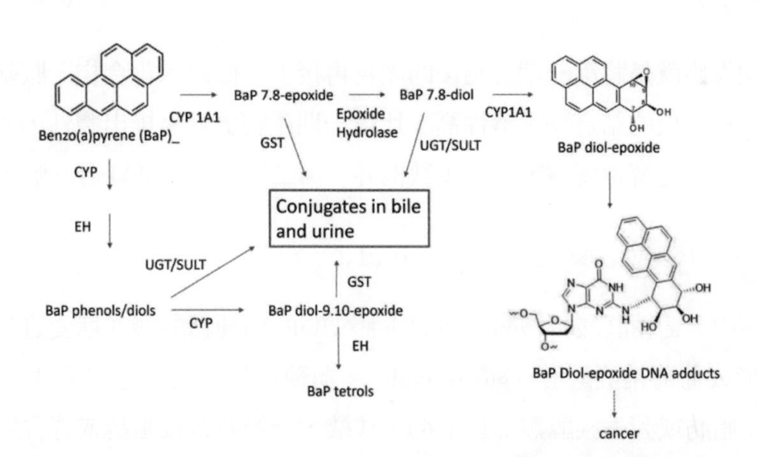

圖 1-6：苯芘（benzo(a)pyrene, BaP）的代謝活化與解毒途徑

註：BaP 的毒性（致癌性）主要經由 CYP1A1 的活化成為 BaP 7.8-epxoide，經 epoxide hydrolase (EH) 的水解成為 BaP 7.8-diol，如果再經一次 CYP 氧化就變成 BaP diol-epoxide，此為活性最強的 BaP 代謝物，可與 DNA 鍵結，此鍵結物就有可能形成癌症。但更多時候 BaP 代謝物 如 BaP-epoxide, BaP diol, BaP-phenol 可被第二期酵素 GST, UGT. SULT 催化形成結合物後而排出體外。

表 1-1：人類 P450 酵素活化的一些異生物質

CYP1A1	CYP2E1
Benzo(a)pyrene（BaP）	Acetaminophen（乙醯胺酚）
PAHs（芳香族碳氫化合物）	Benzene（苯）
CYP1A2	Carbon tetrachloride（四氯化碳）
Acetaminophen（乙醯胺酚）	Chloroform（三氯甲烷）
NNK*	Dichloromethane（二氯甲烷）
HCAs**	Trichlorethylene（三氯乙烯）
CYP2A6	Vinyl chloride（氯乙烯）
NNK*	CYP3A4
CYP2B6	Acetaminophen（乙醯胺酚）
Cyclophosphamide	Aflatoxin B1（黃麴毒素 B1）
CYP2C8, 9, 18, 19	Benzo(a)pyrene 7,8-dihydrodiol
Valproic acid	Cyclophosphamide
CYP2D6	1-Nitropyrene
NNK*	

*NNK: 4-(methylnitrosamino)-1-(3-pyridyl)-1-butanone，一種香菸特有的亞硝胺。
**HCAs: heterocyclic amines，為蛋白質熱裂解產物。

二、第二期反應（phase II reaction）

第二期反應就是將第一期反應後的產物再接上一個碳水化合物、胺基酸或小分子胜肽，如此形成的結合物水溶性高，比第一期產物更容易排出體外，所以第二期反應一般來說都是解毒反應，但有少數例外。第二期反應又稱結合反應。

（一）葡萄糖醛酸化反應（glucuronidation）

這反應由葡萄糖醛酸轉移酶（UGT）將 UDP- 葡萄糖醛酸（輔受質）轉移到另一受質而形成葡萄糖醛酸苷（glucuronide）。葡萄糖醛酸化反應可發生在下列四種化合物上：脂肪或芳香族醇類（圖 1-6），羧酸，一級及二級脂肪或芳香族胺類，及硫氫化物（sulfhydryl groups）。如此形成的葡萄糖醛酸苷水溶性強，可經由尿或膽汁排出體外。由於身體可穩定的提供葡萄糖醛酸（輔受質），所以葡萄糖醛酸化反應是最重要的結合反應。

（二）磺化反應（sulfonation）

磺基轉移酶（SULT）催化轉移 3'- 磷酸腺苷 -5'- 磷醯硫酸（PAPS）（輔受質）

的磺酸鹽（SO_3^-）到異生物質，如此形成一個水溶性非常高的硫酸酯（sulfuric acid ester）產物而由尿排出體外（圖 1-6）。磺基轉移酶（SULT）與葡萄糖醛酸轉移酶（UGT）的受質有高度重疊，但是細胞內磺基轉移酶輔受質 PAPS 濃度（~75 μM）低於葡萄糖醛酸轉移酶的輔受質 UDP- 葡萄糖醛酸（~350 μM）濃度，所以限制了對外來物的磺化加成反應。磺化反應是非常有效將異生物質排出體外及降低毒性的方法（解毒反應），但是對某些異生物質如黃樟素而言，磺化反應反而是活化反應，因爲磺化後之產物不穩定，裂解形成活性高的代謝物，進而與 DNA 鍵結而導致癌症。

（三）穀胱苷肽結合反應

穀胱苷肽（GSH）是體內很重要的抗氧化物質（肝臟濃度 ~10 mM），是由三個胺基酸形成的三胜肽（L-glutamyl-L-cysteinylglycine），它中間的半胱胺醯基上有一個親核性的硫醇基（thiol），所以 GSH 可以直接與許多親電性（electrophilc）的異生物質或經生物轉化後的親電性代謝物結合，或是經由穀胱苷肽轉移酶（GST）的催化產生穀胱苷肽結合物（圖 1-6），再經幾步反應後以硫醚尿酸（mercapturic acid）的形式由尿排出。黃麴毒素 B1（AFB1）經細胞色素 P450（3A4）活化後形成 AFB1-epoxide 進而誘發突變反應，此時加入 GSH 或經穀胱苷肽轉移酶（GST）催化 GSH 結合反應就可降低其致癌性。

（四）乙醯化（acetylation）及其他結合反應

對芳香胺（$R\text{-}NH_2$）及含有聯氨（$R\text{-}NH\text{-}COCH_3$）的外來物而言，乙醯化轉移酶（NAT）所催化的乙醯化結合反應是主要的代謝方式，如此形成的代謝物水溶性稍差，但對如抗肺結核藥異菸鹼醯（isoniazid）而言，乙醯化後之代謝物反而容易由尿中排出。另方面，芳香胺在體內如先經過細胞色素 P450 催化羥基化反應後再行乙醯化加成反應，如此形成的代謝物會先進入膀胱，而後在尿的酸性環境下因不穩定而裂解，再與膀胱表皮細胞 DNA 鍵結，這就是芳香胺類（偶氮）染料與膀胱癌有關的主要原因。

除以上所提的結合反應外，體內還有其他的結合反應，如甲基化結合反應等都可經由相對應的轉移酶來催化。

三、腸道菌與外來物的生物轉換

異生物質經口進入腸道後就會碰到腸道菌，以往對腸道菌在外來物的代謝上所知不多，但近年來越來越多的研究指出腸道菌對異生物質在體內的解毒、活化、甚至再活化都扮演一定的角色 [9]。三聚氰胺毒奶粉事件中最早只知與嬰兒的腎結石有關，由於三聚氰胺非常容易由尿中排出，所以三聚氰胺與腎結石的關係沒有定論。但近年研究指出腸道菌 Klebsiella terrigena 可將三聚氰胺代謝成三聚氰酸，三聚氰胺與三聚氰酸會形成沉澱，所以可能與三聚氰胺毒奶粉形成的結石有關 [10]。

四、小結

異生物質在進入體內後最終都要排出體外，少數水溶性強的異生物質可直接由尿中排出體外，絕大多數脂溶性的異生物質則須經由水解、還原與氧化第一期反應及第二期的加成反應，形成水溶性高的代謝物後才排出體外。在以上生物轉換的過程中可能形成活性強的代謝物，如果形成的量多，且超過身體的解毒能力則會造成毒性。另外，腸道菌叢在某些外來物的生物轉換上亦扮演一定程度的重要角色。

第五節　動物毒性測試及應用

毒理學是研究異生物質在身體造成不良反應的一種應用科學，傳統上就是以動物來測試與評估異生物質的作用機轉與其毒性，爲了在短期內能觀察到毒性，測試時所用的劑量都比較高，這就與眞實世界中暴露到異生物質的量都比較低有所不同，所以由動物毒性測試的結果應用到人類風險評估時就必須知道中間的差異。另外，爲了實驗動物的福祉與 3Rs（減量、替代與優化）動物保護，近年來動物毒性測試規範亦都跟著有所改變，以下就介紹以動物來探討異生物質的毒性測試、劑量反應關係以及在風險特徵描述（risk characterization）上的應用。

一、急性毒性試驗

急性毒性試驗是評估任何新化學物質時第一個要做的試驗，因爲如此才能評估此化學物質對人類可能的危害。急性毒性試驗是以不同的劑量經口（皮膚或呼吸）單次投予大鼠（或其他實驗動物），投藥的劑量範圍包含不會產生不良反應及足以顯示毒性症狀（造成死亡）之劑量，在 14 天內觀察並記錄反應，最後犧牲動物並做屍檢。此試驗結果有助於重覆劑量毒性試驗時劑量範圍之選擇，同時有助於顯示該試驗物質的標的器官與遲發之毒性。

以往急性毒性試驗的終極目標就是找出此測試物質的半數致死劑量（LD50），但是如此要犧牲許多動物，加上此測試的結果並不能完全反應此測試物的毒性潛能，如某些化學物質的急性毒性低（酒精等）但卻有致癌性，所以歐洲的經濟合作暨發展組織（OECD）化學物質的測試規範（test guideline, TG）2002 年起就取消傳統的急性毒性測試（OECD TG 401），而改用減量的急性毒性測試方法（OECD TG 420, 423 與 425），而且捨棄 LD50 而改用 ATE（急性毒性估計值）來表示測試物質的毒性範圍。

二、皮膚及眼刺激性試驗

兔子皮膚刺激性試驗或稱 Draize 試驗就是將測試物塗在兔子背部去毛區，覆蓋 4 小時後觀察皮膚紅、腫的形成，這就是皮膚刺激性試驗；如果測試物造成表皮細胞壞死，甚至侵蝕到眞皮層並形成伽痂，這就是腐蝕。兔子眼的刺激性試驗是將測試物滴在眼睛結膜囊中，另一隻眼當對照，觀察及記錄 3 天內眼睛刺激反應，包括檢查眼角膜、虹膜、及結膜。兔子的皮膚及眼刺激性試驗是非常敏感的刺激性測試方法，亦是非常有爭議的測試方法，近年來逐漸以體外培養的 3D 皮膚角質細胞及角膜表皮細胞模型來取代。

三、皮膚過敏性試驗

所有可能與皮膚接觸的化學物質除了必須做刺激性試驗外亦要做過敏性試驗。此試驗有不同的方法，但都有誘發反應及攻擊反應階段；誘發反應就是在 2-4 星期內將測試物以塗抹、皮內注射或兩種方法併用處理天竺鼠背部去毛區，接著 2-3 星期後再以非刺激性濃度的測試物處理腹部去毛區（攻擊反應），再由紅腫反應來決定過敏的程度。另外亦可用小鼠耳下淋巴結試驗來取代天竺鼠的過敏性試驗，原理是將測試物塗在小鼠一隻耳的背面（另隻耳做對照），測試物經淋巴到耳下淋巴結，其誘發淋巴細胞分裂的能力與致敏性成正比。

四、重複劑量口服毒性試驗

重複劑量口服試驗依給藥的時間長短可再分爲亞急性（28 天）與亞慢性（90 天）毒性試驗，其目的就是在建立此測試物質的 NOAEL，並找出試驗動物受影響的器官。此試驗通常是以口服給藥方式投予大鼠。爲了找出測試物質的毒性並瞭解劑量與毒性間的關係，此試驗至少要有三個劑量組：能產生毒性的高劑量組但至少要有 90% 的存活，不會引起毒性的低劑量組，及一個中間劑量組。垂死動物必須安樂死並做屍檢，試驗中間死亡的動物亦必須做屍檢，有問題的組織要固定後做組織切片。試驗結束後所有存活的試驗動物必須安樂死，採集血液、尿液與組織檢體並做後續檢驗及分析。

五、慢性毒性試驗

此試驗的設計基本上與前述的亞慢性毒性試驗一樣，只是投藥時間延長到 2 年（大鼠），此試驗的目的主要是評估測試物質的累積毒性及致癌性，所以垂死與最後安樂死動物的每一個器官都要做組織切片與鏡檢。此測試最大的挑戰是劑量的選擇，投與的劑量希望能在 2 年內產生病變（癌症）但又盡量能讓實驗動物存活到實驗終止，所以最大容許劑量（maximum tolerated dose, MTD）的選擇就很重要。另外，每個品系的大鼠養到 2 年都有可能產生癌症，至於如何區分測試藥物誘發的癌症與自然發生的癌症，此時必須看癌症的發生與投予之藥物是否有劑量反應關係及對照組的結果。

六、基因毒性試驗

基因毒性試驗的目的是偵測測試物質對基因的直接或間接傷害，測試終點包括了基因的突變或染色體斷裂、重組、或數量改變等。若測試物會導致上述傷害，則該測試物在實驗動物可能爲致癌物。基因毒性試驗可分爲體外與活體測試，常用的體外基因毒性試驗包括了利用細菌的突變試驗，培養細胞的染色體斷裂及數目改變試驗及活體動物的微核試驗等。

七、風險特徵描述

風險評估包含了危害鑑定、劑量反應評估、暴露評估與風險特徵描述四大部分，詳細請參考本書第 9 章。對一非致癌物而言，以有閾值的劑量反應關係來進行其風險特徵之描述，而此閾值常以重複劑量口服毒性實驗（90 天）的 NOAEL 值來代表。NOAEL 傳統上就用在風險特徵描述，如參考劑量（reference dose, RfD）或每日可接受攝入量（acceptable daily intake, ADI）。參考劑量（RfD）就是對一測試物在人群不會造成不正常反應之每日暴露劑量；每日可接受攝入量（ADI）則是指每日攝取一測試物，終其身都對此人不會造成風險。參考劑量和每日可接受攝入量就是將 NOAEL 除以修飾因子（MF）及不確定因子（UF）。

$$\text{RfD} = \text{NOAEL}/\text{UF}\times\text{MF} \tag{1.1}$$

$$\text{ADI} = \text{NOAEL}/\text{UF}\times\text{MF} \tag{1.2}$$

一般而言，數據由動物推論到人及人種間差異的不確定因子（UF）預設值各爲 10，如果動物實驗的測試時間太短（如只有 28 天）或測試動物數目太少，此時的不確定因子（UF）的預設值爲 10。但傳統上對一般的測試物而言（如不是劇毒），而且 NOAEL 來自依測試規範執行之動物實驗，此時安全係數取 100 就可以了（動物到人的差異取 10，人群間的差異取 10），所以 RfD = NOAEL/100。修飾因子（MF）則指測試物的作用基轉、藥物動力學等數據。

在做風險評估時，有時必須將既有實驗的劑量反應關係往更低的劑量下外推，此時的劑量反應關係就可能如第一節所述，有不同的表示方式。對沒有閾值的致癌物而言，常用的一種方法是低劑量下外推到幾乎不會產生風險的程度（10^{-4} – 10^{-6}）（de minimus risk levels），此劑量遠低於能觀察到生物反應的劑量，也就是遠低於能產生閾值反應的劑量。而後再以統計或機轉模式來做此致癌物的風險特徵描述。

結　語

劑量造成毒性是毒理學的基本概念，但是現在知道異生物質在低劑量下的反應又不完全相同，這與異生物質的種類有關。這章由掃煙囪小孩的陰囊癌開始，介紹了毒理學的劑量反應關係，接著介紹了毒性基轉，但是異生物質要造成毒性必須要先進入人體（A）再經由血液分布（D）到全身，但大多異生物質都有脂溶性，不易經由腎臟排出體外，此時就可經由第一與第二期生物轉化（M）後排出體外（E），這就是毒理動力學（ADME）。為了評估異生物質的毒性及劑量反應關係，傳統上是以動物實驗為主，動物實驗所求得的 NOAEL 就是風險特徵描述的基礎，但是毒理動力學在動物與人類不完全相同，所以利用動物實驗數據做風險評估時就必須特別注意。

關鍵名詞

異生物質（xenobiotics）
苯芘（benzo(a)pyrene, BaP）
劑量反應關係（dose–response relationship）
未觀察到毒性的最大劑量（no observed adverse effect level, NOAEL）
閾值（threshold）
線性無閾值（linear no threshold, LNT）
內分泌干擾素（endocrine disruptors）
活性含氧物（reactive oxygen species, ROS）
氧化壓力（oxidative stress）
分配係數（Log P）
解離常數（pKa）
首渡效應（first pass effect）
氣膠（aerosol）
細微粒（fine particles）
生物轉化（biotransformation）
第一期反應（phase I reaction）
第二期反應（phase II reaction）
細胞色素 P450（cytochrome P450）
微粒體（microsome）
基因多型性（polymorphism）

穀胱苷肽（glutathione, GSH）
動物毒性測試（animal toxicity test）
基因毒性（genotoxicity）
環境影響評估（environmental impact assessment）
健康風險評估（health risk assessment）
參考劑量（reference dose, RfD）
每日可接受攝入量（acceptable daily intake, ADI）

複習問題

1. 砒霜有毒嗎？
2. 舉生活中常見例子說明閾值與線性沒有閾值（linear no threshold, LNT）。
3. WHO 說苯芘（benzo(a)pyrene, BaP）無所不在，為什麼？
4. 戴奧辛（2,3,7,8-tetrachlorodibenzo-p-dioxin, TCDD）是劇毒化學物質、致癌物亦是內分泌干擾素，其劑量反應關係是屬於哪一種？
5. 將苯芘（benzo(a)pyrene, BaP）塗在老鼠背上，塗抹處會產生癌症；為什麼掃煙囪小孩與陰囊癌的發生有關，而不是其他位置的皮膚癌。
6. 酒精所誘發的癌症與酒精去氫酶（alcohol dehydrogenase, ADH）有關，ADH 主要在肝臟。為何酒精暴露與口腔癌亦有關？
7. 三氯乙烯（trichloroethylene, TCE）以呼吸方式投藥可以明顯看到神經毒性，但以口服投藥則無任何毒性，原因為何？
8. 所有第二期反應是否皆為解毒反應？
9. 急性毒性資料是否可用以找出 NOAEL（no observed adverse effect level，無可見有害作用程度）？

引用文獻

1. BookRags.com Percivall Pott and the Chimney Sweeps' Cancer Science History Study Guide. Available at: http://www.bookrags.com/research/percivall-pott-and-the-chimney-swee-scit-0412/#gsc.tab=0.
2. Phillips DH. Fifty years of benzo(a)pyrene. Nature 1983;**303**:468-472.
3. Hayes DP. Nutritional hormesis. European Journal of Clinical Nutrition 2007;**61**:147-159.
4. Waseem M, Ali M, Dogra S, Dutta KK, Kaw JL. Toxicity of trichloroethylene following inhalation and drinking contaminated water. J Appl Toxicol 2001;**21**:441-4.
5. Oberdorster G, Oberdorster E, Oberdorster J. Nanotoxicology: an emerging discipline evolving from studies of ultrafine particles. Environ Health Perspect 2005;**113**:823-839.
6. Poet TS, McDougal JN. Skin absorption and human risk assessment. Chem Biol Interact 2002;**140**:19-34.
7. EFSA (European Food Safety Authority). Cadmium in food; scientific opinion of the panel on contaminants in the food chain. The EFSA Journal 2009;**980**:1-139.
8. Seitz HK, Stickel F. Molecular mechanisms of alcohol mediated carcinogenesis. Nature Rev Cancer 2007;**7**:599-612.
9. Collinsa SL, Patterson AD. The gut microbiome: an orchestrator of xenobiotic metabolism. Acta Pharmaceutica Sinica B 2020;**10**:19-32.
10. Xiaojiao Zheng X, Zhao A, Xie G, Chi Y, et al. Melamine-induced renal toxicity is mediated by the gut microbiota. Sci Trans Med 2013;**5(172)**:172ra22.
11. Klaassen CD, Watkins III JB. Casrett & Doull's Essentials of Toxicology. New York: McGraw-Hill, 2003;13.
12. Klaassen CD, Watkins III JB. Casrett & Doull's Essentials of Toxicology. New York: McGraw-Hill, 2003;15.
13. Moeller DW. Environmental Health. 4th ed. Cambridge, Massachusetts: Harvard University Press, 2011;36.

第 2 章
空氣污染與噪音*

吳章甫、林子賢、陳振華　撰

第一節　空氣污染

第二節　環境噪音與管理

學習目標

一、熟悉空氣污染來源與種類

二、理解空氣污染監測技術

三、理解空氣污染防制技術與策略

四、熟悉環境噪音特性與管制標準

* 本文與空氣污染相關內容，改寫自陳拱北預防醫學基金會出版《公共衛生學》下冊（修訂五版），林子賢著〈第 33 章 空氣污染〉。除更新說明與參考資料，空氣污染物量測改以介紹空氣品質監測站為主。

前　言

科技發展日新月異，雖然帶來了先進便利的生活，卻也製造了許多環境問題。這些充斥著在我們身旁的環境污染，會對人體健康造成生理與心理上的負面影響，甚至危害到生態環境。在我國環境保護管理體系，多數由同一單位管理空氣污染與噪音，因此此兩議題分別於此章之第一節與第二節介紹。透過本章的內容，希望能夠讓讀者們瞭解此兩類污染之基礎科學知識，並能熟悉相關管制或預防方式，以改善環境品質與保護群體健康。

第一節　空氣污染

空氣、食物及水都是人體必需的物質，對一個健康的成人而言，每天大約要吃 1.5 kg 的食物，也要喝 2 L 左右的水，但如果以每分鐘呼吸 15 次，每次換氣 1 L 的話，每天要吸進超過 20 m^3 的空氣，換算成質量，則超過 24 kg[1] 。純粹就質量而言，一般人攝入之空氣，遠高於食物及水。另一方面，如果連續不吃飯大概可以活 5 星期，不喝水還能活 5 天，但是如果不呼吸的話，可能連 5 分鐘都撐不下去。由此可見空氣對人之重要性，而空氣品質的好壞也足以影響人體的健康。為瞭解在公共衛生上之重要性，本節從其定義、內涵及來源開始談起，進而說明各種空氣污染物對人體及環境之影響，接著介紹這些空氣污染物之採樣分析技術，最後在以維護人體健康為目標下，討論現行室內、外空氣污染防制技術，以及臺灣現行空氣品質管理策略。

一、空氣污染與來源

（一）空氣污染之定義

空氣污染可定義為存在於空氣中之任何污染物質，其會造成空氣品質降低並足以威脅到人類與動植物之健康與福祉，對材料與建築物產生不利影響，或干擾人們享有生活與財產 [2]，法規上之定義則為「空氣中足以直接或間接妨害國民健康或生活環境之物質」[3] 。根據這些定義，空氣污染泛指不良的空氣品質狀態，其污染源可能是自然發生的，如沙塵暴及火山爆發造成的霾害，也有來自人為的，如二手菸及汽機車廢氣。當這些排放物質含量累積到某濃度，或超過大氣涵容能力時，即無法利用自然界的擴散及自淨能力來降低含量，將會對人體健康、自然生態或建築物造成衝擊，亦會影響能見度與氣候變遷。同時，由於現在一般人待在室內的時間愈來愈長，空氣污染議題也由戶外擴展至室內，使室內空氣品質成爲公共衛生的另一項重要課題。

（二）空氣污染來源

依空氣污染防制法規定，污染源係指「排放空氣污染物之物理或化學操作單元」，其類別有多種分法，以下即敘述各種分類方式及其主要目的或用途。

1. 移動與非移動污染源：在空氣污染防制法中將污染源分爲兩類，其一爲移動污染源，係指「因本身動力而可改變位置之污染源」，主要指交通工具，如汽機車、火車、船舶及航空器等，其管制策略主要透過加嚴機動車輛排放標準及使用低污染燃料等方式，改善污染物排放狀況。另一類爲固定污染源，則是指「移動污染源以外之污染源」，如工廠、發電機、營建工地、廚房煙囪等，其管制作業主要透過行政管制、提供經濟誘因及防制技術等。詳細之行政管制策略及作法將於本節六之（一）〔頁 42〕中另行討論。
2. 燃燒與非燃燒污染源：燃燒污染源是指經由燃燒過程引起空氣污染之污染源，如移動污染源之引擎、固定污染源之鍋爐、露天燃燒等。一般而言，碳氫化合物等有機物若完全燃燒會形成二氧化碳及水，當燃燒不完全時，其排放之污染物組成則更爲複雜。非燃燒污染源則是指非由燃燒引起空氣污染之污染源，如加油站油氣揮發、營建工地、道路揚塵等。
3. 點源、線源、面源：空氣污染源分布型態可分點狀、線狀及面狀，它們具有不同之污染物擴散模式。點源一般指污染物係由一固定之排放口排出者，如工廠煙囪。線源一般指在道路上移動之交通工具。面源則是指污染源本身面積相當大，如大面積之工業區污染源及大面積之露天燃燒等。
4. 室內與室外污染源：室外污染源主要是指發生於戶外之污染源，如道路揚塵、汽機車排氣等，其釋放之污染物除影響大氣空氣品質，亦可經由門窗或隙縫甚或是空調系統進入室內影響室內空氣品質。至於室內污染源則是指發生於室內之污染源，如吸菸產生二手菸、烹飪產生廚房油煙、拜香蚊香的燃燒產生懸浮微粒、裝潢家具逸散甲醛等有害物、潮濕發霉或塵蟎產生過敏原等。

（三）空氣污染物類別

會造成空氣污染之物質，種類繁多，最基本分類爲依存在型態分爲氣狀污染物與粒狀污染物，不同物化性質之污染物進入人體機制有差異，也需要有不同之控制技術。常見之氣狀污染物包括硫氧化物（SO_2 及 SO_3 合稱爲 SO_x，一般英文發音同 socks）、一氧化碳（CO）、氮氧化物（NO 及 NO_2 合稱爲 NO_X，一般英文發音同 nocks）、碳氫化合物（C_xH_y，即一般統稱之 hydrocarbon, HC）、揮發性有機物（volatile organic compounds, VOC_S）等。粒狀污染物泛指懸浮於空氣中之微粒，依據粒徑大小，可區分爲總懸浮微粒（指懸浮於空氣中，所有粒徑之微粒）、落塵（指粒徑超過 10 μm，能因重力落下之微粒）、PM_{10}（懸浮於空氣中，粒徑在 10 μm 以下之粒子）、$PM_{2.5}$（懸浮於空氣中，粒徑在 2.5 μm 以下之粒子）。

若依據污染物生成方式分類，可分爲一次污染物（primary pollutant）與二次污染物（secondary pollutant，亦可稱爲衍生性污染物），前者爲污染源直接排放，後者則爲由一次污染物彼此間發生反應或一次污染物與存在於空氣中之物質反應而生成之污染物，例如臭氧及有機硝酸鹽係由一次污染物氮氧化物、碳氫化合物經光化反應而生成。衍生性污染物非由污染源直接排放，而係由前驅物質經天然現象、物理、化學或生物等作用轉化而成之污染物，常見之污染物包括光化學煙霧（經光化學反應所產生而懸浮於空氣中影響能見度之氣膠）、光化學性高氧化物（經光化學反應所產生之強氧化性物質）如臭氧、過氧乙醯基硝酸酯（peroxyacetyl nitrate, PAN）及酸霧等。就控制面向而言，一次污染物可直接在排放源管制，但衍生性污染物則需釐清生成機制再由管制前驅物質著手。

就感官與健康角度，可分類爲異味污染物以及有害空氣污染物（hazardous air pollutants），前者爲具有氣味，足以引起厭惡或其他不良情緒反應之污染物，後者爲非常可能引起或導致人體不可逆的病變，甚至致死的空氣污染物。雖然廣義解釋有許多空氣污染物對人體健康有明顯直接或潛在威脅，就法規管制而言，美國列舉 189 種有害空氣污染物，我國空污法施行細則中則列舉 14 項有害空氣污染物，包括氟化物；氯氣（Cl_2）；氨氣（NH_3）；硫化氫（H_2S）；甲醛（HCHO）；含重金屬之氣體；硫酸、硝酸、磷酸、鹽酸氣；氯乙烯單體（vinyl chloride monomer, VCM）；多氯聯苯（polychlorinated biphenyls, PCBs）；氰化氫（HCN）；戴奧辛及呋喃類（dioxins 及 furans）；致癌性多環芳香烴；致癌揮發性有機物；石綿及含石綿之物質。

各種污染源有可能產生共同或各自特有的空氣污染物，當這些空氣污染物產生以後，即有可能對人體健康及環境造成影響，包括室內空氣品質、能見度，以至於全球氣候環境變遷，都與空氣污染息息相關，而動物、植物、材料、建築物等也和人體一樣，都會受空氣污染物影響。以下二節即針對各種常見氣狀及粒狀污染物，分別介紹其污染源及其對人體健康、環境與生態可能造成之影響。

二、氣狀空氣污染物

當空氣污染物危害人體健康時，首先受到傷害的是呼吸系統。空氣污染物進入人體的主要途徑是經過鼻孔或口腔、咽喉、氣管而到達肺部，在肺部內，空氣經過支氣管到肺泡進行氣體交換，空氣污染物此時被微血管吸收進入血液循環系統，部分微粒會被纖維細胞和黏液不斷地掃動而離開肺部回到喉部。刺激性污染物會對呼吸道黏膜造成影響，而進入血液之有害物則會對其他器官造成傷害。當動物暴露空氣污染物時，也會產生不良健康效應，而透過葉片組織中之氣孔，空氣污染物也會對植物產生毒性。至於對非生命物質之影響，主要是建物與材料之風化、腐蝕或污損，如博物館人員也要處理懸浮微粒等空氣污染物對藝術品保存造成之威脅。本節主要介紹硫氧化物、一氧化碳、氮氧化物、臭氧等氣狀污染物。

（一）硫氧化物

除火山爆發及硫磺地熱等自然產生硫化物外，二氧化硫主要為石化燃料、金屬礦物等原料中之硫份與空氣中之氧結合而成。譬如在燃煤火力發電廠中，燃煤中所含之硫即燃燒成二氧化硫；在非鐵金屬煉製廠（smelter）中，金屬硫化物（如CuS）被還原成純金屬時，硫會被氧化成二氧化硫；在石油精煉廠（refinery）中，原油組成中之硫及硫化氫，在分餾過程中會以硫化氫型態被排出，並進而被氧化成二氧化硫；木材以亞硫酸鹽法（sulfite process）製漿時，亞硫酸（H_2SO_3）會因去水作用而排放二氧化硫。

二氧化硫是具刺激味之無色氣體，可與水結合成亞硫酸。由於易溶於水，會直接刺激到鼻子及喉嚨，吸入後之症狀包括刺激感、咳嗽、呼吸急促。慢毒性或長期毒性包括損害肺功能，造成慢性支氣管炎（參考自勞動部職業安全衛生署GHS官網）。二氧化硫若與微粒共同存在時，會產生比這兩類污染物個別作用的總和更嚴重的健康影響，這是所謂的協同效應（synergistic effect）。

二氧化硫，在空氣中可被氧化成硫酸，硫酸鹽爲酸性氣膠及酸雨之主要成分。當二氧化碳溶於水，而達成碳酸一水平衡系統時，其 pH 值接近 5.6。再加上大自然中的其他致酸物質，如火山爆發噴出大量之硫化物及懸浮微粒，自然水域表面釋放之硫化氫，動植物分解產生之有機酸，土壤微生物及海藻釋放之硫化氫、二甲基硫及氮化物等，可能會使雨水 pH 值降至 5.0 左右。人爲物質，包括工業化後大量使用燃料，在燃燒過程中產生 CO、HC、SO_X、NO_X 及懸浮微粒等，排放至大氣環境中，經光化學反應生成硫酸、硝酸等酸性物質，使得雨水之 pH 值低於 5.0 時，即爲酸雨。酸雨會對地表水及土壤生態造成影響，間接影響動植物生長及人類健康。

（二）一氧化碳

一氧化碳爲無色無味氣體，除森林火災、甲烷氧化及生物活動等自然現象產生外，其主要由石化等含碳燃料之不完全燃燒產生，因此如汽機車等移動污染源及固定污染源中之燃燒程序爲一氧化碳的主要污染源。內燃引擎（internal combustion engine）、熱水器等如果無法將燃料完全燃燒成二氧化碳及水，將會排放碳氫化合物及一氧化碳。在交通頻繁地區及室內停車場中較易累積一氧化碳，瓦斯熱水器如裝設於通風不良之陽台或室內等場所，亦會產生類似情形。

在血液中，血紅素以與氧分子結成氧血紅蛋白（oxyhemoglobin, HbO_2）的形式，來輸送氧分子至身體各部位。進一步地說，血紅素其所含之鐵離子，以弱鍵結合（weak bound）方式與氧分子形成半穩定化合物。細胞藉呼吸作用取走氧分子，而血紅素再生後可繼續傳送氧分子。由於一氧化碳對血紅素的親和力比氧氣大得多，即一氧化碳與血紅素形成之碳氧血紅蛋白（carboxyhemoglobin, HbCO）比氧血紅蛋白穩定許多，且無法使血紅素再生，因此降低血紅素之輸氧能力，造成人體血液和組織中氧氣過低，而產生缺氧中毒現象。其慢毒性或長期毒性包括心臟影響、致突變性等。

（三）氮氧化物

氮氧化物主要包括一氧化氮（nitrous oxide, NO）及二氧化氮（nitrogen dioxide, NO_2）。其生成原因係來自燃燒過程中，空氣中之氮分子及燃料中之氮化物氧化而成，此反應與溫度有關，溫度愈高，反應量愈多。燃燒過程中先形成一氧化氮，排放至大氣後爲二氧化氮之前驅物（precursor），可經由光化學反應進一步氧化成二氧化氮。

一氧化氮爲無色、具芳香味氣體，稍溶於水（4.6%），急性暴露可能造成胸痛、肺水腫甚至致死。二氧化氮爲具刺激味之紅褐色氣體，全溶於水而形成硝酸，長期吸入會降低肺功能，可能使肺組織或氣管水腫，造成慢性肺炎及支氣管炎。氮氧化物與硫氧化物一樣，都會導致酸雨，也會在大氣中進行光化學反應，導致衍生性空氣污染物的產生，其中包括臭氧與光化學霧，進而降低大氣能見度。

（四）臭氧

臭氧是具刺鼻味之無色至藍色氣體，在大氣環境中可由氮氧化物與反應性碳氫化合物在日光（紫外線）照射下，進行光化學反應而產生之衍生性空氣污染物。臭氧產生後會繼續和碳氫化合物反應，形成一系列化合物，包括醛類、有機酸及環氧化合物，這些衍生性污染物是光化學霧的主要組成 [4]，而臭氧繼續與氮氧化物反應會生成另一類光化學反應產物，如 PAN，此化合物會強烈刺激眼睛，並能傷害植物。在室內環境，影印機與雷射印表機設備若有使用高壓元件，在運作過程中會使周圍空氣中的氧分子（O_2）產生電離，形成原子態氧（O），原子態氧與周圍氧分子結合便會形成臭氧（O_3）。臭氧具強氧化力，會刺激呼吸系統及眼部。臭氧與人造材料（例如橡膠）反應後，會縮短其使用壽命，也會降低紡織品纖維素的強度或使其褪色。

（五）甲醛

甲醛爲典型之室內空氣污染物，在室溫下爲無色、具特殊氣味且刺鼻的易燃性氣體。甲醛室內污染來源包括木製品（例如塑合板、膠合板、家具）、菸品、油漆和亮光漆、地毯和抗皺織物，這些都會釋放甲醛到空氣中，汽機車排氣則爲室外污染來源之一。暴露到甲醛會導致皮膚、眼睛、鼻子和喉嚨的刺激，以及影響神經系統，國際癌症研究中心（The International Agency for Research on Cancer, IARC）並將甲醛歸類爲人類致癌物。

三、粒狀空氣污染物

粒狀空氣污染物常被稱爲氣膠（aerosol），是指懸浮在空氣中之固態或液態微粒，其主要來源包括道路揚塵、車輛排放廢氣、露天燃燒、營建施工及農地耕作等，以及由氣狀污染物轉化成之二次污染物，如硫酸鹽與硝酸鹽微粒。暴露於粒狀空氣污染物可能導致許多不同健康效應，包括影響人體呼吸、心血管、代謝、神經、生殖系統等 [6] 。短期暴露（幾小時或幾日）可能造成氣喘發作或急性支氣管炎，亦可能讓易感受族群心臟病發作或中風，長期暴露則與慢性支氣管炎或造成過早死亡（premature death）有關，IARC 已將包括微粒之室外空氣污染及柴油引擎排放分類爲人類致癌物（Group 1）。

粒狀污染物在健康效應、採樣分析及工程控制等方面，主要考量的因素包括粒徑特性、化學成分及生物組成，以下二小節即分別介紹粒徑特性、化學成分特性，而生物氣膠請參考第 13 章。

（一）粒徑特性

一般而言，空氣中之微粒大小從 0.001 至 500 μm 不等 [7]，而大部分之質量在 0.1 至 10 μm 間。低於 0.1 μm 之微粒其運動方式類似氣體分子，具有布朗運動（Brownian motion）之特性；大於 20 μm 的顆粒則有較高之終端沉降速率，使其停留在空氣中之時間縮短。而在一般情況下，氣膠所稱之粒徑指的是氣動粒徑（aerodynamic diameter），其定義爲與此微粒具有相同重力沉降速度且具有單位密度（1 g/cm^3）的圓球的直徑。它與微粒之大小、形狀及密度有關，是評估微粒在呼吸道之沉積率、粒狀物採樣器採集效能、以及空氣污染控制設備之除塵效率時之重要參數，例如粒徑較小之微粒較能深入人體肺部（請參考第 12 章）。在本節一之（三）〔頁 30〕中定義之 PM_{10} 爲粒徑在 10 μm 以下之粒子，$PM_{2.5}$ 爲粒徑在 2.5 μm 以下之粒子，此處所提及之粒徑即爲氣動粒徑。

$PM_{2.5}$ 又可稱爲細懸浮微粒（fine particulate matter），而粒徑在 2.5 μm 至 10 μm 之間者稱爲粗（coarse）懸浮微粒。這兩者通常被認爲是由不同之污染源產生，後者主要是從揚塵、粉碎等透過機械方式使物質由大變小，進而懸浮於空氣中；前者主要是從燃燒、冷凝等過程使物質由氣狀分子狀態聚集而成懸浮微粒。由於來源不同，兩者檢測所得之濃度特性可作爲訂定污染源管制策略之依據。

（二）化學組成

1. 碳成分

微粒上之碳成分主要包含元素碳（elemental carbon, EC）與有機碳（organic carbon, OC）。EC 是直接由燃燒產生，例如柴油引擎排放，在大氣中不易被一般化學反應除去，其粒徑小、比表面積大，並容易吸附有害污染物。OC 所含有機成分複雜，來源多元，包括原生性有機碳（primary organic carbon, POC），例如石化燃料或是生質燃燒排放，以及二次有機碳（secondary organic carbon, SOC），為氣相有機物經由光化學反應產生的產物。

2. PAHs

多環芳香烴（polycyclic aromatic hydrocarbons, PAHs）為經由不完全燃燒或高溫裂解而形成之具有 2 個苯環以上的半揮發性有機化合物，具有 2 至 3 個苯環之低分子量 PAHs 因蒸氣壓較大（$> 10^{-6}$ mmHg），所以在大氣中大部分以氣狀存在，苯環數增加後，蒸氣壓減少，通常會凝結或吸附在微粒上，成為有機氣膠之一種。數種 PAHs 已被 IARC 證實有致癌性，其中 benzo[a]pyrene (BaP) 因致癌性高，常被用來作為 PAHs 指標污染物，而其他 PAHs 則可透過加權方式，如毒性當量係數（toxicology equivalent factor, TEF）換算相對應之當量濃度，用以評估健康風險。PAHs 在大氣中會和臭氧及氮氧化物進行光化學反應，可產生含氮 PAHs 或硝基 PAHs（nitro-PAHs），其致癌性比 PAHs 還高。

3. 重金屬

某些微量金屬元素是人體必需的，如硒、銅及鋅，但劑量太高或是其他一些重金屬則是會傷害組織細胞，重金屬的暴露途徑包括吸入、食入或皮膚滲入，各個重金屬均有其致毒機轉，其代謝過程也各不相同。微粒中可能影響健康之金屬成分包括如鎘、鉻、銅、鉛、錳、鎳、鋅、砷、鈷等。鉛可能其中最為人們所熟悉之金屬，原因為早期使用之高級汽油有添加四乙基鉛以降低汽車發動機內發生震爆與提高運行效率。目前各國已轉換使用無鉛汽油（提煉過程中沒有添加鉛的汽油，只含有來源於原油中微量的鉛），汽機車排氣對大氣中鉛濃度直接影響已大幅減少，唯在某些地區之塵土中可能仍含有早期沉降之含鉛微粒。

4. 水溶性離子

水溶性離子在進入呼吸系統後，容易對呼吸道黏膜產生傷害，也容易進入血液循環系統，進而影響人體健康。微粒中之水溶性離子成分一般是指可以用離子層析儀檢測之陰、陽離子，主要包括 Na^+、K^+、Mg^{2+}、Ca^{2+} 及 NH_4^+ 等陽離子，以及 Cl^-、NO_3^- 及 SO_4^{2-} 等陰離子，其中 NH_4^+、NO_3^- 及 SO_4^{2-} 屬於衍生性氣膠，主要是經由光化學反應所生成 [4]。

在臺灣，懸浮微粒中水溶性離子質量佔比最高可超過一半，其中以衍生性氣膠爲主要物種 [8]，包括硫酸鹽及硝酸鹽等，以空氣污染防制的角度而言，如果能針對衍生性氣膠之形成因子與機制加以控制，將有助於削減大氣中之懸浮微粒濃度。

四、空氣污染物監測

想要知道空氣污染物之種類及濃度，就需藉由一定程序及方法之採樣及分析，根據監測對象，大致可分爲環境監測及煙道監測兩類；就監測方式而言，則可分爲連續監測及逐批採樣；至於空氣污染物種類，則可分爲氣狀及粒狀污染物兩大類。以下內容著重在空氣品質監測站介紹，詳細採樣分析方法，則可參考環保署公告之標準檢測方法，或是 James P. Lodge , Jr. 編著之 *Methods of Air Sampling and Analysis* [9] 以及 American Conference of Governmental Industrial Hygienists 出版之 *Air Sampling Technologies－Principles and Applications* [10] 等參考書籍。有一點要注意的是，儘管採樣分析可能有很多種選擇，但只要是基於公害糾紛等法律目的，則必須遵循政府所訂定公布之標準檢測方法才具有法律效力。

（一）空氣品質監測站

各國政府爲掌握空氣品質狀況，多設有空氣品質監測站，用以瞭解大區域範圍之空氣品質狀況及長期趨勢變化。以我國爲例，即依據不同目的設有下列類型監測站。

測站類型	設置地點特性
一般空氣品質監測站	設置於人口密集及可能發生高污染、人員曝露之平均污染濃度或能反映較大區域空氣品質分布狀況之地區。
交通空氣品質監測站	設置於交通流量頻繁或能反映因交通排放發生高污染之地區。
工業空氣品質監測站	設置於工業區之盛行風下風區或能反映因工業排放發生高污染之地區。
國家公園空氣品質監測站	設置於國家公園內之適當地點。
背景空氣品質監測站	設置於較少人為污染地區或總量管制區之盛行風上風區。
光化學評估監測站	設置於高臭氧及其前驅物濃度、能反映高臭氧之盛行風上風區或下風區。
粒狀污染物化學成分監測站	設置於高粒狀污染物濃度或具區域性污染傳輸特性之地區。
其他空氣品質監測站	其他特殊監測目的所設之空氣品質監測站。

資料來源：空氣品質監測站設置及監測準則，公發布日：民國 108 年 09 月 09 日。

(二) 自動連續監測技術——標準方法

上述測站中，以一般空氣品質監測站數量最多，所使用之儀器以自動連續監測設備爲主，提供小時值監測資料。相關技術參考環境檢驗所方法簡述如下：

1. 二氧化硫：紫外線螢光法（ultraviolet fluorescence）。利用波長介於 190 至 230 nm 之紫外光來激發二氧化硫分子，再量測其降回基態時所發出之 350 nm 螢光強度，以測定空氣中二氧化硫的濃度。
2. 氮氧化物：化學發光法（chemiluminescence）。一氧化氮與臭氧之氣相反應會放出光，其強度與一氧化氮濃度成正比。將二氧化氮轉化成一氧化氮後，與臭氧反應，偵測其所放出之光，即爲二氧化氮的濃度。
3. 一氧化碳：非分散性紅外線法（nondispersive infrared, NDIR）。利用一氧化碳吸收 4.7 μm 左右波長紅外光之特性，測定樣品氣體中一氧化碳的濃度。
4. 臭氧分析：紫外線吸收法（ultraviolet absorption）。利用臭氧對紫外光的吸光特性，量測氣體於 254 nm 的吸光強度，以計算空氣中臭氧的濃度。
5. 懸浮微粒及細懸浮微粒：貝他射線衰減法（β-ray attenuation method）。以貝他射線照射捕集微粒之濾紙，量測採樣前後貝他射線通過濾紙之衰減量，再根據其微粒濃度與輻射強度衰減比率關係由儀器讀出空氣中粒狀污染物的濃度。爲區隔粒徑大小，儀器需配有粒徑篩分器以篩除氣動直徑大於 10 μm 或 2.5 μm 之粒狀物。

另在光化學測站係針對臭氧前驅物或衍生污染物進行監測，而監測揮發性有機物（VOC_S）的不同物種，有助於推估各類排放源對臭氧貢獻比例，以利規劃臭氧控制策略。在光化測站是以自動有機性揮發物分析系統爲主要量測設備，此種儀器每小時採樣並量測，原理爲將空氣中之揮發性有機物濃縮於電子冷卻濃縮單元，該單元內充填適當之吸附劑，以便冷卻濃縮捕捉揮發性有機物。之後將冷卻濃縮單元快速加溫並以逆吹之攜行氣體將揮發性有機物帶出後，透過氣相層析系統作物種分離，以火焰離子偵檢器（flame ionization detector, FID）定量。

(三) 自動連續監測技術——微型感測器

前一節所提及之標準監測方法有嚴謹之儀器操作與校正程序，然因體積大與成本高，導致無法廣設空氣品質監測站。近年由於微型感測器研發有顯著進展，加上其成本較低，開始大量設置於生活環境中。需注意的是微型感測器雖然容易操作，但數據精準度通常是不及於標準監測方法。以懸浮微粒偵測爲例，多數微型感測器是以物理光散射原理設計，其讀值易受微粒物化特性與環境濕度影響，也無法精準判斷氣動粒徑，因此在無妥善校正與維護情況下，若將讀值直接與空氣品質標準比對易生爭議。另一方面，實務上確實較容易大量設置微型感測器以建置空污感測物聯網，是可彌補空品測站空間代表性不足之限制，再透過適當之演算法與空間統計分析，可協助探勘空氣污染熱區與潛在污染來源區域 [11]。

（四）批次採樣與分析技術

空氣污染物種類繁多，並非所有物質皆有自動監測方法或儀器，另或是受空間限制無法架設大型儀器，此時可透過批次採樣後進行化學分析方式量測。以下列舉二種採樣分析技術，其餘可參考第 12 章以及環檢所方法。

揮發性有機化合物：將已先抽眞空之不銹鋼採樣筒以瞬間吸入或固定流量採集方式收集空氣，利用降溫捕集方式濃縮一定量的空氣樣品，再經熱脫附方式注入氣相層析質譜儀（gas chromatography/mass spectrometry, GC/MS）中，以測定樣品中揮發性有機化合物的含量。

懸浮微粒成分：基本的懸浮微粒採樣法經由空氣採樣器配合適當濾紙，於短時間或連續 24 小時採集空氣中之粒狀污染物。若是欲得質量濃度，可採用疏水性之鐵氟龍材質濾紙，若欲針對特定成分進行化學分析，則可使用其他適當材質包括如石英、玻璃纖維、聚氯乙烯等之濾紙。在粒徑選擇部分，通常是於採樣器入口設有加裝慣性衝擊器（inertial impactor）或旋風分離器（cyclone），利用慣性或離心力使粒徑大於 10 或 2.5 μm 之微粒與空氣分離，即可收集 PM_{10} 或 $PM_{2.5}$ 之微粒於濾紙上。所採集濾紙，透過適當之前處理後可進行化學成分分析，碳成分如 OC 與 EC 以熱光學反射法（thermal optical reflectance, TOR）分析，離子成分以離子層析法（ion chromatography, IC）分析，金屬與元素成分可以感應耦合電漿質譜法（inductively coupled plasma mass spectrometry, ICP-MS）或能量分散式 X 射線螢光光譜法（energy dispersive X-ray fluorescence (ED-XRF) spectrometry）分析，有機成分如 PAH 可以氣相層析質譜法（GC/MS）或液相層析質譜法（liquid chromatography/mass spectrometry, LC/MS）分析。

（五）室內空氣品質監測

依據室內空氣品質管理法，生物性危害指標包括細菌與眞菌，其檢驗方法請見

第 13 章。在非生物性指標部分，定期檢測時（即依法規規定於一定期限內辦理室內空氣污染物濃度量測），一氧化碳與二氧化碳是以紅外線法監測，臭氧以紫外線監測，PM_{10} 與 $PM_{2.5}$ 可使用連續或手動方式監測。甲醛之公告方法是以定流量之採氣泵收集空氣樣本至含 2,4 －二硝基苯肼（2,4 － dinitrophenylhydrazine, DNPH）和過氯酸溶液之收集瓶中，樣品經 0.45 μm 濾膜過濾後，注入高效能液相層析系統，測定樣品中醛類化合物之含量。總揮發性有機化合物（TVOC）包括 12 種物質，以不銹鋼採樣筒搭配氣相層析質譜儀進行分析。除前述監測方法外，在平常巡查檢驗時，可使用可直接判讀之巡檢式檢測儀器進行簡易量測室內空氣污染物濃度，但如四之（三）〔頁 37〕討論之微型感測器，使用此類巡檢式儀器需瞭解其限制，包括是否有定期校正以及受其他環境因子干擾等影響。

五、空氣污染物控制技術

在瞭解空氣污染物及其污染源之特性，並透過監測或採樣分析掌握空氣污染嚴重程度後，接下來的工作就是要進行空氣污染防制與管理空氣品質。早期防制工作偏重在濃度管制及工程技術改善，現代化作法則是從環境管理的角度著手，同時兼顧軟硬體措施。硬體措施主要是持續提升工程控制技術，並順應世界環保潮流，從管末處理推展至廠內減廢，減少空氣污染物之產生；軟體措施包括行政管理與建立經濟誘因制度。此節內容爲介紹工程控制技術，下一節內容則介紹行政管制與經濟誘因等管理方法。

在進行空氣污染防制時，首重減廢及污染預防（pollution prevention），即減少污染物的產生。減少污染物的產生著眼於污染源的控制，有幾項改善的原則可以彈性運用，包括取代、掩蔽、隔離、加濕等。取代是遵循減廢、減毒及清淨生產（clean production）之精神，以低污染之能源、製程及原料來取代高污染者，機械設備也是以高能源使用率者取代低效率者。掩蔽及隔離可用密閉製程或類似設施來阻擋污染物之逸散，加油站普遍使用的油氣回收槍有防止油氣逸散之功能。加濕主要是可以降低粒狀污染物逸散，例如營建工程進行拆除期間或於工地內裸露區域以灑水方式抑制揚塵。當污染物無可避免地產生後，則需要管末（end-pipe）處理，即選用適當之污染防治設備，以有效去除污染物 [12] 。

在選擇及使用空氣污染防治設備時，首先要瞭解污染源如何產生污染物，如固定污染源、移動污染源以及逸散性污染源產生污染物之機制及污染物種類都有所不同，而氣狀或粒狀污染物也需要不同之污染控制設備 [13]。針對固定污染源之空氣污染物特性，氣狀污染物控制設備包括燃燒（combustion）、吸收（absorption）、吸附（adsorption）、冷凝（condensation）、生物處理，以及排煙脫硫、排煙脫硝等措施；至於粒狀污染物控制設備，則包括重力沉降室、旋風集塵器（cyclone）、袋式集塵器（bag house）、靜電集塵器（electrostatic precipitator）、及濕式洗滌器 scrubber）等集塵設備。移動污染源之空氣污染防制設備包括觸媒轉化器（catalytic converter）、蒸發排放活性碳罐（evaporative emission canister）、濾煙器（particulate filter）或其他具有防制空氣污染物排放之裝置。以下即針對氣狀及粒狀污染物，擇要介紹各種控制設備，另再介紹逸散性污染源及室內空氣品質之控制技術。

（一）氣狀污染物

在選用氣狀污染防治設備時，須考慮污染物及廢氣本身的物理與化學特性、要達到多高的處理效率，以及對控制設備的特殊要求（如場地位置、大小、成本等）。

1. 燃燒：燃燒或焚化（incineration）可用來去除排氣中的污染物，包括可燃性氣體、揮發性有機蒸氣及硫醇、硫化氫等惡臭物質。當操作條件如溫度、反應時間等條件足夠時，碳氫化合物可經由燃燒過程氧化成水蒸汽及二氧化碳。
2. 吸收：吸收程序主要是將含有污染物之廢氣導入吸收塔中，藉由氣體與吸收液體接觸，使氣相中的污染物因溶解而轉移至液相，而達到分離效果。此設備常用來去除二氧化硫、硫化氫、氯化氫、氯氣、氨氣及溶解度較高之碳氫化合物等氣狀污染物。吸收塔之設計首重氣體與液體能均勻混合，並有足夠之接觸時間。吸收劑之選用則是考慮對污染物的溶解度，溶解度愈大，吸收效果愈好，耗用之吸收液也愈少。
3. 吸附：吸附作用係利用固體本身表面之作用力，將流體中之某些物質吸著並集中於固體表面，此種具有表面吸附力之固體稱為吸附劑（adsorbent），被吸附之物質稱為吸附質（adsorbate）。
4. 冷凝：冷凝係指將氣體或蒸氣轉換成液體之程序，任何氣體皆可藉由降低溫度或加大壓力而轉換成液態，由於對氣體加壓所需成本相當高，故一般均使用降溫法來達成冷凝的目的。此方法除可控制污染物排放，亦可回收有價值的物質。
5. 生物濾床：此處理方式對象主要為異味氣體與揮發性有機物。基本原理乃利用微生物附著於天然或人工濾材內，將含有污染物之氣流導入填充濾材的床體中，使其被微生物所分解，形成二氧化碳、水與無機鹽類等物質。

（二）粒狀污染物

粒狀物的控制主要是利用重力（如重力沉降室）、離心力（如旋風集塵器）、靜電力（如靜電集塵器）、擴散力（次微米微粒的過濾）及慣性力等力量來收集微粒 [14]。

1. 重力沉降室：重力沉降室基本上它是一個擴張室，廢氣進入此擴張室後，風速減低，微粒之滯留時間變長，讓大的微粒有足夠的時間作重力沉降。因爲重力沉降室不借助外力，對小微粒的收集效果不佳，因此工業界只用它來去除粒徑在 40 至 60 μm 以上較大的微粒。今日的空氣品質要求愈來愈嚴格，因此重力沉降室主要作爲其他粒狀污染物控制設備之預淨器。
2. 旋風集塵器：此設備原理爲微粒沿切線方向隨著氣流進入旋風集塵中，由於進入氣體被迫旋轉，大的顆粒受慣性及離心力的影響，偏離流線動向而沿切線方向，朝內壁運動，最後到達旋風集塵器的內壁而被收集，粉塵累積到一定量後因重力掉到底部的漏斗裡。同重力沉降室，旋風集塵器亦常作爲其他收集效率更高之污染物控制設備之預淨器。
3. 袋式集塵器：此設備原理爲以濾袋過濾廢氣中微粒的乾式除塵，以使用織布型（woven）濾材之濾袋爲例，微粒由濾布收集，其後的微粒繼續堆積於先前的微粒上形成濾膜，持續的堆積並擠壓成濾餅。當濾餅厚度增加時，壓降也變大，因此必須週期性地清除濾布表面的濾餅。
4. 靜電集塵器：靜電集塵的第一步驟是在游離二極間的空氣產生電暈，其次使微粒充電並移動至收集板上，最後是去除極板上之微粒，可用於去除粉塵及液滴。
5. 濕式洗滌器：此設備可以同時去除廢氣中的粒狀及氣狀污染物，其除塵方式可以將水噴入廢氣中，或者使廢氣通過覆有水膜平板或塑膠球等流體化床，藉著慣性衝擊、截留及擴散等方式使微粒與液體接觸而達到去除目的。此方法會將空氣污染轉換爲水污染問題，通常需要沉澱池或污泥淨化器處理排出的廢水，以符合廢水排放標準。

（三）室內空氣品質

室內空氣污染泛指一般生活空間、交通工具與辦公室等場所內，某些物質濃度或其停留室內時間超過某一限度，而足以影響人體健康與生活品質。室內空氣污染原因很多，其污染程度也和環境特性有關，室內環境中的空氣污染物，其主要來源有二，一爲來自室外污染物，包括如汽機車與工業排放等，可能透過自然通風、機械通風以及滲入（infiltration）方式進入室內；另一爲室內污染源所產生，包括家具及建築物逸散的氣體、燃燒行爲（如拜香、菸品、蚊香）、炒菜、油漆、殺蟲劑、人及動物之毛髮、皮屑等 [15]。

欲改善室內空氣品質，應優先移除污染源，例如減少室內燃燒行爲以及使用低污染建材與家具。在工程控制部分，當室外空氣品質良好情況下，可使用機械通風或自然通風方式，以新鮮室外空氣或過濾循環使用空氣稀釋污染的室內空氣。另一種方式是使用空氣清淨機，選用時應先檢視其乾淨空氣輸出率（clean air delivery rate, CADR）或潔淨空氣提供率（clean air supply rate, CASR），也就是單位時間內所輸出乾淨空氣體積，並同時考量單位時間所需處理空氣量與所處空間大小。雖然高 CADR 值通常代表較好之淨化效能，但亦有可能伴隨較高運轉噪音及濾材費用，另亦需將能源效率納入考量。

值得注意的是部分空氣清淨機類型因設計原理，如離子產生器或靜電集塵器，有可能間接產生臭氧，或有些設備爲臭氧產生器標榜可用於殺菌，當臭氧釋放至室內環境與人類接觸時，反而會影響健康，因此應注意所使用之空氣清淨機是否有符合臭氧檢測標準。此外，因不同空氣清淨機的設計原理不同，其所適合去除的污染物種類也不一樣，因此也須瞭解想要去除的空氣污染物種類爲何，再選擇合適的空氣清淨機。

六、空氣品質管理

（一）行政管制

空氣品質管理大致可區分爲行政管制與經濟誘因兩大項。在行政管制措施部分，一方面訂定空氣品質標準及空氣污染指標，另一方面訂定污染者行爲準則及污染源之排放標準，若污染者或污染源未達成行爲準則或標準時，管理單位可依法懲處。茲分敘如下：

1. 空氣品質標準與室內空氣品質標準

空氣品質標準一般指室外空氣污染物容許濃度限值，其主要目的在於維護國民健康及增進公共福祉，我國現行空氣品質標準規定如表 2-1 所示。相關標準應以健康風險評估結果爲主，然就管理角度是有可能將技術可行性及社會經濟影響等面向納入考量而制定。以 $PM_{2.5}$ 年平均值爲例，我國現行年平均值標準爲 15 μg/m^3，美國則爲 12 μg/m^3，WHO 於 2021 年修正之指引值（guideline value）則爲 5 μg/m^3，圖 2-1 顯示我國歷年 $PM_{2.5}$ 濃度有下降趨勢。

表 2-1：2020 年 9 月 18 日修正發布之空氣品質標準

項目	標準值		單位
粒徑小於等於 10 微米（μm）之懸浮微粒（PM_{10}）	日平均值或 24 小時值 年平均值	100 50	μg/m^3（微克／立方公尺）
粒徑小於等於 2.5 微米（μm）之細懸浮微粒（$PM_{2.5}$）	24 小時值 年平均值	35 15	μg/m^3（微克／立方公尺）
二氧化硫（SO_2）	小時平均值 年平均值	0.075 0.02	ppm（體積濃度百萬分之一）
二氧化氮（NO_2）	小時平均值 年平均值	0.1 0.03	ppm（體積濃度百萬分之一）
一氧化碳（CO）	小時平均值 8 小時平均值	35 9	ppm（體積濃度百萬分之一）
臭氧（O_3）	小時平均值 8 小時平均值	0.12 0.06	ppm（體積濃度百萬分之一）
鉛（Pb）	3 個月移動平均值	0.15	μg/m^3（微克／立方公尺）

爲改善及維護室內空氣品質，維護國民健康及生活環境，我國也訂有室內空氣品質標準。除了勞工作業場所依勞動部公布之勞工作業場所容許暴露標準外，其他室內場所空氣污染物及濃度之標準如表 2-2 所示。

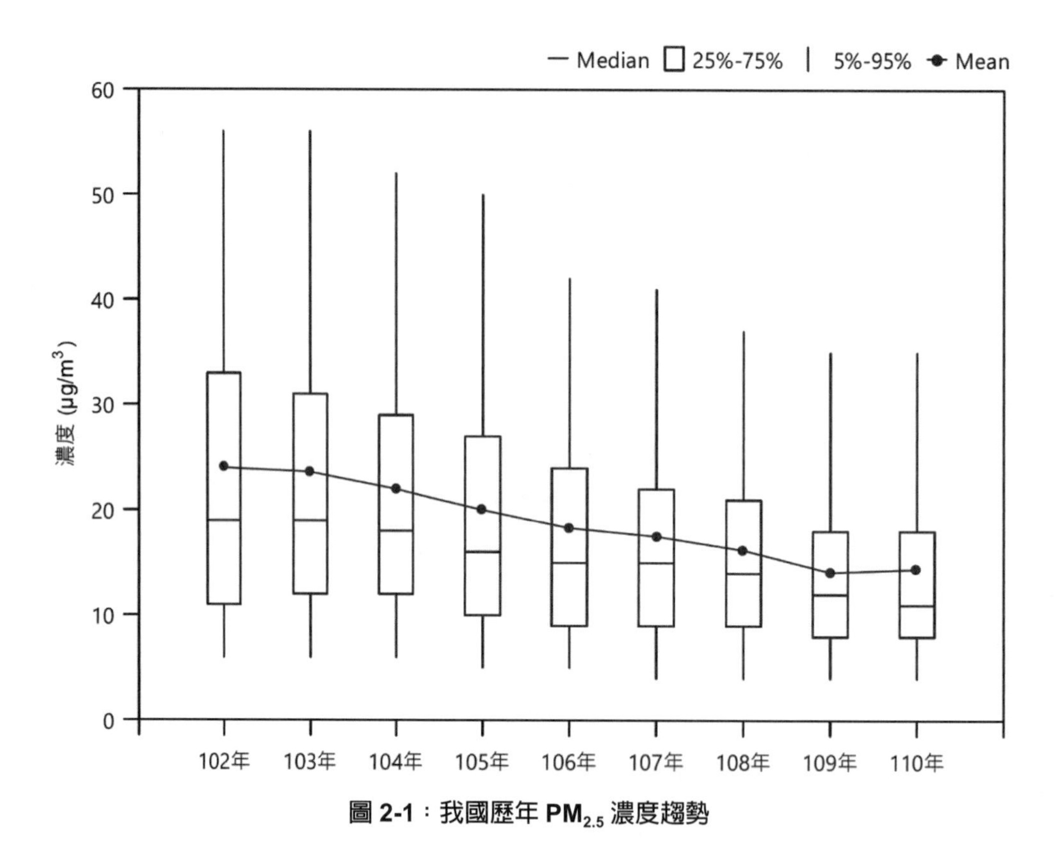

圖 2-1：我國歷年 $PM_{2.5}$ 濃度趨勢

資料來源：行政院環境保護署空氣品質監測報告 2021 年年報，第 3-42 頁。

表 2-2：2012 年 11 月 23 日發布之室內空氣品質標準

項目	標準值		單位
二氧化碳（CO_2）	8 小時值	1000	ppm
一氧化碳（CO）	8 小時值	9	ppm
甲醛（HCHO）	1 小時值	0.08	ppm
總揮發性有機化合物（TVOC，包含 12 種揮發性有機物之總和）	1 小時值	0.56	ppm
細菌（Bacteria）	最高值	1500	CFU/m^3
真菌（Fungi）	最高值	1000 但真菌濃度室內外比值小於等於 1.3 者，不在此限。	CFU/m^3
PM_{10}	24 小時值	75	μg/m^3
$PM_{2.5}$	24 小時值	35	μg/m^3
臭氧（O_3）	8 小時值	0.06	ppm

2. 空氣品質指標

前節描述之標準值其單位爲濃度，無法直接反應對健康之影響程度，爲利於管理及與民眾溝通，可再進一步轉換爲相對指標值。參考美國作法，我國設有空氣品質指標（air quality index, AQI），其計算方式爲將當日空氣中臭氧（O_3）、細懸浮微粒（$PM_{2.5}$）、懸浮微粒（PM_{10}）、一氧化碳（CO）、二氧化硫（SO_2）及二氧化氮（NO_2）濃度等數值，以其對人體健康的影響程度，分別換算出不同污染物之副指標值，再以當日各副指標之最大值爲該測站當日之空氣品質指標值，污染副指標值相對應之污染物濃度值如表 2-3 所示。

表 2-3：污染物濃度與副指標值對照表

AQI 指標	O_3（ppm）8 小時平均值	O_3（ppm）小時平均值 [1]	$PM_{2.5}$（μg/m^3）24 小時平均值	PM_{10}（μg/m^3）24 小時平均值	CO（ppm）8 小時平均值	SO_2（ppb）小時平均值	NO_2（ppb）小時平均值
良好 0~50	0.000-0.054	-	0.0-15.4	0-50	0-4.4	0-20	0-30
普通 51~100	0.055-0.070	-	15.5-35.4	51-100	4.5-9.4	21-75	31-100
對敏感族群不健康 101~150	0.071-0.085	0.125-0.164	35.5-54.4	101-254	9.5-12.4	76-185	101-360
對所有族群不健康 151~200	0.086-0.105	0.165-0.204	54.5-150.4	255-354	12.5-15.4	186-304 [3]	361-649
非常不健康 201~300	0.106-0.200	0.205-0.404	150.5-250.4	355-424	15.5-30.4	305-604 [3]	650-1249
危害 301~400	(2)	0.405-0.504	250.5-350.4	425-504	30.5-40.4	605-804 [3]	1250-1649
危害 401~500	(2)	0.505-0.604	350.5-500.4	505-604	40.5-50.4	805-1004 [3]	1650-2049

1. 一般以臭氧 8 小時值計算各地區之 AQI 。但部分地區以臭氧小時值計算 AQI 是更具有預警性，在此情況下，臭氧 8 小時與臭氧 1 小時之 AQI 則皆計算之，取兩者之最大值作為 AQI 。
2. AQI 301 以上之指標值，是以臭氧小時值計算之，不以臭氧 8 小時值計算之。
3. AQI 200 以上之指標值，是以二氧化硫 24 小時值計算之，不以二氧化硫小時值計算之。

資料來源：https://airtw.epa.gov.tw/CHT/Information/Standard/AirQualityIndicator.aspx 。引用 2022/02/13。

若要計算即時空氣品質指標，濃度值依據表 2-4 計算。

表 2-4：污染物濃度用於即時副指標值計算對照表

污染物	$O_{3,8h}$	O_3 (1)	$PM_{2.5}$	PM_{10}	CO	SO_2	NO_2
即時統計	最近連續 8 小時移動平均值	即時濃度值	0.5× 前 12 小時平均 + 0.5× 前 4 小時平均	0.5× 前 12 小時平均 + 0.5× 前 4 小時平均	最近連續 8 小時移動平均值	即時濃度值	即時濃度值
單位	ppm	ppm	μg/m^3	μg/m^3	ppm	ppb	ppb

註：一般以臭氧 8 小時值計算各地區之 AQI 。但部分地區以臭氧小時值計算 AQI 是更具有預警性，在此情況下，臭氧 8 小時與臭氧 1 小時之 AQI 則皆計算之，取兩者之最大值作為 AQI 。

空氣品質指標使用時爲針對不同污染物個別判斷，國際上已有部分地區開始使用空氣品質健康指標（air quality health index, AQHI），其作法爲考量多種污染物同時暴露與環境流行病學資訊計算而得，更可能反應實際之健康風險危害程度 [16] 。

3. 行為管制

此類管制爲政府指定污染者必須禁用或採用某類特定原料、燃料、製程或污染防制設備。如禁止燃燒生煤等易致空氣污染物質、要求新型汽車須用無鉛汽油、機動車輛停車怠速熄火等，亦包括有些法規上要求使用最佳可行控制技術，及考量能源、環境、經濟之衝擊後，污染源應採取已商業化並可行之污染排放最大減量技術。其優點在於政府易於執行，但缺點是污染者除指定之方式外，不會採用其他防制方法，可能會導致缺乏效率，而且也間接不鼓勵新防制技術的發明。

4. 排放標準

排放標準係指排放廢氣所容許混存各種空氣污染物之最高濃度或總量。此類管制係由政府明訂污染者必須將其排放之污染物控制在特定的程度以內，否則給予處罰。排放標準過去僅有濃度管制，污染源可能僅採治標方式以符合規定，近年則有逐漸改採總量標準的趨勢。

（二）經濟誘因

1. 補貼（subsidy）：即事業單位在從事污染防制時，政府所提供的鼓勵性津貼補助，主要包括金融性補貼及租稅差異與減免（tax differentiation），更廣義的補貼可包括免費或補助技術服務，例如經濟部工業局之產業綠色技術提升計畫。基本上，補貼並未遵循租稅平等及污染者付費等原則，但有許多國家，包括我國在內，均有採用此一措施。

2. 排放權交易（emission trading）：把環境資源視為可在市場上交易之財貨，政府可依最適的環境品質目標而決定應發售的排放權數量。其次，再輔導交易市場之設立，其餘的工作則透過市場機能以達到最有效的防制成果。例如當空氣污染物於同一排放管制區域內，某排放者可將加強控制後的實際排放量與原許可較高排放量之間的差值出售，而使得另一排放者可得到更多的排放權利。然此作法需面對道德上之挑戰，包括污染是否是一種權利以及是否可被定價交易。
3. 課費或稅（charges or tax incentives）：對污染物課稅或收費之方式即是將污染視為一種負的外部效果，進一步將其內部化，以反映社會成本。環保署於 1995 年度起開徵之空氣污染防制費即屬課費之一種，對象除固定污染源亦包括移動污染源，例如車用汽油及柴油即有隨油徵收空污費。

（三）總量管制

根據《空氣污染防制法》第 3 條定義，總量管制係指「在一定區域內，為有效改善空氣品質，對於該區域空氣污染物總容許排放數量所作之限制措施。」空氣污染防制法第 8 條即規定，「中央主管機關得依地形、氣象條件，將空氣污染物可能互相流通之一個或多個直轄市、縣（市）指定為總量管制區，訂定總量管制計畫，公告實施總量管制。」

《空氣污染防制法》第 8 條也規定，「符合空氣品質標準之總量管制區，新設或變更之固定污染源污染物排放量達一定規模者，須經模式模擬證明不超過該區之污染物容許增量限值。」而「未符合空氣品質標準之總量管制區，既存之固定污染源應向直轄市、縣（市）主管機關申請認可其污染物排放量，並依中央主管機關按空氣品質需求指定之目標與期限削減；新設或變更之固定污染源污染物排放量達一定規模者，應採用最佳可行控制技術，其屬特定大型污染源者，應採用最低可達成排放率控制技術，且新設或變更之固定污染源應取得足供抵換污染物增量之排放量。」針對「既存之固定污染源因採行防制措施致實際削減量較指定為多者，其差額經直轄市、縣（市）主管機關認可後，得保留、抵換或交易。但無法達成指定削減目標者，應取得抵換之排放量。」第 9 條規定可供抵換量應自下列來源取得，並以較低之比例抵換：固定污染源依規定保留之實際削減量差額；交易或拍賣取得之排放量；改善移動污染源所減少之排放量；其他經中央主管機關認可之排放量。

以 2016 年生效之高屏地區總量管制計畫爲例，第一期程（自計畫公告日起實施 3 年）目標爲既存固定污染源指定削減 5% 。且新設或變更之固定污染源污染物排放量達一定規模者，應採用最佳可行控制技術，並取得足供抵換污染物增量之排放量。管制污染物種類包括粒狀污染物、硫氧化物、氮氧化物以及揮發性有機物。

第二節　環境噪音與管理

一般環境中充滿著各種聲音，當聲音音量過大或持續產生，對於日常活動（如睡眠、交談）形成干擾或令人感到厭煩與不安時，聲音即成爲噪音。環境噪音爲影響人體健康的主要環境風險因子之一 [17] 。流行病學研究證實，長期暴露於噪音環境下可增加心血管疾病之風險，包括高血壓、缺血性心臟病、及中風等 [18] 。因此，噪音污染（noise pollution）爲國際間重要的公共衛生議題。在職業衛生面向之探討，請參考第 11 章。

一、環境噪音類別與特性

常見的環境噪音源依發生型態可概分爲固定與移動噪音源等兩大類。前者指娛樂與營業場所產生之商業噪音、建築工程施工產生之營建噪音、家庭住宅或民俗活動等產生之生活噪音、工廠產生之工業噪音等；後者則泛指含機動車輛、航空器、鐵路、捷運等交通工具運動所產生之運輸噪音。在上述類別環境噪音中，運輸噪音與營建噪音爲戶外日常環境的主要噪音污染源 [19] 。

都市中人口密集、經濟活動頻繁，交通運輸亦隨之擴張，因此運輸噪音（transportation noise）即爲伴隨都市化出現的產物，對人們的影響範圍甚廣。在大眾日常生活中，運輸噪音無所不在，舉凡一般道路、快速道路、高速公路、鐵路及大眾捷運系統等陸上運輸系統或機場及其鄰近處均存在運輸噪音。道路交通之噪音主要源自汽機車輛行駛時引擎或馬達之驅動運轉，此外亦含車輛運作時產生之噪音，如吸排氣聲、風扇聲、煞車聲、喇叭聲等。是類聲音受車輛起停、行駛速度、車流量、道路鋪面及坡度等因素影響，噪音量與發生頻率均無特定規律。鐵路噪音因爲列車短暫通過時出現，多隨固定區間之班次產生，故屬具規律性且穩定之噪音發生情境。相較之下，航空噪音爲噪音量較大者，除發動機引擎聲外，飛機於起降時之結構性運作如調整起落架等亦可產生顯著噪音。除交通工具運轉直接產生的噪音外，運輸噪音亦可源自車輛行駛時與周遭空氣間之摩擦與車輛輪胎與路面接觸時之摩擦與碰撞。

除運輸噪音外，無論都市或郊區日常生活中時見商業建築、土地開發、住宅施工等營建工程進行。施工期間機械運轉、與物體碰撞所產生之噪音，即稱營建噪音（construction noise）。營建噪音源主要爲依施工作業需求所使用的各式營建機具，故不同施工階段所產生之噪音聲響與特性亦有明顯差異。上述噪音源可包含：運土機械與壓實機具於整地與挖運階段所產生之機具引擎音、打樁機於施作基礎支撐階段所產生之引擎聲及碰撞聲、混凝土泵浦車機於建造與灌漿階段所產生之引擎聲與加壓輸送聲、室內裝修階段所產生之切割聲與鑽孔聲等。有別於運輸噪音具移動性、影響範圍廣，營建噪音影響範圍僅限施工地點周遭，且亦僅限於施工期間，故工程完成時，噪音源即消失。

二、環境噪音對健康的影響

噪音會影響人體的健康與舒適感，其中包括聽覺與非聽覺的影響 [20] 。噪音所致的聽覺效應包括噪音性聽力損失（noise-induced hearing loss, NIHL）與耳鳴（tinnitus）[21] 。無論是源自道路、航空等之運輸噪音或日常生活活動與工具使用所產生之噪音，當長時間適量暴露或瞬間高量暴露（如鞭炮聲）發生時，均可損傷人體內耳的敏感結構，導致聽力損失的發生。聽力損失可分爲急性與慢性，亦可分爲短暫性與永久性。永久性聽力損失之病理特徵爲內耳耳蝸（cochlea）中之聽覺感覺毛細胞喪失。由於毛細胞不會再生，因此聽力損失爲無法痊癒之傷害。耳鳴爲感覺到非實際發生於環境中的聲響，狀似鈴聲，通常在瞬間暴露於極高音壓（急性）或長期暴露於高音壓（慢性）之噪音後出現，並可持續一段時間。耳鳴可導致睡眠障礙、憂鬱、或注意力無法維持等影響生活之情形出現。

噪音所致之非聽覺健康影響包括煩躁、心血管疾病、認知表現不佳、睡眠障礙 [22] 。暴露於噪音環境中，煩躁是最常見的負面反應。當受噪音干擾時，日常活動、感覺、思考、睡眠或休息等均會受到影響，同時負面情緒如憤怒、不愉快、疲勞等亦會伴隨出現。長期噪音暴露會影響人體的新陳代謝與心血管系統，並使心血管疾病之風險因子諸如收縮壓與舒張壓、血脂濃度、血糖濃度等變化增加。前述變化亦將增加高血壓、缺血性心臟病、及中風等疾病發生的風險 [23] 。此外，噪音對於兒童的學習與認知表現具負面影響，具體徵狀包括溝通困難、注意力無法集中、情緒沮喪、煩躁、習得性無助（learned helplessness ；指因無力迴避而接受之行爲）、睡眠障礙等。

依據世界衛生組織（World Health Organization, WHO）所發布《社區噪音指引》（*Guidelines for Community Noise*）之建議 [24]，每日 24 小時均能音壓（LA_{eq}）閾値應爲 70 分貝，以防止工業、生活、運輸等環境噪音暴露導致聽力損失的發生。而最大音量（LA_{max}）成人閾值建議爲 140 分貝；孩童閾值則爲 120 分貝。WHO 另發布《歐洲夜間噪音指引》（*Night Noise Guidelines for Europe*）[25]，建議夜間均能音壓閾值設爲 40 分貝，以保護公共大眾（含兒童、慢性病患者、年長者等易感族群）。此外，《歐洲地區環境噪音指引》（*Environmental Noise Guidelines for the European Region*）亦針對道路交通噪音、鐵路噪音、航空噪音、及風力發電機組噪音、休閒噪音等提供預防環境噪音暴露對人體健康影響之建議 [26] 。以道路交通噪音及鐵路噪音爲例，該指引建議全日均能音壓（L_{den}）應降低至 53 及 54 分貝以下，而夜間噪音暴露則建議夜間均能音壓（L_{night}）應降低至 45 及 44 分貝以下。

三、環境噪音之管制標準

爲維護大眾健康及環境安寧，我國特制定《噪音管制法》[27] 以提高國民生活品質，其中定義凡超過管制標準之聲音即爲噪音。管制標準分別依工廠（場）、娛樂及營業場所、營建工程、擴音設施、及風力發電機組等不同場所、工程及設施，按音量管制區、噪音頻率（全頻與低頻）、與時段（日間、晚間、夜間），規範噪音管制標準值，並訂有噪音音量量測標準方法。前述噪音管制區之劃分原則、劃定程序及其他應遵行事項之準則，由中央主管機關制定，惟直轄市及縣（市）主管機關得視轄境內噪音狀況劃定公告。直轄市、縣（市）主管機關亦另公告規範於噪音管制區內，不得從事含燃放爆竹、神壇、廟會、婚喪等民俗活動、餐飲、洗染、印刷或其他使用動力機械操作之商業行爲等足以妨害他人生活環境安寧之行爲，並規範對應活動之時間、地區或場所。機動車輛、民用航空器、陸上運輸系統之噪音管制標準另由中央主管機關會同交通部制定，而軍事機關及其所屬單位之場所、工程、設施及機動車輛、航空器等裝備之噪音管制辦法亦另會同國防部制定。

噪音管制標準值以最高容許音量爲準，亦即量測所得音源之均能音量（L_{eq}）或最大音量（L_{max}）不得超過管制標準值 [28] 。前述音量之單位爲分貝（decibel, dB)。均能音量指在特定時段內所測得音量之能量平均值，而最大音量則指在測量期間中測得最大音量之數值。測量範圍爲 20 Hz 至 20 kHz（全頻噪音）之均能音量以 L_{eq} 表示，單位爲 dB，以下列公式計算：

$$L_{eq} = 10 \times \log_{10} \frac{1}{T} \int_0^T \left(\frac{P(t)}{P_0}\right)^2 dt \tag{2.1}$$

在 Eq. 2.1 中，T 爲測量時間（單位：sec）；$P_{(t)}$ 爲測量音壓（單位：Pa）；P_0 爲基準音壓，爲 2×10^{-5} Pa。測量範圍爲 20 Hz 至 200 Hz（低頻噪音）之均能音量以 $L_{eq,LF}$ 表示，單位爲 dB；其以下列公式計算：

$$L_{eq,LF} = 10 \times \log \sum_{n=20Hz}^{200Hz} 10^{0.1 \times L_{eq,n}} \tag{2.2}$$

在 Eq. 2.2 中，$L_{eq,n}$ 爲以 1/3 八音度頻帶濾波器測得之各 1/3 八音度頻帶均能音量；n 爲 20 Hz 至 200 Hz 之 1/3 八音度頻帶中心頻率。

在量測噪音源之音量時，測量範圍爲 20 Hz 至 20 kHz 者，須使用符合我國國家標準（National Standards of the Republic of China, CNS）規定一型聲度表或國際電工協會（International Electrotechnical Commission, IEC）第 61672-1 號標準規定 Class 1 之噪音計；測量範圍爲 20 Hz 至 200 Hz 者，則須使用同時符合 CNS 規定一型聲度表與 IEC 第 61260 號標準規定 Class 1 之噪音計。無論於室內或室外，聲音感測器（噪音計）應設置於離地面或樓板高度 1.2 至 1.5 m 之間進行噪音監測；監測音量之時間則以發生噪音最具代表之時刻進行量測。若於室外測量噪音，應於無降雨之天氣狀況爲之，且環境風速不得大於 5 m/sec。噪音計以 A 權衡電網（A frequency-weighting）量測，動態特性（dynamic characteristic）則以快動態特性之模式（時間常數爲 1/8 sec）量測爲原則，但若噪音源所發出之聲音變動不大時可使用慢動態特性之模式（時間常數爲 1 sec）量測。在噪音監測時，若測量所得之整體音量與背景音量差值未達 10 dB（A）以上者，其測量音量需以下列公式計算修正：

$$L = 10 \times \log(10^{0.1L_1} - 10^{0.1L_2}) \tag{2.3}$$

在 Eq. 2.3 中，L 爲欲測量音源之音量；L_1 爲測量所得之整體音量；L_2 爲測量所得之背景音量。除依前述標準方法進行噪音音量測量外，不同場所、工程及設施之監測地點選擇以及評定方法不盡相同，須依照相關規範實施監測。

結　語

本章介紹生活環境中常見之空氣污染與噪音，包括其健康危害、常見之監測評估技術，以及管制標準與管理措施。就預防疾病角度而言，如何掌握污染來源以發展有效之管制策略爲一挑戰。以空氣品質爲例，由於其來源複雜，常需結合監測資料及各類模式，以掌握一次與二次污染物或境內與境外污染物貢獻比例。此類技術仍在持續發展，所得成果將有助於政策擬定。

關鍵名詞

移動污染源（mobile sources of pollution）
非移動污染源（stationary sources of pollution）
氣狀污染物（gaseous pollutant）
粒狀污染物（particulate pollutant）
一次污染物（primary pollutant）
衍生性污染物（secondary pollutant）
有害空氣污染物（hazardous air pollutants）
氣動粒徑（aerodynamic diameter）
細懸浮微粒（fine particulate matter）
粗懸浮微粒（coarse particulate matter）
多環芳香烴（polycyclic aromatic hydrocarbons, PAHs）
空氣品質標準（air quality standard）
室內空氣品質標準（indoor air quality standard）
空氣品質指標（air quality index, AQI）
運輸噪音（transportation noise）
營建噪音（construction noise）
噪音性聽力損失（noise-induced hearing loss, NIHL）
均能音壓（LAeq）
噪音管制標準值（noise control standard）

複習問題

1. 請說明何謂二次空氣污染物及其管制策略。
2. 請解釋如何定義氣膠粒徑及其重要性。
3. 請說明可用於空氣品質管理之行政管制措施。
4. 請說明噪音可能引起之非聽覺健康影響。

引用文獻

1. Moeller DW. Environmental health. 4th ed. Cambridge, Mass.: Harvard University Press, 2011.
2. Oxford Reference. Available from: https://www.oxfordreference.com/view/10.1093/oi/authority.20110810104326671. Accessed June 1, 2022.
3. 行政院環境保護署：空氣污染防制法。民國 107 年 8 月 1 日修正。
4. Manahan SE. Environmental chemistry. 10th ed. Boca Raton, FL: CRC Press, 2017.
5. 國家環境毒物研究中心。引自 http://nehrc.nhri.org.tw/toxic/search_Foreign_mobile.php。引用 2022/06/01。
6. Integrated Science Assessment for Particulate Matter. U.S. Environmental Protection Agency, 2019.
7. Hinds WC. Aerosol technology: properties, behavior, and measurement of airborne particles. 2nd ed. New York: Wiley, 1999.
8. 李崇德：109 年度細懸浮微粒（$PM_{2.5}$）化學成分監測及分析計畫。行政院環境保護署，2020。
9. Lodge JP, and Intersociety Committee. Methods of air sampling and analysis. 3rd ed. New York, N.Y. Chelsea, Mich.: Intersociety Committee; Lewis Publishers, 1989.
10. Air Sampling Technologies– Principles and Applications. American Conference of Governmental Industrial Hygienists, 2022.
11. US EPA. Air Sensor Toolbox. Available from: https://www.epa.gov/air-sensor-toolbox. Accessed June 1, 2022.
12. De Nevers N. Air Pollution Control Engineering. Waveland Press, Incorporated, 2017.
13. Cooper CD, FC Alley. Air Pollution Control: A Design Approach. Scientific International, 2015.

14. 陳姿名：粒狀污染物控制技術簡介：空氣污染防制專責人員訓練教材。行政院環境保護署，2020。

15. 行政院環境保護署：室內空氣品質資訊網。引自 https://iaq.epa.gov.tw/indoorair/ 。引用 2022/06/01。

16. Szyszkowicz M. The Air Quality Health Index and all emergency department visits. Environmental Science and Pollution Research 2019;**26(24)**:24357-24361.

17. World Health Organization Regional Office for Europe. Burden of disease from environmental noise: Quantification of healthy life years lost in Europe. Copenhagen: World Health Organization Regional Office for Europe, 2011.

18. World Health Organization Regional Office for Europe. Biological mechanisms related to cardiovascular and metabolic effects by environmental noise. Copenhagen: World Health Organization Regional Office for Europe, 2018.

19. Murphy E, King EA. Environmental noise pollution: Noise mapping, public health, and policy. 1st ed. Burlington: Elsevier, 2014.

20. Basner M, Babisch W, Davis A, Brink M, Clark C, Janssen S, Stansfeld S. Auditory and non-auditory effects of noise on health. Lancet 2014;**383**:1325-32.

21. Śliwińska-Kowalska M, Zaborowski K. WHO Environmental noise guidelines for the European region: A systematic review on environmental noise and permanent hearing loss and tinnitus. Int J Environ Res Public Health 2017;**14**:1139.

22. Stansfeld SA, Matheson MP. Noise pollution: non-auditory effects on health. Br Med Bull 2003;**68**:243-57.

23. Babisch W. Cardiovascular effects of noise. In: Nriagu JO, ed. Encyclopedia of Environmental Health. 2nd ed. Amsterdam: Elsevier, 2019;543-52.

24. World Health Organization. Guidelines for community noise. Geneva: World Health Organization, 1999.

25. World Health Organization Regional Office for Europe. Night noise guidelines for Europe. Copenhagen: World Health Organization Regional Office for Europe, 2009.

26. World Health Organization Regional Office for Europe. Environmental noise guidelines for the European region. Copenhagen: World Health Organization Regional Office for Europe, 2018.

27. 行政院環境保護署：噪音管制法。民國 110 年 1 月 20 日修正。

28. 行政院環境保護署：噪音管制標準。民國 102 年 8 月 5 日修正。

第3章
水污染與飲水衛生

王根樹　撰

學習目標

一、瞭解水文循環的概念及其與飲用水衛生的關聯

二、清楚水污染的問題及水處理的基本概念

三、知道水質標準訂定的原理

四、知道多重屏障概念的意義及其與水安全計畫的區別

五、知道全球氣候暖化對水資源利用的影響

前　言

攝取足夠的水對人體的健康非常重要。適當的喝水可以維持人體新陳代謝的運作，除了輸送養分到各個組織器官，也將代謝產生的廢物排出體外。適度喝水也可以防止身體脫水，避免導致身體過熱、思維不清，也避免引發便秘和腎結石。安全和隨時可用的水對公眾健康很重要，無論是用於飲用、家庭清潔、食品生產還是遊憩娛樂功能，良好的水資源系統扮演重要的角色。地球的水資源系統扮演提供各類供水需求和環境衛生維護的功能，卻也因爲人類發展經濟的需求而被過度使用，除了水體污染之外，全球氣候暖化導致極端氣候事件的加劇也使未來水資源使用更加困難。如何透過水污染防治改善污染問題、更有效的水資源使用及管理以促進國家經濟增長，是未來幾十年必須面對的問題。本章說明水資源及水文循環的重要性，並提供飲用水處理、水污染防治及飲用水水質管理的基本概念，以利讀者瞭解飲水衛生在環境衛生管理體系中的重要性。

第一節　水資源與水文循環

一、水資源

水資源（water resource）涵蓋地球上出現的所有天然水體中的任何一種，無論其狀態如何（包括氣態、液態或固態），並且對人類具有潛在用途者。其中，最可被利用的水資源包括河流、湖泊及海洋等地表水；其他可被利用的水資源包括地下水、深層地下水以及冰川和永久雪地等 [1]。

自工業革命以來，人類對於天然水體，特別是淡水資源的汲取及使用逐年穩定的增加。由於人口的持續增加以及工業、農業發展等用途的需求，人類對於水資源的需求也不斷增加。這種對於水資源的需求也引發各國越來越關注未來是否有足夠的水資源供應以滿足發展的需求。

隨著全球經濟發展及水資源的大量使用，也導致水質污染問題在全球各地不斷出現。一般而言，水的量是否足夠並不是未來發展所面臨唯一的問題。不僅農業生產使用的肥料、殺蟲劑和除草劑持續滲入地表和地下水體而導致其水質受到污染，河川和湖泊水體也因爲未經適當處理的民生污水、工業廢水的排放而受到嚴重污染。這些未經適當處理的污廢水不僅導致承受的地表及地下水體水質不良、可能影響人類健康而不適合使用，也影響到水環境生態系統的穩定。

二、水文循環

地球的水總是連續的在移動，自然的水體循環，也稱爲**水文循環**（hydrologic cycle），用以描述水體在地表及地下持續移動的現象 [2] 。一般而言，天然水體會在液態、氣態和固態之間持續變化，水體在這些不同狀態間改變的過程可能在很短的時間內發生，也可能歷經數百萬年才產生改變。

由於水體的持續移動，地球的水文循環沒有眞正的起點。爲了方便瞭解，一般假設水文循環起點由海洋開始，因爲海洋是地球上最大量的水體。驅動水文循環的陽光使海洋中的水體水溫上升，其中一部分以蒸氣的形式蒸發（evaporation）到大氣中，冰雪也可以直接昇華（sublimation）成水蒸氣，同時可透過蒸發程序進入大氣的水包括植物蒸發散（evapotranspiration）或從土壤中蒸發的水。上升的氣流將水蒸汽帶入大氣中，在遇到溫度較低的空氣時會凝結成雲。

大氣氣流在全球範圍內移動雲層，雲粒子經由碰撞、凝結增大後，以降水（precipitation）的形式從空中落下，降水移動的過程中有一部分會直接再蒸發而回到大氣中。一些降水以雪或冰的形式落下，可以積聚成冰蓋和冰川，冰凍的水體可儲存數千年以上的時間。當春天到來，溫暖氣候中的積雪通常會融化，成爲很多城鎭主要民生用水的來源。

大多數降水會落在陸地或海洋，由於重力作用，降水會以**地表逕流**（surface runoff）的形式流過地面，一部分流入山谷中的河流，逐步流向海洋。並非所有逕流都流入河流，其中一部分可以滲透的形式滲入地下並補充地下**含水層**（aquifer），這些含水層長期儲存大量淡水，成爲地下水資源。地表逕流和由地下水層滲出的地下水，會積聚在較低窪之處成爲淡水湖泊。河川及湖泊也是民生用水來源中重要、容易取得的地表水資源。

無論地表水或地下水都持續的在移動。靠近地表的地下水可能在地表中經過一些開口並作爲淡水泉源湧出再排放回地表水體，隨著時間的推移，這些水體經由不斷的移動，有些會重新進入海洋，從而完成水文循環的過程。

全球總體水量約爲 13.86 億立方公里，其中 96% 以上是鹹水，僅有一小部分是淡水。小量的淡水中有超過 68% 被固定在冰和冰川中，另外 30% 的淡水則分布在地下水層。因此，可供應人類使用的河流和湖泊等地表水僅有約 93,100 立方公里，約占總體水量的 0.007%，其中容易取得的河川水體提供了人類使用的大部分水源。

第二節　水污染的種類及影響

在未能有效做好環境保護的地區，人類所造成的廢棄物，特別是生活污水及工業廢水，往往未經適當處理即排放。這些廢污水包含有機污染物，有機污染物在水中可為微生物分解。在分解過程中，水中的溶氧被消耗，如果水體的自淨作用對水中的有機物含量尚足以負荷，待有機物分解之後，水體的溶氧會再回升。但是在污染嚴重、有機物含量過高的情況下，溶氧會持續消耗。通常在攝氏 20 度時，如果溶氧未達 4~5 mg/L 以上時，水中的魚蝦等生物的生存便開始受到影響 [3] 。大量的有機污染可能使水中的溶氧全部被消耗掉（溶氧降至零），造成**厭氧**（anaerobic）狀態。臺灣一些河川的河水，在都市衛生下水道系統未完全建置前，因為大量民生污水及工業廢水的排放，就曾發生了缺氧、厭氧的問題，必須到近海口與海水混合之後才能恢復至有足夠溶氧之狀態。水污染是相當複雜的現象，一般而言，因外來物質進入水中，使水的品質產生物理、化學和生物性的變化，水因此不宜使用或使水生物的生存受到影響，即可視之為水污染。

水污染物的種類、來源和作用互相有關聯。大致可區分為和健康有關的污染物，以及和生態系統平衡有關的污染物。和健康有關的污染物又可分為傳染病原體、有機化學物、無機化學物和放射線物質等。和生態有關的則包括懸浮固體（suspended solids）、養分（氮、磷）、耗氧物質和熱污染等 [4] 。其主要來源多半是各種廢棄物，因污水處理不當，並排放入水中所造成；有些廢棄物含有毒性，有些則毒性雖不高，但仍會影響水的品質，或消耗水中的溶氧。

一、病原體

以水為媒介的傳染病原體中，會引起腹瀉的傷寒、霍亂病原是最重要也是最常被提到的細菌性污染物，血吸蟲病（schistosomiasis）則是歷史很久的水媒寄生蟲病，可追溯到古埃及；另外基尼線蟲（Guinea worm）病也極易由飲水傳播，這些問題至今仍然是開發中國家常面臨的問題。此外，沙門氏菌（*Salmonella*）和志賀桿菌（*Shigella*）雖然較常經由食物傳染，但仍然會在現代社會透過飲水污染而引發集體發病之疫情（outbreak）。大腸桿菌（*Escherichia coli.*）長久以來就被認爲是重要的水媒病菌，其中的大腸桿菌 O157:H7 在近年發生多次集體發病的疫情，並曾導致患者死亡。最近幾十年也爲人所關切的水媒病是曲狀桿菌屬（*Campylobacter*）的傳染，美國在 1980 年代之水媒病疫情，有 45% 是因爲這種細菌引起的。水媒傳染病當然也有病毒引起，最著名的就是 A 型肝炎。

這些水媒傳染病的控制，因爲自來水處理的改善，加上加氯消毒的普遍化而得到很好的防制效果。原水在水處理廠經過處理及加氯消毒後，供水水質一般是安全無慮的。自 1900 年代之後，細菌性感染水媒集體發病就少得很多，但是仍然有小型社區供水，因爲未經處理或處理不當而引起疾病暴發 [5] 。

然而最近數十年來，在歐美的大城市發生了幾次梨形鞭毛蟲（*Giardia*）和隱孢子蟲（*Cryptosporidium*）的水媒病疫情。梨形鞭毛蟲在 1980 年代深受注意，隱孢子蟲症則在 1990 年代開始造成了數次大的流行。飲用水的氯化對這兩種病原體不具良好效果，必須在水處理的過濾程序中加以濾除。如果水處理系統的過濾作用失效，或無此設備，往往會造成相當嚴重的疫情，使整個用水的社區受到感染。最著名的一次案例是 1993 年在美國威斯康幸州密爾瓦基（Milwaukee, Wisconsin）發生的疫情，有將近四十萬人，約爲該市人口的一半，在一週之間患了腹瀉（watery diarrhea），近 4,000 人住院，並有近百人死亡，就被認爲是隱孢子蟲引起 [6] 。免疫功能正常的人，感染後會很快復元。但是對免疫機能受損的人，例如愛滋病人，因爲腹瀉大量失水，導致脫水，又不能很快復原，構成了生命的威脅。大約 65%-97% 的地面水和 24-50% 的處理過的水，含有隱孢子蟲的卵囊蟲（oocyst）。由於隱孢子蟲等原生動物在受糞便污染之水體中常見，臺灣的地面水體亦潛在有隱孢子蟲污染問題，需加以適當監測及研究 [7] 。

要鑑定水，特別是飲水，是否含有會引起腸胃疾病的傳染源污染，特別是鑑定這些病原體本身常有分析技術上之困難，既費時又耗費金錢。水質安全管理人員一般只分析水中是否含有人畜排出的大腸桿菌群，如果水中含大量大腸桿菌群就表示水被排泄物污染不久。一般認爲含有大腸桿菌群的水體，有可能含有病原體，應再對其他潛在病原進行較深入之分析鑑定，因此大腸桿菌群也被稱爲指標生物。大腸桿菌群的檢驗，通常以大腸桿菌培養皿爲之，每 100 mL 的水樣檢出一個菌落，水即不適合直接飲用。

因爲水污染暴發的疫情，受影響的人相當多，必須做妥善的調查，以防止水媒病原的繼續傳布，保護消費者的健康。在調查之初，如果懷疑疾病的暴發與飲水有關，必須追查水源，同時宣導先煮沸再飲用，接著必須查出原因並改正缺失，避免再次發生，最後必須調查其他供水系統是否有類似情形。

二、耗氧物質污染

過去所謂的水污染，主要是指水體含有大腸桿菌及含消耗水中溶氧的有機物質。耗氧物質通常來自家庭污水、造紙、食品處理廠和畜牧場排放的污水，引起微生物大量繁殖以分解這些有機物，同時也消耗了水中的溶氧。這些有機物的含量常以五天**生化需氧量**（biological oxygen demand, BOD_5）來說明：即微生物分解有機物的過程在五天之內所消耗的溶氧量。BOD_5 愈高，表示易爲微生物分解的有機物含量愈高。但是有的有機物不易被分解，或對微生物具有毒性，而不易測定其 BOD_5，此時可使用**化學需氧量**（chemical oxygen demand, COD）檢測水中有機污染之程度。COD 的檢測使用強氧化劑，通常爲重鉻酸鉀，在強酸之下加熱兩小時以氧化所有的有機物，再計算所消耗掉的重鉻酸鉀量並換算成氧的當量來計算 COD 值。

水體被耗氧物質污染時，氮、磷等營養鹽往往同時存在，因爲營養增加而有助於水中生物之增殖，並刺激藻類生長，此現象稱爲**優養**狀態（eutrophication）。但藻類大量繁殖會影響到水質，污染持續時溶氧即開始下降。河川繼續污染的結果會使水體成缺氧狀態，如果此時沒有污染物繼續加入，待有機物消耗完全，溶氧即可逐漸恢復。如果是湖泊，除非污染能有效控制，藻類的大量繁殖，使水體很快「老化」，改變了水的外觀，也會產生令人不快的氣味。因爲陽光及溫度的變化，藻類的大量生長也使水體的 pH 值改變。優養狀態在海洋發生時，有時會引起雙鞭毛藻（*Dinoflagellate*）等小生物的增殖，稱爲紅潮（red tide），具有劇毒，使魚類減產。紅潮污染的魚貝類生物，爲人所食用時，可引起嚴重中毒 [8] 。優養狀態的發生，與都市生活污水的排放、畜產、農業施肥和森林砍伐都有關係。就環境保護的觀點而言，可以透過下水道設施、適當污水處理程序、及污染源控制來防止其發生。

三、水中的有害物質

水中所含有的有害物質引起的健康影響，因爲物質的性質及含量的不同而異。對健康的影響通常是慢性的，但也有急性的情況。飲用水爲工業廢水污染時，或飲水本身含有大量有害物質時，也可能引起相當快的負面健康效應。例如：含大量硝酸鹽的井水，可使幼兒在短期間內引起「藍嬰症」（methemoglobenemia，或稱 blue babies）。一般而言急性的毒害較易確認，微量化學物質的污染則較不易調查，需經過長期飲用之後才會顯現出病變。這些污染物通常分成兩類，即有機污染物及無機污染物，無機污染物又可分爲金屬及非金屬的污染物。近年引起廣泛注意的各類型新興污染物，雖然濃度極低，也是必須加以關注的水中常見污染物質。

（一）有機污染物

一般所謂的有機污染物不只是前述的耗氧有機物，主要是指水中具有毒性的有機物質。這些有機污染物通常是工業廢水及農業生產使用之化學藥劑所引起的，當然也包含生化作用、天然產生的一些揮發性有機物。分類的方法有很多種，但就環境衛生的重要性而言，一般較注意揮發性有機化合物、殺蟲劑、工業生產衍生的污染物、水在處理過程中造成的衍生物及油脂等。

揮發性有機物是沸點低、分子量小的簡單有機化合物，自然界的生化作用可以產生諸如甲烷、乙烷、乙醇之類的揮發性有機物。三氯乙烯（trichlorlethylene）和四氯乙烯（tetrachoroethylene）等物質則多半是工業有機溶劑污染的結果，例如發生在桃園 RCA 工廠的土壤及地下水污染事件。自來水的加氯處理，也會因爲氯與水中有機前質的作用而生成氯仿（chloroform）等揮發性消毒副產物（disinfection byproducts, DBPs）。

目前在歐美國家受注視的，引起地下水污染的揮發性有機污染物，還有汽車等交通工具使用的燃油，如汽油和柴油的污染。加油站的管線及貯油槽如果有破損，或者家庭廢棄埋在地下的油桶，都有可能滲出殘油，汽機車、飛機生產修護也會有燃油外洩，因此污染了地面水和地下水。

許多非揮發性有機污染物多半來自工業生產，未能妥善處理的廢棄物和農業或其他目的所施用的殺蟲劑、除草劑和肥料等。過去受到關切的是工業用的多氯聯苯（polychlorinated biphenyls, PCBs）和含氯殺蟲劑，像 dichlorodiphenyl-trichloroethane（DDT）、benzene hexachloride（BHC）等。這些含氯物質在自然界中不易降解，進入水中後可經由食物鏈，因爲脂溶性的關係，容易累積在生物體，包括浮游生物、魚、馬、牲畜及人體。

（二）新興污染物

近幾十年來，許多傳統上未被視爲污染物的微量化學物質陸續在包括自來水在內的水體環境中以極低的濃度被檢測到，主要是因爲這些物質被大量製造、使用及棄置，加上這些化學物質本身或其在長途傳輸及降解過程中所產生的代謝產物的持久性而導致。這些化學物質被稱爲**新興污染物**（emerging contaminants, EC）或新興關切污染物（contaminants of emerging concern, CECs），泛指未被各種管制標準所列管、在天然環境（水體）中被「發現」（通常是因爲分析檢測技術的改善而發現），並且在環境中達到一定濃度時有可能危害環境生態及人體健康之化學品和其他物質[9]。其來源和途徑可能與工業、農業或家庭活動產生的廢棄物和廢水排放有關。這些物質並未被包含在污染物例行監測計畫中，並且在考量其毒性、對健康的潛在影響、公眾的態度、以及在環境介質中發生的頻率後可能被列管。CECs 不一定是新的化學品，它們包括已存在於環境中，但其存在和重要性尚未被完整評估的污染物。雖然新興污染物之暴露對人體健康可能造成的健康疑慮非常受到關心，而許多調查亦發現國內各種環境、甚至人體中的確殘留著各種不同 CECs，然而評估可能健康風險所需的暴露資料卻依舊非常缺乏；至目前爲止，亦尚無充分數據說明哪些狀況將最可能（或最重要）造成環境荷爾蒙的暴露[10]。

（三）無機污染物

無機污染物可分兩類，一種是含有金屬的無機物，或不含金屬的離子，但通常是這兩者的鹽類在水中解離的結果。污染來源有天然的和人爲的。天然來源的污染物如地下水把岩石、土壤中的成分溶釋出來，此類污染物包括鈣、鎂、鈉、氟鹽、氯鹽等等，一般很少造成嚴重的污染問題。有些地下水因地質因素含有相當量的砷，例如臺灣嘉南地區的地下水中的砷含量就很高，可達 1.82 mg/L。當地居民患有皮膚癌的病例相當高，例如復榮村皮膚癌盛行率有 10.6/1000 的記錄。當地在 1950-1960 年代盛行的**烏腳病**（black foot disease），其致病因子雖有爭論，但相關研究認爲與地下水含砷有關。

飲水的重金屬污染過去最受重視的是鉛，還有銅、鎘及鋅等。過去公共給水，水管常使用鉛管或銅管。如果供水是硬度較低的軟水，極易把鉛管或銅管中的金屬溶釋出來，可能因此引起鉛中毒。如果水管是鍍鋅鐵管，那麼軟水可溶釋出鋅和鐵。由於鋅常會含微量鎘，鎘也會溶釋出來。軟水在這種含金屬水管留一段時間之後，水中金屬的含量便會增加，因此隔夜宿水，重金屬含量的累積是相當普遍的現象。爲避免此種現象，飲水供應系統應避免使用鉛管及銅管，在仍使用鉛管及銅管地區，應定期檢測飲水中金屬含量並儘速更換供水管線。過去研究發現，喝軟水地區的民眾心血管器官疾病死亡率比喝硬水地區的人高，就懷疑是否與微量重金屬有關，但是迄無定論。

飲水的非金屬無機污染物，比較重要的有氟及硝酸鹽等。有些地區爲了牙齒保健，在水中加氟，適量攝取可防止 60-65% 的蛀牙。但有些地區的井水含有高量的氟。過量攝取，沉積於牙齒及骨骼，形成不雅觀的氟齒斑以及氟骨症的地方疾病。一般飲水中的氟含量不宜超過 1.0 mg/L。

硝酸鹽在飲水中的含量過高時，對嬰兒的健康有影響，攝取太多會引起幼嬰發生**藍嬰症**（methemoglobinemia），硝酸鹽可以從地層釋出，但往往是地下水受農業施肥或工業污染的結果。受糞便污染的地下水也可能有硝酸鹽含量增加的問題。由於硝酸鹽無法透過煮沸方式去除，且仍有部分民眾使用地下水作爲飲水來源，必須特別注意硝酸鹽的問題。

四、多重屏障觀念

確保飲用水純淨、安全、可靠的關鍵是瞭解從水源到消費者住家供水點全程的飲用水供應情況。爲瞭解整個飲用水自水源取水至供水點的狀態，所應蒐集的訊息包括瞭解水源水質和水源周邊環境的狀況，並且清楚對水源水質的所有既有及潛在的威脅。這些可能威脅水質安全的原因可能是天然的因素，例如季節性乾旱或洪水，也可能是人類活動造成的，例如來自農業、工業廢污水排放或集水區內的遊憩活動造成的污染。由於淨水處理系統故障、淨水設施老化或配水系統異常也可能發生威脅供水水質的問題。

爲確保水質安全的**多重屏障概念**（multi-barrier approach）即將所有這些可能的威脅都考慮在內，並確保供水系統有足夠的「屏障」來消除或盡量減少這些威脅對水質安全的影響 [11]。多重屏障概念包括選擇最佳可用的水源（例如水質良好的湖泊、河川、地下水）並保護其免受污染、使用有效的水處理單元（包含充分的消毒）、以及防止配水系統中的水質惡化，以提供水質優良的飲用水給用戶。多重屏障概念的構想，即考慮即使每個個別的屏障可能無法完全避免水質遭到污染，但這些屏障共同作用之下可提供用水安全更大的保障，即長期提供安全飲用水，進而保護公眾健康。

爲維護飲水安全，多重屏障概念的架構如圖 3-1，應注意下述要點：

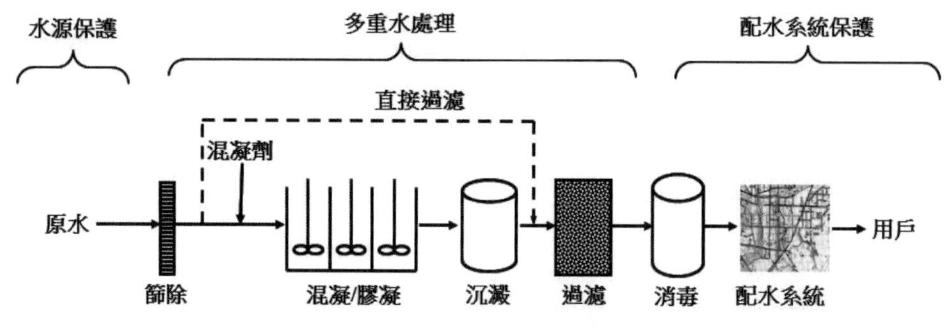

圖 3-1：多重屏障概念示意圖

（一）水源選擇與保護

良好水源的選擇是安全、良好供水基本要求。決定水源之前，應先鑑定水質是否合於需求，或可以經由適當處理而符合飲用水水質標準，也應考量不同季節的供水量是否足夠。水源應避開太多人爲活動的地區，不應有工業、礦業、農業施肥、農藥使用等行爲，以避免污染物進入水源。如果是地下水及泉水，其保護設施應完備，避免地下水污染。

考慮飲用水水質安全受到水源水質之影響甚鉅，並考量民眾支持對飲用水水質管理及供水單位各項供水改善作業之重要性，飲用水水源保護及管制策略之推動，應涵蓋下列步驟：

1. 劃定飲用水水源保護區範圍。
2. 全面查察範圍內可能存在之污染來源並追蹤污染物進入飲用水源之路徑。
3. 組織民眾參與各種水體水質保護活動，並建立與民眾溝通之管道。
4. 推動各項管理、管制策略工作。
5. 擬定緊急應變計畫。

（二）水處理系統

水處理應先考量水源水質選用合適的處理流程，污染愈嚴重的水源需要採用愈多重的處理程序。水處理的基本觀念，是保護消費者不會受到病原體及水中有害成分的危害。水處理應有之流程包括前處理、混凝、沉澱、過濾等傳統處理程序，同時視原水特性及清水水質需求評估是否須採用包括活性碳吸附、臭氧氧化、薄膜過濾等高級處理單元以提升水質，並應經充分之消毒後方可提供用戶使用。

消毒效率之評估取決於消毒劑劑量（C）及接觸時間（T），不同致病微生物的消毒都必須滿足特定的 **CT 值**（消毒劑濃度與接觸時間之乘積）方能有效達成。亦即必須達到特定的 CT 值後，才能有效的達成消毒目標。以病毒爲例，在一般情況之下，清水中餘氯濃度 1.0 mg/L，經 6 分鐘的接觸時間（CT ＝ 6），pH 在 8.0 時，水中病毒可減少 99.99% 以上 [12] 。爲避免微生物再生，配水系統中應維持適當之餘氯。我國飲用水水質標準即規範配水系統中**自由餘氯**（free chlorine）應維持 0.2 mg/L 以上，以確保自來水在配水系統的水質安全 [13] 。

（三）供水系統

在供水系統的安全方面應特別注意降壓（pressure fall）問題，尤其是基礎設施不足的地區。用戶以抽水機直接由配水管網抽水到貯水槽的方式，應極力避免。如果清水中含相當量的有機物和氨，餘氯會逐漸消耗，因此消毒的效果會逐漸降低，即會再度引起微生物的滋生。供水的目標是維持水的生物安定性，因此應儘量除去水中的有機物和氨，以防微生物滋生。

一般而言，經良好而完善之自來水處理後之清水水質均能符合飲用水水質標準。但即使如此，飲用水之水質極易在配水系統及用戶蓄水塔受到污染，以致無法達到水質標準的要求。目前我國飲用水管理條例所規範之水質主要管理對象爲經自來水處理流程（一般均包括混凝、沉澱、過濾、消毒等傳統處理流程）處理後之清水水質；然而經過水廠處理之清水在配水系統及用戶端極易受到污染，主要污染位置包括配水系統管線及用戶端蓄水池與水塔等自來水用戶之用水設備部分。因此在考慮民眾飲用水質之安全時，也必須考慮輸配水系統之健全及用戶端各種用水設備之安全性。

其他應注意的事項包括：防止因爲減壓造成的虹吸逆流而污染水質，特別是供水系統的敏感部分，包括園地灌溉及浴廁等，最嚴重的是污水的連接處（例如馬桶）的虹吸作用。此外，結構不良的供水設備均會影響微生物的滋生，特別是螺絲墊、管內襯和塑膠附件等。

第三節　水處理

一、自來水處理

飲用水水源通常是來自地面水、地下水和山泉水。山泉水通常稱為礦泉水，瓶裝後在市場出售專供飲用，若水源水質良好，一般除了滅菌之外，不做其他處理。地下水由於濁度低，一般除了加氯消毒之外，也不須做特別處理。

需要處理的飲用水源，通常是地表水。地表水容易受到廢污水污染，也常因氣候變化增加濁度或在春夏之交發生優養化，需要在淨水場加以處理後才能提供民生用途使用。

自來水廠處理飲用水，通常包括混凝、沉澱、過濾和消毒四個基本步驟，一般稱為「**傳統處理程序**」（conventional water treatment processes）。原水先經過沉沙池，除去粒徑較大、容易沉降的固體雜質及沙石後，即可添加明礬（alum, $Al_2(SO_4)_3 \cdot 18H_2O$）等混凝劑進行混凝。明礬在水中形成帶不同價數的氫氧化鋁，再與水中的微小懸浮物質作用，逐漸集結成絮狀之膠羽（floc），這個過程叫膠凝。較重的膠羽可以在沉澱池沉澱，其餘未沉澱的膠羽則透過濾池過濾去除，以除去微小粒狀物及微生物等。混凝及膠凝過程對減少原水中的疏水性天然有機物很有效，也可藉此減少後續消毒過程含氯消毒副產物的生成。過濾池通常以無煙煤、矽藻土、沙和鵝卵石等濾料以不同比例構成。良好的過濾設施可以除去部分梨形鞭毛蟲、隱孢子蟲等原生動物，但對細菌和病毒則不能有效去除。早期的過濾池僅用濾砂，沉澱水以緩慢的速度流過濾床，除過濾之機制外，濾砂表層亦生成生物膜，可分解水中之有機物質；因濾速緩慢（每天數公尺），稱為慢濾池。但此種慢濾池需要大量之設置空間，在寸土寸金之今日不易維持，自來水廠多採用前述以不同濾料構成之快濾池，其濾速可達每日 100-200 公尺。慢濾可除去 98-99.5% 的細菌、大腸菌可去除 99.9%、病毒的濾除效果亦佳。慢砂濾亦可除去寄生蟲。

過濾後的水尚需用其他方法除去細菌等致病微生物，最常用的是加氯消毒。供水系統如能維持適當的**餘氯**，可以避免管網微生物再生，但過量之餘氯會導致過高之消毒藥水味，也增加氯與水中有機物質反應而生成較高濃度的消毒副產物，我國飲用水水質標準規定配水系統餘氯應維持在 0.2-1.0 mg/L 之間，一般會控制在 0.5 mg/L 以下以減低消毒藥水味。由於給水管線常因為老舊造成破裂，造成供水在輸送線受到污染的現象，而供水到達家戶之後，家戶往往以地下蓄水池和樓頂水塔貯水，但經常有清洗維護不足的問題，配水系統維持適當的餘氯也可降低水質在用戶端受到微生物污染的風險。維護不良的蓄水池和水塔，常易遭致污染，衍生飲水安全的顧慮。根據環保署的調查，飲用水水質在配水系統中雖能維持 99% 以上符合飲用水水質標準，但經過家戶用水設備儲存後，水龍頭出水之水質不合格率大幅增加，因此爲避免飲用水水質因家戶用水設備缺乏清洗維護而導致污染，水池水塔應定期清洗。

一般自來水傳統處理程序包括混凝、沉澱、過濾及消毒等處理單元。自來水傳統處理主要去除水中濁度及致病微生物，當水中含有傳統處理無法去除之硬度、微量有機污染物或金屬污染物，或經傳統處理流程提供之飲用水無法滿足消費者對水質之要求時，可視水質特性在傳統處理流程後採用**高級處理程序**（advanced water treatment processes）以進一步淨化水質。例如過濾單元使用活性碳作爲濾料，可吸附水中疏水性之有機物質，同時除去令人不適的味道及顏色。使用活性碳作爲濾料的慢濾池透過生物分解及活性碳吸附的雙重作用，可連續操作數年而持續維持其過濾及淨水功能。當水中有難處理的有機污染物時，則可透過臭氧或其他氧化方式降解污染物。有的水源含有較高濃度的硬度（hardness），主要是因爲鈣和鎂鹽濃度較高，稱爲硬水。硬水往往使自來水管或鍋爐因爲結垢沉積而縮短使用壽命，因此有時必須將水軟化以去除過量的硬度。除了活性碳吸附、臭氧氧化及硬水軟化等處理技術，一些淨水場也使用薄膜過濾或逆滲透處理的方式提升水質安全，這些都屬於淨水高級處理程序的範圍。透過離子交換、活性碳吸附、薄膜過濾、逆滲透、臭氧氧化等不同處理單元的組合，自來水高級處理程序可有效提升飲用水品質。

二、飲水消毒的重要性及消毒副產物

加氯消毒可以除去水中的細菌、病毒等致病微生物。在 1974 年 Rook 發現水中的氯可與原水中的有機前質作用，生成鹵化有機物，特別是氯仿（chloroform）。此類因自來水消毒程序所產生的副產物稱爲**消毒副產物**（disinfection by-products, DBPs）或氯化副產物（chlorination by-products），因其可能產生健康上的危害，開始受到相當的注意。以氯仿爲例，其生成通常是氯和水中的有機腐植質反應而衍生。氯在水中形成次氯酸（HClO），水中的腐植質和次氯酸發生一連串的化學反應，最後生成 R-COOH 和 CHCl3。氯仿是最簡單的氯化衍生物，生成量也最多。由於水中含有的有機前質種類多且複雜，氯化後的水會產生不同的鹵化物，只是因爲含量較少，較不受注意。如原水中含有溴離子（Br-），因溴離子與次氯酸反應生成次溴酸（HBrO），由於次溴酸之反應較迅速，導致氯仿中之氯被溴取代，其衍生物統稱**三鹵甲烷**（trihalomethanes, THMs）；在溴離子濃度高的地區，含溴物種比例可能高於含氯物種。除三鹵甲烷外，近年來**鹵乙酸**（haloacetic acids, HAAs）、其他鹵化消毒副產物及含氮消毒副產物（nitrogenous DBPs）的生成也引起廣泛的重視。許多研究注重含氯消毒副產物和癌的關係，這些研究雖考量了不同的人口、地區，但是結論並不一致。一些研究顯示飲用含有消毒副產物的飲用水，致癌相對風險可高於未氯化的飲用水。在個別器官方面，有統計意義、致癌風險較高的癌症包括膀胱癌和直腸癌；除致癌性外，近年來因水中三鹵甲烷之生成所導致之生殖危害亦已引起注意 [14,15] 。例如在美國及加拿大所進行之流行病學研究已顯示飲用水中三鹵甲烷濃度與懷孕婦女生殖與胎兒發育健康負作用之關聯性，最值得注意的是懷孕婦女飲用氯化飲用水後發育中胎兒的神經系統缺損有增加的現象，最顯著的是當水中總三鹵甲烷的濃度大於 80 μg/L 時。另一報告則指出當懷孕婦女每日飲用五杯以上含有高於 75 μg/L 總三鹵甲烷之自來水時，自發性流產之比例顯著增加。在以物種加以區分時，一溴二氯甲烷與自發性流產增加之風險有最高的關聯性。

爲了因應氯化衍生物的問題，可以採用改變水處理消毒的方式來減少消毒副產物的生成。包括前加氯原水然後進行混凝、以高錳酸鉀代替前加氯處理原水、或用臭氧、紫外線（UV）替代氯作爲消毒劑等。但是這些淨水處理程序所處理的水因不含餘氯，無法保障水在配水過程的安全性。也有主張以活性碳吸附加氯消毒產生的氯化副產物，但處理成本太高。此外，也可用二氧化氯（ClO_2）取代氯，可以減少氯化副產物的產生。

三、廢污水處理

水是人類生活的必需要素，水用過即成污水或廢水，污廢水來源包括家庭污水、都市下水、工業廢水及農業廢水。污水及廢水都必須妥善處理，才能使地面水及地下水免於受到化學物質、細菌、病毒乃至寄生蟲的污染。工業廢水因事業種類之差異各有不同處理及回收方法，其處理及回收再利用不在本章討論範圍。

家庭污水主要是來自廚房烹飪、盥洗、沐浴和廁所。廁所污水通常和其他家庭污水分開排水，都是水中耗氧有機污染物的重要來源。一般家庭污水會先經過**化糞池**（septic tank）處理後，才排入都市下水系統。化糞池的結構主要分兩個階段，第一階段是使固體沉澱並利用細菌去代謝分解，第二階段則使液體流經以小石爲主的排水槽，利用細菌去分解餘留在液體中的有機物。在歐美鄉間，第二階段的處理使用面積較大的排水區（drain field），埋在土壤下，增加處理時間以分解有機物。良好的化糞池可以減少相當比例的 BOD，減少都市污水處理廠的負荷。但家戶未必會定期去清理化糞池的污泥和泥垢，以致化糞池失去了消化功能。在沒有完整的下水道及污廢水處理系統的地區，這是一件很重要的環境衛生及環境保護問題。

都市污水經由都市下水道收集污水，引到污水處理廠處理，通常分兩階段處理，如圖 3-2。初級處理是利用物理篩除方式清除懸浮固體，並以重力作用沉澱固體。沉澱的固體轉送到污泥消化槽進一步處理。二級處理是利用微生物分解有機污染物的生物處理，水中 BOD 在這個階段可以大量減少。二級處理可分好氧消化（aerobic digestion）及厭氧消化（anaerobic digestion）。前者以滴濾方式（trickling filter）將污水洒在卵石上，由卵石表層之細菌分解水中有機物；或以活性污泥（activated sludge）在曝氣槽內不斷補充溶氧使懸浮狀態之細菌得以充分繁殖並分解水中有機物。後者則在缺氧狀態下利用厭氧細菌分解有機物。一般污水處理包含初級物理處理及二級生物處理，污水經初級、二級處理後，再經加氯程序除去排放水中的微生物後再排放至承受水體。經二級處理並消毒後的排放水，可用來作農業灌溉使用，也有排放到濕地或沼澤，用以分解排放水中殘餘的養分，進一步淨化水質。

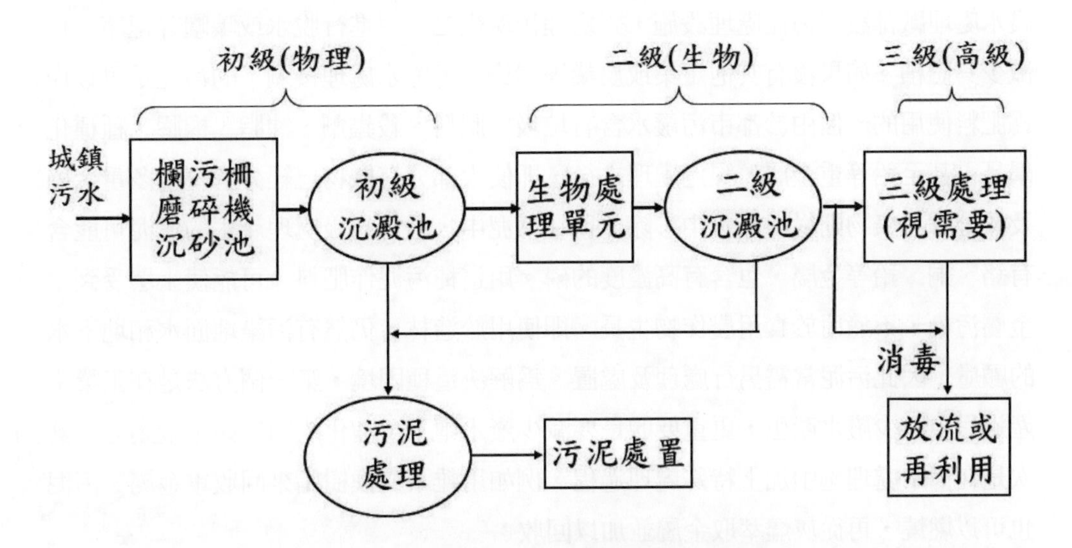

圖 3-2：城鎮污廢水處理系統單元示意圖

與自來水高級處理程序相較，一般污廢水處理較少採用三級處理（tertiary treatment）來進一步淨化水質。但在需要提高二級處理之出水水質，例如需要除去二級處理放流水中氮和磷等營養鹽，以免排放水進入河川等水體之後，促進藻類的繁殖，造成水體優養化的問題，或者需要進行污廢水回收再利用時，就必須採用污廢水三級處理。污廢水三級處理也可稱爲污廢水高級處理，其主要目的在提高污廢水處理廠之出水水質，進行污廢水回收再利用，或作爲一般污廢水生物處理之替代方法等。污廢水三級處理程序採用之處理單元與自來水處理相似，可包括過濾、混凝沉澱、離子交換、活性碳吸附、薄膜過濾、逆滲透、高級氧化、生物除氮及除磷等程序，依處理目的及水質要求不同而採用不同之組合。污廢水處理技術的發展不僅提高污廢水處理後之水質，有助於恢復水資源的可用性，也可透過有效的水資源循環利用來節約用水。經污廢水三級處理設施處理後的水質已接近或符合飲用水之水質要求，使民生用水取得比大多數地表水體更爲純淨的飲用水水源成爲可能，也使污廢水回收再利用之用途涵蓋可用於民生用水之水源。

四、污泥處理及處置

污廢水經過處理後會產生大量的污泥，成分包括污廢水中的有機質、生物污泥以及大量的水分。污泥處理的目的是對污泥進行減量化、穩定化和無害化，一般污廢水處理廠都設有污泥處理設施，對處理後產生之污泥進行脫水或曝曬等程序，以減少其體積。如果沒有其他工業或農業等污染，污廢水處理後剩下的污泥是可以作爲肥料使用的。但由於都市污廢水含有垃圾、肥料、殺蟲劑、油脂、橡膠、種種化學品，甚至鉛等重金屬，經過處理之後，即使大部分有機物已經分解，許多重金屬及難分解污染物則從污廢水中移除並留在污泥中，因此初級處理產生的污泥可能含有鉻、銅、鉛等金屬，也含有高濃度的磷。用這種污泥作肥料，可能使土壤受到重金屬污染，不適用於食用農作物生長。即使用於造林，仍然有污染地面水和地下水的顧慮，因此污泥常需另行處理及處置。爲解決這種困境，第一個方法是在工業生產過程中減少廢水產生，更重要的是要減少廢水中不可消化的物質如重金屬等，其次是在污水處理過中加上特殊處理過程，例如用離子交換樹脂來回收重金屬。污泥也可以燃燒，再從灰燼萃取金屬並加以回收。

第四節　水質管理

一、水污染防治

公共衛生疾病預防的主要項目包括健康促進、健康保護及預防措施。環境衛生法規就是為了健康保護而設定的重要準則。這些法規是依據已知的科學為基礎，設定嚴格的管制標準，以防止因為環境因素而造成健康損害。行政院環境保護署是訂定各種環境法規條例的主管機關。

為了保障飲用水水質安全，我國於飲用水管理條例定有水源保護專章，於《飲用水管理條例》第 5 條規定「在飲用水水源水質保護區或飲用水取水口一定距離內之地區，不得有污染水源水質之行為」，並列舉 12 項應禁止之行為。此外並訂定水源水質標準，針對原水大腸桿菌群密度、氨氮、COD、總有機碳（total organic carbon, TOC）等項目訂定標準，自來水事業單位取用之水源水質如未能符合標準時需提出改善計畫書，經主管機關審核後方能使用該水源。目前自來水的水源主要包括地表水、地下水、山泉水及海水淡化。

二、飲用水水質標準的訂定

美國在 1908 年開始使用氯消毒飲用水，防制微生物污染飲用水之供應，除了因消毒系統異常所導致之意外污染外，自 1940-1950 年代後就已把傷寒和副傷寒完全控制。到 1960-1970 年代，工業、商業和農業造成的污染，引發嚴重的水污染問題，並影響到飲用水之安全。因此美國在 1974 年定安全飲用水法案（Safe Drinking Water Act, SDWA），設定國家飲用水標準，並為各國效法。其後歷經 1986 年之修改，到 1996、2021 年再修訂後更為完備。這個法案訂定的標準，一方面是保護飲用水安全，另一方面也是用以保護自然生態。世界上許多國家對飲水都設定了兩種類別的標準，**一級標準**（primary standards）以健康為考量，處理後之水質必須符合此標準，至於**二級標準**（secondary standards）則以口感為考量，標準較寬，主要供水廠作為處理目標之參考。對於可能影響健康之物質，必須透過科學研究的方法，建立以健康風險為基礎的飲用水水質標準。此種標準即為一級標準，用於保護大眾健康且須嚴格遵守。飲用水中列管污染物一級標準的訂定，係以保護大眾健康為主要考量依據，在訂定時必須以能確實「執法」（enforceable）為重點。這些列為一級標準的污染物，都是有明確的依據證實其會影響飲用者的健康，並且已知或預期會在飲用水中出現者。以美國環保署之飲用水水質標準而言，此類污染物在飲用水中之濃度不得超過**最大污染物濃度**（maximum contaminant level, MCL）或必須符合處理技術之要求。對於已訂定 MCL 之污染物，所有公共給水系統均需針對該污染物處理至符合 MCL 之要求。以我國之飲用水水質標準來看，一級標準所對應及涵蓋的污染物項目主要是我國飲用水水質標準中之「細菌性標準」、所有「影響健康物質」及硝酸鹽氮。除一級標準之外，有些飲用水中之污染物質並不會影響健康，但其存在可能引起一些問題，例如影響適飲性之物質（包括異臭味物質、TDS、硬度、pH 等）或與水體之顏色相關之物質（例如色度、鐵、錳等）。因爲這些物質並不影響健康，因此將其列爲二級標準，雖然建有水質標準，但主要僅供水廠作爲水處理目標之參考，以增加飲用水之適飲性及消費者之滿意度。有的污染物又設有最大污染物濃度目標值（maximum contaminant level goal, MCLG），MCLG 之値較 MCL 更爲嚴格，是未來理想之處理目標。

爲了飲水的安全，美國環境保護署水辦公室（Office of Water）的衛生和生態基準部門（Health and Ecological Criteria Division）研擬了衛生諮文，對飲水污染問題設立技術標準，包括健康影響、分析方法和處理方法 [16] 。根據健康影響資料，對非致癌物質依不同暴露時間，計算了飲水中容許污染物濃度，共分三類的**衛生準則**（Health Advisories, HAs），如下：

1. 一天準則（One-day HA）：飲用水中化學物質的濃度，推估在一天的接觸時間內不會造成任何負面的非致癌性效應。一天 HA 主要用於保護一個體重 10 公斤的兒童每天飲用 1 公升水的安全。
2. 十天準則（Ten-day HA）：飲用水中化學物質的濃度，推估在十天的接觸時間內不會造成任何負面的非致癌性效應。十天 HA 主要用於保護一個體重 10 公斤的兒童每天飲用 1 公升水的安全。
3. 一生準則（Life-time HA）：飲用水中化學物質的濃度，推估不會在終其一生暴露期間內造成任何負面的非致癌性效應，此係以該特定污染物的飲用水相對貢獻因子（relative source contribution, RSC）或飲用水占所有該污染物總暴露量的 20% 爲基礎加以計算。終生 HA 是基於一個 70 公斤的成年人每天飲用 2 公升水的暴露量所求得。

飲水標準的訂定需視現實條件而異。例如開發中地區，嬰兒死亡率常是工業國家的十倍以上，主要的原因是供水及一般衛生設施不良所致。現今全球仍有十餘億人口沒有適當的供水。對這些地區而言，供水的化學性污染可能較不重要，供應充裕且不受家庭污水沾染（沒有致病微生物污染）的供水是更爲重要的課題。有些地區霍亂和傷寒已成爲地方性疾病，但是水卻不是主要傳染途徑，就需考慮其他環境衛生問題，因此這類地區飲用水準則需視用水習性、健康狀況及經濟條件而定。

三、非致癌物質的風險評估

一般飲用水中非致癌物質標準的訂定，係依據設計良好的動物或人體實驗的資料來決定衛生準則。根據現有資料決定不致引起不良反應的最高劑量（no observed adverse effect levels, NOAELs）和引起不良反應的最低劑量（lowest observed adverse effect levels, LOAELs），再依據暴露期間長短決定採用何種 NOAEL 或 LOAEL 來訂衛生準則，例如一天準則是依據短期暴露的人或動物的急性暴露研究。暴露途徑是另一個要考慮的因素，而實驗對象的敏感度更重要。

$$\text{HA} = \frac{(NOAEL\ 或\ LOAEL)\cdot(BW)}{(UF)\cdot(L/d)} \tag{3.1}$$

式中：BW＝體重， UF＝不確定因子， L/d＝每天飲水量

體重及每日飲水量依下表演算：

表 3-1：衛生準則計算數據及致癌風險估計

HA	被保護人體重	每日飲水量 (L)	暴露期
一天準則	10 kg 小孩	1	最多 7 天
十天準則	10 kg 小孩	1	3-30 天
一生準則	70 kg 成人	2	慢性或準慢性
致癌性	70 kg 成人	2	70 年

不確定因子一般介於 1 到 10,000，視各項資料的性質和品質而異。必須依據科學數據，並考量種屬內及種屬間的可能差異後決定。通常以拾進位進階。決定 HAs 不確定因子的方法：

1. 不確定因子＝ 10：具有慢性或準慢性人類暴露的 NOAEL 資料及其他種屬的慢性及準慢性毒性資料時使用。
2. 不確定因子＝ 100：在沒有有關人的 NOAEL 資料，但有有關人類慢性及準慢性 LOAEL 資料及有一或二種動物的慢性 NOAEL 優良資料時得使用。

3. 不確定因子＝ 1,000：有關人體的慢性或準慢性毒性資料不完整時，也沒有動物 NOAEL 資料，但有動物慢性的 LOAEL 優良資料時使用。
4. 不確定因子＝ 10,000：有準慢性中毒的 LOAEL 資料，但沒 NOAEL 資料時使用。

終生衛生準則（Lifetime HA）計算程序如下：

1. 計算參考劑量（reference dose, RfD）

   RfD = NOAEL 或 LOAEL / UF = ______mg/kg/d　　（3.2）

2. 計算飲水當量（drinking water equivalent level, DWEL）

   DWEL = RfD × 70kg /（2L/d）= ______mg/L　　（3.3）

3. 計算終生衛生準則

   Lifetime HA = DWEL × RSC = ____mg/L　　（3.4）

   RSC 是水和其他暴露源的相對比，通常用 20% 。

四、致癌物質的風險評估

美國環境保護署將環境中的致癌物質分成如下五類：

A 類：人類致癌物

　流行病學上有足夠的證據顯示該物質和癌症發生有因果關係。

B 類：相當可能的人類致癌物

　B1：依據有限的流行病學研究。

　B2：有充分的動物實驗資料，但無人類資料。

C 類：可能的人類致癌物

　人類致癌資料不全或缺乏，動物實驗資料有限。

D 類：無法分類爲具人類致癌性的物質

　對人或動物的致癌資料不全或缺乏。

E 類：對人類沒有致癌徵象

　至少兩種動物實驗或人類及動物的流行病研究，顯示沒有致癌現象。

飲用水中致癌物質水質標準，一般須依據風險評估的結果加以訂定。運用**健康風險評估**（human health risk assessment），以瞭解不同污染物經由不同來源及途徑爲人所攝取以致對人體產生健康危害之可能性，在國外已經行有多年 [17] 。一般風險評估程序，主要包括四個步驟：**危害鑑定**（hazard Identification）、**劑量反應評**

估（dose-response assessment）、**暴露評估**（exposure assessment）、**風險特性描述**（risk characterization），**詳細請參考本書第9章**。

爲了達成飲用水安全的目的，許多國家都訂有飲用水水質標準。我國飲用水水質標準訂定一般會參考國外的標準，再評估國內飲用水水質相關的個別條件後訂定。訂定水質標準時除考慮風險評估的結果外，另須由經濟、社會及政治的角度評估標準訂定後的整體影響，這屬於風險管理的範疇。針對是否應針對飲用水中各種不同的污染物訂定水質標準，一般必須考慮下列因素：

1. 該污染物是否會導致負面健康效應？
2. 該物質在環境水體、飲用水水源及飲用水中出現的頻率及其濃度範圍？
3. 針對該污染物建立水質標準後，是否可確實降低對健康之風險？
4. 此外，由於列管之污染物在列管後均須定期檢測並處理至符合標準，在訂定管制標準前必須考慮化學 / 生物分析是否具體可行？同時需考慮是否有符合經濟效益之處理方法？

完成污染物質健康風險綜合評估後，即可依據該物質可能衍生之健康風險及危害提出水質標準的建議管制值，經由環保署召開的專家諮詢會議及公聽會研商管制之必要性及訂定管制標準。飲用水水質標準訂定後，根據飲用水標準要求淨水場出水必須符合標準，應可確保供水安全。但仍需適當監測水質，以維持飲用水供應合乎管制標準，並持續尋求方法改進水質。由於飲水供應從原水到處理完成的供水，任何一個階段均有可能出現狀況，如不做密切監視，極有可能因爲疏失，使大眾健康受到危害，因此供水系統工作人員的訓練及教育極爲重要，應切實維持其作業技能及知識，提升其能力。對家戶用水的貯存系統尤應注意，應維護其完整及安全，避免病原體之污染。

五、世界衛生組織推動的水安全計畫

爲確保公眾健康，與飲用水水質安全相關的各個產業、研究及政府管理單位應密切合作，以確保飲用水之水質安全。爲達成此目的，首要考慮處理的事項就是預防管理架構的建立。世界衛生組織提出**水安全計畫**（water safety plan）的目的，就是期望能夠透過此計畫，持續確保飲用水水質安全，並且能從水源端、淨水處理、配水系統至用戶端所有環節進行廣泛的風險評估與風險管理 [18,19] 。世界衛生組織推動水安全計畫執行的整體目標即爲「持續確保飲用水供給之安全性與可接受性」，而此計畫的主要優勢在於，不管其供水系統規模大小，水安全計畫之可應用性能確保各種類型及規模之供水系統的安全性。供水安全之預防管理是確保飲用水安全的首要步驟，公共供水系統應從公共用水系統整體範圍內取水、處理及配水系統著手，進行全方位的水質安全保障。由於飲用水品質管理在許多方面常常都不直接屬於供水單位的權責，例如供水單位所在的行政轄區也許不在水源的區域內，而污染源的管理也多屬於政府環保部門的業務，因此常需要各相關權責單位協同合作，以釐清特定供水區域的水質管理責任歸屬。

爲推動水安全計畫，在可能的情況下，可能受到公共供水系統的決策或活動所影響的主要利害關係人（stakeholders）都應該被鼓勵參與水質安全管理和協調的相關計畫，這些利害關係人包括健康和資源管理單位、消費者、供水系統相關業界等，並且應有適當的機制來記錄這些人的參與狀況。

爲了維護民眾的健康，飲用水供應相關部門需負起飲用水品質與安全的責任：

1. 中央主管機關建立目標和架構，明確的制定飲用水管理法規和水質標準，以規範飲用水供水業者之義務和責任。
2. 對於任何一種形式的飲用水供水業者，都需有詳細的規範和驗證標準，以確保每次供水都能達到水質目標。
3. 成立一個獨立的監督機構，負責監督供水安全和相關驗證測試工作。

爲監督飲用水水質安全，對於公共健康之評估應持續保持警戒狀態，且能於緊急狀況出現時能及時採取應變措施，且監督過程需檢討飲用水供應流程，藉以改善飲用水品質來保護公眾健康。

水安全計畫主要架構如圖 3-3 所示。

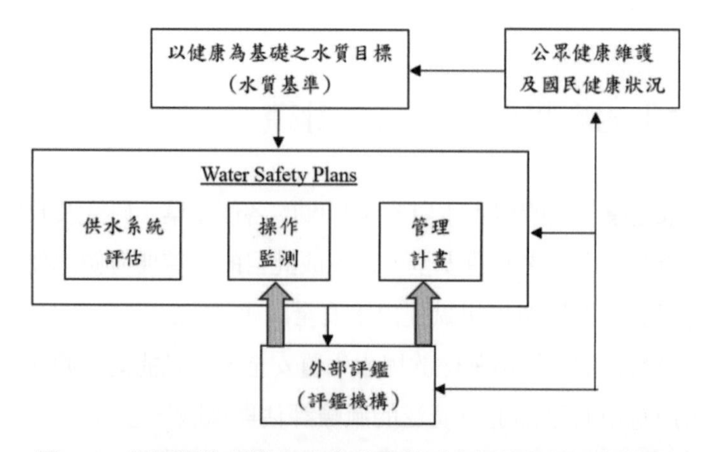

圖 3-3：世界衛生組織水安全計畫與淨水場操作管理關係圖

（一）建立以健康為基礎的水質目標（health-base target）

公眾健康的維護是飲用水安全計畫架構中重要的項目之一，應根據水質安全性評估和水媒危害風險評估的結果，建立一種可測量之衛生品質、水質或績效目標。爲達成此目的，需經由各領域專家（包含供水業者、水質安全相關單位和團體）進行研議，納入所有公眾健康、飲用水水源、微生物水媒疾病、化學物質危害等相關議題，以確保飲水安全，其評估結果即涵蓋飲用水水質指引中與健康基礎有關的內容。

以公眾健康爲基礎之水質目標爲水安全計畫發展的基礎。在以公眾健康爲目標的條件下，瞭解當地環境條件、蒐集各種訊息以評估現有設施狀況及用水設施之設置與經營是否足夠保護及改善公眾健康，且針對各種不同規模和類型之供水系統進行適當的分析。爲達成符合飲用水水質標準之要求，主管機關及供水系統應制定具代表性的管理方案、控制措施及水質／操作性能指標，且能在適當的情況下逐步協助建立全國性、區域性及地方性之管理措施，以確保資源的有效利用。

這些水質目標是飲用水水質指引中已有的要素或標準，除了用於保護和改善飲用水品質和人體健康，水質目標亦提供供水業者和管理者作爲水質安全的參考基準，用以確認現有供水系統的適當性並評估需要改進的地方，確保其供水水質。水質目標需要定期回顧檢討並且持續更新其內容和優先順序，再者各種規範和標準也應定期更新。爲達成以公眾健康爲基礎之水質目標，應訂定具體的介入措施，包括污染控制措施，如水源保護和淨水處理過程。

爲了確保有效的健康保護和改善，以公眾健康爲基礎之水質目標必須實際可行、可測量，以科學資料爲基礎，並符合經濟、技術資源、制度、本土特性（包括生態、環境、社會、文化條件）。以公眾健康爲基礎之水質目標應是整體公共衛生政策的一部分，考量到公共衛生的狀況、趨勢、導因於飲用水的傳染性疾病之散布，乃至對有害化學品的整體暴露。

（二）水安全計畫執行策略

水安全計畫應該由個別的飲用水供水系統發展其個別計畫。爲確保飲用水安全，有三項重要因素需特別注意：

1. 完整的系統評估，自水源至用戶端各個環節均加以評估，發掘潛在風險並予以適當處理以確保飲用水的供應品質無虞，此亦包括新系統的設計標準評估。

2. 有效的操作監控，確保每一個監測能以適當的方式運行，在發現任何偏差時能迅速發現並校正。
3. 管理與訊息的有效傳達，紀錄系統評估內容，包括系統升級與改善計畫，以及一般正常管理和溝通事宜。

水安全計畫流程之實施不能僅為表面上之研究工作，各種評估、更新、編寫或修訂標準運作程序是水安全計畫不可或缺的一部分。理想狀態應該是所有有助於使整個供水系統內部認可以及接受的程序，都應該列為水安全計畫策略或工作方法的一部分，計畫內容也必須包含至供水系統之現地訪視，以確定能提供有效的資源、訊息等資訊，包括蒐集在供水廠、水源地範圍內工作的相關人員的建議。

為確保飲用水水質安全，避免造成供水安全的重大風險，如目前處理技術暫時無法完全移除污染物時，就需採取盡量減小其危害程度之措施，改善措施需要包括短期、中期或長期階段，水安全計畫的推動必須針對每一個供水系統個別進行發展與實施。

（三）風險評估與危害事件鑑定

充分瞭解供水系統並建立詳細紀錄後，即可針對供水系統進行風險評估與危害事件之鑑定，並確定污染源如何進入供水系統。當成立一個全新的飲用水供水系統，或對既有的飲用水設備升級時，水安全計畫執行團隊應蒐集並評估其中的潛在危害因素、每一份危害發生的可能性及可能導致的危害程度，並採取適當的措施來控制已確知的風險，以確保達到水質標準和目標的要求。這個步驟應該確定供水系統的每一個相關環節中有可能影響水質安全的所有潛在生物性、物理性和化學性危害來源，並確定所有可能導致供水受到污染、受到危害及發生危害的事件，並描述在何種情況下、在哪些地方可能發生危害和危害事件，並且用可解釋或可比較的方法進行風險評估，對於風險危害等級進行區別。

一旦具有危害風險或污染之來源被確定，即可互相比較風險事件之間的程度，記錄風險管理的優先順序。雖然有許多污染物質會影響飲用水的品質，但並非每一項危害或危害事件都具有相同的重要性。所以每一項風險事件皆應評估可能發生的機率（確定發生、可能發生、鮮少發生），如果發生危害，危害的程度是否顯著、嚴重、災難等程度，區分危害的重要性，並訂定危害事件風險管理的優先順序。

（四）評估現有控制系統是否有效

進行危害確認和風險評估時，水安全計畫團隊應該記錄現有的和潛在可行的控制措施，並且評估現有控制系統是否有效。在執行每一個控制系統之運作時如能達到減小風險之目的，即可確認該控制系統之機制是有效的。若採取所有控制系統後仍具存在的風險，並且這些風險是水安全計畫工作團隊無法進行改善者，則應該考慮採取額外的校正措施。假如沒有可用的控制系統，就需要開發一個改進或升級風險控管之計劃。風險控管改進或升級計劃的實施，需確定系統能得到改進並且有明顯改進的效果，另外應注意採用新的控制系統也可能會產生新的問題。

爲推動水安全計畫之執行，必須有一套正式的程序來確認水安全計畫進行的有效性，確保水安全計畫能正常運作，其中最重要的三點爲：

1. 確認所有流程及步驟是否遵守水安全計畫。
2. 對水安全計畫之流程進行內部和外部之審核。
3. 用戶滿意度。

確認供水系統全面的系統設計和運作能達到以健康爲基礎的水質目標要求，如果無法確認水安全計畫之有效性，就應該修改和實施改進或升級計劃。此步驟需確定水安全計畫本身之審愼與適當性，並按計劃有效率的進行工作，最後確認合乎水質標準要求。

第五節　氣候變遷對水質安全的潛在衝擊

自工業革命以後，大氣中逐漸增加的二氧化碳濃度，使原本穩定的「溫室效應」加劇，導致地表氣溫上升，政府間氣候變遷專家委員會（Intergovernmental Panel on Climate Change, IPCC）即預測 21 世紀末全球平均增溫爲 1.8-4.0℃。氣溫上升的結果導致氣候異常的現象，除了使極端氣候（包括乾旱、洪水）發生的頻率增加，也因爲氣候型態的變化影響到水文循環，並導致生態環境的急遽變化、農業生產受到影響，進而直接或間接的影響人類健康。IPCC 於 2013 年發布其第五次評估報告，針對全球與區域性氣候變遷相關研究進行彙整與評估，推估未來二氧化碳濃度的可能變化，並以＞ 95% 的機率（極爲可能）推估 2100 年大氣中二氧化碳濃度可能大幅增加。這將對生態系統、生物多樣性、河川流量、湖泊水位及地下水有顯著的效應。IPCC 於 2021 年發布第六次評估報告，更強調大氣、海洋、冰雪圈已發生廣泛且快速的變遷，且地球氣候系統的變遷程度超過過去幾個世紀以來的變化程度。氣候變遷影響全球極端天氣與氣候事件，包括熱浪、乾旱、颱風、暴雨等**極端氣候事件**的觀測及其受人爲影響的證據都已強化。2021 年 IPCC 的報告也強調除非在未來幾十年內大幅減少二氧化碳及其他溫室氣體排放，全球暖化幅度將在 21 世紀超過 1.5℃ 至 2.0℃ 以上。地表溫度較爲溫暖的地區，水文循環的速度將會因區域性氣溫上升而增加，並導致較快的水分蒸發及更多的降雨，以及河川流量在時間和流量上的變化。而全球暖化的影響也將包括進一步影響全球水文循環的進行，這包括水文循環變異度、全球季風降雨、乾濕事件的嚴重程度都將受到影響，進而影響水資源的供應及使用 [20] 。

極端氣候事件與各種水質惡化和相關水媒疾病有所關聯。由水質安全的角度來看，越來越多的暴雨和洪水可能導致懸浮固體、河川輸砂量、水中大腸桿菌數、金屬污染物濃度的增加，土壤侵蝕的程度也會大幅增加。在此情況下河流生態系統將發生劇烈的改變，雖然河流和湖泊生態系統在一段時間後可能自行恢復到天然狀態，但氣候變遷可能使得生態系統恢復變得困難，也不容易恢復到原來的狀態。由於水溫上升促進致病微生物的生長，因此對於遊憩用水的使用與在氣溫上升時的水質變化，特別是致病微生物數量的變化更值得注意，例如湖泊水庫之水上遊憩活動和游泳就很可能因爲致病微生物數量增加而導致之疫情與氣溫關聯性的上升。降雨的增加也會影響因地表沖刷帶入污染物或流量增加的稀釋效應而影響到河川水質。由於原水水質變差，水中含有較多數量的致病微生物，淨水場必須添加較高劑量的消毒劑以有效避免水媒疾病的發生，在原水中有機前質濃度上升的情境下使消毒副產物的濃度亦隨之上升。由於溫度上升也會增加化學反應的速率，直接導致消毒副產物生成量增加，其中三鹵甲烷的增加最爲明顯。

河川流量的變化不僅將影響水質，也可能增加不同用水需求間的衝突，例如用於維持基礎河川生態所需的生態流量和用於經濟及民生用途所需的用水需求彼此間的競爭現象可能加劇。氣候變遷也可能引起某些地區地下水補注量、地下水位、以及基礎流量（base flow）的減少，此將影響地下水之基礎流量以及其補充河川、湖泊和濕地的水量，間接影響到地表水體的供給。

IPCC 最近發布的第六次評估報告也警示，持續暖化將加劇全球水循環的問題，包括其改變的頻率、全球季風降水以及乾旱、洪水事件的嚴重程度。這些都會嚴重影響未來水資源的供應。而受影響最大的是開發中國家，尤其是脆弱或受周邊或內部衝突影響的國家和地區。根據我國六個具一百年以上完整觀測記錄的氣象測站資料，顯示臺灣年均氣溫在 1911 年至 2009 年期間上升了 1.4℃，增溫幅度約為全球平均的兩倍。而 1980 年至 2009 年間氣溫的增加速度更明顯加快，每 10 年的上升幅度為 0.29℃，幾乎是百年趨勢值的兩倍。再考慮臺灣地區水資源特性，未來氣候變遷對我國水資源使用之衝擊更不能忽視。

結 語

民生需求及經濟發展需要大量的水資源，大量取水不僅影響可用水資源匱乏的問題，缺乏適當處理的污廢水排放也使水體水質受到嚴重的污染，同時影響水環境生態系統的穩定。水資源匱乏及水質污染的問題影響到水文循環，除了影響未來的水資源利用，水污染的問題也迫使自來水供水單位及污廢水處理系統必須尋求高級處理技術來提高處理後的水質。為了確保水質安全，自來水供水單位可採取多重屏障概念來消除或減少外來污染對於水質安全的影響。透過選擇最佳的水源、使用有效的水處理技術、配水系統水質維護等方式，提供水質優良的飲用水給用戶。更積極的作法，需要採取預防管理概念，透過世界衛生組織的水安全計畫，從公共用水水源端到使用者端之整體取水、處理及配水系統著手，主動評估整個供水系統可能受到各種內外因素影響水質安全的脆弱點，並採取修正措施來排除可能危害水質安全的因素，以進行全方位的水質安全保障。受到全球暖化的影響，全球水文循環也受到衝擊，未來極端氣候事件發生的頻率及強度都將增加，對於水資源使用及供水安全都有所影響，也必須有所因應。各國必須提出更有力的溫室氣體減量計畫，以避免氣候暖化的影響持續惡化，也可減輕對水資源的影響。

關鍵名詞

水資源（water resource）

水文循環（hydrologic cycle）

地表逕流（surface runoff）

含水層（aquifer）

厭氧（anaerobic）

生化需氧量（biological oxygen demand, BOD）

化學需氧量（chemical oxygen demand, COD）

優養狀態（eutrophication）

新興污染物（emerging contaminants, EC）

烏腳病（black foot disease）

藍嬰症（methemoglobinemia）

多重屏障概念（multi-barrier approach）

自由餘氯（free chlorine）

傳統處理程序（conventional water treatment processes）

高級處理程序（advanced water treatment processes）

消毒副產物（disinfection by-products, DBPs）

三鹵甲烷（trihalomethanes, THMs）

鹵乙酸（haloacetic acids, HAAs）

化糞池（septic tank）

三級處理（tertiary treatment）

一級標準（primary standards）

二級標準（secondary standards）

最大污染物濃度（maximum contaminant level, MCL）

衛生準則（Health Advisories, HAs）

健康風險評估（human health risk assessment）

水安全計畫（water safety plan）

複習問題

1. 請說明水文循環的概念及其如何影響飲用水供水安全。
2. 飲用水中檢出各種新興污染物在世界各國都引起廣泛重視。請說明何謂新興污染物？多數新興污染物在水質標準中並未被管制，如欲訂定管制標準，必須蒐集哪些資料？
3. 何謂自來水傳統處理？自來水經傳統處理後，在何種情形下須進行高級處理？
4. 簡要說明污廢水處理中一級（初級）處理、二級處理及三級（高級）處理之主要處理對象。何種情形下污廢水須進行三級處理？
5. 說明飲用水消毒中「CT」值的概念。何以我國飲用水水質標準對水中餘氯規定上限？
6. 說明「風險評估」之意義及其在飲用水管理中所扮演之角色。
7. 何謂「Multiple Barrier Concept」？為何 Multiple Barrier Concept 會被用來作為確保水質安全的基礎？
8. 請由水質安全的角度，說明氣候變遷如何影響水質？

引用文獻

1. Britannica. Water resource. Available at: https://www.britannica.com/science/water-resource. Accessed February 16, 2022.
2. USGS. The Fundamentals of the Water Cycle. Available at: https://www.usgs.gov/special -topics/water-science-school/science/fundamentals-water-cycle. Accessed February 16, 2022.
3. Mallya YJ. The Effects of Dissolved Oxygen on Fish Growth in Aquaculture. The United Nation University. Fisheries Training Program. Final Project Report, 2007. Available at: https://www.grocentre.is › publication › document. Accessed February 16, 2022.
4. Manahan SE. Fundamentals of Environmental and Toxicological Chemistry: Sustainable Science. 4th ed. CRC Press, 2013.
5. Blumenthal DS, Ruttenber AJ. Introduction to Environmental Health. 2nd ed. New

York: Springer Pub Comp, 1995.

6. Mac Kenzie WR, Hoxie NJ, Proctor ME, Gradus MS, Blair KA, Peterson DE, Kazmierczak JJ, Addiss DG, Fox KR, Rose JB, et al. A massive outbreak in Milwaukee of cryptosporidium infection transmitted through the public water supply. N Engl J Med 1994;**331(3)**:161-7.
7. 黃志彬：自來水水源中梨形鞭毛蟲及隱孢子蟲之調查及淨水處理對其去除能力之評估。行政院環保署委託計畫報告，1998。https://www.grb.gov.tw/search/planDetail?id=376423&docId=67805. EPA-87-J1-02-09-06.
8. NOAA, 2022. What is a red tide? Available at: https://oceanservice.noaa.gov/facts/redtide.html. Accessed February 16, 2022.
9. USEPA, 2021. Contaminants of Emerging Concern including Pharmaceuticals and Personal Care Products. Available at: https://www.epa.gov/wqc/contaminants-emerging-concern-including-pharmaceuticals-and-personal-care-products. Accessed February 16, 2022.
10. 行政院環保署：飲用水水源與水質中新興污染物對人體健康風險評估之研究計畫 (4/4) 。行政院環境保護署委託研究計畫報告，2014。EPA-102-U1J1-02-101.
11. Health Canada, 2022. The Multi-Barrier Approach to Safe Drinking Water. Available at: https://www.canada.ca/en/health-canada/services/environmental-workplace-health/water-quality/drinking-water/multi-barrier-approach-safe-drinking-water-environmental-workplace-health-health-canada.html. Accessed February 16, 2022.
12. USEPA. Alternative Disinfectants and Oxidants Guidance Manual. United States Environmental Protection Agency, 1999. EPA 815-R-99-014.
13. 行政院環保署：飲用水水質標準。2017。引自 https://law.moj.gov.tw/LawClass/LawAll.aspx?pcode=O0040019。引用 2022/05/15。
14. Villanueva CM, Cordier S, Font-Ribera L, Salas LA, Levallois P. Overview of Disinfection By-products and Associated Health Effects. Curr Envir Health Rpt 2015;**2**:107-115.
15. Mashau F, Ncube EJ, Voyi K. Drinking water disinfection by-products exposure and health effects on pregnancy outcomes: a systematic review. J Water Health 2018;**16(2)**:181-196.
16. USEPA. Drinking Water Health Advisories. Available at: https://www.epa.gov/sdwa/drinking-water-contaminant-human-health-effects-information. Accessed February 16, 2022.
17. 詹長權：健康風險評估指引。行政院衛生署國民健康局委託研究計畫，2002。
18. WHO. Water safety plan manual: step-by-step risk management for drinking-water suppliers. World Health Organization, 2009. Available at: https://apps.who.int/iris/handle/10665/75141. Accessed February 16, 2022.

19. 行政院環保署：飲用水水源與水質中新興污染物對人體健康風險評估之研究計畫（2/4）。行政院環境保護署委託研究計畫報告，2011。EPA-100-U1J1-02-101.

20. UNEP. Climate change, water scarcity and security. Available at: https://www.unep.org/ news-and-stories/speech/climate-change-water-scarcity-and-security. Accessed December 30, 2021.

第4章 廢棄物管理

陳永仁 撰

學習目標

一、瞭解為什麼生活中、產業活動會產生廢棄物

二、瞭解廢棄物未妥善處理，會產生哪些環境衛生問題

三、瞭解如果不產生那麼多廢棄物，問題就不至於那麼難以處理

四、探討為什麼我的廢棄物，竟然是你的珍貴的原料，為什麼？

五、探討為什麼妥善管理好廢棄物，和國家永續發展有關

前　言

學習本章過程，請你想一想：你有沒有經歷過，垃圾、廚餘放一陣子後會有味道？垃圾堆置在街頭巷尾一陣子沒有被清理，會有什麼景象？你知不知道垃圾掩埋場或焚化爐，不符合法令規範或操作不良時，會有什麼公害發生？醫院使用過的針頭、刀片，被發現丟棄在海灘，會有什麼危險？工業廢棄物沒有妥善處理，被棄置在山區、河邊，污染了我們水源、污染了我們的農地、漁場，對我們的健康，會有哪些影響？你可曾想過，我們已經丟棄的手機、電腦、電視、冰箱，或現在正在使用的手機、電腦等電子產品，幾年不使用後，它們會被丟去哪裡？誰在處理？怎麼處理？會造成哪些人健康危害？地球上的資源，還可以繼續源源不斷的供應我們製造電子產品的原料嗎？

上述現象、景象，有些臺灣曾經發生過、有些發生正在進行中、有些預期未來即將發生。爲了維護公共的安全與衛生，以及地球資源的永續，已經產生之廢棄物，除應該妥善處理、盡可能做資源回收之外，將來更應該從物品源頭的設計開始，在物品生命週期中，做到盡可能沒有廢棄物產生；選擇毒性最低、可以再重複使用的材料；產業廢棄的材料，可以再轉變爲自己或其他產業可以使用的資源，甚至更高利用價值物品，你將會發現資源循環再利用，有很高的環境效益與經濟效益與節能減碳效益。最後不能再使用的物質，經過例如焚化爐，再轉變爲能源；以發酵回收沼氣或以堆肥方式回歸滋養大地。原來我們的居住城鄉裡，有著另一座比原始礦山還要環保的礦山！

第一節　廢棄物與環境衛生

家庭廢棄物與有害廢棄物，造成的環境衛生問題

根據民國 110（2021）年行政院環境保護署（以下簡稱環保署）環境保護統計年報 [1]，臺灣地區 109 年一般廢棄物總產生量爲 9,869,675 公噸，其處理方式包括：（1）採回收再利用、（2）焚化、（3）衛生掩埋、（4）其他，例如暫時貯存堆置等方式。其中回收再利用占 59.85% 最大量，其次是焚化占 39.05%，少數衛生掩埋，與無法處理而暫時貯存。一般廢棄物未能回收再利用時，需要以焚化、衛生掩

埋或其他方式處理者，在臺灣每年還有 4,062,029 公噸，如未妥善處理，將會造成環境衛生重大問題。垃圾若清除處理不當，包括貯存、收集清運、中間處理與最終處置，可能造成的污染問題，彙整如表 4-1。

表 4-1：垃圾清除處理不當時，可能造成之二次污染

垃圾清除過程	貯存	收集、清運	中間處理	最終處置
清除處理方法與用具	垃圾桶、垃圾袋	垃圾車、資源回收車、破碎、壓縮機具	堆肥、焚化、熱分解、破碎、壓縮	衛生掩埋、封閉掩埋
可能造成之二次污染	髒亂、臭氣、病媒	髒亂、臭氣、病媒、噪音、振動、廢氣	病媒、臭氣、噪音、有毒廢氣、廢水、飛灰、底渣	臭氣、病媒、甲烷氣體、滲出水、地下水與土壤污染

至於事業廢棄物，因為數量龐大且性質複雜，所含有毒、有害成分，經常造成環境污染、人體健康受損，甚至造成傷亡或重大經濟損失。詳見本章第五節。

第二節　廢棄物之定義

依據《廢棄物清理法》，廢棄物分為二種，一般廢棄物（general waste）及事業廢棄物（industrial wastes）。如圖 4-1。

1. 一般廢棄物：指事業廢棄物以外之廢棄物。
2. 事業廢棄物：指事業活動產生非屬其員工生活產生之廢棄物，包括有害事業廢棄物及一般事業廢棄物二類。
   （1）有害事業廢棄物：由事業所產生具有毒性、危險性，其濃度或數量足以影響人體健康或污染環境之廢棄物。
   （2）一般事業廢棄物：由事業所產生有害事業廢棄物以外之廢棄物。

廢棄物清理法對有害事業廢棄物之定義，另由中央主管機關會商中央目的事業主管機關，訂有《有害事業廢棄物認定標準》予以認定。

在廢棄物清除處理工作上，各地方政府設有「執行機關」，例如清潔隊，辦理一般廢棄物之回收、清除、處理及廢棄物稽查工作。但是，事業廢棄物則必須由事業主自行或事業主共同或委託政府核可之代清除、代處理業者，代為清除或處理。

事業員工生活所產生之廢棄物，原屬一般事業廢棄物，106 年廢棄物清理法修正時，將事業活動產生非屬其員工生活產生之廢棄物，歸類於一般廢棄物，致使政府之廢棄物統計分類在 107 年之後有很大改變 [1]。

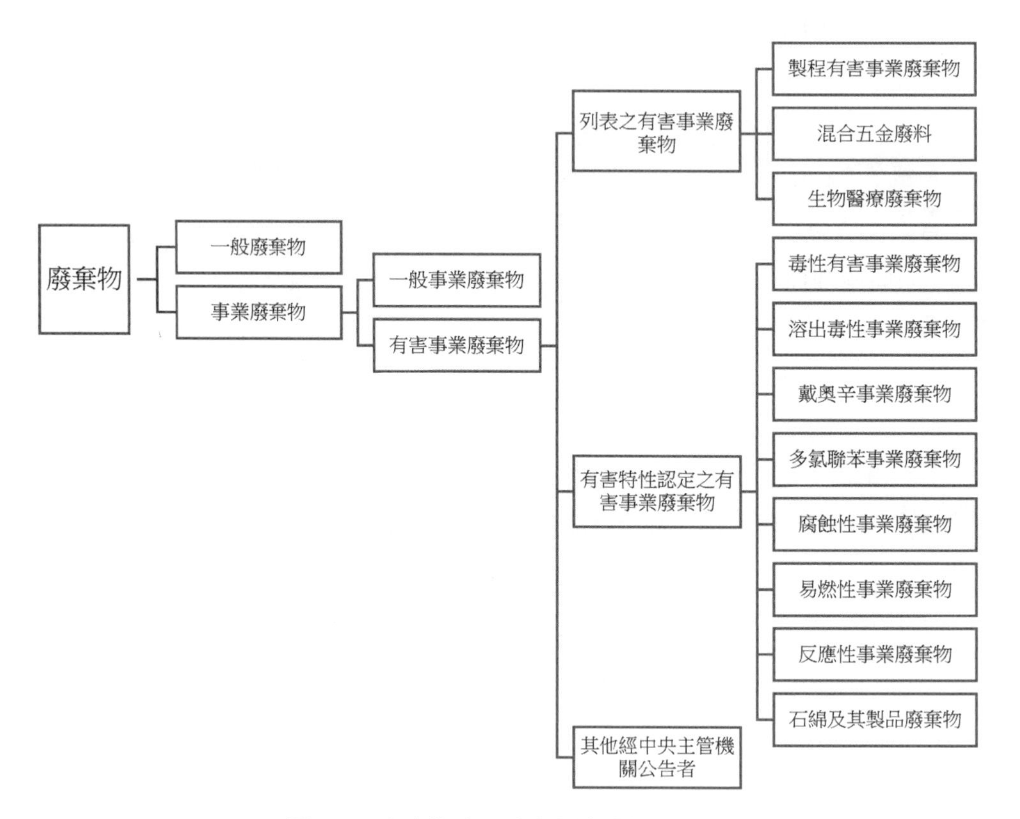

圖 4-1：廢棄物清理法中對廢棄物之分類

第三節　廢棄物減量

一、廢棄物必須從源頭減量

根據環保署與地方政府長期進行家庭垃圾採樣分析結果 [1]，一般垃圾就物理組成（濕基）觀察，2020 年臺灣垃圾中可燃物占 97.25%，包括紙類 34.61%、廚餘類 21.78% 及塑膠類 20.20% 等；不可燃物占 2.75%，包括玻璃 1.19%、金屬 0.89% 等。如表 4-2。由於垃圾處理時水份含量很重要，垃圾採樣要在沒有下雨天進行，未進行水分烘乾之一般垃圾就物理組成就稱爲「濕基」。經烘乾的廢棄物其重量因已不包含水分稱爲「乾基」。

上述垃圾中資源如果未妥善回收（recycle）與再利用（reuse），是地球資源損失、原物料損失、經濟的損失；如果處理不當，是生態環境的損失，也是人體健康的損失。況且，回收上述資源重新製造物品時，不但可以回收地球有用資源，還在製造物品過程中減少二氧化碳之排放，對現今的節能減碳工作，與預防地球溫暖化有助益。又，垃圾以焚化方式處理，是戴奧辛（dioxins）重要來源之一，也會產生溫室氣體（greenhouse gas）二氧化碳排放；若以掩埋處理，會產生溫室氣體甲烷，也有污染土壤與地下水可能。所以廢棄物減量（reduction），減少焚化、掩埋處理或無法及時處理而堆置，刻不容緩。

表 4-2：臺灣地區 109 年垃圾性質按物理組成與化學分析（單位：%） [1]

物理組成（濕基）		化學分析	
總計	100.00	總計	100.00
可燃物	97.25	水分	45.34
紙類	34.61	灰分	9.27
廚餘類	21.78	可燃分	45.40
塑膠類	20.20	碳	24.43
不可燃物	2.75	氧	16.82

註：按「物理組成（濕基）分」及「按化學分析分」之「可燃物分」項下僅列出重要成分部分。

109 年（2020 年）臺灣各地方政府所回收之資源垃圾 5,807,647 公噸中，以紙及紙製品占 51.09% 最多，金屬製品 17.08% 次之，其他如汽車、機車與輪胎合計 11.70%、塑膠製品 6.14%、玻璃製品 4.40%、電子電器物品與資訊及通信物品合計 3.08%、輪胎 2.84%、舊衣類 1.49%、廢電池 1.25%、其他 3.78%。與 108（2019）年比較，電子電器物品與資訊及通信物品成長率最高，二者合計增加 15,701 公噸，詳如表 4-3 [1]。電子電器設備廢棄物（waste of electron electrical equipment, WEEE），經常由富裕國家運送至經濟弱勢地區處理，常造成當地環境污染與人體健康危害，值得注意。(參見第五節事業廢棄物處理。)

表 4-3：2020 及 2019 年地方環保單位回收之資源垃圾各物品重量百分比 [1]

回收項目表	2020 年		2019 年		與上年比較	
	回收量（公噸）	結構比（%）	回收量（公噸）	結構比（%）	增減量（公噸）	增減量（%）
總計	5,278,079	100.00	5,023,517	100.00	254,563	5.07
紙及紙製品	2,696,419	51.09	2,464,386	49.06	232,033	9.42
金屬製品	901,514	17.08	894,624	17.81	6,889	0.77
塑膠製品	323,932	6.14	304,871	6.07	19,061	6.25
玻璃製品	232,096	4.40	238,819	4.75	-6,723	-2.82
農藥廢容器及特殊環境用藥廢容器	1,638	0.03	1,504	0.03	134	8.91
電池	66,168	1.25	71,852	1.43	-5,685	-7.91
汽車	412,827	7.82	434,334	8.65	-21,507	-4.95
機車	54,699	1.04	47,043	0.94	7,656	16.27
輪胎	149,799	2.84	145,872	2.90	3,927	2.69
照明光源	3,742	0.07	4,886	0.10	-1,145	-23.43
電子電器物品	139,011	2.63	125,177	2.49	13,833	11.05
資訊及通訊物品	23,804	0.45	21,936	0.44	1,868	8.51
舊衣類	78,591	1.49	76,798	1.53	1,793	2.33
食用油	13,484	0.26	13,735	0.27	-251	-1.83
其他	180,357	3.42	177,678	3.54	2,678	1.51

同時間全國垃圾清運總量由 87 年度的 888 萬公噸，開始下降至 108 年度的 349 萬公噸。全國平均每人每日垃圾清運量，則由 87 年的 1.135 公斤，下降至 108 年的 0.405 公斤，垃圾減量效果良好。請參閱圖 4-3 [3] 。

臺灣地區自民國 70 年代起，因爲經濟起飛，大量生產、大量消費、大量廢棄的產業及社會活動方式，雖爲社會帶來富裕與便利的物質生活，卻也帶來廢棄物大量成長，造成廢棄物處理設施不足，清理成本高、加劇生態環境負擔。所幸從民國 87 年起迄 107 年間，一般廢棄物產生量逐年下降。但是自 107 年到 109 年，一般廢棄物產生量有逐年上升趨勢，可能是因爲 107 年起，一般廢棄物定義範圍增加，事業活動產生屬其員工生活產生之廢棄物，併入一般廢棄物所致；又，同時間由於政府自民國 76 年環保署成立後加強民眾環境教育，且 87 年推動「資源回收四合一」政策，資源回收成效良好，資源回收物量持續增加，請參閱圖 4-2 [2]，一般垃圾量未明顯增加。

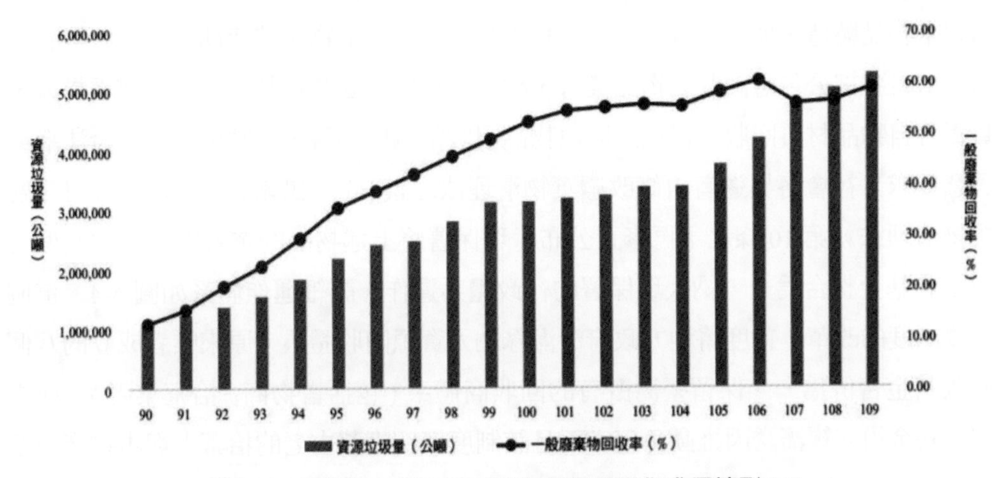

圖 4-2：民國 90 年 ~109 年全國資源回收成長情形 [2]

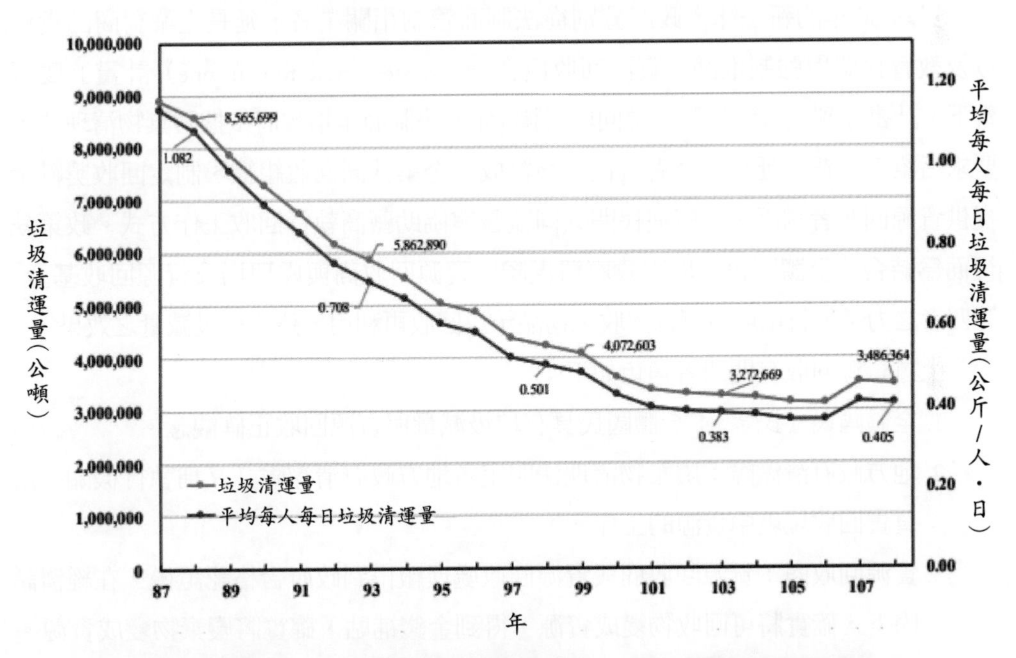

圖 4-3：民國 87 年 ~108 年垃圾清運量及每人每日垃圾清運量趨勢圖 [3]

二、「資源回收四合一計畫」

臺灣地區在民國 70 年代之後，家庭垃圾產量大量增加，當時民眾卻又普遍拒絕垃圾處理設施興建於自己家鄉境內，產生所謂的鄰避 (not in my backyard, NIMYB) 現象，導致缺乏現代化之廢棄物處理設施，垃圾無處可去，垃圾大戰四起。民國 76 年行政院環境保護署成立，積極推動環境教育與資源回收工作，並立法要求物品製造、輸入或販賣業者，負責其產生之廢棄物。該時期資源回收雖有成效，但是各被公告應回收之物品業者，雖然分別成立回收物品之基金管理委員會，負責各自物品材質回收，但是應回收物品回收數量與品質，多數仍不能符合法令或民意要求，社會各界遂有再修改廢棄物清理法之議 [4] 。民國 86 年 3 月 28 日《廢棄物清理法》第 10 條之 1 再修正公布，環保署將上述物品的業者所成立之八個資源回收基金整合爲一，納入環保署的行政體系運作，詳細運作體系如圖 4-4。這個回收制度的改革，首度將地方政府清潔隊納入資源回收體系、原來業者成立的八個回收基金合併爲一、保留臺灣既有的回收商體系 (包括古物商、拾荒業者)、成立回收基金扮演經濟誘因推動角色，而且該制度保留臺灣古老的拾荒者與古物商，沒有因解決環保問題而製造社會問題，是我國資源回收重大的轉型 [5] 。

民國 86 年的新法律，政府分別從法制面管制相關業者，延長企業對商品責任以及教育民眾與強制推動「資源回收四合一（waste recycle four in one）計畫」雙管齊下，計畫達到垃圾減量及資源回收目標 [6] 。法制面是指政府依據廢棄物清理法，要求污染者付費、延長生產者責任、鼓勵成立企業共同回收組織、制定回收獎勵金提供資源回收者誘因，政府與民間共同監督與協助廠商執行回收工作方式。政策執行面爲結合「全體國民、地方政府清潔隊、資源回收商與處理場及資源回收基金」等四者之力量，將垃圾中可以回收之物品予以回收再利用，達成垃圾減量之效果。

上述資源回收有關四者角色如下：

1. 全體國民（民眾）：全體國民具有垃圾減量與資源回收正確觀念。
2. 地方政府清潔隊：廢棄物清理法明定各地方政府清潔隊（又稱執行機關）應負責回收垃圾中資源的工作。
3. 資源回收商：資源回收商與資源回收處理廠得到政府合格認證後，在經濟誘因下，確實將可回收物變成資源，得到金錢補貼，確實將廢棄物變成資源。
4. 資源回收基金：物品製造、輸入或販賣者，依中央主管機關核定之費率，繳交回收清除處理費用，作爲資源回收管理基金，用於支付實際回收、清除與處理費用、補助獎勵回收系統等用途，讓制度得以在經濟誘因下運作。

民國 86 年資源回收四合一計畫的立法，與原來的資源回收計畫最大不同在於，教育全民參與垃圾分類資源回收、政府清潔隊加入以暢通資源回收管道、資源回收商繼續在有經濟誘因下做資源回收、有資源回收基金讓四合一資源回收具有經濟誘因。更重要是該制度保留臺灣古老的拾荒者與古物商，沒有因解決環保問題而製造社會問題。如圖 4-4 圓點方框部分。自民國 87 年開始執行，環保署統計至 106

年，確實使臺灣地區垃圾清運量，與平均每人每日垃圾清運量雙雙逐年下降；資源回收量逐年增加。如圖 4-2、4-3。

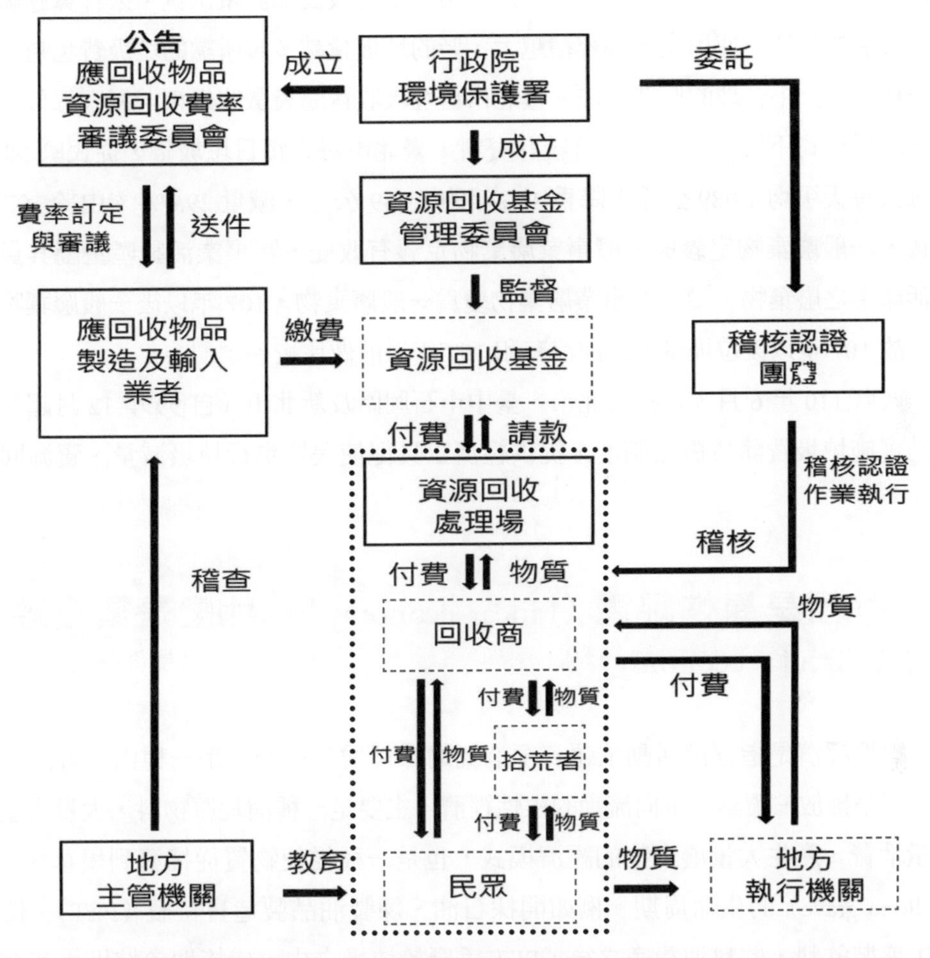

圖 4-4：現行之臺灣資源回收四合一回收體系與四個成員（虛線框部分）運作圖。圓點方框內為民國 86 年代以前未具經濟誘因時期之體系

三、垃圾收費隨袋徵收（Per Bag Trash Collection Fee）政策

《廢棄物清理法》規定「執行機關爲執行一般廢棄物之清除、處理，應向指定清除地區內居民徵收費用」，這是落實污染者付費精神。世界各國或各城市垃圾收費方式不盡相同，可分爲從量收費、定額收費、按戶收費、按住宅面積收費、隨自來水費附徵等。上述垃圾收費方法各有其優缺點 [7] 。臺灣地區執行機關民國 82 年以前，垃圾收費大多數附隨自來水費收取，而臺北市則因爲轄區內垃圾量逐年增

加、垃圾處理設施，尤其是垃圾掩埋場場址難以尋找，加以用水量不等於產生垃圾量等因素，於民國 89 年 7 月 1 日開始實施垃圾收費隨袋徵收新措施。垃圾收費隨袋徵收是徵收垃圾費的方式之一，就是使用專用垃圾袋爲計量工具，來計算應繳垃圾費金額的方法。使用垃圾袋容積越大，裝的垃圾量越多，所繳的垃圾費也越多，是一種較爲公平合理的收費方法。臺北市自垃圾收費隨袋徵收以來，每人每天產生的垃圾量確實下降，根據環保署統計資料，臺北市每人每日垃圾量，從民國 90 年的每人每天平均 1.089 公斤下降爲 106 年的 0.769 公斤，減量 29.4% 。由於 107 年以後，一般廢棄物定義與一般事業廢棄物定義有改變，將事業活動產生屬其員工生活產生之廢棄物，從一般事業廢棄物變爲一般廢棄物，107 年以後一般廢棄物增加，故 107 年以後垃圾量，目前沒有和 107 年以前做比較。

截自 110 年 6 月，包括臺北市、臺中市石岡區及新北市（自 99 年 12 月起）已推動實施垃圾費隨袋徵收制度，提供經濟工具促使民眾進行垃圾減量、資源回收工作。

四、什麼是線性經濟（Linear economy）？什麼是循環經濟（Circular economy）？

線性經濟是指經濟活動依賴資源消耗的線性增長經濟，是一種由「資源－產品－污染排放－廢棄」單向流動的線性經濟，主要是一種消耗原物料，大量生產、大量消費、產生大量廢棄物的經濟模式，也是一種從使物質從搖籃到墳墓（from cradle to grave）的生命周期。例如開採石油、煉製油品製造寶特瓶（PET），使用 PET 盛裝飲料，飲料消費完之後，PET 丟棄於垃圾之中，或掩埋於垃圾場或在焚化爐中焚毀，再重複開採石油，重複製造 PET 供消費。開採石油、煉油、製造 PET、焚化 PET 均造成污染，也消耗石油資源。此爲線性經濟，讓石油開採後從搖籃到墳墓而消失。

循環經濟（circular economy）則是一種讓地球資源可以一再被重複利用的經濟發展方式，強調使用再生能源、不使用無法重複再利用、不使用高毒性物料、藉由重新設計產品、製程、選擇材料及商業模式等方式，減少廢棄物產生與資源消耗，創造產品更高價值、開發新創事業、就業及商業機會，以保存可能消失資源，確保地球資源永續使用。例如，盡可能使用可一再填充之容器，如果一定要使用 PET 容器，消費完飲料，將容器 PET 予以回收，以回收之 PET 瓶製造更高價值的紡織品繼續被使用，減少以石化原料製作紡織品，因而減少對石油原料與能源之依賴。此爲循環經濟的一種，讓相同石化產品用了再用，從搖籃又回到搖籃（from cradle to cradle）。

廢棄物之減量從資源回收面努力固然必要，但是如果可以從循環經濟的角度，重新設計商品使廢棄物更少、選擇易回收可再利用之無毒或低毒性材料、使用清潔生產製程、產品生命延伸、建立共享平台、建立買服務不買產品模式等方式介入，更能降低廢棄物產生、更節約地球資源，更減少排放溫室氣體。是一種從搖籃到搖籃的經濟模式。本章第七節會有更詳細說明。

第四節 一般廢棄物處理

• 如果不能避免產生廢棄物時，我們該如何安全衛生的處理一般廢棄物？

環保署 2021 年環境保護統計年報顯示 [1]，民國 109 年全臺灣仍有 4,062,029 公噸一般廢棄物，及 529,567 公噸廚餘需要妥善處理。民國 109 年臺灣地區一般廢棄物主要以焚化處理法、堆肥處理及衛生掩埋處理等三種法處理。爲避免垃圾處理產生環境衛生問題，廢棄物處理必須把握下列原則：

1. 衛生化：不產生公害，不發生環境衛生問題，不影響民眾生活品質與健康，及破壞生態環境。
2. 減量化：處理時藉壓縮、破碎、焚化使廢棄物體積與重量縮小，降低廢棄物的重量與容積，減少使用處理設施空間。
3. 安定化：使廢棄物內容物穩定，不會再繼續發生變化造成公害、產生污染。
4. 資源化：廢棄物處理時盡可能回收可以資源化物質、回收熱能與產生電力。

一、衛生掩埋（Landfill）

衛生掩埋法是指將一般廢棄物，掩埋於以不透水材質或低滲水性土壤所構築，並設有沼氣與滲出水（leachate）收集及處理設施、地下水監測裝置之處理方法。爲使一般廢棄物掩埋時，不造成滲出水污染土壤、地下水，不產生惡臭、空氣污染，不孳生蒼蠅、老鼠等病媒影響環境衛生。在《廢棄物清理法》及《一般廢棄物回收清除處理辦法》中，設置衛生掩埋場時有下列規定：

1. 設置防止滲出水污染土壤、地下水的不透水設施。
2. 具備滲出水之收集及處理設施。
3. 具備沼氣收集、處理或再利用設施。
4. 每日覆蓋厚度 15 公分以上之砂土或同等效果之材料並壓實。終止使用時，覆蓋厚度 50 公分以上之砂土或同等效果之材料並壓實。
5. 每季定期檢測上下游之地下水監測井水質。

• 為何衛生掩埋要特別注意滲出水之收集及處理、沼氣收集、處理或再利用？

垃圾滲出水是指垃圾堆積於掩埋場後，經壓實、生物作用及雨水滲入或地面水或地下水滲入掩埋層，與垃圾或其分解物接觸或浸泡之具有高污染性的滲出水。通常此滲出水會由掩埋場底層之收集系統收集、排出並加予處理。同時每季定期檢測上下游之地下水監測井水質。

滲出水特性及對環境之危害為何？根據前中興工程顧問社估計，垃圾掩埋場初期滲出水 BOD 及 COD 可達 30,000~40,000 mg/L，經過 2~3 年以後 BOD 降至 1,000 左右，COD 約 5,000 mg/L [8]。這樣的污染濃度和我國公共污水下水道系統放流水比較，後者 BOD 與 COD 標準（每日 250 立方公尺以上）分別為 30 與 100 mg/L，可見垃圾滲出水未妥善處理時污染之嚴重性。現代化衛生掩埋處理設施示意圖如圖 4-5 [9]。

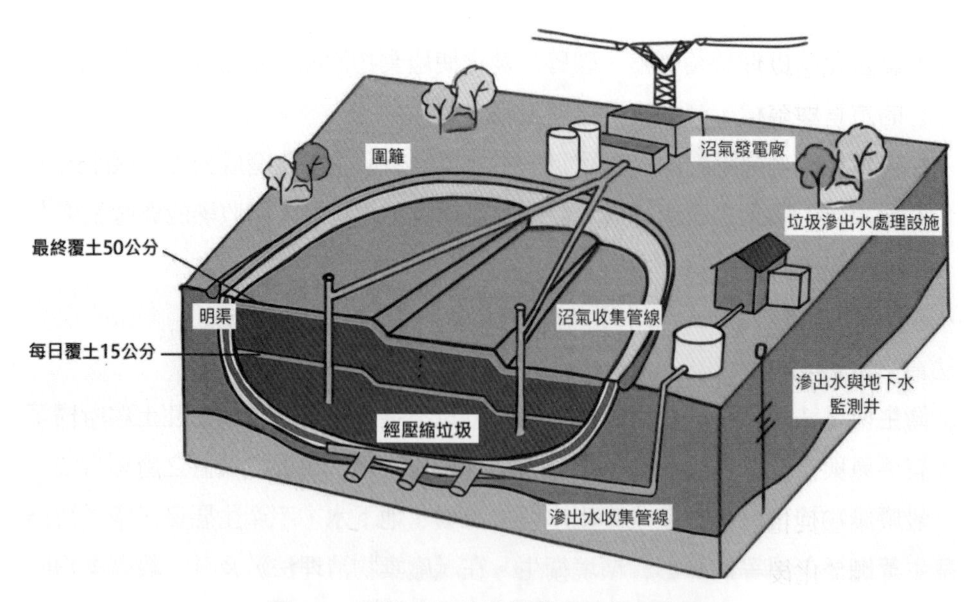

圖 4-5：現代化衛生掩埋處理設施示意圖

註：作者參考 Miller and Spoolman, 2008 重畫。

廢棄物掩埋之後，經土壤中微生物分解其中之有機物會產沼氣，沼氣中主要有甲烷（CH_4）及二氧化碳（CO_2）兩種主要溫室氣體，以及非甲烷有機物等微量氣體，微量氣體中含有硫化氫及甲硫醇等惡臭物質，常造成鄰近區域居民困擾與抗議。因此垃圾掩埋場需要每日覆土以及具備沼氣收集、處理或再利用設施，例如沼氣收集與沼氣發電設施。

另外，由於垃圾中富含有機廢棄物，也是孳生蒼蠅、鼠類等病媒的原因，故應每日覆土並壓實，一方面避免蒼蠅孳生或成為鼠類食物來源，另一方面防止甲烷等溫室氣體、惡臭物質逸散，以利沼氣收集及與能源回收。

二、焚化處理（Incineration）

焚化處理法是指利用高溫燃燒，將一般廢棄物轉變為安定之氣體或物質之處理方法。為使一般廢棄物焚化時，不造成惡臭、滲出水污染、產生戴奧辛（dioxins）、氯化氫等空氣污染物，影響環境衛生，在廢棄物清理法及一般廢棄物回收清除處理辦法及相關法令中，有下列規定：

1. 廢棄物貯存槽及進料設施須設置包括臭氣處理設備；貯存槽並應具備滲出水收集系統。
2. 二次空氣注入口下游，或二次燃燒室出口之燃燒氣體溫度，1 小時平均值不得低於攝氏 850 度。
3. 動物屍體以焚化處理為原則。
4. 應符合空氣污染防制法的《廢棄物焚化爐戴奧辛管制及排放標準》，戴奧辛排放標準值為 0.1ng-TEQ/Nm^3。TEQ（toxicity equivalency quantity of 2, 3, 7, 8 – tetrachlorinated dibenzo-p-dioxin）是指毒性當量，是計算戴奧辛濃度之方式。ng 是指奈克，相等於 10 的負 9 次方公克。

環保署 2020 年統計，臺灣民眾產生的垃圾 93% 以上採用焚化處理，而焚化處理法最令人關心之一的是戴奧辛污染。戴奧辛是如何生成呢？當垃圾以焚化處理時，其戴奧辛主要有三來源：

1. 垃圾中含有少量殺蟲劑、除草劑、防腐劑之殘留，而殘留有戴奧辛。
2. 垃圾在焚化爐內燃燒狀況不良，焚燒過程生成戴奧辛。
3. 垃圾焚化後，廢氣處理過程因溫度未妥當控制，而再合成（de novo synthesis）戴奧辛。

為降低焚化爐戴奧辛污染以符合排放標準，焚化爐之操作應維持良好之操作，包括控制燃燒溫度（temperature）攝氏850度以上、廢氣停留時間（time）2秒以上和適當擾動混合（turbulent）良好外，還會在空氣污染防治設施裝置袋式集塵器（或內部具有觸媒作用的袋式集塵器）、使用活性炭吸附、或急速冷卻，降低戴奧辛再合成。

三、焚化灰渣處理

垃圾以焚化處理後，一般而言垃圾重量的15%~20%形成飛灰和底渣。由於垃圾焚化過程產生的污染物例如戴奧辛及鉛、鎘、汞等重金屬，經由空氣污染防制設施吸附或捕捉後，大部分污染物會存在飛灰中，少部分會存在底渣。環保署資料顯示，飛灰中戴奧辛含量約0.24~10.678 ng-TEQ/g [10]，經毒性特性溶出程序試驗（toxicity characteristic leaching procedure, TCLP）顯示，飛灰經常被判定屬於有害廢棄物。

《一般廢棄物回收清除處理辦法》第27條規定，飛灰除再利用外，應採穩定化法、熔融法或其他經中央主管機關許可之處理方法，處理至低於有害事業廢棄物認定標準之戴奧辛有害事業廢棄物總毒性當量濃度標準及附表四，有毒重金屬毒性特性溶出程序溶出標準，始得進行最終處置。目前臺灣飛灰的處理方式包括：

1. 穩定化法：經添加螯合劑穩定化後，以毒性特性溶出程序試驗符合法規之溶出標準後，再運送至廢棄物貯存場暫時儲存，或在衛生掩埋場內獨立分區掩埋處理。
2. 再利用：經由水洗降低飛灰中氯鹽含量，添加螯合劑使飛灰穩定化法處理，無害化後送至水泥廠製成卜特蘭水泥。
3. 其他發展中之再利用技術。

而底渣除以衛生掩埋處理外，底渣之再利用，係以製成再生粒料應用於公共工程，包含低強度的回填材料及基地、路堤填築工程等。

四、堆肥處理（Composting）

堆肥處理法是指，將一般廢棄物藉微生物之生物化學作用，在控制條件下，使廢棄物中之有機質分解腐熟，轉換成安定之腐植質或土壤改良劑之方法。為使一般廢棄物採堆肥處理時符合環境衛生，在廢棄物清理法及一般廢棄物回收清除處理辦法中規定：

1. 設施應具防止地表水流入醱酵及腐熟之設備或措施。
2. 施用農地之堆肥，除高速堆肥外，醱酵過程中，醱酵堆中心溫度應維持在攝氏 45 度至 70 度之間及最少 7 天維持攝氏 50 度以上，並符合肥料管理法之規定。
3. 施用時應注意肥料資材重金屬等污染物濃度，防止造成土壤或地下水污染。
4. 應符合空氣污染防制法之固定污染源空氣污染物排放標準之異味排放標準。

一般廢棄物中的廚餘可以優先作動物飼料者，可降低動物飼養成本，具有經濟價值，也可以快速廚餘去化，降低環境衛生問題。無法作爲飼料的廚餘，可以厭氧發酵回收沼氣再利用或製成堆肥等土壤改良物，可用於農地改善地力不足與土壤酸化現象。但是，堆肥處理過程，如果沒有事先妥善規劃防臭設計，產生臭味問題是民眾抗爭之根源，將導致堆肥處理失敗。

環保署統計，臺灣在民國 109 年廚餘回收量爲 52 萬 9,567 公噸，再利用方式以堆肥法最多爲 26 萬 1,480 公噸（占 49.38%），其次是養豬 24 萬 3,795 公噸（占 46.04%），其他方式爲 4.59% [1] 。大多數垃圾堆肥場因爲臭味問題被附近民眾抗爭而關廠，或在惡臭污染中勉強操作。廚餘未能回收再利用而以焚化處理，則會增加空氣污染程度。

五、垃圾處理方法優缺點分析

目前臺灣垃圾處理方法是以焚化處理法最普遍、堆肥處理其次，一小部分以衛生掩埋處理及暫時貯存等方式處理，每種處理方法各有其優點和缺點，處理不慎都容易被民眾抗爭。焚化處理法可以快速減少垃圾重量與體積、容易維護環境衛生、操作不受天候影響、廠內具負壓狀況可防止臭味逸散污染、可以回收熱能及兼具發電功能；但是焚化處理法投資成本較高、地點尋覓不易、仍有焚化飛灰與底渣需處理、操作不當經由廢氣排放戴奧辛、重金屬與氯化氫等問題。堆肥法最大問題在臭味問題不容易解決，堆肥品質不佳或價格不穩定時，使堆肥的去化管道會遭遇困難，導致堆肥處理失敗。而衛生掩埋場最大問題在土地尋覓不易、土地取得困難、滲出水與沼氣收集與處理都不容易、每日覆土所需土壤料源取得困難、附近民眾抗爭等等。茲將各種垃圾處理方法的優缺點彙整如表 4-4。

表 4-4：垃圾以焚化處理、堆肥處理及衛生掩埋處理法之優缺點

	堆肥廠	掩埋場	焚化爐
優點	1. 可減少垃圾量。 2. 減少垃圾中有機成分，減少掩埋時臭味。 3. 垃圾以焚化處理時，可以減少垃圾氯鹽和水分分量。 4. 堆肥成品可改良土壤。 5. 厭氧發酵時可回收沼氣，發電回收能源。	1. 與焚化爐比較，建設時間較短。 2. 操作費用比焚化處理低可回收沼氣，發電回收能源。 3. 每天處理量比焚化爐更有彈性。	1. 垃圾減重量、減體積，迅速有效改善環境衛生減少病媒孳生。 2. 操作營運較不受天候影響，沒有垃圾滲出水處理問題。 3. 可兼具發電功能，或回收熱蒸氣。 4. 廠內具負壓設備，降低周界臭味。
缺點	1. 製造過程沒有良好污染防治時，有臭味、污水問題，致民眾抗爭。 2. 垃圾分類不妥當時，造成堆肥品質不良。 3. 和化學肥料比較時成本較高，價格較影響使用者意願。	1. 未以衛生方式掩埋，排放沼氣影響地球暖化或火災，污染空氣。 2. 滲出水污染地面水和／或地下水。 3. 需使用較廣大土地，而且場址不易尋找。	1. 空氣污染防制不佳時有戴奧辛、重金屬及氯化氫等污染。 2. 飛灰與底灰未妥善處理引起二次污染。 3. 投資成本較大，操作費用較高。

註：本表由作者整理。

第五節　事業廢棄物處理

一、我們該如何安全衛生處理有害廢棄物？

事業廢棄物之管理，如同一般廢棄物，最好是在生產過程就能將廢棄物數量減到最低，或根本不產生廢棄物或產生毒性最低之廢棄物。又，事業活動如果因爲空氣污染防制產生之飛灰與底渣，或因爲水污染防治產生之污泥，含有有害成分時，都必須先經由中間處理或掩埋處置。而飛灰、污泥的中間處理方式，也只是將空氣污染物或水污染物，轉變爲固態廢棄物；產生之固態廢棄物，仍然要管理或最終處置，這樣不但浪費金錢、浪費能源，而且處理不當可能再度引起二次環境污染，絕非企業永續之作法。因此，最好是將有毒化學物質更改爲低毒或無毒，或改變爲不會產生廢棄物之製程，或容易回收再利用之物質，最後再將剩餘的最少量廢棄物安全處置。

事業廢棄物分爲有害事業廢棄物及一般事業廢棄物。依據廢棄物清理法規定，一般事業廢棄物得併同一般廢棄物處理。目前一般事業廢棄物，除部分由產生者自行處理外，其餘多由政府或民間投資設置的家庭垃圾焚化爐代爲處理。

有害事業廢棄物數量龐大、性質複雜，對人體及環境危害也巨大，故如何安全衛生處理有害事業廢棄物，是環境衛生重大課題。有害事業廢棄物之定義，依據廢棄物清理法定訂之《有害事業廢棄物認定標準》[11]，係由事業所產生具有毒性、危險性，其濃度或數量足以影響人體健康或污染環境之廢棄物。其細分請參考圖 4-1 或上述認定標準。在此特舉毒性有害事業廢棄物及溶出毒性事業廢棄物二項說明。

毒性有害事業廢棄物係指：

1. 依毒性及關注化學物質管理法公告之第一類、第二類及第三類毒性化學物質之固體或液體廢棄物。
2. 直接接觸上述毒性化學物質之廢棄盛裝容器。

溶出毒性事業廢棄物是指：事業廢棄物依使用原物料、製程及廢棄物成分特性之相關性選定分析項目，以毒性特性溶出程序（TCLP）直接判定或先經萃取處理再判定之萃出液，其成分濃度超過標準者。TCLP 是認定事業廢棄物是否爲有害廢棄物之測試方法之一。

根據環保署 109 年環境白皮書記載 [3]，事業廢棄物生產來源包括農業、工業礦場（廠）、營造業、醫療機構、廢棄物處理機構及實驗室等廢棄物。另依據環保署 109 年事業廢棄物產出網路申報量統計，109 年事業廢棄物之產出總量爲 2,003 萬公噸，約爲一般廢棄物的 2 倍之多。其中一般事業廢棄物申報量爲 1,851 萬公噸（約占總申報量 92.41%），有害事業廢棄物申報量爲 152 萬公噸（約占總申報量 7.59%）。如圖 4-6 [3] 。

申報事業廢棄物清理量統計，以再利用量最大，1,694 萬公噸，約占總申報量 84.57%（1,694/2,003）；其次爲委託或共同處理之申報量爲 234 萬公噸，約占總申報量 11.68% ；自行處理申報量 74 萬公噸，約占總申報量的 3.69%。如圖 4-6 [3] 。

依上述資料顯示，事業廢棄物未再利用者，以委託或共同處理或自行處理，且業者所申報之各類事業廢棄物處理設施許可總量，也顯示足夠處理各事業廢棄物。雖然許多企業都遵守法令規定處理事業廢棄物，然而，事實是事業廢棄物棄置事件時有所聞 [12]，事業廢棄物產生者是否有確實將廢棄物再利用，或確實妥善處理，政府應注意追蹤管理，並嚴懲非法棄置者才是。

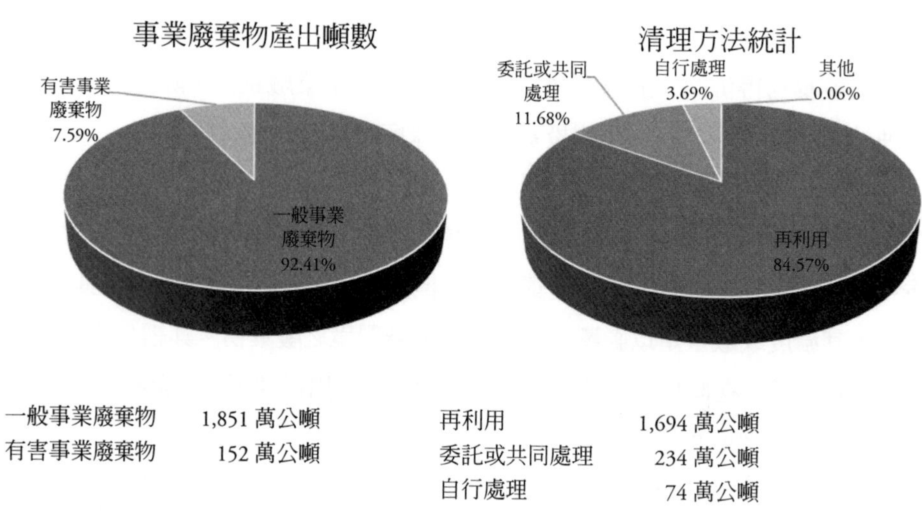

圖 4-6：臺灣地區民國 109 年一般及有害事業廢棄物產出比例及清理方法統計圖

二、生物醫療廢棄物（Biomedical wastes）處理

根據衛生福利部最新統計資料，全臺總共約有 2 萬家醫療機構。環保署統計，醫療機構近 5 年的廢棄物平均產量約為 12 萬公噸／年，其中需特別重視的有害生物醫療廢棄物約為 2.9 萬公噸／年（占 24%）[1]。

依據我國《廢棄物清理法》之認定，醫療院所特有之生物醫療廢棄物，可歸類為下列 3 大類：

1. 基因毒性廢棄物：屬於致癌或可能致癌之細胞毒素或其他藥物者。
2. 廢尖銳器具：屬於對人體會造成刺傷或切割傷之廢棄物品，如注射針頭、與針頭相連之注射筒及輸液導管、針灸針、手術縫合針、手術刀、載玻片、蓋玻片或破裂之玻璃器皿等。
3. 感染性廢棄物：廢棄之微生物培養物、菌株及相關生物製品、病理廢棄物、血液廢棄物、受污染動物屍體、殘肢及墊料、手術或驗屍廢棄物、實驗室廢棄物、透析廢棄物、隔離廢棄物、受血液及體液污染廢棄物等。

在貯存與清除方面，廢尖銳器具及感染性廢棄物之貯存方法包括：

1. 廢尖銳器具：應與其他廢棄物分類貯存，並以不易穿透之堅固容器密封盛裝，貯存以 1 年為限。
2. 感染性廢棄物：應與其他廢棄物分類貯存；以熱處理法處理者，應以防漏、不易破之紅色塑膠袋或紅色可燃容器密封盛裝；以滅菌法處理者，應以防漏、不易破之黃色塑膠袋或黃色容器密封貯存。

生物醫療廢棄物最常使用的處理方法包括：

1. 焚化法：利用高溫燃燒，將廢棄物轉變爲安定之氣體或物質。
2. 滅菌法：在一定時間內，以物理（含微波處理）或化學原理，將廢棄物中微生物消滅之處理，其指標微生物的削減率（reduction rate）至少須達99.999%；採高溫高壓蒸氣滅菌者，以嗜熱桿菌芽孢測試；採其他滅菌法者，以枯草桿菌芽孢測試。

前述貯存容器及塑膠袋，除應於最外層明顯處標示廢棄物名稱、產生廢棄物之事業名稱、貯存日期、重量、清除處理機構名稱及區別有害事業廢棄物特性之標誌外，如圖 4-7，感染性廢棄物另應標示貯存溫度。

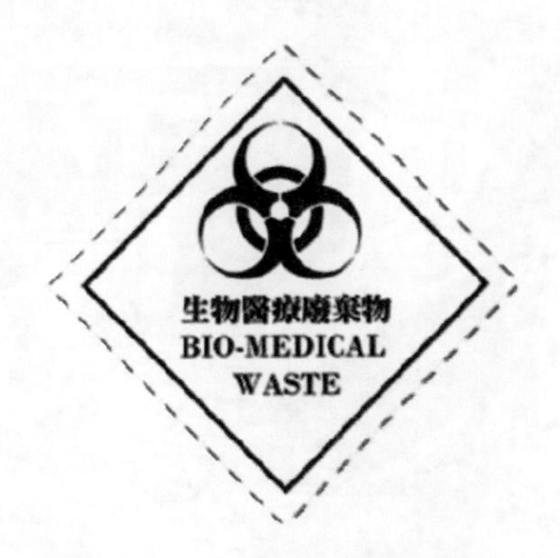

圖 4-7：生物醫療廢棄物標誌

三、電子電器設備廢棄物（WEEE）處理

聯合國 2020 年全球電子電器設備廢棄物監測報告指出 [13]，2019 年全球製造了 5,360 萬公噸 WEEE，每人平均 7.3 公斤，預測到 2030 年年產生數量將增加到 7,470 萬公噸。該報告指出，2019 年有紀錄可稽的收集和回收利用 WEEE 數量是 930 萬公噸，只有產生 WEEE 數量的 17.4%。另外有 82.6%，也就是 4,430 萬公噸的 WEEE 不知去向，可能是被非法棄置，或以不符合法令方式處理，其中大約有 60 萬公噸在歐盟是被以垃圾處理，更遑論其他經濟較不發達地區。

電子電器設備廢棄物內含有多種有毒或有害物質，例如鉛、汞、六價鉻、鎘、溴化阻燃劑（brominated flame retardants, BFRs）、氟氯碳化物（chlorofluorocarbon, CFC）、氫氯氟烴（HCFC）或多氯聯苯（PCBs）等。當全球的電子電器設備廢棄物數量一年比一年多時，聯合國的報告卻顯示，收集回收處理率只有 17.4%，其他的清除處理方式不符合清潔技術規範，可能對環境和人體健康造成了重大威脅。上述監測報告顯示，另外未被統計之電子電器設備廢棄物 82.6% 中，共含有 50 公噸汞和 7.1 萬公噸溴化阻燃劑塑膠，廢棄的冰箱和空調，總共排放 9,800 萬噸當量的二氧化碳到大氣中。廢棄物流佈於未妥善清理的環境中，造成環境污染危害生態與威脅暴露者的健康。

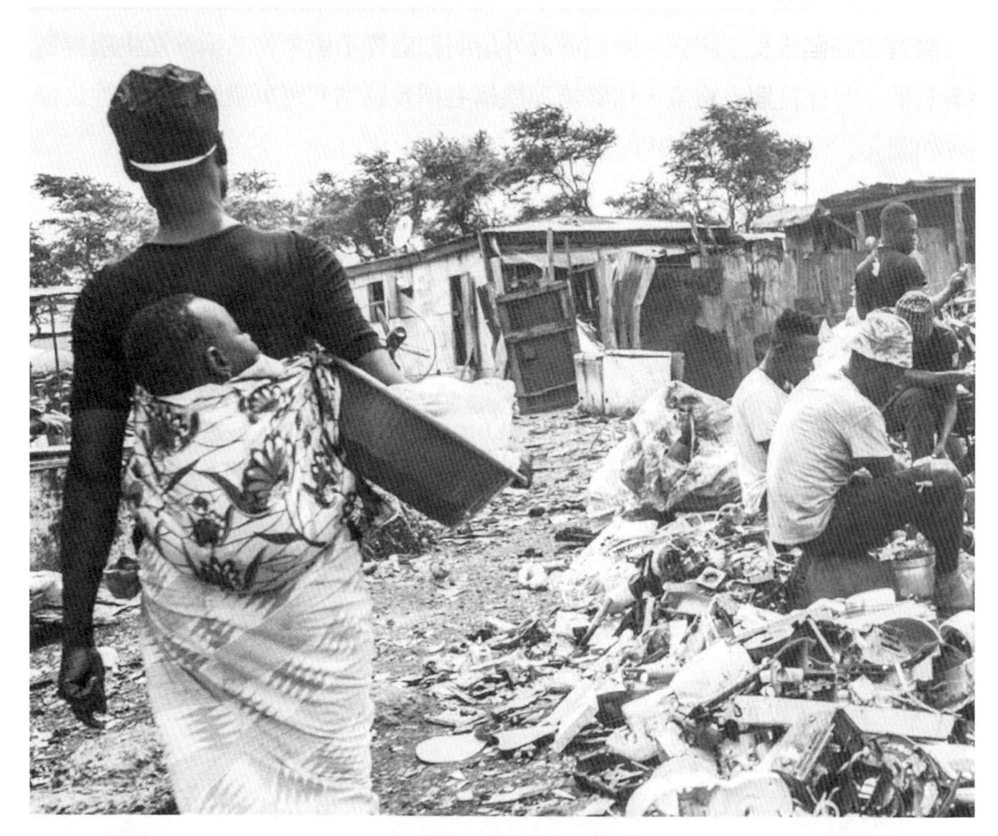

圖 4-8：電子電器設備廢棄物處理污染暴露對兒童發育與健康造成衝擊 [14]

2021 年世界衛生組織（WHO）另一份報告：《兒童健康與數位廢棄產品垃圾場》（Children and Digital Dumpsites: E-waste exposure and child health）指出 [14]，估計 2019 年全球有 290 萬到 1,290 萬婦女，及 1,800 萬兒童與青少年，在不符合規定的「數位廢棄產品垃圾場」工作。世界衛生組織資料顯示，前述婦女有些是育齡婦女，或攜帶年幼小孩一起工作，對這些婦女而言，在這樣環境工作將終生影響小孩健康與發育。如圖 4-8 [14] 。暴露方式經由呑食（ingestion）、呼吸道（inhalation）、皮膚（dermal exposure）及子宮胎盤傳輸（transplacental exposure）。潛在的不利健康影響包括不良的懷孕結果（adverse birth outcomes）例如死產和早產，以及出生時身高體重低於正常的平均值。在電子電器設備廢棄物回收工作場所中接觸到鉛，與新生兒行爲神經評估（Neonatal Behavioural Neurological Assessment）分數顯著降低、注意力缺陷 / 多動障礙（attention deficit / hyperactivity disorder, ADHD）發生率增加、兒童性情變化、感覺統合困難以及認知和語言分數降低等有關。其他化學物質的暴露對人體健康可能影響，還包括致癌性、內分泌干擾、胎兒發育與發展、神經發育與智力缺陷、生殖影響、代謝疾病、骨骼疾病、肝損傷、肺損傷、腎損傷、心血管疾病、免疫系統抑制、免疫系統刺激、誘發過敏和自體免疫能力損害等。各電子電器設備廢棄物中化學物質，對人體健康可能影響，彙整如表 4-5 [14]。

表 4-5：電子電器設備廢棄物中個別化學物品可能對人的健康影響 [14]

健康影響	電子電器設備廢棄物中可能對人體健康影響的化學物質
致癌性	多氯聯苯、戴奧辛、多環芳香烴、全氟辛酸、鎘、砷、鈹、鉻
內分泌干擾	多溴二苯醚、多氯聯苯、戴奧辛、錳、鄰苯二甲酸酯、酚
胎兒發育與生長（出生體重輕、頭圍減少、子宮內生長遲緩）	多溴二苯醚、多氯聯苯、戴奧辛、全氟烷基和多氟烷基物質、多環芳香烴、鉛、鎘、砷、鉻
神經發育與認知功能（智力缺陷）	多溴二苯醚、多氯聯苯、多環芳香烴、鉛、汞、鎘、錳
行為影響（注意力縮短、處理挫折的能力降低、過動、反社會行為、沮喪）	鉛、多氯聯苯、戴奧辛、多環芳香烴
生殖影響	多溴二苯醚、多氯聯苯、戴奧辛、全氟烷基和多氟烷基物質、鉛、鉻、汞、鄰苯二甲酸酯、雙酚
代謝疾病	多溴二苯醚、戴奧辛
骨骼疾病	鎘
肝臟損壞	鎳、鐵、鎘
肺臟損壞	多環芳香烴、鎘、砷、鋰
腎臟損壞	鉛、鎘、汞
心血管疾病	戴奧辛、汞、砷
免疫系統抑制	多氯聯苯、戴奧辛
刺激免疫系統、促進過敏和自身免疫	鉛、鎳、汞、鉻、金

註：多環芳香烴（polycyclic aromatic hydrocarbons, PAHs）；多溴二苯醚（polybrominated diphenyl ethers, PBDEs）；多氯聯苯（polychlorinated biphenyls, PCBs）；全氟烷基和多氟烷基物質（per-and polyfluoroalkyl substances, PFAS）；全氟辛酸（perfluorooctanoic acid, PFOA）。

由於全球電子電器設備廢棄物每年總量還不斷增加，各國家如不加緊改善，上述暴露人數與危害程度還會再增加。

我國環保署108年已公告之電子電器設備廢棄物，包括廢電子電器（廢電視機、廢洗衣機、廢電冰箱、廢冷暖氣機、廢電風扇）、及廢資訊物品〔廢主機板、廢硬式磁碟機、廢電源器、廢機殼、廢顯示器、廢可攜式電腦（筆記型電腦、平板電腦）、廢鍵盤、廢印表機〕等。

108年公告應回收項目回收量，包括廢電子電器125,177公噸、廢資訊及通訊物品21,936公噸。109年公告應回收項目回收量，廢電子電器139,011公噸、廢資訊及通訊物品爲23,804公噸。109年執行機關回收家電用品126,203公噸；資訊及通訊用品31,480公噸。比較108年到109年公告應回收項目回收量，數量年增加約10%。環保署109年度資源回收管理基金業務報告書，對廢電冰箱泡棉、電子電器及資訊物品廢塑膠、廢液晶面板等，科技足以處理且具回收價値者，有記載處理方式 [2]，其餘廢棄物處理方式，希望政府有更進一步追蹤。

電子電器設備廢棄物的處理方式，早年也曾在臺灣引起很大環境衛生問題。1960~1980年代，臺灣資源回收業者自美國、日本、香港等國家進口電子電器設備廢棄物（又稱廢五金），加上國內拆船後之廢五金，在現今臺南灣裡及高雄湖內茄萣二仁溪出海口一帶，以野地焚燒、酸洗等世界衛生組織所稱無效管理方式（ineffective waste management）處理廢五金，回收金屬包括金、銀、銅、鐵、錫、鉛、鎢等，製造非常嚴重空氣污染與水污染，與2021年WHO的報告類似 [14]。推測空氣污染物中可能有高濃度 $PM_{2.5}$ 之粒子，混合鉛、鎘、汞、戴奧辛等持久性有機污染物。如圖4-9 [14]、4-10 [15]。根據前行政院衛生署環境保護局（1982~1987）調查，野地燃燒廢五金時產生之空氣污染物飛灰中含有TCDD（tetrachlorinated dibenzo-p-dioxins）0.01~0.02 $\mu g/m^3$；TCDF（tetrachlorinated dibenzofurans）0.02~0.03$\mu g/m^3$；PCDD（polychlorinated dibenzo-p-dioxins）0.05~0.08 $\mu g/m^3$；PCDF（polychlorinated dibenzofurans）0.11~0.13 $\mu g/m^3$。焚燒後之底渣TCDD 0.19~0.44 μg/g；TCDF 0.23~0.35μg/g；PCDD 1.18~2.39 μg/g；PCDF 1.15~1.69 μg/g [15]。該調查發現引起當時的政府與民間高度重視，遂在高雄大發工業區內成立專區管制，處理臺灣自產廢五金；並管制進口廢五金，嚴格取締無效管理方式，杜絕污染發生。

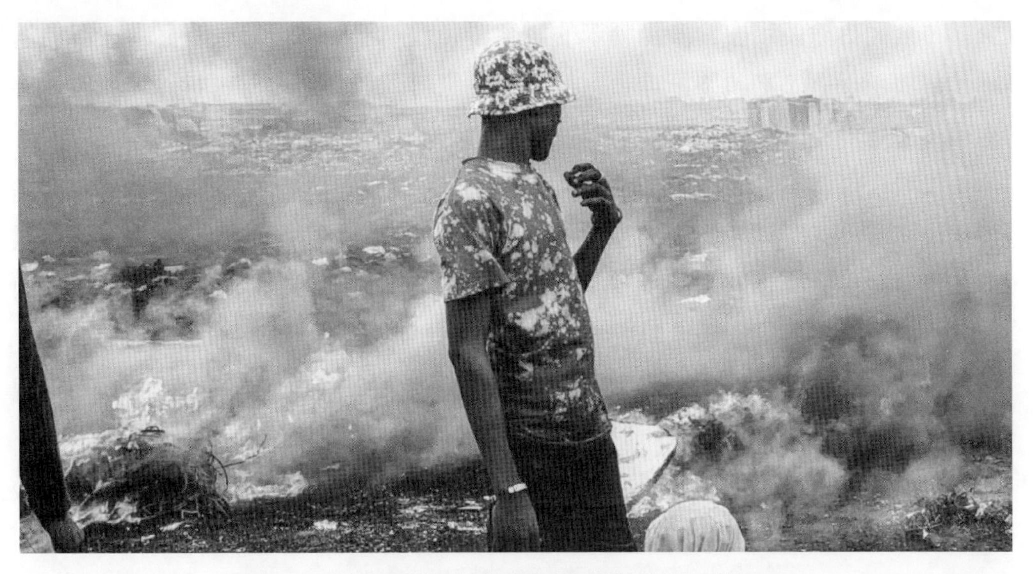

圖 4-9：電子電器設備廢棄物露天燃燒排放濃煙 [14]

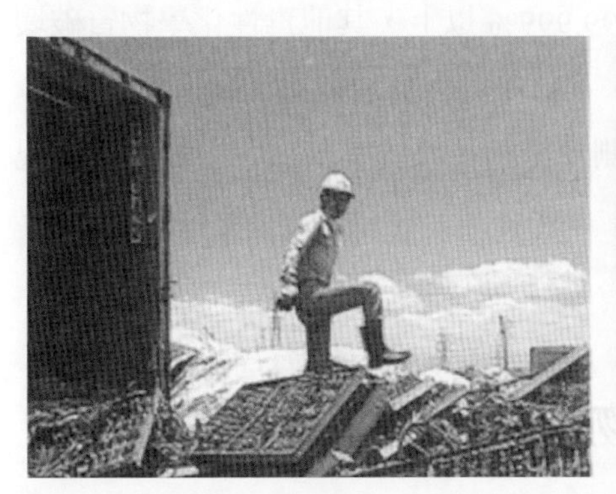

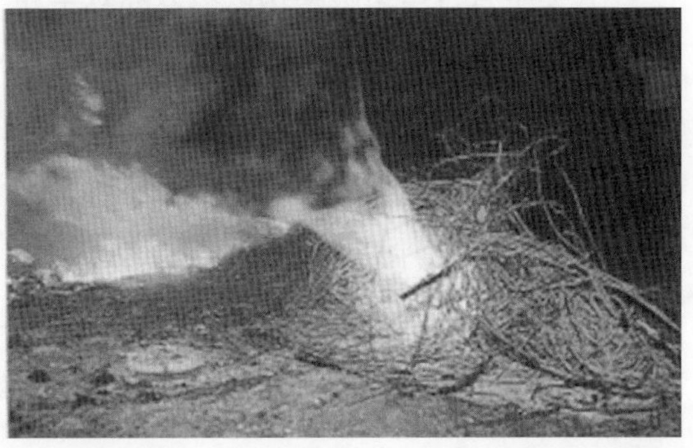

圖 4-10：1980 年代臺灣業者進口電子電器設備廢棄物（又稱廢五金）以野地焚燒回收處理廢五金 [15]

四、多氯聯苯（Polychlorinated Biphenyls, PCBs）等含氯廢棄物

1968 年在日本，1979 年在臺灣，分別發生同樣的多氯聯苯中毒事件，多氯聯苯被使用於製造米糠油時，當作脫臭的熱媒體，因爲加熱管線經多次的熱脹冷縮後產生了裂縫，導致傳熱媒介多氯聯苯洩漏，污染米糠油。受害者因長期食用受多氯聯苯污染的米糠油而中毒。1979 年的多氯聯苯中毒事件，是臺灣環境公害史上最嚴重的事件，造成全臺灣至少有兩千人因食用污染的米糠油而受害。

受臺灣多氯聯苯中毒事件影響，民國 76 年環保署成立之後，行政院要求台電公司，全面拆除使用中含多氯聯苯的電容器和變壓器。之後行政院又進一步要求經濟部與環保署，必須要把非台電使用的多氯聯苯製品也要一併拆除，並應妥善處理。

依照我國《事業廢棄物貯存清除處理方法及設施標準》，含鹵化有機物之廢毒性化學物質，應以熱處理法或化學處理法處理；廢變壓器內液態部分其油品含多氯聯苯含量在 2 ppm 以上未達 50 ppm 者，廢變壓器應先固液分離，其金屬殼體以回收或物理處理法處理、變壓器內液體，應以熱處理法處理。

多氯聯苯有害事業廢棄物之焚化處理設施，除依一般規定外，並應符合下列規定，以確實將多氯聯苯破壞，並預防戴奧辛排放超過國家標準。

1. 燃燒室出口中心溫度應保持攝氏 1000 度以上；燃燒氣體滯留時間在 2 秒以上。
2. 有害事業廢棄物之有機氯化物破壞去除效率達 99.99% 以上，多氯聯苯及戴奧辛有害事業廢棄物破壞去除效率達 99.999% 以上，其他毒性化學物質破壞去除效率達 99.9% 以上。
3. 並應具有自動監測、燃燒條件自動監測及控制、燃燒室出口中心溫度連續記錄及緊急應變處理裝置。

第六節　特殊廢棄物處理事件探討

一、汞污泥污染事件

過去鹼氯工廠在製造氫氧化鈉及氯之製程時採用電解法，以汞為電解電極，產生含汞污泥於民國 75 年時，統計累積量達 12 萬 5 千公噸，當時法令尚不健全，汞污泥不是堆置於工廠廠區內、委外處理、或是未妥善處理與追蹤，致被棄置於環境，污染十分嚴重 [16] 。民國 87~89 年還因為汞污泥被送往開發中國家處理，引起國際糾紛事件 [17] 。有害廢棄物送往國際處理，應遵守聯合國巴賽爾公約（Basel Convention）規定。

被棄置於國外 4,107 公噸之汞污泥被政府要求運回臺灣後，政府要求廠商以熱回收汞方式無害化處理，經過試燒、試運轉後開使處理。以熱回收汞方式無害化全數處理完畢後，回收將近 400 公斤汞 [18] 。

汞是相當穩定的無機金屬，最好的處理方法，是將汞污泥中的汞儘量回收，使污泥中的汞濃度接近環境的背景濃度。而污泥固化法是一種使用水泥或其他的固化劑，將有害廢棄物穩定化的中間處理方法，目的是使廢棄物中的有害成分不容易釋放出來，減少被人攝取的機會。廢棄物清理法中間處理與固化法的定義如下：

中間處理：指事業廢棄物在最終處置或再利用前，以物理、化學、生物、熱處理或其他處理方法，改變其物理、化學、生物特性或成分，達成分離、減積、去毒、固化或穩定之行爲。

固化法：指利用固化劑與事業廢棄物混合固化之處理方法。固化物之毒性特性溶出程序試驗（TCLP）結果，汞溶出量應低於法令標準。

環保署在《事業廢棄物儲存清除處理方法及設施標準》中，規定含汞廢棄物要先以熱處理法回收汞，使其含量降至 260 ppm 以下，才可以用固化法或其他方法加以處理。但是汞污泥的固化體仍須最終掩埋，浪費金錢、浪費能源，而且可能再度引起環境污染。以汞爲電極的電解食鹽水溶液製鹼氯法，已經被離子交換膜法取代，不產生汞污泥，才是有害事業廢棄物管理的最佳方法。所有含其他重金屬污泥也是一樣，最好不要產生或不要固化處理，以免和過去含汞污泥一樣，仍須最終掩埋，浪費金錢、浪費能源，而且可能再度引起環境污染。

二、有機溶劑棄置事件

臺灣半導體產業每年產生大量的廢溶劑需要處理，同時隨著高階製程的發展，製程對於清潔的要求增加，因而純水和溶劑的使用量也增加，產出的廢溶劑亦隨之成長。目前廢溶劑處理方式包括物理處理、焚化處理、將廢棄物作爲再利用製程之原料使用等方式處理。

但是早年再利用技術未成熟與不符合經濟效益、政府法令未臻完善與管理未嚴密、廢棄物代清除處理業者良莠不齊，尚缺乏循環經濟觀念，故廢棄物棄置事件時有所聞。

民國 89 年 7 月臺灣發生旗山溪遭受棄置廢溶劑事件，高屏溪攔河堰上游旗山溪大洲大橋，遭人非法傾倒廢棄溶劑等有害事業廢棄物，河川水質嚴重污染及波及高屏地區的飲用水源，造成兩百萬人飲用水水質受影響，連續停水多天，造成民眾極大不便。環保單位調查發現，製造廢溶劑廠商產生的有害廢溶劑申報不實，藉廢棄物委外處理，未嚴密追蹤廢棄物代清除處理業者清理狀況，因而發生重大違法棄置事件。

事件經地檢署偵結起訴，將製造廢溶劑廠負責人及代處理業者提起公訴並求處無期徒刑，另請求法院判處億元以上罰金。環保署並於民國 90 年 1 月發布《全國事業廢棄物管制清理方案》、成立「事業廢棄物管制中心」[19]，加強事業單位申報資料之勾稽比對，並加強稽查工作，避免棄置事件發生，並輔導水泥窯、鋼鐵業高爐使用廢溶劑作爲輔助燃料，增加有害事業廢棄物妥善處理率，減少有害事業廢棄物棄置事件發生。

另依事業廢棄物貯存清除處理方法及設施標準規定，有害事業廢棄物廢溶劑除再利用或中央主管機關另有規定外，應先經中間處理，其處理方法爲「以萃取法、蒸餾法或熱處理法處理」。

事業一旦產生廢溶劑，則必須花錢處理，而且難免產生污染。最佳方式是尋求循環經濟模式，不讓污染發生，或將污染減到最低，並將廢棄物回收再生爲本企業或其他企業之原料。詳見本章第七節。

三、美國紐約州愛運河（Love canal）廢棄物掩埋事件

國內事業廢棄物處理常引起污染事件，在國外也常有污染情事發生，美國紐約州愛運河（Love canal）廢棄物掩埋事件最常被討論。愛運河位於美國紐約州與加拿大接壤一帶，著名風景區尼加拉瓜瀑布附近，於 1942 至 1953 年間，虎克公司（Hooker Chemical）將大約 21,800 噸的化學廢棄物填埋於愛運河內，廢棄物包括苯（benzene）、四氯化碳（carbon tetrachloride）、氯仿（chloroform）、靈丹（lindane）、戴奧辛類（dioxins）、三氯苯酚（trichlorophenol）、多氯聯苯（PCBs）等有毒、有害化學物質。化學廢棄物掩埋體以泥土封閉後，愛運河所有人虎克公司 1953 年以「1 美元」將愛運河土地出售給紐約州尼加拉瓜城教育局，之後政府開始在此興建學校、開發社區、興建公路。因爲開發建設開挖移動有毒廢棄物與受污染土壤，有害化學物質就被移動或滲出掩埋體，污染社區土壤、空氣與水質。污染事件爆發之後，1978 年起紐約州政府展開調查，報告指出，愛運河內大約存在著 82 種毒性化學物質，其中若干種可能是人類與動物致癌物 [20] 。

紐約州衛生局在 1970 年代末的流行病學調查發現，新生兒的父母親居住在曾經以受愛運河污染泥土填埋的社區，和出生於對照區新生兒比較時，發現污染地區新生兒先天畸型升高。另外也發現居住在污染區較久的婦女，和以污染泥土掩埋區

的婦女，與對照區比較，發現自然流產有增加趨勢。詳見紐約州衛生局給州長及立法機關報告 [20] 。其他研究也發現愛運河污染區有較高之早產兒 [21] 。

後續學者追蹤繼續居住在愛運河地區，以及遷移到其他州之居民之癌症發生率，結果因爲化學物質暴露資料不全、樣本數太少、世代追蹤不完全，該研究尚未發現男、女、全癌症及各部位癌症，有統計相關之增加 [22] 。

美國的愛運河廢棄物掩埋事件，除造成美國直接與經濟損失外，還在美國和國際上造成環保工作重大的影響。1980 年，在愛運河事件的催化之下，美國聯邦政府通過了《全面性環境反應、補償責任法案》（Comprehensive Environmental Response, Compensation and Liability Act, CERCLA, 1980）又稱爲《超級基金法案》（Superfund Act），該法案要求污染者付費，清除非法廢棄物。依據該法律，美國環保署（USEPA）被授權追查全國所有造成有害廢棄物棄置、污染者的責任，並要求予以整治 [23] 。

愛運河事件在美國國內造成了重大影響，該次事件爲撤離居民等事項支付了 1.8 億多美元，迄 2004 年總計投入 4 億多美元和 24 年努力後，愛運河地區的污染物清除工作宣告完成。愛運河事件也引起全世界重視有害事業廢棄物處理，造成環境污染問題。

第七節　廢棄物與永續發展

上述已經說明，一但廢棄物產生，不只是物質材料損失、污染不易控制、還必須花費甚鉅才能解決問題。爲能達成國家社會經濟永續發展及聯合國 2030 年永續發展目標（sustainable development goals, SDGs）[24]，我們要有負責任的生產與負責任的消費，對於廢棄物的產生與管理，都必須有另類思考。從下文可以發現，資源回收再生的環境效益與經濟效益都十分可觀。

一、線性經濟與循環經濟

我們從上述各節發現，臺灣過去的經濟發展模式是大量耗用地球資源生產、大量消費、大量廢棄，對資源使用而言如同從「搖籃到墳墓」（from cradle to grave）的「線性經濟」模式，造成嚴重環境污染與生態危害。爲了使資源與能源更有效利用，更能達成聯合國永續發展目標，一種更能有效循環使用資源能源方式「循環經濟」，從「搖籃到搖籃」（from cradle to cradle）的經濟模式於是產生，而不只是廢棄物產生之後才做資源回收工作而已。

循環經濟分爲生物循環與工業循環兩種。生物循環是指可被生物分解的產品，被生物分解後，產生例如甲烷當作能源，或做成堆肥回到大自然提供養分；工業循環則將產品設計爲容易回收、再製造，產品可以維持原品質或更高品質，使物質循環生生不息，避免廢棄物產生。

循環經濟首先可以從製造端，一開始就設計爲完全可再生、可回收或可恢復性的產品系統：

1. 減少使用一次即丟商品。
2. 藉由創新回收方式，把廢棄物重新製造更高價值物品，即所謂升級回收。

循環經濟其次從商業端做到：

1. 產品生命延伸，例如透過維修、再製造、再銷售的方式，延長產品或資產的生命周期。
2. 建立共享平台，使閒置資源盡量被運用，透過產品共享使用，減少資源浪費，以使資源循環再利用，例如臺灣的共用自行車。
3. 建立產品即服務模式，商品以租代買，改變現在的買賣方式，製造者增加商品壽命、減少廢棄物，使用者購買服務，不必丟棄廢棄物。例如荷蘭 Schiphol 國際機場的只租燈光不買燈泡（pay per lux）服務 [25] 。

二、廢棄物減量回收與永續發展

臺灣的能源 95% 以上依賴進口，金屬礦產也幾乎依賴進口，在永續發展工作上，也面臨 2050 國際碳中和（carbon neutrality）趨勢衝擊，我國政府也在 2022 年 3 月 30 日提出「臺灣 2050 淨零排放路徑及策略總說明」，積極達成 2050 減碳目標。依據行政院環境保護署 2021 年出版溫室氣體排放量統計資料顯示 [26]，我國 2019 年能源使用 CO_2 排放總量爲 256.0 百萬公噸，占全球排放總量的 0.76 %，全球排名第 22 位；每人平均排放量爲 10.77 公噸，全球排名第 19 位，是全球 2019 年人均碳排放量 4.39 公斤 2 倍有餘。環保署的資料也顯示，廢棄物減量回收，可以對臺灣降低二氧化碳排放有貢獻 [2] 。

根據臺灣區造紙公會統計，每回收 1 公斤廢紙製造新紙張，可減排 5.29 公斤二氧化碳，還能減少 75% 的空氣污染、35% 的水污染、60% 的用水，與 40% 的能源消耗。臺灣寶特瓶（PET）製造業亞東創新公司統計，製造 1 公斤原生料 PET 會產生 2.83 公斤二氧化碳排放量，而再生 PET 則是消耗 1.05 公斤的二氧化碳排放量來計算，使用這種再生原料等於能夠降低 63% 二氧化碳排放量。從寶特瓶磚到抽紗的製程，可減少 54.6% 二氧化碳排放及 40%-85% 的能源耗損。環境資訊中心資訊顯示，開礦提煉每生產 1 公噸鋁，會產生平均 17 公噸碳排放，而再生鋁或回收鋁則爲 0.6 噸，減碳 96.5% 。銅礦開採每噸金屬會排放 2.3-2.5 噸碳排放，冶煉過程再增加 1.65 噸，而回收金屬碳排放最高 1.5 噸，最高減碳 64% 。中鋼公司統計，2006 年全球回收廢鋼 4.59 億噸，相當於減少 8.27 億噸 CO_2 排放。根據國際登山裝備公司所做過的調查研究，回收任何一種品牌的舊衣物，將纖維溶解後再製成新衣，顯示使用回收纖維做成的衣物，比用新的纖維製造的衣物省能 76%，同時可以降低 71% 的二氧化碳排放量。

環保署 109 年度資源回收管理基金業務報告書顯示，我國 109 年回收廢物品及容器總量爲 1,480,479 公噸，經處理後產出的再生原料，若全部替代原生料再製，可減少 254 萬公噸「二氧化碳排放」[2] 。換算每回收 1 公斤廢物品及容器回收量，可以減少 1.72 公斤二氧化碳排放，碳排相關議題亦可參考本書第 8 章。

由於全球重視碳中和趨勢，不論食、衣、住、行及產業直接或間接活動都更加重視節能減碳。例如，手機、電腦、電動車與其他電子電氣設備產品，需要更多貴重金屬，更需要金屬回收產業發展，當減少炸山採礦、挑選洗滌、冶煉或運輸，都可減少排碳。使用再生塑料，比原生塑料更能減少能源消耗與碳排放，資源回收再利用已經成爲減碳重要工作之一。

聯合國報告也顯示，電子廢棄物是一座城市礦山（urban mine），因爲它含有許多珍貴金屬，2019 年全球電子廢棄物中原材料價值約 570 億美元，鐵、銅和金是價值的主要來源 [13] 。全球 2019 年電子廢棄物妥善處理率只有 17.4%，可見城市礦山的開採，將來還有很大成長空間。

另外，執行垃圾減量資源回收再利用工作，除可減少被隨意棄置未妥善處理廢棄物而產生的環境污染，減少的環境污染即爲環境效益。環保署根據《綠色國民所得帳》的質損帳，一般廢棄物的單位減量效益爲每公噸 1,330 元，若以 109 年公告應回收廢物品及容器回收量 1,480,479 公噸計算，帶來減少廢棄物的環境效益爲 19.69 億元；而減少碳排放 254 萬公噸，全部減碳環境效益約爲新臺幣 8.5 億元至 44.1 億元，平均爲 26.3 億元 [2]。資源回收再生的環境效益與經濟效益都十分可觀。

三、廢棄物再生實例

廢棄物再生之後，若可以製成有價值之商品，該資源回收才有可能成功與永續，否則資源回收工作就可能虛僞造假、最終又棄置於環境之中。因此廢棄物有價值的再生很重要，茲各舉數例說明。

（一）在一般廢棄物方面

1. 廢寶特瓶（PET）

回收之廢寶特瓶先依顏色與清潔情形初步分類，再經由機器壓製成瓶磚運送，送往資源回收工廠後，瓶磚會經過解包、洗滌、去標籤、依照瓶身分色分類、粉碎、清洗、去除雜質、脫水，處理成乾淨的寶特瓶碎片。寶特瓶碎片再經由分解、重新聚合及高溫熔融，便可成爲寶特瓶酯粒（又稱爲回收聚酯）。臺灣回收的聚酯加工處理製成的環保紗，再製成環保運動衣服，在國際體育賽事曝光爲人稱讚 [2] 。另外，衛生福利部考量循環經濟及提升資源使用效益，2022 年 5 月 12 日訂定《供作食品容器具包裝製造使用之 PET 再製酯粒原料適宜性申請作業流程》[27]，也對回收廢寶特瓶再生利用有很大助益。

2. 廢玻璃

廢玻璃容器回收後，瓶身狀況良好者會在回收清洗後，原型重新裝填使用。其他則由人工分爲茶色、綠色、透明三類，未分色或分色不佳者會以雜色料處理。回收的廢玻璃容器經加工處理後，其玻璃再生粒料，又稱玻璃砂，可以適量取代一般路面所需添加的部分砂石，成爲玻璃瀝青，或添加製成各式玻璃地磚、圍牆磚、透水磚、輕量骨材、景觀石等運用於道路及景觀的環保建材。此外，較細緻的玻璃砂亦可用於陶瓷釉料，或是製成新的玻璃容器、平板玻璃成品等，而最頂級的再生品質則能成爲亮彩琉璃 [2] 。

3. 液晶顯示器（LCD）

臺灣每年製造的液晶面板數量占全世界總量近三成，而產出廢液晶面板約 8,000 噸，過去係委託廢棄物代清理業進行掩埋處置。目前行政院環境保護署與研究單位已成功設計分離、萃取、純化、萃洗、濃縮和改質等六個程序，將液晶、金屬銦和玻璃分離後再利用 [2] 。

液晶主要爲苯環、環己烷和鹵素等所組成，若掩埋處理可能污染環境，以加熱方式處理則可能產生有害氣體。而液晶封存時附著於兩片玻璃基板內，造成玻璃基板的再利用受限。廢液晶面板中液晶最佳處置方法，是將其取出並再利用爲製作再生液晶面板。

銦的回收率可達 90% 以上，且可濃縮爲銦含量 30% 以上的含銦固體，後續可再精鍊作爲銦靶材的原料。銦在地殼中含量少且僅產於少數國家，在經濟上或政策上皆具回收價值。

過去面板玻璃回收，只作爲陶瓷磚瓦等低經濟價值材質。目前廢液晶面板可經拆解、破碎、分類、萃取、純化、調質及原料化等階段後，取出液晶、銦、玻璃等材料後，玻璃經過奈米改質，製成有孔洞的吸附材料，應用於重金屬廢水吸附處理系統，可選擇性吸附金屬銅、鎳、鉻、鋅、鉛等，品質可以達到作爲工業廢水處理、金屬回收、或透過燒結技術做成各式抗菌調濕產品，也可作爲隔音、隔熱的綠建材 [2]。

（二）在工業廢棄物方面

1. 煉鋼廠爐石再利用

臺灣鋼鐵業煉鋼過程產出之爐石可分爲一貫作業煉鋼之高爐石、轉爐石及電弧爐煉鋼之電爐石三種 [28]。早期這些爐石均被視爲廢棄物，而採取以海洋拋棄處理，或填海造地方式例如高雄市的「南星計畫」，因公害問題、影響魚獲量、破壞漁具等原因，遭受當地居民、漁民激烈抗爭；近幾年來水淬高爐石已成功資源化，作爲爐石水泥，添加於一般水泥中，使用於土木、水利、港灣、地下工程等。

我國《公共工程高爐石混凝土使用手冊》記載 [29]，高爐石爲一貫作業煉鋼廠在煉鐵過程所生產之副產物，國家標準（CNS）稱爲「高爐爐碴」。高爐石若以水淬方式冷卻，可具有潛在之水硬性，研磨成細粉添加於混凝土中產生的反應，會增加混凝土之晚期強度，並使混凝土更加緻密，增進其耐久性，故可適當地配合使用於水泥混凝土。將鋼鐵業煉鋼過程產出之高爐石轉變爲水泥原料，是一種成功之廢棄物再利用。

由高爐產生的鐵水運送至轉爐，轉爐吹煉成鋼液時，須再加入石灰石等原料作爲助熔劑，此過程所產生的爐石即爲轉爐石，其化學成分包括鈣、鐵、矽、鋁及鎂的氧化物等。轉爐石經過粉碎、磁選、篩分等程序加工後成爲級配粒料，國內外廣泛應用於道路鋪面、地盤改良、施工便道、填築材料、新生土地等。

而電弧爐煉鋼以回收之廢鐵、廢鋼爲主要原料，經由電弧爐高溫熔煉後製成鋼材，生產過程所產生之爐石統稱爲電爐石（碴）。因爲由資源回收來的廢鐵、廢鋼，可能含廢塑膠雜質，經電弧爐高溫熔煉製程，排放之氣體及懸浮微粒，經空氣污染防治設備收集後稱爲「集塵灰」，電弧爐集塵灰可能含有戴奧辛及鉛、鋅等重金屬，被歸類爲有害事業廢棄物。電弧爐煉鋼產生的集塵灰也已經成功再利用。

在臺灣，高爐石粉之使用開始於 1983 年，目前臺灣年用量約 400 萬公噸。以全球製造 1 公噸水泥，大約排放二氧化碳 0.894~1.215 公噸計算，每年可以減少大約 400 萬公噸二氧化碳排放，更可以減少挖山開礦、破壞國土生態與景觀。

2. 電弧爐集塵灰再利用

電弧爐煉鋼業產生的集塵灰會殘留鋅、鉛及戴奧辛，被歸類爲有害事業廢棄物。過去因爲集塵灰處理費用昂貴，流向控管又不嚴格，經常發生集塵灰混爐碴後棄置環境案件。

集塵灰因含富氧化鋅成分，經適當處理可以回收氧化鋅，技術上回收鋅錠純度可以大於 98%，極具回收再利用價值。行政院環境保護署廢棄物管理處及經濟部工業局，共同輔導臺灣 12 家電弧爐煉鋼業者，在民國 84 年成立公司，建立電弧爐煉鋼事業廢棄物處理體系，將電弧爐煉鋼集塵灰資源化。該公司於民國 110 年更增加回收處理含鋅其他產業污泥業務，包括電鍍污泥、廢鋅錳鹼性電池、含戴奧辛的垃圾焚化爐飛灰……等，如順利運作，將可發揮更大廢棄物再生能力，解決臺灣棘手的焚化爐產生的有害飛灰問題 [30] 。

（三）在農漁牧廢棄物方面

1. 禽畜糞再利用

在農業廢棄物方面，臺灣農民常使用未發酵之生禽畜糞，直接施用於田間，不但會造成惡臭，生禽畜糞是蒼蠅產卵絕佳場所，施肥後嚴重孳生蒼蠅，且長期量大、連續施用，易造成土壤鹽分累積、養分不平衡，更直接對作物造成傷害。從永續發展考量，生禽畜糞的最佳處理方式，可配合其他農業廢棄資材，以適當的比例混合，並經過堆肥化作用，而製成良好的堆肥，再回歸農地。如此不但具有資源回收再利用功能，且在發酵過程藉由高溫，可降低禽畜糞產生病媒、以及對環境之污染衝擊。行政院農業委員會（以下簡稱農委會）已陸續輔導成立禽畜糞堆肥場，禽畜糞再利用乃事在人爲。

依據農委會《禽糞資源化處理手冊》[31]，母土雞每日排糞量 56.23 公克，內含總氮 7.07%、總磷 4.42%、鉀 3.30% 及銅、鋅、鐵、錳、鉛等重金屬，另含有 BOD 149,671 mg/L、COD 731,413 mg/L。雞糞因飼養環境與方式關係，雖處理上較單純，以堆肥處理爲主，但因含氮量、BOD 與 COD 皆高，易生臭味污染環境。

豬糞尿之肥料成分，以 100 公斤之肉豬糞計，結果爲含總氮 2.91%、總磷 6.52%、鉀 1.38%，另有銅、鋅、鐵、錳、鉛等重金屬；尿之成分爲總氮 12,150 ppm、總磷 1,025 ppm。

臺灣養雞業者，以 38°C 的厭氧發酵技術，透過厭氧發酵過程，讓雞糞與廢水經混合攪拌後產出沼氣（主要是甲烷），每天處理 80 公噸雞糞，產出約 8,000 立方公尺的沼氣，透過發電系統每日可產出 16,800 度電，約可供應 1,732 戶家庭 1 日用電。甲烷的全球暖化潛勢（global warming potential, GWP）是 23，代表排放 1 噸的甲烷對於全球暖化的影響相當於排放 23 噸的二氧化碳，對地球溫室效應有影響。發電之餘，雞糞經厭氧過程去除病原菌，產生有機質液態肥料，肥份富含農作物成長所需氮、磷、鉀。所以，妥善規劃管理，雞糞不再是廢棄物，而是資源，雞糞可以變能源，禽畜糞再利用也是減緩地球溫室效應。

養豬畜糞再利用也不遑多讓，臺灣國營事業年產 4 萬頭的養豬場，業者收集豬糞尿，沼氣發電年產 380 萬度綠電，每年可減少 2,000 公噸的溫室氣體排放。另外，豬場豬糞尿經厭氧醱酵後產生之沼渣堆肥及液肥，變成可再利用的有機肥，利於肥育農田，種植穀物或狼尾草，再製成飼料回飼豬隻，形成農業循環經濟。

農委會推估，2017 年全國禽畜糞只有十分之一做成堆肥，可見禽畜糞再利用還有很大成長空間。

2. 牡蠣殼再利用

臺灣西部沿海地區過去隨處可見棄置牡蠣殼，因爲漁民捕獲牡蠣後只取它的肉，往往把牡蠣殼當作廢棄物棄置，不久牡蠣殼中有機物腐化，就散發出臭味，影響環境衛生。政府雖然設置了廢棄牡蠣殼公有堆置場並維護管理，仍無法完全解決牡蠣殼污染環境的問題。

乾燥的牡蠣殼若經過絞碎、鍛燒、乾燥等加工程序後，就可以製造出碳酸鈣。碳酸鈣除可作爲肥料、飼料取代進口材料外，也可與研究單位發推出加熱包，也可以製造出高附加價值產品，譬如鈣片、調和水泥以及珍珠胜肽等。業者每年可回收 4.95 萬噸牡蠣殼，產出 4 萬公噸碳酸鈣。

牡蠣殼由廢棄物轉化爲有用資源後，牡蠣殼隨意棄置的情形已有改善。我國每年碳酸鈣總需求數量爲 30 萬公噸，碳酸鈣（$CaCO_3$）原料產業中，大多來自開礦，鍛燒石灰石研磨而來，也有進口。以廢棄牡蠣殼爲原料，經鍛燒、細碎後生產之碳酸鈣，可取代傳統開礦或進口，不但解決臺灣天然資源短缺和物質浪費問題，並降低二氧化碳的排放 [32] 。

結　語

廢棄物的產生可以說是我們不善使用地球資源所產生，讓垃圾變成放錯地方的資源。臺灣經歷資源缺乏，物質一用再用或回收再回收年代；也經歷大量生產、大量消費和大量廢棄的年代。行政院環境保護署民國 76 年成立以來，推動資源回收四合一制度、部分縣市實施垃圾收費隨袋徵收政策，都讓地方與全臺灣每人每天垃圾量下降、整體資源回收量增加、垃圾處理設施足夠，讓臺灣一度被《亞洲華爾街日報》稱讚爲處理垃圾的天才。但是，加強資源回收方式的垃圾減量還不夠，必須要推動以循環經濟爲基礎的產業模式，例如從商品設計源頭就沒有或只有少量廢棄物產生、產生的廢棄物容易回收、以服務代替購買減少消費者製造垃圾，製造者容易回收資源等，從搖籃到搖籃的物質循環模式。

事業廢棄物比家庭垃圾（一般廢棄物）量更大、性質更複雜、更易造成環境污染與人體健康危害。臺灣經歷經濟起飛年代，引進很多污染性產業，加上早年污染防治觀念薄弱，造成很多污染與人體健康損失。所幸近年在清潔生產、企業社會責任等觀念催化下，已逐漸重視減少廢棄物、重視資源回收、重視資源再利用，讓有用的資源不再錯置成廢棄物，煉鋼爐石、液晶顯示器、煉鋼集塵灰、禽畜糞廢棄物、牡蠣廢棄物等等，就是最好的例子。

依照聯合國調查報告顯示，全球電子電氣設備廢棄物量愈來愈多，卻只有 17.4% 妥善處理；臺灣 2021 年環境保護統計年報報顯示，民國 109 年比 108 年，電子電氣設備廢棄物回收量增加 10%，但是相關文獻比較少揭露如何處理之資訊。過去廢五金處理曾經造成臺灣環境污染餘悸猶存，故我們應追蹤電子電氣設備廢棄物處理結果。

2020 年以來 COVID-19 疫情，讓人類實體交流減少，電子電氣設備使用更加頻繁，可見未來全球電子電氣設備廢棄物量會愈來愈多，我們應該重視世界衛生組織之呼籲，重視電子電氣設備廢棄物安全處理，也讓地球資源不再是錯置的廢棄物。

關鍵名詞

線性經濟（linear economy）
循環經濟（circular economy）
一般廢棄物（general waste）
事業廢棄物（industrial wastes）
生物醫療廢棄物（biomedical wastes）
城市礦山（urban mine）
減量（reduction）
回收（recycle）
再利用（reuse）
鄰避（not in my backyard, NIMYB）
溫室氣體（greenhouse gases）
衛生掩埋（landfill）
焚化處理（incineration）
堆肥處理（composting）
永續發展（sustainable developments）
碳中和（carbon neutrality）
從搖籃到墳墓（from cradle to grave）
從搖籃到搖籃（from cradle to cradle）
資源回收四合一（waste recycle four in one）
垃圾收費隨袋徵收（per bag trash collection fee）
毒性特性溶出程序試驗（toxicity characteristic leaching procedure, TCLP）
電子電器設備廢棄物（waste of electron electrical equipment, WEEE）

複習問題

1. 垃圾清除處理不當時，可能造成哪些二次污染？
2. 廢棄從源頭減量為什麼這麼重要？
3. 資源回收四合一制度如何讓臺灣的資源回收制度更具有經濟誘因？
4. 循環經濟的理念對臺灣廢棄物處理有哪些啓發？
5. 事業廢棄物為何危害性大於一般廢棄物？
6. 電子電器設備廢棄物對生態環境、人體健康及地球資源保育重要性為何？
7. 資源回收再利用對臺灣 2050 淨零排放有何助益？

引用文獻

1. 行政院環境保護署：中華民國環境保護統計年報。2021。
2. 行政院環境保護署：109 年度資源回收管理基金業務報告書。2021。
3. 行政院環境保護署：109 年版環境白皮書。2020。
4. 陳永仁、呂文賢、黃揮原、黃基森：我國推動資源回收再利用之現況與策略。工業污染防治 1996；**59**：132-144。
5. 行政院環境保護署：廢棄物管理 30 年紀實。2008。
6. 行政院環境保護署：93 年版環境白皮書。2004。
7. 臺北市政府環境保護局。2021。
8. 黃炯昌：掩埋場滲出水水質變化與處理研究。中興工程 1994；**45**：29-47。
9. Miller GT. Spoolman SE. Living in the Environment, Concepts, Connections, and Solutions. 16th ed. 2008;576.
10. 行政院環境保護署：中小型焚化爐有害空氣污染物最適化系統評估與技術開發。2000。EPA-89-FA12-03-018.
11. 行政院環境保護署：有害事業廢棄物認定標準。2020。
12. 監察院：國內非法廢棄物棄置情形嚴重，非法廢棄物棄置場清理進度遲緩。2013。
13. United Nations. The Global E-waste Monitor 2020–Quantities, flows, and the circular economy potential. 2020.

14. WHO. Children and digital dumpsites: E-waste exposure and child health. 2021.
15. 行政院衛生署環境保護局：環境保護年鑑。1983。
16. 行政院衛生署環境保護局：環境保護年鑑。1986。
17. 行政院環境保護署：中華民國重大環境事件彙編。2011。
18. 行政院環境保護署：台塑汞污染後續處理作業技術監測小組第三次會議新聞資料。https://enews.epa.gov.tw/Page/894720A1EB490390/23dacf06-6ca0-4287-b841-4e32fda38fc0。引用 2002/03/21。
19. 行政院環境保護署：廢棄物管理 30 年紀實。2008。
20. New York State Department of Health. Love Canal: A Special Report to the Governor & Legislature. April 1981.
21. Austin AA, Fitzgerald EF, Pantea CI, et al. Reproductive outcomes among former Love Canal residents, Niagara Falls, New York. Environ Res 2011;**111(5)**:693-701.
22. Gensburg LJ, Pantea CI, Christine Kielb C, Fitzgerald E, Stark AD, Kim NK. Cancer Incidence among Former Love Canal Residents. Environ Health Perspect 2009;**117(8)**:1265-1271.
23. USEPA. Summary of the Comprehensive Environmental Response, Compensation, and Liability Act (Superfund),42 U.S.C. §9601 et seq. 1980.
24. United Nations. Transforming our World: The 2030 Agenda for Sustainable Development. Available at:https://sustainabledevelopment.un.org/post2015/transformingourworld/publication.
25. 行政院人事行政總處：研析荷蘭及英國循環經濟發展趨勢與推動策略出國告。https://report.nat.gov.tw/ReportFront/ReportDetail/detail?sysId=C10703213。引用 2018/11/15。
26. 行政院環境保護署：環保署溫室氣體排放統計。2021。
27. 衛生福利部：供作食品容器具包裝製造使用之 PET 再製酯粒原料適宜性申請作業流程。2022。
28. 中聯資源：爐石粉及高爐水泥。2021。
29. 行政院公共工程委員會：公共工程高爐石混凝土使用手冊。2001。
30. 臺灣鋼聯：企業社會責任報告書。2021。
31. 行政院農業委員會：禽糞資源化處理手冊。1998。
32. 臺灣糖業股份有限公司：2020 永續發展報告書。2021。

第5章 食品安全：場域外管理的重要性

吳焜裕　撰

學習目標

一、明確定義食品安全的工作在於預防食源性疾病

二、認識食品可能含的關切與有害物質

三、食品安全的基礎科學工具：毒理學（toxicology）與流行病學（epidemiology）

四、制定食品中有害物質管制標準：健康風險評估（health risk assessment）

五、場域外的食品安全管理作為

第一節　食品安全簡介

食品安全多年來已成爲國人最關切的議題，雖然市面上食品安全的相關書籍汗牛充棟，關於怎麼做食品安全也是百家齊放，眾說紛紜。俗語說病從口入，過去指的常是因吃到不衛生的物質而造成身體不適，往往是由於吃到受有害微生物污染的食品，造成急性中毒的緣故。現代的範圍涵蓋更廣，除了有害微生物的急性中毒事件，更讓民眾擔心的是，長期攝取低劑量食品中的物理性或（與）化學性有害物質，可能造成的慢性疾病。即使臨床診斷出疾病，因無法分辨是什麼時候攝取致病的有害物質，加上時間已久遠，不易釐清因果關係，這可能是現代民眾關切食品安全的重要原因。因此做好食品安全之目的，應是在預防食品中含的有害物質造成的急性和慢性疾病，統稱爲食源性疾病（foodborne diseases）。疾病預防則屬於公共衛生的領域範圍，因此食品安全就可以定義爲利用公共衛生的方法學以預防食源性疾病，工作的範圍非常廣泛。

1984 年世界衛生組織（World Health Organization, WHO）將「食源性疾病」一詞作爲正式的專業術語，替代過去使用的「食物中毒」一詞，並將食源性疾病定義爲「通過攝食而進入人體的有毒或有害物質（包括生物性病原體）等致病因子所造成的疾病」。食源性疾病對美國的社會是一個重大的負擔，根據統計，美國每年約有 4,800 萬人（每 6 個美國人中有 1 個）得病；128,000 人住院；3,000 人死亡，都與食源性疾病相關 [1] 。尤其是嬰兒和兒童、孕婦、老年人、接受化療的人等免疫力較爲低下的族群更容易受到影響。

在國內，根據國民健康署公告的 2019 年國人的經年齡標準化的十大癌症發生率的數據（圖 5-1），根據圖 5-1 的年齡標準化癌症發生率，在國內大腸癌連續 13 年排第一名，在 108 年新增加 17,302 個案例 [2] 。國內雖曾有一些大腸癌的學術研究，卻很少從事國人食品中含大腸癌危險因子的相關研究。根據公告，這十大癌症標準化的不分性別發生率爲 638×10^{-5} / 年，因國人平均壽命約爲 80 歲，因此可以粗略估算國人終身得癌機率爲 80 年 $\times 638 \times 10^{-5}$ / 年等於 51040×10^{-5}，相當於約 50%，代表目前國人終身得癌症的機率約爲 50% 。常見於科學文獻的食品中致癌物質有：加工肉與紅肉，前者被國際衛生組織下的國際癌症研究機構（International Agency for Research on Cancer, IARC）歸類爲一級致癌物質（對人致癌物質；Group 1），後者被歸類爲可能爲人的致癌物（Group 2A）[3] 。

108 年台灣男女性 10 大癌症標準化發生率

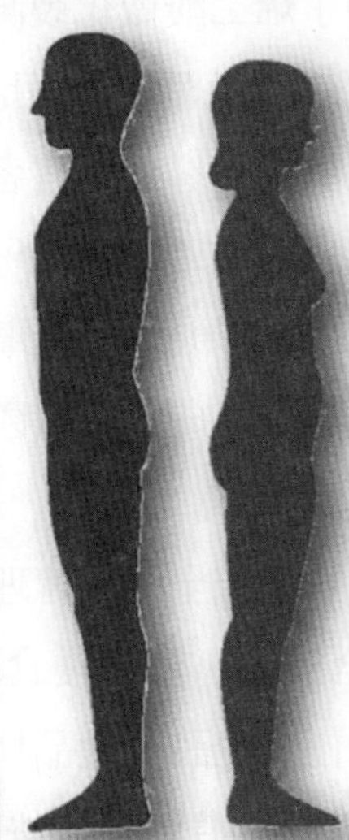

男性		女性
(9,893人)大腸 52.3/10^5		81.0/10^5 乳房(14,856人)
(8,847人)肺、支氣管及氣管 45.6/10^5		35.0/10^5 肺、支氣管及氣管(7,386人)
(7,468人)口腔 41.8/10^5		34.6/10^5 大腸(7,409人)
(7,757人)肝及肝內膽管 41.0/10^5		22.7/10^5 甲狀腺(3,582人)
(7,115人)攝護腺 35.8/10^5		17.0/10^5 子宮體(3,124人)
(2,639人)食道 14.2/10^5		15.4/10^5 肝及肝內膽管 (3,515人)
(2,389人)胃 12.1/10^5		9.9/10^5 卵巢、輸卵管及寬韌帶(1,677人)
(2,356人)皮膚 11.8/10^5		8.7/10^5 皮膚(2,086人)
(1,529人)白血症 9.7/10^5		7.7/10^5 子宮頸(1,393人)
(1,602人)非何杰金氏淋巴瘤 9.1/10^5		7.0/10^5 胃(1,549人)
(12,514人)其他癌症		其他癌症(10,568人)
(64,109人) 總計 345.4/10^5		292.7/10^5 總計 (57,145人)

圖 5-1：國民健康署公告的 108 年國人十大癌症發生率

資料來源：臺灣衛生福利部國民健康署，111/01/13 公告資料。

丙烯醯胺（Acrylamide）常見於高溫加熱含還原醣的食品中，目前也被 IARC 歸類為 Group 2A 致癌物 [4]。除大腸癌外，還有其他癌症發生率與飲食相關嗎？許多科學研究發現女性乳癌發生率（81×10^{-5}／年；國人單一性別最高的癌症發生率，每十萬人中有 81 個案例）與日常飲食相關 [5,6]。很多人認為肺癌的危險因子為空氣中的 PM2.5，其實流行病學研究發現，無機砷與鎘的暴露與肺癌發生率顯著相關 [4-6]，我們日常吃的食物常含有無機砷與鎘 [7,8]，但經飲食暴露無機砷與鎘對國人健康的影響還有待研究。

於 2008 年 9 月，在中國發生廠商惡意添加三聚氰胺（melamine）在奶粉的事件，不僅重創臺灣食品產業，對國內小孩也造成健康影響，在大臺北地區篩出 11 位可能因暴露三聚氰胺對健康造成傷害。而受這個事件的影響，臺灣全民開始注意食品安全議題，也加速臺灣食品藥物管理體制的改革，成立食品藥物管理局（食藥局），於 2015 年因行政院組織改造改為食品藥物管理署（食藥署）。接著在 2011 年，臺灣發生人為添加塑化劑事件，受波及的食品廠商無數，受影響的人更不計其數，而且主要受害者是小孩。雖然最後許多國內發表的研究都一再證明，曾吃受塑化劑污染食品的小孩健康確實受影響 [9-15]，但是證據未能及時在求償的訴訟判決前出現，法官根據當時衛生署出版的衛教手冊的內容作為判決的依據，即使受害者團體再上訴，最後判決對受害者的賠償金額非常有限。於 2013 年 5 月，臺灣再度發生不肖業者添加未經核准的順丁烯二酸做化製澱粉，對國內食品廠商與消費者都造成重大的影響。因當時順丁烯二酸毒理資料不足，食藥局與政府高層以及一些著名學者，都宣稱順丁烯二酸毒性很低，導致受害者求償困難。雖然後來的動物實驗研究，證明實驗動物在低劑量順丁烯二酸處理下，潛在對其健康有影響 [16-19]，但對受害者求償沒有幫助。在 2014 年 9 月，臺灣發生精煉餿水油做成精煉豬油事件，連知名大廠品牌都涉及摻僞假冒，成爲壓垮國內民眾對食品安全信心的最後一根稻草。

因食品安全事件一再發生，食品安全衛生管理法（食安法）也經過多次修法，希望能亡羊補牢，修補食品安全漏洞，以維護食品的品質與民眾健康。根據食安法，食品廠商負起自主管理的責任，並設置食品技師負責審核食品業者生產、製造與加工的食品，使之符合食品衛生標準與相關法規。根據食藥署公告每年度食品中毒的事件數據（表 5-1），以 105 年至 109 年爲例，病因物質不明占 64.8% [20]，與 97 年至 104 年八年間的病因物質不明事件近 66.3% 比較，相去 1.5% 似乎沒有多大差別。鑑定出病因物質的事件僅占比約 35%，其中最主要爲致病微生物造成的中毒事件。所謂食品中毒事件一般應爲急性中毒的事件，理論上多數爲致病微生物造成的機會比較高。根據表 5-1，化學物質引起的食品中毒比例相當低，在 105 年至 109 年五年間化學物質的食品中毒事件都爲零。主因在於列管的有害化學物質的殘留量都相對低，基本上不會造成急性中毒，但要瞭解是否會造成慢性疾病，就需要長期流行病學追蹤研究，但國內缺乏執行類似的流行病學研究。可見除部分急性食品中毒事件外，其他事件則不易連結食品與消費者的健康關係。這些數據顯示目前食品安全的工作，主要仰賴食品業者自主管理，或所謂「源頭管理」，雖然很重要，但自主管理工作是以符合食安法爲目標。就如歐盟食品安全局（European Food Safety Authority, EFSA）揭櫫只有安全與健康的食品才可以上市，自主或源頭管理應該算是食品上市的基本要求。由此可見自主或源頭管理當然爲食品安全最基本的工作，爲預防民眾經飲食攝取過量的有害物質威脅人體健康，食品安全的工作範圍相當廣泛與困難，場域外的食品安全工作應該扮演重要的角色，過去國內外發生的食安事件，一再證明忽視其中一項容易發生重大食安事件。

由於公衛師法明訂公衛師執行場域外的食品安全工作，而場域外的食品安全工作過去缺乏文字論述，也未曾有相關的文獻與書籍出版。反觀場域內自主或源頭管理食品安全工作已發展得相當成熟，不僅食品相關科系都開設「食品安全與衛生」必修課程，其相關書籍也已汗牛充棟，加上國內食安法規範的《良好衛生規範準則》（Good Hygiene Practice, GHP）和《食品安全管制系統準則》（Hazard Analysis and Critical Control Point, HACCP），都屬自主或源頭管理的食品安全工作。如對GHP與HACCP感興趣者，網路上各種資料垂手可得。所以本章因受篇幅限制，內容主要以場域外的食品安全工作爲主，不重複自主或源頭管理的內容。落實從農場到餐桌的作爲，需要連接場內外的食品安全工作，在維護消費者健康安全的前提下，以妥善管理食品中的有害物質爲目標。場域外的食品安全工作，需要直接面對民眾最關切的議題，與健康的關係息息相關，需要根據食品中的有害物質研擬食品的管理方案，目的就是希望民眾吃進體內的都是安全的食品，才足以預防食源性疾病。

表 5-1：民國 70 年至 109 年食品中毒案件病因物質案件數統計 [20]

單位：案

病因物質	70年至74年	75年	76年	77年	78年	79年	80年	81年	82年	83年	84年	85年	86年	87年	88年	89年	90年	91年	92年
病因物質判明合計*	137	27	43	54	41	35	47	55	57	68	79	128	180	117	96	126	86	124	113
細菌小計**	119	21	40	48	40	31	42	49	54	62	75	122	177	114	91	116	78	111	105
腸炎弧菌	85	7	16	16	18	2	12	20	25	35	46	105	160	102	75	84	52	86	82
沙門氏桿菌	11	6	3	3	0	0	3	3	0	5	8	9	4	5	7	9	9	6	11
病原性大腸桿菌	17	4	11	4	2	2	0	4	0	2	7	1	0	0	0	1	0	0	0
金黃色葡萄球菌	17	4	11	22	20	22	23	18	24	13	12	7	14	3	6	22	9	18	7
仙人掌桿菌	4	3	11	12	6	8	13	15	12	12	11	7	15	12	12	5	8	4	11
肉毒桿菌	1	2	2	0	0	2	0	0	0	0	0	0	0	0	0	0	0	0	0
其它	6	0	1	0	0	0	1	0	2	0	4	1	0	0	0	0	3	1	0
化學物質	8	2	0	1	1	0	3	2	2	1	2	0	0	0	1	2	1	2	3
天然毒	10	4	3	5	0	4	2	4	1	5	2	6	3	3	4	8	7	11	5
病毒小計**																			
諾羅病毒																			
輪狀病毒																			
病因物質不明合計	163	35	41	38	43	22	46	33	20	34	44	50	54	63	54	82	92	138	138
總計	**300**	**62**	**84**	**92**	**84**	**57**	**93**	**88**	**77**	**102**	**123**	**178**	**234**	**180**	**150**	**208**	**178**	**262**	**251**

病因物質	93年	94年	95年	96年	97年	98年	99年	100年	101年	102年	103年	104年	105年	106年	107年	108年	109年	總計
病因物質判明合計*	96	96	97	89	102	131	207	160	152	137	186	135	133	158	148	212	202	4,054
細菌小計**	81	88	92	85	98	125	170	128	106	111	156	72	58	43	60	91	80	3,139
腸炎弧菌	64	62	58	38	52	61	60	52	32	37	66	16	10	15	3	10	18	1,682
沙門氏桿菌	8	7	8	11	14	22	27	11	16	21	32	16	10	7	11	21	26	370
病原性大腸桿菌	0	0	2	1	1	10	11	16	5	9	7	4	3	2	5	3	1	135
金黃色葡萄球菌	9	12	18	23	14	30	41	27	33	31	36	27	7	9	31	35	17	672
仙人掌桿菌	7	9	10	7	12	11	46	36	23	14	20	9	21	12	22	33	22	495
肉毒桿菌	0	0	1	8	6	1	8	3	0	1	0	2	6	0	0	0	1	44
其它	0	1	1	0	4	6	5	1	2	4	4	3	3	0	2	2	0	57
化學物質	4	2	2	1	1	3	2	1	2	1	1	0	0	0	0	0	0	51
天然毒	11	6	3	3	3	3	11	13	11	8	14	5	2	6	6	12	10	214
病毒小計***							35	26	37	17	17	67	77	110	97	141	122	746
諾羅病毒							35	26	37	17	17	64	77	108	95	140	121	737
輪狀病毒							0	0	0	0	0	3	0	3	7	2	1	16
病因物質不明合計	178	151	168	159	170	220	296	266	375	272	294	497	353	370	250	290	304	5,803
總計	**274**	**247**	**265**	**248**	**272**	**351**	**503**	**426**	**527**	**409**	**480**	**632**	**486**	**528**	**398**	**502**	**506**	**9,857**

*病因物質判明合計，為扣除重複計數之值。
**細菌小計，為扣除重複計數之值。
***病毒小計，為扣除重複計數之值。

食品中可能含的物質，其中有些因毒理或致病資料不完整，無法推論其潛在對人體健康的影響，但是消費者關切的物質稱爲「關切物質」。那些已有相當的科學證據顯示潛在會造成人體健康不良影響者，稱爲「有害物質」，則須根據對健康影響的程度或風險制定標準加以管理。在探討食品安全之前，需要先認識我們每天吃的食品，所含的那些値得關切的物質與有害物質，才能聚焦於食品安全管理。所以本章第二節就是介紹食品中可能含的關切與有害物質與其來源；第三節介紹食品安全的基本科學工具：毒理學與流行病學；第四節介紹制定食品中有害物質管制標準：劑量效應與暴露評估；第五節介紹場域外食品安全管理。根據本章內容，將可以瞭解場域外的食品安全是一系統性與全面性的工作，需要根據當時最佳毒理資訊或（與）流行病學調查研究結果鑑定有害物質。最後根據風險分析（含風險評估、溝通、與管理）的程序制定食品中有害物質的管制標準，配合公共衛生的方法以維護民眾健康安全。

第二節　認識食品中含的關切與有害物質

食品的基本物質，可分爲生物性、物理性與化學性。生物性的物質主要是微生物，物理性則如放射性物質。化學性種類繁多，根據他們的源頭約略可以分爲天然存在的化學物質、污染物衍生的化學物質、烹飪產生的化學物質、人爲施用或添加的化學物質與臺灣常見的食品中微生物。以下分爲五個項次作簡單介紹。

一、食品中含天然存在的關切與有害物質

食品中天然存在很多的物質，與人爲施用或添加無關。很多人認爲天然食材最好與最安全，但實際上食品中有一些天然化學物質，經動物實驗結果顯示會致癌。常見的有黃樟素（safrole）等約三十種天然的烷基苯（alkenylbenzenes）類的化學物質。黃樟素爲重要的香料成分，常見於黃樟、樟腦、肉荳蔻、黑胡椒、檳榔荖葉、九層塔等植物中。黃樟素是許多植物精油的主要成分之一，黃樟樹油約含有 85% 的黃樟素，爲黃樟藥茶的主要成分，常用作一些飲料的香料 [21] 。1960 年代黃樟素對實驗動物致癌的結果發表 [22]，經深入研究發現黃樟素必須經過肝臟代謝後，產生的活性代謝產物才具有致癌性。國內的研究量測到口腔癌組織中，有黃樟素活

性代謝物與基因鹼基共價鍵結物（DNA adduct），推論黃樟素爲可能造成國人口腔癌盛行的原因之一 [23] 。IARC 已將黃樟素歸類爲動物致癌物（Group 2B）[24]，美國食藥署在 1970 年就禁止食品中添加人工合成的黃樟素，近年來歐盟也禁用，目前臺灣仍容許在食品中添加 1 ppm 人工合成的黃樟素。

常見與黃樟素類似的天然烷基苯有：異黃樟素（isosafrole）、二氫黃樟素（dihydrosafrole）、對烯丙大茴香醚或稱草嵩腦（estragole）、丁香油酚（eugenol）、異丁香油酚（isoeugenol）、甲基丁香酚（methyleugenol）、茴香腦（anethole）、與 β-細辛醚（β-asarone）等。其中黃樟素、二氫黃樟素、與甲基丁香酚被 IARC 歸爲動物致癌物質（Group 2B 致癌物）[24]，草嵩腦與 β- 細辛醚也對實驗動物致癌，甲基丁香酚也已爲食藥署禁用。正如美國國家科學院士 B. N. Ames 與他的同事 L. S. Gold 所說，一半植物中的天然化學物質在高劑量動物試驗中致癌 [26] 。

吡咯里西啶類生物鹼（pyrrolizidine alkaloids, PAs）是另外一類天然的植物鹼，爲一植物製造的二級代謝物，截至目前已發現超過 660 種 PAs 與其氮氧化衍生物質，爲分布最廣的天然毒素以防禦草食性動物 [26] 。其中拉果芸香鹼（lasiocarpine）、里德爾林茆鹼（riddelliine）、野百合鹼（monocrotaline）、山崗橐吾鹼（clivorine）、克氏千里光寧鹼（senkirkine）與聚合草素鹼（symphytine）對實驗動物致癌，其中拉果芸香鹼、里德爾林茆鹼、與野百合鹼也爲 IARC 歸爲動物致癌物（Group 2B 致癌物）[24] 。

另外茄科植物如番茄與馬鈴薯等，普遍含有生物鹼，是植物天然的防禦物質，可以抵抗細菌、眞菌等病原，是天然的殺蟲劑。而發芽的馬鈴薯其本身含有一種配醣生物鹼又稱糖苷生物鹼（glycoalkaloids, GAs）的天然成分，分別是茄鹼又稱龍葵鹼或龍葵素（solanine）及卡茄鹼（chaconine）。在發芽馬鈴薯的芽眼周圍和外皮，會產生大量的龍葵鹼，可以增加至未發芽的七倍或更多。過去國內常有購買炸薯條的消費者訴願買到「綠薯條」，代表買到用發芽薯條炸的產品，然而綠色爲葉綠素，因龍葵鹼具神經毒性，吃到綠薯條時口腔會有麻麻的感覺。當然食用過多可能導致急性中毒，出現頭痛、噁心、嘔吐、腹痛、腹瀉等症狀，即便挖除發芽部位、高溫煮炸仍無法破壞龍葵鹼 [27] 。

在國內一般人常聞輻射色變，但未曾想過各種食品，甚至連人體也會釋放輻射線。鉀離子在維持生物體的生理恆定狀態（homeostasis）扮演重要的角色，在動物細胞裡，特別是位在細胞基底側膜的鈉 / 鉀幫浦（Na^+ / K^+ pump），幫忙維持細胞體積大小、維持細胞膜的電位平衡，維持腎小管再吸收鈉離子功能、神經訊號傳導與胰島素分泌等等的功能。鉀離子也是維持植物正常成長的重要因子，因此生物體內一定含有相當濃度的鉀離子，常見的鉀爲原子量 39 的穩定 ^{39}K，鉀的另一同位素 ^{40}K 爲具放射性的不穩定鉀原子，占所有鉀同位素的 0.012% 。因此在所有農漁牧產品都含有鉀離子，導致所有食品都可以量出輻射強度。圖 5-2 爲臺灣原子能委員會的輻射監測中心 [28]，每年兩季在臺灣北、中、南收集農漁牧產品量測輻射強度，結果顯示國內生產之豬肉與雞肉中的 ^{40}K 輻射強度都高於 100 貝克 / 公斤。

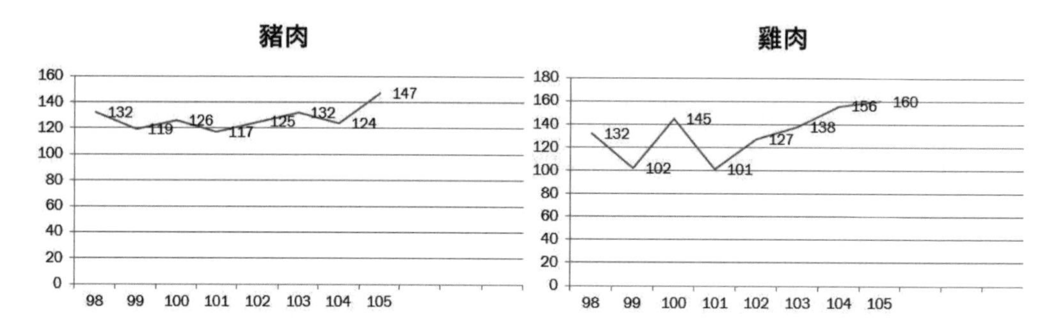

圖 5-2：從 98 年至 105 年國內豬肉與雞肉檢測的輻射強度（貝克 / 公斤），國內生產之豬肉與雞肉的 ^{40}K 輻射強度都高於 100 貝克 / 公斤 [28]

根據估計一般人在日常飲食中，可能吃進 99.99% 的天然的化學物質，我們已習以爲常因而很少注意到。在文獻上曾執行 52 種天然化學物質的動物致癌試驗，其中有一半天然化學物質致癌 [25] 。這些物質已被人們長期食用，並沒有發現產生不良的健康影響。所以美國食品藥物管理署（US FDA）就採用所謂「一般視爲安全」的作法（generally recognized as safe, GRAS），法律明確規定在 1958 年 1 月以前，就已普遍消費的食品或食品添加物，並無不良健康影響者就可視爲安全。雖然臺灣與國際上並未像美國正式立法規範 GRAS 的作法，但基本的立法就採用 GRAS 精神。例如在《食品安全衛生管理法》的 15 條第 1 項第 9 款規定，從未於國內供作飲食且未經證明爲無害人體健康的食品，不得製造、加工、調配、包裝、運送、貯存、販賣、輸入、輸出、作爲贈品或公開陳列，所以只要遵守食品安全衛生管理法且曾在國內上市，國人曾經消費食用就認爲安全。也代表著我們一般生活中農漁牧產品，經傳統烹飪處理一般視爲安全。

二、環境衍生的食品中關切與有害物質

環境中的污染物藉由種植農作物與養殖漁牧產品，進入我們每天消費的各種食品中，導致污染物普遍存在，但卻常爲社會大眾忽略。在這裡將以戴奧辛（Dioxin）、砷（arsenic, As）與鎘（cadmium, Cd）作說明。

戴奧辛爲持久性環境污染物，爲多種類似物質的總稱，分爲兩大類結構類似的氯化物質：氯化戴奧辛（chlorinated dioxins）與氯化呋喃（chlorinated furans）。因氯化位置與數目的差異，氯化戴奧辛有 75 種類似物質，氯化呋喃則有 135 種。一般所稱的戴奧辛爲 210 種類似戴奧辛的同源物質（congeners）。目前管制的戴奧辛則爲 17 種戴奧辛與氯化呋喃，戴奧辛並非人爲故意製造的化學物質，目前多氯聯苯與五氯酚等多已停止生產。燃燒目前是最重要的戴奧辛污染來源，經燃燒戴奧辛釋放到環境中，戴奧辛不易分解與反應，且不容易被微生物分解等的物理化學特性，因此容易在環境介質與人體內累積，具長半衰期。致使戴奧辛存在於各種農漁牧產品中，特別牛肉、肉類、乳製品、魚類和貝類等殘留量相對比較高，農作物、水和空氣也都可以測到低戴奧辛含量。人爲食物鏈最上層，各種農漁牧產品殘留的戴奧辛，經飲食進到人體累積，根據研究顯示人體內的戴奧辛 95% 來自飲食暴露，根據美國環保署的數據顯示，最重要的戴奧辛暴露情境爲食用牛肉與淡水魚。

戴奧辛被稱爲「世紀之毒」，其中 2,3,7,8-4 氯戴奧辛爲 IARC 歸類會導致各種癌症的致癌物質 [24]，如果慢毒性用致癌係數，與安全劑量作指標，戴奧辛擁有最高的致癌係數。長期暴露戴奧辛也可能造成免疫、肝功能、生殖發育、神經與內分泌等不良效應，安全劑量也最低。如急毒性用 LD_{50} 作指標，也是所有已知化學物質中最低。因此過去國內外發生戴奧辛污染事件，都造成相關產業重大影響；如 1999 年比利時發生飼料戴奧辛污染事件 [29]，2005 年臺灣發生的戴奧辛鴨蛋事件 [30]。

砷是一種天然元素，普遍存在土壤與岩石，經自然的生物地質化學過程和人類活動，砷會被釋放而污染環境，並經由灌溉用水與土壤進入農作物，或經由海水、河水與養殖用水，甚至底泥進入漁獲中，進而經由飼料進入畜牧產品 [31]，因此人主要暴露砷的途徑爲飲食。砷在動植物產品中以有機砷和無機砷形態存在，常被監測的有機砷如單甲基砷（monomethyl arsenic, MMA）與二甲基砷（dimethyl arsenic, DMA），無機砷則有三價砷與五價砷。IARC 將無機砷歸類爲人的致癌物（Group 1），根據流行病學研究顯示無機砷暴露與皮膚癌、膀胱癌、肺癌、腎癌、肝癌、前

列腺癌等發生率顯著相關，IARC 也將 DMA 歸爲動物致癌物（Group 2B）[24]。根據近年發表的國內稻米砷含量的數據顯示，在國人的主食稻米中，臺灣白米平均含 61.6 ppb 的三價砷與 4.3 ppb 的五價砷。國內平均男性食用稻米而暴露無機砷的終身致癌風險爲 1×10^{-4} [32]。因分析方法的進步，海鮮、大米、米粉、其他米製品、蘑菇、家禽家畜肉品與果汁等中，也都可以測到無機砷。

鎘也是自然存在於地殼中的元素，所有的土壤和岩石都可能含有。鎘容易從土壤轉至植物，因此容易在環境介質與農作物中殘留。導致各種農漁牧產品都會有鎘的殘留，代表鎘可能殘留在各種食品中。根據文獻資料顯示人體 90% 以上的鎘暴露經由飲食，特別是從穀類、海產、與家禽家畜的內臟 [32]。鎘被 IARC 歸類爲人的致癌物（Group 1），充分的流行病學資料顯示鎘會致肺癌，有限的資料顯示鎘會致腎臟癌與攝護腺癌 [24]。歐盟食品安全局（European Food Safety Authority, EFSA）以鎘對腎臟的危害爲最敏感的效應，執行健康風險評估建議每天可接受的安全攝取量（tolerable daily intake, TDI）[33]。

雖然鎘米過去常常指被鎘污染的農田生產的稻米，主要是臺灣在 50-60 年代爲發展經濟，很多小型工廠零星散佈在農業區，排放工業廢水進入灌溉溝渠，被引用灌溉農地導致農地被鎘污染。然而根據檢測國內生產稻米的鎘殘留數據，顯示全國各地生產的稻米多少都有鎘的殘留，平均鎘的殘留爲 20-100 ppb；由低於偵測極限到 390 ppb，都符合國內食品中污染物鎘的限量標準 400 ppb。但因國人以稻米爲主食，即使稻米鎘殘留符合限量標準，仍對國人健康有潛在危害的可能 [34]。

三、烹飪產生的食品中關切與有害物質

廠商在食品加工過程只要符合良好衛生規範，食品受微生物污染的機會應該不大，然而食品加工與烹飪過程中，可能會自發性產生一些值得關切的化學物質，值得關切的有害物質有丙烯醯胺（acrylamide）與異環胺（heterocyclic amine, HCA），以下就這些物質作簡單介紹。

丙烯醯胺爲一常用工業化學品，在 2002 年爲瑞典環境化學家意外發現，存在高溫處理的食品中，特別含有還原醣與天門冬胺酸（asparagine）在加溫至 120°C 時，經梅納反應（Millard reaction）自然產生丙烯醯胺 [35,36]。在毒理研究結果顯示，丙烯醯胺爲一神經毒物，也會誘發改變遺傳物質（具基因突變性，mutagenicity），會誘發實驗動物致癌，目前 IARC 將其歸類爲可能對人致癌

的物質（Group 2A）。在動物與人體內，丙烯醯胺會被代謝活化成縮水甘油醯胺（glycidamide），具高活性的縮水甘油醯胺，會攻擊基因鹼基上的氮或氧原子，形成基因鹼基共價鍵結物（DNA adduct），屬於一種基因傷害，如果在細胞分裂增生前如未被修復，就可能會導致突變 [37]。

在 2002 年後，世界許多國家的食品安全管理單位，開始檢測各種高溫處理食品的丙烯醯胺含量，WHO 也設立丙烯醯胺網站，供會員國將其國內食品中丙烯醯胺含量數據上傳。而後發現以高溫處理的馬鈴薯爲基材之產品，丙烯醯胺含量較高 [38]，可達數 ppm，如薯條與洋芋片。根據歐美各國評估丙烯醯胺攝取量，發現雖然咖啡的丙烯醯胺含量不高，但在歐美國家中，一般民眾每天咖啡攝取量相對高，咖啡因而成爲主要暴露丙烯醯胺的來源。在臺灣，一些需要較長時間高溫處理的食品中，含丙烯醯胺較高，不過含量未超過薯條與洋芋片。也因丙烯醯胺主要經飲食暴露，但是每個人每天的食物可能不同，即使是相同的食物，但烹飪方法不同，暴露劑量也不同。因此利用流行病學研究丙烯醯胺對人體健康的影響，因受暴露評估方法限制，不易得到顯著相關結果。

異環胺在自然高溫處理的肉品中形成，於 1977 年首先由杉村隆教授及其同事於燒烤肉品中發現 [39]。截至目前科學家們已鑑定出約 30 種的異環胺，依據形成反應可分爲兩大類：形成溫度介於 150~300°C 間，稱爲「熱生成型異環胺」（Thermic HCAs），又稱「IQ 型異環胺」（IQ-type HCAs），常見 IQ 型異環胺如：2-amino-3-methyl-imidazo[4,5-f]quinoline（IQ）、2-amino-3,8-dimethyl-imidazo[4,5-f]quinoxaline（MeIQx）、2-Amino-1-methyl-6-phenylimidazo[4,5-b]pyridine（PhIP）等，在一般家庭烹調溫度即可生成，熱生成型異環胺的生成與梅納反應有重要關係；另一類形成於溫度大於 300°C 時，稱爲「熱裂解型異環胺」（pyrolytic HCAs），又稱爲「非 IQ 型異環胺」（non-IQ-type HCAs），常見如 3-Amino-1,4-dimethyl-5H-pyrido[4,3-b]indole（Trp-P-1）、2-Amino-6-methyldipyrido[1,2-a:3',2'-d]imidazole（Glu-P-1）、2-Amino-9H-pyrido[2,3-b]indole（AαC）等 [40]。在高溫處理的肉品中最常見的異環胺爲 PhIP，而 IQ、MeIQ、AαC 也常見於各式高溫處理的肉品中 [41,42]。PhIP 的含量約介於 1~70 ppb，IQ、MeIQ、AαC 及其他的異環胺含量約在 5 ppb 以下 [38,39]。在臺灣市售的即食高溫處理豬肉、雞肉、魚肉，醃製豬肉與炸雞胸含較高的異環胺殘留，其中 harman 及 norharman 含量占的比例最高，分別占 80.3~88.7%（10.9~29.2 ppb）及 11.2~19.5%（2.6~4.5 ppb），其次爲 PhIP 及 Trp-P-1，而 AαC 亦少量發現於高溫處理的即食肉品中 [43]。

異環胺具有潛在的致突變性與動物致癌性，超過 20 種異環胺對細菌具致突變性（Ames test），如 PhIP、MeIQ、與 IQ [44,45]；而 IQ 與 MeIQ 致突變潛力高於 PhIP 與 AαC [46]，在已知的異環胺中，IQ 的致突變性最高。在長期動物致癌試驗證明，異環胺會導致多器官腫瘤，如 13 種異環胺暴露於大鼠之研究，發現會誘導多器官組織的腫瘤，最主要的目標器官爲肝臟，其次爲大小腸與乳腺，以及多種異環胺會誘導雌鼠陰蒂腺腫瘤。IARC 將 IQ 歸類爲可能人類致癌物（Group 2A），另外 PhIP、MeIQ、AαC 與 Trp-P-1 等 9 種異環胺歸爲動物致癌物（Group 2B）[24]。根據美國國家毒理計畫（National Toxicology Program, NTP）最新的致癌物報告書（14th Report on Carcinogens）中已將 IQ、MeIQ、MeIQx、PhIP 四種異環胺列爲人類致癌物質 [47]。異環胺每日攝取量隨不同種族的飲食習慣、烹調方法與攝食頻率而相去甚遠，攝取較多高溫油炸或燒烤紅肉的飲食習慣，會暴露較高的異環胺量。根據美國國家健康與營養調查（National Health and Nutrition Examination Survey, NHANES），美國人平均的異環胺暴露量爲 565.3 ng／天（主要是 PhIP 與 MeIQx）[48]，而美國的非裔族群相對白人族群，異環胺暴露高出多一倍的 PhIP 量 [49]；根據日本公共衛生調查，其國民平均暴露到總異環胺的量爲 58~77 ng／天，日本的異環胺暴露量超過一半來自吃魚 [50]；像西班牙人常吃油炸與燒烤食物，其每人異環胺平均暴露量約爲 606 ng／天 [51]；在華人族群中，主要的異環胺暴露來自吃豬肉，人均暴露量約爲 49.95 ng／天，且年輕族群相對老年族群暴露到更多的異環胺 [52]。

四、食品中人為施用或添加的關切與有害物質

從食品的生產製造加工過程難免會使用一些化學物質，如農產品種植生產過程需要使用農藥、養殖水產品與飼養家禽家畜產品，可能需要使用動物用藥。根據食安法第 3 條，利用農漁牧產品在製造、加工、調配、包裝、運送、貯存等過程中以著色、調味、防腐、漂白、乳化、增加香味、安定品質、促進發酵、增加稠度、增加營養、防止氧化或其他用途而添加或接觸於食品之物質，這些物質稱爲食品添加物。其中根據後市場調查分析結果，蔬菜水果的平均農藥殘留檢出率約 60% 左右，平均值則超過管制標準的比率約 5%。動物用藥的使用以孔雀石綠殘留爲例，仍有少數違規檢出，殘留結果的致癌風險接近可忽略風險範圍 [53]。然而動物用藥，特別是抗生素的濫用，可能會造成微生物的抗藥性，造成所謂「超級細菌」，

潛在威脅消費者健康。

食品添加物的潛在問題，在於單方添加物需要查驗登記，複方添加物則無須查驗登記。雖然根據食安法，食品添加物爲正面表列，也就是未經核准使用的添加物不得使用，複方添加物則必須是核准使用單方添加物的混合使用。食安法將食品添加物分爲 17 類共 794 種。然而食品中添加物的管理，並非根據食品檢驗分析結果，而是根據食品廠商添加物使用記錄，根據添加物使用量推估食品中含量，所以添加物不一定有標準分析方法。雖然每一種添加物都有規格標準，但是複方添加物因不須查驗登記，其不純物含量會爲消費者關切。更令消費者擔心的是，不肖廠商惡意添加非法或有害添加物，或是使用不符合規格標準的添加物，如工業級與食品級的差別是主成分相同，但不純物特別是有害不純物的含量有相當差異。過去塑化劑與順丁烯二酸非法被添加使用，已有一段相當長的時間，卻一直沒有被發現，主要就是缺乏化學分析方法。雖然晚近修訂的食安法，加入「吹哨者條款」，但近幾年來已很少聽到有人檢舉。

三聚氰胺（1,3,5-Triazine-2,4,6-triamine; melamine）在工業的應用範圍相當廣泛，用以生產樹脂、塑膠、耐熱材、發泡材、造紙、紙板、染料、纖維、黏著劑與防火材料，特別用於製造美耐皿材質的食品容器。三聚氰胺不具致突變性，動物實驗證實三聚氰胺會導致實驗動物顯著的食量減少、體重降低、膀胱結石、結晶尿、存活率降低、腎臟結石、腎臟衰竭與膀胱癌等效應，目前爲 IARC 歸類爲動物致癌物 [54] 。三聚氰胺導致膀胱與腎臟結石的作用模式如下：經研究發現結石由三聚氰胺及蛋白質、微量的磷酸、草酸鹽及尿酸組成，主要是三聚氰胺與尿酸或尿酸鹽會形成結石，在 pH 愈高時越容易溶解 [55] 。體外實驗證實三聚氰胺與尿酸溶液 pH < 5.0 下才會形成結石，主要因爲在 pH 値高於 5.5 時，三聚氰胺會溶於水，尿酸會水解成尿酸根離子 [56] 。因人體尿液的酸度比實驗動物更酸、尿酸含量也比較高，因此 MOA（mode of action）確實與人相關。因嬰幼兒尿液比成人較酸，尿酸含量也比較高，因此潛在嬰幼兒可能比成人對三聚氰胺的暴露更敏感 [57] 。這也解釋了 2008 年三聚氰胺事件發生時，爲什麼主要觀察到數萬嬰幼兒的腎臟結石。

使用美耐皿食品容器盛熱的食物時三聚氰胺容易溶出，特別用於盛熱飲料、湯品與湯麵等食物。國內研究使用美耐皿食品容器盛熱湯麵，可偵測出三聚氰胺含量範圍爲 6.97 至 19.03 g / mL [58]，近年來高雄醫學大學團隊研究顯示，低劑量的三聚氰胺暴露可能與成人的腎臟結石風險相關 [59]，而且初期慢性腎臟疾病的患者對三聚氰胺易感性比一般健康人高。他們最近的研究成果顯示，初期慢性腎臟疾病患者的安全劑量約在 0.74 至 2.03 μg / kg / day 間，比國際衛生組織建議的安全劑量 200 μg / kg / day 低約 100 倍 [60] 。目前國內的食品衛生標準並未將三聚氰胺列管，行政單位正在研擬供食品業者作爲自主管理的參考指引。

順丁烯二酸酐（maleic anhydride），爲工業上製造船隻、汽車、水管和家電之聚酯樹酯的原料。2013 年，臺灣爆發「順丁烯二酸酐化製澱粉」事件，廠商非法添加順丁烯二酸酐製造化製澱粉，使用化製澱粉製造臺灣傳統食品，使食品產生 Q 彈口感，並降低製造成本。事件發生後，行政單位檢出包括粉圓、肉圓、粄條、黑輪和米粉等都含順丁烯二酸（maleic acid）。珍珠奶茶含量約數十 ppm，最高爲肉圓含量約爲數百 ppm 。順丁烯二酸酐在水中極易形成水解成爲順丁烯二酸，雖然攝取順丁烯二酸進入體內後很容易排出，讓許多人認爲順丁烯二酸毒性很低。但是文獻資料顯示，順丁烯二酸處理實驗動物會產生類似人類「范可尼氏症候群」（Fanconi syndrome）的症狀，包括糖尿（glucosuria）、胺基酸尿（aminoaciduria）、磷酸鹽尿（phosphaturia），並且會影響腎臟的酸鹼平衡，降低近端腎小管的再吸收功能，推測由於順丁烯二酸傷害微絨毛上刷狀緣（brush border）的細胞，刷狀緣是由柱狀細胞組成，主要行再吸收的功能，並影響近腎小管鈉離子和氫離子的輸送，可能是因刷狀緣受傷害所導致。美國環保署根據兩年動物試驗的數據進行評估，制定順丁烯二酸酐的安全劑量爲 0.1 mg / kg / day 。

爲研究順丁烯二酸潛在對健康的影響，根據美國環保署制定的安全劑量設計實驗，國內研究結果發現在單一劑量處理 6 mg / kg 的小白鼠，造成尿液中氧化與硝化基因傷害顯著提高，即使順丁烯二酸約三天後幾乎完全排出體外，氧化與硝化基因傷害還是高於對照組 [17] 。如果實驗動物每天暴露順丁烯二酸，則氧化與硝化基因傷害會隨時間累積 [18] 。另外，比較對照組與 60 mg / kg 順丁烯二酸處理的實驗動物，肝臟與腎臟明顯的受損傷。進一步的代謝體學與蛋白質體學研究結果，證實順丁烯二酸很明顯降低腎小管的再吸收功能 [16,18] 。這些結果建議長期食用含順丁烯二酸的食品，潛在對健康的影響值得研究，並且結果可以作爲探討順丁烯二酸之安全劑量與制定殘留標準的參考。

五、臺灣食品中常見的微生物

微生物雖然肉眼看不見，但如果污染食品可能造成食品中毒。所謂食品中毒係指因攝食有病原性微生物、有害化學物質或其他毒素污染的食品，而造成人體的急性或慢性疾病，又稱爲「食源性疾病」；由於食物經口腔攝食首先抵達胃腸道，因此常引起消化系統不適或急性腸胃炎，其他症狀如噁心、嘔吐、腹痛、腹瀉、發燒、頭痛及虛弱等。根據行政院衛生福利部，食品中毒的定義爲：二人或二人以上攝取相同的食品，發生相同的症狀，並且自可疑的食物檢體、患者糞便、嘔吐物、血液等人體檢體，或者其他有關環境檢體（如空氣、水、土壤）中分離出相同類型（如血清型、噬菌體型）的致病原因，則稱爲一件食品中毒。但如因攝食肉毒桿菌或急性中毒（如化學物質或天然物中毒）時，雖只有一人，也可視爲一件食品中毒 [61]。

根據衛福部食藥署統計（表 5-1），民國 70 年至 109 年食品中毒案件原因食品判明案件數排名前兩名爲：複合調理食品（含盒餐）、水產品；其中能判別出病因物質的案件數排名前五名者爲：腸炎弧菌、諾羅病毒、金黃色葡萄球菌、仙人掌桿菌與沙門氏桿菌；至於民國 104 年至 109 年則以諾羅病毒最多。目前管制的食品中化學性有害物質的濃度低，會造成急性化學性中毒的機會很低，這也許可以解釋，化學物質造成食品中毒的案件占比較低的原因。2017 年，衛福部食藥署執行「夏季飲冰品稽查抽驗專案」，419 件樣本中，有 10 件「大腸桿菌群」菌落數超標，1 件是烏龍茶，其餘 9 件皆爲冰塊；大腸桿菌群（coliforms）因爲具有容易培養、與一般食源性病菌的菌群具有相關性之特點，常被用來替代病原菌的檢驗，作爲食品安全指標菌（indicator organisms）。2018 年 4 月，嘉義豆奶攤民雄店以生蛋汁製作法國吐司，因沒有徹底加熱，導致多人沙門氏菌中毒；2020 年 3 月 24 日，臺北市某幼兒園，發生至少 80 名師生集體上吐下瀉的食品中毒事件，其中更有 3 例檢出沙門氏菌感染。過去國內生肉受李斯特菌污染比例高，且經統計民國 107 年 1 月 1 日至 9 月 6 日，感染李斯特菌的確定病例有 123 例、死亡人數有 21 人，死亡率 17%（此爲低估，因尚未包括後續死亡率，統計死亡率約爲 26%-29%）。

衛福部於 2020 年 10 月 6 日發布新修訂《食品中微生物衛生標準》，將待檢驗食品分爲「乳及乳製品類」、「嬰兒食品類」、「生鮮即食食品及生熟食混和即食食品類」、「包裝 / 盛裝飲用水及飲料類」、「冷凍食品及冰類」、「其他即食食品類」與「液蛋類」共七大類，增訂部分指標性病原菌如沙門氏菌、單核球增多性李斯特菌、腸炎弧菌、阪崎腸桿菌（屬），以革新傳統僅檢驗衛生指標菌之作法，並參考由國際食品微生物規格委員會（International Commission on the Microbiological Specification for Foods, ICMSF）提出之採樣計畫，以期微生物之監測結果更能呈現微生物污染的狀況。

由微生物所引起的食物中毒，依照其發病機制可以分為感染型（infection）、毒素型（intoxication）和中間型（toxico-infection）。感染型是由於病原菌在食品中繁殖，大量的生菌隨食品被人攝取後，在腸道繼續增殖到某一程度，並作用於腸道而發病，例如攝取未全熟的海鮮，當腸炎弧菌（Vibrio parahaemolyticus）於腸道中大量增殖，引起腹瀉、發燒等症狀，發燒起因於腸炎弧菌屬於格蘭氏陰性菌，其細胞壁上含有 Lipid-A 內毒素（endotoxin）。毒素型是由於病原菌在食品中繁殖的過程產生外毒素（exotoxin），攝食此食品後，外毒素作用於腸道，或經吸收後進入血液循環，到達神經系統作用於神經細胞引起中毒；外毒素主要可分為腸毒素和神經毒素，例如攝取手工繁複的即食食品，若工作人員未戴手套且手上有傷口，這項食品可能受殘存金黃色葡萄球菌（Staphylococcus aureus）產生的腸毒素污染，不小心吃進體內可能引起嘔吐。中間型是由於病原菌在食品中繁殖，被攝食後在腸道有類似於感染型的增殖，並在腸道內產生外毒素或細胞裂解產生內毒素引起食物中毒，如食用受仙人掌桿菌（Bacillus cereus）污染的冷藏澱粉類或微波食品，發生嘔吐、腹痛、腹瀉等中毒症狀。

第三節　食品安全的基礎科學工具：毒理學（Toxicology）與流行病學（Epidemiology）

在第二節介紹食品中潛在存在許多值得關切的或是有害物質，究竟哪些物質可能會影響人體健康？這個議題並非是自主管理或源頭管理中的重要工作，但為重要的場域外食品安全工作。為維護民眾健康，需要鑑定食品中的關切物質對人體健康的潛在影響，只要有足夠的科學證據顯示一物質潛在會危害人體健康，就應該根據目前國際上普遍採用的「預防原則」（preventive princinple）制定管理標準，以管理食品中的有害物質，維護民眾健康。就像表 5-1 所示的食品中毒事件中，主要為急性中毒。因為許多物質的含量不會導致急性中毒，但如果長期攝取可能會誘發慢性疾病，造成因果關係很難建立。因此最好的方法乃是採取預防原則，在科學證據足夠執行一健康風險評估時，就根據科學評估結果制定標準。然而在作決策過程，需要考慮標準落實的成本與技術的可行性，特別是相關食品業者是否能夠符合該項標準。因此制定每一項標準需要有相當的科學證據支持，相關產業才能接受與遵守標準。一般如有充分流行病學證明，一物質對人會造成危害，即需要制定標準作妥善管理；如果流行病學研究證據不夠充分，則只要動物試驗證實，對實驗動物造成傷害，且造成傷害的作用模式（MOA）與人相關，就需要制定該物質管制標準。因此從事場域外食品安全工作，需要瞭解基本毒理學與流行病學。

一、利用毒理學於食品安全管理

美國毒理學會定義毒理學（toxicology）爲研究化學性、物理性或生物性物質，對生物體與生態可能造成的不良效應，及其預防與改善之道。當然首先需要收集與分析食品中各種關切物質的資料。因此需要瞭解常見的毒性試驗；包含體外試驗和動物試驗與毒理資料，皆爲本節的重點。因爲考慮長期暴露對健康的影響，所以鑑定一物質對健康的影響，最重要的動物試驗數據爲長期慢性毒性試驗。根據慢性試驗結果鑑定對人的危害效應，再根據體外試驗的結果，建構造成此效應的 MOA，MOA 的定義爲一關鍵事件導致疾病發生（a key event leading to disease development）。

一般長期慢性動物毒理試驗，指的是對實驗動物重複處理受測物質，實驗期間一般爲三個月至兩年，使用 3-4 個劑量，加上對照組就總共有 4-5 個劑量，動物隻數爲兩物種，每個劑量使用每一物種的雄與雌動物各至少 20 隻，如爲致癌試驗則每個劑量各至少使用 50 隻，因此試驗成本相當高。試驗結束時要作詳細病理檢查，以收集產生各種不良效應資料，針對每一種效應建立劑量效應關係。慢毒性試驗目的是要模擬人的終身暴露，所以鑑定一物質對人的健康危害會優先選擇使用慢毒性試驗結果。若一化學物質在動物兩年實驗中誘發不良健康效應，過去基本上可以就假設該受測物質對人會產生類似的效應。但在 2005 年後，基本上是需要建構實驗動物發展成這個效應的 MOA，如果在人體存在類似的 MOA [62]，則可以假設此效應在人體也會發生。

另外生殖／發育毒性試驗，可分單一世代或多世代試驗（multi-generation test）。一般常使用 5-8 週大的大鼠進行試驗，於交配前 8-10 週開始重複暴露。不含對照組至少需三個劑量。父母世代通常簡稱「P」，隨後的第一子世代則用「F1」，「F2」則代表第二子世代。第一子世代測試主要評估父母世代及 F1 世代直至斷奶的生殖／發育毒性。然而在多世代毒性實驗中，F1 世代從斷奶後至成年持續暴露，在成年時交配產生 F2 世代。

還有體外試驗（*in vitro* studies），用以探討研究物質的作用機制，以供建構物質致病的 MOA。根據動物實驗數據不易鑑定一物質致病機制，因此需要執行體外實驗，探討物質的致病機制。體外實驗的特色是劑量可以比較高，然而體外實驗觀察到一物質的效應，不能代表實驗動物或是人會有類似的效應。因爲動物實驗，也就是所謂的「體內實驗」(*in vivo* studies)，不可能使用這麼高的劑量，因此體外與體內實驗觀察到的結果可能會相差很大。另外，分析動物或是人體液中的生物指標（biomarker)，也可以回推化學物質在動物或是人體內的代謝機制，進而可以比較這個物質在人體的機制，是否與在動物體內的機制類似。相對於食品中的物質數目眾多，曾執行過動物試驗物質的數目相對較少。因此毒理學界正在發展計算毒理學（computational toxicology)，希望整合基因體學（genomics)、蛋白質體學（proteomics）還有代謝體學（metabolomics）等各種科學數據，以估算化學物質可能的毒性。

雖然國際趨勢將逐漸減少動物試驗，甚至不再執行動物試驗，但根據食安法，新的添加物申請使用，或第 15 條第 1 項第 9 款要證明新穎食品對人體無害，目前主要還是仰賴動物試驗，以探討新添加物與新穎食品潛在對人的危害。食安法規範的動物試驗，主要是爲期 28 天的試驗，這屬於傳統亞慢性毒理試驗（sub-chronic test)，試驗期間爲 28 至 91 天。因亞慢性試驗使用的劑量往往比慢毒性試驗高，理論上無法直接預測人體長期低劑量的潛在危害，需要使用藥物動力學作外插。除非物質在體內的半衰期很短，不會在體內累積才不需作外插。

二、利用流行病學於食品安全管理

流行病學爲一研究族群的健康狀態、健康事件的分布情形和決定因素，以及控制方法的學問。研究方法可以分爲描述流行病學（descriptive epidemiology）與分析流行病學（analytic epidemiology)，在探討食品中有害物質對健康的影響，常用的是分析流行病學，包含世代研究（cohort study)、病例對照（case-control study)、橫斷面研究（cross-section study)、生態型研究（ecological study）等。其中世代研究法又可以作追蹤研究（prospective study)。流行病學研究需要蒐集研究對象的暴露資料，可利用問卷調查方法蒐集相關的食物攝取量資料，問卷的設計可以分爲 24 小時飲食回憶法（24-hour dietary recall profile)、食物紀錄法（food record profile)、食物頻率法（food frequency questionnaire profile)、篩選法（screeners profile）等。病例對照研究法常常需要請研究對象回顧過去一段時間的飲食習慣以估算暴露，然而研究對象常在疾病確診後，可能會改變飲食習慣，所以研究結果容易有回憶誤差（recall error）。因此食品安全流行病學研究在招募研究對象時，就要蒐集研究對象的食物攝取量與食物攝取頻率等相關資料以估算暴露，如有需要可能在一段時間後，重複蒐集研究對象的飲食資料。然而評估特定物質的暴露，因食品中特定物質的殘留量，會因不同食品而異，研究對象三餐吃的食品不盡相同，每天飲食也會變異，傳統使用飲食習慣資料估算暴露確實存有相當的不確定性。以丙烯醯胺爲例，動物試驗結果呈現多物種與多器官的惡性腫瘤。但是過去多數流行病學研究顯示，癌症發生率並無顯著增加，然而使用丙烯醯胺與血紅素共價鍵結物（Hemoglobin adduct）作暴露指標，針對停經後女性的流行病學研究發現，乳癌發生率顯著增加 [63] 。

流行病學研究在場域外的食品安全工作扮演重要的角色，尤其在建議制定新的管理標準。根據食安法，遭遇可能食品中毒事件，需仰賴流行病學調查以釐清致病源。雖然食品中有害物質的管理採預防原則，但是流行病學證據扮演重要角色，不僅可以用作鑑定物質對人健康危害的最重要科學證據，同時也是用以研究食品中各種物質對人體危害的工具。如在 2015 年 IARC 將加工肉歸類爲人的致癌物（Group 1），紅肉歸類爲可能人的致癌物（Group 2A）[24] 。由於加工肉和紅肉非單一物質，無法根據毒理試驗結果，作爲鑑定的科學證據，因此需要仰賴流行病學的研究結果。在加工肉中受質疑的致癌物質，其中最受關切的爲亞硝酸胺類物質（Nitrosamines），主要是亞硝酸根離子與胺類物質，如氨基酸等，會經自發性的反應產生亞硝酸胺。亞硝酸胺在動物試驗中，已被證實會誘發肝癌與腸胃道癌等。亞硝酸根離子來源爲亞硝鹽，製作香腸與臘肉常用亞硝酸鹽作爲保色劑，又能抑制肉毒桿菌成長及脂肪酸的酸敗，也具防腐劑的效用。在紅肉中，特別是高溫烹飪的紅肉，自發性產生在第二節介紹的異環胺，除動物試驗顯示多種異環胺致癌，也有相當多的流行病學研究顯示，攝取高溫烹飪的紅肉，與大腸癌發生率具有顯著相關 [64] 。

目前國際對新興污染物全／多氟碳化合物（perfluoroalkyl and polyfluoroalkyl substances, PFASs），積極執行流行病學研究，探討暴露 PFASs 對人體健康的影響。PFASs 爲一類穩定的合成化學物質，原本碳上的氫原子皆被氟原子和其他官能基取代，已廣泛被用來作爲表面塗料、界面活性劑與不沾鍋等。最常見的 PFASs 爲全氟辛酸（perfluorooctanoic acid, PFOA）及全氟辛烷磺酸（perfluorooctanesulfonic acid, PFOS），其中飲食爲最主要的暴露途徑。目前的數據顯示水產品含量最高，緊接著爲肉製品、蛋製品、乳製品等四個食品大類。臺灣經米飯暴露 PFOA 的量較高 [65]，中國則以豬肉最多，歐盟以魚類與海鮮類 PFOA 殘留較高。PFASs 在人體內半衰期長，流行病學顯示 PFASs 暴露可能造成肝臟傷害、神經受損、免疫功能低下、內分泌干擾、生殖毒性與新生兒缺陷等等效應 [66-68]。PFOA 爲 IARC 歸類爲動物致癌物（Group 2B），但臺灣目前尚未制定 PFOS 與 PFOA 的食品衛生標準。

第四節　制定食品中有害物質的管理標準

什麼叫做有毒呢？毒性物質的定義是：「任何在人體內形成或被人體攝取時，會奪走生命或傷害健康的物質。」根據 16 世紀毒理學之父——帕拉賽瑟斯（Paracelsus, 1493-1541）曾說：「沒有一樣物質不是毒物，劑量才是決定物質毒性而非物質本身（The dose makes the poison）。」因此國際食品法典（CODEX）、國際貿易組織、跨太平洋夥伴協定（Trans-Pacific Partnership Agreement, TPP），都普遍採用預防原則，整合當時最佳科學資訊執行健康風險評估，以制定管理食品中有害物質參考。目的除在於維護消費者與民眾健康安全外，同時也要維護國際貿易的公平性，特別是不能造成非關稅貿易障礙。

就如本章第二節所描述，我們在日常吃的食品中確實含有許多關切與有害物質，爲維護消費者與民眾的健康安全，首先必須根據本章第三節所提及的，根據當時最佳科學資訊，鑑定一物質潛在對人健康的危害。再根據這物質潛在最敏感且 MOA 與人相關的效應，評估該物質的偏離點（Point of departure, POD），如這物質的 MOA 不具基因毒性與致癌性，則估算安全劑量、對食品添加物、農藥、與動物用藥，稱爲「每天可接受劑量」（acceptable daily intake, ADI），對環境污染物稱爲「每天可忍受劑量」（tolerable daily intake, TDI）。如這物質的 MOA 爲基因毒性致癌物，則可以估算「致癌係數」（cancer slope factor, CSF），以評估致癌風險，或評估「邊際暴露」（margin of exposure, MOE）。這個過程在健康風險評估中稱爲「劑量效應評估」（dose-response assessment）。在建構 MOA 的過程，首重分析當時最佳科學資訊，萬一科學資訊不足以建構 MOA 時，就採用「預定假設」。因此只要 MOA 爲基因毒性致癌物，則假設該物質沒有安全劑量，並採用線性外插。在美國則會估算 CSF，以進行致癌風險評估，根據致癌風險爲 1×10^{-6} 爲可忽略風險制定標準。在歐盟則不作外插，直接以 POD 除以總暴露劑量估算 MOE，根據 MOE 大於 10,000

爲可忽略風險以制定標準 [69] 。除非有充分科學資料，支持一物質的劑量效應關係爲線性，其他的 MOA 則假設有安全劑量（threshold），因此劑量效應關係評估，會估算安全劑量、ADI 或 TDI 。目前國際上最常用來估算 POD 的方法爲基準劑量法（benchmark dose），美國環保署爲降低劑量效應評估的不確定性，開發了免費軟體供全世界使用 [69] 。但因受毒理資料限制，萬一有些物質資料不足而無法使用基準劑量軟體估算 POD，則直接使用傳統方法，將觀察不到不良效應的最高劑量（non-observable adverse effect level, NOAEL） 當作 POD，ADI 或 TDI 等於 POD 除以安全係數。安全係數考慮人與動物（物種間）的差異：10；健康人群間易感性的差異：10；毒理資料是否充分，充分就用 1、最不充分的資訊用 10（從最充分至最不充分，分別乘上 1~10）。如一物質有特定的物質安全係數（chemical-specific safety factors），將會有優先使用 [68] 。所以根據定義食品中有害物質的 ADI 或 TDI 才代表安全劑量，其意義爲每天攝取或暴露一物質的總劑量低於 ADI 或 TDI 則代表安全，所以要判斷安全性應該需要以 ADI 或 TDI 爲基礎但就食品安全管理而言，要管理一個人每天攝取的總劑量非常困難。因爲一個人一天三餐與不同天吃的食品常常變化，管理每個人每天攝取的有害物質總劑量幾乎是不可能的任務。如果利用暴露評估方法，將總劑量換算分配到每種食品，也就是換算成食品中有害物質的殘留量，藉直接管制食品中的殘留量，以確保每天的總攝取劑量低於安全劑量，這樣確實是相對可行的食品安全管理辦法。所以制定食品中有害物質的最高殘留標準（maximum residue limit, MRL），目的藉由管制各種食品中有害物質的殘留量，以達到維護消費者與民眾健康安全的目的。所以 MRL 爲一種行政管理的工具，看有害物質的殘留量是否超過其 MRL，無法反映出其與安全劑量的關係，就是不一定能看出安全與否。根據 ADI 與 MRL 的定義，假設一食品「i」，與某一人群終身每天吃 n 種食品，爲了維護食品安全的目的，則這一群人每天吃這 n 種食品，攝取總有害物質的劑量需要小於 ADI，也就是

$$\mathrm{ADI} > \frac{\sum_1^n MRL_i \times IR_i}{BW} \tag{5.1}$$

$$\sum_1^n MRL_i \times IR_i < ADI \times BW \tag{5.2}$$

MRL_i 代表第 i 種食品有害物質的最高殘留量（mg / kg）；IRi 代表這個人群的每天攝取第 i 種食品的攝取量（kg / day）；BW 代表這個人群的體重 [69] 。

針對基因毒性致癌物質的殘留標準，一般不希望食品中含這種物質，不得已則需要根據評估經飲食暴露的致癌風險，或是 MOE 以作爲制定殘留標準的參考。食

品中致癌物的殘留標準所誘發的風險需小於百萬分之一，代表一百萬人群每天吃終身吃，終身不會超過一個人得到癌症。這個數值究竟高還是低呢？不同人可能有不同的看法。究竟多低的終身致癌風險可以接受呢？這是所謂「多安全才算安全議題」（How safe is safe enough?），讓我們回到本章第一節圖 5-1，國健署公布 108 年十大癌症發生率，粗估終身得癌機率約爲 50%。代表目前國人終身得癌症的機率約爲 50%，這個數值遠高於百萬分之一。美國在 1980 年代爲制定終身可接受致癌風險，曾執行社會風險評估（societal risk assessment），除考慮風險評估各種不確定性，也考慮經濟能力、技術可行性、與社會價值等。雖然理論上，致癌物的殘留標準，其終身致癌需小於百萬分之一，但是實際上食品中每種有害物質的 MRL 相對的致癌風險值得探討。例如以食品中污染物無機砷的殘留標準，白米的 MRL 爲 0.2 ppm，但根據國內發表文章，發現稻米中的無機砷含量都符合標準，計算的平均終身致癌風險高於十萬分之一 [31]。另外國內行政單位常在估算 MRL 時，使用 MRL×食物攝取量約等於 0.8×ADI×體重。如此，如果考慮每天吃的各種食品以估算總暴露劑量，結果可能高於 ADI。

第五節　場域外食品安全管理作為與方法

過去 50 年來，由於臺灣經濟快速成長，人們的生活品質顯著提升，民眾對於飲食的關注漸漸由糧食安全（food security）轉向食品安全（food safety），消費者更關心食品對身體健康之影響。然而怎麼做可以維護大眾的食品安全呢？過去著重食品廠內的食品安全管理，也就是所謂「源頭管理與自主管理」，很少探討場域外食品安全工作。文獻上缺乏場域外食品安全工作相關資料，更缺乏系統性與科學性的研究場域外食品安全工作。即使因過去食品安全事件頻傳，導致食安法多次修訂，是否可以有效的預防食品安全事件再發生呢？參考表 5-1，在第一節估算食品中毒事件，病因物質不明的事件近 64.8%，在近 35% 能鑑定出病因物質的事件中，主要爲有害微生物中毒，所謂食品中毒事件一般應爲急性中毒的事件，理論上多數爲有害微生物造成的機會比較高。根據表 5-1，化學物質引起的食品中毒比例相當低，在 105 年至 109 年五年中，化學物質的食品中毒事件都爲零，主因在於列管的有害化學物質的殘留量都相當低，但是否會造成慢性疾病？則需要長期流行病學追蹤研究，但國內缺乏執行類似的流行病學研究。

從過去臺灣發生的食品中毒事件，可以看出即使強化源頭管理與業主的自主管管理，能減少的食品中毒事件也很有限。因爲行政單位能規範做好的源頭管理，主要還是大型食品產業（資本額大於 3000 萬以上的食品業者）。但臺灣食品業中，有很多中小微型食品產業，在這種情況下，場域外的食品安全工作更爲重要。但是食品中對人體造成的危害，與物質本身的特性有很大差異，管理方法會有相當的不同，因此需要分別說明。

一、食品中有害微生物的管理

食品中的生物性有害物質，主要是有害微生物，包含致病菌與病毒。一般人可能只要吃到一次受污染的食品，致病性微生物進到體內就會開始複製滋生，到達某一個量，臨床症狀可能就會出現，這就是一般所謂的食品中毒。因此有害微生物造成急性中毒的作用，與化學性或物理性的有害物質完全不一樣，預防的作爲就會完全不同。就疾病預防，根據食安法第 8 條第 1 項規定，食品業者、從業人員、作業場所、設施衛生管理及其品保制度，均應符合食品之良好衛生規範準則（Good Hygiene Practice, GHP），在食品製造、加工、調配、包裝、運送、貯存與販賣，均應落實 GHP 之相關規定。又根據食安法第 8 條第 2 項規定，食藥署已公告五類別及三千萬資本額以上的食品業，應符合食品安全管制系統準則（Hazard Analysis and Critical Control Point, HACCP）之規定，GHP 與 HACCP 主要針對食品加工製程的有害微生物進行管理。但因小型甚至微型食品業者爲數眾多，加上新型態的食品業者如雨後春筍，在業者自主管理、遵守食安法與落實 GHP 仍可能會有疏漏，場域外的食品安全管理將是最後一道防線。GHP 的原則仍可運用於場域外食品安全管理，以預防食品免於受有害微生物污染，維護民眾健康。

國際食品法典（Codex Alimentarius Commission, CODEX）將 GHP 定義爲「在食品生產的每個過程」；從初級生產到最終產品的加工，所有施作條件與方法都要確保食品的安全性與適合食用性。CODEX 根據對場域內，從生產農漁牧產品到食品運輸與販售作八項建議，但是應用到場域外，則應該可以修正其作爲，目的在於預防食品受有害微生物的污染。可以參考食藥署於 2013 年建議的預防食品中毒五要原則：第一、要洗手。調理時手部要維持清潔，傷口要包紮，因有害微生物廣泛存在於環境和人體。手、抹布、廚具，尤其砧板都可能攜帶這些微生物，食物與這些媒介稍有接觸就可能被污染，容易造成食品中毒。第二、生食與熟食要分開。

生食特別是肉類、海鮮含有較多汁液，可能帶有有害微生物，在製備或儲存過程可能污染到其他食物。第三、要徹底加熱。適當的烹調幾乎可殺死所有微生物，研究顯示食物在超過 70°C 的烹調，有助於確保食用安全，特別是含絞肉、烤肉、大塊肉等食物。第四、要注意保存溫度（要低溫保存）。一般將室溫稱爲「危險溫度帶」（temperature danger zone, TDZ），微生物會迅速繁殖，把溫度控制在 7°C 以下或 60°C 以上，可使食品中的微生物生長繁殖速度減慢或停止。第五、要新鮮。食品原料，包含水和冰，可能被微生物污染，放在室溫因微生物孳生，食品與原料產生腐敗或品質劣化，如受黴菌污染，則可能產生黴菌毒素，謹慎選擇食物並做簡單處理方式如清洗、去皮可降低風險，並儲放於低溫環境。

綜合以上，利用 GHP 規範準則在場域外的作爲也可以分爲：（一）購買、（二）衛生、（三）烹調、（四）容器與器具、（五）運送與儲存等作說明：

（一）購買（含主原料、副原料、食品添加物、半成品與成品及即食食品等）

自古有開門七件事，就是柴米油鹽醬醋茶，指滿足每天生活基本飲食需求。至今吃飯仍是現代人重要問題，臺灣外食人口比例高，如簡單的買便當、吃自助餐或吃麵，因此市面上有很多小型食品業者。食藥署與地方政府衛生單位，應加強後市場的監測，監測結果應該提供從事場域外食品安全人員作爲採買參考。另外也請參考 GHP 規範準則中的第五章食品販賣業者（17-21 條）與第六章餐飲業者（22-28 條），建議購買前，請注意觀察店面、廚房環境與工作人員衛生規範，如環境是否有異味？抹布的清潔衛生、工作人員的個人衛生（正確戴口罩與常洗手等），另外還有店裡食材儲存的條件與設備，特別是生冷食品。如果是自備三餐，購買新鮮農漁牧產品時，請注意這些食材與食品存放的設備與條件。購買包裝食材或食品時，請核對儲存條件、有效期限與產地等標示。如廚房環境衛生不佳，可能造成病媒存在，如老鼠、蟑螂、蚊、蠅、臭蟲、蚤、蝨及蜘蛛等，可能會直接或間接污染食品，影響消費者健康。農漁牧產品可能存在許多看不見的微生物，例如腸炎弧菌存在海鮮中、仙人掌桿菌則偏好於澱粉類食物、鮮奶中則可能存在能耐低溫的李斯特菌。這些微生物或病媒若污染食品，有相當大的機率會引起食品中毒，危害大眾的健康。

（二）衛生

指做好個人與環境衛生以預防食品中毒事件，例如處理食品的人罹患或感染 A 型肝炎、手部皮膚病、出疹、膿瘡、外傷、結核病、傷寒或其他，需要做好包紮或個人衛生，以有效控制食品微生物的傳播。一般 A 型肝炎病毒主要由患者糞便、口或飛沫（口水）傳染，並會寄生食品中。若要預防此疾病的發生，應注意飲食衛生，並使用「公筷母匙」；結核病由肺結核分枝桿菌（*Mycobacterium tuberculosis*）主要透過患者呼吸道當中的飛沫傳染，預防方法如戴口罩、勤洗手和保持空氣流通；傷寒沙門氏桿菌（*Salmonella typhi*）主要經糞口途徑傳播，平時應注重個人衛生，如勤洗手，以預防污染食品。同時也建議維持廚房環境的清潔衛生，可以參考食藥署公布的《食品良好衛生規範準則》附表一：「食品業者場區及環境良好衛生管理基準」，如廚房地面應保持清潔，避免有納垢、侵蝕或積水等情形；天花板應保持清潔，避免長黴、剝落、積塵或納垢等現象；排水與洗滌系統應維持暢通，避免有異味，應有攔截固體廢棄物之設施，最好設置防止病媒侵入之設施；正常運作的抽油煙機。另外，負責烹飪者應該維持個人良好衛生，包含勤洗手等。

（三）烹調

烹調農漁牧食材會影響食品安全，如國內民眾發生採河豚中毒事件。臺灣海域中的河豚種類約有 30 餘種，有些河豚的肝臟、卵巢、精巢、皮膚及腸道等具有毒性，在處理內臟的過程中，可能不經意會讓毒素污染魚肉。並且河豚毒素不會因高溫烹煮而去毒性。河豚種類辨別不易，爲維護食品安全，民眾要慎選魚肉。有些水產與肉品可能會受有害微生物污染，需要做好儲藏，在 GHP 準則中的「保存食物溫度」，可作爲民眾參考，如冷藏：食品中心溫度在 7°C 以下、凍結點以上；冷凍：食品中心溫度在 -18°C 以下。在室溫的時間不能過長，食藥署建議烹飪溫度要在 70°C 以上，且要完整加熱，以殺死食品中的微生物，達到食品安全的目標。

（四）器具與容器

GHP 規範準則第五章有關食品販賣業的規範中，其實不乏許多衛生的觀念可應用於場域外的管理，如爲避免生食與熟食使用相同器具與容器造成交叉污染，在製備食物的過程中，剛開始處理生鮮食材以及烹煮後的熟食，盡量使用不同刀具、砧板與器具。必要時也可以用「顏色」或「材質」，區分不同用途之設備或器具，例如使用白色砧板切熟食、木砧板處理生鮮食材等。日式料理中常見的生魚片，其製備的工作檯面除了要保持平整清潔外，也應「另備」砧板或刀具，來處理生鮮供應的魚、肉製品，且在陳列檯面上亦應採用「不易透水」和「耐腐蝕」之材質，防止滴液或血水污染其他食品；這些作法隱含著避免食品和手部、環境不清潔處直接接觸的觀念，皆可有效防止交叉污染。

家庭用的烹飪器具、餐具、與食品容器等，使用後清洗晾乾以有效預防微生物污染。如果是場域外的大型餐聚活動，建議可以參考 GHP 第六章中餐飲業的規定（表 5-2），以預防食物中毒事件：

表 5-2：餐飲業殺菌法

殺菌方法	殺菌條件	適用器具	殺菌時間
煮沸殺菌	100°C 沸水	毛巾、抹布	5 分鐘以上
		餐具	1 分鐘以上
蒸氣殺菌	100°C 蒸氣	毛巾、抹布	10 分鐘以上
		餐具	2 分鐘以上
熱水殺菌	80°C 以上熱水	餐具	2 分鐘以上
氯液殺菌	有效餘氯 200 ppm 以下	餐具	2 分鐘以上
乾熱殺菌	110°C 以上乾熱	餐具	30 分鐘以上

鑒於塑化劑食品安全事件，衛福部根據食安法第 17 條於民國 102 年 8 月 20 日修訂《食品器具容器包裝衛生標準》，針對塑膠、金屬、玻璃、陶瓷和紙類等食品器具、容器及包裝訂定規範，如塑膠製食品容器及包裝不得回收使用；食品器具、容器或包裝不得有不良變色、異臭、異味、污染、發霉、含有異物或纖維剝落；專供三歲以下嬰幼兒使用之食品器具及容器，不得添加鄰苯二甲酸二（2- 乙基己基）酯（DEHP）、鄰苯二甲酸二正辛酯（DNOP）、鄰苯二甲酸二丁酯（DBP）及鄰苯二甲酸丁苯甲酯（BBP）等四種塑化劑；嬰幼兒奶瓶不得使用含雙酚 A（bisphenol A）之塑膠材質等。另外依照不同的食品器具、容器及包裝原材料，制定溶出試驗之合格標準。在此衛生標準的基礎之上，或許能預防化學物質污染食品而導致的食品中毒。

（五）運送與儲存

近年來，因電子商務迅速發展，物流業務蒸蒸日上，網路美食外送平台隨之興起，當中有關於食品的運輸，在食品安全上面臨相當程度的挑戰。GHP 規範準則對物流業者作相當規範，以維護食品品質與食品安全。即包含食品業者運輸的管制措施，如運輸車輛應於裝載食品前檢查裝備，並保持清潔衛生；裝載「低溫食品」前，運輸車輛之廂體應確保食品維持有效保溫狀態；運輸過程中，應避免食品受到日光直射、雨淋、劇烈之溫度或濕度變動、撞擊及車內積水等；有污染原料、半成品或成品之虞的物品或包裝材料，應有防止交叉污染之措施，如隔板、浴簾或區分運送時間等。所以消費者購買接收物流業者送來的食材原料、副原料、食品添加物、半成品與成品時，應注意物流業者是否遵守 GHP 規範準則。

一般民眾在超市或賣場購買完食品，準備帶回家的過程，嚴格來說也類似小型的食品物流業；一些 GHP 規範準則可以參考應用，例如食品不得直接放置地面、遵行先進先出之原則、低溫食品之理貨及裝卸，避免食品受到日光直射、雨淋、劇烈之溫度或濕度變動等規定，以確保食品安全。

做好儲存目的在預防微生物孳生，以預防食物的敗壞、劣化與預防食品中毒事件。基本從購買時，就需要注意所購買項目的儲存條件，如果需要冷藏或冷凍，貨品出商店後，應盡快送到目的地或家中冷藏或冷凍，以預防有害微生物孳生或貨品敗壞。例如以奶油、布丁、果凍、截切水果或易變質、腐敗之餡料等裝飾或充餡之蛋糕和派等，原應貯放於 7℃ 以下之冷藏櫃內，自店家購買攜出之後，未立即食用應盡速冷藏並注意保存低於 7℃，不宜放置室溫過久。

二、場域外食品中有害物理性與化學性物質的管理方法

與預防微生物食品中毒不同，這個段落的內容主要以預防長期攝取食品中有害物質，而造成慢性疾病爲主，包含食品中有害化學性與物理性物質。因爲食品含的殘留量低，在長期低劑量的攝取下，不會造成急性食品中毒事件。在這種情況下，只能採用預防原則，根據當時最佳可行的科學資訊，執行健康風險評估，作爲制定管理政策的基礎。最好的例子則如開放福島附近五縣市的食品進口。2011 年日本福島縣因核能電廠災變，放射性物質意外排放，潛在污染福島鄰近五縣市的食品。關於食品中含低濃度放射性物質的管理，一般根據健康風險評估作爲決策管理的基礎。因放射物質對人造成健康影響，主要是經由其釋放的輻射線造成傷害，爲維護國人健康，根據食品中放射性物質釋放的輻射強度，執行健康風險評估，制定食品中殘留輻射強度作管理標準。當然徒法不足以自行，有了標準後，就是檢測分析方法作爲後續監測工具，以確保進口食品都能遵守標準。

就化學物質的管理，因市面上可使用的化學品種類繁多，一般會聚焦在關切與有害化學物質，國內目前列管且已有分析方法的食品中關切與有害化學物質數目有限。回顧過去，讓國人印象深刻的三聚氰胺、塑化劑與毒澱粉等事件，塑化劑與毒澱粉在食品產業已使用多年，明確違反食品添加物管理辦法，但爲何沒有被發現呢？因爲兩者皆不是例行監測分析的項目，一般只查驗食品中列管的有害物質，並未分析三聚氰胺、塑化劑與順丁烯二酸。一直到現在，食品衛生標準並未列管三聚氰胺、塑化劑與順丁烯二酸。三聚氰胺與塑化劑在食品容器中有制定溶出標準，在食品中僅制定參考指引供產業自主管理。根據食安法第 17 條制定一般食品衛生標準，除制定 3 種食品器具容器包裝相關衛生標準，與 1 種食品洗潔劑相關標準外。在 13 種食品相關的衛生標準中 [70]，除了食品中豬脂衛生標準與牛羊脂衛生標準爲類似食品身分標準外，食品農藥殘留容許標準管制 468 種農藥、動物用藥殘留標準管制 131 種藥品、動物產品中農藥殘留容許標準管制 99 種農藥、食品中微生物衛生標準、食品中污染物質（7 種重金屬與 1 多芳香烴物質）與毒素衛生標準管制。再加上管理十七類食品添加物共 794 種添加物，總共列管的有害物質數量有限。尤其相對於數百萬種以上商品化的化學物質，或是國內登記可以使用的約八萬種化學物質數目比較，列管的食品中的化學物質非常有限。

在這種情況下，場域外的食品安全管理與研究工作更顯得重要，但因爲缺乏相關研究文獻資料，遇到最大困難則是每樣食品究竟含哪些物質，臺灣過去發生的塑化劑與毒澱粉食品安全事件，相關單位可能不知道某些食品含有這些物質。如果能鑑定出食品中含有不該存在的物質，就能利用流行病學與毒理資料，鑑定這些物質潛在對人體健康的影響。如果其中某物質對人體健康潛在會造成危害（並不需要人體數據證明對人有危害），則需要執行健康風險評估以作爲制定安全劑量（ADI 或 TDI）與最高殘留標準（MRL）；標準制定後，接著當然是定期與不定期的監測，監測數據應該公開，以便於場域外食品安全的監督。因此場域外的食品安全工作約略可以分爲（一）分析食品中關切與有害物質、（二）鑑定有害物質、（三）評估 ADI 或 TDI 與 MRL、（四）食品中有害物質監測分別說明。

（一）分析食品中的關切與有害物質

分析食品中的關切與有害物質，可以分爲兩種分析方法。第一種就是針對已知物質進行定量分析，常分析已列管的食品中有害物質，這種針對已知化學或物理性的物質作分析，可以稱爲「標的性分析」（targeted analysis）。優點是分析結果可以得到已知的物質在食品中的殘留量，作爲食品中有害物質管理的依據；缺點就是無法得知其他物質的資訊。另一種方法則爲「非標的物分析」（non-targeted analysis），基本觀念則是針對一食品中的化學物質作篩選式的分析，特別是利用先進的高解析度質譜儀，利用化學分子碎片型態（fragmentation pattern），與分子碎片型態資料庫鑑定出未知的化學物質成分。當然探討食品中的不應存在的化學物質，還需要建立食品本身的化學組成資料。鑑定食品不應該存在的物質爲一複雜過程，但因科技的進步，如人工智慧技術的出現，將可加速分析鑑定食品中不應該存在的物質。

在 2002 年，WHO 公告預防食品恐怖攻擊技術規範 [71]，就建議每個國家食品管理單位應該建立食品中非標的物分析方法，以預防恐怖分子將食品當作媒介做恐怖攻擊，在臺灣稱爲千面人事件。因此需要定期或不定期針對食品進行非標的物分析。因塑化劑與毒澱粉食品安全事件的發生，說明臺灣當時並未建立食品中非標的物分析方法。這類分析方法很重要，不僅可以預防千面人事件，也可以用來預防食品的摻僞假冒。當然非標的物分析爲定性分析，如果需要定量分析，在鑑定後需要再建立定量分析方法以作定量分析。如果有充分的毒理資料，可以執行一具相當科學性的健康風險評估，則根據評估結果制定該物質的 ADI 或 TDI 與食品中的 MRL。萬一缺乏充分的毒理資料，根據 WHO 的技術規範建議暫時可以管制在食品中的含量 10 ppb [71]。

在有害物質的監測上，亦可考慮像美國疾病管制局下的環境衛生研究單位，執行的人體體液中有害物質監測的作法。也就是監測人體血液或尿液中有害物質的原型物或是代謝物，從人體回推經飲食暴露的有害物質。目前因爲質譜儀技術的進步，可以使用非標的物分析方法搭配標的性分析方法，監測民眾經日常飲食暴露的有害物質。

（二）鑑定有害物質

做場域外食品安全工作，第一步當然需要收集分析食品中可能含的關切與有害物質。在食品安全領域，多數關切與有害物質可能都未執行過流行病學研究，主要根據動物試驗的毒物資料來鑑定有害物質。甚至因缺乏動物試驗毒理資料，無法執行鑑定，在國際上仍可根據計算毒理學方法評估化學物質毒性。相關鑑定一化學物質潛在對人健康會造成危害，請參考本章第三與四節。

然而科學證據會隨著科技進步而改善，尤其是國際學術機構長期以來持續針對食品中關切與有害化學物質，如異環胺、丙烯醯胺與食品添加物等，進行流行病學研究。如超級加工食品對健康的影響，流行病學研究顯示對多吃超級加工食品，會顯著提高中年人所有死因的死亡率，所謂「超級加工食品」，指含多種成分經多次加工的食品，一般是大量生產的即食食品，包含餅乾、含糖飲料、麵包、糖果與加工肉品等 [72]。後續的研究也報告多消費超級加工食物與多種慢性疾病的發生率都顯著相關，包含體重過重、肥胖、腹部肥胖、代謝症候群、成人憂鬱症、心臟代謝疾病、虛弱、腸激躁症、功能性消化不良與乳癌等疾病相關 [73]。雖然這些研究結果無法被使用於制定管理標準，但是可以作爲食品選擇與烹調的參考。

另外也有像鎳、多種多芳香族化合物（除苯芘以外）、丙烯醯胺與異環胺等，雖然未被食安法列管，但已有足夠流行病學或是動物試驗資料，可以鑑定長期經飲食暴露對人潛在會致癌。這些資訊就值得場域外食品安全工作人員參考，選擇食品時要考慮暴露的致癌風險。

（三）估算 ADI 或 TDI 與 MRL

如果一物質潛在對人健康造成危害，請參考本章第四節介紹的方法，估算這個物質的 ADI 或 TDI，接著根據 ADI 或 TDI，再估算各種食品中的 MRL。目前國際法典、WTO 與 CPTPP 等國際組織，普遍接受利用健康風險評估方法，根據當時最佳可行的科學資料，評估安全劑量與 MRL 作爲管理食品中有害物質，以維護民眾與消費者的健康。像鎳、多種的多芳香族化合物（除苯芘外）、丙烯醯胺與異環胺等都有足夠科學資料，執行健康風險評估估算 ADI 或 TDI 與 MRL。雖並未被食安法列管，場域外食品安全工作，可以自發性進行評估監測，如果風險過高，也可以將結果回饋給行政單位，請他們採取適當措施，以降低這些有害物質的殘留量。其中丙烯醯胺與異環胺因高溫烹飪產生，目前除控制烹飪溫度與時間，或改變烹飪方法外，似乎缺乏適當的控制方法，這也是國際相關組織遲遲不制定殘留量的原因，因此建議消費者如果擔心，在購買食品時就多留意。

（四）食品中有害物質監測

爲維護食品安全，確保食品中有害物質符合 MRL，需要定期或不定期的監測。國內主要由食藥署與地方政府衛生單位，做後市場調查監測調查（post-market monitoring and surveillance）與總膳食調查（total dietary study, TDS）。後市場監測調查主要從市場上抽樣做檢測分析，分析所得的資料可以用來執行暴露評估，如果針對一有害物質的總暴露劑量低於 ADI 或 TDI，代表終身每天食用這些食品而暴露這個物質，應該不至於對人體健康造成危害。根據後市場監測調查結果執行暴露評估，評估結果可以提供食品安全管理單位，作爲管理食品中有害物質之參考。當然會有人質疑除了即食食品外，市場採購的食材，所含的有害物質可能在食品洗滌與烹飪的過程流失或溶於水或油中，導致根據後市場監測調查結果估算的總暴露劑量高於眞正的有害物質總攝取量。但因在這種情況，可以確保消費者的健康安全，所以這樣的評估方法普遍爲國際相關組織接受。另一種爲總膳食調查監測方法，常是分析烹飪後可以食用的食品，優點是反映消費者眞正的有害物質暴露，卻不易用於行政管理。不過就像烹飪自然產生的丙烯醯胺與異環胺，還是要經由總膳食調查監測，才能降低暴露評估的不確定性。

結 語

2015 年 12 月 15 日在阿姆斯特丹舉辦的全球食媒性疾病負擔座談會中，時任 CODEX 主席的 Awilo Ochieng Pernet 提出「世界食品安全日」的構想，2016 年 CODEX 會議一致同意推動「世界食品安全日」提案；2018 年 12 月 20 日聯合國大會通過決議，並宣布 2019 年起，每年的 6 月 7 日爲「世界食品安全日」（World Food Safety Day）。反映出食品安全不僅是國內民眾最重視的議題，且也是國際上當前非常重要的議題。食品安全的工作範圍很廣，從農漁牧產品的生產、加工製造到運輸販賣，各個環節均有其重要性。但是民眾最重視的還是食品與健康的議題，根據衛福部國健署公告國人十大癌症發生率的數據，飲食潛在是重要的危險因子，根據食藥署公告的食物中毒事件，約 65% 的事件致病原不明。這些數據一再顯示場域外食品安全工作的重要性，場域外的工作才得以連結飲食與疾病的關係，並鑑定食品中的危險因子，回饋給行政單位，以做好管理控制的工作，才能完善自主管理與源頭管理的工作，最終做好食源性疾病的預防工作。

關鍵名詞

食源性疾病（foodborne diseases）

世界衛生組織（World Health Organization, WHO）

國際癌症研究機構（International Agency for Research on Cancer, IARC）

對人致癌的物質（carcinogenic to human; Group 1）

可能對人致癌的物質（probably carcinogenic to human; Group 2A）

動物致癌物（possibly carcinogenic to human; Group 2B）

丙烯醯胺（acrylamide）

歐盟食品安全局（European Food Safety Authority, EFSA）

良好衛生規範準則（Good Hygiene Practice, GHP）

食品安全管制系統準則（Hazard Analysis and Critical Control Point, HACCP）

烷基苯（alkylbenzene）

基因鹼基共價鍵結物（DNA adduct）

生理恆定狀態（homeostasis）

鈉 / 鉀幫浦（Na^+ / K^+ pump）

一般視爲安全（generally recognized as safe, GRAS）

同源物質（congeners）

異環胺（heterocyclic amine, HCA）

梅納反應（Millard reaction）

基因突變性（mutagenicity）

熱生成型異環胺（thermic HCAs）

IQ 型異環胺（IQ-type HCAs）

熱裂解型異環胺（pyrolytic HCAs）

非 IQ 型異環胺（non-IQ-type HCAs）

美國國家毒理計畫（National Toxicology Program, NTP）

美國國家健康與營養調查（National Health and Nutrition Examination Survey, NHANES）

大腸桿菌群（coliforms）

食品安全指標菌（indicator organisms）

國際食品微生物規格委員會（International Commission on the Microbiological Specification for Foods, ICMSF）

感染型（infection）
毒素型（intoxication）
中間型（toxico-infection）
毒理學（toxicology）
流行病學（epidemiology）
預警原則（precautionary principle）
作用模式（mode of action, MOA）
多世代試驗（multi-generation test）
體外試驗（*in vitro* studies）
體內實驗（*in vivo* studies）
計算毒理學（computational toxicology）
基因體學（genomics）
蛋白質體學（proteomics）
代謝體學（metabolomics）
急毒性試驗（acute toxicity test）
亞慢性毒性試驗（sub-chronic toxicity test）
慢毒性試驗（chronic toxicity test）
描述流行病學（descriptive epidemiology）
分析流行病學（analytic epidemiology）
世代研究（cohort study）
病例對照（case-control study）
橫斷面研究（cross-section study）
生態型研究（ecological study）
追蹤研究（prospective study）
24 小時飲食回憶法（24-hour dietary recall profile）
食物紀錄法（food record profile）
食物頻率法（food frequency questionnaire profile）
篩選法（screeners profile）
回憶誤差（recall error）
血紅素共價鍵結物（hemoglobin adduct）
亞硝酸胺類物質（nitrosamines）

全／多氟碳化合物（perfluoroalkyl and polyfluoroalkyl substances, PFASs）
國際食品法典（The Codex Alimentarius, CODEX）
跨太平洋夥伴協定（Trans-Pacific Partnership Agreement, TPP）
偏離點（point of departure, POD）
每天可接受劑量（acceptable daily intake, ADI）
每天可忍受劑量（tolerable daily intake, TDI）
最高殘留標準（maximum residue limit, MRL）
致癌係數（cancer slope factor, CSF）
邊際暴露（margin of exposure, MOE）
劑量效應評估（dose-response assessment）
安全劑量（threshold）
基準劑量法（benchmark dose）
觀察不到不良效應的最高劑量（non-observable adverse effect level, NOAEL）
最高殘留標準（maximum residue limit, MRL）
社會風險評估（societal risk assessment）
糧食安全（food security）
食品安全（food safety）
危險溫度帶（temperature danger zone, TDZ）
肺結核分枝桿菌（*Mycobacterium tuberculosis*）
標的性分析（targeted analysis）
非標的物分析（non-targeted analysis）
後市場調查監測調查（post-market monitoring and surveillance）
總膳食調查（total dietary study, TDS）
世界食品安全日（World Food Safety Day）

複習問題

1. 食品安全的工作在於預防食源性疾病，對於化學性有害物質，為何需要採用預防原則呢？

2. 請說明採用預防原則對化學性有害物質進行管理，是否需要有充分科學證據證明對人體健康會造成傷害呢？

3. 在對食品中有害化學物質進行管理，常會制定每天可接受的劑量（ADI）或每天可忍受的劑量（TDI），與最高殘留量（Maximum residue limit, MRL）。請問 MRL 與 ADI 或 TDI 的關係為何？

4. 茶葉中氟派瑞的 MRL 為 6 ppm，請問在某一茶葉中氟派瑞含量超過 6 ppm，是否代表這個茶葉一定不安全呢？請說明。

5. 請列舉三項天然存在於植物中的有害化學物質，並說明其作用器官或可能造成的傷害。

6. 依衛生福利部公告之食品中污染物質及毒素衛生標準，有關「米」中含無機砷與鎘的限量分別為何？並分別說明其可能的污染途徑及對人體的危害。

7. 請比較亞慢毒性試驗（Sub-chronic toxicity test）與慢毒性試驗（Chronic toxicity test），並說明何者更適合用來評估安全劑量。

8. 試舉兩例說明流行病學於場域外食品安全管理之應用。

9. 過去臺灣因業者違法使用順丁烯二酸或塑化劑等有害物質，為國內影響重大的食品安全事件，請問未來如果食品中又檢測出這兩種物質，行政單位可能會怎麼處理？

10. 根據衛生福利部之歷年食品中毒案件病因物質案件數統計，發現化學物質造成的中毒案件非常少，請說明可能的原因。

11. 面對外送食物服務平台的興起，請說明食品之良好衛生規範準則（Good Hygiene Practice, GHP）可以在場域外發揮哪些功能？

引用文獻

1. WHO. WHO estimate of the global burden of foodborne diseases, foodborne disease burden epidemiology reference group 2007-2015. Geneva, Switzerland, 2015.
2. 行政院衛生福利部國民健康署：108 年國人癌症發生資料。2022。
3. https://www.hpa.gov.tw/Pages/Detail.aspx?nodeid=4576&pid=14938.

4. IARC. Working Group on the Evaluation of Carcinogenic Risks to Humans Red Meat and Processed Meat. International Agency for Research on Cancer. Lyon, France, 2015.

5. IARC. Working Group on the Evaluation of Carcinogenic Risks to Humans Some industrial chemicals. International Agency for Research on Cancer. Lyon, France, 1994.

6. Fraser GE, Jaceldo-Siegl K, Orlich M, Mashchak A, Sirirat R, Knutsen S. Dairy, soy, and risk of breast cancer: those confounded milks. Int J Epidemiol 2020;**49(5)**:1526-1537.

7. Santaliz Casiano A, Lee A, Teteh D, Madak Erdogan Z, Treviño L. Endocrine-Disrupting Chemicals and Breast Cancer: Disparities in Exposure and Importance of Research Inclusivity. Endocrinology 2022;**163(5)**:bqac034. doi:10.1210/endocr/bqac034. PMID:35325096.

8. Hsu KH, Tsui KH, Hsu LI, Chiou HY, Chen CJ. Dose-Response Relationship between Inorganic Arsenic Exposure and Lung Cancer among Arseniasis Residents with Low Methylation Capacity. Cancer Epidemiol Biomarkers Prev 2017;**26(5)**:756-761.

9. Kuo YC, Lo YS, Guo HR. Lung Cancer Associated with Arsenic Ingestion: Cell-type Specificity and Dose Response. Epidemiology 2017;**28(Suppl 1)**:S106-S112.

10. Wang IJ, Chen CC, Chan CC, Chen PC, Leonardi G, Wu KY. A hierarchical Bayesian approach for risk assessment of melamine in infant formula based on cases of related nephrolithiasis in children. Food Addit Contam Part A Chem Anal Control Expo Risk Assess 2011;**28(4)**:384-95.

11. Wang IJ, Chen PC, Hwang KC. Melamine and nephrolithiasis in children in Taiwan. N Engl J Med 2009;**360(11)**:1157-8.

12. Wang IJ, Wu YN, Wu WC, Leonardi G, Sung YJ, Lin TJ, Wang CL, Kuo CF, Wu KY, Cheng WC, Chan CC, Chen PC, Lin SL. The association of clinical findings and exposure profiles with melamine associated nephrolithiasis. Arch Dis Child 2009;**94(11)**:883-7.

13. Li JH, Ko YC. 2012. Plasticizer incident and its health effects in Taiwan. Kaohsiung J Med Sci 2012;**28(7 Suppl)**:S17-21.

14. Tsai HJ, Chen BH, Wu CF, Wang SL, Huang PC, Tsai YC, Chen ML, Ho CK, Hsiung CA, Wu MT. 2016. Intake of phthalate-tainted foods and microalbuminuria in children: The 2011 Taiwan food scandal. Environ Int 2016;89-90,129-37.

15. Tsai YA, Tsai MS, Hou JW, Lin CL, Chen CY, Chang CH, Liao KW, Wang SL, Chen BH, Wu MT, Hsieh CJ, Chen ML; TMICs Group. Evidence of high di(2-ethylhexyl) phthalate (DEHP) exposure due to tainted food intake in Taiwanese pregnant women and the health effects on birth outcomes. Sci Total Environ 2018;**618**:635-644.

16. Wen HJ, Chen CC, Wu MT, Chen ML, Sun CW, Wu WC, Huang IW, Huang PC, Yu TY, Hsiung CA, Wang SL; RAPIT group. Phthalate exposure and reproductive hormones and sex-hormone binding globulin before puberty – Phthalate contaminated-foodstuff episode in Taiwan. PLoS One. 2017 Apr 14;**12(4)**:e0175536.

17. Chien HJ, Xue YT, Chen HC, Wu KY, Lai CC. Proteomic analysis of rat kidney under maleic acid treatment by SWATH-MS technology.Rapid Commun Mass Spectrom. 2020;**34(Suppl 1)**:e8633.

18. Wu C, Chen HC, Luo YS, Chiang SY, Wu KY. Pharmacokinetics and bioavailability of oral single-dose maleic acid in biofluids of Sprague-Dawley rats. Drug Metab Pharmacokinet 2016;**31(6)**:451-457.

19. Wu C, Chen HC, Chen ST, Chiang SY, Wu KY. Elevation in and persistence of multiple urinary biomarkers indicative of oxidative DNA stress and inflammation: Toxicological implications of maleic acid consumption using a rat model. PLoS One 2017;**12(10)**:e0183675.

20. Wu C, Chen CH, Chen HC, Liang HJ, Chen ST, Lin WY, Wu KY, Chiang SY, Lin CY. Nuclear magnetic resonance- and mass spectrometry-based metabolomics to study maleic acid toxicity from repeated dose exposure in rats. J Appl Toxicol 2017; **37(12)**:1493-1506.

21. 臺灣衛生福利部食品藥物管理署：歷年食品中毒資料。2021。http://www.fda.gov.tw/TC/siteContent.aspx?sid=323。

22. Clarke, S. Chapter 3 - Families of compounds that occur in essential oils. Essential Chemistry for Aromatherapy. 2nd ed. Edinburgh, Churchill Livingstone. 2008;41-77.

23. Homburger F, Kelley T Jr, Friedler G, Russfield AB. Toxic and possible carcinogenic etfects of 4-allyl-1, 2-methylenedioxybenzene (safrole) in rats on deficient diets. Mednu Exp. 4, I. 1961.

24. Liu TY, Chung YT, Wang PF, Chi CW, Hsieh LL. Safrole-DNA adducts in human peripheral blood--an association with areca quid chewing and CYP2E1 polymorphisms. Mutat Res 2004;**559(1-2)**:59-66.

25. IARC. International agency for research on cancer: agents classified by the IARC monographs. 2015. Available from: http://monographs.iarc.fr/ENG/Classification/.

26. Ames BN, Profet M, Gold LS. Dietary pesticides (99.99% all natural). Proc Natl Acad Sci U S A. 1990 Oct;**87(19)**:7777-81.

27. 香港特別行政區政府食物環境衛生署食物安全中心：食物中的吡咯里西啶類生物鹼風險評估研究第 56 號報告書。2017。

28. Jadhav SJ. Formation and control of chlorophyll and glycoalkaloids in tubers of Solanum tuberosum L. and evaluation of glycoalkaloid toxicity. Adv Food Res 1975;**21**:307-54.

29. 原子能委員會輻射監測中心網站。https://www.aec.gov.tw/trmc/ 。

30. Bernard A, Broeckaert F, De Poorter G, De Cock A, Hermans C, Saegerman C, Houins G. The Belgian PCB/dioxin incident: analysis of the food chain contamination and health risk evaluation. Environ Res 2002;**88(1)**:1-18.

31. Chen HL, Huang HY, Huang PC, Lee CC. Relationship of PCDD/F concentrations in duck-egg farmers and consumption of ranched duck eggs in central Taiwan. Environ Toxicol Chem 2010;**29(11)**:2402-8.

32. Chen HL, Lee CC, Huang WJ, Huang HT, Wu YC, Hsu YC, Kao YT. Arsenic speciation in rice and risk assessment of inorganic arsenic in Taiwan population. Environ Sci Pollut Res Int 2016;**23(5)**:4481-8.

33. Satarug S, Garrett SH, Sens MA, Sens DA. Cadmium, environmental exposure, and health outcomes. Environ Health Perspect 2010;**118(2)**:182-90.

34. Leconte S, Rousselle C, Bodin L, Clinard F, Carne G. Refinement of health-based guidance values for cadmium in the French population based on modelling. Toxicol Lett 2021;**340**:43-51.

35. Tsai CF, Shih DY, Shyu YT. Survey and risk assessment of trace elements in foods from Taiwan containing red mould rice (Monascus) by ICP-MS. Food Addit Contam Part B Surveill 2010;**3(4)**:228-35.

36. Mottram DS, Wedzicha BL, Dodson AT. Acrylamide is formed in the Maillard reaction. Nature 2002;**419**:448-449.

37. Stadler RH, Blank I, Varga N, Robert F, Hau J, Guy PA, Robert M-C, Riediker S. Food chemistry: acrylamide from Maillard reaction products. Nature 2002;**419**:449-450.

38. Huang CC, Wu CF, Shih WC, Luo YS, Chen MF, Li CM, Liou SH, Chung WS, Chiang SY, Wu KY. Potential Association of Urinary N7-(2-Carbamoyl-2-hydroxyethyl) Guanine with Dietary Acrylamide Intake of Smokers and Nonsmokers. Chem Res Toxicol 2015;**28(1)**:43-50.

39. Riboldi BP, Vinhas ÁM, Moreira JD. Risks of dietary acrylamide exposure: a systematic review. Food Chem 2014;**157**:310-22.

40. Sugimura T, Wakabayashi K. Heterocyclic amines: new mutagens and carcinogens in cooked foods. Adv Exp Med Biol 1991;**283**:569-78. doi:10.1007/978-1-4684-5877-0_72.

41. Gibis M. Heterocyclic Aromatic Amines in Cooked Meat Products: Causes, Formation, Occurrence, and Risk Assessment. Comprehensive Reviews in Food Science and Food Safety 2016;**15(2)**:269-302.

42. Oz F, Kaya M. Heterocyclic Aromatic Amines in Meat. Journal of Food Processing and Preservation 2011;**35(6)**:739-753.

43. Zamora R, Hidalgo FJ. 2-Amino-1-Methyl-6-Phenylimidazo 4,5-B Pyridine (Phip)

Formation and Fate: An Example of the Coordinate Contribution of Lipid Oxidation and Maillard Reaction to the Production and Elimination of Processing-Related Food Toxicants. Rsc Advances 2015;**5(13)**:9709-9721.

44. Chang C-C, Kao T-H, Zhang D, Wang Z, Inbaraj BS, Hsu K-Y, Chen BH. Application of Quechers Coupled with Hplc-Dad-Esi-Ms/Ms for Determination of Heterocyclic Amines in Commercial Meat Products. Food Analytical Methods 2018; **11(11)**:3243-3256.
45. Murkovic M. Chemistry, Formation and Occurrence of Genotoxic Heterocyclic Aromatic Amines in Fried Products. European Journal of Lipid Science and Technology 2004;**106(11)**:777-785.
46. Nagao M, Ushijima T, Toyota M, Inoue R, Sugimura T. Genetic Changes Induced by Heterocyclic Amines. Mutation Research-Fundamental and Molecular Mechanisms of Mutagenesis 1997;**376(1-2)**:161-167.
47. Sugimura T, Wakabayashi K, Nakagama H, Nagao M. Heterocyclic Amines: Mutagens/Carcinogens Produced During Cooking of Meat and Fish. Cancer Science 2004;**95(4)**:290-299.
48. National Toxicology Program. Report on Carcinogens, Fourteenth Edition. Research Triangle Park: U.S. Department of Health and Human Services, 2016. Available from http://ntp.niehs.nih.gov/go/roc14.
49. Pouzou JG, Costard S, Zagmutt FJ. Probabilistic Assessment of Dietary Exposure to Heterocyclic Amines and Polycyclic Aromatic Hydrocarbons from Consumption of Meats and Breads in the United States. Food and Chemical Toxicology 2018;**114**:361-374.
50. Bogen KT, Keating GA. Us Dietary Exposures to Heterocyclic Amines. Journal of Exposure Analysis and Environmental Epidemiology 2001;**11(3)**:155-168.
51. Kobayashi M, Hanaoka T, Nishioka S, Kataoka H, Tsugane S. Estimation of Dietary Hca Intakes in a Large-Scale Population-Based Prospective Study in Japan. Mutation Research-Fundamental and Molecular Mechanisms of Mutagenesis 2002;**506**:233-241.
52. Busquets R, Bordas M, Toribio F, Puignou L, Galceran MT. Occurrence of Heterocyclic Amines in Several Home-Cooked Meat Dishes of the Spanish Diet. Journal of Chromatography B-Analytical Technologies in the Biomedical and Life Sciences 2004;**802(1)**:79-86.
53. Wong KY, Su J, Knize MG, Koh WP, Seow A. Dietary Exposure to Heterocyclic Amines in a Chinese Population. Nutrition and Cancer-an International Journal 2005;**52(2)**:147-155.
54. Chu YL, Chimeddulam D, Sheen LY, Wu KY. Probabilistic risk assessment of exposure to leucomalachite green residues from fish products. Food Chem Toxicol 2013;**62**: 770-6.

55. IARC. Some chemicals that cause tumours of the urinary tract in rodents. IARC Monographs on the Evaluation of Carcinogenic Risks to Humans Volume 119. International Agency for Research on Cancer. Lyon, France, 2017.

56. WHO (World Health Organization). Toxicological and Health Aspects of Melamine and Cyanuric Acid. Report of a WHO Expert Meeting in Collaboration with FAO. Supported by Health Canada, 2009.

57. Grases F, Costa-Bauza A, Gomila I, Serra-Trespalle S, Alonso-Sainz F, del Valle JM. Melamine urinary bladder stone. Urology 2009;**73**:1262-1263.

58. Dorne JL, Doerge DR, Vandenbroeck M, Fink-Gremmels J, Mennes W, Knutsen HK, Vernazza F, Castle L, Edler L, Benford D. Recent Advances in the Risk Assessment of Melamine and Cyanuric Acid in Animal Feed. Toxicol Appl Pharmacol 2013;**270(3)**:218-29.

59. Chien CY, Wu CF, Liu CC, Chen BH, Huang SP, Chou YH, Chang HH, Pan CH, Wu WJ, Shen JT, Huang CH, Shiea JT, Hsieh TJ, Wu MT. High melamine migration in daily-use melamine-made tableware. Journal of Hazardous Materials 2011;**188(1-3)**:350-356.

60. Liu CC, Wu CF, Chen BH, Huang SP, Goggins W, Lee HH, Chou YH, Wu WJ, Huang CH, Shiea J, Lee CH, Wu KY, Wu MT. Low exposure to melamine increases the risk of urolithiasis in adults. Kidney International 2011;**80(7)**:746-752.

61. Chen CC, Tsai YC, Wang YH, Wu CF, Chiu YW, Hwang SJ, Liu CC, Hsieh TJ, Wu MT. Melamine exposure threshold in early chronic kidney disease patients－A benchmark dose approach. Environ Int 2021;**156**:106652.

62. 食品藥物管理署食品組於 2017-08-22 公告的食品中毒定義。

63. U.S. Environmental Protection Agency. Guidelines for carcinogen risk assessment and supplemental guidance for assessing susceptibility from early-life exposure to carcinogens. Fed. Reg 70:66, pp.17765-17817, 2005.

64. Olesen PT, Olsen A, Frandsen H, Frederiksen K, Overvad K, Tjønneland A. Acrylamide exposure and incidence of breast cancer among postmenopausal women in the Danish Diet, Cancer and Health Study. Int J Cancer 2008;**122(9)**:2094-100.

65. Cross AJ, Ferrucci LM, Risch A, Graubard BI, Ward MH, Park Y, Hollenbeck AR, Schatzkin A, Sinha R. A large prospective study of meat consumption and colorectal cancer risk: an investigation of potential mechanisms underlying this association. Cancer Res 2010;**70(6)**:2406-14.

66. Chen WL, Bai FY, Chang YC, Chen PC, Chen CY. Concentrations of perfluoroalkyl substances in foods and the dietary exposure among Taiwan general population and pregnant women. J Food Drug Anal 2018;**26(3)**:994-1004.

67. Dong GH, Tung KY, Tsai CH, Liu MM, Wang D, Liu W, Jin YH, Hsieh WS, Lee YL, Chen PC. Serum polyfluoroalkyl concentrations, asthma outcomes, and

immunological markers in a case-control study of Taiwanese children. Environ Health Perspect 2013;**121(4)**:507-13.

68. Wen LL, Lin LY, Su TC, Chen PC, Lin CY. Association between serum perfluorinated chemicals and thyroid function in U.S. adults: the National Health and Nutrition Examination Survey 2007-2010. J Clin Endocrinol Metab 2013;**98(9)**:E1456-64.

69. Lin CY, Wen LL, Lin LY, Wen TW, Lien GW, Hsu SH, Chien KL, Liao CC, Sung FC, Chen PC, Su TC. The associations between serum perfluorinated chemicals and thyroid function in adolescents and young adults. J Hazard Mater 2013;244-245, 637-44.

70. 吳焜裕：健康風險評估：科學決策之基礎。新北市：新文京，2020。

71. 鄭維智、王姿乃：食品原料之管理原則與方法。臺灣商品檢測驗證中心季刊 2021；**Oct** ：11-22。

72. WHO (World Health Organization).Terrorist Threats to Food: Guidance for Establishing and Strengthening Prevention and Response Systems, 2002.

73. Schnabel L, Kesse-Guyot E, Allès B, Touvier M, Srour B, Hercberg S, Buscail C, Julia C. Association Between Ultraprocessed Food Consumption and Risk of Mortality Among Middle-aged Adults in France. JAMA Intern Med 2019;**179(4)**:490-498.

74. Lane MM, Davis JA, Beattie S, Gómez-Donoso C, Loughman A, O'Neil A, Jacka F, Berk M, Page R, Marx W, Rocks T. Ultraprocessed food and chronic noncommunicable diseases: A systematic review and meta-analysis of 43 observational studies. Obes Rev 2021;**22(3)**:e13146.

第6章
病媒管制與健康一體

蔡坤憲　撰

學習目標

一、瞭解蟲媒傳染病與人畜共通傳染病的基本知識

二、瞭解重要病媒與其所媒介的傳染病

三、瞭解氣候變遷下病媒管制與健康一體的關係

前 言

近年來，氣候變遷的現象愈發明顯，極端氣候出現頻率增加，對自然環境中的動植物和人類生存都產生廣泛的衝擊。例如，乾旱會影響蓄水、農耕法與土地利用。洪水或豪雨帶來水患，除了造成水媒傳染病的擴散，囓齒動物爲躲避巢穴淹水或尋找食物，成群移居至人類建築。而水災過後，廣佈的小面積積水提供病媒蚊大量孳生的環境；雜草叢生的廢棄農田則成爲囓齒動物的新居，增加了蟲媒或人畜共通傳染病爆發的機率。此外，全球交通便捷，不僅病患，病媒和小型野生動物儲主（reservoir）也藉運輸工具在國際、甚至洲際間遷移，隨之將病原體引入新疆域，使世界上的更多地區暴露於蟲媒傳染病的風險之中。人類對原始棲地開發和深入叢林從事打獵或娛樂活動，則增加和野生動物的接觸，以及感染新興傳染病的機會。有鑑於此，世界衛生組織針對氣候變遷與蟲媒傳染病的風險規模進行評估，提出多項因應計畫，以提高各地公共衛生政策對氣候變遷的應變能力 [1] 。本章將簡要地介紹病媒管制與健康一體的概念。

第一節　新興與再浮現蟲媒與人畜共通傳染病概況

新興傳染病（Emerging infectious disease, EID）是指一種在近二十年間發生率增加，且預估在未來傳播會持續加劇的傳染病。新興傳染病可分三種類型：（1）過去從未被記錄，一旦發現便有流行趨勢的傳染病，稱「新現傳染病」（nsewly emerging infectious disease），例如：愛滋病（AIDS）和立百病毒（Nipah virus）感染症，以及病原體變種導致的新疾病，例如：2009 年由 H1N1 造成的豬流感（swine flu）和 2019 年因新冠病毒引起的嚴重特殊傳染性肺炎（COVID-19）；（2）原有的疾病傳播至另一個族群或新地區並掀起流行，例如源於非洲烏干達的西尼羅熱（West Nile Fever），約於 20 世紀末在美國與俄羅斯大流行 [2] ；（3）在歷史上有記載，但直至近期方確定爲特定病原體感染的疾病，例如：萊姆病（Lyme disease）和胃潰瘍（gastric ulcers）。

再浮現傳染病（re-emerging infectious diseases）指的是曾造成全球或地方性流行，後來獲得控制，但又再度威脅健康的疾病。抗藥性是傳染病再浮現的主要原因，病原體的基因突變或基因交換，以及長期不當使用抗生素皆會造成抗藥菌株的出現，導致現行治療藥物失效，疾病再度盛行，例如：肺結核（tuberculosis）和瘧疾（malaria）。在環境中不當噴灑殺蟲劑，也會選殖出具抗藥性的蚊蟲，致使蟲媒傳染病防治困難，例如：黃熱病（yellow fever）和瘧疾。此外，疫苗政策的失誤則是造成白喉（diphtheria）和百日咳（whooping cough）再度流行的原因。

全世界約有 70% 的新興與再浮現傳染病，屬於透過節肢動物媒介的蟲媒傳染病，或可以在人類與其他生物間交互感染的人畜共通傳染病，對全球疾病負擔與公共衛生有重大影響。本節將針對蟲媒傳染病、人畜共通傳染病、病媒管制及抗藥性分別進行說明。

一、蟲媒傳染病

蟲媒傳染病（vector-borne disease）指一種傳染性疾病，其病原體須透過節肢動物（包括蚊、蜱、蚤、蝨、蟎等）作爲媒介，傳播至宿主身上，許多蟲媒傳染病屬於人畜共通傳染病。蟲媒傳染病的傳播循環，需存在有病媒、病原體、宿主，在特定的環境中產生交集（圖 6-1）。例如：人類的瘧疾是透過瘧蚊叮咬，將瘧原蟲傳播至人體而造成感染。該模式亦適用於白蛉、蜱、蚤、蝨和蟎等病媒節肢動物所傳播的疾病上。

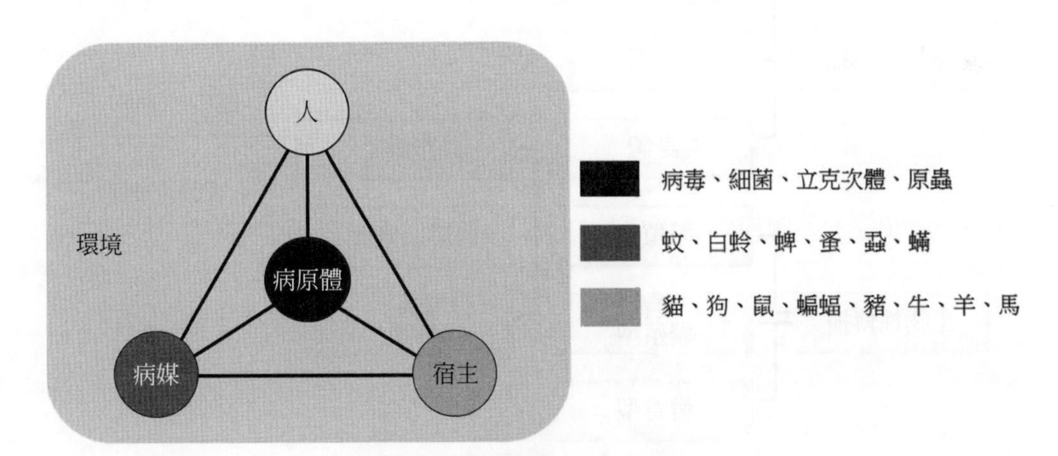

圖 6-1：蟲媒傳染病之重要因子

蟲媒傳染病的傳播方式，可以分爲機械式傳播與生物性傳播（圖 6-2）。機械式傳播的過程中，病原體在病媒身上或體內不會繁殖或發育，僅藉由附著在病媒的口器、足部或體毛等身體部位進行散播，例如家蠅停棲於糞便後再接觸食品，將糞便中的病原體轉移至食品上，人因爲攝食受到污染的食品而被感染。生物性傳播則是典型的蟲媒傳染病傳播方式，病原體必須在病媒身上經過增殖或發育至具有感染性的階段，再透過病媒節肢動物叮咬感染宿主。根據病原體在病媒身上的發展類型，可分爲繁殖型（propagative transmission）、發育繁殖型（cyclo-propagative transmission）與發育型（cyclo-developmental transmission）等三類。繁殖型爲病原體在病媒體內數量增加，但未有形態的改變。例如，登革病毒感染斑蚊的中腸，在腸道組織細胞中增殖。發育繁殖型爲病原體在病媒體內不只數量增加，還隨著發育階段不同形態產生改變。例如，瘧原蟲進入瘧蚊體內後，大、小配子結合形成合子，合子發育成爲卵動子穿過腸壁，形成卵囊體；卵囊體中的孢子體會分裂增殖，最後釋出感染蚊蟲的唾腺。發育型則是病原體在病媒體內發育，依照發育階段而有不同的形態，但數量卻未增加。例如，心絲蟲在家蚊體內發育，直至具感染力的三齡微絲蚴。此外，有些病原體可以在雌性病媒的體內經由卵巢內的卵細胞直接傳染給子代，稱爲經卵傳播（transovarial transmission）。有些節肢動物發育和蛻皮過程中，每個齡期都可以持續保有病原體，稱之爲跨蟲期傳播（transstadial transmission），例如恙蟎媒介恙蟲病立克次體、蜱媒介落磯山斑點熱立克次體等 [3] 。

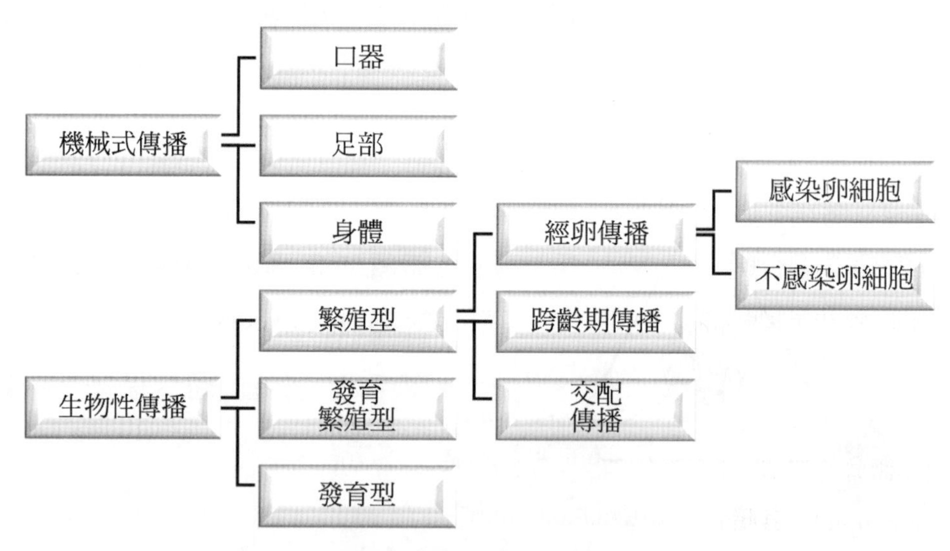

圖 6-2：病媒節肢動物傳播病原體之方式

二、人畜共通傳染病

人畜共通傳染病（zoonosis）是一種傳染病，其病原體可在人與非人動物間感染傳播。依感染的特性，這類傳染病可分爲嗜動物性人畜共通傳染病（anthropozoonosis）、嗜人性人畜共通傳染病（zooanthroponosis ）、雙棲性人畜共通傳染病（amphixenosis）與眞性人畜共通傳染病（euzoonosis）[4] 。嗜動物性人畜共通傳染病的病原體，主要在動物宿主間維持感染循環；自然情況下傳播到人身上的機率很低。因此，人是偶然宿主且通常不會在人之間循環傳播，例如馬的腦炎、漢他病毒感染症等。嗜人性人畜共通傳染病的病原體，則主要在人之間維持感染循環；自然條件下傳播到非人動物身上的機率很低。因此，動物爲偶然宿主且通常不會在動物之間循環傳播，例如人的肺結核。雙棲性人畜共通傳染病的病原體，在自然情況下即能自由地在人與非人動物之間傳播，且可分別在人與人之間、動物與動物間形成循環傳播，例如南美錐蟲病。眞人畜共通傳染病的病原體，則專性地依序在動物與人之間傳播，例如無鈎條蟲（*Taenia saginata*），病原體在中間宿主（intermediate host）動物體內進行有絲分裂與發育，進入人體後病原體才會行減數分裂產生配子，因而人類是終宿主（definitive host）。

三、病媒管制

蟲媒傳染病的防治方法，主要針對特定環境中導致疾病的三角環（圖 6-1）去切入，將傳染病的傳播鏈阻斷。病原體方面，透過預防投藥或藥物治療滅除病患體內的病原體；宿主方面，移除或避免接觸野生動物儲主；而病媒方面，則是管理防治媒介病原體的節肢動物。

病媒管制結合與應用了醫學、昆蟲學、化學、社會學等學門的知識，以控制傳播疾病的媒介生物的族群密度爲目標，將病媒數量合理地降低，使傳染病不發生流行，維護民眾健康。病媒管制的方法，首重環境管理法，透過物理性的方式或以工程設施將孳生源清除，例如，封堵進出的孔道，以減少病媒族群密度與限制擴散，是最爲徹底的方法。以南臺灣的登革熱防治爲例，該地區主要的病媒蚊是埃及斑蚊（*Aedes aegypti*），其嗜食人血且會在室內繁殖。因此，將家中的積水容器，例如盆栽的底盆等去除，每週更換花瓶的水，並以栽培介質種植萬年青類的水生植物，或將瓶口用細網、棉花團等阻隔雌蚊進入產卵，是減少埃及斑蚊孳生最簡單的方法。然而，清除孳生源需要社區民眾一起動員配合，所以應將環境教育與衛生教育結合，向大眾宣導其重要性，自校園至社區推動民眾參與，落實登革熱的社區防治。

若遇到無法清除的潛在孳生源，像是水生植物的植栽、田間灌溉用蓄水桶等，除了加網加蓋，可以考慮以生物防治法處理。例如，在容器中施放飼養大肚魚、孔雀魚、蓋斑鬥魚和劍水蚤等本土物種，利用其捕食孑孓天性，避免病媒蚊孳生 [5] 。另外，微生物製劑，例如，蘇力桿菌以色列變種（*Bacillus thuringiensis* var. *israelensis, Bti*），被孑孓攝入後菌體破裂釋出毒蛋白結晶，破壞孑孓腸道導致孑孓死亡，但對其他生物則不會造成傷害，適合用於目標水域中降低孑孓密度。此外，昆蟲生長調節劑（insect growth regulator, IGR）可以阻斷節肢動物的發育，也可以預防病媒蚊孳生。

當有蟲媒傳染病爆發，顯示環境中已經存在受到病原體感染的病媒。因此，必須使用化學防治法來進行緊急防治，包括：選擇適當的施藥方式與劑型來施用殺蟲劑，力求快速降低帶病原體的病媒密度。例如，處理居家型病媒，常利用室內殘效噴灑（indoor residual spraying, IRS），令病媒於停棲時接觸藥劑而死亡。

個人防護方面，穿著淺色、寬鬆的長袖衣褲，避免被病媒蚊叮咬，或者使用含敵避（diethyltoluamide, DEET）、派卡瑞丁（picaridin）、伊默克（IR3535）或檸檬胺（oil of lemon eucalyptus）成分的忌避劑，依劑型均勻塗抹於體表或衣物上。夜間在蚊帳內休息，市面上亦有產品將殘效性殺蟲劑的成分與蚊帳結合，製作成浸藥蚊帳（insecticide-treated bed nets, ITNs），同時具有阻斷與觸殺效果。

遺傳防治法則包括釋放以輻射、化學的方式處理產生不孕的雄蟲，令其在自然界中與野生型雄蟲競爭跟雌蟲交配，減少子代產生，降低病媒的族群密度。另一方面，亦可透過微生物處理來阻斷蚊蟲繁殖，其中以一種節肢動物體內常見的共生菌稱沃爾巴氏菌（*Wolbachia*）的實證研究最多。蚊蟲一旦感染特定品系沃爾巴氏菌，會出現細胞質不親和性（cytoplasmic incompatibility）的現象，即當感染的公蚊與未受感染、或感染不同品系沃爾巴氏菌的母蚊交配後，產生的子代會在胚胎發育時死亡。另一方面，某些沃爾巴氏菌的感染，已被發現會造成蚊蟲壽命減短，或具有抑制病原體在蚊蟲體內增殖的效果。因此，新提出的防治方式包括：釋放實驗室感染沃爾巴氏菌的公蚊，達到降低野外病媒蚊族群密度；或釋放實驗室感染沃爾巴氏菌的蚊蟲，取代野外的病媒蚊族群，減少對病原體的傳播能力。

近年來，對於病媒的管制已從純粹仰賴殺蟲劑的化學防治法，走向針對各式病媒之生態特性來清除孳生源的環境管理法，搭配化學防治法、生物防治法與個人防護等方式擬定綜合防治策略，稱爲整合性病媒管理（integrated vector management, IVM），以尋求在地化最佳的防治策略。以蚊蟲的管制爲例，圖 6-3 顯示整合性病媒管理的綜合策略 [6] 。

環境管理
•清除孳生源
•工程設施
生物防治
•劍水蚤
•大肚魚
•巨蚊／捸蚊孑孓
化學防治
•有機磷／氨基甲酸鹽
•合成除蟲菊酯
•昆蟲生長調節劑
整合性
病媒管理
個人防護
•防蚊液
•蚊帳
•紗門、紗窗
遺傳防治
•細胞質不親合性
•輻射不孕性
•化學不孕性

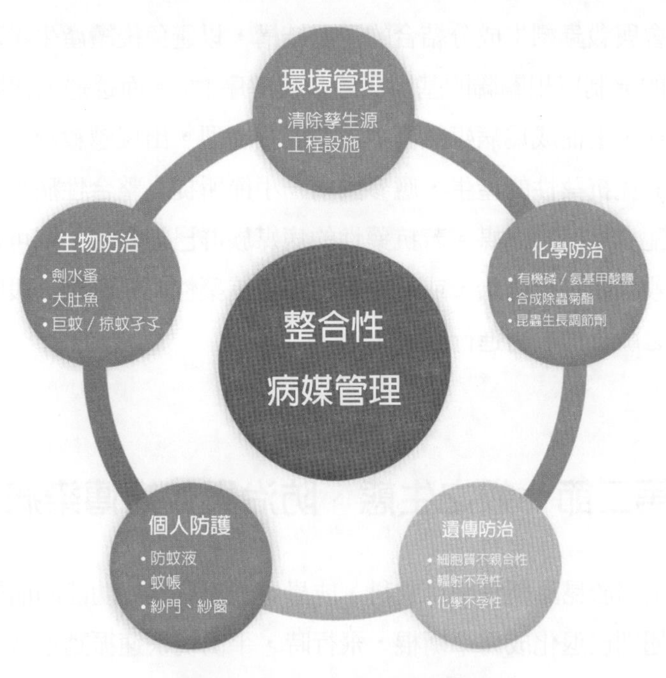

圖 6-3：整合性病媒管理策略

四、殺蟲劑與抗藥性

如前一小節所述，自從有機氯系列的殺蟲劑，例如 DDT，被開發之後，由於其卓越的殺蟲效果與殘效性長的優點，在以化學防治法為主要病媒管制策略的年代，受到青睞與倚重。然而，正因其殘效性長，於環境中不易分解，以致造成環境的污染，多數已被禁止使用。為尋找其他替代殺蟲劑，針對乙醯膽鹼酯酶的有機磷劑、氨基甲酸鹽類殺蟲劑，以及針對鈉離子通道的除蟲菊精類殺蟲劑等，陸續被開發應用。這類殺蟲劑的優點為易受環境因子影響快速分解，如光照等，對環境較為友善。

在選擇殺蟲劑進行病媒防治時，首先確認防治病媒對象。除了依照商品標示與使用準則，以確保安全性並避免自身中毒外，亦須考量病媒之生態特性，選擇適當的劑型進行施用，以達到最好的防治效果。無論是使用哪一類別的殺蟲劑，皆有可能出現抗藥性，因為當施用一定劑量、單一類別的殺蟲劑去滅殺病媒時，具有抗藥性的病媒就有機會被篩選出來。

所謂抗藥性病媒，意即化學殺蟲劑篩選後仍存活的病媒，其對此一劑量的殺蟲劑具有抗藥性。抗藥性的表現包含病媒本身具有較厚的表皮以減緩殺蟲劑滲入體內，以及改變會與殺蟲劑主成分結合的受器結構，以避免後續產生毒理反應，而今這些抗性表現的機制與相關聯的基因已逐步被解序 [7] 。而透過遺傳將具有抗藥性的基因傳給子代，進而成爲病媒族群中主要的基因型，出現越殺越多、殺蟲劑失靈的現象。若要避免抗藥性的產生，應參酌前一小節所提之整合性病媒管理，透過其他防治法相互配合以控制病媒。若抗藥性的病媒族群已經產生，則可以考慮運用不同作用機制的殺蟲劑進行防治，或是停用已產生抗藥性的殺蟲劑一段時間，待病媒族群恢復對其之敏感性後再進行施藥防治。

第二節　蚊之生態、防治與蚊媒傳染病

蚊蟲分類上屬於昆蟲綱雙翅目蚊科，成蟲具一對有飛行功能的前翅，上面有翅脈與鱗片，後翅則已退化成爲平衡棍，飛行時，平衡棍快速振動維持平衡，同時造成高頻的嗡鳴聲。成蚊的口器爲刺吸式，長度爲頭部的三倍以上，由上唇、下唇、大顎、小顎及下咽特化組成，吸血時，下唇彎曲，六隻口針（含上唇、下咽及大顎、小顎各一對）刺入宿主皮膚，由上唇吸入血液的同時，下咽會吐出唾液，抑制血液凝集和調控宿主的免疫反應，幫助蚊蟲成功吸血，蚊唾液作爲外來物質則會誘使宿主產生組織胺，導致被叮咬部位搔癢紅腫的過敏反應。平時雌雄蚊蟲皆以植物汁液、花蜜中的醣類作爲能量來源，但大多數雌蚊需要吸血，以獲取足夠的養分產卵。雌雄蚊可由觸角的外觀區辨，雄蚊的觸角自第四節起毛長而密集，雌蚊則是毛短而疏。雌蚊將卵產於水邊或水面，幼蟲孵出後生活在水裡，稱爲孑孓，多數以細菌、藻類、原生動物等有機物爲食，斑蚊與家蚊的孑孓身體末端具有呼吸管，呼吸時約與水面成 45 度角，瘧蚊孑孓則不具有呼吸管，透過氣孔平貼於水面呼吸。蚊蟲的生活史爲完全變態，孑孓經過三次蛻皮後進入蛹期，蛹不取食，靠頭胸背側的呼吸管於水面呼吸，數天後羽化爲成蟲。本節以重要蚊媒傳染病爲主，綜合說明其病媒蚊生態與防治方法。

一、瘧疾（Malaria）

瘧疾是最重要的蟲媒傳染病，全球 40% 以上的人口受到瘧疾威脅。每年有三億五千萬至五億人感染，特別是孕婦及幼兒爲高危險群，估計每年造成至少一百

萬人死亡。瘧疾不僅影響人民健康，造成公共衛生上沉重的疾病負擔，也連帶影響生產力和經濟盛衰。凡是有瘧疾流行的地區，其發展都受到很大的阻礙。

瘧疾的病原體爲瘧原蟲。全世界已知的瘧原蟲種類超過 100 種，分別可寄生於靈長類、鳥類、爬蟲類等各種動物。自然情況下會感染人體造成疾病的瘧原蟲有四種，包括三日瘧原蟲（*Plasmodium malariae*）、間日瘧原蟲（*Plasmodium vivax*）、卵形瘧原蟲（*Plasmodium ovale*）與惡性瘧原蟲（*Plasmodium falciparum*），另外猿猴瘧原蟲（*Plasmodium knowlesi*）原本在東南亞森林中循環傳播於靈長類間，近年感染人類的案例也大量增加。感染的潛伏期隨瘧原蟲種類不同而有差異，一般來說約爲 7 至 30 天。常見的症狀包括：發燒、畏寒、顫抖、出汗、頭痛、噁心、全身酸痛及倦怠，特別是反覆發寒發熱。間日瘧、卵形瘧與惡性瘧的發燒間隔約爲兩日，三日瘧則約爲三日。惡性瘧原蟲感染容易造成重症，是四種人類瘧疾中最嚴重的。惡性瘧原蟲會產生一種帶負電的蛋白（PfEMP1），協助瘧原蟲逃脫宿主的免疫反應。受感染紅血球表面的 PfEMP1 分子，若與帶正電的微血管內皮分子（例如 ICAM-1、CD36 和 CSA 等）結合，會使紅血球沾黏在血管內皮上。一旦加上受感染紅血球電位的變化，則會引起自體凝集與變形能力較差，將導致重要器官的微小循環阻塞，特別是血腦障壁（blood brain barrier），導致瘧疾重症死亡率超過 10% 以上 [8] 。

地理分布上，惡性瘧主要分布在亞熱帶及熱帶，影響非洲、巴布亞紐幾內亞、海地及東南亞；間日瘧分布全球，但較常見於中美洲及印度；三日瘧主要發生在非洲撒哈拉沙以南的地區；卵形瘧主要發生在熱帶，少見於西非以外之處。

各種瘧原蟲的生活史大致相似。當一隻受感染的蚊蟲叮咬人時，瘧原蟲孢子體（sporozoite）被注入人體內，然後隨血液循環被送到肝臟，感染肝細胞並進行有絲分裂，這段時期稱爲紅血球前期（pre-erythrocytic stage）或紅血球外期（exo-erythorocytic stage）。增殖的瘧原蟲釋出感染紅血球，發育爲指環形狀（ring form）的活動體（trophozoite），繼續行有絲分裂侵入其他紅血球，此過程稱紅血球內期（erythrocytic stage），也是疾病開始出現症狀與可進行實驗室診斷的時期。有些活動體則發育形成雌性大配子體（macrogametocyte）與雄性小配子體（microgametocye），當另一隻病媒蚊吸血時進入蚊蟲的中腸，雌雄配子融合形成合子（zygote），發育穿過蚊蟲腸胃道，再反覆分裂釋出孢子體感染蚊蟲唾腺，當病媒蚊再度吸血時造成下一波感染（圖 6-4）。惡性瘧原蟲因爲能大量增殖，產生的裂殖子（schizont）約爲其他三種瘧原蟲的 4~20 倍，所以可以快速感染宿主的紅血球。而少數間日瘧及卵形瘧的瘧原蟲可能在肝臟停留一段時間，稱爲潛伏體，再伺機發育釋出裂殖子進入血液內引起疾病的復發。

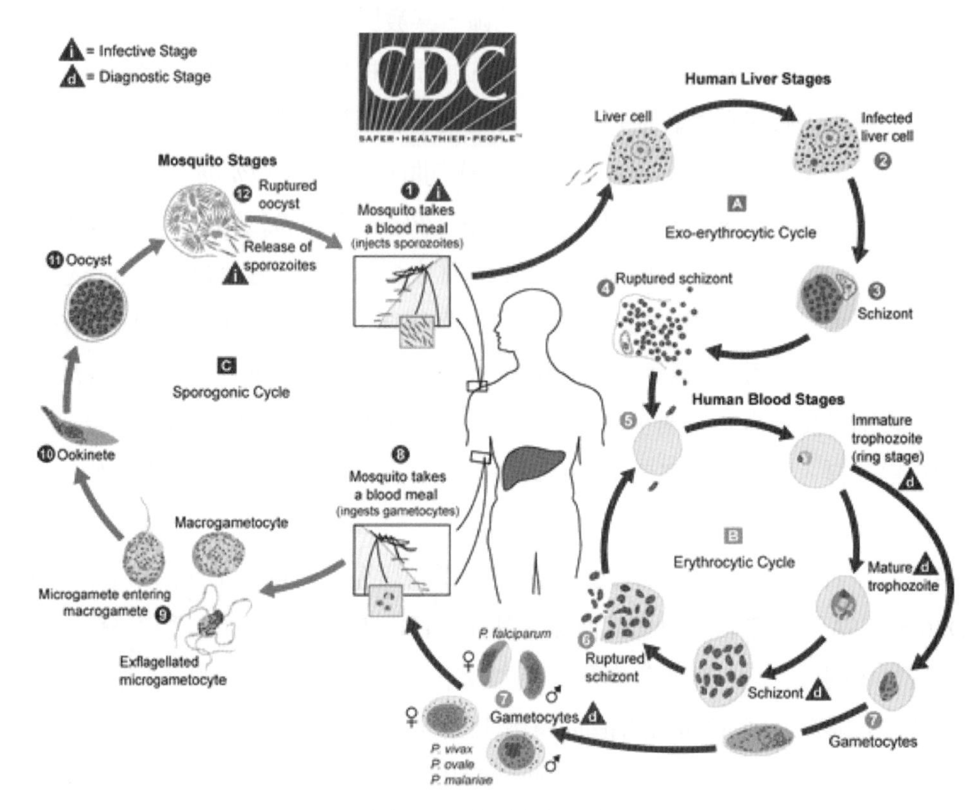

圖 6-4：瘧原蟲生活史

資料來源：美國疾病管制及預防中心網站 https://www.cdc.gov/malaria/about/biology/ 。

人類的瘧疾由瘧蚊傳播，世界上已知的瘧蚊約有 400 種，能媒介瘧疾者約 85 種，各地主要病媒蚊的生活習性亦不相同。在臺灣，過去瘧疾的主要病媒爲矮小瘧蚊（*Anopheles minimus*）[9]，屬於家棲型的蚊蟲，白天喜歡棲息於室內環境，如懸掛之衣物、床板下、壁洞及縫隙內，在牛棚則多棲息於牆壁縫隙與草束間，午夜時分則出沒尋找宿主取食血液。矮小瘧蚊的雌蚊會選擇有岸邊長草、流速緩慢且清澈的水域如溪流、灌溉溝渠或梯田產卵，平均一次產約 120 粒卵。在非洲，瘧疾的主要病媒爲岡比亞瘧蚊（*Anopheles gambiae*），幼蟲則主要孳生於路面凹洞、沼澤和淺水池，太陽直曬、水溫較高的地方。

瘧疾的防治須兼顧病媒蚊防治和病人追蹤管理。病媒蚊的防治必須針對目標瘧蚊的生態特性，例如防治家棲型的瘧蚊，便可以將殺蟲劑以室內殘效噴撒的方式施作於屋內牆壁表面，令瘧蚊停棲時接觸到藥劑而死亡。針對某些外棲性或喜歡室外吸血的瘧蚊，則可以實施室外空間噴灑，將適當劑量的化學殺蟲劑以熱霧式噴灑（fogging）。此外，由於瘧蚊夜間活動叮咬宿主，所以使用浸藥蚊帳也是世界衛生組織建議的瘧蚊防治方法之一。幼蟲防治方面，可以自改善基礎建設著手，以防治岡比亞瘧蚊的幼蟲爲例，加強馬路與溝渠建設，以降低孳生源產生。投灑 *Bti* 和 IGR 也是對生態比較友善的幼蟲防治方法。臺灣於 1965 年獲世界衛生組織認定，成爲八個瘧疾清除的國家之一，同時協助友邦國家聖多美與普林西比民主共和國抗瘧，成效卓著。

早期診斷及正確的治療，是決定瘧疾預後的重要關鍵。然而，瘧疾患者由於早期症狀和其他感染症不易區分，診斷上較爲困難。顯微鏡檢查至今仍是瘧疾診斷的黃金標準，主要以 Giemsa's 或 Wright's 染色法，觀察血液抹片被感染的紅血球，並判定瘧原蟲種類以作爲治療的依據。近年來抗原快速檢驗（rapid antigen diagnostic test）和聚合酶鏈鎖反應（polymerase chain reaction, PCR）的發展和應用，則使檢驗方法更加快速便捷，靈敏度也更高。傳統治療瘧疾的藥物爲氯奎寧（chloroquine），但目前世界上大部分的流行區都已經對此產生抗藥性，甚至一些東南亞國家還出現對 chloroquine、mefloquine、quinine 都有抗藥性的多重抗藥性瘧疾，成爲治療的一大挑戰。目前世界衛生組織建議提供患者青蒿素（artemisinin）爲主的合併療法（artemisinin-based combination therapies, ACTs），以青蒿素搭配一個不同作用機制的藥物（例如：artesunate + mefloquine 或 artemether + lumefantrine），以避免抗藥性產生。

二、登革熱（Dengue fever）

登革熱由登革病毒（dengue virus）感染造成。登革病毒屬於黃病毒科（Flaviviridae）黃病毒屬（Flavivirus），是一種以正鏈單股 RNA 爲遺傳物質，具外套膜的病毒。依照其抗原特性，可以將登革病毒分成四種血清型；感染一種血清型的登革病毒，康復後會對該血清型終身免疫，但對其他血清型的病毒卻不具保護力。事實上，重複交叉感染不同血清型的病毒，即所謂二次感染，被認爲是登革熱重症的風險因子之一。感染的潛伏期爲 3 至 14 天，多數爲 4 至 7 天，然而，80% 的患者並不會出現症狀，或僅有類似感冒的輕微徵候。典型的登革熱症狀包括發燒、頭痛、後眼窩痛、肌肉痛、關節痠痛、背痛、皮膚紅疹等，部分感染者則會有嘔吐、腹痛等腸胃道症狀。少數情形下，患者在退燒後出現皮下、黏膜和腸胃道出血，稱之爲登革出血熱（dengue haemorrhagic fever, DHF），嚴重者進入休克，稱爲登革休克症候群（dengue shock syndrome, DSS），近年世界衛生組織將登革出血熱及登革休克症候群合稱爲登革熱重症（severe dengue）。登革熱重症的患者若未及時獲得治療，死亡率可高達 20%，但適當的照護可將罹患登革熱的死亡率降低至 1% 以下。

全球登革熱的發生率在過去十年間增加了 30 倍，每年有 35 億人面臨登革熱的威脅，登革熱現已成爲全世界分布最廣泛，病例數增加最快的蟲媒傳染病。特別是在東南亞和南美洲，登革熱重症是導致東南亞國家兒童住院和死亡的主要原因之一。相較於東南亞國家，登革熱屬於高流行地方性疾病（hyperendemic disease），不同血清型的病毒同時傳播。臺灣的登革熱並未本土化，屬於流行病（epidemic disease），即每次的疫情由境外病例帶入，感染當地的病媒蚊而傳播開來。在臺灣，登革熱感染多發生在中老年人（圖 6-5）。

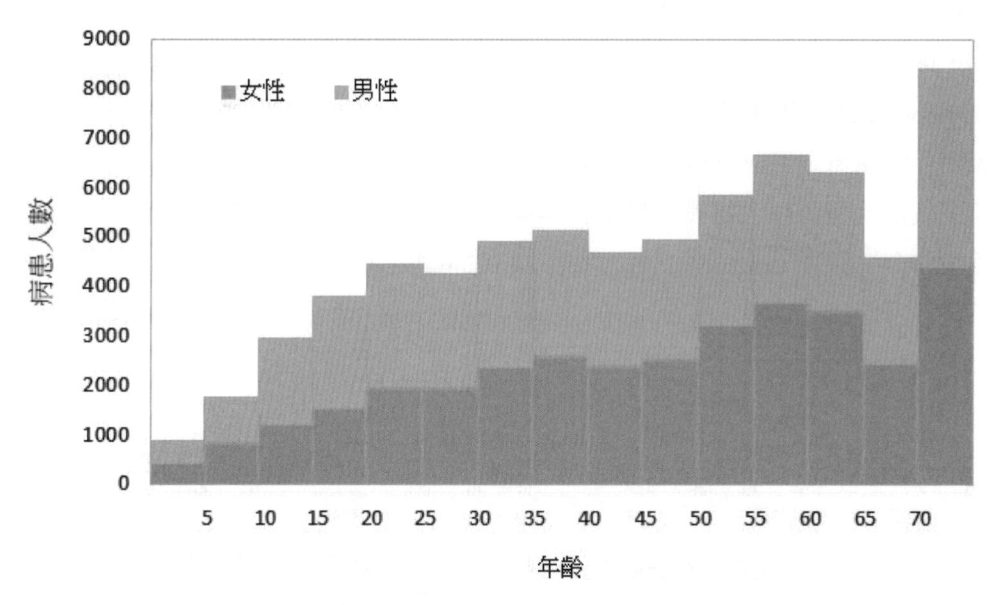

圖 6-5：臺灣登革病患年齡分布（2003.01~2022.06）

臺灣登革熱流行，最早可以追溯到 1871-1873 年，當時疑似登革熱的疾病發生世界性大流行時便受到波及。馬雅各二世醫師（Dr. James L. Maxwell, Jr., 1873-1951）的著作 *The disease of China, including Formosa and Korea* 描述登革熱的症狀、診斷和治療，其中提到臺灣經常有小流行，當時便預料每約 10 年會發生大規模的疫情。日據時代記載，1915 年、1931 年及 1942 年發生過三次的全島性登革熱流行，其中 1942 年甚至造成約有六分之五的人口（約 500 萬）感染。二次世界大戰後，有 30 多年時間登革熱將近在臺灣絕跡，1981 年卻在屏東縣琉球鄉發生第二型登革病毒流行，估計島上約 80% 居民受到感染。臺灣本島亦於 1987 年、1988 年在高雄地區爆發第一型登革病毒流行。此後，臺灣幾乎每年都有登革熱病例出現。臺灣在 1987 至 2019 年的大流行包括：（1）1987-1988 年發生於高屏地區，確定病例達 4,916 名；（2）2001-2002 年發生於高屏地區，確定病例有 5,563 名，252 人出血性登革熱感染，造成 21 人死亡；（3）2014 年發生於高雄，確定病例 15,492 名，28 例死亡；（4）2015 年發生於臺南、高雄，確定病例 43,784 名，死亡 228 例（圖 6-6）。

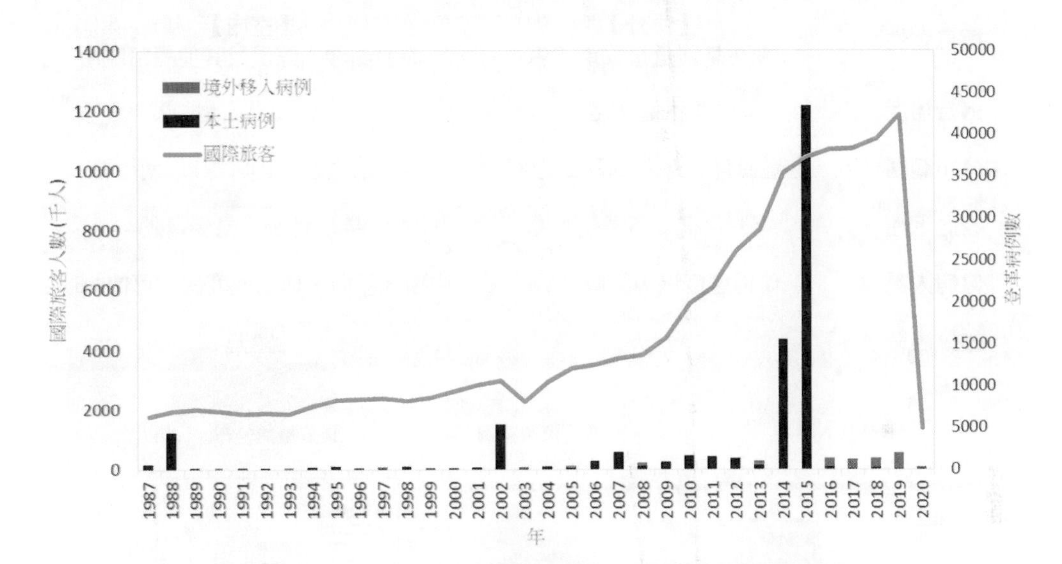

圖 6-6：自 1998 年來臺灣登革熱流行趨勢與國際旅客數

登革熱由斑蚊傳播，當病媒蚊叮咬病毒血症期（viremia）（發病前一天至後五天）的病患時，病患血液中的病毒進入蚊蟲的中腸，感染腸道並大量複製增殖，然後擴散至血體腔，進而感染唾液腺，在唾液腺細胞中複製，當病媒蚊再度吸血時便能感染下一個宿主，這個過程需要 8~12 天，稱爲外潛伏期（extrinsic incubation period, EIP）。登革熱主要的病媒蚊爲埃及斑蚊（*Aedes aegypti*），其次是白線斑蚊（*Aedes albopictus*）（表 6-1）。埃及斑蚊與白線斑蚊可透過胸部背板紋路的特徵加以區分：埃及斑蚊胸部背板側緣有一對銀白色的七弦琴狀曲線，中間另有一對狹長的黃白直線；而白線斑蚊僅有一條寬而直的銀白線。兩種斑蚊皆爲白天活動，埃及斑蚊喜歡停棲室內，選擇室內積水容器作爲產卵地點，食性上嗜吸人血，但因吸血過程中容易受到驚擾而中斷，一次飽血往往需要叮咬約 4 至 6 人，因此更容易將病毒散播出去。白線斑蚊則喜歡棲息在室外，選擇戶外的樹洞、輪胎、雨水溝、盆栽底盆等積水作為產卵地點，食性上除了人血外，亦吸食貓、狗等其他動物的血液，吸血時不易中斷，通常只需叮咬一人即可飽血 [10]。在臺灣，埃及斑蚊只分布在北回歸線以南，而白線斑蚊則廣泛分布於全島海拔 1,500 公尺以下的區域，過往登革熱的大流行多發生於南部，便與埃及斑蚊的分布有關（圖 6-7）。

表 6-1：臺灣登革熱病媒蚊的生態習性

項目	白線斑蚊	埃及斑蚊
棲息習性	【戶外】 孳生地附近植物或暗處	【室內】 深色窗簾、傢俱及其他黑暗處所
適合溫度	較不怕低溫	在17°C以下活性低
分布範圍	全臺皆有；海拔1500公尺以下	嘉義布袋 (北回歸線) 以南地區
吸血習性	警覺性低，不易受驚動	警覺性高，易受驚動
傳病人數	傳播速度慢，約傳給1人	中斷式吸血，傳播速度快，可傳4-6人
雌蚊壽命	14天	30天

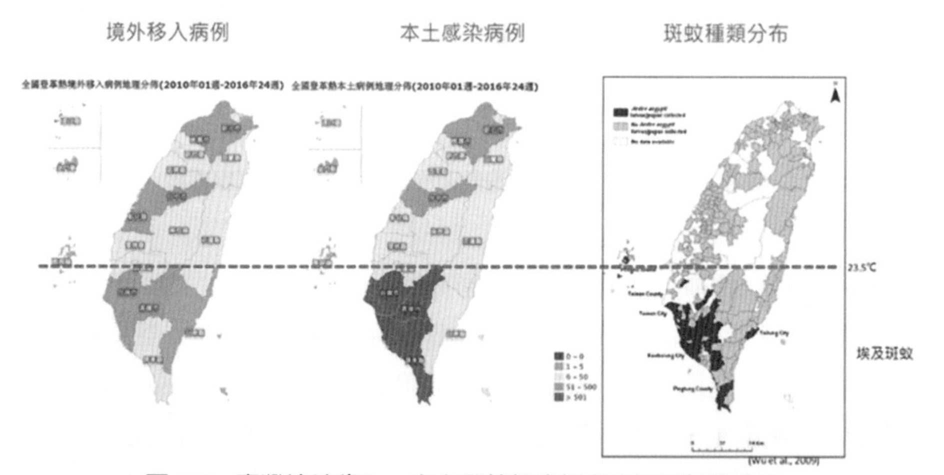

圖 6-7：臺灣境外移入、本土登革熱病例和埃及斑蚊的分布

資料來源：疾病管制署網站 https://nidss.cdc.gov.tw/ 及 Wu et al., 2009。

登革熱疫情的擴散主要與都市化、全球化和缺乏有效的蚊蟲控制策略有關。都市化使人口集中，但硬體設施規劃的不完善，例如自來水系統供應不普及，使民眾必須儲水以應付日常生活所需，儲水的人工容器若未妥善管理，便容易孳生斑蚊。

房屋排水的屋簷溝和雨水貯集滯洪池的設計不良，也容易造成積水形成孳生源。此外，隨著全球貿易與國際旅客增加，使病媒和病原體被引入新的地區，例如20世紀藉由廢輪胎和水生觀賞植物的交易和運輸，白線斑蚊被帶到美洲、歐洲與非洲，成爲全球最重要的入侵物種之一，也令這些區域面臨登革熱爆發的威脅。受感染的國際旅客則將病毒帶往另一個國家，感染當地的病媒蚊，造成新一波的疫情。有效的蚊蟲控制策略則需要當地政府與社區民眾配合參與，透過持續而完整的監測與綜合防治方法，降低病媒蚊數量。另一方面，近年來全球氣候變遷，暖化會同時影響病原體增殖速率、病媒生長與分布，以及宿主的免疫反應，亦可能造成登革熱流行加劇。

登革熱防治，以清除孳生源爲主。由於斑蚊蟲卵可以乾燥儲存6個月以上仍具活性，因此務必透過巡、倒、清、刷找出儲水桶、盆栽底盤、廢輪胎等人工容器，徹底清除斑幼蟲及蟲卵。除了人工容器，亦需特別注意觀賞植物，例如積水鳳梨、萬年青等，對其莖葉積水和花盆加以管理，也可以透過生物防治方式來減少病媒蚊幼蟲。但若病媒蚊密度過高或已有疫情爆發，仍須先以化學殺蟲劑在最短時間內降低病媒蚊數量並殺死帶病毒的蚊蟲，以阻斷疾病傳播。而無論使用何種方式防治時，一定要做好個人防護，包含穿著寬鬆淺色長袖衣褲、使用含敵避、派卡瑞丁或是伊默克的防蚊液，以免使自身暴露於風險之中。地方衛生單位平時也需對民眾進行衛生教育，將上述的方法宣導，使人人皆有防疫意識，若因不當堆積廢棄物產生積水形成蚊蟲孳生源，疾病管制署和環境保護署亦訂定有《傳染病防治法》和《廢棄物清理法》等相關罰則，督促環境之改善。我國近年來對登革熱防治的策略更增加「防疫於境外」，宣導民眾出國觀光旅遊，白天避免蚊蟲叮咬，就不會把登革熱病毒帶回國，並且於重要國際港埠設有發燒篩檢站，以登革熱快篩試劑對發燒的入境旅客檢驗，即時啓動必要的防疫措施，進而避免疫情傳播。中央政府層級也已成立國家蚊媒傳染病研究中心等專責單位，而衛福部疾管署訂定防治工作指引，作爲防疫時的參考依據 [11]。

三、日本腦炎（Japanese encephalitis）

日本腦炎的病原體是日本腦炎病毒（Japanese encephalitis virus），與登革病毒同爲黃病毒科（Flaviviridae）黃病毒屬（Flavivirus）的病毒。感染日本腦炎病毒的人，大多無症狀；但少數患者會發展成腦炎，即使未致命也常造成終身中樞神經系統的損害。在臺灣，日本腦炎的病媒蚊主要爲三斑家蚊（*Culex tritaeniorhynchus*），其他如環紋家蚊（*Culex annulus*）、白頭家蚊（*Culex fuscocephala*）和熱帶家蚊（*Culex quinquefasciatus*）也會傳播日本腦炎病毒。病媒蚊平時白天停棲於水稻田等農田環境，夜晚爲其活動高峰，主要以豬、牛等家畜與鳥類爲取食對象，吸飽血後於畜牧房舍內停棲休息，雌蚊會將卵產在水稻田的積水或農田溝渠中。日本腦炎病毒的傳播循環中，鳥與豬隻爲其增幅宿主，病毒主要在鳥與豬的體內複製增殖，人在偶然的情形下受到帶病毒的蚊蟲叮咬而感染，但難以再感染蚊蟲繼續傳播病毒，是爲終端宿主。我國現今的防治策略以施打疫苗爲主，常規施打對象爲幼兒 [12] 。

四、其他

除了上述瘧疾、登革熱外，被臺灣疾病管制署納入法定傳染病的蚊媒傳染病，還有第二類的屈公病、茲卡病毒感染症、西尼羅熱，以及第五類的黃熱病、裂谷熱（表 6-2）。這些疾病除了屈公病在 2019 年於新北市發生本土群聚，造成 21 例感染之外，或許在臺灣尚未有流行，但國人出國旅遊時應透過旅遊醫學門診確認該地區流行的傳染病，先行施打相關疫苗或領取服用預防藥物，以避免自身感染和將病原體攜帶回國造成疾病擴散。

表 6-2：臺灣疾病管制署法定傳染病之蟲（鼠）媒傳染病

傳播媒介	疾病名稱	法定傳染病類別
蚊	登革熱	二
	屈公病	
	瘧疾	
	茲卡病毒感染症	
	西尼羅熱	
	日本腦炎	三
	裂谷熱	五
	黃熱病	
	淋巴絲蟲病	其他
蚤	鼠疫	一
	地方性斑疹傷寒	四
	貓抓病	其他
蝨	流行性斑疹傷寒	二
	頭蝨感染症	其他

表 6-2：臺灣疾病管制署法定傳染病之蟲（鼠）媒傳染病（續）

傳播媒介	疾病名稱	法定傳染病類別
蜱	發熱伴血小板減少綜合症	四
	萊姆病	
	Q 熱	
	兔熱病	
	恙蟲病	四
	疥瘡感染症	其他
鼠	漢他病毒症候群	二
	鉤端螺旋體病	四

第三節　蚤之生態、防治與蚤媒傳染病

蚤泛指昆蟲綱蚤目的昆蟲，通常具一對有跳躍功能的後足，故亦稱跳蚤。其生活史包括卵、幼蟲、蛹、與成蟲四個階段。幼蟲陸生呈蠕蟲狀，以成蟲排泄的血便或周遭環境的有機質爲食。成蟲左右扁平易於穿梭在宿主毛髮間，雌雄皆吸血。直接寄生於宿主身上生活的稱之爲體蚤，而生活於宿主巢穴待宿主返巢後取食的稱爲巢蚤，可利用此特性考量防治方法。本節以重要蚤媒傳染病爲主進行綜合說明。

一、鼠疫（Plague）

鼠疫是由鼠疫桿菌（*Yersinia pestis*）感染所引起。鼠疫桿菌在分類上屬於 γ- 變形菌綱腸桿菌目，自然界中鼠疫桿菌在野生的囓齒類與鼠蚤間循環傳播，稱爲叢林型循環。當野生囓齒類因氣候變化導致數量增加或糧食不足，移動靠近城市邊界時，他們身上的鼠蚤便可能轉移叮咬城市中常見的溝鼠，將鼠疫桿菌引入溝鼠之間循環傳播，稱爲都市型循環。若原來的囓齒類宿主死亡，受感染的鼠蚤襲擊叮咬人類，則將鼠疫桿菌傳播至人身上。臺灣的鼠疫主要以印度鼠蚤（*Xenopsylla cheopis*）作爲傳播媒介 [13]。

當跳蚤吸食帶有鼠疫桿菌的血液後，鼠疫桿菌在跳蚤的消化道分裂增殖形成菌栓，阻塞感染跳蚤的消化道，使跳蚤無法順利取食，跳蚤在吸血時只能試圖吐出菌栓，因而將鼠疫桿菌吐入宿主體內，造成感染。另一方面，飢腸轆轆的跳蚤會更急迫地尋找血源，迅速地從一個宿主跳到另一個宿主身上，進一步把鼠疫傳播開來。

鼠疫桿菌感染人體淋巴腺系統，稱爲腺鼠疫，典型的臨床症狀爲淋巴結發炎腫大，此類型鼠疫由鼠蚤媒介，人傳人的機會並不高；若鼠疫桿菌侵入肺部，稱爲肺鼠疫，患者不但死亡率高，甚至可以經由咳嗽產生的氣膠與痰液散播細菌，使其他人因爲吸入細菌而感染，不需要透過鼠蚤媒介傳播 [14]。鼠疫桿菌經由血液感染全身，稱爲敗血性鼠疫，末期在皮膚出現血斑，發高燒，或臉部腫脹，最後全身長滿黑斑而死亡，這也是鼠疫被稱爲黑死病的原因。及早以抗生素治療可降低肺鼠疫及敗血性鼠疫的致死率。

鼠疫的防治首重除蚤，可以在囓齒類出沒的環境施用殺蟲劑，使鼠蚤死亡，再進行囓齒類的防治；反之，若是先對囓齒類進行防治，失去宿主的鼠蚤將會尋找新吸血對象，反而促進疾病的擴散。

二、地方性斑疹傷寒（Endemic typhus）

地方性斑疹傷寒是一種立克次體傳染病，其病原體爲立克次體（*Rickettsia typhi*），主要透過印度鼠蚤媒介在鼠群中傳播，貓蚤（*Ctenocephalides felis*）亦是其病媒 [15]。當蚤類叮咬感染的宿主時，宿主血液中的立克次體進入並感染蚤的腸道，在細胞中增殖，使感染的跳蚤排出帶有立克次體的排泄物。待蚤類再度吸血時，同時排出糞便，排泄物中的傷寒立克次體因宿主抓搔而污染叮咬的傷口。人感染地方性斑疹傷寒約五天後會出現全身出疹的臨床症狀。防治策略與鼠疫相同，需先除蚤後除鼠，並注重環境整潔。

三、其他

其他臺灣常見的蚤媒傳染病包括貓抓病與蚤媒斑點熱。蚤媒斑點熱是由貓蚤立克次體（*Rickettsia felis*）[16] 感染所引起。貓蚤立克次體可經卵於貓蚤族群中垂直傳播，亦有貓蚤因叮咬感染貓蚤立克次體的犬隻而帶菌的紀錄。人類因貓蚤叮咬染病，卻不常被診斷出來或報導 [17]。貓抓病則由韓瑟勒氏巴通氏菌（*Bartonella henselae*）所引起，主要是在蚤類與貓之間進行傳播，當人不小心被貓抓咬留有傷口時，韓瑟勒氏巴通氏菌便有可能進入傷口進行感染。

第四節　蝨之生態、防治與蝨媒傳染病

蝨泛指昆蟲綱囓蟲目的昆蟲，外觀爲上下扁平，三個胸節互相癒合，足末端具有大而彎曲的單爪，適合握持宿主的毛髮。蝨多爲脊椎動物的外寄生蟲，會取食宿主皮屑、毛髮或血液，並在宿主身上完成卵、若蟲、成蟲三階段的生活史。而寄生於人體的蝨可分爲頭蝨（*Pediculus humanus capitis*）、體蝨（*Pediculus humanus humanus*）及陰蝨（*Pthirus pubis*），目前僅發現體蝨可以媒介疾病。

一、流行性斑疹傷寒（Epidemic typhus）

流行性斑疹傷寒的病原體爲卜氏立克次體（*Rickettsia prowazekii*）。當體蝨吸血時，卜氏立克次體隨著患者的血液被攝入並感染體蝨的中腸細胞，約一周後，大量增殖的立克次體隨體蝨的糞便排出。含立克次體的蝨糞或被揉碎的體蝨接觸到宿主因爲體蝨叮咬搔癢抓破的傷口，便會侵入感染 [18] 。在廣泛應用抗生素的治療藥物前，流行性斑疹傷寒的死亡率可達百分之百，近年成功使用四環黴素或氯黴素治療，已使死亡率大幅降低，僅剩非洲部分地區仍受到影響。流行性斑疹傷寒防治以體蝨防治爲主，可用殺蟲粉劑均勻灑在衣物上，或是將衣物浸煮於 70℃ 以上的熱水一小時，皆能有效消滅體蝨。

二、戰壕熱（Trench fever）

戰壕熱是由金塔納巴通氏菌（*Bartonella quintana*）引起的細菌性感染症，傳播方式近似流行性斑疹傷寒，因含有病原體的蝨糞或被揉碎的體蝨污染傷口而造成感染。戰壕熱曾於第一次世界大戰期間流行，現在僅偶爾有遊民感染的零星個案 [19]，不具致命性。

三、回歸熱（Relapsing fever）

回歸熱的病原體爲回歸熱疏螺旋體（*Borrelia recurrentis*）[20] 。體蝨取食患者的血液後，回歸熱疏螺旋體穿透體蝨腸壁進入血淋巴循環系統，過往認爲疏螺旋體不會感染體蝨的臟器與腺體，不會出現在蝨糞中，所以回歸熱的傳播爲人體皮膚上的傷口被體蝨屍體碎片中的疏螺旋體污染而感染。然而，近年有實驗證明回歸熱疏螺旋體也可透過蝨之糞便造成感染 [21] 。

四、其他

除了媒介傳染病，蝨寄生於宿主體表取食吸血，會造成宿主的搔癢與不適，長期可能導致皮膚病變和細菌的繼發性感染，稱爲蝨寄生症。寄生人體的蝨包括頭蝨、體蝨和陰蝨。頭蝨主要寄生在頭髮，過往臺灣國小孩童常患有頭蝨寄生症，防治方法則以稀釋的殺蟲劑施用於孩童頭髮，達到滅除頭蝨的效果。體蝨是傳播流行性斑疹傷寒、回歸熱、戰壕熱的主要媒介，陰蝨則主要在陰部毛髮發現，透過性行爲或親密接觸而傳播。滅除方式爲剔除感染部位的毛髮，以藥物塗抹感染處，感染者的衣物須以攝氏 50 度，加熱 30 分鐘以上殺死蟲卵。

第五節　蜱之生態、防治與蜱媒傳染病

蜱，獸醫學又稱爲壁蝨，是蛛形綱蜱蟎亞綱眞蜱目的節肢動物。蜱的頭部有作爲口器功能的顎體，由口下板、螯肢、鬚肢及顎基特化組成，口下板有許多倒刺，吸血時會刺入宿主的皮膚內，因此，被蜱叮咬需用特殊工具或鑷子將其慢慢移除，用蠻力硬拔常會使口下板斷裂在寄主身上，造成較大傷口並可能引起繼發性感染。眞蜱目下又可以分爲硬蜱科（Ixodidae）和軟蜱科（Argasidae）。硬蜱的顎體突出於軀體前端，從背面就可以看得到顎體。軀體的背部有盾板，雄蟲的盾板覆蓋整個體表，雌蟲與幼蟲、若蟲的盾板只覆蓋身體的前端，因此飽血時，只有雌蟲和幼蟲、若蟲的身體可以伸張。軟蜱的顎體位於軀體前的腹側，從背面無法看到顎體，且不具有盾板，所以雌雄軟蜱飽血時軀體都能伸張。蜱的生活史包含卵、幼蟲、若蟲、成蟲四個階段，幼蟲期的蜱只有六隻腳，會爬到附近的植物上，以第一對足跗節上的嗅覺器官：赫氏器（Haller's organ）感覺潛在的宿主通過，附著而吸血，飽食之後蛻皮進入若蟲階段。若蟲和成蟲都具有八隻腳，差別在於若蟲尚無生殖孔，硬蜱只有一個若蟲期，而軟蜱有三到七或更多的若蟲期，若蟲需要吸血才能蛻皮爲成蟲。有些種類的蜱可以在一個寄主上完成生活史，稱爲一寄主蜱，例如環狀牛蜱（*Boophilus annulatus*）；有些蜱需要兩個寄主，稱爲二寄主蜱，例如非洲扇頭蜱

（*Rhipicephalus evertsi*）；有些蜱完成生活史需要三個寄主，稱爲三寄主蜱，例如落磯山革蜱（*Dermacentor andersoni*）；大多數軟蜱需要較多的寄主，則稱爲多寄主蜱，寄主的種類會影響媒介的疾病與防治的策略。

蜱主要的寄主爲哺乳動物，但不同物種也會吸食鳥類、兩棲類或爬蟲類的血液。雌雄蜱皆會吸血，幼蟲及若蟲以小型動物爲吸血對象，成蟲則可以大型哺乳動物爲對象。軟蜱主要於夜間吸血，吸血時間較短，一般不超過一小時；硬蜱則可能停留在寄主身上數天或一週以上。大多數的蜱吸血時，因爲其分泌的唾液具有麻醉效果，寄主並不感覺疼痛。雌蜱成蟲飽血後掉落地面，於地上產卵，每產出一粒卵，會先用泉氏器（Gene's organ）所分泌的黏液將卵包裹，再用鬚肢把卵推到身體前端，硬蜱一生僅產卵一次，達數千顆；軟蜱每次產卵數較少，但一生可產多次。

一、萊姆病（Lyme disease）

萊姆病是由伯氏疏螺旋體（*Borreliar burgdorferi*）感染所引起的疾病，主要由硬蜱屬（*Ixodes*）的蜱所媒介傳播，受感染的患者身上常出現如公牛眼形狀的紅斑，稱爲慢性遊走性紅斑（erythema chronicum migrans, ECM），爲萊姆病典型的皮膚症狀 [22]。其他常見症狀包含發燒、頭痛、臉部單側或雙側麻痺、關節炎、心悸等，部分患者會出現精神不濟，以及記憶障礙。感染後一個月至數年間，關節痛和腫脹的症狀可能一再復發。在治療上，可使用四環黴素或盤尼西林等抗生素來救治患者，但防治仍以避免蜱蟲叮咬爲主。整頓環境，避免小型哺乳動物孳生，並讓蜱與其寄主遠離住宅；從事戶外活動時使用含有敵避等有效成分的忌避劑。若發現身上有蜱附著，切勿直接捏著蜱的軀體拔出，強迫拔除可能造成顎體斷裂，且過程中蜱的身體受到擠壓會使更多伯氏疏螺旋體進入寄主，建議透過彎曲的專用拔蜱器旋轉將蜱拔除。

2009 至 2017 年間，加拿大感染萊姆病的個案上升逾 14 倍，推測原因與氣候暖化相關，病媒蜱（*Ixodes scapularis*）被候鳥從美國帶到加拿大，但過往當地因氣候寒冷並不適合蜱蟲生長。惟近年氣候變化加劇，加拿大南部暖化尤其明顯，爲蜱蟲提供了合適的生存繁殖環境，病媒因此大規模繁衍，令傳染病擴散。另一方面，美國東北部也面臨萊姆病擴散威脅，其中一個原因是重新造林（reforestation）。以康乃狄克州（Connecticut）爲例，當 1630 年代歐洲殖民抵達康乃狄克州時，該州 2,950,000 畝土地約有 95% 仍爲原始森林，經過多年屯墾，至 1820 年當地只剩

25% 的林地。然而，1820 年後，經濟重心轉往工業發展，農田、牧場遭到荒廢，自 1972 年森林已重新覆蓋該州 58%，面積大約 1,800,000 畝的土地。哺乳動物宿主在新生的林地繁殖，例如：白足鼠（white-footed mice）和白尾鹿（white-tailed deer）。白尾鹿在 1900 年幾乎於康乃狄克州絕跡，但到了 1990 年，當地族群數量已回復達 35,000 頭。健康、具有多樣性的生態系統為控制病媒數量所必須，但由於人類開發，建設高速公路、工業區和住宅區使林地空間受到分割，不利狐狸、狼、山貓和棕熊等掠食者生存，病媒蜱隨著哺乳動物寄主大量繁殖，萊姆病例也因此增加。

二、落磯山斑點熱（Rocky Mountain spotted fever）

落磯山斑點熱的病原體為立氏立克次體（*Rickettsia rickettsii*）[23]，因其發現者立克次醫師（Howard Taylor Ricketts）而命名。立克次醫師當時從事落磯山斑點熱相關研究，以天竺鼠做實驗並建立此疾病為蜱媒傳染病的模式，最終卻因為被感染而離世，後來的人便以他的名字為病原體命名，紀念他卓絕的貢獻和為科學的犧牲 [24]。落磯山斑點熱主要由變異革蜱（*Dermacentor variabilis*）、安德生革蜱（*D. andersoni*）、血紅扇頭蜱（*Rhipicephalus sanguineus*）媒介，幼蜱因為取食帶菌的小型囓齒動物而被感染，鹿鼠（deer mice）和田鼠（meadow voles）等都是立氏立克次體的儲主，病原體在蜱身上可以跨蟲期傳播，蛻皮後若蟲、成蟲再度吸血將立克次體傳播至各式不同的脊椎動物身上，包括松鼠、犬、兔、牛等。人類受到感染可使用四環黴素等抗生素予以治療。

三、發熱伴血小板減少綜合症（Severe fever with thrombocytopenia syndrome）

發熱伴血小板減少綜合症的病原體稱發熱伴血小板減少綜合症病毒（Severe Fever with Thrombocytopenia Syndrome Virus, SFTSV），是一種具有套膜的單股反義 RNA 病毒，於 2010 年在中國湖北被發現 [25]，主要傳播媒介為長角血蜱（*Haemaphysalis longicornis*）及微小扇頭蜱（*Rhipicephalus microplus*），宿主極廣，包括常見的家畜（牛、羊、豬）、伴侶動物（貓、狗）、囓齒類甚至是鳥禽類。除了透過蜱媒介傳播外，若直接接觸患者體液也有感染的可能。臺灣於 2019、2022 年分別

出現本土個案 [26]，目前我國疾病管制署將之列為第四類法定傳染病。由於是病毒性疾病，目前尚未有特定的治療方法，防治上以避免蜱蟲叮咬為主，整頓環境不使蜱的寄主孳生，並使用忌避劑保護自身不被叮咬。

四、兔熱病（Tularemia）

兔熱病又譯作土勒病，其病原體於 1911 年在美國加州的土勒里縣（Tulerie）被發現，稱為兔熱病法蘭西斯氏菌（*Francisella tularensis*）。傳播方式除了由蜱所媒介外，亦會經由蚊、虻叮咬傳染，也可以透過接觸受感染動物的體液或屍體、取食未充分烹調的肉品或飲用受污染的水傳播 [27]。在自然環境中，兔熱病法蘭西斯菌主要藉由野兔血蜱（*Haemaphysalis leporispalustris*）在野兔族群內維持，偶然野兔被其他會轉換寄主的蜱蟲叮咬，例如：美洲犬革蜱、落磯山革蜱等，病原體在蜱蟲體內跨蟲期存在，然後感染其他動物或人類。罹患兔熱病可用鏈黴素等治療。

五、其他

蜱能傳播蜱媒回歸熱、Q 熱、非洲蜱咬熱等疾病。

蜱媒回歸熱是由鈍緣蜱屬（*Ornithodoros*）的軟蜱媒介，病原體包括回歸熱螺旋體（*Borrelia recurrentis*）等螺旋體，依照不同地區之鈍緣蜱而異，例如在中非及南非的蜱媒回歸熱是由非洲鈍緣蜱（*Ornithodoros moubata*）媒介杜氏螺旋體（*Borrelia duttoni*）造成。鈍緣蜱也是病原螺旋體的儲主，病原螺旋體可以在蜱族群經卵及跨蟲期傳播，自然界中病原螺旋體在蜱與小型囓齒動物間循環，人類偶然因為被蜱叮咬而感染，患者可用四環黴素類的抗生素治療 [28]。

Q 熱是由貝氏考克斯菌（*Coxiella burnetii*）感染所引起。囓齒動物、牛、羊和蜱都是貝氏考克斯菌的儲主，感染的動物的排泄物及胎盤都會帶有細菌，糞便乾燥後細菌飛揚於空氣中，人類主要因為吸入含細菌的灰塵而感染，也會透過攝食受污染的生乳與食物，或者蜱蟲叮咬而感染 [29]。畜牧從業人員為高風險族群，因此接觸處理相關工作時需配戴個人防護具與勤洗手，患者可用四環黴素類的抗生素治療。

非洲蜱咬熱為非洲立克次體（*Rickettsia africae*）引起的感染症，主要流行於非洲，由花蜱屬（*Amblyomma*）的硬蜱為主要病媒 [30]。2006 年已有國人至南非旅遊返臺後確診的境外移入個案 [31]，故國人前往流行地區時，可透過含敵避等有效成分的忌避劑避免被蜱蟲叮咬，戶外活動後要仔細檢視衣物、身體上是否有蜱蟲附著，若遭受感染可透過四環黴素或氯黴素類的抗生素予以治療。

第六節 蟎之生態、防治與蟎媒傳染病

蟎分類上是屬於蛛形綱蜱蟎亞綱的節肢動物，頭、胸、腹體節融合成一囊狀體，生活史包括：卵、幼蟲、若蟲、成蟲。雌蟲產卵數天後，卵殼破裂，幼蟲仍被薄膜包圍，稱為前幼蟲或次卵（deutovum），幼蟲持續發育破膜而出，幼蟲時期具有六隻腳，進食後蛻皮發育為若蟲，若蟲有三個時期（前若蟲 protonymph、次若蟲 deutonymph、三若蟲 tritonymph），但有的種類僅有一或二個若蟲期，蟎的次若蟲具有八隻腳，其外觀與成蟲無異，僅體型較小且無性徵，三若蟲取食後蛻皮發育為成蟲。在公共衛生上，較為重要的有寄生於人體的蠕形蟎、作為過敏原的塵蟎、寄生於家禽、家畜的刺蟎與癢蟎，以及能媒介疾病的恙蟎。

一、恙蟲病（Scrub typhus）

恙蟲病歷史悠久，所謂「別來無恙」的問候方式，便是在關心彼此近來是否受到恙蟲侵擾。恙蟲病的病原體為恙蟲立克次體（*Orientia tsutsugamushi*），由恙蟎叮咬傳播，臺灣最常見的病媒為地里恙蟎（*Leptotrombidium deliense*），但不同地區與季節有不同恙蟎活動，例如花蓮縣夏季主要病媒是英帕恙蟎（*Leptotrombidium imphalum*）、而金門縣及連江縣的冬季病媒分別為小板恙蟎（*Leptotrombidium scutellare*）及粗毛恙蟎（*Leptotrombidium pallidium*）[32]。恙蟲只有幼蟲營寄生，飢餓的幼蟲常成群聚集在地面附近的植物、枯葉上，等待溫血動物寄主靠近時附著取食，幼蟲以螯肢刺入寄主的上皮組織，注入消化液，使附著處的組織溶解並形成取食管道，然後吸食組織液。若蟲及成蟲則為自由活動，以土壤中昆蟲卵或其他軟體無脊椎動物為食，雌雄恙蟲並不直接交配，成熟的雄蟲將精胞（spermatophore）產於土壤表面，當雌蟲爬過精胞時用生殖瓣（genital valve）攫取達成受精。

恙蟲病主要發生於一個北至日本北部，南至澳洲北部，西到巴基斯坦及阿富汗的三角形區域，包含日本、韓國、西伯利亞、中國大陸、臺灣、東南亞各國、澳洲北部，臨床症狀除了高燒、頭痛、背痛、惡寒、盜汗、淋巴結腫大與全身起疹之

外，約有八成的患者在被恙蟎叮咬的位置會出現焦痂（eschar），可由此作爲其中一個診斷依據，患者可透過四環黴素、氯黴素類的抗生素進行治療 [33] 。防治方法包括除草，避免住宅附近恙蟎孳生，以及控制囓齒動物寄主數量。當人們從事戶外活動時，塗抹含敵避等有效成分的忌避劑避免被恙蟎幼蟲叮咬，衣物的開口如袖口等束緊不要留有空隙，不要躺臥在草地上，以及返家後即時更衣清洗並在盥洗時注重腋下或鼠蹊部等柔軟部位，以降低感染風險。恙蟲病在臺灣每年約有 200 至 500 個本土個案，平均而言是最嚴重的蟲媒傳染病。

二、疥瘡（Scabies）

疥瘡是一種因爲疥蟎（*Sarcoptes scabiei*）外寄生人體所造成的疾病。受精的雌蟲會積極尋找宿主，並在適當的部位如手腕部鑽入表皮之角質層並產下卵粒，幼蟎自卵孵化後會離開自行尋找其他部位鑽入，造成侵犯部位的擴散。患病的症狀爲奇癢，主要傳播途徑是與患者發生皮膚接觸。因此，預防上首重避免接觸，患者衣物需煮沸過才可以再使用，若爲高風險族群則可口服伊維菌素等抗寄生蟲藥物進行預防性投藥。治療則用含苯甲酸苄酯、百滅寧等殺蟎軟膏塗抹患部與全身 [34] 。

三、其他

立克次體痘（rickettsial pox）的病原體爲蟎立克次體（*Rickettsia akari*），由血紅家鼠蟎（*Liponyssoides sanguineus*）爲媒介，美國北部與俄羅斯皆曾有病例紀錄。自然界中蟎立克次體主要在小型囓齒類之間傳播，以鼠類與血紅家鼠蟎作爲儲主。與恙蟲相異的是，血紅家鼠蟎在幼蟲時期並不叮咬寄主，若蟲與成蟲才會吸血傳播疾病。立克次體痘的症狀輕微，多數患者能自行康復，也可給予四環黴素或氯黴素類的抗生素進行治療 [35] 。

第七節　騷擾性昆蟲之生態及其防治

騷擾性昆蟲泛指令人厭惡煩躁卻不會或鮮少媒介疾病的昆蟲，下面列舉臺灣鋏蠓、臭蟲、蠅類與蟑螂爲例。

一、臺灣鋏蠓

臺灣鋏蠓（*Forcipomyia taiwana*）俗稱小黑蚊，但其實並非蚊蟲（蚊科），而是屬於昆蟲綱雙翅目蠓科的吸血昆蟲，是近年來臺灣相當知名的騷擾性昆蟲。臺灣鋏蠓的生活史經歷卵、幼蟲、蛹與成蟲，幼蟲棲息於陸地上長有青苔與藻類的環境，以藻類爲食，成蟲僅雌蟲會吸血，活動高峰於近午至午後三點左右，被叮咬後往往奇癢無比 [36] 。由於小黑蚊幼蟲孳生範圍廣泛，全面噴灑殺蟲劑並不實際，因此防治方法以環境管理爲要，例如：動員社區民眾一起清除牆磚或地表的青苔與藻類，或種植草坪或蔓花生等植物阻隔陽光，在花台表面鋪設鵝卵石或小碎石等來阻隔地表，避免藍綠藻附生等。若小黑蚊密度極高則可先施用殺蟲劑以求迅速見效，或利用昆蟲生長調節劑如百利普芬以抑制幼蟲羽化爲成蟲。

二、臭蟲

臭蟲亦稱床蝨，分類上屬於昆蟲綱半翅目臭蟲科，生活史包括卵、若蟲與成蟲，若蟲有五個階段，若蟲與成蟲無論雌雄皆以血液爲食。取食人類造成騷擾的有兩種臭蟲：溫帶臭蟲（*Cimex lectularius*）與熱帶臭蟲（*Cimex hemipterus*）。雖然過去曾以殺蟲劑進行防治並獲得不錯的成效，但因抗藥性的緣故，自 2000 年後臭蟲陸續在亞洲、澳洲、美洲、中東、印度等地再猖獗 [37] 。臭蟲白天多群居藏匿於室內傢俱縫隙、床板等空間，半夜才爬至熟睡的人身上叮咬取食。臺灣自抗瘧時期施用室內殘效噴灑後，臭蟲的危害顯著被控制下來，僅偶有零星的新聞報導，但因國際航運興盛，近年來熱帶臭蟲被發現有再次從鄰近國家引入的趨勢 [38] 。臭蟲常因旅行透過行李的攜帶而播遷，一旦入侵居家可以透過室內殘效噴灑進行處理，有臭蟲感染的衣被須以洗曬，並以浸藥蚊帳進行個人保護。

三、蠅

蠅類泛指昆蟲綱雙翅目短角亞目的昆蟲，種類繁雜，生活史可以分成卵、幼蟲（又稱蛆）、蛹、成蟲四個階段。此處僅列舉居家環境中常見的三個類群：家蠅、果蠅與蚤蠅。

家蠅以普通家蠅爲例（*Musca domestica*），成蟲具複眼一對，雄蟲兩複眼連在一起，雌蟲則兩複眼分開。家蠅常出沒在垃圾堆、動物糞便等富含有機質的環境，用口吻及腳上的化學感受器嚐試食物，口器爲舔吮式，取食時若爲液態食物就直接吸食，如果遇到固態食物，就會先從唾腺及嗉囊吐出唾液，潤濕溶解食物，再以海綿狀的口器吸取。足上有很多毛，末端有一對爪、一個爪間突和一對密佈黏毛的褥墊，幫助其在光滑表面爬行。一般多停留在室外，喜歡黃色或白色，白天喜歡停留在粗糙表面或器物邊緣，例如繩子和電線等，尤以垂直者爲佳。家蠅除了在家中飛行騷擾外，其足上的毛與褥墊容易沾染病原體污染食物，以機械式傳播方式造成人的感染。普通家蠅被認爲能傳播痢疾、傷寒、霍亂、志賀氏菌等 [39] 。然而，家蠅幼蟲時期獲取的病原體，不能跨蟲期傳播到成蟲體內，成蟲時期獲取的病原體，多數僅沾染在體表，並不會增殖，尤其當蟲體暴露於日光下時，其體表的病菌很快就會失去活性，因此，家蠅在疾病流行上多僅扮演次要角色，例如霍亂流行的主要原因是生食受霍亂弧菌污染水或食物，蟲媒傳染僅占一小部分因素。

果蠅與蚤蠅則爲體型相當小的昆蟲，果蠅比較偏好植物性廚餘，尤其水果發酵產生的醋酸味 [40]，故亦有醋蠅之稱，常在觸碰熟透的香蕉時一整群飛起；而蚤蠅的食性則以食腐爲主，若是廚餘中有動物性的殘骸，則常可見其在廚餘桶上攀走 [41] 。常見的種類分別爲黑腹果蠅（*Drosophila melanogaster*）與蛆症異蚤蠅（*Megaselia scalaris*），兩者可透過行爲區辨，若驅趕時是直接起飛躲避者爲果蠅，反之若以快速行走躲避者爲蚤蠅。

上述三類群的蠅類之防治最重要的便是環境管理，只要將蠅類進出家中的通道封閉阻隔，把未食用完的菜餚密封並低溫保存，定期清理廚餘與垃圾，以及鼓勵社區群體共同維護公共空間，不讓伴侶動物隨地便溺，便能有效防治。

四、蟑螂

蟑螂亦作蜚蠊，屬於昆蟲綱蜚蠊目。根據化石證據，早在三億五千萬年前，蟑螂便活躍於地球上，古生代石炭紀是全盛時期，所以石炭紀又被稱爲蜚蠊紀，蟑螂是現存最古老的昆蟲之一，堪稱活化石。

蟑螂是漸進變態的昆蟲，生活史包括卵、若蟲、成蟲三個階段。卵由卵鞘包圍，卵鞘內的卵數從 16 至 46 粒不等，依物種而異。胚胎發育成熟後，卵孵化成爲若蟲，若蟲的外觀除了沒有翅膀外，與成蟲相似。若蟲每隔一段時間蛻皮一次，直到發育成熟爲成蟲。蟑螂體型呈腹背扁平的長橢圓形，分成頭、胸、三部分。頭部小，長絲狀的觸角上有感覺毛，可以偵測食物、敵人和同類費洛蒙的味道，口器爲咀嚼式，大顎發達可咬嚙硬物。一般住家蟑螂有兩對翅，分別著生於中胸和後胸，但少用來飛行，僅做短距離滑翔。各胸節有步行足一對，善於疾走，足跗節節間腹面有褥盤，跗節末端有爪和爪間體，褥盤和爪間體使蟑螂的腳有如吸盤一般，能在玻璃、瓷磚等光滑表面爬行。蟑螂的腹部具有油脂腺，能分泌一種油蠟狀物質，使蟑螂體表防水，甚至能浮在水面，腹部末端尾毛上的鐘狀器是蟑螂重要的感覺器官，能感覺空氣的流動和振動。雌、雄蟲可用雄蟑螂下生殖板有一對腹刺加以分辨。

全世界有超過四千多種蟑螂，與人類住家環境有關的僅四十餘種，稱住家蟑螂（household cockroach）。住家蟑螂多喜歡高濕溫暖的環境，常出沒於家中的廚房、浴室或臥房，又因其趨觸性（thigmotropism），偏好藏匿於傢俱的狹縫中。臺灣氣候溫暖，極適合蟑螂生長，住屋常見美洲蟑螂（*Periplaneta americana*）、澳洲蟑螂（*Periplaneta australasiae*），公共場所則最常見到德國蟑螂（*Blattella germanica*）。美洲蟑螂的體長約 3.8 至 4.5 公分，呈褐色或黑褐色，前胸背板下緣具黃褐色斑，中央斷隔或顏色較淡不明顯，其雌蟲常將卵鞘產於抽屜、櫥櫃等有遮蔽的空間，一個卵鞘能孵化出 16 隻若蟲。除了出沒在家中之外，亦常見於戶外排水溝出口與下水道 [42] 。德國蟑螂體長 1.1 至 1.5 公分，體色淺褐色，胸背板有兩條黑色帶狀條紋，喜群居，常見雌蟲腹部攜帶一個卵鞘在家中到處爬行，一個卵鞘可以約孵化出 40 隻若蟲 [43] 。

蟑螂的危害，主要是牠們會把病原體污染到人類的食物或餐具，有些人也會對蟑螂的糞便或分泌物產生過敏現象。防治上首重環境管理，改善環境衛生，將食物妥善收藏，廚餘垃圾妥善處理，降低環境溫溼度，封閉自屋外進入室內的管線入口等，對於美洲蟑螂等會在房屋內四處搜尋食物的種類，可以使用蟑螂屋誘捕；對於德國蟑螂等喜歡群居的物種，則可以配合使用凝膠類餌劑，連鎖殺蟑，有效遏止其族群成長擴散。

第八節　其他有害節肢動物之生態與防治

節肢動物危害人類健康的方式，分爲間接危害和直接危害。間接危害爲媒介病原體；直接危害則是由節肢動物本身所造成，包括：寄生侵害人體內外組織，例如疥蟎寄生導致疥瘡；吸血騷擾，例如小黑蚊、臭蟲叮咬；也有透過注入毒液的方式來造成危害，此節以胡蜂與蜈蚣進行簡述。

一、胡蜂科

胡蜂約有15,000種，只有大胡蜂（*Vespa* spp.）及胡蜂（*Vespula* spp., *Dolichovespula* spp.）與人類健康相關。以臺灣的胡蜂種類中毒性最高的中華大虎頭蜂（*Vespa mandarinia*）爲例，體型平均約有五公分，是世界上最大的胡蜂，平時會以其他昆蟲，例如蛾類幼蟲爲食，也會飛至蜜蜂蜂巢捕捉蜜蜂。分布於低海拔的淺山森林或郊區，常在地面上建立巢穴，路過的人或動物誤觸會受到攻擊。胡蜂的針刺爲產卵管特化，所以只有雌胡蜂會叮人，與蜜蜂不同的是，蜜蜂的針刺末端具有倒鉤，叮刺後針刺和腹部末端的毒腺會留在受攻擊者的傷口中，失去一部分器官的蜜蜂也會隨之死亡，所以蜜蜂一生只能叮刺一次。胡蜂的針刺不具倒鉤，因此可以反覆使用，其毒囊中的劇毒會透過刺激磷脂酶的作用破壞組織，令目標組織受損並感到灼熱的劇痛。過去臺灣著名的胡蜂攻擊有1985年的虎頭蜂攻擊事件，學生到曾文水庫郊遊受到虎頭蜂攻擊，教師陳益興爲了保護學生，犧牲自己主動吸引蜂群，後因蜂毒毒性導致腎衰竭殉職。預防胡蜂叮刺主要避免騷擾蜂巢，雖然中華大虎頭蜂平常不會主動攻擊人類，但太過靠近蜂巢會使其感受到威脅，進而誘發蜂群的攻擊 [44]。

二、蜈蚣與蚰蜒

蜈蚣及蚰蜒是屬於唇足綱的食肉性節肢動物，外觀與倍足綱食碎屑的馬陸最大的區別，是蜈蚣每一體節有一對足，而馬陸是每一體節兩對足。蜈蚣多爲穴居，以陰暗潮濕的環境爲居所，捕食比自身體型小的動物，小至昆蟲大至鼠類、爬蟲類等皆有可能成爲獵物。蜈蚣捕食時會透過唇足綱獨有特化的第一對鉗狀足，將毒液注入制伏獵物再進食。蚰蜒相對於蜈蚣，更常出現在座落於淺山交界的家屋之中，以家中共生的小型節肢動物爲食，從這個角度來看，蚰蜒可謂益蟲。蜈蚣與蚰蜒的毒液對人類不會致命，牠們也不會主動攻擊人，只有被無意間觸碰，使牠們以爲受到攻擊時，才會以有毒的鉗狀足攻擊以求自保 [45]。

第九節　鼠之生態、防治與鼠媒傳染病

鼠是泛稱脊索動物門哺乳綱囓齒目的脊椎動物，囓齒目的特徵爲上下顎各長有一對門牙，終其一生會不斷增長，因此必須藉咬囓硬物以磨牙。一般所稱的老鼠則專指鼠科的囓齒類動物，本節以鼠科中最爲常見的三種居家鼠類進行介紹，依體型由小至大分別爲家鼷鼠、亞洲家鼠與溝鼠。家鼷鼠（*Mus musculus*）亦稱月鼠，體色褐灰色，體長約等於尾長，雜食性但偏好穀物，其白化種則是常被用於實驗動物的小白鼠。亞洲家鼠（*Rattus tanezumi*）亦稱屋頂鼠，背側黑棕色而腹側灰白色，尾長大於體長，雜食性但偏好蔬果、穀類等植食性食物。家鼷鼠與亞洲家鼠常出沒於家中的天花板、櫥櫃、儲藏室等空間，戶外矮樹叢、農田亦有出沒的紀錄。溝鼠（*Rattus norvegicus*）亦稱挪威鼠，背側棕灰色而腹側灰白色，尾長小於體長且呈上黑下白雙色，雜食性但偏好肉、魚等動物性食物，常出沒於溝渠、垃圾堆以及雜草地，其白化種則是常被用於實驗動物的大白鼠。防治家鼠最重要的策略爲環境管理，包含將室內外相通的孔隙通道封閉之「不讓鼠來」、將食品原物料妥善儲存並定期清倒餿水廚餘等垃圾之「不讓鼠吃」，以及將居家可藏匿的空間消除之「不讓鼠住」三原則。亦可透過捕鼠籠搭配毒餌、黏鼠板等方式滅殺，但需注意殺鼠劑通常爲脊椎動物的抗凝血劑，對人也具毒性，使用時要謹慎小心並避免誤食 [46] 。

一、鉤端螺旋體病

由鉤端螺旋體（*Leptospira* spp.）所造成的感染症。鉤端螺旋體寄生於鼠的腎臟，隨鼠尿液排出，亦可以感染牛、豬等家畜或犬等伴侶動物，人因接觸到受病鼠尿液污染的環境、水或是食品所感染 [47] 。鉤端螺旋體感染一般沒有症狀也不會造成人的死亡，但有至少八個種類的鉤端螺旋體能造成重症，症狀從輕微的頭痛、發燒與肌肉痛至嚴重的黃疸、腎功能衰竭、肺部出血或腦膜炎。患者可以四環黴素、盤尼西林或頭孢子素等抗生素進行治療，若爲工作需求的高風險族群亦可服用四環黴素進行預防性投藥。預防方式主要是透過環境整頓減少鼠類宿主族群，避免直接接觸與進出可能受污染的區域，以降低暴露的風險，若知道鼠類會出沒的居家環境，可透過 10% 的漂白水稀釋液進行環境清潔，以破壞殘存於環境的鉤端螺旋體。如果必要與受感染的動物接觸，則須配戴個人防護具與穿著雨鞋，接觸後謹慎清洗以減少感染風險。

二、漢他病毒症候群

漢他病毒在分類上屬於布尼亞病毒科（Bunyaviridae）漢他病毒屬，是具外套膜的單股反義 RNA 病毒，有多種血清型，以不同鼠類爲儲主，病毒存在於鼠類的糞便、尿液、唾液之中，人爲意外的終端宿主，因鼠咬或食用受病鼠糞尿污染的飲水、食物，或者於打掃環境時吸入含病鼠排泄物的揚塵而感染。漢他病毒感染在臨床上可以分爲腎症候性出血熱（hemorrhagic fever with renal syndrome, HFRS）與漢他病毒肺症候群（Hantavirus pulmonary syndrome, HPS）兩類，腎症候性出血熱的患者身上會出現紫斑、血小板數量降低、蛋白尿、腎功能異常等，症狀較輕微且死亡率低；肺症候群則會出現肺水腫、呼吸衰竭、低血壓、休克等，症狀較爲嚴重且死亡率較高 [48]。漢他病毒不會人傳人 [49]，感染的危險因子主要受鼠類族群數目變化影響，接觸老鼠的機會愈多就愈有可能被感染，因此防治上以減少環境中鼠之族群數量爲主，但需依照各血清型漢他病毒的儲主物種，個別的生態特性進行防治策略上的規劃，才能有效阻斷漢他病毒的傳播途徑。另外，在流行季節期間，清掃有老鼠活動的地方例如密閉的倉庫、儲藏室等，要配戴口罩，最好使用吸塵器清理，避免塵土揚起，如須清理鼠糞，可以先用稀釋的漂白水（1:100）或酒精噴灑，靜待 30 分鐘後再行清理。

第十節　健康一體

20 世紀後期，有鑒於人畜共通傳染病的盛行，健康一體的理念與架構逐漸成形。到了 2004 年，世界野生生物保護學會首次提出「One World, One Health」，並制定了曼哈頓十二原則，以統一預防流行病的方法。這些原則倡議要關注在人、動物和環境三者之間的聯繫，故健康一體意即只有當人、動物與環境三者都健康時，才是眞正的健康 [50]。儘管此概念至今已廣爲人知，但新興與再浮現的蟲媒傳染病與人畜共通傳染病仍舊於各地肆虐，造成全球巨大的疾病負擔，尤其是發展中國家，甚至影響資源匱乏地區的社會安定。而病原體與病媒的抗藥性問題，自抗生素與殺蟲劑開發以降，一直存在於環境中；許多頑固的病原體與病媒也因此被篩選出來。這一再顯示我們離健康一體仍有距離，只有當社會上各領域放下成見彼此合作，並不藏私的發揮專長，才有機會共同克服這個全球的困境。

結　語

病媒管制雖然只是現代公共衛生學的一個章節，在現代的公衛教育上時常被忽略。然其背後，卻是公共衛生學的根源：熱帶醫學，而且有許多古老的公衛問題，依舊懸而未決。希冀透過此章節，能初步建構公共衛生師對於病媒之生態特性、其所傳播的疾病，以及關注人、周遭生物與環境的健康一體之核心價值，期待公共衛生師在迷惘時能回歸公共衛生的出發點，反思何謂公共衛生。

關鍵名詞

新興傳染病（emerging infectious disease）
再浮現傳染病（re-emerging infectious disease）
蟲媒傳染病（vector-borne infectious disease）
瘧疾（malaria）、登革熱（dengue fever）
恙蟲病（scrub typhus）
氣候變遷（climate change）
整合性病媒管理（integrated vector management）

複習問題

1. 根據疾病管制署的通報傳染病名單，請列出臺灣重要的蟲媒傳染病，以及其傳播途徑和防治方法。
2. 請說明蟲媒傳染病中，病原體、病媒、宿主和環境扮演的角色。
3. 請舉例說明蟲媒傳染病的傳播方式。
4. 臺灣的登革熱由何種病媒蚊傳播？請描述其特徵與生態習性。
5. 何謂登革熱境外移入病例與本土病例？為什麼過往臺灣登革熱大規模的流行較常發生在南部？

6. 請列出可以感染人體的瘧原蟲。其中何者感染容易造成重症，導致非洲孩童死亡？何者感染會造成瘧疾復發？
7. 地方性斑疹傷寒的主要病媒為何？該病媒如何將病原體傳播給宿主？
8. 鼠疫依照感染部位與傳播方式，可以分為哪幾種？請說明防止鼠疫傳播的方法。
9. 危害人體的蝨為有頭蝨、體蝨及陰蝨，請列出蝨能傳播的疾病及其媒介病原體的方式。
10. 請說明蜱的生活史並列舉臺灣的蜱媒傳染病。
11. 請嘗試以氣候變遷和人類活動的觀點，說明萊姆病越益嚴重的原因。
12. 恙蟲病的主要病徵為何？恙蟲立克次體在自然界中如何維持其傳播循環？請說明恙蟲病的防治方式。
13. 請列出並舉例說明節肢動物危害人體的方式。
14. 請列舉四種常見的住家蟑螂，並說明針對牠們的防治方式。
15. 請說明漢他病毒感染症的傳播方式和臨床症狀。如何預防漢他病毒感染？
16. 何謂整合性病媒管理？整合性病媒管理具有甚麼優勢？
17. 請列出預防蟲媒傳染病的個人防護方式。目前有哪些忌避劑有效成分獲得世界衛生組織的認可？
18. 請說明健康一體的核心價值。

引用文獻

1. Campbell-Lendrum D, Manga L, Bagayoko M, Sommerfeld J. Climate change and vector-borne diseases: what are the implications for public health research and policy? Philos Trans R Soc Lond B Biol Sci 2015;**370**:20130552. doi:10.1098/rstb.2013.0552.
2. Morens DM, Fauci AS. Emerging pandemic diseases: how we got to COVID-19. Cell 2020;**182**:1077-92.
3. Gubler DJ. Vector-borne diseases. Rev Sci Tech Off Int Epiz 2009;**28**:583-8. doi: 10.20506/rst.28.2.1904.

4. Nelson GS. Schistosome infections as zoonoses in Africa. Trans R Soc Trop Med Hyg 1960;**54**:301-16. doi:10.1016/0035-9203(60)90111-5.

5. Lee YC. Field trials using *Mesocyclops* spp. to control dengue mosquito larvae in Kaohsiung City [Thesis]. Taipei, Taiwan: National Taiwan University, 2013;253p.

6. Wilson AL, Courtenay O, Kelly-Hope LA, et al. The importance of vector control for the control and elimination of vector-borne diseases. PLoS Negl Trop Dis 2020;**14**:e0007831. doi:10.1371/journal.pntd.0007831.

7. Hawkins NJ, Bass C, Dixon A, Neve P. The evolutionary origins of pesticide resistance. Biol Rev 2019;**94**:135-55. doi:https://doi.org/10.1111/brv.12440.

8. Tuteja R. Malaria - an overview. FEBS J 2007;**274**:4670-9. doi:https://doi.org/10.1111/j.1742-4658.2007.05997.x.

9. Lien JC. Anopheline mosquitoes and malaria parasites in Taiwan. Kaohsiung J Med Sci 1991;7:207-23.

10. Chen WJ. Dengue outbreaks and the geographic distribution of dengue vectors in Taiwan: A 20-year epidemiological analysis. Biomed J 2018;**41**:283-9. doi:https://doi.org/10.1016/j.bj.2018.06.002.

11. TWCDC. Guidelines for dengue/chikungunya control. Taipei: Centers for Disease Control, Ministry of Health and Welfare, 2019;79.

12. TWCDC. Guidelines for Japanese encephalitis. Taipei: Centers for Disease Control, Ministry of Health and Welfare, 2021;5.

13. Wang HC, Lee PL, Kuo CC. Fleas of shrews and rodents in rural lowland Taiwan. J Med Entomol 2019;**57**:595-600. doi:10.1093/jme/tjz194.

14. Vallès X, Stenseth NC, Demeure C, et al. Human plague: An old scourge that needs new answers. PLoS Negl Trop Dis 2020;**14**:e0008251. doi:10.1371/journal.pntd.0008251.

15. Azad AF, Beard CB. Rickettsial pathogens and their arthropod vectors. Emerg Infect Dis 1998;**4**:179-86. doi:10.3201/eid0402.980205.

16. Tsai KH, Lu HY, Huang JH, et al. *Rickettsia felis* in cat fleas in Taiwan. Vector Borne Zoonotic Dis 2009;**9**:561-3. doi:10.1089/vbz.2008.0076.

17. Yang WH, Hsu MS, Shu PY, Tsai KH, Fang CT. Neglected human *Rickettsia felis* infection in Taiwan: A retrospective seroepidemiological survey of patients with suspected rickettsioses. PLoS Negl Trop Dis 2021;**15**:e0009355. doi:10.1371/journal.pntd.0009355.

18. Andersson JO, Andersson SGE. A century of typhus, lice and *Rickettsia*. Res Microbiol 2000;**151**:143-50. doi:https://doi.org/10.1016/S0923-2508(00)00116-9.

19. Foucault C, Brouqui P, Raoult D. *Bartonella quintana* characteristics and clinical management. Emerg Infect Dis 2006;**12**:217-23. doi:10.3201/eid1202.050874.

20. Warrell DA. Louse-borne relapsing fever (*Borrelia recurrentis* infection). Epidemiol Infect 2019;**147**:e106. doi:10.1017/S0950268819000116.

21. Houhamdi L, Raoult D. Excretion of living *Borrelia recurrentis* in feces of infected human body lice. J Infect Dis 2005;**191**:1898-906. doi:10.1086/429920.

22. Tilly K, Rosa PA, Stewart PE. Biology of infection with *Borrelia burgdorferi*. Infect Dis Clin N Am 2008;**22**:217-34. doi:https://doi.org/10.1016/j.idc.2007.12.013.

23. McDade JE, Newhouse VF. Natural history of *Rickettsia rickettsii*. Annu Rev Microbiol 1986;**40**:287-309. doi:10.1146/annurev.mi.40.100186.001443.

24. Gross D, Schäfer G. 100th anniversary of the death of Ricketts: Howard Taylor Ricketts (1871-1910). The namesake of the Rickettsiaceae family. Microbes Infect 2011;**13**:10-3. doi:10.1016/j.micinf.2010.09.008.

25. Yu XJ, Liang MF, Zhang SY, et al. Fever with thrombocytopenia associated with a novel bunyavirus in China. N Engl J Med 2011;**364**:1523-32. doi:10.1056/NEJMoa1010095.

26. Peng SH, Yang SL, Tang SE, et al. Human case of severe fever with thrombocytopenia syndrome virus infection, Taiwan, 2019. Emerg Infect Dis 2020;**26**:1612-4. doi:10.3201/eid2607.200104.

27. Hennebique A, Boisset S, Maurin M. Tularemia as a waterborne disease: a review. Emerg Microbes Infect 2019;**8**:1027-42. doi:10.1080/22221751.2019.1638734.

28. Cutler SJ. Relapsing fever – a forgotten disease revealed. J Appl Microbiol 2010;**108**:1115-22. doi:https://doi.org/10.1111/j.1365-2672.2009.04598.x.

29. Kazar J. *Coxiella burnetii* Infection. Ann N Y Acad Sci 2005;**1063**:105-14. doi:https://doi.org/10.1196/annals.1355.018.

30. Jensenius M, Fournier P-E, Kelly P, Myrvang B, Raoult D. African tick bite fever. Lancet Infect Dis 2003;**3**:557-64. doi:https://doi.org/10.1016/S1473-3099(03)00739-4.

31. Tsai KH, Lu HY, Huang JH, et al. African tick bite fever in a Taiwanese traveler returning from South Africa: molecular and serologic studies. Am J Trop Med Hyg 2009;**81**:735-9. doi:10.4269/ajtmh.2009.09-0101.

32. Kuo CC, Lee PL, Chen CH, Wang HC. Surveillance of potential hosts and vectors of scrub typhus in Taiwan. Parasites Vectors 2015;**8**:611. doi:10.1186/s13071-015-1221-7.

33. Luce-Fedrow A, Lehman ML, Kelly DJ, et al. A review of scrub typhus (*Orientia tsutsugamushi* and related organisms): then, now, and tomorrow. Trop Med Infect Dis 2018;**3**:8.

34. Chandler DJ, Fuller LC. A review of scabies: an infestation more than skin deep. Dermatology 2019;**235**:79-90. doi:10.1159/000495290.

35. Vyas NS, Shieh WJ, Phelps RG. Investigating the histopathological findings and

immunolocalization of rickettsialpox infection in skin biopsies: A case series and review of the literature. J Cutan Pathol 2020;**47**:451-8. doi:https://doi.org/10.1111/cup.13649.

36. Lien JC. Taxonomic and ecological studies on the biting midges of the subgenus *Lasiohelea*, genus *Forcipomyia* from Taiwan. J Taiwan Mus 1989;**42**:37-77.
37. Doggett SL, Miller DM, Lee CY. Advances in the biology and management of modern bed bugs. UK: John Wiley & Sons, 2018;439.
38. Wang CY. Survey on new emerging *Cimex hemipterus* (Hemiptera: Cimicidae) in Taiwan [Thesis]. Taipei: National Taiwan University, 2020;1-80p.
39. Issa R. *Musca domestica* acts as transport vector hosts. Bull Natl Res Cent 2019;**43**:73. doi:10.1186/s42269-019-0111-0.
40. Reaume C, Sokolowski M. The nature of *Drosophila melanogaster*. Curr Biol 2006;**16**:R623-R8.
41. Wu TH. Taxonomic study of saprophagous *Megaselia* species (Diptera: Phoridae) in Taiwan [Theses]. Taipei: National Taiwan University, 2015;1-89p.
42. Schal C, Hamilton RL. Integrated suppression of synanthropic cockroaches. Annu Rev Entomol 1990;**35**:521-51. doi:10.1146/annurev.en.35.010190.002513.
43. Tang Q, Bourguignon T, Willenmse L, De Coninck E, Evans T. Global spread of the German cockroach, *Blattella germanica*. Biol Invasions 2019;**21**:693-707. doi:10.1007/s10530-018-1865-2.
44. An K. Dance with hornets. Taipei: Showwe Information, 2015;234.
45. Lewis JGE. The biology of centipedes. USA: Cambridge University Press, 2007;488.
46. Prakash I. Rodent pest management. Boca Raton, FL: CRC Press 2018;480.
47. Boey K, Shiokawa K, Rajeev S. *Leptospira* infection in rats: A literature review of global prevalence and distribution. PLoS Negl Trop Dis 2019;**13**:e0007499. doi:10.1371/journal.pntd.0007499.
48. Singh S, Numan A, Sharma D, et al. Epidemiology, virology and clinical aspects of hantavirus infections: an overview. Int J Environ Health Res 2021;1-13. doi:10.1080/09603123.2021.1917527.
49. Toledo J, Haby MM, Reveiz L, Sosa Leon L, Angerami R, Aldighieri S. Evidence for human-to-human transmission of hantavirus: a systematic review. J Infect Dis 2022;**226(8)**:1362-1371. doi:10.1093/infdis/jiab461.
50. Mackenzie JS, Jeggo M. The one health approach—why is it so important? Trop Med Infect Dis 2019;**4**:88.

第7章
毒性及關注化學物質管理

李俊璋、張偉翔 撰

學習目標

一、瞭解毒性及關注化學物質管理法管理架構演進

二、認識毒性及關注化學物質之定義及篩選原則

三、瞭解毒性及關注化學物質評估、許可、運作管理、標示

四、認識化學物質登錄與管理

五、瞭解毒性及關注化學物質事故預防、通報與緊急應變

六、瞭解毒性化學物質釋放量推估、申報、管理及應用

前　言

化學物質之種類、成分繁多，世界上登錄有案者達 2 千多萬種，經常流通使用者約 10 萬餘種，我國常用者約 2 萬餘種，且隨著科技發展，每年開發之新化學物質有百餘種；在已知之化學物質中，毒性較明確者約 8 千多種。化學物質的生產與使用，對於人類生活福祉及科技發展裨益良多。然在其製造、運輸、儲存及使用等過程中，可能因對其特性之不瞭解或是使用不當，導致發生洩漏、火災、爆炸等意外事件，造成人員生命財產的損失，若處理不當，影響範圍甚至可能擴及一般民眾演變成社會災害。因此爲防制毒性較高之化學物質污染環境或危害人體健康，針對人爲有意產製或於產製過程中無意衍生之毒性化學物質，於製造、輸入、輸出、販賣、運送、使用、貯存或廢棄等運作行爲過程中可能對環境或是人體健康造成負面影響者，各國皆透過制定相關管理制度，評估其可能之危害，以預防危害的發生或降低危害。

我國針對化學物質之管理架構，係依據目的用途進行管理，在參考美國、加拿大、歐盟及日本等先進國家之化學物質管理制度，妥善管理毒性化學物質釋放量，以及化學物質災害事故發生時，爲有效率地統合及應用防災資源，建立一套完備之化學物質管理應變機制，以迅速控制災情，減低災害損失，因而須訂定毒性及關注化學物質管理法及相關法規、要點，該法經多次修改、增刪後始得施行。本章針對毒性及關注化學物質管理法管理架構演進，毒性及關注化學物質定義、篩選原則、評估、許可及運作管理，化學物質登錄與管理，毒性及關注化學物質標示及事故預防、通報、緊急應變，毒性化學物質釋放量推估、申報、管理及應用進行說明，讓學習者瞭解 [1,2] 。

第一節　毒性及關注化學物質管理法管理架構演進

我國毒性化學物質管理，係依據 75 年 11 月 18 日行政院環境保護小組第六次委員會議決議通過之《毒性化學物質管制方案》爲藍圖，同年 11 月 26 日總統公布施行之《毒性化學物質管理法》辦理。毒性化學物質管理法全文包括總則、管理、罰則及附則共 4 章 29 條條文，第 1 條開宗明義即說明該法之目的係爲防制毒性化學物質污染環境，危害人體健康，特制定本法。第 2 條針對下列專有名詞進行定義：

1. 毒性化學物質：指工業上產、製、使用之有毒化學物質，經中央主管機關公告者。
2. 運作：對化學物質進行製造、輸入、輸出、販賣、運送、使用、貯存、棄置等行爲。
3. 污染環境：因化學物質之運作而變更空氣、水或土壤品質，致影響其正常用途、破壞自然生態或損害財物。

由定義可知，當時係採公告列管方式，而第5條即明訂化學物質有下列情形之一者：

1. 化學物質因大量流布、環境蓄積、生物濃縮、生物轉化或化學反應等方式，致污染環境或危害人體健康者。
2. 化學物質經實際應用或學術研究，證實有導致惡性腫瘤、生育能力受損、畸胎或遺傳因子突變等作用者。

中央主管機關應立即公告其爲毒性化學物質，並限制或禁止其有關之運作。第6條則規定毒性化學物質，經科學技術或實地調查研究，經證實原公告之管理事項已不合需要時，中央主管機關應即公告變更或註銷之。

在毒性化學物質公告列管後，其管理內容則列於第7條至第18條，內容包括製造、輸入或販賣之許可運作、運作場所及容器或包裝標示、防止排放或洩漏之設施、偵測及警報設備設置、毒性化學物質製造應設置專業技術管理人員、運作紀錄及申報、事故發生之通報及採取緊急防治措施以及主管機關查核、撤銷許可證或勒令歇業規定等。

隨著科技發展及快速工業化、都市化，毒性化學物質使用率增大，潛在風險增加，現有管理架構已明顯不足，因而大幅度修正毒管法。毒性化學物質管理法修正案於民國86年10月30日修正公布施行，全文包括總則、危害評估及預防、管理、罰則及附則共5章44條條文，在此次修正中，主要修訂毒性化學物質定義爲「指人爲產製或於產製過程中衍生之化學物質，經中央主管機關公告者」。並增訂釋放量定義爲「化學物質因運作而流布於空氣、水或土壤中之總量」。毒性化學物質分類如下：

1. 第一類毒性化學物質：化學物質在環境中不易分解或因生物蓄積、生物濃縮、生物轉化等作用，致污染環境或危害人體健康者。
2. 第二類毒性化學物質：化學物質有致腫瘤、生育能力受損、畸胎、遺傳因子突變或其他慢性疾病等作用者。

3. 第三類毒性化學物質：化學物質經暴露，將立即危害人體健康或生物生命者。

4. 第四類毒性化學物質：化學物質有污染環境或危害人體健康之虞者。

依上述分類亦訂定《行政院環境保護署篩選認定毒性化學物質作業原則》。此外，在釋放量部分亦規定釋放量應進行記錄申報，其後於 105 年公告《指定毒性化學物質及其釋放量計算指引》，供業者依循。第一類及第二類毒性化學物質之運作，中央主管機關得會商目的事業主管機關以釋放總量管制方式管制之。第三類毒性化學物質之運作人，應依中央主管機關規定，檢送該毒性化學物質之毒理相關資料、危害預防及應變計畫，送請當地主管機關備查，並公開供民眾查閱。明訂毒性化學物質之污染改善，由各目的事業主管機關輔導之。

86 年修法後整體毒性化學物質管理法制度架構圖如圖 7-1 [1,2] 。《毒性化學物質管理法》爲掌握及建立化學物質登錄資料，及強化第四類毒性化學物質管理於民國 102 年 11 月 22 日修正公布施行，計修正 13 條及新增 4 條，共計 17 條文，修正重點包括：

1. 提高第 4 類毒性化學物質管制強度，新增申報核可變更展延規定、標示及物質安全資料表規定、新增販賣及轉讓對象規定。

2. 建立我國化學物質登錄制度，新增「新化學物質」定義指既有化學物質以外之化學物質。新化學物質要求登錄資料經核准登錄後，始得製造或輸入，新化學物質經一定期限後納入既有化學物質清單。

3. 新增「既有化學物質」定義：指經中央主管機關會商各目的事業主管機關後，建置於既有化學物質清冊中之化學物質。既有化學物質列入毒化物管制後，採指定分級分量提交登錄資料。

4. 明訂既有化學物質及新化學物質核准登錄及其他相關業務，得委託中央主管機關捐助成立之財團法人機構、行政法人或相關專業團體辦理。其餘修正皆屬毒性化學物質危害評估及預防、緊急應變與流向管理相關規定。

有鑑於社會關注化學物質用於食品之議題，除由中央及地方共同推動「食安五環」方案外，爲進一步從源頭管理化學物質，參考聯合國國際化學品管理策略方針（The Strategic Approach to International Chemicals Management, SAICM）管理精神，於行政院設「國家化學物質管理會報」，協調各目的事業主管機關權責與法規，防止管理漏洞 [3] ；除維持現行第一類至第四類毒性化學物質管理之外，新增「關注化學物質」，以利擴大列管化學物質並進行分級管理，掌握物質流向，同時強化主

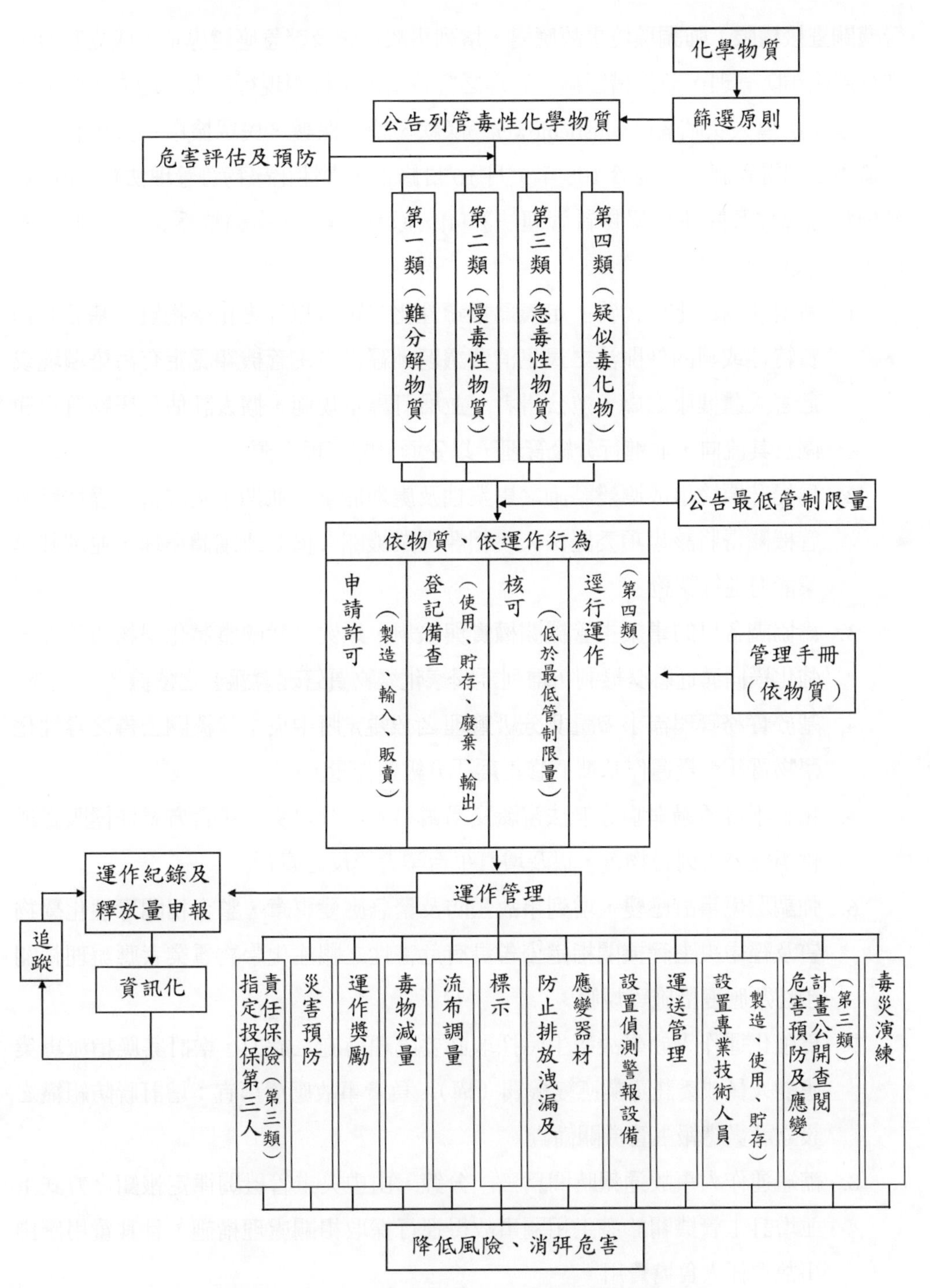

圖 7-1：86 年修法後毒性化學物質管理法制度架構

資料來源：行政院環境保護署，環境衛生及毒物管理處紀實。

管機關查核權限；強調環境事故應變，增列事故預防及緊急應變專章；成立基金，進行風險預防管理，並籌措因擴大管理之經費來源；檢視現行中央、地方主管機關主管事項；導入吹哨者（whistleblower）條款、證人保護、民眾檢舉、公民訴訟及追繳不法利得等制度，爰於 108 年 1 月 16 日修正《毒性化學物質管理法》，並修正名稱爲《毒性及關注化學物質管理法》[4]，原有 5 章 44 條調整爲 8 章 75 條，其修正要點如下：

1. 新增「關注化學物質」定義爲指毒性化學物質以外之化學物質，基於其物質特性或國內外關注之民生消費議題，經中央主管機關認定有污染環境或危害人體健康之虞，並公告者，並增訂專章規範，擴大評估化學物質之範圍及其流向，並進行分級管理，以妥適分配管理資源。
2. 爲提升環境事故應變諮詢之專業性及處理能量，並期永續經營，爰增訂主管機關得將該事項委託法人、相關專業機關（構）或團體辦理，並就其專業能力進行認證。
3. 爲協調各目的事業主管機關權責與法規，以健全我國整體化學物質管理，強化橫向溝通聯繫機制，增列「國家化學物質管理會報」之依據。
4. 基於實務管理需求考量及分級管理之必要，將中央主管機關公告之毒性化學物質「大量運作基準」修正爲「分級運作量」。
5. 規範不得透過網購等無法辨識交易當事人身分之交易平台方式途徑販賣或轉讓經公告列管物質，以及增訂平台業者違反之責任。
6. 強調環境事故應變，增列事故預防及緊急應變專章，整合相關毒性化學物質及經中央主管機關指定公告具有危害性之關注化學物質業者應辦理相關預防及應變措施等規範。
7. 爲強化運作人於事故發生時採取必要處理措施之能力，增訂其應指派專業應變人員或委託專業應變機關（構），負責事故應變事宜；增訂聯防組織之設立計畫應報主管機關備查。
8. 縮短運作人事故通報時間爲三十分鐘，由中央主管機關律定報知之方式；並增訂主管機關於發生相關事故得逕行採取相關處理措施，且其費用應由事故責任人負擔費用。
9. 基於預防原則，並籌措因擴大管理化學物質之經費來源，增列化學物質運作費、成立基金之徵收目的、對象、用途及基金管理會等事項。
10. 爲鼓勵事業內部員工及民眾檢舉不法行爲，增訂吹哨者條款、證人保護制度及罰鍰提撥檢舉獎金制度。

11. 增訂受害人民或公民團體，於運作人、應登錄申請人等違反規定而主管機關疏於執行時，得提起公民訴訟。

此外，依據108年1月16日修正之《毒性及關注化學物質管理法》第7條規定，為加強負責國家化學物質相關業務之決策及協調，並交由相關部會執行，行政院應設國家化學物質管理會報，由行政院院長擔任召集人，召集相關政府部門、專家學者及團體代表共同組成，職司跨部會協調化學物質風險評估及管理措施。召集人應指定一名政務委員或部會首長擔任國家化學物質管理會報執行長，並由中央主管機關負責幕僚事務。國家化學物質管理會報決議之事項，各相關部會應落實執行，行政院應定期追蹤管考對外公告，並納入每年向立法院提出之施政方針及施政報告。而國家化學物質管理會報之組成、任務、議事程序及其他應遵行事項，由行政院定之。國家化學物質管理會報之任務為：

1. 跨部會協調化學物質風險評估及管理措施。
2. 督導各相關部會落實執行國家化學物質管理業務。
3. 其他有關國家化學物質管理協調事項。

此會報之設置已將化學物質管理層級提高至行政院統籌跨部會之處理 [3]。

此外，行政院於107年4月2日以院臺環字第1070008670號函核定國家化學物質管理政策綱領，核定函說明二請行政院環保署依政策綱領，統籌協調及辦理後續行動方案執行等工作，以短期務實、長期趨嚴之理念推動化學物質管理工作，達成環境保護與食品安全相關政策，並與國際接軌，實現「有效管理化學物質，建構健康永續環境」之願景。爰此，依據政策綱領「國家治理、降低風險、管理量能、知識建立、跨境管理」5施政目標及相應之23項跨部會推動策略訂定行動方案，經多次跨部會協調溝通，於109年9月完成修正101項具體執行措施及分工。國家化學物質管理政策綱領架構如圖7-2 [5]。

願景

有效管理化學物質　建構健康永續環境

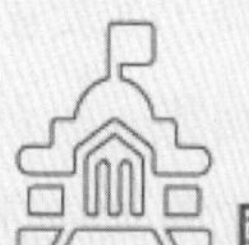

01 國家治理

(一) 建立化學物質管理相關制度，包括管制、賠償與保護制度等。
(二) 完備化學物質管理相關法規。
(三) 制定國家化學物質管理行動方案。
(四) 成立國家化學物質管理會報或平台，建立跨部會協調機制。
(五) 健全化學物質管理相關財源。

02 降低風險

(一) 訂定化學物質對於勞工作業安全，及食品與民生用品健康風險、公共安全之管控措施。
(二) 推動綠色化學，鼓勵業界研發低化學風險製程。
(三) 配合循環經濟，提高化學物質使用效率，強化國家廢棄物處理管理方法，減少化學物質之排出及對民眾健康及環境的化學衝擊。
(四) 建立化學物質風險及危害評估機制與工具，防範與緩解化學物質對健康與環境之危害。
(五) 訂定受化學物質危害及污染事故之通報應變機制與復原補救措施。

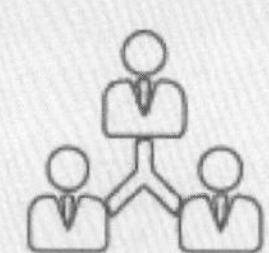

03 管理量能

(一) 強化化學物質資訊整合平台。
(二) 健全化學物質登錄制度，落實化學物質流向與追蹤查核管制。
(三) 建置國家級檢驗單位與檢驗標準，強化檢驗與勾稽能力。
(四) 推動國際關注之新興污染物質環境調查。

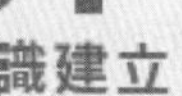

04 知識建立

(一) 強化企業社會責任，導正媒體與利害相關者對危害化學物質之認知。
(二) 強化社區知情權，促進資訊交流與協調合作，建立培訓和基礎設施。
(三) 落實社區與學校之全民教育，建立對化學物質之正確認識。
(四) 提升民間社會與公眾利益，促進非政府組織參與。

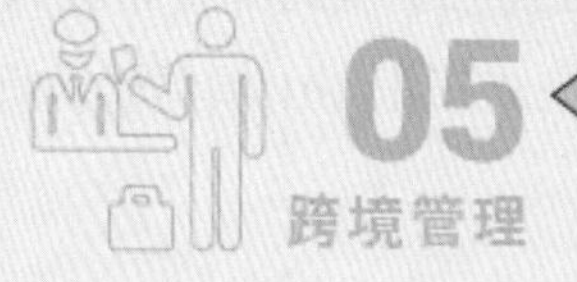

05 跨境管理

(一) 配合國際化學物質管理相關公約，執行國際協定。
(二) 訂定防制、偵察及控制有害與高風險化學物質之非法販運措施。
(三) 管理化學物質跨境運輸。
(四) 確保貿易與環境政策之協調。
(五) 積極參與國際性化學物質管理相關組織與會議。

圖 7-2：國家化學物質管理政策綱領架構

資料來源：行政院環境保護署，國家化學物質管理行動方案 109 年跨部會執行成果報告。

第二節　毒性及關注化學物質定義、分類及篩選原則

一、毒性及關注化學物質定義與分類

(一) 毒性化學物質定義與分類

依《毒性及關注化學物質管理法》第 3 條規定，毒性化學物質之定義及分類爲「指人爲有意產製或於產製過程中無意衍生之化學物質，經中央主管機關認定其毒性符合下列分類規定並公告者。」目前已公告列管毒性化學物質達 341 種，並採分類、分量之管理精神，有效管理第一類至第四類毒性化學物質。其分類如下：

1. 第一類毒性化學物質：化學物質在環境中不易分解或因生物蓄積、生物濃縮、生物轉化等作用，致污染環境或危害人體健康者。
2. 第二類毒性化學物質：化學物質有致腫瘤、生育能力受損、畸胎、遺傳因子突變或其他慢性疾病等作用者。
3. 第三類毒性化學物質：化學物質經暴露，將立即危害人體健康或生物生命者。
4. 第四類毒性化學物質：化學物質具有內分泌干擾素特性或有污染環境、危害人體健康者。

依《毒性及關注化學物質管理法》截至 111 年 2 月 28 日止，已公告 341 種毒性化學物質，其中第一類毒化物 118 種，第二類毒化物 101 種，第三類毒化物 74 種，第四類毒化物 117 種，部分毒性化學物質兼具兩類以上之特性。

(二) 關注化學物質定義與分類

依《毒性及關注化學物質管理法》第 3 條規定，關注化學物質之定義爲「指毒性化學物質以外之化學物質，基於其物質特性或國內外關注之民生消費議題，經中央主管機關認定有污染環境或危害人體健康之虞，並公告者」，民國 108 年 12 月 20 日環保署修正《篩選認定毒性及關注化學物質作業原則》，規定符合「人體健康危害」、「生態環境危害」、「短期或長期暴露可能對人體健康或環境生態具危害之虞」、「化學物質具廣泛終端消費者，或使用於民生消費品可能危害人體健康或污染環境生態之虞者」及「曾經發生重大災害，經評估有管制必要者」得列爲關注化學物質。

依《毒性及關注化學物質管理法》截至 111 年 2 月 28 日止，已公告 3 種關注化學物質包括一氧化二氮（笑氣）屬於化學物質經短期或長期暴露或具廣泛終端消費者，而可能對人體健康或環境生態具危害之虞者，及具有危害性之硝酸銨及氫氟酸。

二、毒性及關注化學物質篩選原則

毒性及關注化學物質之篩選係依據《行政院環境保護署篩選認定毒性化學物質作業原則》，該作業原則於民國 86 年 8 月 1 日訂定公布後，歷經四次修正。現今最新版本係 108 年 12 月 20 日修正公布之版本，將關注化學物質之篩選認定與毒性化學物質同時評估，整體篩選流程如圖 7-3 [6] 。茲說明如下：

依據《行政院環境保護署篩選認定毒性及關注化學物質作業原則》，應依序建立蒐集名單、觀察名單、候選名單及建議列管名單進行篩選。化學物質蒐集名單主要參考我國與國際法規及科學文獻等資料，來源如下：

1. 世界各國已列管及評估中之化學物質名單。
2. 國際公約或組織已列管及評估中之化學物質名單。
3. 國內外已提出的疑似具內分泌干擾素特性之化學物質名單。
4. 我國各部會列管之化學物質名單。
5. 國內外曾發生影響民生或與民生消費議題相關之化學物質名單。
6. 其他經國內外科學文獻資料評估對人體健康或環境生態具風險疑慮之化學物質名單。

次依蒐集名單上化學物質之毒理、環境、物質等特性資料或民生消費議題特性資料，認定具**科學證據顯示對人體健康或環境有危害之虞，以及經常用於民生消費商品之化學物質者**，經篩選後列入化學物質觀察名單。

最後依觀察名單化學物質之特性，得召開學者專家諮詢會議、徵詢其他目的事業主管機關、相關產業公（工）會、利害關係人等意見，依毒性分類評估列管可行性後列入候選名單，毒性及關注化學物質分類原則如表 7-1 及表 7-2。列入候選名單之化學物質，最後再評估其國內外運作現況及研擬列管方案後，提出建議列管名單。

表 7-1：毒性化學物質分類原則

毒性化學物質分類	篩選認定原則
第一類	以空氣、地面水體及土壤為主要介質而具環境遷移之潛力，符合下列不易分解性或生物濃縮性特性一項以上，或具生物轉化性，致污染環境或危害人體健康者： （1）不易分解性： A. 空氣中之半生期大於或等於五日。 B. 地面水體中之半生期大於或等於一百八十日。 C. 土壤中之半生期大於或等於一百八十日。 （2）生物濃縮性： A. 生物濃縮因子（Bioconcentration Factor, BCF）大於或等於五百。 B. 辛醇－水分布係數之對數值（log Kow）大於或等於三。
第二類	符合下列慢毒性特性一項以上或具其他慢性疾病等作用者： （1）致癌性依國際癌症研究中心（International Agency for Research on Cancer, IARC）分類為 1、2A 或依歐盟分類為 1A、1B 。 （2）致突變性依歐盟分類為 1A 。 （3）生殖毒性（包括致畸胎性及生殖能力受損）依歐盟分類為 1A、1B 。
第三類	符合下列哺乳動物急毒性特性一項以上，或符合生態急毒性特性一項以上者： （1）哺乳動物急毒性： A. 食入之半數致死劑量（Median Lethal Dose, LD_{50}）小於或等於每公斤二十五毫克。 B. 皮膚接觸之半數致死劑量（LD_{50}）小於或等於每公斤五十毫克。 C. 吸入之半數致死濃度（Median Lethal Concentration, LC_{50}）小於或等於每立方公尺二五〇毫克。 （2）生態急毒性： A. 魚類之半數致死濃度（LC_{50}）小於或等於每公升一毫克。 B. 水蚤之半數致效應濃度（Half Maximal Effective Concentration, EC_{50}）小於或等於每公升一毫克。
第四類	（1）致癌性依歐盟分類為 1B 。 （2）致突變性依歐盟分類為 1B 。 （3）國際上（如歐盟、美國及日本等）關切具有內分泌干擾素特性。 （4）經科學報告證明有污染環境或危害人體健康。

表 7-2：關注化學物質分類原則

關注化學物質分類	篩選認定原則
關注化學物質	一、符合下列條件一項以上，或短期或長期暴露可能對人體健康或環境生態具危害之虞，得列為關注化學物質： 1. 人體健康危害： （1）哺乳動物食入之半數致死劑量（LD_{50}）小於或等於每公斤三百毫克。 （2）哺乳動物皮膚接觸之半數致死劑量（LD_{50}）小於或等於每公斤一千毫克。 （3）哺乳動物吸入之半數致死濃度（LC_{50}）小於或等於每立方公尺一萬毫克。 （4）致癌性依國際癌症研究中心（IARC）分類為 2B，或其他證據顯示對人體健康造成負面影響。 2. 生態環境危害： （1）空氣中之半生期大於或等於一日。 （2）水體中之半生期大於或等於六十日。 （3）土壤中之半生期大於或等於六十日。 （4）沉積物中之半生期大於或等於六十日。 （5）毒理試驗或生物監測數據顯示具生物濃縮潛力。 （6）魚類之半數致死濃度（LC_{50}）小於或等於每公升十毫克。 （7）水蚤之半數致效應濃度（EC_{50}）小於或等於每公升十毫克。 （8）藻類之半數抑制濃度（half maximal inhibitory concentration, IC_{50}）小於或等於每公升十毫克。 （9）水生生物未觀察到效應濃度（No Observed Effect Concentrations, NOEC）或最低觀察到效應濃度（Lowest Observed Effect Concentration, LOEC）小於或等於每公升一毫克。 （10）其他證據顯示對其他物種具生態毒性。 二、化學物質具廣泛終端消費者，或使用於民生消費品，可能危害人體健康或污染環境生態之虞者。 三、曾發生重大災害，經評估有管制必要者。

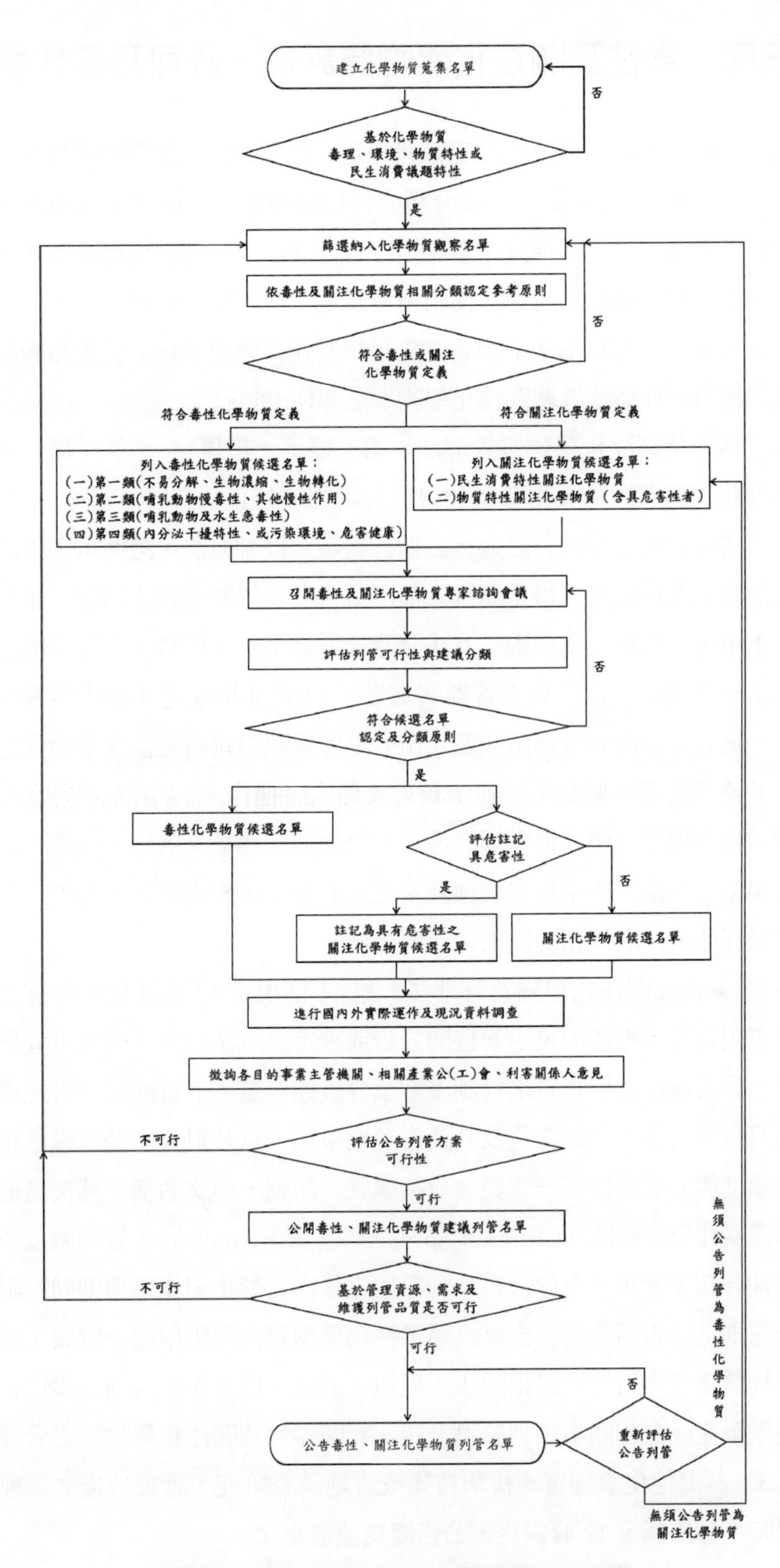

圖 7-3：毒性及關注化學物質篩選認定流程圖

資料來源：行政院環境保護署，2019b。

第三節　毒性及關注化學物質評估、許可及運作管理

我國毒化物係按照毒性分類制定管理規定，經列管毒性化學物質及其運作管理事項（以下稱運作管理事項）[7] 依分類公告相關規範，並依毒性及關注化學物質許可登記核可管理辦法（下稱許可登記核可管理辦法）管理毒化物之運作；而關注化學物質則係按照化學物質特性、使用情形及危害風險制定管理規定，經列管關注化學物質及其運作管理事項（下稱關注化學物質運作管理事項）公告相關規範，並依許可登記核可管理辦法管理關注化學物質之運作 [8]。

依據《毒性及關注化學物質管理法》第 8 條第 2 項規定，「第一類、第二類及第三類毒性化學物質，中央主管機關得公告限制或禁止其有關之運作」；第 3 項規定「運作人使用毒性化學物質之過程因採行對策及控制方法，證明可預防或避免污染環境或危害人體健康者，得申請解除前項公告所定限制或禁止事項。申請被駁回者，得提出申復，但以一次為限；其申請應檢附之文件、核駁、提起申復之期限及其他相關事項之辦法，由中央主管機關定之。」；第 4 項規定「第四類毒性化學物質之運作，應於運作前向直轄市、縣（市）主管機關申報該毒性化學物質之毒理相關資料，並經該主管機關核可，並依核可文件內容運作。」；第 5 項規定「前項核可之申請、審查程序、核（換、補）發、有效期間、變更、展延、撤銷、廢止及其他應遵行事項之辦法，由中央主管機關定之。」由上述條文可知，毒性化學物質之管理係以經評估後採取以預防為主之管理措施。

此外，《毒性及關注化學物質管理法》第 11 條規定，「毒性化學物質之運作，除法律另有規定外，應依中央主管機關公告或審定之方法行之。中央主管機關得依管理需要，公告毒性化學物質之管制濃度及分級運作量。」目前已公告之毒性化學物質，均訂定列管毒性化學物質及其運作管理事項，以及附表一公告毒性化學物質及其管制濃度與分級運作量一覽表，包括編號、序號、中文名稱、英文名稱、分子式、化學文摘社登記號碼（Chemical Abstracts Registry Number）、管制濃度及分級運作量、毒性分類等資訊。至於公告列管毒性化學物質禁止運作事項則列於附表二規定，附表三則是公告列管第一至第三類毒性化學物質得使用用途一覽表，而第四類毒性化學物質之運作用途則無相關法規規範。最後，已運作公告列管毒性化學物質應於規定期限完成之相關事項列於附表四。有關毒性及關注化學物質之管理規定彙整如表 7-3。若毒性化學物質經科學技術或實地調查研究，證實公告之管理事項已不合需要時，可依據第 12 條規定，公告變更或廢止之。

在運作上，依據第 13 條規定，第一類至第三類毒性化學物質之製造、輸入、販賣係採許可運作，應向直轄市、縣（市）主管機關申請核發許可證，並依許可證內容運作；使用、貯存第一類至第三類毒性化學物質者，應向直轄市、縣（市）主管機關申請登記，並依登記文件內容運作；廢棄、輸出第一類至第三類毒性化學物質者，應逐批向直轄市、縣（市）主管機關申請登記，始得運作。毒性化學物質之運作總量低於依第 11 條第 2 項公告之分級運作量者，得報經直轄市、縣（市）主管機關核可並取得核可文件，不受第 1 項、第 2 項、第 18 條、第 35 條及第 39 條規定之限制。在輸入部分，依據第 14 條規定，輸入未依本法規定經直轄市、縣（市）主管機關許可或核准之毒性化學物質，海關應責令納稅義務人限期辦理退運。依據第 15 條規定，各項格可文件、許可證、登記文件之有效期間為 5 年，期滿仍須繼續運作者，應於期滿前 3 個月至 6 個月之期間內向直轄市、縣（市）主管機關申請展延，每次展延，不得超過 5 年。為防制毒性化學物質污染環境或危害人體健康所必要，直轄市、縣（市）主管機關得變更或廢止前項許可、登記、核可。

在標示上，依據第 17 條規定，毒性化學物質之容器、包裝、運作場所及設施，運作人應依規定標示毒性及污染防制有關事項，並備具該毒性化學物質之安全資料表。前項容器、包裝、運作場所、設施之標示與安全資料表之製作、分類、圖示、內容、格式、設置及其他應遵行事項之辦法，由中央主管機關定之。環保署已訂定《毒性及關注化學物質標示與安全資料表管理辦法》[9]，該辦法規定毒性及關注化學物質之容器、包裝，應符合中華民國國家標準 CNS 15030 所定分類、標示要項，並依附表格式（圖 7-4）明顯標示危害圖式、名稱、危害成分、警示語或警語、危害警告訊息、危害防範措施、製造者、輸入者或供應者名稱、地址及電話。

針對第一類至第三類毒性化學物質之製造、使用、貯存、運送，依據第 18 條規定，運作人應依規定設置專業技術管理人員，從事毒性化學物質之污染防制及危害預防。前項專業技術管理人員之資格、訓練、核發、撤銷或廢止合格證書、設置等級、人數、執行業務、代理、變更及其他應遵行事項之辦法，由中央主管機關定之。環保署已訂定《毒性及關注化學物質專業技術管理人員設置及管理辦法》規範之 [10] 。另於第 19、20 條規範毒性化學物質停止運作相關規定。第一類至第三類毒性化學物質停止運作超過一個月者，負責人應自停止運作之日起十四日內，將所剩之毒性化學物質列冊報請直轄市、縣（市）主管機關核准，並於核准後依規定退回原製造或販賣者、販賣或轉讓他人、退運出口、依廢棄物清理有關法規規定處置或其他經中央主管機關公告或審定之方式。毒性化學物質運作人不得將該毒性化學物質販賣或轉讓予未依第 8 條第 4 項、第 13 條第 1 項至第 4 項規定取得許可證、完成登記或取得核可者。但事先報經直轄市、縣（市）主管機關核准者，不在此限。前項之販賣或轉讓，不得以郵購、電子購物或其他無法辨識交易當事人身分之交易平台方式爲之。

關於毒性化學物質之污染改善，第 22 條規定由各目的事業主管機關輔導之。

關於政府機關或學術機構運作毒性化學物質之管理，得依下列規定爲之：

1. 運作毒性化學相關物質之管理權責、用途、設置專業技術管理人員、運送、紀錄製作、申報與保存年限、標示、貯存、查核、預防、聯防、應變及其他應遵行事項，由中央目的事業主管機關會同中央主管機關另定辦法。
2. 由中央目的事業主管機關就個別運作事項提出經中央主管機關同意之管理方式。

目前教育部及國防部已依據該規定，訂定《學術機構運作毒性及關注化學物質管理辦法》[11] 及《軍事機關運作毒性及關注化學物質管理辦法》規範之 [12] 。

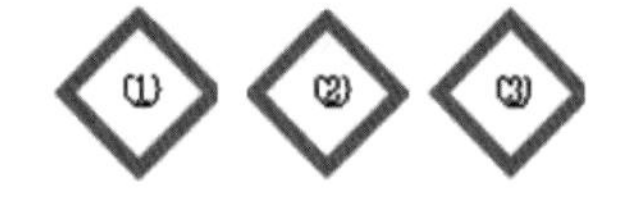

名稱：
危害成分：
警示語：
危害警告訊息：
危害防範措施：
製造者、輸入者或供應者：
名稱：
地址：
電話：
※ 更詳細的資料，請參考安全資料表

註：1. 危害圖式、警示語、危害警告訊息應符合中華民國國家標準 CNS 15030 之規定。
2. 有 2 種以上危害圖式時，依容器、包裝大小明顯標示排列之。

圖 7-4：毒性及關注化學物質之容器、包裝標示之格式

資料來源：行政院環境保護署，毒性及關注化學物質標示與安全資料表管理辦法。

我國關注化學物質係依據化學物質特性、使用情形及危害風險制定管理規定。依據《毒性及關注化學物質管理法》第 24 條第 2 項規定，「關注化學物質除法律另有規定外，應依中央主管機關公告或審定之運作方法行之。」；第 3 項規定，「中央主管機關得依管理需要，公告前項物質之管制濃度及分級運作量。」目前已公告 341 種毒性化學物質及 3 種關注化學物質，其運作管理事項包括公告毒性及關注化學物質之管制濃度、分級運作量、註記類別等規定，所列化學物質含量達管制濃度以上者，方受毒性及關注化學物質管理法管制，並規範其受管制運作行爲及申報頻率，此外，亦公告關注化學物質不受毒性及關注化學物質管理法管制之目的用途或物品，以此藉由管制關注化學物質濃度達管制範圍分級之目的。經列管之關注化學物質及其運作管理事項須依公告之相關規範運作，並依許可登記核可管理辦法管理關注化學物質。

表 7-3：毒性及關注化學物質許可運作、申報及標示管理規定

管理規範	第一至第三類毒化物		第四類毒化物	關注化學物質
許可運作	許可證、登記文件	核可文件	核可文件	核可文件
管制濃度	依物質特性、使用狀況而有不同			
分級運作量	分級運作量以上	分級運作量以下	無	分級運作量以上（具危害性之關注化學物質）
運作事項	訂有禁止運作事項及得使用用途		無	指定運作行為
申報毒理資料	申請許可登記核可文件須檢附安全資料表及防災基本資料表			
容器、包裝、運作場所及設施標示及安全資料表	需標示及具備安全資料表			

第四節　化學物質登錄與管理

爲有效管理化學物質，世界各國均陸續推動相關制度針對新及既有化學物質的運作進行管理。2007 年，歐盟率先實施化學物質註冊、評估、授權和限制法 [13]，成爲全球化學物質管理法規先驅，採取對於化學物質廠商「沒有資料，就沒有市場」（No Data, No Market）的責任舉證精神，期盼改善以往化學物質資料的缺失及因傳遞導致管理不足的現象，以精進化學品安全管理制度之精神與管理架構，使該法規成爲國際間化學物質管理制度的嶄新標竿。各先進國家如日本、韓國、中國大陸、美國等亦隨之重新審視其化學物質管理法規制度的完備性，持續檢討、修正相關法律與規範。

《毒性化學物質管理法》於民國 75 年立法時，並未納入化學物質登錄制度，因而未能針對新化學物質進行管理，對既有化學物質掌握亦有困難，因而於 102 年納入化學物質登錄制度，逐步完備我國化學物質管理相關規範。

《毒性及關注化學物質管理法》第 30 條規定，製造或輸入每年達一定數量既有化學物質者，應依規定期限向中央主管機關申請登錄化學物質資料；製造或輸入新化學物質者應於製造或輸入 90 日前向中央主管機關申請登錄化學物質資料。前述既有化學物質及新化學物質（以下稱應登錄化學物質）經核准登錄後，始得製造或輸入。製造或輸入經核准登錄之化學物質者應主動維護更新經核准登錄之化學物質資料。中央主管機關經評估認有必要者，得通知製造或輸入者限期提出補正資料，且應登錄化學物質應依中央主管機關之規定定期申報。至於化學物質資料登錄內容則包括，製造或輸入情形、物理、化學、毒理、暴露、危害評估或其他經中央主管機關指定應登錄之資料項目，依每年製造或輸入量及物質種類分爲標準登錄、簡易登錄及少量登錄。而應登錄化學物質之種類、數量級距、製造或輸入情形、物理、化學、毒理、暴露及危害評估等資料及其他應備文件、登錄期限、標準、簡易、少量及共同登錄方式、審查程序、准駁、撤銷或廢止登錄核准、禁止或限制運作方式、登錄後化學物質資料之申報或增補、文件保存方式、資訊公開、工商機密保護方式及其他應遵行事項之辦法，由中央主管機關定之。環保署已訂定《新化學物質及既有化學物質資料登錄辦法》供業者遵循 [14] 。

《毒性及關注化學物質管理法》第 31 條規定，中央主管機關評估新化學物質之特性有符合毒性或關注化學物質定義之虞者，應於核准登錄時附以附款，要求提供化學物質危害資訊、更新登錄相關報告資料或定期申報運作情形，必要時並禁止或限制其運作；於核准登錄後發現者，其要求或禁止、限制事項，中央主管機關亦得修改或增加。中央主管機關確認新化學物質之毒性符合毒性化學物質之分類定義者，應依規定公告之；其特性符合關注化學物質定義者，亦應依規定公告之。

《毒性及關注化學物質管理法》第 32 條規定，登錄及申報得自行或協議共同爲之。共同或先後申請同一化學物質之登錄者，得經協議共同使用登錄所需之資料，無須重複測試。經協議共同使用資料者，其取得所需資料之費用，無法經協議決定分攤方式者，中央主管機關得依後登錄者之請求，酌定平均分攤之，並於其已支付所分攤之費用後，同意使用已登錄之資料。經核准登錄之化學物質資料，得提供目的事業主管機關作爲管理其目的事業使用化學物質之用，並供中央主管機關作爲評估、篩選及公告爲毒性化學物質或關注化學物質之依據，經備查之申報資料，亦同。

《毒性及關注化學物質管理法》第 34 條規定，經核准登錄之化學物質之運作及管理，除公告爲毒性化學物質或關注化學物質者，應依毒性及關注化學物質管理法辦理外，依其他中央目的事業主管機關之法規辦理。中央主管機關得將既有化學物質及新化學物質核准登錄及其他相關業務，委託中央主管機關捐助成立之財團法人機構、行政法人或相關專業團體辦理；其委託財團法人機構、行政法人或團體之資格要件、委託之審核、委託期限、撤銷、廢止及其他應遵行事項之辦法，由中央主管機關定之。環保署已訂定《新化學物質及既有化學物質資料登錄審查業務委託辦法》[15]。

第五節　毒性及關注化學物質事故預防、通報、緊急應變

依據《毒性及關注化學物質管理法》，毒性化學物質災害（以下簡稱毒災）防制工作，係以建置健全之毒災防救體制爲基礎，經由預防、整備、減災、應變及善後等各階段工作及措施，以期降低環境衝擊。當毒災（洩漏、污染、火災或爆炸等）發生時，須以良好應變組織、人力、設備，於短時間內控制災情，將對環境影響降至最低。

《毒性及關注化學物質管理法》第 35 條規定，第一類至第三類毒性化學物質及經中央主管機關指定公告具有危害性之關注化學物質，其相關運作人應檢送完整危害預防及應變計畫，報請直轄市、縣（市）主管機關備查，並依該危害預防及應變計畫內容實施。直轄市、縣（市）主管機關應將前項完整危害預防及應變計畫公開於中央主管機關指定之網站並以其他適當方式供民眾查閱。而危害預防及應變計畫之製作、內容、提報、實施、公開查閱及其他應遵行事項之辦法，由中央主管機關定之。環保署已訂定《毒性及關注化學物質危害預防及應變計畫作業辦法》[16]。依該辦法規定廠（場）危害預防及應變計畫，其內容應包括下列事項：

一、毒性及關注化學物質防災基本資料表。

二、相關圖資：

（一）應變器材之放置位置圖。

（二）運作場所之座落位置地圖及周遭敏感地區。

（三）緊急疏散、集結及救援路線圖。

三、危害預防：

（一）毒性及具危害性關注化學物質管理與危害預防管理措施。

（二）事故預防措施。

（三）毒性及具危害性關注化學物質災害防救設備及設施，第三類毒性化學物質運作並須提供災害模擬分析。

（四）災害防救訓練、演練及教育宣導，其中無預警測試每年至少二次、整體演練每年至少一次。

（五）災害防救經費編列。

四、應變：

（一）緊急應變指揮系統、應變任務編組及通報機制。

（二）事故發生時之警報發布方式。

（三）外部支援體系之啓動方式。

（四）災害應變作為，包括維持阻絕措施、處理設施有效運轉及二次災害防止措施。

（五）人員搶救及災區隔離方式。

（六）環境復原，包括毒性及具危害性關注化學物質之妥適處理及環境污染物之清除處理。

（七）重大災害或事故地區執行緊急疏散避難作業方式。

《毒性及關注化學物質管理法》第 36 條規定，第一類至第三類毒性化學物質及經中央主管機關指定公告具有危害性之關注化學物質，其相關運作人應採取必要之防護第三人措施，並依規定對運作風險投保責任保險。應投保責任保險之運作人及保險標的、保險契約項目、最低保險金額、保險內容、文件保存及相關內容之辦法，由中央主管機關定之。環保署已訂定《毒性及關注化學物質運作人投保責任保險辦法》[17]。該辦法規定製造、使用、貯存、運送第一類至第三類毒性化學物質或具有危害性之關注化學物質總量達表 7-4 之基準者，運作人應於運作前投保責任保險。

表 7-4：毒性及關注化學物質運作人投保責任保險之運作量基準

物態	運作量基準
氣態	任一場所單一物質任一日運作總量在分級運作量一百倍以上者。但運作氯、甲醛總量未達二十公噸者，不在此限。
液態	任一場所單一物質年運作總量達三千公噸以上，或任一日達一百公噸以上。
固態	任一場所單一物質年運作總量達一萬二千公噸以上，或任一日達四百公噸以上。

《毒性及關注化學物質管理法》第 37 條規定，毒性化學物質及具有危害性之關注化學物質，其相關運作人應積極預防事故發生，並指派專業應變人員或委託經主管機關認證之專業應變機關（構），於事故發生時，負責採取必要之防護、應變、清理等處理措施。運作人應令該專業應變人員參加中央主管機關自行或指定之機關（構）辦理之訓練及再訓練，並保存訓練紀錄。專業應變人員之訓練資格、等級、人數、（再）訓練、訓練紀錄保存、訓練證書核發、登載、撤銷、廢止、專業應變機關（構）認證方式及其他應遵行事項之辦法，由中央主管機關定之。環保署已訂定《毒性及關注化學物質專業應變人員管理辦法》[18] 及《毒性及關注化學物質環境事故專業應變諮詢機關（構）認證及管理辦法》[19] 。該辦法規定專業應變人員之等級及應具備能力如下：

1. 通識級：具備危害辨識及事故通報之能力。
2. 操作級：具備危害辨識及操作緊急除污程序之能力。
3. 技術級：具備危害辨識、可執行削減運作場（廠）內或場（廠）外化學物質逸散、洩漏程序與技術之能力。
4. 指揮級：具備執行整體事故應變程序指揮之能力。
5. 專家級：具備瞭解事故現場各項技術級人員權責、分工、掌握各項風險與危害技術、導入應變資源、制定區域安全與控制計畫之能力。

而應變、諮詢機構，應具備下列資格之一：

1. 非公營事業之公司，其實收資本額，應變機構新臺幣三千萬元以上，諮詢機構新臺幣一千萬元以上。
2. 財團法人或社團法人。
3. 公營事業或政府機關（構）。
4. 公（私）立大專以上校院。
5. 其他經主管機關認定者。

《毒性及關注化學物質管理法》第 38 條規定，製造、使用、貯存、運送第一類至第三類毒性化學物質及具有危害性之關注化學物質，其相關運作人應組設聯防組織，檢送設立計畫報請主管機關備查，輔助事故發生時之防護、應變及清理措施。而聯防組織之應輔助事項、申請、計畫提報、有效期限、變更、訓練、查核及其他應遵行事項之辦法，由中央主管機關定之。環保署已訂定《毒性及關注化學物質聯防組織設立計畫作業辦法》[20]。該辦法規定聯防組織之分類如下：

1. 全國性聯防組織：指相關運作人之運送行爲跨越二個直轄市、縣（市），且依《毒性及關注化學物質運送管理辦法》規定應申報運送表單者，依其業別、化學物質種類、狀態或用途等方式成立之組織。
2. 地區性聯防組織：指相關運作人之運作行爲於同一直轄市、縣（市）區域，依其業別、區域或運作量等方式成立之組織。

全國性聯防組織之相關運作人應組設於同一聯防組織，並規劃責任區；其責任區應含括運送路線，並以事故發生時，組長或組員於二小時內可抵達事故現場提供支援之範圍規劃。聯防組織設立計畫應載明下列事項：

1. 編組（含責任區規劃）。
2. 任務。
3. 管理。
4. 相關運作人名冊。
5. 應變聯絡資訊（含緊急聯絡人及專業應變人員）。
6. 可提供救災支援設備器材清冊。
7. 工作實施計畫。
8. 支援事項協定，委託專業應變機關（構）者，應另檢附其契約影本，其契約應載明符合聯防組織要求之事故應變委託服務範圍及項目。
9. 個人資料保護法告知義務及同意書。
10. 有效期限。
11. 其他補充資料。

《毒性及關注化學物質管理法》第 39 條規定，第一類至第三類毒性化學物質及具有危害性之關注化學物質，其運作過程中，應維持其防止排放或洩漏設施之正常操作，並備有應變器材及偵測與警報設備，且經主管機關指定公告應連線者，運作人應於規定期限內完成設置自動偵測設施並與主管機關連線。關於應變器材及偵測與警報設備之設置、構造、操作、檢查、維護、保養、校正、記錄頻率、連線方式、紀錄保存及其他應遵行事項之辦法，由中央主管機關定之。環保署已訂定《毒性及關注化學物質應變器材與偵測警報設備管理辦法》[21]。該辦法規定之應變器材，係指依毒性或具危害性關注化學物質毒理、物理、化學及危害特性，參照其安全資料表，並考量貯存容器及包裝種類，爲防止其排放或洩漏，所應具備之緊急應變工具及設施項目如下：

1. 阻止或減少毒性或具危害性關注化學物質洩漏之工具、材料。
2. 應變圍堵器材或設施。
3. 攜帶式洩漏偵檢器材。但攝氏二十五度、一大氣壓條件下，該化學物質蒸氣壓小於零點五毫米汞柱（mmHg）者，不在此限。
4. 個人防護設備。
5. 其他經主管機關指定者。

同時亦規定製造、使用、貯存毒性或具危害性關注化學物質有下列情形者，運作人應於運作場所適當地點設置偵測及警報設備：

1. 常溫常壓下爲氣態，或常溫常壓下爲液態，運作時爲氣態；其任一場所單一物質任一日運作總量達分級運作基準。
2. 常溫常壓下及運作時皆爲液態，其任一場所單一物質年運作總量達三百公噸以上，或任一日達十公噸以上。但在攝氏二十五度時該毒性或具危害性關注化學物質蒸氣壓小於零點五毫米汞柱（mmHg）者，不在此限。

所謂偵測及警報設備，指利用儀器連續偵測，記錄環境中毒性或具危害性關注化學物質濃度、時間，當濃度超過設定值時，可發出警報訊號之設備。製造、使用、貯存第三類毒性化學物質或具危害性關注化學物質於常溫常壓下或運作時爲氣態，應設置自動記錄設備，且每十五分鐘內自動傳輸環境中化學物質濃度數值或平均數據一次，並保存三十日備查。毒性或具危害性關注化學物質以管線輸送至運作廠（場）外者，其輸送管線輸出及輸入端廠（場）運作人，應於輸送管線設置可監測化學物質流量或壓力設備，且數值異常時能自動發出警報訊號，並自動記錄輸送管線流量或壓力數值，保存三十日備查。

關於第一類至第三類毒性化學物質及具有危害性之關注化學物質之運送及運送途中，因洩漏、化學反應或其他突發事故之緊急應變規定，列於《毒性及關注化學物質管理法》第40、41條。第一至三類毒性化學物質及具有危害性之關注化學物質，其所有人應於運送前向起運地之直轄市、縣（市）主管機關申報運送表單，並於核准後副知迄運地之直轄市、縣（市）主管機關。運送之車輛，應依中央主管機關公告之規格裝置即時追蹤系統並維持正常操作。至於運送表單之申報與保存、運送時之標示、攜帶文件、安全裝備、事故處理及其他應遵行事項之辦法，由中央主管機關會同交通部定之。環保署已會同交通部訂定《毒性及關注化學物質運送管理辦法》[22]。該辦法規定國內運送第一至三類毒性化學物質或具有危害性之關注化學物質（以下簡稱毒性或具危害性關注化學物質）其淨重逾氣體（五十公斤）、液體（一百公斤）、固體（二百公斤）者，所有人應申報一般運送表單，運送淨重未逾前述規定者，所有人應申報簡易運送表單。國內運送第一類、第二類毒性化學物質或具危害性關注化學物質液體或固體淨重未逾五公斤者，所有人免申報運送表單。採申報一般運送表單運送之車輛，運送人應依中央主管機關公告之規格裝置即時追蹤系統（以下簡稱系統）維持正常操作，並應依下列規定辦理：

1. 運送期間確保系統通訊功能不中斷。
2. 禁止任意拆裝或中斷系統通訊及電源，並配合中央主管機關作業，進行車行資料回傳。
3. 運送車輛到達表單起運點及迄運點時，傳送紀錄運送開始與結束訊息。
4. 已申報運送表單未回傳車行資料至中央主管機關指定之資料庫或系統出現異常狀態，依規定報備。

前項車輛裝置之系統應經中央主管機關核可後，始得運送。

至於採申報簡易運送表單運送且其運送車輛未裝置即時追蹤系統者，應依中央主管機關建置之行動裝置軟體回傳運送起迄點及軌跡資料並維持正常操作。

《毒性及關注化學物質管理法》第 41 條規定，毒性化學物質及具有危害性之關注化學物質，有因洩漏、化學反應或其他突發事故而有污染運作場所周界外之環境之虞；或於運送過程中發生突發事故而有污染環境或危害人體健康之虞，運作人應立即採取緊急防治措施，並至遲於三十分鐘內，報知事故發生所在地之直轄市、縣（市）主管機關，報知方式，由中央主管機關公告之。此外，主管機關除命其採取必要措施外，並得命其停止與該事故有關之部分或全部運作。必要時，主管機關並得逕行採取處理措施。對於運送過程發生突發事故時，運作人或所有人應於二小時內派專業應變人員或委託專業應變機關（構）至事故現場，負責事故應變及善後處理等事宜，且運作人除應於事故發生後，依相關規定負責清理外，並依規定製作書面調查處理報告，報請主管機關備查；其報告之格式、內容、應記載事項及其他應遵行事項之準則，由中央主管機關定之。環保署已訂定《毒性及關注化學物質事故調查處理報告作業準則》[23]，規範運作人應於事故發生時，儘速蒐集事故相關基本資料；應於事故發生後，詳加勘查、蒐集事證，予以分析研判、究明發生事故原因，製作書面調查處理報告，送主管機關審議。

主管機關依規定採取處理措施所生費用，由該運作人或所有人負擔；其費用得由基金代爲支應，再向運作人或所有人求償。主管機關得免提供擔保向行政法院聲請假扣押、假處分。該項費用之求償權，優先於一切債權及抵押權，並因十年間不行使而消滅。主管機關、運作人等依規定指派前往處理事故之應變車輛，其執行任務時，得不受行車速度限制之規定；於開啓警示燈及警鳴器執行緊急任務時，得不受道路交通標誌、標線及號誌指示之限制。災害應變車輛之標識、車身顏色識別、裝備標準、用途、駕駛人資格、運作人登記核准、任務執行督導管理及其他相關事項之辦法，由中央主管機關會同交通部定之。環保署已會同交通部訂定《毒性及關注化學物質災害事故應變車輛管理辦法》[24]。

環保署自 90 年福國化工案後，爲因應毒災應變工作，檢討擴大籌設建立北、中、南區毒災應變諮詢中心，毒災事故時，由諮詢中心派專家趕赴現場協助，並提供現場技術諮詢，96 年度起將三區毒災應變諮詢中心予以整併調整爲一個「環境毒災應變諮詢中心」，提供各界有關毒性化學物質（含其他化學品）管理及事故緊急諮詢服務，並監控國內外相關事故處理。惟發現事故現場應變專業裝備、專業人員及監測設備極爲不足，故自 95 年起，籌組北、中、南區環境事故專業技術小組，北區之團隊駐點分布於（1）臺北隊進駐於蘆洲分局新大樓、（2）宜蘭隊進駐於宜蘭縣五結鄉利澤工業區內之利澤焚化廠、（3）新竹隊進駐於新竹科學工業園區之原竹科消防隊址、（4）桃園隊進駐於原桃園市政府坪頂消防分隊。中區之團隊駐點分布於（1）臺中隊進駐中部科學工業園區污水廠、（2）雲林隊進駐於原斗六工業區服務中心、（3）麥寮隊進駐於原三盛林務所。南區之團隊駐點分布於（1）臺南隊進駐南科、（2）高雄隊進駐高科大、（3）屏東隊進駐屏東科技產業園區。建立政府專業應變能量，全年無休全時執勤，於毒災事故發生時，趕赴現場支援，協助政府相關救災單位進行現場環境監測及提供相關應變建議，另協助地方政府整合業者防救力量，編成毒災聯合防救小組，推廣自主聯防觀念及發揮業者自救救人之精神。

第六節　毒性化學物質釋放量推估、申報、管理及應用

一、緣起及毒性化學物質釋放量申報管理

(一) 緣起

聯合國《國際化學品管理策略方針》(Strategic Approach to International Chemicals Management, SAICM) [25] 作爲推動全球化學物質安全管理的國際政策架構，推動願景爲 2020 年前「健全化學物質整體生命週期管理，以達成使化學物質的生產與使用方式，得以儘量減少對環境與人類健康的重大不利衝擊」。「SAICM」五大目標中第三項「加強建立化學物質知識與資訊」，即要求各國建立國家級化學物質清冊資料 (national inventories)、危害評估 (hazard assessments) 及「污染物排放和轉移登記」(pollutant release and transfer registers, PRTRs)。

隨我國工業及科技不斷升級，化學物質用途多樣化，以及新興化學物質與複雜化製程被大量使用且普遍運作，因而廣泛存在於人類日常生活用品及周遭環境中，經由各種暴露途徑，可能危害人體健康及生態環境。因此，如何透過建立國家級毒性化學物質清冊資料，追蹤毒性及關注化學物質之釋放和流向，擬訂可行的管制及減量策略以降低其釋放到環境及人體暴露風險，爲全球各國致力的目標。

過去國內曾陸續發生重大環境污染事件，可區分爲空氣 (空污)、河川 (水污)、土壤、毒物及廢棄物等，其中包括戴奧辛污染事件、潮寮空污糾紛事件、急水溪污染事件、二仁溪污染事件、RCA 地下水污染事件、林園公害糾紛事件、鎘污染事件、中石化安順廠污染事件、多氯聯苯中毒事件、高屏溪昇利化工事件與台塑汞污泥事件等，皆造成環境嚴重影響及人民健康危害，也突顯毒性化學物質釋放量管理的重要性。

(二) 我國毒性化學物質釋放量申報管理

《毒性及關注化學物質運作與釋放量紀錄管理辦法》[26] 依《毒性及關注化學物質管理法》第 9 條第 2 項及第 26 條第 2 項規定訂定，其中製造、使用或貯存單一毒性化學物質，其任一運作行爲年運作總量達三百公噸以上或任一日達十公噸以上者，運作人應依中央主管機關公告格式，按月製作毒性化學物質釋放量紀錄，於每年一月三十一日前申報前一年之毒性化學物質釋放量，向運作場所所在地直轄

市、縣（市）主管機關以網路傳輸方式申報。同一運作人有二處以上不同之運作場所者，應以各別運作場所爲單位，依前項規定申報毒性化學物質釋放量紀錄。毒性及關注化學物質之毒性化學物質釋放量紀錄表，應於運作場所以書面或電子檔案方式保存三年備查。

二、毒性化學物質釋放量推估方法

（一）釋放源清冊建立

化學物質經製造、使用或貯存等運作行爲釋放至環境中之途徑與釋放量與該化學物質物化特性及製程特性有關，因此首先須收集製程資料、運作毒化物之物化特性、運作資料及目的用途等，隨即確認釋放之介質、釋放源及釋放途徑（如表 7-5 及圖 7-5）以進行後續釋放量評估。

表 7-5：毒化物可能釋放之介質及釋放源形式

介質	釋放源	釋放途徑
空氣	製程廢氣釋放	反應槽或其他製程容器之排氣 空氣污染防制設施、焚化爐等之煙囪或排氣 建物通風系統
	廢氣燃燒塔廢氣釋放	由廢氣燃燒塔（通常為異常或停車時使用）排放之廢氣
	廢水處理設施廢氣釋放	廢水處理設備、油水分離池及輸送管線等上揮發洩漏
	設備元件廢氣釋放	自泵浦、閥件、法蘭、壓縮機、攪拌機或管線接點處洩漏
	裝載操作設施廢氣釋放	含有毒化物物料載入及載出經由裝載設施灌裝操作之釋放，如沉水式裝載
	儲槽廢氣釋放	含有毒化物物料之儲槽於存放及使用時所產生之廢氣釋放，如固定頂槽或浮頂槽
	冷卻水塔廢氣釋放	與毒化物相關製程使用之冷卻水塔於冷卻循環時所釋放之廢氣釋放
廢水	廢水釋放	製程廢水 污染控制設備 容器之洗滌廢水 暴雨引起之污染源
土壤	土壤釋放	工廠中所產生之廢棄物、廢液、原料等流入土壤所產生之釋放

表 7-5：毒化物可能釋放之介質及釋放源形式（續）

介質	釋放源	釋放途徑
廢棄物	固體廢棄物釋放	濾餅及過濾介質 蒸餾物 污染控制設備之廢棄物（例如袋式集塵器收集微粒、吸收塔生成污泥、用過之活性碳、廢水處理生成之污泥） 廢棄之觸媒 碎屑 副產物
	廢溶劑釋放	-
其他	其他釋放源	意外洩漏時所產生的釋放量，包括儲槽、管線破裂或泵浦故障及溢流等

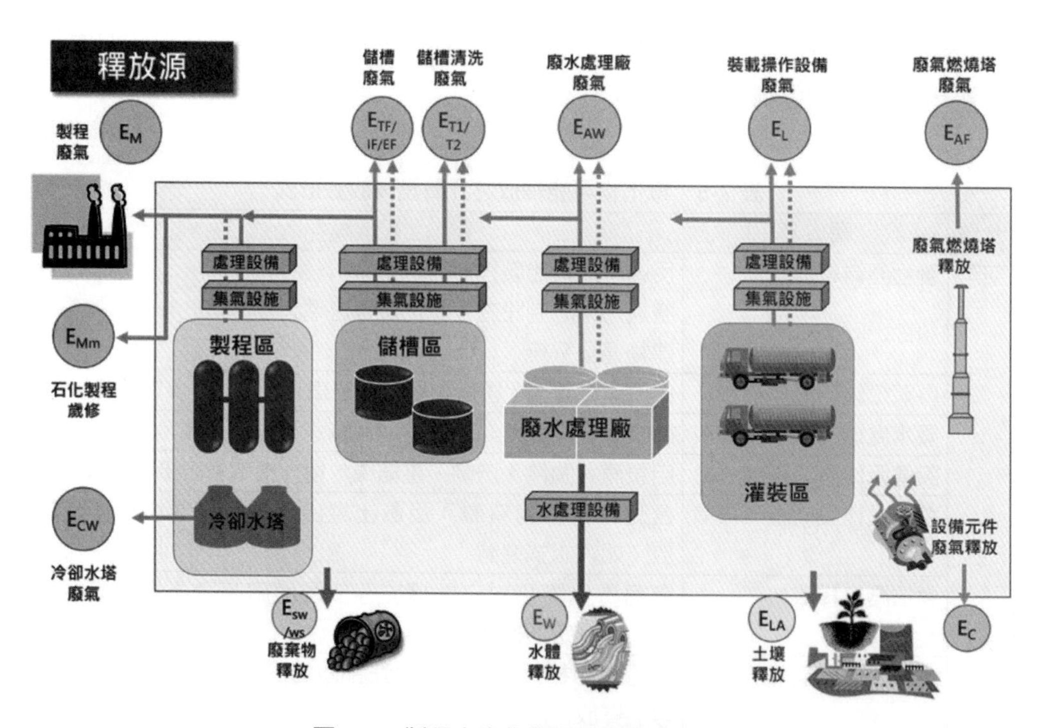

圖 7-5：製程中毒化物可能釋放源形式

（二）毒性化學物質釋放量科學計量方法

依據環保署毒物及化學物質局公告之《指定毒性化學物質及其釋放量計算指引》[27]，毒性化學物質釋放量科學計量方法主要包含直接量測法、排放因子法、質量平衡法及經驗方程式法等。

1. 直接量測法：是估算釋放量最迅速且準確的方法。以檢測方法實地量測得釋放源毒性化學物質流布於介質（空氣、廢水、土壤及廢棄物等）中之濃度值及流量值（單位時間體積值或質量流率值），兩值之乘積爲毒性化學物質單位時間釋放量計算值。

   釋放量＝檢測濃度 × 流量 × 製程操作時數　　(7.1)

   檢測濃度：毒性化學物質依公告方法之檢測濃度（防制後），單位爲 kg/Nm^3 或 mg/L 或 mg/kg

   流量：單位時間體積值或質量流率值，如排氣量（Nm^3/min）或排水量（mg/L）或廢棄物量（Kg 或 L）

   製程操作時數：每月操作分鐘（min/month）

2. 排放因子法：已知製程之毒性化學物質各運作元件運作量與其排放係數值之乘積，即爲該製程之釋放量計算值。

   釋放量＝排放係數 × 活動強度 × 毒化物比率 × 控制因子　　(7.2)

   排放係數：爲「製程中每單位原（物）料、燃（物）料使用量、產品生產量（或能源消耗量或服務量）所排出空氣污染物的量」。應以中央主管機關公告或核准之係數進行計算。目前常用之排放因子常運用美國環保署的 Compilation of Air Pollutant Emissions Factors（AP-42）及 Factor Information Retrieval（FIRE）資料庫。

   活動強度：爲釋放源每月原（物）料、燃（物）料使用量、產品產量，單位爲公噸／月（ton/month）。

   毒化物比率：釋放源中毒性化學物質排放比率，單位爲百分比（%）。

   控制因子：係指「釋放源受到控制後與控制前之釋放量比」，其等於（1－污染控制設備或收集設施的削減效率）。

3. 質量平衡法：製程中輸入之毒性化學物質質量流率值減掉輸出質量流率值，及毒性化學物質於製程設備中的累增或滅失量後，所計算出之差值即爲毒性化學物質的釋放流率值，再經單位時間換算得到釋放量計算值。

4. 經驗方程式法：將毒性化學物質之物理、化學特性參數代入可用以估算之數學方程式以計算出其釋放量計算值。

最終總釋放量估算值之正確與否，須採用全製程或全廠之總質量平衡來加以驗證，亦即由某種毒化物的總使用量減去其在產品中的總含量，是否等於藉由廢氣、廢水及固廢中所逸散之總量加以確認。

表 7-6：釋放量估算方法彙整

估算方法	優點	缺點
直接量測法	提供最可靠及準確之數據	須檢測大量數據、監測設備昂貴等
排放因子法	快速簡便	排放因子選用計算方式須與毒化物相關製程一致
質量平衡法	可涵蓋大部分釋放源、可用於評估單一設備或簡易製程	輸入和輸出量的小誤差可能造成極大的不確定性
經驗方程式法	以設備規格、化學物質之特性建立公式估算釋放量	經驗方程式法需累積大量資訊、可能導致高估或低估等誤差

三、毒性化學物質釋放量清冊資料及應用

爲健全我國化學物質生命週期管理，供後續化學物質之風險評估，納入毒性化學物質管制與後續管理之依據，進而達成保護國人健康以及環境安全之目標。毒性化學物質釋放量申報後，數據資料經驗證及查核後可納入國家毒化物釋放量清冊，逐年更新及累積國內毒性化學物質釋放量數據資料，可包含毒性化學物質釋放量、廢棄物管理（例如回收及轉運）及污染防治設備等，可提供應用於毒性化學物質永續管理策略，如源頭管理減量、製程改善及廢棄物減量等。如 OECD 建立 Global Inventory of Pollutant Releases [28]，美國環保署毒化物釋放量清冊（Toxics Release Inventory, TRI）[29] 發展較爲完整，美國環境保護署已完整應用其毒化物釋放量清冊資料與毒性化學物質管理策略結合，並建立各種應用模式工具，例如爲達到廢棄物減量目的，污染防治蒐尋工具 TRI Pollution Prevention [TRI P2] Search Tool 運用釋放量資料呈現上一年度與當年度釋放量之減少百分比，並結合地理資訊系統提供詳細作業場所資訊及各相關製程使用防治設備及污染減量策略之實際情形。風險篩選指標（risk-screening environmental indicators, RSEI）爲多介質風險篩選模式工具，用來比較全美國毒化物釋放量清冊中各毒性化學物質排放對人體慢性健康影響的相對程度，並建立優先順序清單將政府資源導入最有機會減少健康與環境風險之熱區。加州社區環境健康篩選工具（CalEnviroScreen）[30] 之設立係爲了達成環境正義，將資源導向弱勢的社區，其結合地理資訊圖資於地圖上呈現暴露指標、環境效

應指標、人口特性及社會因子指標，顯示遭受多種污染源影響之地區或人群。

結　語

隨著科技的發展，工業化程度急劇上升，爲達成整體的社會及經濟目標，化學物質被大量而普遍地使用。然而，不適當地大量使用化學物質將會對人體健康、環境生態產生極大之影響。因此，如何認知、評估不適當地大量使用化學物質可能導致之風險，進而藉著適當之評估與管理以降低民眾暴露風險，是近年來行政部門與學術界努力的目標。

我國與化學物質管理相關部會有 13 個，每個部會均有各自掌管的法規與政策；國內已知既有化學物質共有 10 萬餘種，惟化學物質之管理係跨部會工作、其資訊匯流整合、管理評估技術提升與民眾對化學物質之正確認知，均須有一專責機關來統籌。爲展現化學物質管理制度之決心，行政院參考聯合國《國際化學品管理策略方針》（UN Strategic Approach to International Chemicals Management, SAICM），特集結各部會之力量及資源，整合我國各部會職掌中化學物質掌管法規與政策，並配合國情及本土之環境條件調和後，建構我國化學物質管理五大目標及相關策略，以「有效管理化學物質，建構健康永續環境」爲化學物質管理之願景，並就國家治理、降低風險、管理量能、知識建立，以及跨境管理等重要領域，建立化學管理五項關鍵能力爲施政目標，期能透過政府政策引導及資源挹注，有效強化化學物質安全管理，保護人體健康與環境不受化學物質使用所產生的風險威脅；並與國際接軌，增進我國化學物質與商品在國際貿易安全面向的競爭力。以達成實現我國化學物質安全使用與管理，保護人類健康和環境之願景。

關鍵名詞

國家化學物質管理會報（National Chemical Substance Management Board）
毒性化學物質（toxic chemical substances）
第一類毒性化學物質（class 1 toxic chemical substance）

第二類毒性化學物質（class 2 toxic chemical substances）
第三類毒性化學物質（class 3 toxic chemical substances）
第四類毒性化學物質（class 4 toxic chemical substances）
關注化學物質（concerned chemical substances）
生物濃縮因子（bioconcentration factor, BCF）
國際癌症研究中心（International Agency for Research on Cancer, IARC）
半數致死劑量（median lethal dose, LD50）
半數致死濃度（median lethal concentration, LC50）
半數致效應濃度（half maximal effective concentration, EC50）
半數抑制濃度（half maximal inhibitory concentration, IC50）
水生生物未觀察到效應濃度（no observed effect concentrations, NOEC）
最低觀察到效應濃度（lowest observed effect concentration, LOEC）
運作（operation）
國際化學品管理策略方針（The Strategic Approach to International Chemicals Management, SAICM）
化學物質蒐集名單
化學物質觀察名單
化學物質候選名單
化學物質建議列管名單
許可（permit）
登記（registration）
核可（approval）
申報（report）
管制濃度（control concentration standards）
分級運作量（graded handling quantity）
化學物質登錄（registration of chemical substances）
既有化學物質（existed chemical substances）
新化學物質（new chemical substances）
應登錄化學物質（registered chemical substance）
危害預防及應變計畫（risk prevention and response plans）
專業應變人員（emergency responders）

應變、諮詢機構（emergency response organizations）
聯防組織（mutual aid group）
應變器材（emergency response equipment）
偵測與警報設備（detection and alarm equipment）
釋放量（release quantity）
國家級化學物質清冊資料（national inventories）
危害評估（hazard assessments）
污染物排放和轉移登記（pollutant release and transfer registers, PRTRs）
釋放源清冊（release inventory）
直接量測法（direct measurement method）
排放因子法（emission coefficient method）
活動強度（activity）
控制因子（control factor）
質量平衡法（mass balance method）
經驗方程式法（empirical equation method）
風險篩選指標（risk-screening environmental indicators, RSEI）

複習問題

1. 請說明毒性及關注化學物質之定義及分類？
2. 國家化學物質管理會報之任務為何？
3. 國家化學物質管理政策綱領架構分哪四大部分？
4. 毒性及關注化學物質之篩選作業程序為何？
5. 毒性化學物質之運作，應依中央主管機關公告或審定之方法行之，所謂公告或審定之方法為何？
6. 應登錄化學物質之登錄內容包括哪些項目？
7. 毒性及關注化學物質之容器、包裝，應明顯標示哪些項目？
8. 聯防組織設立計畫應載明哪些事項？

9. 製造、使用、貯存毒性或具危害性關注化學物質有何種情形者，運作人應於運作場所適當地點設置偵測及警報設備？

10. 毒性化學物質釋放量計算的方式有哪幾種？

11. 某工廠以甲苯為原料進行某化學材料合成，並以氣罩收集逸散出之甲苯蒸氣（收集效率為 75%），收集後之甲苯蒸氣以活性碳塔吸附之，活性碳塔對甲苯之處理效率為 85%，該廠經環保局進行三次之煙道廢氣（常溫）、放流水及廢水處理污泥檢測，均顯示含有甲苯，煙道廢氣、放流水、及廢水處理污泥中甲苯濃度與排出速率分別列如下表，該廠為 24 小時運作工廠，每年有二次歲修，分別停爐 7 天及 21 天，停爐時未排放煙道廢氣。請計算該廠經由各種管道（含逸散）排放之甲苯之年釋放量？

	煙道廢氣	放流水	廢水處理污泥
第 1 次甲苯含量	250 ppb	2.4 ppm	0.8 mg/kg
第 2 次甲苯含量	300 ppb	1.3 ppm	0.4 mg/kg
第 3 次甲苯含量	440 ppb	0.85 ppm	1.7 mg/kg
平均排放速率	450 M^3/hr	250 M^3/day	760 kg /day

12. 某化工製程年產某產品 100 萬噸，由反應槽排放口之乙烯排放係數為 0.2 公斤／公噸產物，逸散性之乙烯排放係數為 2.0×10^2 公斤／製程單元／日，反應槽排放口之控制設備效率為 90%，假設每年有 300 工作日，則乙烯的年釋放量是多少？

引用文獻

1. 行政院環境保護署：環境保護 25 週年回顧與展望。2012**a** 。
2. 行政院環境保護署：環境衛生及毒物管理處紀實（民國 76 年－ 101 年）。2012**b** 。
3. 行政院環境保護署：國家化學物質管理會報設置要點。2021**a** 。
4. 行政院環境保護署：毒性及關注化學物質管理法。2019**a** 。
5. 行政院環境保護署：國家化學物質管理行動方案 109 年跨部會執行成果報告。2021**b** 。
6. 行政院環境保護署：行政院環境保護署篩選認定毒性及關注化學物質作業原則。2019**b** 。

7. 行政院環境保護署：列管毒性化學物質及其運作管理事項。2019**c** 。
8. 行政院環境保護署：毒性及關注化學物質許可登記核可管理辦法。2020**a** 。
9. 行政院環境保護署：毒性及關注化學物質標示與安全資料表管理辦法。2020**b** 。
10. 行政院環境保護署：毒性及關注化學物質專業技術管理人員設置及管理辦法。2019**d** 。
11. 教育部：學術機構運作毒性及關注化學物質管理辦法。2020。
12. 國防部：軍事機關運作毒性及關注化學物質管理辦法。2020。
13. European Commission. Registration Evaluation Authorization and Restriction of Chemicals, REACH. 2006. Available at: https://ec.europa.eu/environment/chemicals/reach/reach_en.htm. Accessed 20 May, 2022.
14. 行政院環境保護署：新化學物質及既有化學物質資料登錄辦法。2021**c** 。
15. 行政院環境保護署：新化學物質及既有化學物質資料登錄審查業務委託辦法。2020**c** 。
16. 行政院環境保護署：毒性及關注化學物質危害預防及應變計畫作業辦法。2020**d** 。
17. 行政院環境保護署：毒性及關注化學物質運作人投保責任保險辦法。2020**e** 。
18. 行政院環境保護署：毒性及關注化學物質專業應變人員管理辦法。2020**f** 。
19. 行政院環境保護署：毒性及關注化學物質環境事故專業應變諮詢機關(構)認證及管理辦法。2020**g** 。
20. 行政院環境保護署：毒性及關注化學物質聯防組織設立計畫作業辦法。2020**h** 。
21. 行政院環境保護署：毒性及關注化學物質應變器材與偵測警報設備管理辦法。2020**i** 。
22. 行政院環境保護署：毒性及關注化學物質運送管理辦法。2020**j** 。
23. 行政院環境保護署：毒性及關注化學物質事故調查處理報告作業準則。2020**k** 。
24. 行政院環境保護署：毒性及關注化學物質災害事故應變車輛管理辦法。2020**l**。
25. United Nations. Strategic Approach to International Chemicals Management (SAICM). 2006. Available at: http://www.saicm.org. Accessed 20 May, 2022.
26. 行政院環境保護署：毒性及關注化學物質運作與釋放量紀錄管理辦法。2019**e** 。
27. 行政院環境保護署：指定毒性化學物質及其釋放量計算指引。2016。
28. Organisation for Economic Co-operation and Development (OECD). Global Inventory of Pollutant Releases. 2003. Available at: https://www.oecd.org/

chemicalsafety/pollutant-release-transfer-register/. Accessed 20 May, 2022.

29. United States Environmental Protection Agency. Toxics Release Inventory (TRI) Program. 1986. Available at: https://www.epa.gov/toxics-release-inventory-tri-program. Accessed 20 May, 2022.

30. California, The Office of Environmental Health Hazard Assessment. CalEnviroScreen 4.0. 2021. Available at: https://calenviroscreen-oehha.hub.arcgis.com/. Accessed 20 May, 2022.

第8章
全球環境與氣候變遷

龍世俊　撰

學習目標

一、能說明全球及臺灣變遷現況與預估趨勢
二、能辨別氣候變遷對健康直接與間接的衝擊
三、能概述脆弱度評估方法論
四、能理解共效益健康調適策略的概念

前　言

氣候變遷是 21 世紀全人類面臨的最大挑戰，人類賴以生存的空氣、水、土地等皆是地球的寶貴資產，然人口增長及每人平均耗用資源的增加，使得全世界採擷過多的資源，且排放過多的廢棄物，已造成全球環境與氣候的劇烈變化，本章先由宏觀角度介紹星球健康概念、氣候變遷健康風險及脆弱度評估（第一節），再進一步介紹目前全球與臺灣氣候變遷的現況及預估趨勢（第二節），說明氣候變遷對健康之直接與間接衝擊（第三節），再介紹能提昇星球健康之減碳與健康調適策略，以達成環境永續並確保人類健康與福祉（第四節），最終是本章總結（結語）。

社會發展過程中，對資源、糧食及居住空間的需求，亦導致其他大規模環境變遷，例如土地利用由天然地表變成人造建物、物種滅絕、海洋變遷等等，這些環境變遷皆受到氣候變遷之影響，並有極其複雜的交互作用。因此，研究個別議題時，須同時考慮氣候變遷與其他環境變遷（土地、海洋、生態等）的交互影響，及這些交互影響對公共衛生的衝擊。由於氣候變遷是目前全世界面臨最嚴峻的挑戰，因此本章由氣候變遷角度切入，著重探討氣候變遷對公共衛生之衝擊，以及如何減緩氣候變遷，並以健康調適策略增加公共衛生韌性。

第一節　星球健康與氣候變遷衝擊

本節分爲三部分，第一部分介紹宏觀之星球健康的概念，作爲瞭解氣候變遷對公共衛生衝擊的基礎知識；第二部分介紹氣候變遷事件對人類社會之整體衝擊，以及降低衝擊所致健康風險的相關概念；第三部分介紹氣候變遷衝擊之脆弱度評估。

一、星球健康（Planetary health）

近年全球公共衛生學界提倡須以宏觀的「**星球健康**」角度，提昇公共衛生對人類社會的貢獻。傳統環境衛生探討一城市一社區環境惡化對當地居民的健康影響；星球健康則更強調地球整體環境的健康方是保障公共衛生的基本條件，因此應有組織地集結大家力量維護地球的健康環境，以保障人類健康與福祉，這是公衛人的使命。由於人爲排放過多污染物造成全球氣候變遷，星球健康的概念擴大傳統環境衛生的關懷範疇，進一步提昇公共衛生的貢獻以解決全人類面臨的永續發展問題。

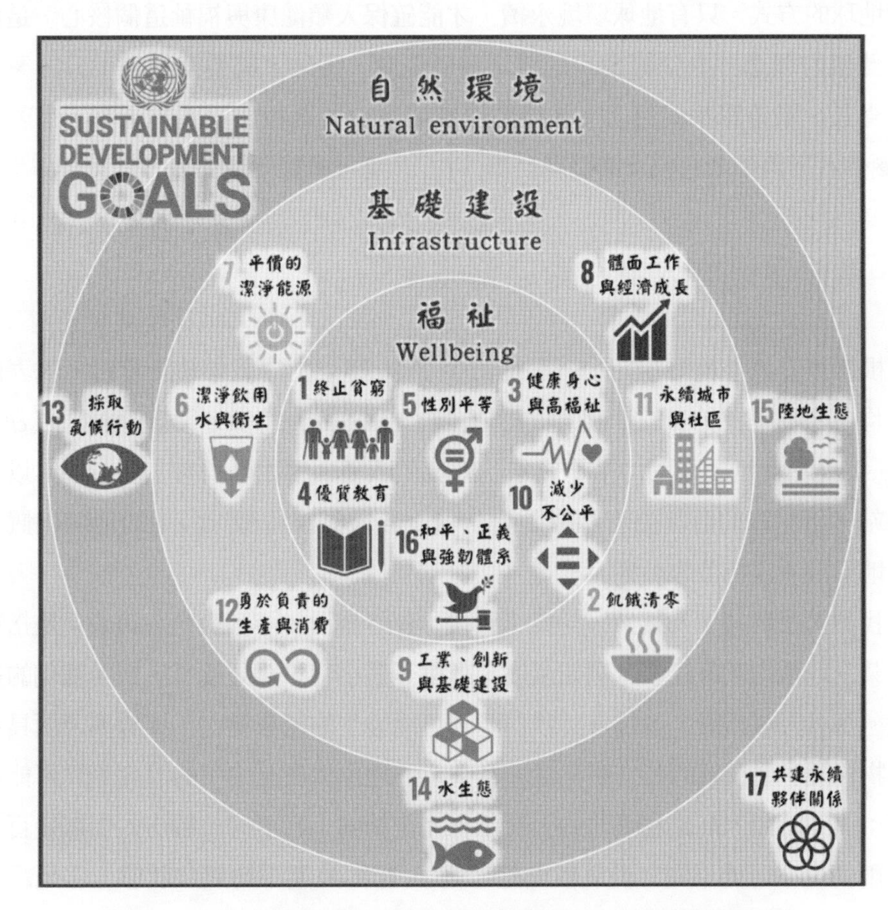

圖 8-1：以人類福祉為核心的三同心圓排列 17 項永續發展目標

資料來源：改編自文獻 [1] 圖。

聯合國期望全世界能同心協力解決現有的永續發展難題，在 2030 年達成 17 項永續發展目標（sustainable development goals, SDGs）。這 17 項目標可依性質排列爲三個同心圓（圖 8-1）[1]，將人類福祉置於核心價值，包括「1. 終止貧窮」、「3. 確保健康與福祉」、「4. 確保有教無類的高品質教育」、「5. 實現性別平等」、「10. 促進國內及國際平權」及「16. 維持和平」等 6 項目標。第二圈的 7 項目標則爲現代社會可提供的基礎建設與基本功能，最外圈是與地球有關的大氣、海洋與陸地生態環境之 3 項目標，外圍兩圈必須健全，才能支持並實現核心目標。地球提供乾淨的空氣、良好的飲水品質及擁有多樣性的生態環境；但人類社會的高度發展過度擷取資源，以致破壞環境平衡，使得維繫人類生存發展的地球環境喪失原有功能，造成永續發展的困境。為瞭解決此困境對健康之衝擊，我們必須追本溯源，重新省思人類對待地球的方式。**只有地球環境永續，才能確保人類健康與福祉這個核心，這就是星球健康的理念**。由於關懷的是地球環境健康，因此，需要全世界不分國家、種族、專長、職位等共同努力，才能解決環境及公共衛生所面臨的衝擊，也就是圖8-1 圈外右下角第十七項永續發展目標「17. 共建永續夥伴關係」的意義。

二、氣候變遷對人類社會之整體衝擊

根據世界氣象組織規定，一個地方至少 30 年以上的氣象統計資料，代表此地的平均氣象狀態，方稱之為此地的「**氣候**」（climate）特徵。「**氣候變遷**」（climate change）是指此地長時間的平均氣象狀態發生改變。譬如臺灣有 7 個 100 年以上的氣象站，所記錄的百年溫度和降雨變化就是該地氣候特徵，該地的地理位置、高度、地形是氣候特徵的影響因子。

我們常聽到的「天氣」一詞與「氣候」有所差別，「**天氣**」（weather）是指短時間內某一地區的氣象條件，例如溫度、降雨等幾小時、一天或一星期內變化的氣象狀況。每日天氣預報，就是告訴我們明天可能發生的氣象變化，提醒攜帶雨具或多穿衣物保暖。且天氣的時空變化性非常大，一地由清晨至中午的溫度差異可能高達十度；同一時間，高雄和臺北的天氣不會完全相同；甚至同一縣市內相鄰幾百公尺之降雨情況亦可能不同。而氣候則是一地 30 年的長期平均氣象狀態，它是緩慢漸進的趨勢變化。在長期氣候趨勢緩慢變化時，究其根本原因是大氣層內能量失衡，因此也會影響短期天氣發生劇烈變化的頻率及強度。

政府間氣候變遷專門委員會（Intergovernmental Panel on Climate Change, IPCC）報告是目前全球公認探討氣候變遷最具權威的報告。圖 8-2 取自 IPCC 第五次評估報告，呈現氣候變遷事件對自然生態及人類社會衝擊及其風險之概念圖 [2]。圖中將氣候變遷起因區分為「自然」或「人為」；自然原因包括太陽週期變化或火山爆發等造成的氣候變異；而目前因人類排放溫室氣體造成的氣候變遷，稱為「人為氣候變遷」。圖下方由右方之「社會經濟過程」（socioeconomic process）連結至左方「人為氣候變遷」（anthropogenic climate change）的途徑，即代表人為排放溫室氣體使大氣層吸熱能力增加，以及森林砍伐等土地利用改變以致影響溫室氣體涵容能力下降的過程，最終導致「人為氣候變遷」。

圖上方的衝擊（impacts），意指氣候變遷對生命、生計、健康、生態系統、經濟、社會、文化、服務和基礎建設等各方面的負面影響。由於「人爲氣候變遷」造成全球大氣能量的不穩定，不僅使長期氣候趨勢有所變化，亦加劇短期極端天氣事件的發生頻率及強度，進而對自然生態和人類社會造成衝擊。例如：各地高溫屢創紀錄且持續時間增長、持續不下雨期間增長造成農業及生態乾旱，極端暴雨事件的頻率及強度增加造成淹水及土石流等災害。高溫、乾旱、淹水及土石流等皆可能造成傷亡、糧食缺乏、疾病發生率上升等公共衛生衝擊。減少溫室氣體的排放可直接降低氣候變遷事件的發生（見第四節第一部分）。但因這些溫室氣體在大氣中生命期相當長，氣候變遷及極端天氣事件仍會持續發生至少 30-40 年。因此，短期內需要健康調適策略來降低氣候衝擊之風險（見第四節第二部分）。本節先介紹圖 8-2 中與氣候變遷衝擊相關的名詞，以下舉例皆以氣候變遷衝擊造成的健康風險或公共衛生系統風險爲主。廣義的公共衛生系統包括公部門和私部門，項目涵蓋水資源提供與污水排放、食物安全與營養、社區關懷、醫療保健、生醫製藥、健康保險等，以及支持上述系統及項目的基礎建設。

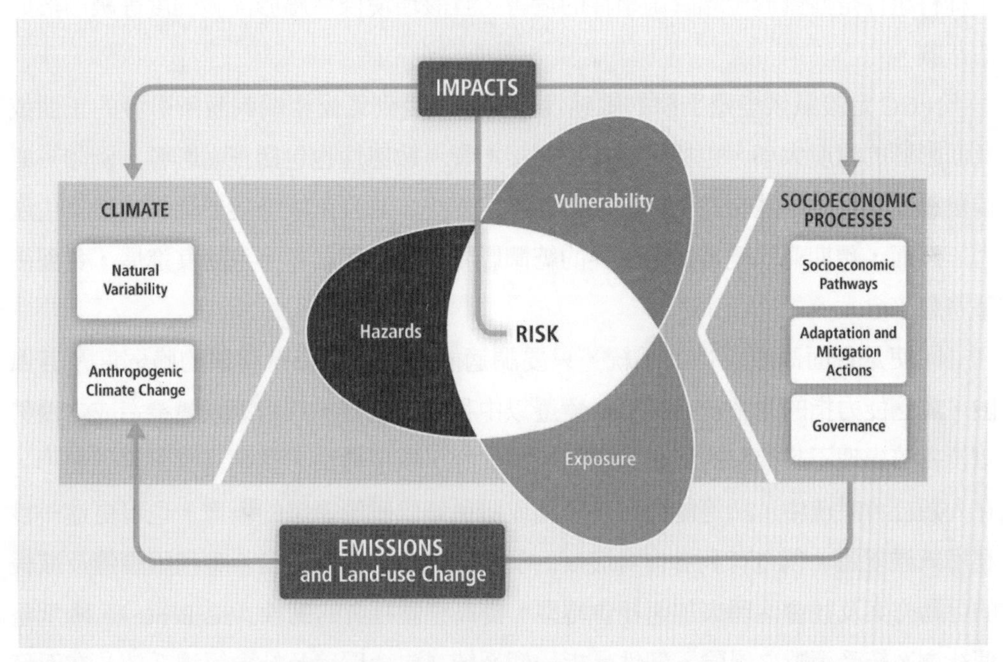

Figure SPM.1 | Illustration of the core concepts of the WGII AR5. Risk of climate-related impacts results from the interaction of climate-related hazards (including hazardous events and trends) with the vulnerability and exposure of human and natural systems. Changes in both the climate system (left) and socioeconomic processes including adaptation and mitigation (right) are drivers of hazards, exposure, and vulnerability. [19.2, Figure 19-1]

圖 8-2：氣候變遷對人類社會整體衝擊及其風險之概念圖 [2]

氣候變遷會對健康造成衝擊，其**風險**（risk）值則是取決於「**危害**」（hazard）、「**暴露**」（exposure）和「**脆弱度**」（vulnerability）的交集（圖 8-2）。**風險**是群體健康或公共衛生系統發生**負面效應**的機率。發生氣候變遷危害事件是天災，但決定其衝擊或風險之大小，則隨暴露族群的脆弱度而變。因此，**群體健康風險**或公共衛生系統風險之高低會受氣候變遷事件危害程度、暴露族群大小以及其脆弱度高低此三項條件共同決定。

「**危害**」是指與氣候變遷有關的事件，例如極端高溫或極端降雨事件；而「**暴露**」是指可能接觸到該危害的民眾、社區或生態系統，例如某颱風路徑僅劃過臺灣北部，那麼僅北部民眾或生態系暴險在此危害下。再進一步，還需考慮暴露之社區及生態系的脆弱度。「**脆弱度**」是指系統面對氣候變遷帶來的負面影響，其易感程度或無力處理的程度，換言之，它綜合考量此系統受氣候變遷衝擊之**敏感性**（sensitivity），以及能適應並快速恢復的能力——**調適能力**（adaptive ability）。若暴露之社區對衝擊並不敏感或恢復力良好，則整體風險就會降低。以八八風災為例，小林村事件是暴露於極端降雨事件的危害，且該環境條件屬於高脆弱度等級而形成的悲劇。

IPCC 定義氣候變遷衝擊的**敏感性**是指系統受到氣候相關刺激所引發的正面或負面影響的程度大小，包括了直接和間接影響。敏感性也包括正面影響，例如，氣候變遷使某些溫帶地區遭受極端寒冷的風險變小，並且可能受益於更高的農業生產力。然而，預期氣候變遷對全世界的總體影響仍是負面居多，且隨其進展，負面衝擊將愈來愈大。

即使是負面高敏感性的系統，只要調適能力強就能降低整體的脆弱度及其風險。**調適能力**指的是系統適應氣候變遷以中和潛在危害，利用氣候變遷造成之優勢以及妥善處理不良後果的能力。調適能力愈好，恢復愈快，整體社會風險就愈小。在人類社會系統中，調適能力可以緩和或避免氣候變遷衝擊的傷害，也可更進一步利用氣候變遷，創造有利於自身發展的契機。圖 8-2 右邊特別著重利用調適及減緩的行動方案及社會治理來加速社會轉型，提高整體社會的**韌性**（resilience），降低整個社會系統受衝擊之風險。**韌性**是指一個系統（包含環境及社會經濟系統）在面臨氣候變遷衝擊時，能彈性調整，以維持本身重要核心功能與設施、因應外界挑戰、在過程中快速學習、並把握契機建立轉型的能力。將於第四節第二部分介紹的**健康調適**（**health adaptation**）**策略**，就是提高整體公共衛生系統及群體健康的調適能力及其韌性的策略。

三、氣候變遷脆弱度評估

脆弱度（vulnerability assessment）是規劃有效健康調適策略之前置作業。藉由評估目標地區不同層面的脆弱度因子，釐清有效介入途徑及手段，才能應用有限人力物力，保障大多數人及脆弱族群之健康，同時保護整體公共衛生系統的健全穩定運作，也就是提高其韌性。

探討某一系統之脆弱度，例如某一地區，可以由個人、社區以及地理等三層次來分析。個人層次的脆弱度因子包括：（1）個人疾病狀態，例如先天性心臟病患在熱浪來臨時，具有較高脆弱度；（2）社經因子，通常窮人因缺乏財力因應各類極端事件而具較高脆弱度；以及（3）年齡或人口結構因子，例如年長者對熱浪具較高脆弱度，而嬰幼兒對腸胃道疾病具較高脆弱度。這些個人脆弱度因子，基本上並無法被政策改變，但這些高脆弱度的民眾，是健康調適方案的重點關懷族群，掌握高脆弱族群分布，以提前安排因應措施或列爲優先救助對象，可減少其健康風險。

第二爲社區層次，泛指整體社會的公共衛生基礎建設。需要考量的脆弱度因子包括：（1）健全的水利及衛生系統能提高此地區對抗極端氣候事件的韌性；（2）當地食物供給與分送體系會影響民眾的營養與免疫力；（3）極端天氣事件預警的可取得性能協助當地提前採取措施降低傷害；以及（4）當地病媒分布的監控系統能協助提早進行病媒防治。目前臺灣整體的基礎建設相當完善，但少數偏遠地區仍未盡理想，且部分基礎建設並不在傳統公衛部門管轄範疇內，必須要靠跨部門合作才能有效治理。如何降低這些地區的高脆弱度，是強化整體公共衛生系統韌性的重點。

第三爲地理層次，意指此地區的自然環境條件。地理脆弱度因子包括：（1）海岸地區、低海拔地區或小島，是受海平面上升影響的脆弱區；（2）鄰近河川、低窪地、陡峻山地或水土保持不佳的坡地是淹水及土石流的地理敏感區；（3）鄰近既有傳染疾病區之處，易受病媒傳播區擴大的影響，也是地理脆弱區；（4）都市或鄉村各有不同的脆弱面向，鄉村居民較難取得穩定長期的醫療照顧、即時資訊、潔淨用水及糧食；都市居民則易受害於空氣污染及熱島效應的加乘影響；以及（5）環境劣化或森林減少的地區，鬆動的土壤及未做好水土保持工作，則易受強降雨影響，進而崩塌造成土石流，爲極端天氣事件的地理脆弱區。**降低這些環境敏感區的脆弱度，可以減少該區受氣候變遷衝擊之風險。**

以個人、社區及地理三層次來探討脆弱度，也呼應圖 8-1 之以永續環境（最外圈）及基礎建設（第二圈）支持人類健康與福祉（核心）的概念。要降低這些層次的脆弱度，才能提高整體公共衛生系統的韌性。地球面臨氣候變遷威脅，需要全世界共同降低溫室氣體的排放（簡稱：減碳），才能減緩氣候變遷的腳步；同時，各地政府與民眾也必須減少當地自然環境破壞，加強因應氣候變遷衝擊之社區基礎建設，並強化自身益於健康之條件，才能減少氣候災害的整體風險。下節介紹全球氣候變遷現況及未來預估，以瞭解氣候變遷危害事件涵蓋的範疇及嚴重程度。

第二節　氣候變遷現況及未來趨勢預估

本節分為三部分，第一部分以 IPCC 最新報告及世界氣象組織報告介紹全球氣候變遷現況 [3][4] ；第二部分介紹未來氣候變遷趨勢預估 [3] ；第三部分則以科技部報告介紹臺灣氣候變遷現況及未來趨勢預估 [5] 。本節僅介紹大趨勢，細節請見相關報告 [3][4][5] 。

一、全球氣候變遷現況

2017-2021 年的全球氣溫創歷史新高，人類影響毫無疑問地已然造成大氣、海洋和陸地溫度上升，且對大氣、海洋、冰凍圈和生物圈造成廣泛且明顯的衝擊。目前溫室氣體濃度亦達三百萬年來最高，且仍繼續上升。溫室氣體吸收地表原本應發散至外太空的長波輻射，使地球氣溫增加，並影響成雲降雨機制，連帶影響水文循環。暖化造成冰原冰川退縮融化入海，海溫上升亦導致海洋體積增加，進而惡化海平面上升現象。這些衝擊透過與複雜的生物圈的交互作用，影響人類。以下介紹氣候變遷現況：（一）溫度變化，以地表大氣溫度來表示，也就是接近地表之大氣層溫度，簡稱氣溫；（二）降雨與乾旱變化；（三）融冰與海平面上升；與（四）其他，包括海洋環境衝擊以及災害天氣等極端事件的頻率及強度變化。這些事件歸因於人類活動的科學分析，都有不確定性（uncertainty），因此會由科學證據的強弱來評判其信度高低，本章會註明一些證據之信度，也以最佳估計值（估計之上下區間值）的方式呈現數據。

（一）溫度變化

圖 8-3（a）呈現全球長期氣溫趨勢，明顯可見氣候系統近期溫度變化幅度已超

出過去地球十萬年以來的變動範圍。圖 8.3（b）呈現模式分析與溫度觀測的比較，如果只考慮自然因素造成的氣候變異（最下方較平坦之趨勢線），與近幾十年升溫趨勢並不吻合（粗線），唯有加上人爲活動排放溫室氣體的影響（向上之細趨勢線），才能解釋氣候變遷現況。因此，在人類發展史上前所未有的氣候變遷很顯然是人爲活動所造成（高信度）。

IPCC 綜整全球 1850-1900 年（工業化前）到 2010-2019 年的長期溫度變化，估計人爲造成的全球升溫爲 1.07 [0.8 至 1.3]°C 。近四十年（1981-2020）中的每十年皆比前一段十年平均溫度增高；21 世紀前二十年（2001-2020 年）的氣溫高於 1850-1900 年 0.99 [0.84 至 1.10]°C，2011-2020 年則高出 1.09 [0.95 至 1.20]°C，而陸地增溫（1.59 [1.34 至 1.83]°C）高於海洋增溫（0.88 [0.68 至 1.01]°C）。2017-2021 年的全球均溫比工業化前高 1.06°C 至 1.26°C 。此外，自 1950 年代以來，大部分陸地的極端高溫事件變得更加頻繁及強烈，而極端寒冷事件變少也不那麼嚴重。

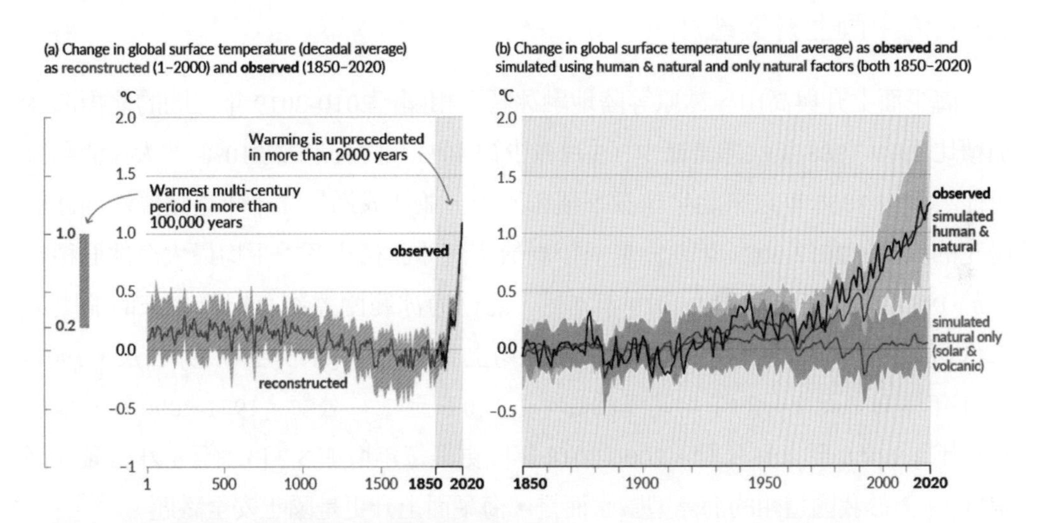

Figure SPM.1 | History of global temperature change and causes of recent warming

Panel (a) Changes in global surface temperature reconstructed from paleoclimate archives (solid grey line, years 1–2000) **and from direct observations** (solid black line, 1850–2020), both relative to 1850–1900 and decadally averaged. The vertical bar on the left shows the estimated temperature (*very likely* range) during the warmest multi-century period in at least the last 100,000 years, which occurred around 6500 years ago during the current interglacial period (Holocene). The Last Interglacial, around 125,000 years ago, is the next most recent candidate for a period of higher temperature. These past warm periods were caused by slow (multi-millennial) orbital variations. The grey shading with white diagonal lines shows the *very likely* ranges for the temperature reconstructions.

Panel (b) Changes in global surface temperature over the past 170 years (black line) relative to 1850–1900 and annually averaged, compared to Coupled Model Intercomparison Project Phase 6 (CMIP6) climate model simulations (see Box SPM.1) of the temperature response to both human and natural drivers (brown) and to only natural drivers (solar and volcanic activity, green). Solid coloured lines show the multi-model average, and coloured shades show the *very likely* range of simulations. (See Figure SPM.2 for the assessed contributions to warming).

{2.3.1; Cross-Chapter Box 2.3; 3.3; TS.2.2; Cross-Section Box TS.1, Figure 1a}

圖 8-3：（a）長期全球氣溫變化；（b）西元 1850 年後的全球氣溫變化；粗線代表觀測，最下方較平坦之趨勢線為歸因於自然因素之氣候變異模式結果，向上之細趨勢線為自然因素加上人為排放之氣候變異模式結果 (from IPCC AR6 SPM [3])

（二）降雨與乾旱變化

全球平均陸地降水量自 1950 年以來有所增加，大多數陸地的強降雨事件頻率和強度都增加（高信度）；自 1980 年代以來增長速度更快（中等信度）。連續不降雨日數增加，陸地蒸發量亦增加，導致一些地區的農業和生態乾旱加劇（中等信度）。整體趨勢顯示，乾旱期增長可能使表土龜裂；而一旦降雨，即爲暴雨，容易沖蝕地表土壤，造成能耕種與生長植物的表土流失。如此旱澇交替危及全球糧食生產及生態系統。

再者，過去四十年的中度或強烈颱風（在大西洋，稱爲颶風）發生比例可能有所增加；颱風帶來的強降雨現象也增加（高信度）。自 1980 年代以來，中緯度颱風路徑可能已偏向兩極（中等信度）；這現象已經影響臺灣，由近兩年幾次原先預測會經過臺灣的颱風最後都向北偏移，以致繞過臺灣的現象也印證了這一趨勢，導致臺灣的降雨量減少與水資源缺乏的問題。

（三）海平面上升與融冰

海平面上升與高山、冰原等陸地融冰習習相關。2010-2019 年之間的北極海冰面積比 1979-1988 年代顯著減少（9 月減少約 40%，3 月減少約 10%）。人類活動很可能導致自 1950 年以來北半球春季積雪減少，並造成過去二十年格陵蘭表面冰層融化的異象。2017-2021 年北極夏季平均最小海冰面積和冬季平均最大海冰面積皆低於 1981-2010 年平均值。2020 年 9 月，北極海冰範圍達到有紀錄以來的歷史第二低值。1901-2018 年間，全球海平面平均上升了 0.20 [0.15 至 0.25] 公尺。1901-1971 年間海平面上升的平均速度爲每年 1.3 [0.6 至 2.1] 公釐，1971-2006 年間增加爲每年 1.9 [0.8 至 2.9] 公釐，2006-2018 年間更是每年增加 3.7 [3.2 至 4.2] 公釐（高信度）。對於我國這類的海島型國家而言，海平面上升更是國土安全議題。

（四）其他

對生態影響方面，可區分爲海洋及陸地生態。海洋已發生以下變化：表層海溫上升、海洋熱浪頻率自 1980 年代以來增約一倍、海洋表層酸化、海洋鹽度變化（高信度）、以及海洋表層氧氣含量下降（中等信度）。這些變化都影響海洋生態。在陸地生態方面，陸地生物圈已受到全球暖化之影響；最明顯的現象是自 1950 年代以來北半球溫帶地區的生長季節平均每十年延長兩天（高信度）。

在災害方面，自 1950 年代以來，發生複合極端事件的機率已增加，包括全球發生熱浪和乾旱的頻率（高信度），部分地區的森林野火（中等信度），以及某些地方的複合式洪水（中等信度）。近年來各地造成大規模破壞的災害頻傳，包括 2020 年澳洲大火、2021 年北美極端高溫和西歐洪水等。

二、未來氣候變遷趨勢預估

IPCC 設定了五種溫室氣體排放情境推估未來趨勢：SSP1-1.9、SSP1-2.6、SSP2-4.5、SSP3-7.0 及 SSP5-8.5 分別代表極低、低、中等、高、超高之排放情境 [3] 。不論何種情境，全球氣溫都會持續上升到本世紀中葉。除非全世界未來幾十年大幅減少溫室氣體排放量，否則 21 世紀全球升溫幅度將超過 2°C 。若升溫超過 2°C，所引發的災害會對全球海域及陸域生態、糧食生產、民眾健康、社會基礎建設等皆造成巨大且不可逆的衝擊。

與 1850-1900 年相比，2081-2100 年間的全球均溫在上述五種排放情境下很可能分別增高 1.4 [1.0-1.8]°C、1.8 [1.3-2.4]°C、2.7 [2.1-3.5]°C、3.6 [2.8-4.6]°C 以及 4.4 [3.3°-5.7]°C 。與長期溫度紀錄相比，上一回全球氣溫持續高於 1850-1900 年 2.5°C 以上是在 300 萬年前（中等信度），顯見過去兩百年人類排放溫室氣體累積於大氣層對氣候造成的劇烈衝擊。

若是落到高或超高排放情境下，全球升溫在本世紀中即可能超過 2°C 。若想限制升溫低於 2°C，人類只能選擇極低或低排放發展途徑。由於主要溫室氣體 CO_2 在大氣中生命期約 50-200 年，即使在極低或低排放情境下，在本世紀中（2041-2060）的升溫仍會超過 1.6 [1.2-2.0]°C（極低情境）與 1.7 [1.3-2.2]°C（低情境）。

未來氣候變遷之區域差異不小，圖 8-4（a）左、中、右圖分別呈現全球均溫增高 1.5°C、2°C 及 4°C 時，各區域的不同升溫情形，以北極升溫最嚴重。全球升溫 4°C 時，北極升溫將高達 7°C 。且陸地表面溫度將繼續超過海洋表面溫度（可能高出 1.4 到 1.7 倍）；而北極升溫幅度將超過全球平均的兩倍。再者，圖上顯示的是平均升溫的預估，對健康衝擊嚴重的每日最高溫的升高幅度將更大、持續時間加長且發生頻率變多。

圖 8-4（b）顯示全球升溫 1.5°C、2°C 及 4°C 時，平均年降雨量在各區域的預估變化。高緯度地區、太平洋赤道帶及季風影響區將減少，最多大約下降 40% ；而某些地區將增多，包括部分熱帶及亞熱帶，最多大約上升 40% 。年降雨量變化

及季節分布將嚴重影響各地水資源；而因極端降雨及長期乾旱機率增加所造成的社會衝擊，可能比圖上顯示的平均年降雨量變化的衝擊更大。雖然極端事件預估的不確定性相當大，但整體而言，會衝擊攸關健康的飲用水及糧食作物產量與品質的穩定性。

(a)

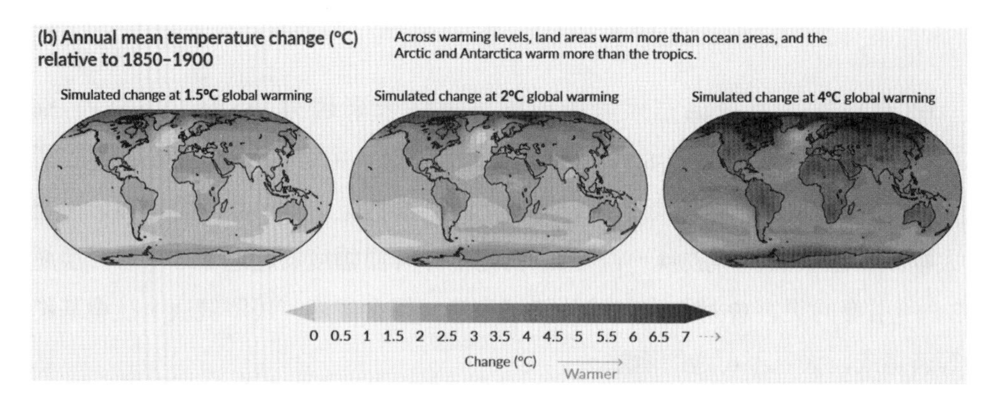

(b)

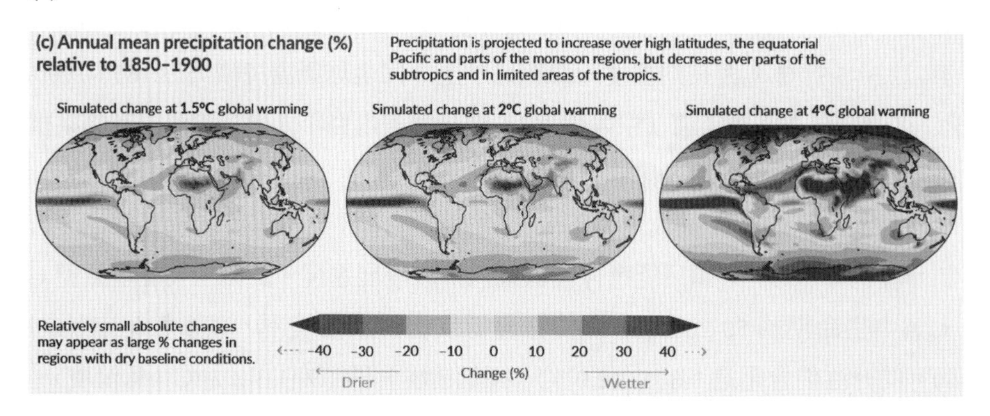

Figure SPM.5 | Changes in annual mean surface temperature, precipitation, and soil moisture

Panel (b) Simulated annual mean temperature change (°C), panel (c) precipitation change (%), and panel (d) total column soil moisture change (standard deviation of interannual variability) at global warming levels of 1.5°C, 2°C and 4°C (20-year mean global surface temperature change relative to 1850–1900). Simulated changes correspond to Coupled Model Intercomparison Project Phase 6 (CMIP6) multi-model mean change (median change for soil moisture) at the corresponding global warming level, that is, the same method as for the right map in panel (a).

In **panel (c)**, high positive percentage changes in dry regions may correspond to small absolute changes. In **panel (d)**, the unit is the standard deviation of interannual variability in soil moisture during 1850–1900. Standard deviation is a widely used metric in characterizing drought severity. A projected reduction in mean soil moisture by one standard deviation corresponds to soil moisture conditions typical of droughts that occurred about once every six years during 1850–1900. In panel (d), large changes in dry regions with little interannual variability in the baseline conditions can correspond to small absolute change. The triangles at each end of the colour bars indicate out-of-bound values, that is, values above or below the given limits. Results from all models reaching the corresponding warming level in any of the five illustrative scenarios (SSP1-1.9, SSP1-2.6, SSP2-4.5, SSP3-7.0 and SSP5-8.5) are averaged. Maps of annual mean temperature and precipitation changes at a global warming level of 3°C are available in Figure 4.31 and Figure 4.32 in Section 4.6. Corresponding maps of panels (b), (c) and (d), including hatching to indicate the level of model agreement at grid-cell level, are found in Figures 4.31, 4.32 and 11.19, respectively; as highlighted in Cross-Chapter Box Atlas.1, grid-cell level hatching is not informative for larger spatial scales (e.g., over AR6 reference regions) where the aggregated signals are less affected by small-scale variability, leading to an increase in robustness.

{Figure 1.14, 4.6.1, Cross-Chapter Box 11.1, Cross-Chapter Box Atlas.1, TS.1.3.2, Figures TS.3 and TS.5}

圖 8-4：未來 (a) 溫度及 (b) 降雨變化預估在全球升溫 1.5°C、2°C 及 4°C 時之區域分布

資料來源：引自文獻 [3]，因篇幅有限，僅呈現原圖之 (b) 與 (d) 。

在海平面上升方面，即使控制全球升溫在 2°C 以內，相對於 1995-2014 年，全球平均海平面在 2100 年可能會上升 0.3~0.6 公尺，到 2300 年可能增加 0.3~3.1 公尺。即使氣候趨於穩定，已暖化的地球仍會持續發生融冰，造成海平面緩步上升，影響小島、三角洲、沿岸低窪區和沿海城市的環境生態，尤其是暴潮對海岸的侵蝕，海平面上升造成沿海地區地下水鹽化或是地層下陷等問題，將影響靠海維生民眾的生計，並衍生當地社區遷徙、收入驟降等問題。

承上，若放任升溫幅度超過 2°C，西元 2100 年全球平均海平面將較 1995~2014 年上升 0.6~1.0 公尺，到 2300 年預估上升 1.7~6.8 公尺。雖然海平面上升估算的不確定性仍大，但種種跡象顯示，各高山冰原地區融冰程度可能比原先預估情況更嚴重，最近，在澳洲附近海域發現來自南極冰山的浮冰就是一例，其面積巨大如香港島；格陵蘭的冰原裂解情形也較科學家原先估計的嚴重。

愈來愈多科學證據已讓我們認知到全球均溫的增加與極端事件發生之頻率及強度之間並非一比一的線性關係，而是權重更大的非線性關係。換言之，極端事件發生頻率與強度將呈現超出等比例的放大現象。全球暖化也將進一步加劇全球水循環的變動，以致影響季風降水變化和乾濕事件的嚴重程度；而全球均溫每升高 1°C，全世界整體極端日降水事件預計將加劇約 7%（高信度）。同時，強烈颱風的比例和最大風速隨著全球暖化加劇（高信度），也威脅民眾生命與財產；而暖化將進一步提高高緯度永凍層、季節性積雪、陸地冰原和北極海冰的融化速度（高信度）。

三、臺灣氣候變遷現況及未來趨勢預估

我國科技部推動臺灣氣候變遷推估資訊與調適知識平台（The Taiwan Climate Change Projection Information and Adaptation Knowledge Platform，簡稱 TCCIP），集結國內氣候專家，分析臺灣氣候變遷現況及預估未來趨勢。在 TCCIP《IPCC AR6 報告之氣候科學重點發現——臺灣版》報告中 [5]，基於六個中央氣象局百年測站（臺北、臺中、臺南、恆春、花蓮和臺東）觀測數據呈現臺灣氣象的歷史趨勢，顯示年均溫在過去 110 年（1911-2020 年）上升約 1.6°C（圖 8-5（a）。左圖中是以 1951-1980 年均溫作為基準點，其他各年度與此相比來呈現變化。圖上趨勢線顯示每十年平均升溫幅度由 0.16°C/10 年（100 年平均）增加到 0.28°C/10 年（近三十年平均）。地區差異則呈現於右圖，臺北近三十年的升溫幅度最大（0.41°C/10 年），應是受到氣候變遷與熱島效應之加乘影響；臺灣都會區增溫程度約為全球平

均的一倍。

據中央氣象局統計，2019 年冬天（2018 年 12 月至 2019 年 2 月）是臺灣 72 年來最溫暖冬天，13 個平地測站均溫 20.46°C，較平均值 18.33°C 高出 2.13°C，創下 1947 年起有統計數據以來最暖冬天的記錄；而 2020 年 7 月 24 日臺北站測得 39.7°C 高溫，打破臺北站 124 年設站以來高溫紀錄。同時，2020 年臺北站還創了另外四項紀錄，分別是 7 月份 38°C 以上天數達 8 天、7 月份連續 38°C 以上天數達 4 天、1 至 7 月 38°C 以上天數達 12 天以及連續 17 天達 36°C 以上。氣候變遷也顯現於季節變化，季節是以 1961-1990 年平均的 90 天長度來定義，臺灣在 21 世紀初夏季長度增加到約 120-150 天，冬季縮短爲約 70 天，近年來，冬季更縮短至約 20-40 天。

(a)

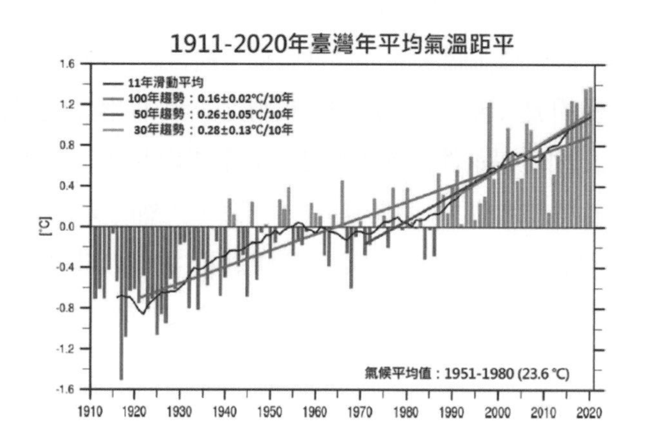

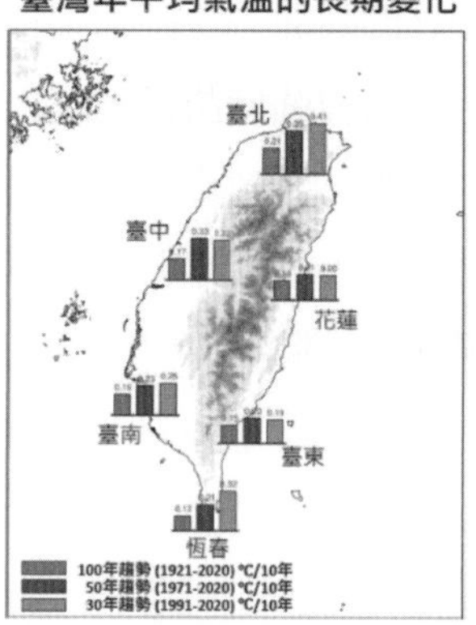

(b)

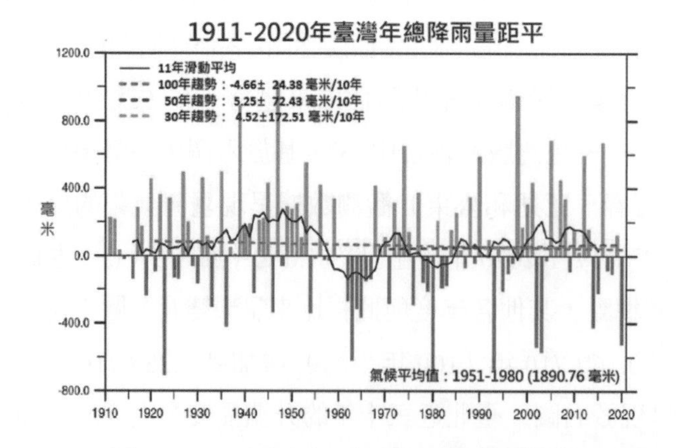

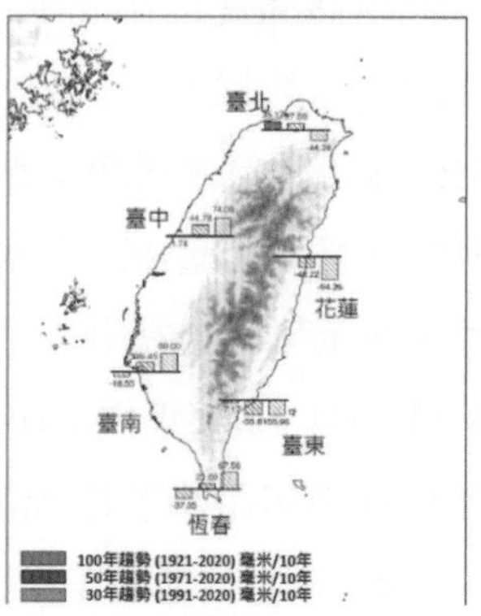

圖 8-5：1911 年至 2020 年 (a) 臺灣氣溫變化及 (b) 臺灣總降雨量變化

資料來源：引自文獻 [5]。

在極端降雨趨勢方面，由圖 8-5 顯示左圖是整體趨勢，右圖是各地區差異。臺灣過去 110 年的年總降雨量在各年間上下變動極大，長期趨勢卻不明顯；但在 1961-2020 年間，少雨年發生次數明顯比 1960 年以前增加（圖 8-5(b)）。近 30 年來，北部與東部降雨皆減少，而中南部則增加。此外，臺灣在 1990-2015 年間，年最大 1 日暴雨強度明顯增加；在乾旱方面，過去 110 年的年最大連續不降雨日數（降雨量 1mm 以下）趨勢變化明顯，百年增加約 5.3 日。

臺灣年總降雨量取決於颱風，若當年颱風少，水庫蓄水量則少，勢必影響農業耕作及生態。最近一例是 2020 年夏季少雨導致 2021 年的「百年大旱」。2020 年臺灣罕見地並無颱風登陸，缺乏豐沛雨水挹注水庫。隔年春季雨水偏少，5、6 月梅雨季節又因太平洋高壓異常增強而雨量偏少，接連的事件使得 2021 年上半年，臺灣遭逢自 1947 年以來最嚴重乾旱。許多水庫蓄水量不到 20%，甚至低於 10%，導致各地進入不同程度的減壓供水、限水、停耕、歇業等影響工業、農業及民生活動的情況。連續不降水也影響水力發電。水力發電屬乾淨能源，升降載非常快速，是支持基載發電的重要備援。2021 年 5 月一週內台電連續兩次發生電力調度問題。若當時臺灣主要水庫水量能支援發電，也許能避開分區限電的不便。

臺灣未來氣候趨勢推估是以 1985-2014 年為基期，推估近期未來（2036-2065 年）以及世紀末（2071-2100 年）的氣溫及降雨變化。未來臺灣各地氣溫將持續上升（圖 8-6(a)）。超高碳排情境下，21 世紀中及世紀末之年均溫可能分別上升超過 1.8 °C 與 3.4 °C，且區域差異不小；低碳排情境（SSP1-2.6）下，則可能上升 1.3°C 與 1.4°C 。再者，各地高溫 36°C 以上日數也會增加；超高碳排情境下，21 世紀中及世紀末之增幅分別約 8.5 日及 48.1 日，以都市地區增加較顯著。季節變化方面，夏季從目前約 130 日增為 155-210 日，冬季從目前約 70 日減少為 0-50 日。

未來臺灣年總降雨量預估將增加。在超高碳排情境下，21 世紀中及世紀末年總降雨量增幅約為 15% 與 31% ；低碳排情境下，增幅約為 12% 與 16% 。在影響降雨量最重要的颱風方面，超高碳排情境下，21 世紀中及世紀末，影響臺灣颱風個數將分別減少約 15% 與 55%，強颱比例則分別增加約 100% 與 50% 。年最大 1 日暴雨強度亦會增加（圖 8-6(b)），超高碳排情境下，21 世紀中及世紀末增幅約為 20% 及 41.3%，中部及山地增加最明顯。低碳排情境下，增幅則分別約為 15.7% 及 15.3% 。在乾旱方面，年最大連續不降雨日數在大部分地區會增加，少數地區則稍減，超高碳排情境下，21 世紀中及世紀末平均增幅約為 5.5% 及 12.4% ；低碳排情境下，21 世紀中及世紀末平均減少幅度分別約為 1.8% 及 0.4% 。

(a)

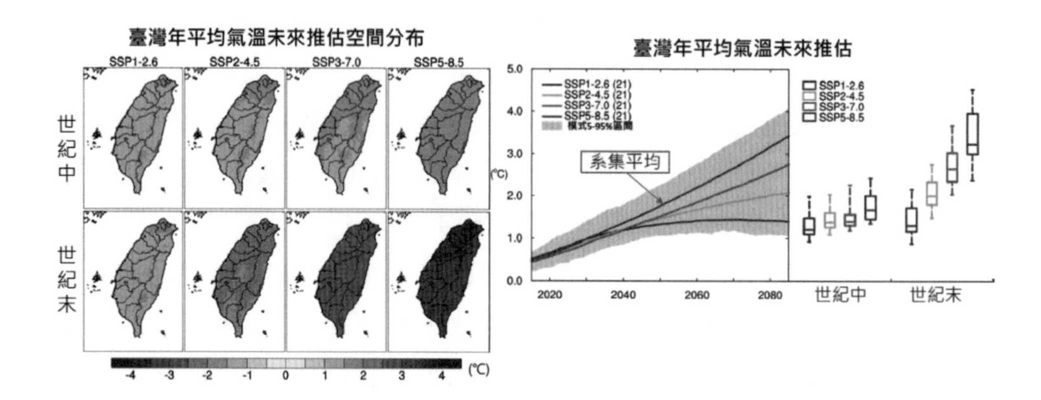

(b)

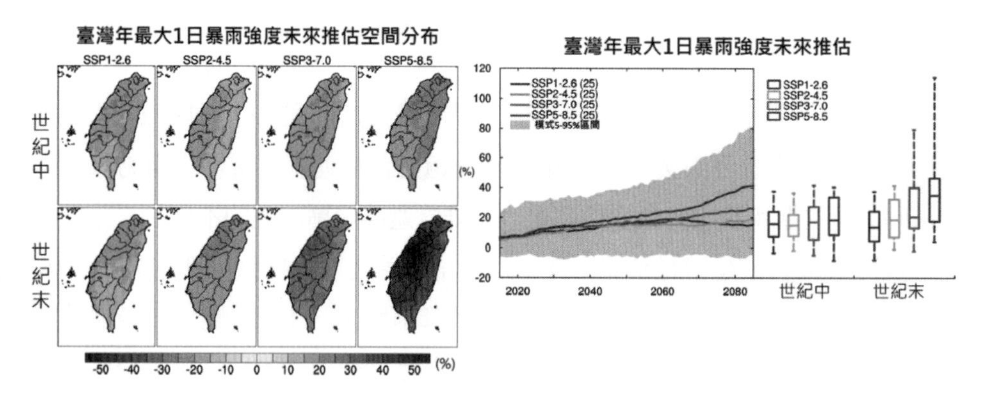

圖 8-6：臺灣 (a) 年平均氣溫及 (b) 年最大 1 日暴雨強度之未來推估，SSP1-2.6、SSP2-4.5、SSP3-7.0 及 SSP5-8.5 分別代表低、中等、高、超高四種碳排情境

資料來源：引自文獻 [5]。

以上推估雖有不確定性，但整體趨勢相當明確：未來臺灣遭遇極端高溫及降雨的頻率及強度增加，且降雨之區域變異相當大；颱風侵襲個數雖減少但強度增強；乾旱機率增加，以上總總都將對健康及公共衛生系統造成衝擊。

第三節　氣候變遷對健康之衝擊

本節分爲三部分，第一部分介紹氣候變遷對健康衝擊之可能途徑，第二部分介紹直接健康衝擊，第三部分介紹間接健康衝擊。本節介紹整體概念與環境因子影響健康之途徑，有關氣候變遷之直接與間接健康衝擊文獻的回顧，請見文獻 [6][7]，有關各種健康傷害與疾病之介紹，請見各相關章節，例如熱傷害請見本書第 11 章物理性危害、空氣污染之來源及健康傷害請見第 2 章空氣污染、蟲媒傳染病請見第 6 章病媒管制等。

一、氣候變遷對健康衝擊之可能途徑

目前鮮少有氣候變遷趨勢對健康影響的長期研究，不僅因爲需要氣候和疾病的長期數據，還需要其他已確定或潛在致病因素的資料，包括其他環境變遷趨勢，以及公共衛生介入手段對健康之保護作用等，皆使得長期分析倍受挑戰。因此，目前氣候變遷對健康之衝擊，主要分析因氣候變遷而更頻繁發生的極端天氣事件對健康影響。

圖 8-7 呈現長期氣候變遷或短期極端天氣事件對健康之直接與間接衝擊架構圖。直接衝擊包括氣候變遷事件造成的冷熱健康傷害、由極端降雨災害導致淹水或土石流所造成之直接傷亡、以及海平面上升之直接影響。間接衝擊是氣候變遷透過擾動生態環境、破壞人爲系統或社會經濟系統失衡等途徑，導致後續健康衝擊，包括各類傳染病、空氣污染物及過敏原、糧食劣化或分配不均造成之營養失調、心理疾病與其他等；若因氣候變遷而被迫遷徙，成爲氣候難民，對被迫遷徙社群及移居地區社群，都將是嚴重的整體衝擊。

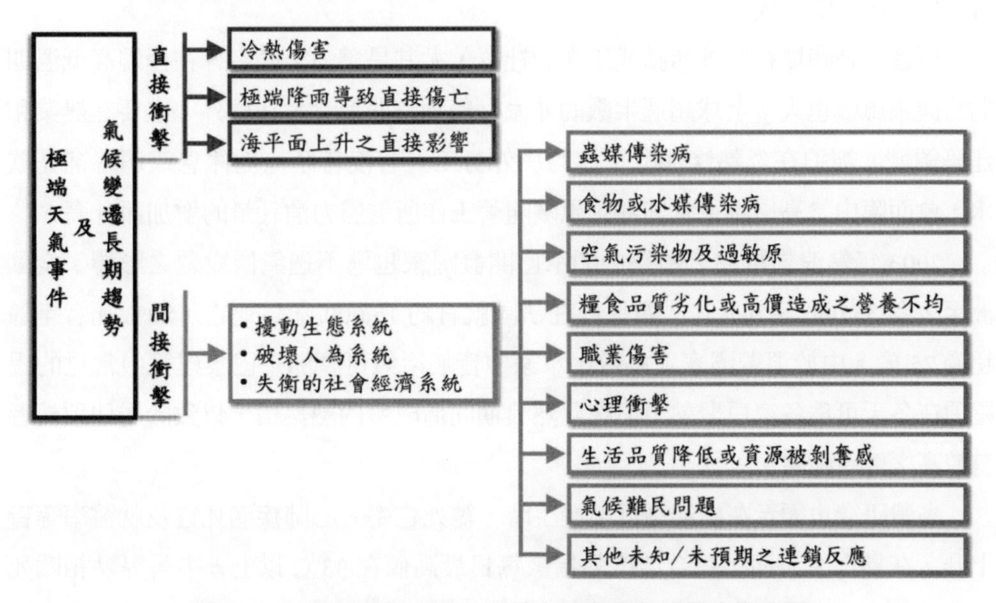

圖 8-7：氣候變遷對健康的直接與間接衝擊路徑之概念圖

二、氣候變遷對健康之直接衝擊

以下介紹兩項氣候變遷對健康造成的直接衝擊：冷熱傷害以及極端降雨災害。

（一）冷熱傷害

最直接的健康衝擊是短期極端高低溫事件造成的冷熱傷害。極端溫度並無國際統一定義，依各國長期氣候條件而有所不同，氣候研究多以溫度之百分位數來定義，如極端高溫為 99.5、99、97 或 95 百分位溫度值等。在研究極端冷熱天氣對民眾健康衝擊時，除溫度外，也有其他指標，例如綜合溫度熱指數（wet bulb globe temperature, WBGT）是一綜合考量溫度、相對濕度、太陽輻射及風速的綜合熱指標，可代表人體在戶外太陽直射時承受熱壓力的程度，為常見熱指標之一；而由一天中最高溫與最低溫的溫度差異所定義的溫差，是探討對健康衝擊的冷指標之一。從保障健康角度而言，可由分析上述冷熱指標對死亡、中暑或相關健康影響程度，來定義各地的極端天氣事件，作為預警及健康調適之基礎。

溫度對人體健康衝擊曲線呈現 U 字型，在極端高低溫發生時，總死亡率、心肺相關疾病死亡及就醫率皆會上升。極端高溫可能造成熱衰竭、熱痙攣、中暑和死亡，人體雖有逐漸適應高溫的能力，但適應力有其侷限。此外，極端高溫或低溫都會加重原有疾病，各國分析皆顯示心血管、呼吸和腎臟病的急診就診率與總死亡率隨熱浪的持續時間和強度增強而增加。因此，極端高低溫事件對先天性疾病或慢性疾病患者的衝擊最大。

再者，長時期在戶外活動或工作的社群，尤其是體力勞動者，在極端高低溫期間的健康風險也大。全球超過半數的非家庭勞動時間都發生在戶外，主要在農業和建築領域。被迫在炎熱條件下工作的戶外勞工，若沒有蔭涼處休息或適時補充飲水，會面臨中暑高風險，且其健康風險隨著工作所需體力消耗量的增加而升高。

2003 年熱浪對歐洲之衝擊，顯示已開發國家也逃不過氣候變遷之影響。全歐洲至少有 35,000 額外死亡人數，僅在法國就有約 15,000 額外死亡，80% 死者年齡超過 75 歲。由於溫帶國家大多數民眾家中皆無冷氣可調節，巴黎建築中常見的錫屋頂在冬天可為各家戶聚熱，但在此熱浪期間造成室內熱累積，以致於居住頂樓者有較高之健康風險。

臺灣研究也顯示在極端高低溫發生時，總死亡率、心肺疾病死亡及就醫率等皆上升。在熱傷害方面，綜合溫度熱指數每日最高值在 33°C 以上，中暑等熱相關死亡及就醫率皆急遽增加，WBGT 比溫度更適合作爲戶外活動者的熱指標。針對一般民眾，每日最高溫在 34°C 以上，總死亡率、心肺疾病死亡及就醫率等皆會急遽上升。而在冷天所致傷害方面，溫差比每日最低溫更重要，溫差在 11°C 以上，心肺疾病死亡及就醫率、包括心肌梗塞及中風發作頻率與死亡率、以及氣喘就醫率都急遽上升。原有心肺疾病患者及三高族群都是脆弱族群。同時，社經因素是重要中介因子，社經條件及醫療資源好的地區所受衝擊較小；而老年人、獨居者、原住民及身心障礙等脆弱族群比例高的地區衝擊則較大。

氣候變遷所致之最低氣溫上升亦可能導致與寒潮有關的死亡率下降；然而，暖冬時若有突然寒流來襲，民眾因來不及反應而選穿不足禦寒的衣物，仍會導致死亡率上升。目前分析結果顯示無論是溫帶或熱帶，寒冷天數和其造成的死亡率皆將降低，然而，未來將頻繁發生極端高溫，其導致的死亡率將超過此降低數，也就是說極端天氣的發生仍將增加死亡率。

高溫加上乾旱也增加森林大火的機率，造成直接燒傷、死亡、財產損失與生態的破壞。此外，森林火災產生的懸浮微粒傳至下風處，更會造成心肺發病率和死亡率增加。近年來最嚴重的森林大火之一發生於 2019-2020 年的澳洲。自 2019 年 9 月開始，截至 2020 年 1 月底，死亡人數達 33 人，包括 4 名消防員，焚燒面積高達 1100 萬公頃，已超過 3 個臺灣大小。澳洲全境皆受影響，又以澳洲人口最多的新南威爾斯州最爲嚴重，蔓延範圍超過 500 萬公頃，多達 2000 棟房屋損毀。澳洲學者保守推估動物死亡數爲 10 億；美國國家航空暨太空總署推估 2019 年底前澳洲野火已排放 3.06 億公噸的 CO_2，超過澳洲 2018 全年總排放量的一半，也更加惡化氣候變遷現況。

此外，大氣中對流層溫度增加會造成平流層溫度下降，導致平流層臭氧之破壞，這會造成近地層紫外線增加。民眾受到較高紫外線暴露，可能傷害人體遺傳物質－DNA、導致皮膚癌及白內障發生機率上升等，也會影響免疫系統及對其他傳染病的免疫力。

（二）極端降雨災害

氣候變遷導致降雨型態改變，極端降雨的強度增加，造成洪水及土石流發生機率上升，不但破壞生態環境，更直接造成傷殘與死亡。在臺灣，暴雨主因是梅雨和颱風。臺灣平均每年四個颱風侵襲；同時，海溫上升也使得未來發生強烈颱風的機率增加且強度更高，與暴潮加乘作用下，加速侵蝕海岸線，破壞港口功能及沿岸居民的生活環境。以下先介紹暴雨所致災害對健康的衝擊。

如圖 8-8 所示，極端降雨所致水災對健康直接衝擊爲死亡與肢體傷殘。緊接著是傳染病之發生風險增加，包括使用或接觸不潔之水所造成的痢疾、霍亂、A 型肝炎、鈎端螺旋體病等。因爲暴雨增加大量地表逕流，造成原先堆積或掩埋的污染物及病媒的快速擴散，污染水源，增加人體暴露於不同病原體的機會。再者，由於水處理設施在洪水期間可能遭到破壞，或因暴雨而超出原本處理容量，增加腹瀉、急性腸胃炎與水媒及食媒傳染病風險。另外，淹水逐漸退去後，積水處亦提供蚊子孳生的良好環境，則會提高當地蟲媒傳染病風險。

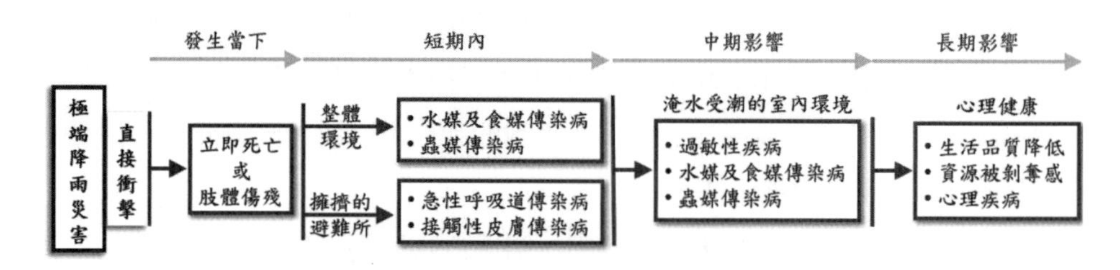

圖 8-8：極端降雨災害對健康可能衝擊之時序圖

在水災發生期或之後，若多人待在擁擠避難所，也易增加急性呼吸道傳染病或是接觸性皮膚傳染病之風險。另外，暴雨或洪水可能破壞基礎建設，導致停電，影響醫療系統運作、抽水系統停擺或垃圾無法處理等，使民眾暴露於高健康風險之環境中。淹水後房屋室內之黴菌、眞菌孢子等過敏原數量會大增，造成後續室內空氣污染及過敏性疾病的增加。2005 年美國卡崔娜風災後，紐奧良市受淹水影響的房舍就面臨此問題。此外，極端降雨災害的長期影響是心理健康，受到衝擊的民眾可能產生焦慮、抑鬱、創傷後壓力症候群等心理疾病，甚至自殺或傷人事件。水災亦會導致農作物災損，價格飆漲或糧食缺乏會造成中低收入戶營養失衡不足的問題。

近年臺灣最慘痛的極端降雨案例是八八風災。2009 年 8 月臺灣當時面臨由 2002 年以來最嚴重的乾旱，不久，莫拉克颱風引發八八水災，成爲五十年來最嚴重的水患及土石流災害。8 月 6-10 日短短四天內累積雨量創臺灣有測站以來的新高，屏東縣三地門鄉尾寮山雨量站累積雨量達 2,908.5 毫米，近三公尺，爲全國之冠，前十名均達 2,300 毫米以上，相當於臺灣平地的年平均雨量。多處發生淹水、山崩與土石流，最爲慘重的高雄縣甲仙鄉小林村一夜間被土石流淹沒，491 位村民不幸罹難。此次災害總計造成全臺約 20 座橋樑毀損，56 處河堤及 4 處海堤損壞，經濟損失達七百億。直接健康衝擊爲全臺 677 人死亡、失蹤 22 人、重傷 4 人，尚未包括後續傳染病及心理受創等健康衝擊。

三、氣候變遷對對健康之間接衝擊

氣候變遷更透過影響溫濕度、降雨量、空氣品質、飲水及食物之品質與產量、土壤品質、生物多樣性、生態系優勢物種變化等不同環境途徑，間接地影響民眾健康；同時，能源使用、土地利用、都市發展等相關之人造環境本身也持續變動。氣候變遷與社會發展彼此之互動會持續影響上述間接途徑（見圖 8-9）。對這些途徑及交互作用的瞭解，有助於制定有效調適策略，以截斷影響並降低風險。以下介紹幾項目前已知之間接健康衝擊：蟲媒傳染病、水媒與食媒傳染病、空氣污染物及過敏原、糧食與營養、與其他。

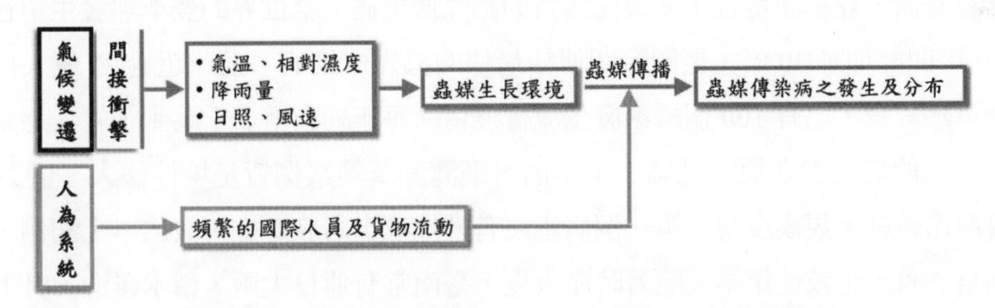

圖 8-9：氣候變遷與人為系統交互影響，造成蟲媒傳染病傳播風險增加的示意圖

（一）蟲媒傳染病

蟲媒傳染病是經由已感染病原的節肢動物之叮咬而傳播之疾病，蟲媒包含蚊子、硬蜱、果蠅等。氣候變遷影響節肢動物之生存環境進而影響傳染病之發生及擴散範圍。溫度是影響病媒行爲、分布、發育、生存與繁殖的重要環境因子；雨量及溼度亦是影響其傳播疾病的重要因素，風速及光照可能扮演次要角色，研究指出溼度較高的雨季，病媒蚊攜帶的病毒效價較高，高溼度更有助於蚊蟲生長，因而加速病原體複製和傳播（圖 8-9）。季節變化亦會影響病媒繁殖與擴散，連帶影響蟲媒傳染病盛行率。原先無法過冬的蚊蟲，在近年來暖冬影響下能持續存活至次年，造成登革熱等蟲媒傳染病可傳播之時間增長、範圍擴大。

重要病媒大多分布在氣候溫暖的熱帶及亞熱帶。例如登革熱主要病媒蚊爲埃及斑蚊，主要分布在北迴歸線以南。水體溫度升高時，蚊子幼蟲將縮短發育時間；環境高溫也使得蚊子成蟲吸血速度增快、頻率增加，因而增加了疾病傳播速度；病媒宿主體內病原體複製和增殖速率在高溫下也會提高。以上皆增加傳染病發生機率。

降雨量增加會形成更多適合蚊蟲產卵和生長的水域環境，使得病媒幼蟲有較寬廣生長空間，存活率和數量也會提高。研究還發現白線斑蚊與埃及斑蚊在定量食物下，單位體積蚊幼蟲密度愈低，其成蟲翅長會增加且體型較大，存活率也高，導致媒介疾病的能力增加。臺灣研究指出當每日累積降雨量達豪大雨（200 mm-350 mm）時，蟲媒傳染性疾病之發生風險將較一般降雨量時增加 2 至 10 倍。然而，雨量多也可能不利於病媒生長，強降雨可能將蚊幼蟲沖出排水系統而乾死在土地上；若每日降雨量超過超大豪雨（350 mm 以上），因蟲媒棲息地完全被破壞，使得疾病爆發風險反而下降。而在乾旱期，若河川或湖泊因缺少雨水挹注而形成淺灘，可能成爲蚊蟲產卵區，或者民眾將水儲存在利於蚊蟲孳生的容器中，都增加蟲媒傳染病發生之可能性。

在臺灣，登革熱是近年來最受矚目的蟲媒傳染病。全世界的登革熱發生率在過去 50 年間增加了 30 倍，是國際間傳播最快的蟲媒傳染病，全球超過 25 億人口受到登革熱威脅，已有 100 個國家發生流行疫情。每年約新增 5 千萬到 1 億人感染，四分之三的感染者在亞太地區。十年前，臺灣登革熱案例皆是境外移入，但 2015 年臺南市爆發大規模疫情，第一例病患沒有外地或出國旅遊史，故爲本土病例，疫情始自 5 月，也較往年早，隨著時序入夏，臺南常有連日大雨，積水難消，且上半年乾旱，市民習慣在室內以容器儲水，利於病媒蚊孳生，此波疫情直到年終氣溫下降及防疫措施奏效，才逐漸根絕。臺南市確診病例超過 2 萬人，主要爲第二型病毒，連同高雄以第一型病毒爲主的病例合計爲 4 萬人，全臺死亡病例數 218 人，一半發生在臺南市，計有 112 人。

另一個被認爲受氣候變遷嚴重影響的蟲媒傳染病則是瘧疾，目前主要發生地是非洲，關鍵因子是溫度、溼度、雨量及風速。溫度對瘧疾發展的影響似乎是非線性的；如果條件適宜，即使緩步變暖也可能導致瘧疾大幅增加。再者，近年來全球化造成國際旅遊頻繁，加上瘧疾抗藥性增加，都增加瘧疾流行病風險。由於臺灣周邊的東南亞國家仍是瘧疾流行區，氣候變遷亦可能改變臺灣瘧蚊的生態及習性，增加我國瘧疾流行的風險。

此外，日本腦炎、屈公病、茲卡病毒熱等，均是經由病媒蚊散播，也值得關注。臺灣研究顯示數週前的高溫將增加未來幾週登革熱、日本腦炎的發生率，尤其是登革熱發生風險可達 7 倍。目前國內尚未發生屈公病、茲卡病毒熱本土病例，但頻繁往來的國際旅人與貨物，增加了這些蟲媒傳染病的擴散風險。原本只在亞、非洲的屈公熱在 2007 年時居然在義大利西北部爆發群體感染，由此顯示船舶或國際航空可能媒介了攜帶病原體的蚊蟲而造成感染（圖 8-9）。此外，萊姆病的病媒蜱分布也明顯受溫度影響，隨著暖化，病媒蜱族群已順勢往北推移並隨著宿主動物擴張到新的生態系。我國澎湖曾發生萊姆病案例，是否隨著氣候變遷影響臺灣本島，也值得持續關注。

（二）水媒及食媒傳染病

世界衛生組織指出每年有 180 萬人罹患急性腸胃疾病，例如霍亂、桿菌性痢疾等，主要症狀爲腹瀉，88% 歸因於不潔的飲用水，這類水媒傳染病的致病原包括細菌、病毒及原蟲。氣候變遷下，許多地區均觀察到暖化對霍亂疫情之影響，例如 1997-1998 年因海溫及氣溫上升，使得秘魯地區腹瀉住院病人增加一倍。除了霍亂外，高溫及暴雨可能使 A 型肝炎、桿菌性痢疾、隱孢子蟲感染、沙門氏菌病、輪狀病毒感染、大腸桿菌感染等水媒及食媒傳染病之傳染風險增加。一般而言，這些傳染病較容易發生在公共衛生基礎建設較不完善的開發中國家，但即使是已開發國家，在面臨暴雨對水處理設施之衝擊時，也曾發生相關案例，例如 1993 年美國密西根州發生隱孢子蟲感染事件，是因長期暴雨導致原水濁度過高，使得淨水系統處理效能不佳，無法有效移除水中致病原，最終導致約 403,000 名腸疾病就醫個案及 54 人死亡。

在極端暴雨後，因原水混濁，可能超出自來水廠淨水系統負荷容量而無法提供乾淨飲用水，而廢污水收集及排水系統也可能失能，糞便經地表逕流四散各處導致大腸桿菌污染水源，造成腸胃道疾病及水媒與食媒傳染病的爆發（圖 8-10）。地表化學污染物及生物性病原體亦可能被沖至下水道及河川，透過供水或食物鏈引發水媒或食媒傳染病。大雨過後，飲用水和休憩用水中經常出現較高濃度腸道病毒；水溫上升亦促進致病微生物的生長，都使相關傳染病風險提高。

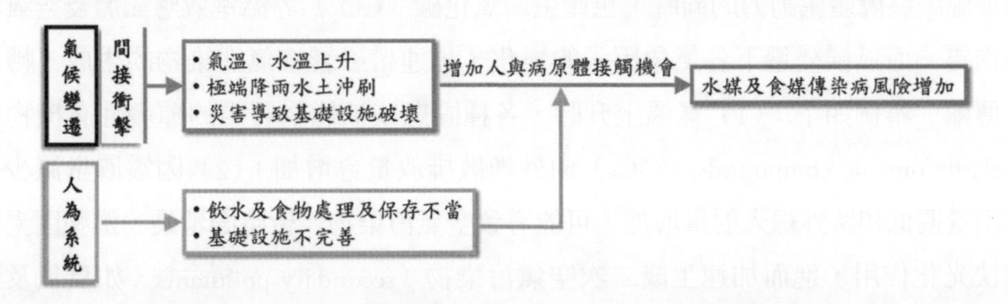

圖 8-10：氣候變遷與人為系統交互影響，造成水媒及食媒傳染病傳播風險增加的示意圖

臺灣地區地處亞熱帶，食物可能因運送或保存過程未妥善處理而腐壞，全年皆可能發生腹瀉、急性腸胃炎、水媒及食媒傳染病，炎熱的 7 至 9 月常是腸胃炎爆發的時節。可以想見氣候變遷下高溫季節增長且極端高溫屢破紀錄的情境下，也將增加食物保存所需人力及能源的新挑戰，或疾病風險的增加。

乾旱時，常見重覆用水的行爲，因此，造成飲水或食物受到感染而發生水媒及食媒傳染病案例。以桿菌性痢疾爲例，臺灣全年都有桿菌性痢疾，主要流行季節是 6 月至 10 月，易發生於自來水不普及、飲食受污染或環境衛生條件較差的地區。過去臺灣偏遠山區曾發生桿菌性痢疾案例，起因於當地沒有自來水管線，而乾旱時期山泉水減少，居民在重覆用水時沒有殺菌完全而感染（圖 8-10）。

此外，也曾有農民在整理淹水農地時，雙足被尖銳物刺傷，農地淤泥中鉤端螺旋體進入傷口，因此受到感染。淹水當下或淹水後，民眾應避免在淹水區行走，除了易被尖銳或破碎物件刺傷外，這些開放性傷口也易接觸到污水中的病原體。另外，使用不潔之水洗滌，也會增加砂眼、疥瘡等風險。

對全世界共通的海洋來說，各地海域的升溫、沿岸的污染或暴雨後陸地營養鹽大量進入海口都可能使近海區大量藻類繁殖的機率增高，產生「藻華現象」。最有名的藻華現象就是「紅潮」，因海域「渦鞭毛藻」中含有紅色色素，大量出現時會讓水變紅。它們含強烈的神經毒性，經由食物鏈累積，使得海產中亦存有神經毒素，若民眾食入受污染海域的海鮮，可能造成呼吸道、腸胃及神經等疾病。屏東、高雄曾發生多起西施舌事件，多人在食用西施舌貝類海鮮後，發生呼吸困難及呼吸肌肉麻痺，這些貝類海鮮可能受紅潮影響。預防之道乃是嚴格遵守相關規定，不在紅潮污染區收成、處理及攝食海產類。

（三）空氣污染物及過敏原

化石燃料例如柴油、石油等是工業革命至今日的現代社會機電設備的主要動力來源，燃燒產生動力的同時，也產生二氧化碳（CO_2）等溫室效應氣體及空氣污染物質。而氣候變遷下各氣象因子的變化，也連帶影響空氣污染物的生成、轉化及傳輸。舉例如下：（1）氣溫上升時，各種固態或液態物質中的揮發性有機物質（volatile organic compounds, VOCs）向外逸散排放量會增加；（2）因雲層量減少、降雨量偏低和紫外線入射量增加，可能導致空氣污染物停留時間延長，這些因素皆加快光化作用，進而加速生成二次空氣污染物（secondary pollutants，如臭氧及懸浮微粒）。（3）模式模擬顯示平流層臭氧減少及溫度增加都促使對流層臭氧濃度上升，目前世界各地觀測也印證此趨勢。氣候變遷下，預期二次污染物濃度會持續增加。2020 年 COVID-19 期間，各地能源使用減少，燃燒直接排放的一次空氣污染物濃度（如 CO 及 NOx）都降低，但臭氧濃度反而增加，可能是造成臭氧破壞的 NOx 濃度降低的緣故，顯示這些交互作用相當複雜。

另一方面，每年東南亞生質燃燒造成大氣中懸浮微粒濃度驟升，有時也會傳輸至臺灣。氣候變遷下，高溫加上乾旱增加森林大火的機率，因此，未來東南亞若有大規模森林大火，也可能影響臺灣空氣品質。此外，臺灣也需降低山區大火發生的機率，相關研究指出，臺灣大規模森林火災跟乾旱密切相關，中南部枯水期跟森林火災的好發時節相近，枯水期愈長，土壤愈乾，無論是人爲不小心引發或是閃電造成星火，都容易引燃乾燥林木。2001 年曾發生嚴重的梨山大火，源自果農焊接水管施工不愼引起，當時中部嚴重乾旱，水氣不足加上風勢大，因此火勢延燒三天三夜，共燒毀 80 公頃林地，破壞當地生態及空氣品質。

氣象條件是影響空氣污染物擴散的主要因子。大型高氣壓系統（例如西伯利亞冷高氣團）過境時常形成逆溫層，使污染物不易擴散。夏季中任何高氣壓系統增加都會導致空氣污染物濃度增加。臺灣研究也指出，冬天因愈來愈暖，寒潮發生次數減少，且鋒面來臨時風速較往常低，也不利擴散。空氣污染物濃度增加本就影響心肺系統，會加重冷熱傷害對心肺系統的刺激。國內研究顯示氣象因子與空氣污染交互作用與心肺疾病就醫增加有關。

此外，大氣中過敏原（如眞菌孢子和植物花粉）多寡亦與氣象條件有關，季節長度改變也影響植物開花期長短、花粉季節的開始及持續時間。過去 30 年間，植物生長季節平均增加了 10-11 天；花粉產量也大幅增加。溫度、溼度、風速、降雨量等氣象條件都會影響花期、花粉組成與濃度以及過敏原的分布與傳播。全球各地植物種類隨其氣候區及環境不同有很大差異，也影響致敏性花粉種類及當地過敏性疾病發作。研究顯示臺灣民眾的確會對本地大氣中主要花粉有過敏性反應，暖化現象可能進一步改變過敏原分布與傳播。

空氣中 CO_2 濃度增加也影響花粉，CO_2 濃度增加兩倍時，特定植物之花粉會增加四倍。因此，暖化及 CO_2 濃度都有利於空氣中過敏原（包括眞菌孢子和植物花粉）的產生和釋放，導致哮喘和其他過敏性呼吸道疾病（如過敏性鼻炎）以及結膜炎和皮膚炎的發生機率增加。長程傳輸亦可能將花粉和孢子傳輸至遠處，增加這些過敏原及過敏性疾病擴散的地理範圍。此外，室內過敏原包括居家塵蟎、黴菌及蟑螂等，也易受氣象因子影響，可能誘發各類過敏性疾病。

上面幾段陳述氣候變遷對空氣污染之影響，而空氣污染物本身也是氣候變遷的重要影響因素之一。人爲排放之氣膠（aerosol，也就是懸浮微粒）對氣候之影響相當複雜。細懸浮微粒（$PM_{2.5}$）之質量通常僅占微粒總質量之少部分，但其數量卻占了絕大多數，且在大氣中懸浮較久，反而較粗懸浮微粒更能影響太陽輻射。除粒徑外，懸浮微粒成分也影響其對輻射及成雲降雨之作用。黑碳成分能吸收溫室氣體吸收波段以外之長波輻射，因此造成的增溫影響不可小覷。而含硫酸鹽成分的懸浮微粒會散射太陽輻射，造成冷卻效應。究竟是增溫或冷卻之效應較大，則視懸浮微粒成分、粒徑大小及其空間分布而不同。

再者，懸浮微粒可形成雲滴凝結核，扮演成雲降雨過程中的關鍵角色，參與大氣中能量及水氣傳輸。在大氣中水份含量不變時，人爲源排放過多的微粒造成每顆能分配的水氣較少，水滴不夠大，以致於加長雲層的生存期，一直到每顆都夠重才一起降雨。這機制也大致解釋了連續不降雨日加長，但一下雨就是大雨的現象，也使得各地降雨變異性更大。而生存期加長的雲朵亦阻擋了地表長波輻射向外傳播，又加重了溫室效應。懸浮微粒在對流層的生命期只有幾天至兩星期，會較集中於其排放區，因此上述影響升溫及水循環的複雜機制，造成前述第二節「人爲氣候變遷」暖化及降雨的區域差異。

（四）糧食及營養衝擊

氣候變遷影響營養的過程錯綜複雜。季節變化影響各不同農作物生長季長短，影響各地可生產之糧食種類、數量與其品質，間接影響糧食價格、選擇與營養攝取，最終造成健康影響。暖化及乾旱可能降低糧食產量和品質，目前確知已對糧食缺乏地區的作物生產力構成威脅。長期乾旱透過影響農作物生長環境濕度、植物本身及土壤性質等途徑影響民眾之飲食及營養攝取。

長期缺乏降雨影響大氣中的水汽量，相對濕度降低、小雨減少、露水減少皆可能影響農作物的品質（如大小、甜度等）。乾旱也影響地表土壤及植物的水份蒸散，影響程度與土壤特性及植物種類有關。不同植物的葉片截留雨水及組織內保留水份的能力差異很大；氣溫上升又加速地表土壤及植物的蒸發速度，不利於植物保留水份，以致影響農作物生長。

乾旱亦會影響土壤性質，表土水份會持續蒸發，容易風蝕及沙粒化，大風或洪水一來易流失。由於表土需數十年至百年的時間逐漸形成，表土流失等於喪失當地可用作農耕的土地面積。長期乾旱會擴大沙漠化面積，伴隨而來之沙塵暴以及長程輸送，可能造成人畜死亡、下風處空氣品質惡化與心肺疾病就醫率上升。

乾旱對健康的影響包括飲用水及糧食生產兩方面。缺水可能會使淡水水質不良，降低飲用水水質、水量，造成後續水媒傳染病。乾旱及其伴隨的饑荒問題被認爲是最致命的氣象災害之一，除了影響水源和食物供應，也會間接影響植物病原菌的生態及蟲媒的分布。植物病蟲害感染及地力損失加重糧食問題嚴重性。糧食不足會造成營養不良，導致孩童智力及生長發展之遲緩，甚至可能影響對其他傳染病的免疫力。

氣候變遷影響農業生產，近期最嚴重案例是 2008 年全球糧荒，氣候變遷、生質能源、新興國家需求、通貨膨脹等共同造成此次事件。當時，世界第二大小麥出口國澳洲已兩年連續乾旱，產量大減。世界第四大糧食出口區之歐盟因 2007 年大雨而歉收。此次糧荒亦和蜜蜂消失現象有關，從 2006 年開始，北美蜜蜂就開始大量消失，影響到農作物的授粉繁殖，使得種植面積減少。臺灣也面臨同樣的蜜蜂消失問題，蜂蜜產量大減，價格上揚。學者認爲除了農藥的使用，氣候變遷影響生態亦是蜜蜂消失的原因之一。

此外，各國倡導替代能源亦是 2008 年糧荒重要因素之一，歐洲不少耕地改種植生質能源作物，60% 油菜籽改作生質燃料的用途。美國玉米產量原占世界 34%，大豆占 43%，因石油價格居高不下而將這些糧食產地改作生質能源用途，已占 2007 年全部穀物生產之三分之一，促使飼料玉米價格上揚，爾後大豆農民轉生產玉米，進而使全球大豆食用油漲價。生產一名成人一年份所需的糧食作物面積，卻只能生產加滿一輛休旅車的生質燃料，全球仍有飢荒及營養不足的地區，將耕地挪用生產能源作物是更加惡化全球糧荒的重要原因。

上述因素衝擊當時全球糧食供給量及價格，全球小麥及玉米存量只剩一個月，爲歷史新低；價格在三年內已上漲 83%，加上新興國家對稻米需求量增加，使得稻米價格上漲 80% 。2008 年二月臺灣小麥比去年同期上漲 74%，三月高筋麵粉比去年同期上漲 60% 。世界多國宣布暫時禁止糧食作物出口，使糧食自給率不足四成的臺灣倍感缺糧壓力，預期心理和社會搶囤貨下，穀物原料價格短時間內提高，甚至有錢也買不到貨。當時新興國家也因經濟起飛，肉品及酒類的消費能力增加，而生產一公斤雞肉、豬肉及牛肉分別需要 2、3 及 8 公斤穀物飼料，穀物亦是酒類釀造的主原料，因此加重全球穀物缺乏危機。

糧食危機也時常引發政治經濟危機，2008 年當時全球 37 國面臨糧食危機，包括非洲、中東及拉丁美洲等國家，多國引發社會動盪。埃及食品價格居高不下，兩個月至少 11 人死於爭奪食物。依賴糧食進口之加勒比海國家——海地，甚至民眾還以黃泥巴混合蔬菜油及鹽烤成餅乾充饑，並因糧食動亂罷黜總理。秘魯計畫發放麵包券；玻利維亞接管部分麵包店以供應窮人食物。孟加拉陷入三十年來最嚴重糧荒，米價漲兩倍，尋常人家一天只負擔得起一餐。巴基斯坦發放定量糧食供應卡及食物補貼，並出動兵力護送小麥及麵粉卡車。泰國頻傳偷割稻穗新聞；印尼則是短缺民生主食——黃豆。此糧食危機也影響已開發國家，新加坡吃免費齋飯者大增，日本奶油缺貨，而美國貧民喝不起牛奶。

這次糧荒也受各國通貨膨脹而惡化，食品價格上漲或缺乏都是負面影響，更是首要衝擊中低收入戶的營養攝食及健康。最後，因 2008 年爆發全球金融危機，舒解了來自通貨膨脹及新興國家糧食需求之壓力；歐美各國也快速調整了生質能源政策，轉回生產糧食作物。這次糧荒危機對全世界皆是一大警示，在氣候變遷的衝擊下，必須愼防全球糧荒再次發生。

臺灣爲海島型國家，糧食自給率不高，長期且大量仰賴糧食進口。我們亦須記取全球糧荒的教訓，做好準備。在 2021 年臺灣「百年大旱」時，農委會不得不執行史上首次二期稻作（2020 年 9-11 月）停灌措施，連同 2021 年一期稻作（2-5 月）也無法順利插秧，將近一整年缺乏灌溉用水，造成嚴重農業損失。而溫暖乾燥的天氣利於蟲害，雙重打擊下造成屏東的芒果損失慘重；高雄荔枝因年初氣溫適宜，荔枝開花率高達八成，然而遲遲缺雨，導致花穗枯萎，無法結果，桃竹苗地區的水梨、水稻、茶葉，中部地區的茶樹，南部地區的青梅等，也都是此次乾旱的受災農產品。由於糧食生產受氣候及氣象條件影響甚大，需要妥善因應，以避免營養不良造成之健康傷害。

（五）其他健康衝擊

1. 勞工健康

勞工因所處工作環境而可能面臨前述直接或間接健康風險，例如：(1) 持續在戶外進行體力勞動，會增高冷熱傷害的風險；(2) 暴露於高溫會弱化精神狀態、知覺和認知表現，以致提高受傷風險；(3) 工作場所存放高溫下加速逸散的有毒化學溶劑，暴露到較高空氣污染物濃度所致之健康風險增加；(4) 工作場所存放高溫下爆炸機率提高的儲槽設備，而增加工安及受傷風險；(5) 在蟲媒傳播地區的農林漁牧等從業人員，在戶外被病媒蚊蟲叮咬的機率提高；且因避開中午暑熱而增加黎明和黃昏工時的勞工，易增加接觸蟲媒機率；(6) 在蟲媒傳播地區的公衛及照護人員也因工作提高其蟲媒感染風險。

2. 人畜共通、再現及新興傳染病

氣候變遷可能促使動物宿主或病媒族群數量增長或範圍擴展，並延長傳播時期。一些原本只存活在野生動物或特殊地區的微生物，現已能跨域、跨季節及跨物種地感染人類，造成經濟及健康危害。由於人類不斷擴張活動範圍，甚至壓迫到野生動物棲息地導致動物族群生存過度擁擠，因此迫使這些原本具地域侷限性的微生物意外感染人類，提高人畜共通傳染病之機率。例如，鼠疫是最古老的傳染病之一，臺灣曾有國際貨船帶入鼠疫案例。氣候變遷下，也需預防這類傳染病再現。

氣候變遷增加病媒或動物宿主移至新地區的比例，因而提高病原突變機會，增加新興傳染病發生機率。再者，冬季低溫阻斷病媒生長，但氣候變遷使得冬季低溫消失，病媒得以延續生長並和冬季出沒的動物宿主密集接觸，更增加病原適應新宿主後基因突變的機會。1999-2001 年，美國科學家發現自然界中有 9 種哺乳動物受到西尼羅病毒感染，病毒在不同病媒、宿主和地域間高頻率的傳播且自然篩選，最後導致基因改變。因此，氣候變遷下，新興傳染病發生機率會上升。

3. 心理健康

極端天氣災害對各地產生破壞，民眾處於危險之中，會增加心理壓力。經歷災害事件後的民眾，焦慮、抑鬱、創傷後壓力症候群等心理疾病的風險會提高。對於緩慢但持續發展的事件，包括長期乾旱、熱浪和滯留的洪水，透過影響日常生活品質，或透過對農林漁牧、旅遊、製造業或其他經濟活動的影響，亦會增加原有精神疾病患者的壓力，並可能帶給尚未生病者慢性心理困擾，終將導致心理疾病及自殺率增加。地理脆弱區民眾特別容易產生焦慮；因氣候變遷而受到工作或財物價值貶低的民眾，其生活穩定性及舒適感受影響，則容易產生失落感、焦慮或抑鬱，造成長期心理健康問題。

若是因爲氣候變遷之影響而被迫離鄉背井，成爲氣候難民，失去了原先熟悉的人際網絡及工作機會，對未來生活及發展充滿不安全感，亦可能造成其心理健康問題。同時，容納這些氣候難民的地區，可能也因難民增加，排擠了原有住民的工作或福利，而造成原有住民的焦慮及不安。先來與後到的不同社群間之磨擦，亦會增加彼此心理壓力，增加焦慮感。若無法舒緩這些壓力，將造成當地心理健康的嚴重問題。

第四節　提昇星球健康韌性之減碳與調適策略

本節分為兩部分，第一部分介紹減碳策略，第二部分介紹健康調適策略，提倡可減緩氣候變遷與提昇健康之共效益策略。減碳及健康調適策略能分別在長期及短期內提高整體韌性，降低公共衛生衝擊之風險。

一、減碳策略

「人為氣候變遷」是由於人為排放溫室氣體至大氣層中，吸收了地表原本應發散至外太空的長波輻射，導致地球能量收支失衡而造成。自 1750 年左右以來的溫室氣體濃度增加明確是人類活動所造成 [3] 。溫室氣體包括二氧化碳（CO_2）、甲烷（CH_4）、一氧化二氮（N_2O）等氣體，在大氣中生命期分別約為 50-200、12 及 121 年。不同溫室氣體造成增溫之潛勢不同，若以 CO_2 的增溫潛勢為基準，甲烷是其 28-36 倍，而一氧化二氮更高達 265-298 倍。目前各國主要能源仍使用會排放溫室氣體的化石燃料，而農業生產，尤其是畜產，更是持續排放甲烷及一氧化二氮。

科學證據顯示，大氣中累積的人為 CO_2 和引起的全球暖化呈現接近線性的關係，2019 年 CO_2 的年平均值已達 410 ppm 。大氣中每累積 1000 Gt（Giga ton，十億噸）CO_2，導致全球氣溫升高 0.45°C（0.27°C 至 0.63°C）。過去 60 年，每年全球人類活動產生 CO_2 排放量的 56%，是由陸地和海洋所吸收。但在未來 CO_2 排放量增加情境下，海洋和陸地吸收 CO_2 之有效性將減少，這將雪上加霜。因此，全世界必須合作減少碳排，釜底抽薪由根本解決氣候變遷問題。在《巴黎協定》通過五年後的 2021 年，全世界離「零碳排」的差距依然相當大。好消息是，全球已有 120 多個國家承諾在 2050 年前實現淨零排放，約占達到目標排放量的 63% 。為了實現承諾，各國需要制定符合《巴黎協定》的長期戰略，並轉化為強有力的近期政策和行動。

這兩年受到 COVID-19 影響，全世界經濟活動受到很大衝擊。化石燃料排放在 2019 年達到峰值 36.6 噸 CO_2，2020 年全世界碳排曾下降約 1.98 $GtCO_2$（5.6%），然而下降的好現象卻僅只是浮光掠影。根據初步估計，2021 年 1 月至 7 月電力和工業部門的全球排放量已經達到或甚至超過 2019 年，公路運輸排放量則僅低 5% 左右。主要溫室氣體 CO_2、CH_4 和 N_2O 在 2020 年和 2021 年上半年仍繼續增加。

至 2021 年底，各主要國家都實施了多種因應 COVID-19 疫情的援助計畫或復甦方案，其中只有極少數計畫著眼於以碳中和或低碳措施達到經濟復甦。大部分仍舊支持高碳產業或高碳經濟，甚至促進新的高碳投資。至今已有不少國際評估呼籲各國政府利用此機會進行經濟轉型，訂定強力脫碳的經濟復甦方案，以實現「零碳排」。在此同時，國際大企業也紛紛響應，全球已有超過 300 家包括 Apple、Google、台積電等知名企業承諾「在 2050 年前達成 100% 使用再生能源」，顯示企業界認知氣候變遷將嚴重損害其利益，因而全力支持使用再生能源，以達到 2050 年「零碳排」的目標。

減碳勢在必行，不只是爲了永續，也爲了避免遭受國際碳關稅貿易制裁，臺灣已於 2021 年 4 月 22 日，由蔡英文總統宣布加入全球 2050 淨零碳排的行列。環保署在 2021 年 10 月預告修正《溫室氣體減量及管理法》，新法名稱將改爲《氣候變遷因應法》。這是臺灣首次將「2050 淨零碳排」入法，各部會將被賦予更明確的減碳任務。例如經濟部負責產業減碳、內政部負責建築減碳、交通部負責運具減碳、環保署負責環保設施減碳及整體盤查等。另外，也規劃向排碳大戶收取碳費。期待此次修法能加速臺灣邁向「零碳排」社會，與世界各國共同落實 2050 淨零碳排目標。

二、健康調適策略

健康調適策略的目的，是提高一地區整體公共衛生系統的調適能力及其韌性，也包括降低受氣候變遷衝擊之群體健康風險。前述第三節僅陳述氣候變遷對健康之衝擊。廣義而言，氣候變遷衝擊也包括對整體公共衛生系統之衝擊，其途徑及影響範圍更複雜，更需要有效的健康調適策略，來提高整體公共衛生系統的韌性。放眼全世界，貧窮國家最爲脆弱，因爲經濟條件不佳，調適能力最低，受到氣候變遷的衝擊將最大。而臺灣因爲公共衛生與水、電、交通、環保等基礎建設相當健全，尤其是相對完善的全民健保、社會福利、與公共衛生體系（包括傳染病監測、長照系統、社區照護網絡等），以及高水準的醫療品質，使得**社區脆弱度低**。但臺灣颱風多且位於地震帶，是遭受各類天然災害機率最高的國家之一，因此地理脆弱度相當高。此外，老年化人口及比例偏高的心肺疾病患者與三高族群使得**個人層次脆弱度高**。

臺灣因應氣候變遷衝擊及其調適之架構主要是依據行政院核定的《國家氣候變遷調適政策綱領》，分爲災害、維生基礎建設、水資源、土地使用、海岸、能源供給及產業、農業生產及生物多樣性與健康等八個調適領域。健康領域的主責單位是衛生福利部，會定期評估臺灣整體氣候變遷的健康風險與脆弱度，以研擬具體有效的調適策略，以降低臺灣民眾在氣候變遷衝擊下之整體健康風險。

圖 8-11 是 IPCC 第五次報告中呈現因應氣候變遷衝擊之健康調適的架構圖，最左為氣候變遷，最右為健康衝擊，中間圖大方框內之中介因子（mediating factors）呼應第一節第三部分所提脆弱度三層次。大方框內左邊是環境條件，對應地理脆弱度；中間是社會基礎建設，對應社區脆弱度，其下小方格內所指氣候變遷直接、間接、或經由社經崩盤途徑導致之健康衝擊，已於第三節中介紹；右邊是公共衛生系統調適能力，包含個人脆弱度，但涵蓋範圍更大，包括預警系統、醫療保健系統等。在此架構下，必須先評估不同層面的脆弱度因子，以及其如何中介影響健康風險；再據以規劃有效調適策略，以介入不同影響途徑，並改善其中的脆弱度因子與降低整體衝擊風險。

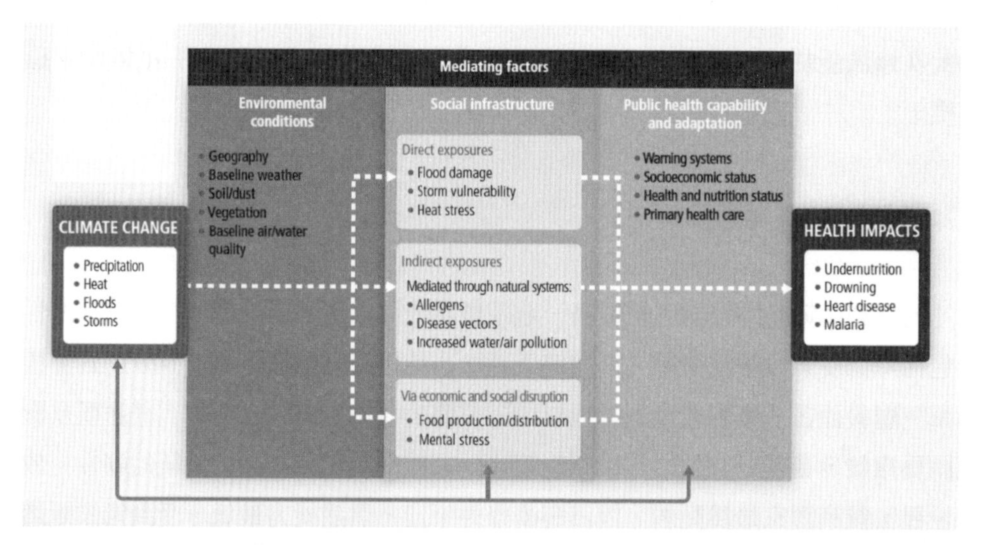

Figure 11-1 | Conceptual diagram showing three primary exposure pathways by which climate change affects health: directly through weather variables such as heat and storms; indirectly through natural systems such as disease vectors; and pathways heavily mediated through human systems such as undernutrition. The green box indicates the moderating influences of local environmental conditions on how climate change exposure pathways are manifest in a particular population. The gray box indicates that the extent to which the three categories of exposure translate to actual health burden is moderated by such factors as background public health and socioeconomic conditions, and adaptation measures. The green arrows at the bottom indicate that there may be feedback mechanisms, positive or negative, between societal infrastructure, public health, and adaptation measures and climate change itself. As discussed later in the chapter, for example, some measures to improve health also reduce emissions of climate-altering pollutants, thus reducing the extent and/or pace of climate change as well as improving local health (courtesy of E. Garcia, UC Berkeley). The examples are indicative.

圖 8-11：氣候變遷對健康之衝擊及調適概念圖 [6]

在地理脆弱度方面，如第一節第三部分所述，沿海、鄰近河川、低窪地、陡峻山地、偏遠農漁村、環境劣化或森林減少區都將是海平面上升、暴潮、水災、土石流等天災之地理脆弱區，且偏遠地區還有醫療可近性及資訊不足、交通不便、自來水及垃圾基礎建設不完善等弱點。而鄰近既有傳媒疾病區，與都市地區受熱島效應及空氣污染加乘影響，各有其不同之脆弱度。必須要能釐清不同型態高脆弱地區的分布，才能細緻地規劃健康調適策略，以降低不同環境敏感區之脆弱度。有些策略必須依賴不同部門的合作才能完成，這也增加健康調適策略的挑戰。

在社區脆弱度方面，氣候變遷之健康衝擊，都會受到基礎建設之中介影響（第三節）。若可以釐清基礎建設不足的高脆弱度地區之分布，可作爲調適策略之重點改善對象。在此再次強調廣義的公共衛生系統包含醫療保健、長期照顧、糧食、供水、水處理系統、生醫製藥與保險產業，以及支持這些系統及產業的基礎建設等。一般而言，這些系統較不容易照顧到高脆弱的偏遠地區。針對這些偏遠地區，可以規劃有效的健康調適策略，來降低其社區脆弱度及後續健康風險。

個人脆弱度方面，高脆弱族群包括既有疾病患者、社經弱勢者、嬰幼兒、年長者、孕婦等，他們是健康調適策略的重點服務對象，釐清高脆弱度族群的分布則是健康調適策略重要的前置作業。若能以有效健康調適策略降低高脆弱度族群的暴露，就能降低整體衝擊風險。

預警系統被認爲是降低健康風險最重要的調適策略。許多已開發國家已建立預警系統，提前通知政府部門和大眾相關氣候危害事件的發生。有效的預警系統包括瞭解與發病或死亡率上升相關的天氣條件並進行例行預報，且執行有效措施以減少脆弱族群的暴露，同時加強風險溝通以提高民眾認知。2004 年熱浪後，歐洲各國皆強化熱預警系統，某些國家在熱浪期間以公車運送高脆弱族群至具備冷氣的社區中心，以降低熱傷害及整體用電量。接著 2006 年法國再次發生熱浪造成 2,000 名額外死亡，比預測模式推估約少 4,400 人，就是因熱預警系統及相關配套措施發揮預防作用的關係。一項評估 12 個歐洲國家熱預警系統的分析指出，預警系統的引入、民眾對高溫風險認知提高、因應策略奏效以及醫療保健設施的改善，都有助於降低歐洲因熱傷害死亡的人數。下一步是瞭解各項因應作爲的有效性，以在有限資源下提高調適能力。我國自 2020 年起由交通部中央氣象局、衛福部國民健康署與中央研究院共同合作建立臺灣冷熱預警系統。

再者，少數國家試圖爲蟲媒、水媒及食媒傳染病建立預警系統，但因影響因素眾多，對許多病媒、病原體受環境條件、生態系變動及人爲系統干擾的途徑及影響程度並不清楚，因此困難度較高。臺灣則是歸功於健全的公共衛生及環保系統，常在蟲媒萌發初期，即以噴灑殺蟲劑來根除傳染源，可降低傳染病風險。

除了預警系統，許多策略可同時減少溫室氣體排放，並且對促進健康具有直接益處，這些策略被認爲是具有「共效益」（**co-benefit**）的策略。例如，化石燃料燃燒同時排放 CO_2 及對健康有害的污染物質，因此使用再生能源具有減緩氣候變遷與保障健康的「共效益」。在無法完全替代爲再生能源時，提高能源使用效率也具有降低排碳及排污的「共效益」。再者，設計鼓勵「主動運輸」（步行和騎自行車）的都市建設及交通規劃，不只降低能源使用，也能增加運動有益健康。另一項策略爲提倡低碳足跡的當地食物與原型食物，減少糧食運輸及加工之碳排，消費者也能享用到有益健康的新鮮食物。再一項值得推動的「共效益」策略，是健康醫療產業的減碳，此產業原就爲了保障健康，若能在產業發展過程中同步減碳，亦是值得鼓勵的「共效益」調適策略。

此外，吸收長波輻射的甲烷與黑碳微粒在大氣中生命期較短暫，但甲烷的增溫潛勢是 CO_2 的 28-36 倍，因此，不少科學家呼籲要加強短期內大量削減甲烷與黑碳微粒排放的「共效益」策略。例如提倡蔬食，由於食品和農業部門的排碳主要來自牛、羊等反芻動物消化產生之甲烷，若由消費端著手降低肉類和奶製品需求，可達減少生產目的。不僅降低甲烷排放，也能降低食用動物產品可能導致缺血性心臟病和某些類型癌症發生之機率。再者，工業用小型鍋爐及大貨車常用的柴油引擎，是有害健康的黑碳微粒主要來源，因此加嚴管制或置換工業用小型鍋爐及柴油引擎，也是「共效益」策略之一。此外，在 COVID-19 經濟復甦過程中，各國應積極推動具有氣候與健康「共效益」的復甦方案，才能同時進行社會轉型且降低健康風險。

結　語

「星球健康」擴大傳統環境衛生的關懷範疇，強調只有地球環境永續，才能確保人類健康與福祉；因此，必須積極推動減碳及健康調適策略。其中，有效的健康調適策略能在短期內降低氣候變遷衝擊的健康風險。規劃調適策略的前置作業是進行脆弱度評估，分析個人、社區及地理等三層次的脆弱度因子，釐清有效介入途徑及手段，才能降低群體健康風險，並提高整體公共衛生系統的韌性。

2017-2021 年全球氣溫已創歷史新高，比工業化前高 1.06°C 至 1.26°C 。毫無疑問地，人類活動已對大氣、海洋、冰凍圈和生物圈造成廣泛且明顯的衝擊。溫度上升，強降水頻率和強度增加，區域變化大，強烈颱風比例增加，且各地乾旱期亦增長。以五種排放情境預估，21 世紀末全球均溫約增加 1.4 至 4.4°C，各地平均年降雨量變化在正負 40% 間，區域差異大，且長期乾旱機率增加。

臺灣年平均氣溫在過去 110 年（1911-2020 年）上升約 1.6°C，且近年來增溫趨勢加速，都會區增溫程度約爲全球平均的一倍。暴雨頻率增加，乾旱期亦增長。未來臺灣各地氣溫將持續上升，在不同情境下，預估 21 世紀末之年平均氣溫可能增溫 1.4 至 3.4 °C；高溫 36°C 以上日數增加 6.6 至 48.1 日。降水頻率及強度增加，且地區變異相當大；颱風侵襲個數雖減少但強度將增強；長期乾旱機率增加。

氣候變遷對健康的最直接衝擊爲冷熱傷害以及極端降雨災害。臺灣數據顯示，綜合溫度熱指數（WBGT）與每日最高溫是重要的熱傷害指標；而溫差是重要的冷傷害指標。極端降雨所致水災對健康直接衝擊爲死亡與傷殘，緊接著爲蟲媒、水媒及食媒傳染病風險增加，擁擠之避難所易增加急性呼吸道傳染病或接觸性皮膚傳染病之風險；淹水後地區之過敏性疾病風險增加；長期影響則是心理健康。

氣候變遷透過影響溫濕度、降雨量、空氣品質、飲水及食物之品質與產量、土壤品質、生物多樣性、生態系優勢物種變化等不同環境途徑，間接地影響民眾健康。氣候變遷與人爲系統彼此互相影響也會改變上述途徑。需要瞭解這些途徑及交互作用，才能研擬有效調適策略降低整體衝擊風險。已知受氣候變遷影響之間接健康衝擊，包括蟲媒傳染病、水媒與食媒傳染病、空氣污染物及過敏原、糧食與營養、勞工健康、以及人畜共通、再現及新興傳染病與心理健康。

地球面臨氣候變遷威脅，需要全世界共同減碳，才能減緩氣候變遷；而各地政府與民眾也必須加強因應氣候變遷衝擊之基礎建設以及強化自身益於健康之條件，以提昇社會及個人之韌性。爲了維護星球永續及人類健康，最好能鼓勵可同時減少溫室氣體排放，且對促進健康具有直接益處的「共效益」策略。臺灣政府已開始積極面對氣候變遷之衝擊，有賴全體國民共同努力，才能減少氣候災害帶來的整體健康及公共衛生系統之風險。

關鍵名詞

調適能力（adaptive ability）
氣候（climate）
氣候變遷（climate change）
共效益（co-benefit）
暴露（exposure）
氣候危害事件（hazard）
健康調適策略（health adaptation）
星球健康（planetary health）
韌性（resilience）
災害風險（risk）
敏感性（sensitivity）
脆弱度評估（vulnerability assessment）
脆弱度（vulnerability）
天氣（weather）

複習問題

1. 何謂星球健康？
2. 請說明氣候變遷之脆弱度評估之目的及重點。
3. 請簡要說明臺灣氣候變遷的現況與未來趨勢，可分溫度、降雨、災害天氣等方向說明。
4. 請說明氣候變遷對冷熱傷害之影響，哪些類的族群是脆弱族群？
5. 請說明氣候變遷所致暴雨對健康之可能衝擊，哪些類的地區是脆弱地區？
6. 請說明氣候變遷對蟲媒傳染病的可能影響途徑與健康衝擊，哪些類的地區是脆弱地區？
7. 請說明氣候變遷對水媒及食媒傳染病的可能影響途徑與健康衝擊。

8. 請說明氣候變遷對空氣污染的可能影響及其加乘作用，哪些類的地區是脆弱地區？

9. 請說明氣候變遷對糧食及營養的可能影響途徑與健康衝擊。

10. 何謂氣候與健康的「共效益」策略？請舉例說明。

引用文獻

1. Waage J, Yap C, Bell S, et al. Governing the UN Sustainable Development Goals: interactions, infrastructures, and institutions. Lancet Glob Health 2015;**3**:e251-52.
2. IPCC. Summary for policymakers. In: Field CB, Barros VR, Dokken DJ, Mach KJ, Mastrandrea MD, Bilir TE, Chatterjee M, Ebi KL, Estrada YO, Genova RC, Girma B, Kissel ES, Levy AN, MacCracken S, Mastrandrea PR, White LL, eds. Climate Change 2014: Impacts, Adaptation, and Vulnerability. Part A: Global and Sectoral Aspects. Contribution of Working Group II to the Fifth Assessment Report of the Intergovernmental Panel on Climate Change. Cambridge University Press, Cambridge, United Kingdom and New York, NY, USA, 2014;1-32.
3. IPCC. Summary for Policymakers. In: Masson-Delmotte V, Zhai P, Pirani A, Connors SL, Péan C, Berger S, Caud N, Chen Y, Goldfarb L, Gomis MI, Huang M, Leitzell K, Lonnoy E, Matthews JBR, Maycock TK, Waterfield T, Yelekçi O, Yu R, Zhou B, eds. Climate Change 2021: The Physical Science Basis. Contribution of Working Group I to the Sixth Assessment Report of the Intergovernmental Panel on Climate Change. 2021.
4. World Meteorological Organization (WMO). United in Science 2021. 2021. public.wmo.int/en/resources/united_in_science. Accessed Dec 17, 2021.
5. 臺灣氣候變遷推估資訊與調適知識平台：IPCC AR6 報告之氣候科學重點發現——臺灣版。2021。https://tccip.ncdr.nat.gov.tw/upload/data_document/20210810154957.pdf. Accessed Dec 17, 2021.
6. Smith KR, Woodward A, Campbell-Lendrum D, Chadee DD, Honda Y, Liu Q, Olwoch JM, Revich B, Sauerborn R. Human health: impacts, adaptation, and co-benefits. In: Climate Change 2014: Impacts, Adaptation, and Vulnerability. Part A: Global and Sectoral Aspects. Contribution of Working Group II to the Fifth Assessment Report of the Intergovernmental Panel on Climate Change. Cambridge University Press, Cambridge, United Kingdom and New York, NY, USA, 2014;709-754.
7. 氣候變遷與健康委員會：氣候變遷與健康。苗栗縣：國家衛生研究院，2017。

第9章 環境影響評估與健康風險評估

陳美蓮　撰

學習目標

一、介紹環境影響評估的觀念、理論與作法，並以臺灣的環評制度為例，說明如何透過環境影響評估，提供開發行為的決策基礎與形成預防性環境管理計畫，讓經濟發展與環境社會衝擊取得平衡，達到永續發展的目標

二、以環評制度中危害性化學物質暴露為例，說明健康風險評估的架構，個體與群體暴露劑量之計算、暴露與健康風險分布的呈現，以及量化風險過程中不確定性的處理

前　言

1962 年，Rachel Carson 發表《寂靜的春天》（*The Silent Sprint*, 1962），引發社會大眾對於化學物質使用的環境生態危機感到焦慮，開啓 1960-1970 年代的環保運動，並催生環境保護的立法，在此背景下，美國國會於 1969 年通過《國家環境保護法》（National Environmental Protection Act, NEPA），明示「人爲活動取用環境資源時，不應該造成環境破壞、安全與健康風險以及其他非刻意的不利後果」，並將環境影響評估（environmental impact assessment, EIA）政策入法，成爲目前全球超過 180 個國家採行的環境影響評估制度的先驅。

除了人類活動的環境衝擊之外，當時民眾對於化學物質，特別是致癌性化學物質暴露的慢性健康危害，更是恐慌，最典型的例子是 1958 年美國國會通過「The Delaney Clause」——禁止任何會引發人類或實驗動物癌症的化學物質添加於食物中，此一規定被納入其《食品、藥物及化妝品法》（The Food, Drug, and Cosmetic Act）中，此規定雖符合保護民眾健康優先的預警原則（precautionary principle），但既不科學也不切實際，因爲沒有考慮到暴露與效應之劑量關係。在職業衛生保護勞工的法規中，亦曾發生美國石油公司提告當時的職業安全衛生署，指控其所規定的作業環境空氣中致癌物質「苯」的容許暴露標準沒有科學依據。此外，生活中消費產品，如何制定關注成分的管制標準，均同樣面臨化學物質濃度多低才安全以及低濃度長期暴露的健康風險爲何等等充滿不確定性的決策風險。對於不同行政部門的管理者而言，如何兼顧經濟發展與民眾健康，以及如何處理涉及民眾健康議題時的決策不確定性風險，均是當時關注問題。在這樣的背景之下，催生了「健康風險評估」（health risk assessment, HRA）制度，希望可以透過建立充分且客觀的數據，提供法案決策的科學基礎。美國國家研究委員會因而於 1983 年出版一份標題爲：*Risk Assessment in the Federal Government: Managing the Process*（《聯邦政府的風險評估：管理其過程》）的紅色封面報告，後來被稱爲「紅皮書」，即是爲了提供美國聯邦各部門立法決策的科學基礎，也是第一本建立健康風險評估與管理架構的書籍。

環境影響評估的社會範疇即包括健康風險評估，兩者均是對未來風險的預測，同屬於風險評估的應用範疇，只是前者評估層面更廣，透過風險評估可瞭解開發行爲可能帶來的不良及非故意的後果（包括健康影響），再由風險管理者善用風險評估所收集的資訊去控制或減輕這些不良後果。因此，本文將環境影響評估與健康風險評估撰寫成一章，並且將後者聚焦於環境健康風險，希望讀者從公共衛生的角度對環境影響評估與健康風險評估的理念、內涵及目的有連貫性的認識。

第一節　環境影響評估

一、環境影響評估之定義

聯合國歐洲經濟委員會（United Nations Economic Commission for Europe, UNECE, 1991）將環境影響評估（EIA）認定是：開發行爲對環境影響的一種評估 [1]；Petts（1999）指出，EIA 是一種技術或系統性的過程，藉此讓開發者與其他相關人去收集開發行爲對環境影響的資訊，作爲主管機關決定計畫開發准駁之參考 [2]。國際環境影響評估學會（The International Association for Impact Assessment, IAIA, 2009）對環境影響評估的定義是：開發計畫在決策及執行前，事先對其可能造成生物自然環境（包括：空氣、噪音、水、土壤、土地、地理、交通、景觀、視覺）、社會經濟環境（包括健康）及其他層面的影響所做的鑑別、預測、評估及減輕的過程 [3]。綜合以上 EIA 的定義及演進，說明 EIA 是在規劃一個開發計畫之前，對其可能造成環境不同面向的衝擊所做的預測與評估，並對評估結果提出減輕對策，提供決策參考。現代的 EIA 更強調事前預防，透過系統性、全面性、跨學門的策略，在開發活動之前，先評估對環境各層面可能造成的後果，並採取前瞻性之防患與治本策略，將開發行爲的經濟利益與環境影響的衝突降到最低，以平衡環境、經濟，及社會三構面，達到環境保護及永續發展的目標。

二、環境影響評估之內涵

（一）EIA 涵蓋開發行為整個生命週期

EIA 是針對尚未發生的開發行爲，從規劃、施工、營運、變更、停止營運、到環境復原階段整個生命週期所做的評估。同時，EIA 也是一個過程，主要由四個階段所組成，包括：（1）EIA 前期；（2）準備 EIA 報告；（3）審查與准駁；（4）EIA 追蹤 [3]。

EIA 前期爲篩選期，主要工作爲確定開發行爲是否需要準備 EIA，大多數由政府決定，不過一些國際贊助單位，例如：世界銀行，也會自訂其經費贊助計畫是否需要準備 EIA 及相關規範。有的採正面表列應執行 EIA 之開發類別並設定門檻（如：開發面積或位於環境敏感區位），另一種則是採個案認定，開發者參照公告檢核表填寫後，申請認定。我國是採前者，以正面表列明示。

需要準備 EIA 的計畫，將歷經評估範疇之界定、替代方案之選擇、建立環境基線條件狀況或現場調查、擬定評估及減輕對策和環境管理計畫、研提環境影響評估報告、辦理公眾參與、環境影響評估報告定稿、環境影響評估審查及准駁、決策溝通（無論許可或駁回）等。

通過的開發計畫，則進入 EIA 追蹤期，從開發計畫施工、營運、變更原計畫、停止營運到後續環境復原，必須切實執行環境管理計畫、環境監測、減輕對策等 EIA 報告所記載的內容，接受主管機關追蹤及審查結論遵從性之考核等。

（二）開發計畫影響顯著性之判定

雖然大部分 EIA 法規已將評估項目內容法制化，不過，開發行為不僅涉及公共財環境資源的衝擊，而且容易對場址周遭民眾造成影響，如何在開發規劃階段廣納資訊、保護利害關係人權益，使符合國際潮流規範——《奧爾胡斯公約》（Aarhus Convention）[4] 的公民參與精神，應為民主社會決策的重要機制。

1. 評估對象

聯合國環境規劃署（United Nations Environment Programme, UNEP, 2002）建議以下因素，會決定開發行為受關注程度，應該優先納入評估 [5] ：

（1）環境標準：應優先關注於有環境標準的項目。

（2）公眾關注程度：特別是健康與安全議題，公眾關切議題特別容易被聚焦。

（3）科學或專業證據已呈現的證據，例如：有價值資源庫或生態功能的喪失或破壞、社會價值、生活品質和生計的負面影響、土地及資源利用機會的阻斷。

欲使初期的環境影響評估層面更完整，尚可從以下幾個方向檢視：

（1）全面性影響，包括：直接與間接的，如：物理 / 化學、生態、社會 / 文化、景觀 / 美學；因開發所需的土地使用、資源消耗、能源使用、人口特性、職業、社會平等基礎資源的改變。

（2）特定的影響：包括空氣、水、土壤、土地使用、景觀、陸域、水域、動植物生態等。

（3）不同性質計畫之個別影響、計畫不同生命週期及時間之影響。

（4）類似的計畫已經記載的資料。

（5）社會層面的健康風險：健康風險評估是 EIA 中成長最大的領域。健康包括社會、經濟、文化、心理的健康以及對生活的壓力適應性，應評估開發計畫造成人群健康影響及健康不平等。

2. 影響顯著性之評估方法

影響的顯著性是由影響的特性及影響的重要性所組成。影響特性，例如：影響的種類、大小、程度、期間；而影響的重要性，例如：天然資源喪失、環境資源破壞等。雖然法規有標準，但是當資料不完整或不同來源的資料不一致時，會造成判定的不確定性。因此，可靠且具有公信力的資料庫建立與引用是判定的基礎，至爲重要。開發行爲的影響，可以用建議的預測模式進行推估，例如：針對空氣污染物排放，我國已公告《空氣品質模式評估技術規範》，可引用其中所認可的模式進行模擬 [6]，不過，引用模式進行推估時，必須注意：引用資料的代表性、關聯性、可靠性、假設之適當性、預測模型或軟體之適當性等。

生態、社會、經濟、文化影響的判定，則無法像空氣品質、河川水質一樣有量化的預測模式，通常採用主觀的準則，此時，定性評估可透過廣泛的諮詢不同利害關係人，包括當地居民、社會團體、領域專家的意見來降低主觀上對顯著性判定的失準。

圖 9-1 是影響顯著性的決定架構，可採用決定樹（decision tree）來決定影響之可接受性，分爲三類影響：（1）可接受（無顯著影響）、（2）可控制（達到顯著性門檻）、（3）不可接受。對於可控制的部分，可透過開發者的承諾或法規的控制，成爲可接受的計畫；不可接受者可能透過再設計或避免不良影響，繼續評估計畫影響之顯著性；至於達到顯著性之標準或門檻者（顯著性閾值，如圖 9-2），則可透過減輕對策之環境管理計畫，成爲無顯著性影響計畫。

3. 開發行為正／負面影響之權衡

在開發行爲的 EIA 當中，會碰到正面與負面的影響，例如：帶來就業機會、地方繁榮與空氣污染、景觀破壞等，在環境、社會及經濟並存的永續原則考量下，建議作法是採用權衡法則 [7]，除了運用成本－效益評估之外，以公開透明、公眾參與、嚴謹審查過程，找出較合理的方案，此時徵詢地方的意見被認爲是可採行的決策之一。

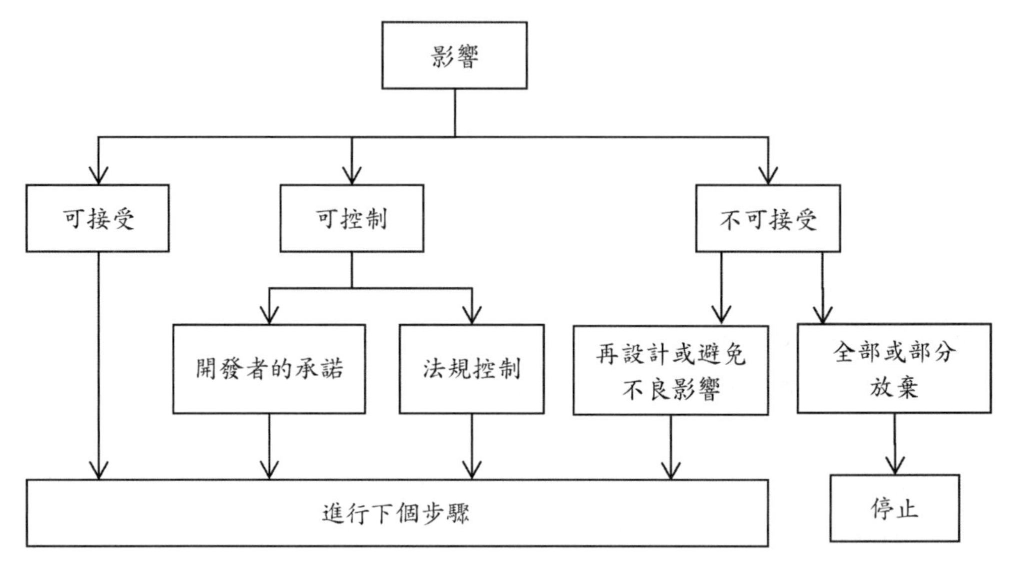

圖 9-1：決定計畫可接受性的決策樹

資料來源：改編自 Sippe, 1999 [8]。

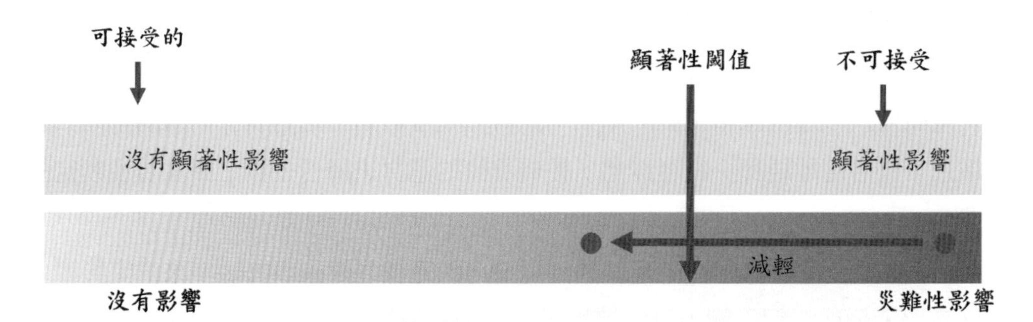

圖 9-2：顯著性光譜－衝擊顯著與減輕

資料來源：改編自：Ehrlich and Ross 2015 [9]。

（三）替代方案

規劃階段經檢視發現開發行爲有潛在環境衝擊之後，提出替代方案成爲避免或減輕衝擊的選擇。開發行爲的替代方案有：替代場址、替代製程或設備、開發規模、替代場址配置圖、替代操作條件、替代環境保護措施。零方案也是替代方案之一，指的是維持現狀，不做任何開發，此時應評估的是，原方案帶來的益處與成本之間的比較，以及預測場址在零開發之下，現在與未來的環境基線趨勢。美國及歐盟將替代方案分析，摘要成三個部分：（1）提出合理替代方案：包括，規劃設計、技術、場址、大小及規模；（2）合理替代方案之評估與比較，以及（3）優選方案及其理由。意即，除了提出開發行爲的替代方案之外，必須將不同方案進行比較分析，並在比較後說明優選方案勝出的理由 [10,11] 。

選擇替代方案的優先順序爲：必要性、開發方式（例如：減少環境影響之優選技術或方法）、優選地點、優選時間及執行細部。

（四）減輕及增進對策

減輕（mitigation）對策是針對開發行爲所鑑定出之顯著不良影響所採取的對策，基本上應該先從避免產生這些潛在影響爲第一優先，其次才是減輕影響，例如：在設計或施工當中，降低在時間與空間上的不良影響，進而對於殘留風險設法採取復原、補償或抵減對策。最後，則是對受影響地區提供其他增進（enhancement）作爲，後者如：開發單位認養鄰近地區被廢棄的採石場，進行生態復育成爲綠地空間。圖 9-3 說明這些對策採取的優先順序層級，表 9-1 則是歐盟 EIA 指令所列的減輕對策類別。臺灣的 EIA 也經常採取這些策略，例如：開發單位承諾以掃街作爲降低揚塵之空氣污染抵減措施、補植原生物種之生態措施以降低開發擾動的生態破壞。這些抵減措施可在 EIA 規劃或審查階段由開發單位與主管機關、公眾、專家諮詢達成共識。

減輕對策必須列入文件紀錄，並納入環境管理計畫及監測計畫，切實執行，才能達到減輕開發行爲對環境無顯著影響的目的。

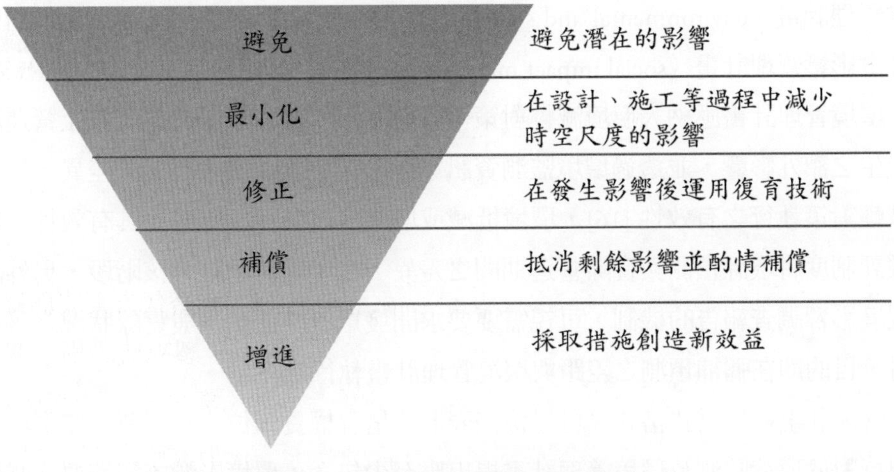

圖 9-3：減輕對策之優先順序層級

資料來源：改編自：Glasson and Therivel 2019 [12] 。

表 9-1：歐盟 EIA 指令所列的減輕對策類別

對策的類型	運作方式
預防型對策	避免影響： • 改變方法或技術以避免不良影響 • 更改廠址，避開環境敏感區域 • 採取預防措施以避免發生不良影響
減輕型對策	減少影響： • 降低規模或搬遷 • 重新設計方案 • 使用不同的技術 • 採取補充措施減少源頭或受體的影響（如隔音屏障、廢氣處理、路面類型）
抵減型對策	在無法避免或降低殘餘不良影響時，從其他方面抵消或補償之措施： • 場地之整治 / 復原 / 恢復 • 安置 • 金錢補償

資料來源：歐盟，2017 [13]。

（五）環境管理計畫

環境管理計畫目的在確保環境影響評估過程，所決定的環境保護事項（包括所做的承諾），有效地延續到計畫的整個生命週期。環境管理計畫應做成文件，記載對開發計畫生命週期所衍生的環境與社會風險所應採取的必要行動。藉此管理計畫，說明應採取行動的人、事、物及時間。它是延續環境影響評估期間承諾到營運階段，乃至停止營運階段的計畫執行橋樑。近期的環境管理計畫已經演進到環境及社會管理計畫（environmental and social management, ESMP）[14]，甚至更針對性地與社會影響管理計畫（social impact management plans, SIMPs）[15] 並列。

環境管理計畫應納入環境減輕對策，管理殘餘風險以及因營運、停止營運階段所產生之額外影響，並透過環境監測資訊掌握眞實與預測風險之間的差異，以及環境減輕對策執行之有效性 [16]，環境抵減或增進計畫執行則應確認其有效性。我國的環評制度將環評預測與實際營運期間之差異，在環評的追蹤考核階段，另外設計了環境影響調查報告的機制，可視需要要求開發單位評估預測與實際狀況之落差與檢討，目的即在彌補預測之差距與環境管理計畫執行之不足。

管理計畫並無正式格式，可以檢核表形式呈現權責單位、時間及工作事項。世界銀行對於環境監測及環境管理計畫提出應至少包含：環境影響內容摘要、減輕對策之描述、環境監測計畫之描述、組織安排、執行期程及報告程序、預算 [17]。

在臺灣，目前亦無既定格式，唯環評案件之開發行爲環境管理，應特別著重在環境影響衝擊及殘餘影響之管理，除了環評書件記載及承諾之外，建議應將回饋檢討機制納入環境管理計畫，透過營運階段資料分析、環境監測結果，比較原先環評預測與眞實影響之差異，檢討環境減輕對策執行之有效性，進一步回饋改善環境管理計畫內容。

（六）成熟穩健 EIA 設計原則

目前已有超過 180 個國家執行 EIA 制度，有些立法嚴謹，但是，可行性低；另一些雖未將 EIA 法制化，卻可執行得完整。其原因相當複雜，最主要決定於所設計的 EIA 制度能否符合該國國情、社會與法制。Berrette and Therivel（1991）指出，好的 EIA 制度應符合以下原則 [18]：

1. 能夠將所提計畫與替代方案相比較，同時提出管理技術及減輕對策。
2. 能夠產生一個清楚的環境影響說明書，並對專家及非專家傳達計畫可能影響的重要性及其特徵。
3. 提供廣泛的公共參與以及嚴謹的行政審查程序。
4. 提供決策者即時且必要的訊息。
5. 必須是可執行的。
6. 納入環境監測計畫、追蹤、考核、及矯正程序。

（七）EIA 的國際趨勢

EIA 針對的是個別開發行爲，無法滿足以平衡環境、社會與經濟治理的全面性永續發展目標，目前國際趨勢朝向整合性評估（integrated assessment），其強調：（1）將評估與結果、據以執行之環境管理三者強力連結；（2）法規之整合；（3）水平整合環境、社會與經濟不同層面之影響；（4）垂直整合不同層級的政策、計畫，方案、專案計畫。整合性評估將環境影響評估的範圍從單一的開發行爲擴大到包括政策、計畫、方案（policy, plan, program, 3Ps），又稱爲策略性環境評估（strategic environmental assessment, SEA），是以環境與永續發展整合爲目的之策略性決策過程 [19]。2003 年聯合國經濟委員會通過將《策略性環境評估議定書》（SEA Protocol）納入 1991 年 EIA 公約附件，此議定書對所有聯合國成員開放，於 2010 年正式生效，截至 2018 年春季，已有 38 個締約方，此議定書適用於計畫與方案 [8]，值得注意的是，該議定書更注重健康衝擊、公共參與、政策及立法。我國環評法已將政府政策環評納入環評法中，讓政府重大政策透過環評與永續發展連結，並作為後續個別開發行為的最高遵循原則，政策環評可視為走向 SEA 的國際潮流。

三、我國環評制度沿革

我國正式推動環境影響評估制度始於民國 72 年，由行政院於第 1854 次會議決議「今後政府重大經建計畫、開發觀光資源計畫、以及民間興建可能污染環境之大型工廠時，均應事先做好環境影響評估工作，再行報請核准辦理。即由院函請有關機關辦理，並由衛生署納入方案。」當時雖已完成環境影響評估法草案，然行政院核示，暫以環評試行方案辦理，因此，我國的環評制度最早是以《加強推動環境影響評估方案》，從民國 74 年到 79 年五年為一期，由前衛生署環境保護局規劃推動，當時，已建置完成以下環境影響評估制度：擬定重大開發行為環評範圍及作業準則草案、編定 11 種開發行為類別之環評技術手冊、審核 35 件環評報告書、環評專業人員訓練、完成環境影響評估法制相關研究等。推動期間，前衛生署環境保護局於民國 76 年升格為行政院環保署。民國 79 年五年方案執行期滿，次年再核定六年期的《加強推動環境影響評估後續方案》，由行政院環境保護署推動環評工作。值得一提的是，此一後續方案曾將環評案審查機關改為目的事業主管機關，後因身兼開發輔導的目的事業主管機關的審議，易遭大眾疑慮以及先前實施經驗，遂在環境影響評估法草案送立法院一讀時，將審查機關改回環保主管機關。當年的環境影響評估法草案，則是在民國 83 年 12 月始於立法院三讀通過，進入環評法制化時代，正式以《環境影響評估法》專法推動環評制度 [20]，因此，我國的環評制度從專法推動迄今已接近 30 年。如今已建置環評法制架構、環評作業行政與技術程序規範，從中央到直轄市及縣市主管機關均有環評審議制度，辦理各類開發行為之管理、監督、審查、追蹤與查核等工作。與他國的環評制度比較，臺灣的環評制度提供環保機關從否決權到監督強有力的把關機制，環評專法上路迄今所累積的豐富實務經驗，使得臺灣的環評制度相對成熟穩健。

我國《環境影響評估法》對「環境影響評估」的定義，請參考附表 9-1。由法律上之名詞定義，歸納我國環評制度的重點如下：

1. 評估標的：包括公私部門之個別開發行為以及政府政策兩類。
2. 評估層面：包括生活環境、自然環境、社會環境及經濟、文化、生態等可能影響之程度及範圍（作者註：健康風險屬於社會環境層面）。

3. 評估方法：以科學方法、客觀態度，進行綜合之調查、預測、分析及評定。

4. 強調事前評估及提出環境管理計畫。

5. 應經公開說明及審查程序。

6. 採兩階段環評程序且通過後應持續追蹤考核。

雖然我國環評制度的評估標的包括政府政策，但是，目前的政策環評審查屬諮詢性質，與一般的開發行爲之環評功能及程序差異極大，因此本文所介紹的環評制度，仍以個別專案之開發行爲爲主。

四、我國應納入環評審查之開發計畫

我國環評法是採正面表列方式，明示開發行爲是否應納入環境影響評估（參考附表 9-1 之環評法規重點整理，讀者可參考該表查詢相關法規及內容），凡是表列之開發行爲、開發規模及場址區位符合《開發行爲應實施環境影響評估細目及範圍認定標準》[21] 者，將認定爲可能對環境有不良影響之虞，應實施環境影響評估。由此可知，開發行爲的性質、規模及場址選擇爲篩選其環境影響顯著性的關鍵。

五、開發行為影響顯著性之判定

雖然我國以正面表列方式認定開發行爲是否對環境有不良影響之虞，而須進行環境影響評估，但是，影響的顯著性則分爲「不良影響」之虞及「重大影響」之虞，其判定是透過委員會審查認定，我國採兩階段環評審查程序的目的，即是讓開發行爲依其影響顯著性之不同做不同廣度及深度的評估，以提高環評執行效率，亦即第一階段與第二階段之環境影響評估書件的準備有所差異。根據我國制度，正面表列的開發行爲規劃，都應先準備「環境影響說明書」（以下簡稱環說書）進行第一階段環境影響評估，經環評主管機關依審查結論，決定應繼續進行第二階段環境影響評估者，開發單位再準備「環境影響評估報告書」（以下簡稱環評書）送審。

環評書件的製作單位爲開發單位，實務上，因評估內容涉及相當多專業技術層面，因此，開發單位多委託顧問公司辦理。爲了讓環說書提供的資訊更完整，以利審查之順利及時效，即便是第一階段的環說書，環評顧問公司準備的項目內容和評估方法、評估範圍亦盡量完整。

環說書與環評書記載事項基本上並無太大差異，不過，對開發單位而言，第二階段環評最大的不同在於環境品質現況調查及評估項目，第一階段環說書的環境現況調查及環境影響評估項目係依表訂的調查項目、調查地點、調查時間及頻率進行，將既定項目按規定程序辦理即可。而第二階段環評，則需要增加多重公開說明程序，並邀集相關人等召開範疇界定會議，此會議的主要目的爲界定評估範疇，換句話說，第二階段環評書需依範疇界定會議決定環境現況的調查項目、內容及方法；而環境影響預測、分析及評定項目亦由範疇界定會議決定。範疇會議中，由於相關機關、團體、學者、專家及居民代表對開發行爲所關切的議題及看法不同，增加很多不確定性及困難度，特別是開發期程因而延宕，難以掌握。

六、環境影響評估書件種類

在我國的環評制度中，整個開發行爲的生命週期均列入環境影響評估，因此，EIA 報告依各階段不同目的，可分爲 EIA 第一階段環評之「環境影響說明書」、進入第二階段環評之「環境影響評估報告書」、營運期間涉及變更異動之「變更內容對照表」、「環境影響差異分析報告」，在追蹤考核階段，發現對原來預測有疑慮或開發行爲造成環境不良影響時，監管機關得命開發單位提出「環境影響調查報告」或限期提出「因應對策」。圖 9-4 爲我國環評制度中，針對不同開發行階段涉及的環評書件種類。

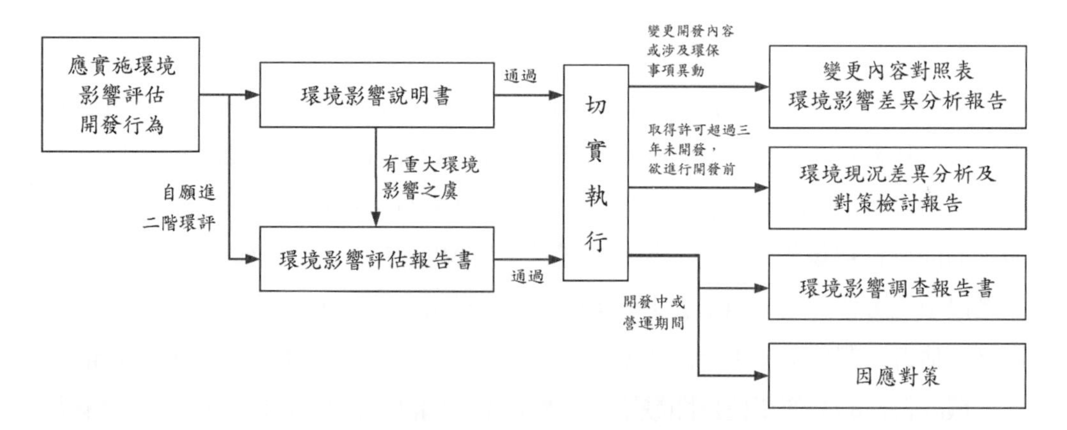

圖 9-4：開發行為生命週期之環評書件種類

七、環境影響評估應評估項目及書件

（一）開發行為場址評估

場址選擇除了營運之地理、人口、資源、經濟活動等便利條件考量之外，場址之使用分區及用地必須符合全國區域計畫及國土計畫法土地管制的最高原則。根據《開發行爲環境影響評估作業準則》（以下簡稱作業準則）第 8 條 [22]，將環境敏感地區以附表明列，開發行爲應避開禁止或限制開發利用；若選擇表列之環境敏感地區，應說明選擇理由且應詳細評估該地區內應予保護之範圍及對象，並且納入環境保護對策。附表所列的環境敏感地區、環境承載與負荷之敏感度請參考作業準則，應優先列入選址評估項目。

（二）環境品質現況調查

依《開發行爲環境影響評估作業準則》之規定 [22]，對於第一階段環評應調查項目、各調查項目之調查方式、調查地點（影響範圍）、調查時間及頻率均有明確規定。第二階段環評應納入調查項目大致上與第一階段環說書差異並不大，但是，最大不同在於調查項目所使用的「範疇界定指引表」於各調查項目、調查方法、調查地點、調查時間、調查頻率、起迄時間均爲空白，須由範疇界定會議決定。

針對環說書的環境現況調查部分，雖然我國的環境資料庫，目前尚在持續整合建置不同時間與空間的歷史監測資料，仍要求開發單位依作業準則之規定，主要引用政府公布之資料，或其他單位長期調查累積之資料，若既有資料不足，再另行現地調查補充更新數據，主要目的在提高引用數據來源的可信度及一致性。社會經濟層面的資料，則是透過問卷調查或實地訪談收集開發行爲影響範圍內社區意見領袖、民眾對開發行爲之意見。

若開發行爲應進入第二階段環境影響評估，則除了前述所列環境調查之外，開發單位於評估範疇界定前，應依環說書之審查結論，篩選環境關鍵項目與因子，併入範疇界定指引表。

（三）環境影響預測及評估

隨著開發行爲之不同開發或營運特性，可能產生之環境影響顯著性亦不同，因此應特別評估之重點項目亦不同。例如：工業區之開發，因著重在評估各種製程產生之有害空氣污染及水污染、危害性化學物質使用之種類與數量、溫室氣體排放、有害事業廢棄物等；大眾捷運系統之開發應調查分析營運時噪音及振動之影響等。爲了建立標準化、客觀、科學之評估程序，以提高評估結果之可靠度，截至 110 年 8 月止我國已公告 11 項環境因子及健康影響評估之技術規範，提供開發單位在製作環說書與環評書，若需要提出相關預測、分析及評估模式時，有所遵循辦理。評估者在引用模式時，應對模式的適用條件、設定或假設之重要參數加以說明，並對其應用於開發行爲之精確性與適當性加以分析，以利閱眾判定評估結果之可信度。

開發行爲對社會經濟影響如：就業、當地經濟活動等；社會影響如：外來人口及其安頓、交通、服務、當地生活品質、福祉、社會犯罪率；社會心理健康影響包括：生活方式改變、社會、心理健康之影響。其他新興影響議題：包括：社會不平等、文化衝擊、搬遷安頓的居住、氣候變遷、生態服務品質之影響，以及多個開發計畫加總之累積影響等，在達成環境、社會及治理並存的永續發展目標（SDGs）的全球潮流下，均已逐漸受到國際間關注，但均尚未有適當的預測評估模式。

（四）環境負荷與開發單位承諾

臺灣地少人多，高密度人口及開發活動集中的結果，使得部分地區達到空氣污染三級防制區的環境負荷，爲了使開發行爲符合環境品質標準或使現已不符環境品質標準者不致繼續惡化，開發場址應以避開中央主管機關認定的環境負荷敏感地區。然而，部分開發單位基於工業群聚及覓地不易等種種因素，而仍選擇這些地區。因應此種狀況，我國作業準則規定，開發單位應採取更嚴格的標準 [22]，例如：最佳可行污染防制（治）技術（best available technology, BAT）、低於排放標值的空氣污染排放量、水污染排放量、總量抵減措施或零排放等方式，使開發場址符合環境品質標準或使現已不符環境品質標準者不致繼續惡化，甚至希望透過實質有效的總量抵減以改善環境負荷狀態。此時，開發單位在評估環境負荷後所設定之排放值，或於環說書、環評書初稿、環評書所作之承諾值，亦或主管機關在書件審查時之設定值（稱爲約定值），經納入環評書件定稿，將視同具有法效性，一併納爲追蹤考核階段的監督項目，此乃目前我國爲了減緩環境負荷與開發行爲衝突的解套機制，被視爲是一種權宜之計。

（五）環保對策及替代方案

1. 環境影響之預防及減輕對策

開發行爲在施工、營運、停止營運乃至環境復原階段，所涉及的活動或行爲，例如：施工階段有整地作業之取土與棄土、噪音或營運階段之用電、用水、廢氣、廢水、固體廢棄物及溫室氣體排放、噪音、振動、危害性化學物質運作等，造成各種環境的影響，均應依各階段之不同環境衝擊，逐項採取對應的環境保護對策、預防及減輕開發行爲對環境不良影響對策，並做成綜合環境管理計畫。

2. 替代方案

經過審愼規劃、預測、評估、審查以及各方關切議題彙整分析後，開發單位可能針對第一階段環說書採取零方案（不開發）、修正原方案而提出其他替代方案，包括：（1）開發地點或路線替代方案；（2）開發方式、開發強度、開發範圍或開發規模以及其他技術規劃替代方案；（3）環保措施替代方案。開發單位應就原方案與替代方案進行比較分析。

經審查認定須進行第二階段環境影響評估的開發行爲，開發單位亦可在此時提出不同可行替代方案，一併列入範疇界定會議討論。

八、環境影響評估作業程序

（一）環境影響評估作業流程

附圖 9-1 爲我國《環境影響評估作業準則》所規定的環評作業流程，重點擇要如下：

1. 第一階段環境影響評估

開發單位經選址評估結果，有屬意的場址之後，應經過資訊公開刊登、舉行公開會議收集民意，檢討納入規劃評估內容。爲了讓當地民眾提前有參與及表達意見機會，開發單位亦可在製作環說書時，由目的事業主管機關轉送相關資料給主管機關預審，這是我國將資訊公開具體規定於環評法規中，以明示開發行爲環評決策之公共參與與透明度機制。

開發單位提送的環說書經環評主管機關辦理審查後，認定不需進行第二階段環境影響評估者，即可由目的事業主管機關依相關規定，決定是否許可該開發行爲之申請，而開發單位在獲得開發許可且尚未開發前，需再舉辦公開之說明會。

2. 範疇界定會議

經認定開發行爲對環境有重大影響之虞，需進行第二階段環評者，環評主管機關應邀集目的事業主管機關、相關機關，團體，學者，專家，及居民代表界定評估範疇。範疇界定會議，所應界定的事項以下：

（1）確認可行之替代方案。

（2）確認應進行環境影響評估之項目：決定調查、預測、分析及評定之方法。

（3）其他有關執行環境影響評估作業之事項。

從風險管理的角度，經判定對環境有重大影響之虞，而需繼續進行第二階段環境影響評估的開發行爲，透過範疇界定會議讓各利害關係人參與、在規劃與範疇界定過程中表達意見、將不同團體的期望納入考慮，以維持公平性、周全性以及避免遺漏某些特定利害關係人的特定問題，可避免營運階段才衍生不可預期的問題，是範疇界定會議主要的目的。

3. 第二階段環境影響評估

應進入第二階段環評的開發行爲，開發單位除了依範疇界定會議決議，完成所應評估調查事項之外，應再辦理資訊公開、舉辦公開說明會並參酌各方意見，編製環評書初稿。接著，由目的主管機關會同環評主管機關辦理，邀請相關代表，進行現場勘查並舉行公聽會，再進入環境影響評估書初稿之審查階段。經環評主管機關環評審查通過，做成審查結論之後，開發單位應將修正認可的環評書及審查結論摘要公告，並刊登公報。

（二）環評審查結論及其法效性

環說書或環評書的審查有以下幾種結論：

1. 通過環境影響評估審查。
2. 有條件通過環境影響評估審查。
3. 應繼續進行第二階段環境影響評估。
4. 認定不應開發。
5. 其他經中央主管機關認定者。

根據環評法之規定，目的事業主管機關在環說書未經完成審查或環評書未經認可前，不得許可開發行為，其經許可者，無效。因此，臺灣的環評制度，賦予主管機關對開發案之否決權，環評制度可說是應提出環境影響評估的開發計畫能否取得許可開發的第一道環保關卡。另外，環評法亦規定，經環評委員會審查通過之環說書或環評書，非經主管機關及目的事業主管機關核准，不得變更原申請內容。換句話說，開發單位應依通過審查的「審查結論」定稿之內容，切實執行。

（三）環評之監督與追蹤考核

根據我國環評制度之規定，通過第一階段環說書或第二階段環評書審查的開發行為，即進入 EIA 的追蹤考核階段，追蹤考核的責任單位為目的事業主管機關，並且由主管機關監督環說書、環評書及審查結論之執行情形。

九、我國環評主管機關及環評書件審查制度

（一）主管機關

我國環境影響評估之主管機關為行政院環保署以及直轄市、縣（市）政府的環保機關，開發案件之環評書件依開發行為類型、開發規模、國營與非國營事業工廠、場址所在地管轄權責等之不同，分送中央或直轄市、縣（市）主管機關審查，因此，各級環評主管機關均設置有環境影響評估審查委員會，審查環評相關報告書件。

（二）環評委員會組成

以現行行政院環保署環境影響評估委員會為例，該委員會置委員 21 人。委員會由主任委員、副主任委員（分別由行政院環保署署長、副署長兼任）、各部會機關代表 5 人以及具有環境影響評估相關學術專長及實務經驗之專家學者委員 14 人所組成。縣市政府的環評委員會由各縣市政府依《環境影響評估法》第 3 條第 4 項規定成立並獨立運作。

（三）環評委員會任務

環評委員會之任務主要為審查各環評書件，包括：環說書、環評書初稿、環評

書、環境影響差異分析報告、變更內容對照表、環境現況差異分析及對策檢討報告、環境影響調查報告書、環境影響調查、分析及因應對策等，均列入環評委員會審查。

第二節　健康風險評估

一、健康風險評估制度緣起與發展

1980 年美國國會通過一項公共法案，要求國家科學院（National Academies of Sciences, NAS）下的國家研究委員會（National Research Council）必須強化聯邦各行政部門在制定「致癌物及公共健康危害物」法規政策的科學基礎。為此，國家研究委員會於 1983 年出版一份標題為：《聯邦政府的風險評估：管理其過程》（*Risk Assessment in the Federal Government: Managing the Process*）的「紅皮書」，作為聯邦各部門立法決策的科學基礎 [23]，這是美國第一份風險評估的官方文件，它運用風險評估技術將科學與決策進行連結，並且試著解釋風險預測的不確定性，此書成為建立健康風險評估與管理架構的重要參考書籍。

在推估民眾暴露的健康風險時，面臨的挑戰是，不僅污染物在環境中的濃度分布變異極大，民眾個體之間的感受性差異也很大，以最大暴露族群的預設值雖然最為保守，但是與眞正値之間的差異有多大？存在相當大的不確定性，也不符合大部分民眾暴露的眞實狀況。因此，繼紅皮書建立風險評估架構之後，如何呈現暴露與風險的異質性，傳達更具訊息性的風險估計，成為必須持續檢討改善的方向，於是，1994 年國家研究委員會又出版另一本藍皮書《風險評估的科學與判斷》（*Science and Judgement in Risk Assessment*）[24]，此書將風險評估的執行步驟進行檢討及標準化，並建立持續檢討改善機制，使風險評估過程及結果更經得起科學及大眾檢驗。

作為決策科學基礎的風險評估，其結果應與風險管理緊密連結，方能達到解決問題的目的。因此，1996 年美國的國家科學院（NAS）在 *Understanding Risk: Informing Decisions in a Democratic Society* 的報告中指出 [25]，在風險評估之前，應專注在界定問題，釐清所要風險管理的選項，各選項的風險差異如何？哪些人會受到影響？哪些是風險評估的重點？此一分析過程，應該正式列為風險分析前期重點之一，以正確界定風險評估的執行範疇，並使評估結果眞正可用於決策與風險管理。2009 年美國的國家研究委員會（National Research Council）出版一本銀皮書——*Science and Decisions: Advancing Risk Assessment* [26]，此書即強調，既然風險評估是風險管理重要的工具之一，爲了讓風險管理更具包容性及可行性，風險評估者應在風險評估規劃前期，與風險管理者密切討論，鑑別找出環境與健康問題，釐清哪些數據最關鍵、與哪些風險管理選項最相關，並藉由**問題形成與範疇界定**的系統性風險分析架構與風險管理緊密連結。

從美國的紅皮書、藍皮書到銀皮書，可以瞭解從建立健康風險評估架構、降低預測不確定性到與風險管理連結的風險評估發展脈絡與趨勢，本文爲了闡明環境影響評估之健康風險評估的實務應用，風險評估前期規劃的**問題形成與範疇界定**亦納入說明。

二、健康風險評估的定義

風險（Risk）指的是造成損失或傷害的可能性與嚴重性，常被用來衡量經濟損失、人體傷害或健康效應。本質上，風險面對的是一個具有價值判斷的賭注，其存在以及造成的後果均不確定。開發計畫可繁榮地方經濟，但是，也可能破壞環境品質與民眾健康，造成社會集體風險，此一風險的權衡及承擔，應由社會取得共識。因此，在民主社會，非個人選擇的風險與個人選擇的風險意義不同，不能將兩者的風險值直接拿來做比較。

風險評估（risk assessment）是透過科學的評估方法，檢視構成風險的某些事件或問題，最後呈現風險數值大小，並解釋評估過程的假設與不確定性，以完整呈現科學資訊及可信度，提供決策的參考。換句話說，風險評估是一個科學的預測過程，由風險評估者利用既有的知識和機率原則去預測潛在的後果。之所以採用機率原則，是因爲構成後果的未來事件之發生涉及許多條件，必須應用統計及量化數據去處理這些條件的不確定性，因此，「風險評估」本質上具有機率特性，藉由各種假設的情境去演算可能發生後果的機率及其嚴重性。

健康風險評估（health risk assessment, HRA）則是針對影響人體健康的「危害」（hazard），評估其暴露所造成的健康後果之機率與嚴重性。健康風險評估的標的是構成人體健康威脅的危害物。延續前半部的環境影響評估，本節健康風險評估著重在開發行爲所使用的化學物質，說明其排放造成民眾暴露之健康風險評估內涵。

三、問題形成與範疇界定

（一）應否辦理健康風險評估之認定

從環境影響評估規劃的角度，開發單位應先判定應否辦理健康風險評估，可依據《健康風險評估技術規範》第 12 點規定的「無關聯」認定原則進行判定 [27]，該原則是以「營運階段可能運作危害性化學品達一定規模」以及「營運階段可能釋放危害性化學物質之類別」進行判定，並以解釋令列表說明 [28] 。此外，經濟部爲輔導工廠及污染排放之管理，另於 109 年公告《低污染認定基準》，採負面表列方式，將表列之行業別或製程以外的生產或製造，均歸爲低污染事業 [29]，開發單位可依此原則判定可否免除開發行爲之健康風險評估。不過，從健康風險的角度來看，此一認定原則仍應符合風險可接受性的科學基礎，最重要的是，在環評的追蹤階段，應能確保開發行爲的化學物質排放量不會超過民眾健康風險的可接受水準。因此，除非原已確定特定進駐廠商，否則開發行爲的危害性化學物質排放清單及排放量的不確定性很高，宜建立追蹤查核機制，例如，規定開發行爲之進駐廠商達一定比例之後，對於危害性化學物質運作量達一定門檻者，應辦理健康風險評估，以達到保護環境及民眾健康的目的。

（二）化學物質評估清單之檢視與納入

開發單位應列出未來營運階段可能運作的化學物質清單，逐一檢視是否納入健康風險評估範圍。雖然開發單位在規劃階段可能無法確認進駐廠商，但是仍應先規劃進駐的產業類別，再依其營運生產所使用的原料及涉及的製程，參考營運中相似產業及製程，製作使用化學物質清單，並且從開發行爲涉及的廠場設備、製程、排放管道等，盤點危害物質排放源。

（三）排放量估算

排放量推估應完整納入各種排放源，包括：逸散性空氣污染源、煙囪或點源的管道排放、廢水污染源、固體、污泥及液體廢棄物、意外洩漏等。不同的排放源將決定危害性化學物質在環境介質的流布，進而影響民眾從呼吸、飲用水、食物或土壤的接觸途徑、暴露情境及暴露量。在排放量計算方面，可選用以下方法：（1）直接量測法、（2）質量平衡法、（3）排放因子法、（4）經驗方程式法等。方法選用的優先順序爲 1-2-3-4，由於開發行爲尚未發生，因此，一般會以既有營運中相同製程的營運條件進行估算。

（四）影響範圍分析

考慮到環境介質的擴散性，我國《健康風險評估技術規範》規定，空氣品質模式模擬的範圍應至少涵蓋 10 公里 ×10 公里的區域範圍 [27] 。放流水應涵蓋從排放口以下的承受水體流域範圍。因此，開發單位應標示評估範圍，充分收集範圍內的人口與社會活動特性以及土地利用特性資料，作爲評估危害性化學物質跨介質流布以及民眾暴露情境設定之參考。

四、健康風險評估的步驟

紅皮書提出，健康風險評估應包括以下四個步驟：（1）危害鑑定（hazard identification）；（2）劑量效應評估（dose-response assessment）；（3）暴露評估（exposure assessment）；（4）風險特徵描述（risk characterization）[23] 。以危害性化學物質爲例，第一、要確認此化學物質會產生哪些健康危害？第二、多大的暴露劑量會造成健康危害？隨著劑量增加，造成的健康危害如何變化？第三、開發行爲排放的濃度會造成民眾多大的暴露？最後則是民眾在這樣的暴露濃度下，會造成多大的健康危害？

（一）危害鑑定（hazard identification）

1. 化學物質之毒理資料來源

危害鑑定是在檢視化學物質暴露後，發生不良健康後果的機率，例如：確認化學物質暴露是否造成人類癌症，或對人體不同標的器官的毒性，如：呼吸、神經及生殖系統、急性或慢性效應、特定敏感族群之差異等。過去化學物質的毒性資料大多來自：人類流行病學研究、短期及長期的動物實驗等，近代由於化學物質種類非常多，眞正具有毒性資料的比例太低，在細胞分子技術成熟以及動物福祉等倫理的考量下，國際上已逐漸朝向非動物方法（non-animal approaches）替代測試，開發可快速篩選化學物質是否對人體健康產生不利影響的新方法。於是，目前可查詢化學物質危害的毒理資料有四大類：（1）流行病學研究資料、（2）動物實驗資料、（3）體外試驗資料、（4）非動物之替代測試資料。

（1）流行病學研究資料：從觀察人類有無暴露於危害物質與罹病之間的關係，或者病例組與對照組之間的暴露差異，可以推論暴露與疾病之關聯性甚至因果關係。由於沒有物種間差異的問題，因此，研究資料具有相當高的參考價值，特別是世代追蹤研究或病例對照研究。此類研究另一優勢是有機會利用人體生物偵測、生物指標的內在劑量進行暴露資料的重建。不過，人體研究亦有其限制，包括：橫斷式研究無法得到因果關係。更重要的是，一般生活環境多屬於低暴露水準，或實際環境中存在多種污染物、個人生活習慣及健康維護條件差異、個體間的感受性不同等，無法控制的干擾變數複雜，導致很不容易釐清一般生活環境危害性污染物暴露與效應之因果關係，甚至還可能存在假相關、僞陽性的相關性存在，特別是長期慢性健康效應方面，因此，在引用時需特別注意研究限制。

（2）動物實驗（*In vivo*）：過去提供相當多且重要的毒性及致病機轉的證據，例如：世界衛生組織下的國際癌症研究署（International Agency for Research on Cancer, IARC）的致癌物質分類所採用的數據均來自人類流行病學及動物實驗研究結果。動物實驗主要缺點在於，物種之間類推的合理性，以及高、低暴露濃度的劑量反應關係是否相同的問題，若不同的話，從高試驗劑量外推到低劑量時，將因失眞而造成誤差。

（3）細胞體外試驗（*In vitro*）：主要作爲毒性機轉的篩選研究，例如：致突變性 Ames test 基因毒性、姊妹染色體交換（sister chromatid exchange assay, SCE）、微核試驗（micronucleus test）等，可用來快速篩選化學物質的基因毒性，作爲潛在致癌性的參考。其最大優勢是便宜又快速，但是，需要搭配動物實驗或流行病學加以驗證。

（4）非動物測試（non-animal approaches）方法：近年來基於動物倫理議題，加上計算毒理學的發展，使得非動物替代測試方法，成爲大量化學物質毒性篩選的快速且有效方法 [30,31] 。例如：美國環保署的 21 世紀毒理學計畫（Tox21）建置的美國 EPA ToxCast 資料庫，開發高通量化學物質篩選評估工具及數據庫、定量構效關係（quantitative structure activity relationship, QSAR）的計算毒理學預測工具等 [32,33] 。

2. 依法規規定確認危害物質清單

以環評報告爲目的的健康風險評估，建議參考我國環保署的《健康風險評估技術規範》[27] 建立危害物質清單，依據該規範，凡是環保署、相關機關或國際環境保護公約公告或定期修正之最新清單所列者，均應納入健康風險評估標的。不過，基於大部分的化學物質尚無毒理資料，若以保護民眾健康的立場，建議可不限於法規規定清單。

3. 危害特性確認與分類

經確認危害性化學物質清單後，再參考該規範列舉之資料庫或網站，查詢各物質對人體健康以及動物實驗的毒理危害，並依其致癌性與非致癌性物質分成兩類，以便分別分析各化學物質暴露之致癌與非致癌風險。致癌性物質可參考 IARC 公告的致癌性分類表（表 9-2），將所列的 group 1、2A 及 2B 化學物質，均歸入致癌性物質風險評估清單 [34]。值得注意的是，致癌物質可能同時具有非致癌的健康效應，此時，該化學物質應分別列在致癌與非致癌物質清單中。最後，再根據毒理資料庫檢索結果，逐一列出其物理及化學特性、作用標的器官、急毒性與慢毒性的參考劑量（reference dose, RfD）或參考濃度（reference concentration, RfC），屬於致癌物質者應另列出其致癌斜率（cancer slope factor, CSF），供後續的風險評估分析。

表 9-2：國際癌症研究機構公告的致癌性分類表

分類	說明
1 類致癌物	流行病學上確定為人類致癌物（carcinogenic to humans, 121 種）
2A 類致癌物	流行病學證據有限，但是動物實驗證據充足，為人類可能致癌物（probably carcinogenic to humans, 93 種）
2B 類致癌物	流行病學證據不足，但是動物實驗證據尚不充分，為疑似人類為致癌物（possibly carcinogenic to humans, 320 種）
3 類致癌物	流行病學證據不足，而且動物實驗證據有限，無法判定為人類致癌物（not classifiable as to its carcinogenicity to humans, 501 種）

註：2022 年 4 月 8 日更新。

（二）劑量－效應評估（dose-response assessment）

劑量效應關係之意義請見本書第一章「毒理學概論」。一般的暴露劑量在生活環境中指的是環境介質的濃度。從外在暴露劑量到引起毒理作用，此一劑量效應關係的影響因素有：危害性化學物質的物理及化學特性（涉及人體的暴露途徑以及暴露後在體內的吸收、分布、代謝及排除）、研究對象（如：人類或動物以及成人或孩童)、暴露途徑(涉及吸收、分布)、暴露介質進入體內的內在劑量、暴露濃度與最終標的器官實際劑量的關係、以及所觀察的效應種類(如:致癌性、神經毒性、生殖毒性)等。

劑量效應關係通常**依據動物實驗或調查數據資料**進行評估,但是,實驗數據通常以較高的實驗劑量,得到可觀察的不良效應,此劑量一般都遠高於實際環境下所暴露的濃度。因此,需要利用數學模式,將高劑量所得的實驗數據,外插估計人類實際低暴露劑量之風險,此一估計是造成劑量－效應關係不確定性的重要來源,包括:(1)從實驗動物外推到人類的物種差異;(2)個體間差異;(3)高劑量與低劑量效應之差異,通常暴露在低劑量時,生物具有在高劑量時所沒有的代償調適機制;(4)所觀察的終點效應－作用模式(mode of action, MoA),不同的 MoA,劑量效應關係可能不同。MoA 是引發特定效應的定量基礎(包括特定健康效應或癌症),可據此進行後續的非線性或線性劑量效應評估,進而查詢健康風險評估的重要參數－劑量效應因子,如:非致癌性物質的參考劑量(RfD)或參考濃度(RfC;適用於空氣濃度)或致癌物質之斜率因子或致癌效力(slope factor or cancer potency)。說明如下:

1. 非線性劑量效應評估

非線性劑量效應評估指的是化學物質的暴露有閾值(threshold)存在,因此會著重在找出未觀察到不良效應之劑量(no-observed-adverse effect level, NOAEL)或可觀察到不良效應之最低劑量(lowest-observed-adverse effect level, LOAEL),以進行健康風險評估重要參數——RfD 或 RfC 的推估。有關 threshold, NOAEL, LOAEL 的取得以及所涉及的不確定因子(uncertainty factors, UFs),請見本書第 1 章「毒理學概論」。

2. 線性劑量效應評估

線性劑量效應指的是只有在排除暴露的情況下,才不會觀察到不良影響的效應,也就是此危害物質的暴露沒有一個安全的閾值存在。過去對於致癌性物質的風險評估,都假設爲無閾值,應以線性劑量效應進行評估,其基本假設是只有在沒有暴露的情況下,才不會有癌症效應產生(如圖 9-5)。

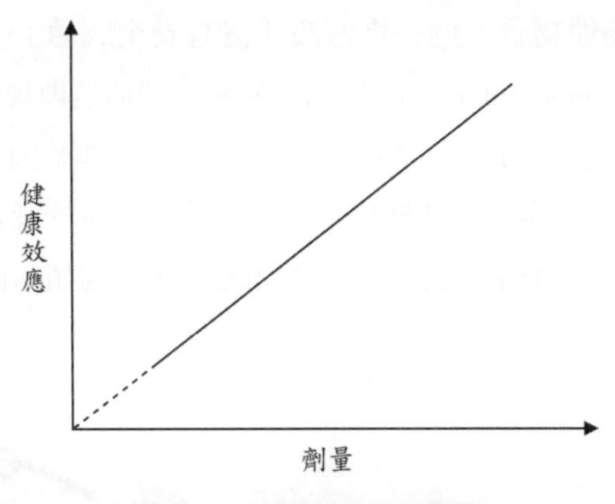

圖 9-5：線性劑量效應關係

統計上，即利用已知的實驗數據，以給與劑量（X 軸）對應癌症發生率（Y 軸）作圖，再往下延伸至原點（意即沒有劑量亦沒有效應的狀況），得到一條直線，其斜率即稱為斜率因子或致癌效力（slope factor or cancer potency）。化學物質的終生致癌風險評估即是以暴露劑量與斜率因子進行推估，公式如下：

$$\text{Cancer Risk} = \text{Exposure Dose} \times \text{Slope factor} \tag{9.1}$$

3. 基準劑量分析（benchmark dose analysis, BMD analysis）

當動物實驗無法得到 NOAEL 時，需要由高濃度外插到低濃度進行推估，此時的 NOAEL 無法說明低劑量下的劑量效應關係斜率，造成相當大的不確定性。因此，美國環保署及歐盟漸漸開始採用基準劑量（BMD）分析。基準劑量是動物實驗中會引起實驗對象某個百分比不良效應的劑量（benchmark dose response, BMR）。例如：在所建立之劑量效應關係中，會產生 5% 或 10% 不良效應之劑量，以 BMD_5 或 BMD_{10} 表示，而 95% 信賴區間之下限，則稱為基準劑量下限值（benchmark dose lower bound, BMDL），一般將此一 BMDL 劑量定為移開點（point of departure, POD），並以此點為 NOAEL，用來估計 RfD 或每日容許攝取量（allowable daily intake, ADI）。BMD 分析是利用較完整的動物實驗毒理資料庫，在符合 BMD 分析模式下，透過 BMD 分析軟體進行分析，獲得 BMDL。當劑量效應因子參數不足時，可取自文獻流行病學或動物實驗數據，進行 BMD 分析，以獲得移開點劑量來代替 NOAEL 或 LOAEL，以避免傳統外插法推估的誤差。1995 年美國 EPA 開始使用 BMD 的方法執行劑量效應評估，並於 2000 年公告基準劑量技術規範 [35]。

另外，針對致癌性物質，過去均假設「沒有安全閾值」，2005 年美國 EPA 也提出以「作用模式」（mode of action, MoA）的風險評估技術規範 [36]，針對致癌物質，若具有基因毒性的物質即認定爲無安全閾值，但是非基因毒性者，則假設具有安全閾值，仍應以 POD 作爲線性外插的起點，並以相對於背景（對照組）發生率額外增加 10% 發生率的劑量估計，即以 $BMDL_{10}$ 作爲閾值。圖 9-6 爲各推估起點的說明。

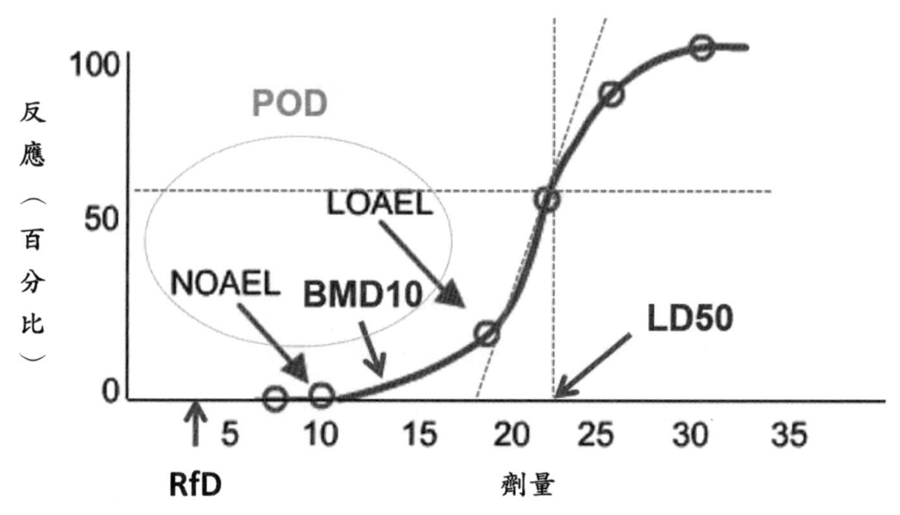

說明
POD：推估起點
BMD10：產生 10%不良效應的基準劑量

圖 9-6：劑量效應關係中的 LD_{50}, LOAEL, BMD_{10}, NOAEL 及 RfD 示意圖

資料來源：ChemSafetyPRO [37]。

（三）暴露評估（exposure assessment）

暴露評估主要探討環境介質中的危害性物質濃度、進入人體之途徑、暴露期間及頻率等因子，以量測或估計個體或群體的暴露劑量。暴露評估涉及兩大部分：（1）環境濃度－此等危害性物質在各環境介質的時空分布；（2）民眾行爲－民眾與此等物質接觸的情境。民眾因所在位置及活動行爲，導致與環境介質中的污染物接觸。暴露評估通常以環境介質中的濃度作爲民眾的外在暴露劑量，並藉由不同的暴露情境（exposure scenarios），推估群體暴露劑量之平均值及其分布。暴露情境必須特別納入不同敏感族群，如孩童、孕婦與老人等，分別推估其污染物暴露量。重點內容如下：

1. 環境介質濃度推估

開發計畫應盤點各種危害性物質的排放源、計算排放量，並採用擴散模式及多介質傳輸模式模擬，推估影響範圍內各環境介質在不同空間的濃度。模式選擇部分，我國環保署已公告《空氣品質模式模擬規範》及《空氣品質模式評估技術規範》、《河川水質評估模式技術規範》、《土壤及地下水污染場址健康風險評估評析方法及撰寫指引》，可依不同環境介質選擇其中認可的模式進行模擬，作爲排放源排放至各環境介質之擴散模擬依據，以估計各環境介質（空氣、飲水、食物、土壤、底泥等）中危害性化學物質之濃度。

（1）大氣擴散模式

我國常用工業污染源複合模式（industrial source complex short-term dispersion model, ISCST3）進行空氣污染物擴散模式評估 [38] 。實務上係依《空氣品質模式評估技術規範》，從中央氣象局取得模擬區域過去 5 年氣象測站資料，應用 ISC 空氣污染擴散模式，逐年模擬最高年平均濃度以估算直接呼吸暴露劑量 [6] 。空間濃度方面，模擬範圍至少爲固定污染源至年平均最大著陸濃度點之四倍水平距離爲邊長所構成之正方形區域，或依據我國《健康風險評估技術規範》之規定，至少爲 10 公里 ×10 公里爲範圍 [27]，取得模擬範圍內各區域的最大著陸濃度值及最大總沉降量（$\mu g/m^2/yr$）。最高年平均污染物之乾濕總沉降量可用於多介質傳輸模式模擬，對於可在不同介質之間流布存在的化學物質，依公式估算其在各介質中污染物濃度。至於呼吸急毒性風險，則取過去五年氣象條件，以每小時模擬的最高小時平均濃度估算直接呼吸暴露劑量，影響範圍內各推估濃度則以最高、最低及平均濃度表示。

（2）多介質傳輸模式之模擬

持久性不易分解的化學物質，經常同時在各環境介質中流布存在，造成民眾多重途徑之暴露，此時健康風險評估應以多介質傳輸模式計算來自不同途徑之總暴露劑量。評估者可依據污染物質的環境流布特性（如：是否易被水中懸浮及沉澱物吸附、光解能力大小、生物蓄積性高低、土壤移動性等）、在環境中降解情形（如：土壤半衰期長短）以及各項多介質參數之完整性等，考量是否進行多介質傳輸的評估。多介質模式使用的參數有：污染物的土壤半衰期、Kow（辛醇 / 水分配係數）、Koc（有機碳分配係數）、BCF（生物濃縮因子）、各類食物轉換係數（肉類、奶製品、蛋等）、葉菜類 / 根莖類 / 穀物類的吸收因子等。可參考相關公式，計算由空氣污染物經乾濕總沉降後，進入各土壤、水中、蔬菜、動物、魚等多種介質之

濃度 [39]。

2. 暴露族群之界定

進行群體危害性化學物質暴露量評估時，首要工作爲暴露族群之界定。在暴露族群之界定上，應將開發行爲所排放危害性化學物質之影響範圍內之民眾均納爲暴露族群，需特別注意哪些人暴露劑量最高？這些人居住何處？以及敏感族群，如懷孕之婦女、老人、孩童，或是健康狀態不良之民眾。

3. 暴露情境之選擇

1994 年以前，美國 EPA 是以選取最高暴露個體的估計風險進行管理。藍皮書則建議 EPA 應該以分布圖同時呈現暴露濃度及群眾敏感度的差異，以反映群體環境暴露的異質性，並以更具訊息性的數值範圍作爲風險估計 [24]。不過，爲了讓評估結果可以代表最糟情境，確保最大多數族群暴露在估計風險之下，健康風險評估仍應保守設定情境，並以可能發生之實際情形建構暴露情境，包括：完整建構暴露來源、定義清楚暴露族群及其暴露途徑之情境架構。對於應採用多介質傳輸模擬的物質，應估算不同介質中濃度，若不納入，則應說明不納入暴露途徑評估的理由。總之，暴露情境應盡可能依化學物質的環境流布以及當地民眾生活特性，考慮所有人群、所有可能的暴露途徑及所有可能環境介質之接觸，呈現異質性之暴露分布。

4. 暴露參數之選擇

在暴露劑量計算過程中，引用合理且符合現況的參數極爲重要，亦對健康風險評估結果產生關鍵性影響，重要的參數資料，如環境資料、沉降量、污染物濃度、動物飼養模式、飲食資料、當地民眾之體重、呼吸通氣量、每日飲水量、體表面積等。取得當地暴露參數需要投入相當大的人力與時間，因此，美國加州環保局建議可依個案資料條件，分爲四個層級來執行多介質模式推估：第一層級（Tier-1）爲點估計方式進行，計算個體暴露量；第二層級（Tier-2）用當地的暴露參數，以點估計方式計算；第三層級（Tier-3）以機率分布方式計算，呈現群體之暴露分布；第四層級（Tier-4）以當地暴露參數之機率分布計算，最接近於眞實暴露狀況 [39]。

我國的《健康風險評估技術規範》建議引用行政院衛生福利部國民健康署公布之《臺灣一般民眾暴露參數彙編》[40] 或環保署公布之《土壤及地下水污染場址

健康風險評估評析方法及撰寫指引》[41] 參數資料。暴露劑量分布可利用蒙地卡羅模擬（Monte-Carlo simulation）的機率分布呈現，並取其 50% 與 95% 信賴區間上限分布值進行健康風險評估。表 9-3 爲我國與日本、美國的保護環境暴露標準參數比較。

表 9-3：我國與日本、美國的保護環境暴露標準參數比較

<table>
<tr><th rowspan="2">項目</th><th colspan="2">臺灣</th><th colspan="2">日本</th><th colspan="2">美國</th></tr>
<tr><th>男</th><th>女</th><th>男</th><th>女</th><th>男</th><th>女</th></tr>
<tr><td>壽命（year）</td><td>73.5</td><td>79.7</td><td>77.7</td><td>84.6</td><td>72.1</td><td>78.9</td></tr>
<tr><td>體重（kg）</td><td>70.6</td><td>58.4</td><td>64.0</td><td>52.7</td><td>78.1</td><td>65.4</td></tr>
<tr><td>身高（cm）</td><td>170.0</td><td>158.6</td><td>166.5</td><td>153.3</td><td></td><td></td></tr>
<tr><td>體表面積（cm²）</td><td>15078</td><td>13393</td><td>16900</td><td>15100</td><td>19400</td><td>16900</td></tr>
<tr><td>呼吸率（m³/ 日）</td><td>18.0</td><td>12.2</td><td colspan="2">17.3</td><td>15.2</td><td>11.3</td></tr>
</table>

資料來源：臺灣一般民衆暴露參數彙編 [40]。

5. 暴露劑量推估

暴露劑量是由吸入、食入及皮膚暴露於危害性化學物質的濃度與接觸強度（暴露期間、頻率）所構成，其計算公式如下：

（1）吸入途徑

暴露之終生平均每日暴露劑量（life-time average daily dose, LADD），依下列公式計算：

$$LADD_{inhalation} = \frac{C_{tw} \times IR_{inhalation} \times AF_{inhalation}}{BW} \times \frac{ED}{AT} \qquad (9.2)$$

其中：

$LADD_{inhalation}$：吸入途徑之終生平均每日暴露劑量（mg/kg/day）

C_{tw}：周界大氣中危害性化學物質之平均濃度（mg/m^3）

$IR_{inhalation}$：每日呼吸量，單位：m^3/day

$AF_{inhalation}$：吸入途徑之危害性化學物質吸收分率（%），若以潛在劑量（potential dose）計算，則 AF ＝ 1

BW：人體平均體重（kg）

ED：人體平均暴露時間

AT：暴露到事件發生的平均時間

（2）食入途徑

暴露之終生平均每日暴露劑量，可依下列公式計算：

$$LADD_{ingestion} = \frac{C \times IR_{ingestion} \times AF_{ingestion} \times LFC}{BW} \times \frac{ED}{AT} \quad (9.3)$$

其中：

$LADD_{ingestion}$：食入途徑之終生平均每日暴露劑量（mg/kg/day）

C：食物或飲水中危害性化學物質之濃度（mg/L, mg/kg）

$IR_{ingestion}$：食物或飲水之每日攝入量，單位：L/day, kg/day

$AF_{ingestion}$：食入途徑之危害性化學物質吸收分率（%），若以潛在劑量（potential dose）計算，則 AF = 1

LFC：local food consumption，自產食物攝取比例（%）

BW：人體平均體重（kg）

ED：人體平均暴露時間

AT：暴露到事件發生的平均時間

（3）皮膚途徑

經由皮膚暴露之終生平均每日暴露劑量可依下列公式計算：

$$LADD_{skin\ absorption} = \frac{C \times M_S \times SA \times AF_{skin\ absorption}}{BW} \times \frac{ED}{AT} \quad (9.4)$$

其中：

$LADD_{skin\ absorption}$：皮膚暴露途徑之終生平均每日暴露劑量（mg/kg/day）

C：皮膚接觸之環境介質中危害性化學物質濃度（mg/L, mg/kg）

M_s：單位皮膚面積接觸之環境介質量（L/m^2, kg/m^2）

SA：每日接觸環境介質之皮膚表面積（m^2/day）

$AF_{skin\ absorption}$：皮膚暴露途徑之危害性化學物質吸收分率（%），若以潛在劑量（potential dose）計算，則 AF = 1

BW：人體平均體重（kg）

ED：人體平均暴露時間

AT：暴露到事件發生的平均時間

(4) 急毒性暴露評估

一般此情境僅考慮吸入暴露，是以排放源在排放時間內之平均小時排放量進行五年之逐時模擬，並以最大之小時濃度計算急毒性危害指標（acute hazard quotient, AHQ）[42,43]。

(5) 多介質暴露之總暴露劑量推估

主要根據空氣擴散模式、多介質傳輸模式等環境傳輸模式模擬結果，估計暴露族群經由吸入、各種食物食入及皮膚吸收等途徑暴露之劑量。估算時分別考慮暴露時間的長短、頻率與人體之體重，一般使用標準劑量單位，即每天每公斤體重攝取多少毫克之危害性化學物質爲單位，分別列出每一暴露途徑中的各種危害性化學物質的暴露劑量進行加總。

6. 暴露評估之變異性與不確定性

暴露評估的變異性與不確定性來源有：污染物的排放特性、污染物在環境之傳輸擴散特性、群體之年齡、生活習慣、時間活動型態（time-activity pattern）所造成的暴露接觸與時空分布特性等。

暴露評估有兩種呈現方式：(1) 定率型模式（deterministic model）之點估計，多數以最大暴露族群（most exposed population）評估最糟情境暴露之健康風險，用於篩選式風險評估；(2) 機率型模式（probabilistic model）之暴露量分布，呈現群體暴露評估過程中來自參數變異或不確定性所造成的暴露估計，是較完整的呈現方式 [44]。美國 EPA 在暴露評估準則中建議，暴露劑量之計算應以群體暴露分布的高端百分位（至少是第 90 百分位）來呈現合理的最大暴露值（reasonable maximum exposure, RME）[45]。圖 9-7 呈現兩種暴露評估模式的差異。A 圖暴露參數均取定值（例如：濃度、暴露時間、攝取率等），可作爲最糟情境之個體暴露估計；B 圖則各參數均爲一個分布，後者反應族群暴露分布實態。

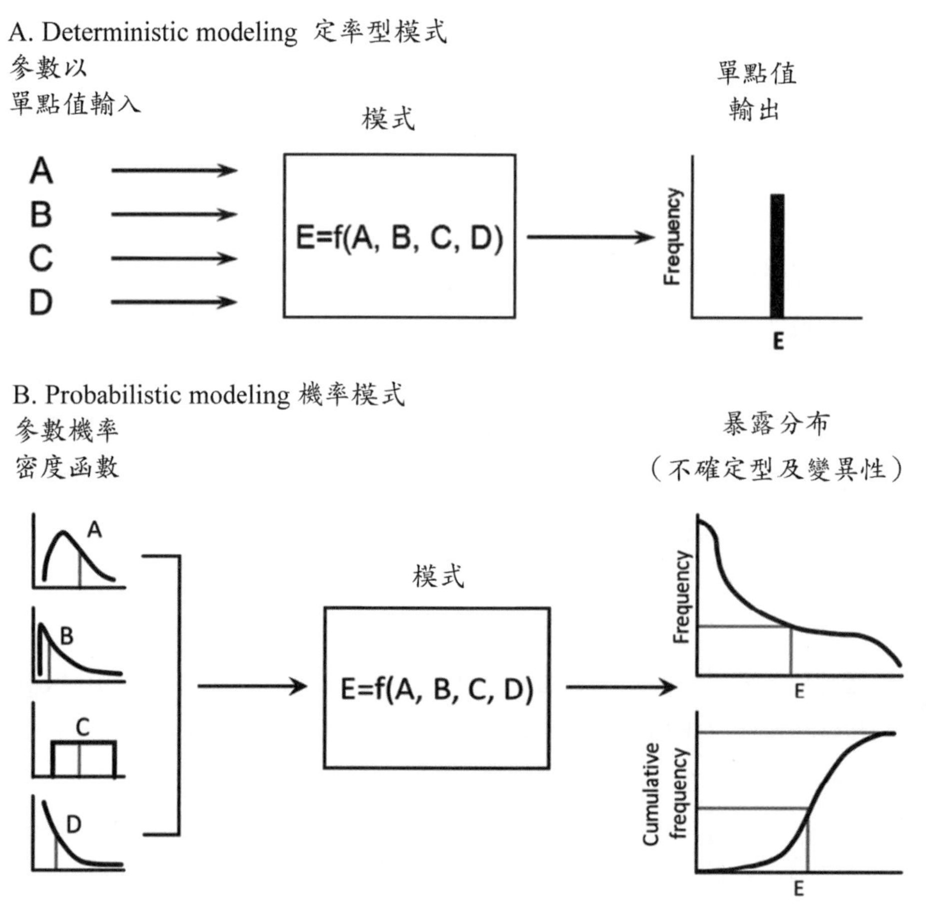

圖 9-7：暴露評估的兩種呈現方式，A: 定率型模式；B: 機率型模式

資料來源：Maslia and Aral, 2004; US EPA, 2019 [46,47]。

（四）風險特徵描述（risk characterization）

風險評估的最後一步——風險特徵描述，是結合不同的暴露情境所得的暴露劑量分布與劑量效應關係去估計個體或群體，在這些暴露條件下所造成的健康風險有多高。風險特徵描述應包括四個工作：（1）產生定量的風險估計值；（2）不確定性描述與分析；（3）風險特徵描述的呈現；（4）結果的溝通。換句話說，除了呈現風險數值之外，應能完整地描述證據優勢、不確定性及假設，以便解釋每個評估階段（危害鑑別、劑量—反應關係、暴露量推估、以及風險值）的可信度。如此完整的呈現風險評估資訊，才能讓風險管理者將風險評估結果與其他資訊，如政治、社會、經濟、工程綜合權衡考量，決定決策選項。

1. 產生定量的風險估計值

（1）致癌風險估算

公式如右：$Risk = LADD_{total} \times SF$　（9.5）

其中：

$LADD_{total}$：經由各暴露途徑加總之終生平均每日總暴露劑量（mg/kg/day）

SF（slope factor）：斜率因子，單位爲（mg/kg/day）$^{-1}$

另外，對於有單位濃度致癌風險值的空氣污染物，可另外以下列公式計算風險：

$$Risk = C \times Unit\ Risk \quad (9.6)$$

其中：

C：環境介質中致癌物質之濃度（空氣 -mg/Nm^3，水 -mg/L，食物 -mg/kg）

Unit Risk：單位風險，指的是暴露於每單位濃度致癌物質會導致癌症的風險。

除非有明確之證據顯示，多種致癌物質具有交互作用，否則各種致癌物質同時暴露時，應各自計算其致癌風險值後，再加總爲總致癌風險。

健康風險評估常常碰到的問題是多大的風險才是可接受的的風險？以工作場所的空氣中苯濃度標準爲例，1978 年，美國石油研究所提告 OSHA 所制定的苯的終生暴露標準沒有科學根據，最高法院裁決，OSHA 必須在訂定標準之前，先確定該化學物質的暴露有顯著風險。當時，OSHA 就採用 10^{-3} 當作判定風險的標準。美國 FDA 對於食物中致癌物質殘留的風險，最初在聯邦公報提出 10^{-8}，最後則以 10^{-6} 定案，1990 年超級基金的污染整治目標則將風險從 10^{-6} 改爲上限 10^{-4}。換句話說，可接受的風險並沒有一個明確的標準，它是屬於風險管理的範疇，不需要由風險評估者決定。我國的健康風險評估技術規範是採用 10^{-6} 當作判定風險的標準，當總致癌風險高於 10^{-6} 時，應採取最佳可行風險管理策略。

（2）慢性非致癌風險估算

非致癌風險值是透過比較推估之平均每日暴露劑量（average daily dose）與危害性化學物質的每日參考劑量，兩者的比值可得危害商數（hazard quotient, HQ）：

$$HQ = ADD/RfD \quad (9.7)$$

若有不同途徑或不同危害化學物質的暴露，則先計算個別途徑或物質暴露的危害商數，再將各種危害性化學物質之各種暴露途徑之危害∑商數加總後，得到危害指標（hazard index, HI）如下式：

$$HI=\sum HQ \tag{9.8}$$

如果危害指標小於 1，表示該暴露條件下，不太可能會產生不良健康效應。如果危害指標大於 1，則表示不良健康效應較有可能發生，需要採取控制策略。意即，HI 不是一個眞實量測的風險，而是評估是否造成風險可能性的判定基準。

（3）急性非致癌風險估算

吸入性急毒危害指標（acute hazard quotient, AHQ_{inh}）之計算如下：

$$(AHQ)_{inh} = C_{acute} \cdot 0.001 / AIEC \tag{9.9}$$

其中：

C_{acute} 採最大小時模擬濃度（$\mu g/m^3$）

AIEC（acute inhalation exposure criteria）爲美國環保署（第 6 區）發展之急性吸入暴露標準（mg/m^3）

當 AHQ 大於 1 時表示有急毒性危害之風險。

2. 不確定性描述與分析

美國環保署認爲，即使使用很精確的資料或複雜的模式進行風險估計，不確定性仍是無可避免，風險評估的不確定性來自兩種：一爲變異性，來自眞實的數據異質性，無法以更多或更好的量測來降低。例如：群體對劑量效應關係的差異或污染濃度的時間及空間差異。由於廣大族群的變異性大，一般應以高端（high end descriptor，90% 或 95% 分位）或中間（central descriptor）的趨勢描述來表達群體中不同個體的風險差異。另一爲預測的不確定性（uncertainty），來自暴露參數的不確定性（例如：吸收率的設定）、情境不確定性（例如：預設暴露途徑）、數據不確定性（來自環境取樣、量測誤差等）、科學模型（劑量－效應關係、作用模式 MOA 的選擇、污染物的環境宿命與傳輸模型）等都造成風險預測的不確定性。

3. 風險特徵描述的呈現

美國環保署認爲，使用機率風險評估（probabilistic risk assessment）可以對評估的結論增加信心 [48] 。透過不確定性評估可瞭解決策選擇的潛在影響，進而進行風險管理。蒙地卡羅模擬經常被使用在不確定性分析，針對某一假設的暴露環境條件與過程，將數據的變異性以累積分布函數描述機率性風險的分布，風險評估者可以選取風險的中間值（如第 50 百分位）及上限值（第 95 百分位）呈現。圖 9-8 呈現利用機率模式（probabilistic modeling）將風險評估不同階段的不確定性及變異性量化，最後所得的風險分布。

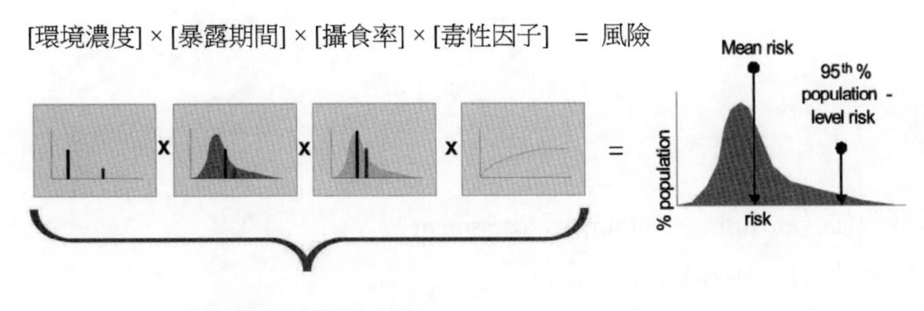

圖 9-8：以機率模式呈現風險估計之分布

資料來源：US EPA, 2014 [48]。

結　語

環評制度係基於經濟發展不應以破壞環境爲代價之環境保護理念而設立，是各國推動環評制度共同的核心價値，執行上應秉持在開發行爲規劃之初，將環境保護系統性置入規劃及決策的原則，讓環評之作法自然成爲計畫決策及規劃的一部分，有助於形成兼顧經濟發展與環境保護的開發計畫。民國 79 年，我國在規劃環評制度之初，當時的經建會建議「以擬議計畫之主管機關爲審查主體」。不過，我國的環評制度建置於經濟建設快速發展及社會環保行動蓬勃發展的 1980 年代，因而發展出環評主管機關對於開發案件具有准駁權的特有審核制度，多年來社會對於將准駁權回歸到目的事業主管機關，仍存在不同的意見，未有共識，唯若要回歸目的事業主管機關，則各部會環境保護與污染預防的專業人力訓練刻不容緩。另外，目前的環評書件多數由開發單位委託顧問公司辦理，建立有效的評鑑機制或對重大開發案件建立超然的評估機制，也是提升書件的正確性與可信度的重要課題。

風險的定量估計過程存在許多不確定因素，風險評估者應秉持專業的科學客觀立場，設法降低人爲不確定性。尤其公共衛生背景者應從毒理學與流行病學、暴露科學的角度致力於化學物質的危害以及劑量反應關係的掌握，並且與環境工程背景的人合作，瞭解化學物質的環境流布特性，進而執行代表性的環境採樣與分析，以取得更接近於民眾眞實的暴露情境、暴露量，以降低健康風險評估的不確定性，提供決策者客觀的決策參考數據。

關鍵名詞

環境影響評估（environmental impact assessment）
健康風險評估（health risk assessment）
影響顯著性（significant impact）
替代方案（alternative proposal）
範疇界定會議（meeting of scope identification）
危害鑑定（hazard identification）
劑量效應評估（dose-response assessment）
暴露評估（exposure assessment）
風險特徵描述（risk characterization）
未觀察到不良效應之劑量（no-observed-adverse effect level）
不確定因子（uncertainty factors）
斜率因子或致癌效力（slope factor or cancer potency）
基準劑量分析（benchmark dose analysis）
暴露情境（exposure scenarios）
多介質傳輸模式（multi-media transport model）
暴露參數（exposure parameters）
蒙地卡羅模擬（Monte-Carlo simulation）
終生平均每日暴露劑量（life-time average daily dose）
變異性（variability）
不確定性（uncertainty）
終生致癌風險（lifetime cancer risk）
危害商數（hazard quotient）

複習問題

1. 針對開發計畫，環境影響說明書，請說明應評估的層面。
2. 環境影響的大小不代表影響的顯著性，請舉例說明之。
3. 請說明何以近年來，開發計畫開始以環境增進對策的承諾來換取接受度，舉例說明其作法。
4. 開發計畫取得許可之後，進入環境影響評估的追蹤期，其重要性何在？
5. 在風險管理中，人類健康風險評估的角色是什麼？
6. 說明致癌風險 10^{-6} 的意義。
7. 環境影響評估的健康風險何以是以增量風險來計算？從保護民眾的角度來看，可從哪些資料分析來評估社區民眾整體環境暴露的累積性風險。

引用文獻

1. United Nations Economic Commission for Europe. Policies and System of Environmental Impact Assessment. Geneva: United Nations Economic Commission for Europe, 1991.
2. Petts J ed. Handbook of Environmental Impact Assessment. London: Blackwell Science, 1999.
3. International Association for Impact Assessment. Principles of Environmental Impact Assessment Best Practices. In Cooperation with Institute of Environmental Assessment (IEA), Lincoln. Fargo: IAIA International Headquarters, 1999.
4. Convention on Access to Information, Public Participation in Decision-making and Access to Justice in Environmental Matters; done at Aarhus, Denmark, on 25 June 1998.
5. The United Nations Environment Programme. Environmental Impact Assessment Training Resource Manual. 2nd ed. Geneva: Division of Technology, Industry and Economics, United Nations Environment Program, 2002.
6. 環境保護署：空氣品質模式評估技術規範，1998 年 07 月 28 日訂定。
7. Gibson RB, Hassan S, Holtz S, Tansey J, Whitelaw G. Sustainability Assessment: Criteria and Processes. 1st ed. London: Routledge, 2005.

8. Sippe R. Criteria and Standard for Assessing Significant Impact. In: Petts J ed. Handbook of Environmental Impact Assessment; Vol 1 (chapter 5). Oxford: Blackwell Science, 1999.

9. Ehrlich A, Ross W. The significance spectrum and EIA significance determinations. Impact Assess Proj Apprais 2015;**33(2)**:87-97.

10. Smith MD. A review of recent NEPA alternatives analysis case law. Environ Impact Assess Rev 2007;**27**:126-140.

11. Official Journal of the European Union. Directive 2014/52/EU of the European Parliament and of the Council of 16 April 2014 amending Directive 2011/92EU on the assessment pf certain public and private projects on the environment. 25 April, 2014.

12. Glasson J, Therive R. Introduction to environmental impact assessment (Natural and Built Environment Series). 5th ed. London: Routledge, 2019.

13. European Union. Guidance on the preparation of the Environmental Impact Assessment Report. (Directive 2011/92/EU as amended by 2014/52/EU) Available at: https://ec.europa.eu/environment/eia/pdf/EIA_guidance_EIA_report_final.pdf. Accessed April 25, 2022.

14. Durning B, Broderick M. Environmental and social management plans. In: Therivel R, Wood G, eds. Methods of Environmental and Social Impact Assessment. Abingdon: Routledge, 2017.

15. International Association for Impact Assessment (IAIA). Social impact assessment: guidance for assessing and managing the social impacts of projects. Fargo, ND: IAIA, 2015.

16. Kumar A, Rathi A. Handbook of Environmental Impact Assessment: Concepts and practice. 1st ed. Newcastle upon Tyne: Cambridge Scholars Publishing, 2021.

17. World Bank. Environmental management plan. OP 4.01, Annex C. 1999. Available at: http://web.worldbank.org/archive/website01541/WEB/0__-1139.HTM. Accessed April 25, 2022.

18. Barrete BFD, Therivel R. Environmental Policy and Impact Assessment in Japan. New York: Routledge, 1991.

19. Therivel R. Strategic environmental assessment in action. 2nd ed. London: Routledge, 2010.

20. 環境保護署：環境影響評估法，2003 年 01 月 08 日修正。

21. 環境保護署：開發行為應實施環境影響評估細目及範圍認定標準，2020 年 08 月 18 日修正。

22. 環境保護署：開發行為環境影響評估作業準則，2021 年 02 月 02 日修正。

23. US National Research Council. Risk Assessment in the Federal Government:

Managing the Process. Washington DC: The National Academies Press, 1983.

24. US National Research Council. Science and Judgement in Risk Assessment. Washington DC: The National Academies Press, 1994.
25. US National Research Council. Understanding Risk Informing Decisions in a Democratic Society. Washington DC: The National Academies Press, 1996.
26. US National Research Council. Science and Decisions: Advancing Risk Assessment. Washington DC: The National Academies Press, 2009.
27. 環境保護署：健康風險評估技術規範，2011 年 07 月 20 日修正。
28. 環境保護署：核釋健康風險評估技術規範第十二點「無關聯認定原則」，2013 年 02 月 07 日訂定。
29. 經濟部：低污染認定基準，2020 年 03 月 20 日訂定。
30. Cohen Hubal EA, Wetmore BA, Wambaugh JF, El-Masri, H, Sobus JR, Bahadori T. Advancing internal exposure and physiologically-based toxicokinetic modeling for 21st-century risk assessments. J Expo Sci Environ Epidemiol 2019;**29**:11-20.
31. Cohen SM, Boobis AR, Dellarco VL, Doe JE, Fenner-Crisp PA, Moretto A, Pastoor TP, Schoeny RS, Seed JG, Wolf DC. Chemical carcinogenicity revisited 3: Risk assessment of carcinogenic potential based on the current state of knowledge of carcinogenesis in humans. Regul Toxicol Pharmacol 2019;**103**:100-105.
32. US National Research Council. Toxicity testing in the 21st century: A vision and a strategy. Washington DC: The National Academies Press, 2007.
33. Blaauboer BJ. The integration of data on physico-chemical properties, in vitro-derived toxicity data and physiologically based kinetic and dynamic as modelling a tool in hazard and risk assessment. A commentary. Toxicol Lett 2003;**138**:161-171.
34. International Agency for Research on Cancer (IARC). Agents Classified by the IARC Monographs, Volumes 1-130. Available at: https://monographs.iarc.who.int/agents-classified-by-the-iarc/. Accessed April 25, 2022.
35. US Environmental Protection Agency. Integrated risk information system: Benzene. CASRN 71-43-2. Available at: https://iris.epa.gov/ChemicalLanding/&substance_nmbr=276. Accessed April 25, 2022.
36. US Environmental Protection Agency. Guidelines for carcinogen risk assessment. (EPA/630/P-03/001F) Washington DC: EPA, 2005.
37. ChemSafetyPRO. What Is Point of Departure (POD) and How to Use It to Calculate Toxicological Reference Dose (RfD). Available at: https://www.chemsafetypro.com/Topics/CRA/What_is_Point_of_Departure_(POD)_in_Toxicology_and_How_to_Use_It_to_Calculate_Reference_Dose_RfD.html. Accessed April 25, 2022.
38. US Environmental Protection Agency. User's Guide for the Industrial Source Complex (ISC3) Dispersion Models Volume I-User Instructions. (EPA-454/B-95-003a)

Available at: https://gaftp.epa.gov/Air/aqmg/SCRAM/models/other/isc3/isc3v1.pdf. Accessed April 25, 2022.

39. US California Environmental Protection Agency. The Air Toxics Hot Spots Program Guidance Manual. Available at: https://oehha.ca.gov/media/downloads/crnr/2015guidancemanual.pdf. Accessed April 25, 2022.

40. 國立臺灣大學公共衛生學院健康風險及政策評估中心：臺灣一般民衆暴露參數彙編。2008。

41. 環境保護署：土壤及地下水污染場址健康風險評估評析方法及撰寫指引。https://www.epd.ntpc.gov.tw/UploadFile/EnvironmentalBusiness/20170711141644614796.pdf。引用 2022/4/25。

42. US Environmental Protection Agency. Human Health Risk Assessment Protocol for Hazardous Waste Combustion Facilities. (EPA530-R-05-006) Office of Solid Waste and Emergency Response, 2005.

43. American Institute of Chemical Engineers. DOW's Chemical Exposure Index Guide. 1st ed. New York: Wiley-AIChE, 1994.

44. US Environmental Protection Agency. Risk Assessment Guidance for Superfund (RAGS): Volume III - Part A, Process for Conducting Probabilistic Risk Assessment. (EPA 540/R/02/002) Washington DC: Office of Solid Waste and Emergency Response, 2001.

45. US Environmental Protection Agency. Human Health Evaluation Manual. Part A of Vol. 1 of Risk Assessment Guidance for Superfund. (EPA/540/1-89/002) Washington DC: Office of Emergency and Remedial Response, 1989.

46. Maslia ML, Aral MM. Analytical Contaminant Transport Analysis System (ACTS) — Multimedia Environmental Fate and Transport. Practice Periodical of Hazardous, Toxic, and Radioactive Waste Management 2004;**8**:181-198.

47. US Environmental Protection Agency. Guidelines for Human Exposure Assessment. (EPA/100/B-19/001) Washington DC: Risk Assessment Forum, US EPA, 2019.

48. US Environmental Protection Agency. Framework for Human Health Risk Assessment to Inform Decision Making. (EPA 100/R-14/001) Washington DC: Risk Assessment Forum, US EPA, 2014.

附錄

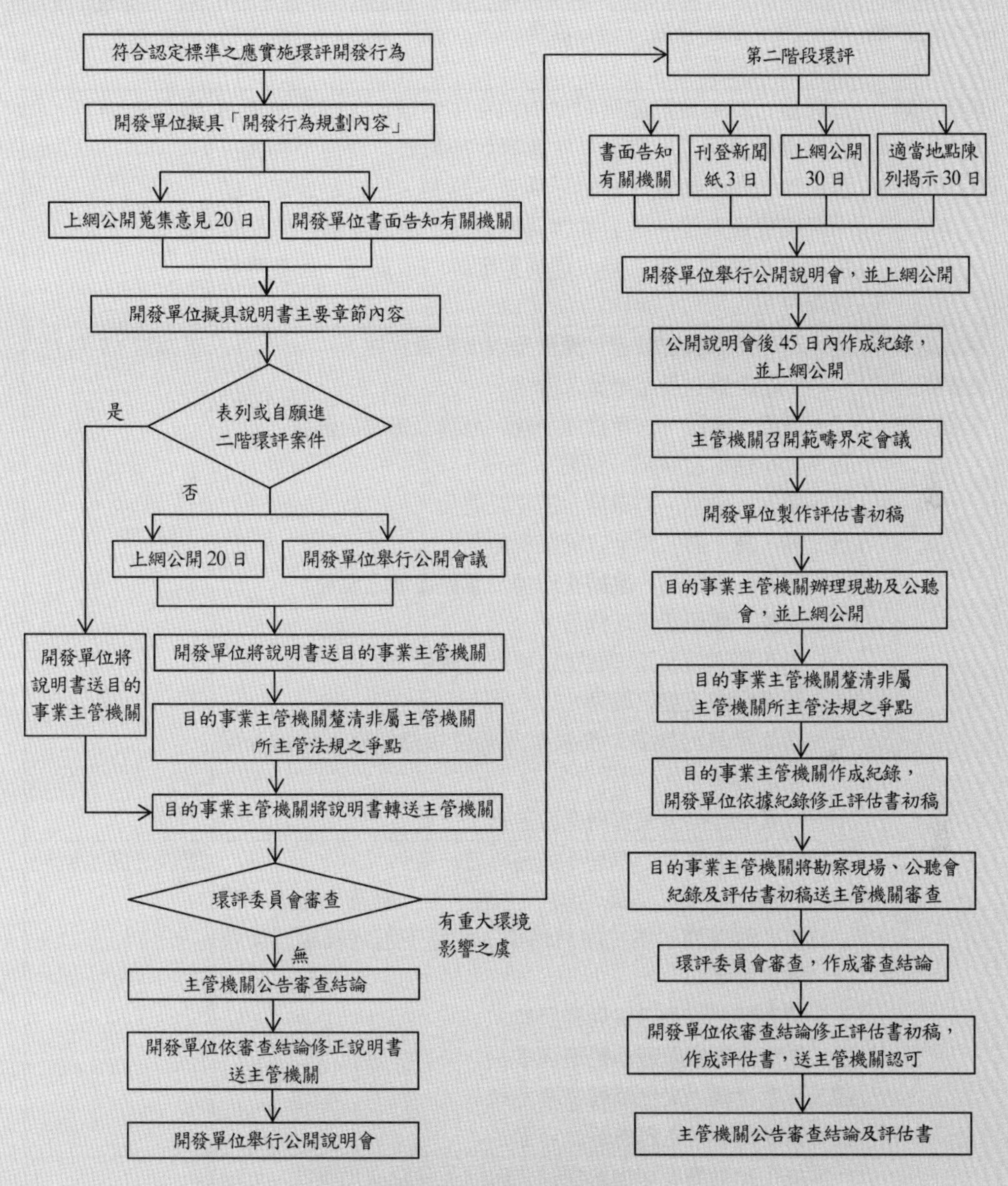

附圖 9-1：環評作業流程

資料來源：環境影響評估法施行細則 [28] 。

附表 9-1：環評法規重點整理

	法規內容	出處
環評的意義	為預防及減輕開發行為對環境造成不良影響，藉以達成環境保護之目的。	環評法 §1
環評定義	指**開發行為**或**政府政策**對環境包括生活環境、自然環境、社會環境及經濟、文化、生態等可能影響之程度及範圍，事前以科學、客觀、綜合之調查、預測、分析及評定，提出環境管理計畫，並公開說明及審查。環境影響評估工作包括第一階段、第二階段環境影響評估及審查、追蹤考核等程序。	環評法 §4
應實施環境影響評估之開發行為	環境有不良影響之虞者，應實施環境影響評估： 一、工廠之設立及工業區之開發。 二、道路、鐵路、大衆捷運系統、港灣及機場之開發。 三、土石採取及探礦、採礦。 四、蓄水、供水、防洪排水工程之開發。 五、農、林、漁、牧地之開發利用。 六、遊樂、風景區、高爾夫球場及運動場地之開發。 七、文教、醫療建設之開發。 八、新市區建設及高樓建築或舊市區更新。 九、環境保護工程之興建。 十、核能及其他能源之開發及放射性核廢料儲存或處理場所之興建。 十一、其他經中央主管機關公告者。	環評法 §5（I）
	不良影響，指開發行為有下列情形之一者： 一、引起水污染、空氣污染、土壤污染、噪音、振動、惡臭、廢棄物、毒性物質污染、地盤下陷或輻射污染公害現象者。 二、危害自然資源之合理利用者。 三、破壞自然景觀或生態環境者。 四、破壞社會、文化或經濟環境者。 五、其他經中央主管機關公告者。	環評法施行細則 §6
	** 開發行為應實施環境影響評估細目及範圍認定標準	
環評審查程序相關角色	主管機關：在中央為行政院環境保護署；在直轄市為直轄市政府；在縣（市）為縣（市）政府。	環評法 §2
	環境影響評估審查委員會：各級主管機關為審查環境影響評估報告有關事項，應設環境影響評估審查委員會。	環評法 §3（I）
	開發單位：指自然人、法人、團體或其他從事開發行為者。	環評法施行細則 §7

	法規內容	出處
	目的事業主管機關：依開發行為所依據設立之專業法規或組織法規定之。	環評法施行細則 §12-1
	相關機關、團體、學者、專家及居民代表	
環評案件種類	第一階環評：開發行為依前條規定應實施環境影響評估者，開發單位於規劃時，應依環境影響評估作業準則，實施第一階段環境影響評估，並作成環境影響說明書。	環評法 §6（I）
	第二階環評：前條審查結論認為對環境有重大影響之虞，應繼續進行第二階段環境影響評估者。	環評法 §8（I）
	開發單位於委員會作成第一階段環境影響評估審查結論前，得以書面提出自願進行第二階段環境影響評估。	環評法施行細則 §19（II）
	環境有重大影響之虞，指下列情形之一者： 一、依本法第五條規定應實施環境影響評估且屬附表二所列開發行為，並經委員會審查認定。 二、開發行為不屬附表二所列項目或未達附表二所列規模，但經委員會審查環境影響說明書，認定下列對環境有重大影響之虞者： （一）與周圍之相關計畫，有顯著不利之衝突且不相容。 （二）對環境資源或環境特性，有顯著不利之影響。 （三）對保育類或珍貴稀有動植物之棲息生存，有顯著不利之影響。 （四）有使當地環境顯著逾越環境品質標準或超過當地環境涵容能力。 （五）對當地衆多居民之遷移、權益或少數民族之傳統生活方式，有顯著不利之影響。 （六）對國民健康或安全，有顯著不利之影響。 （七）對其他國家之環境，有顯著不利之影響。 （八）其他經主管機關認定。	環評法施行細則 §19（I）
第一階段與第二階段環評應調查項目	一、物理及化學：氣象、空氣品質、噪音與振動、水文及水質、土壤、地質及地形、廢棄物 二、生態 三、景觀與遊憩 四、社會經濟 五、交通 六、文化 七、環境衛生	開發行為環境影響評估作業準則附表 7

	法規內容	出處
環評審查的效力	目的事業主管機關於環境影響說明書未經完成審查或評估書未經認可前，不得為開發行為之許可，其經許可者，無效。	環評法 §14（I）
	經主管機關審查認定不應開發者，目的事業主管機關不得為開發行為之許可。	環評法 §14（II）
	已通過之環境影響說明書或評估書，非經主管機關及目的事業主管機關核准，不得變更原申請內容。	環評法 §16（I）
	開發單位應依環境影響說明書、評估書所載之內容及審查結論，切實執行。	環評法 §17
監督	開發行為進行中及完成後使用時，應由目的事業主管機關追蹤，並由主管機關監督環境影響說明書、評估書及審查結論之執行情形；必要時，得命開發單位定期提出環境影響調查報告書。	環評法 §18（I）
	開發單位作成前項調查報告書時，應就開發行為進行前及完成後使用時之環境差異調查、分析，並與環境影響說明書、評估書之預測結果相互比對檢討。	環評法 §18（II）
	主管機關發現對環境造成不良影響時，應命開發單位限期提出因應對策，於經主管機關核准後，切實執行。	環評法 §18（III）
	主管機關派員監督開發單位執行環境影響說明書等書件內容時，監督重點如下： （一）審查結論之執行情形。 （二）開發行為之內容。 （三）環境影響減輕對策及環境管理計畫之執行情形。 （四）環境監測計畫之執行情形。 （五）環境影響評估承諾值與實測值之比對。 （六）總量管制之檢討。 （七）其他與環境保護對策相關之內容。	環境影響評估監督及裁處不法利得作業要點 §3
	開發單位於通過環境影響說明書或評估書審查，並取得目的事業主管機關核發之開發許可後，逾三年始實施開發行為時，應提出環境現況差異分析及對策檢討報告，送主管機關審查。主管機關未完成審查前，不得實施開發行為。	環評法 §16-1

第10章 環境相關之事故傷害與預防

簡戊鑑　撰

學習目標

一、瞭解事故傷害的定義、分類及意涵

二、瞭解事故傷害的各項測量指標

三、瞭解全球及臺灣事故傷害的現況、負荷及趨勢

四、瞭解臺灣個別事故傷害的流行病學特性

五、學習各種預防事故傷害的策略（安全管理）模式

前　言

人類自出生後就逐漸走向死亡，在生命旅程中必定面對各種環境的挑戰，各種細菌、病毒、微生物的侵襲，所導致的急性傳染病與慢性疾病，老化所致的殘疾狀態，都會影響人類壽命，也會成為大眾關注焦點，但是，影響壽命更重大的因素—事故傷害，卻常被忽略，甚至是習焉不察。本文將介紹事故傷害的概念，以及各種預防措施，期讓我們的生活更精采、生存更長久、生命更有品質（價值）。

第一節　事故傷害定義、分類、意涵

一、定義

事故傷害（injury）是源於拉丁字「in juris」，意為「not right」。在傷害防制（面對挑戰）一書中，事故傷害被定義為，急速能量的轉移，速度及數量超過身體所能承受的「閾值」（忍受程度），造成損傷；而能量種類包含：機械能（動能）、化學能、熱能、電能、幅射能等。美國國家傷害防制委員會將「傷害」定義為－蓄意或非蓄意的急性暴露於機械能（動能）、化學能、熱能、電能、幅射能，或因缺乏維持生命的急／慢性要素（氧氣、溫度）而導致身體上的損傷。

例如，交通事故（撞車），動能由載具（車輛）轉移至人體；跌倒墜落，動能轉變成位能由載具（地面）轉移至人體；燒燙傷／輻射傷／腐蝕傷，熱能／輻射能／化學能，由火焰或開水／輻射物質／化學物品轉移至人體；觸電傷，電能轉移至人體。而溺水／梗塞窒息是缺乏氧氣；凍傷是失溫所致。

二、分類

當依據基礎不同，事故傷害會有不同的分類方式，以下就本質（部位）、外在原因、意圖說明。

（一）本質（部位）

可區分為頭、頸、胸、腹（下背、腰椎及骨盆）、肩與上臂、肘與前臂、腕與手、髖與大腿、膝與小腿、踝與足等傷害，主要用於臨床治療處置。

（二）外在原因

可區分爲交通意外事故（運輸、行人、腳踏車、摩托車、三輪車、汽車、小貨車等）、其他意外傷害（跌墜、溺水、電與輻射、燒燙傷、有毒動植物、中毒、過勞等）、蓄意自我傷害、侵害攻擊、法律制裁、內外科醫療照護併發症等（參閱 ICD-10），主要爲了找出原因進行預防。

（三）意圖（Intent）

區分爲非蓄意性（unintentional）及蓄意性（intentional），前者如，運輸交通事故（motor vehicle injuries）、跌倒墜落（falls）、中毒（poisonings）、燒燙傷（burn）、溺水（drowning）、梗塞窒息（suffocation）、切割穿刺、壓砸撞夾；後者如，自殺（suicide）／自殘（self-inflicted violence）、他殺／謀殺（homicide）、暴力（violence）／虐待（abuse），而暴力虐待又細分，強暴鬥毆、親密伴侶暴力（intimate partner violence）、兒童虐待（child abuse）、老人虐待（elder abuse）。

三、意涵

事故傷害是一種風險概念，發生傷害（不安全）機率並不高，但是，絕對不等於零。換言之，傷害通常隱藏於無形，亦即處處是危機。一旦發生，會造成不同程度傷害，因此，預防勝於治療是應有的基本態度。

傷害（不安全）爲什麼會發生呢？天意？運氣不佳？隨機偶然？報應？上述看法都不正確。因此，事故傷害不宜稱爲「災難」（disaster），否則就被認爲是天意或遭天譴；亦不宜稱爲「意外」（accident），否則易被認爲是當事人「運氣不好」所致；也不能視爲「隨機偶發」（random）事件，否則易被解讀爲「倒楣」碰到了；亦不宜稱爲「不愼發生的事件」，否則易被認爲是當事人「不小心」所致；亦不該視爲「報應事件」，否則更會讓當事人誤認「只要不做壞事就不至於發生」。

上述各種說法，容易被引申爲「無法預期、不可避免、無從防範」，並將責任完全歸咎於那個不幸的個人。因此，在 1988 年於瑞典斯德哥爾摩第一屆「世界傷害防制研討會」呼籲各國：以「傷害」（injury）作爲正式稱呼，其內涵，包含蓄意性（intentional）及非蓄意性（unintentional）。另外，爲了強調預防勝於治療概念，除了部分臨床期刊外，公共衛生、流行病學及事故傷害防制領域的國際期刊，逐漸以「傷害」取代「災難」或「意外」。

發生事故傷害是誰的責任？政府？社會？個人（家長、兒童、照顧者）？比較正確合理的看法是大家都有責任，否則，將責任歸咎個人並不公平，也會讓政府及社會相關部門不願積極採取防範作爲及改進措施，逃避應有的責任；相反地，將責任完全怪罪於政府的防制作爲不足，則個人就會忽略自身應有的警覺及防範作爲。

第二節　事故傷害測量指標

事故傷害發生牽涉到個人、環境及媒介（載具），因此，擬定預防策略，必須從個人認知、態度、信仰及行爲進行測量（measures），找出高風險族群及危險因素；並對各種環境（法規政策、物理及社經文化環境）及媒介進行監測（monitoring）。我們先來瞭解事故傷害測量指標（indicator）的概念與意涵。

一、發生（率）、盛行（率）、死亡（率）、致死（比例）

（一）率（Rate）、比（Ratio）、分比（Propotional）概念

率（rate）通常是爲了進行國際比較之用，以全族群年中（每年 7 月 1 日）或年終（每年 12 月 31 日）人口作爲基礎，單位通常是 10 萬（10^5）。主要是考量各國發展情況、人口數及人口組成（性別、年齡分布）相差甚大，因此，必須以該國人口數，甚至全球標準人口的性別、年齡分布進行調整，有了一致的標準，才能評斷各國在傷害防制成效的優劣。

比（ratio）是指兩個數字的比值，沒有單位。主要在說明兩個事件的勝負，例如，勝算比（odd ratio），性別比（sex ratio）。性別比是指，男性人數 / 女性人數，比值大於 1 表示男性人口多於女性人口。華人社會以父系爲傳承（傳宗接代），重男輕女，性別比通常大於 1，臺灣在民國 71 年高達 1.08，中國大陸實施一胎化，性別比最高到 1.2，但是，隨著時代演變，男女平等概念風行，性別比已經趨近於 1，臺灣 2020 年全人口性別比已經小於 1。戰爭期間（男性參戰，死傷較多），性別比通常會小於 1。而事故傷害死亡性別比通常大於 1，即男性死亡人數多於女性

死亡人數。

分比（propotional）是指某一事件在全部事件中的比例，就是百分比（percent, %）的概念。例如，交通事故到底占所有事故傷害多少比例？

（二）發生（率）、盛行（率）、死亡（率）、致死（比例）

所謂發生率（incidence rate）是指經過一段時間後，新發生事件（個案）占全族群（人口）的比值，所使用的單位通常是 10 萬（10^5），主要是爲了比較有無暴露特定有害物質所產生的危險性，或者進行不同地區危險性的比較，以確定此有害物質所產生潛在危險性。但是，盛行率（prevalence rate）包含新發生個案，以及復發（舊發）個案，使用單位通常也是 10 萬（10^5），主要是在衡量此事件在族群間的普遍性。估算盛行率時，又可區分爲點盛行率及期間盛行率。由於每個人在一定時間內，某種事故傷害可能重複發生多次，在計算發生率時，都只認定 1 次，但是，計算盛行率則可認定多次。因此，盛行率必定高於發生率。

所謂死亡率（mortality rate）是指死亡事件（個案）在全族群（人口）的比值，所使用的單位通常是 10 萬（10^5）。但是，致死比例（fatality）則是指死亡事件（個案）在已經發生事件（個案）中的比值，使用單位通常是百分比（%）。但是，如果使用致死率（fatality rate），則是在說明嚴重個案死亡在全族群的比值，使用單位是 10 萬（10^5），主要在衡量此事件的嚴重性（致死情形）。

二、簡易外傷分數（Abbreviated injury scale, AIS）

根據 1971 年版簡易外傷分數（AIS），將身體分成六個解剖區域，包含頭頸（Head/Neck）、顏面（Face）、胸部（Thorax）、腹部（Abdomen）、肢體（Extremity）及外觀軟組織（External）。依損傷嚴重程度評分，每個解剖區域 1-5 分，但是，如果有特殊情況則標記爲 6 分（如表 10-1）。

表 10-1：簡易外傷分數

AIS 分數	嚴重度 Severity	傷害類型（Type of injury）
0	無 None	無
1	輕微 Minor	表淺傷
2	中度 Moderate	可逆損傷；需門急診治療
3	重度 Serious	可逆損傷；需住院治療
4	嚴重 Severe	危及生命傷害；不加照顧就不能完全恢復
5	危急 Critical	不可逆傷害；即使有醫療照顧也無法完全恢復
6	幾乎無法存活 Unsurvivable	致命傷害

資料來源：改編自 CMAAS, 1971 [1]。

三、傷害嚴重度分數（Injury severity score, ISS）

在 1974 年由簡易外傷分數發展出一套用來評估外傷嚴重度及預後的方法，稱爲外傷嚴重度分數（ISS）。由於傷患剛受傷時狀況未明，任何傷況變化（小誤差）都可能導致 ISS 估算偏差，所以不適合用在事故現場評估檢傷，但當傷患徹底檢查治療後，可藉以準確估算傷者住院時間、罹病（morbidity）、致死（fatality）、死亡（mortality）等指標。

ISS 是以六個解剖區域最嚴重的三個區域，每個解剖區域簡易外傷分數（AIS 分數）最高者，平方總和（ISS ＝三個最高 AIS 分數平方的總和）。

因此，ISS 分數最低 0 分，最高 75 分。而 75 分有三種可能情況：（1）有 3 或 3 個以上區域之 AIS 分數爲 5 分，$5^2 + 5^2 + 5^2 = 75$。（2）只要有一個區域 AIS 分數爲 6 分，ISS 一律爲 75 分。（3）到院前死亡，ISS 一律爲 75 分。ISS ＜ 9 分爲輕度外傷，ISS 9-15 分爲中度外傷，ISS ≧ 16 分爲嚴重外傷（可申請全民健保重大傷病卡）。一般而言，ISS 分數愈高或年齡愈大，致死風險（比例）愈高。ISS 分數、致死比例與年齡之相關性，以下三種年齡及 ISS 分數時，大約都有 50% 致死比例，（1）15-44 歲，ISS ＝ 40。（2）45-64 歲，ISS ＝ 29。（3）≧ 65 歲，ISS ＝ 20。

四、死亡診斷證明（Death certification）

依據醫療法（醫師法）規定，疾病（自然）死亡，死亡證明書由醫師開立，但是，非疾病死亡，須報請檢察機關依法相驗，由實施司法相驗之法醫開立。因此，所有中毒、自殺、他殺、墜樓、電擊、火災、溺水、車禍、動物昆蟲螫咬、蜜蜂、火蟻螫傷、毒蛇咬傷等事故傷害死亡者，都必須由法醫相驗確認死因後開立死亡證明書。而醫師必須依據因果時序關係，以最後直接導致死亡的因素列為死亡原因，不能以導致直接死亡的前置因素（先行／潛在／間接）作為死因。

新聞報導「宜蘭南方澳大橋 108 年 10 月 1 日上午 9 點半左右突然斷裂，油罐車掉落起火，司機重傷昏迷；海面漁船被落下橋體重壓，船上漁工致死（5 死 1 失蹤）」，上述案例，油罐車司機及漁工死因要如何填註？燒燙傷？溺水？墜落？梗塞窒息？油罐車司機若經法醫解剖確認落水前已經被燒（嗆）死亡，死因會填註燒傷，若是落水後，被海水溺斃，死因會填註溺水。另外，漁工若是被橋體重壓窒息死亡才落水，死因會填註梗塞窒息，若是落水後，被海水溺斃，死因會填註溺水。換言之，死亡診斷證明書上填寫的死因是直接死因。

另外，颱風土石流，山洪河水暴漲，地震海嘯，戰機演訓失事落海，自／謀殺，無法尋獲當事人屍體，無法確認其死亡，只能列為失蹤人口。此外，戰爭行為，依法執行（死刑）所致的死亡，也都列為事故傷害死亡範圍。

五、重大傷病（Catastrophic illness 或 Major illness）

依據健保法第 48 條規定，重大傷病定義 30 類，符合者免除醫療費用的部分負擔（copayment exemptions）。其中，事故傷害有兩類，第一類：重大創傷且其嚴重程度分數≧ 16 分者（植物人狀態不可以 ISS 計算）。第二類：燒燙傷面積達全身體表面積≧ 20%；或顏面燒燙傷合併五官功能障礙者。而顏面燒燙傷定義為（1）眼及其附屬器官之燒傷；（2）臉及頭之燒傷，深部組織壞死（深三度），伴有身體部位損害。

由於疾病及傷害會隨著時間進展，病（傷）情會持續變化，因此，核發重大傷病卡時，也根據不同疾病及傷害給予不同有效期限，例如，重大創傷（≧ 16 分）首次核發有效期限為 1 年，續發有效期限為 3 年；而燒燙傷，重大傷病卡核發有效期限為 1 年。但是，如果確認疾病（傷況）不會再有較佳的進展，重大傷病卡永久有效，例如，雙腿截肢等。

六、住院（Inpatient）

事故傷害從發生到死亡（暴露於風險下、發生傷害自行處理、至醫療院所門急診、傷勢嚴重住院、殘障臥床、死亡），各階段的數量會呈現金字塔形狀（如圖 10-1）。傷勢達到一定程度時，必須到醫院門急診，更嚴重就必須住院（含 intensive care unit, ICU）。

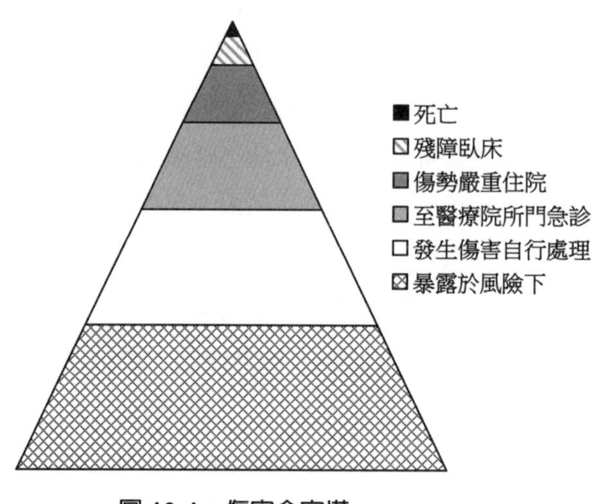

圖 10-1：傷害金字塔

臺灣實施全民健保，衛福部健保署要求全國醫療院所針對住院傷患，提供 5 個診斷碼（nature code），據以申報醫療費用；另外，若是事故傷害傷患，必須再提供 2 個外因補充分類號碼（external code），說明傷害原因，例如，大腿骨折傷患送到急診室搶救，醫師負責搶救生命，進行傷況治療（N-Code），但是，發生骨折的原因（E-Code），須交由公共衛生、流行病學或事故傷害防制人員進行確認（是何種原因造成？交通、跌墜、被打、跳樓自殺、浴室滑倒？），找出眞正原因，規劃預防政策。

七、門急診（Outpatient & Emergency）

到醫療院所門急診的事故傷害，健保署僅要求醫療院所提供 3 個診斷碼收集傷況，未強制要求收集發生原因，換言之，較輕微傷害（傷害金字塔底部）無法瞭解原因並採取預防措施。

在家中處理的輕傷害，以及傷勢過重，在事故現場或在送醫途中死亡（到院前死亡，death of arrival, DOA），都不列計在醫院資料，因此，利用醫院資料進行傷害估算時，通常會低估，可能造成選樣偏差（selection bias），研究結果外推時不可過度推論。

八、財物損失（Expenditure）

包含直接損失及間接損失。直接損失包含醫療費用，但是，傷患自費使用健保不給付的高級治療措施或藥衛材、民俗療法（國術館、針灸、按摩推拿等）或自行到中藥材行購藥煎煮服用等費用，屬於沉默成本，無從估算。間接損失包含，因爲受傷無法工作導致生產力損失，屬於間接成本。因此，利用健保醫療費用估算事故傷害負荷必定低估。

第三節　事故傷害（國內外）現況、負荷及嚴重度

國內事故傷害現況到底如何？對社會及國家造成多大衝擊？若與先進國家比較，我們預防成效如何？以下將針對國內外事故傷害現況、負荷及嚴重度等進行說明。

一、全球及臺灣整體事故傷害現況（負荷）

（一）全球整體事故傷害負荷（死亡）情形

依據 2021 年世界衛生組織（World Health Organization, WHO）傷害與暴力報告，全球每年 441 萬人因傷害死亡，非蓄意性 71.1%、蓄意性 28.9%，交通事故最高（如表 10-2），5 歲以下兒童第一名是溺水；5-69 歲第一名都是交通事故；≧ 70 歲老人，第一名是跌墜（如表 10-3）。

表 10-2：2021 年全球事故傷害死亡人數

傷害類型	人數（萬）	%
非蓄意性	313.2	71.1
交通	135	30.6
跌墜	68.4	15.5
溺水	23.6	5.4
中毒	10.6	2.4
燒燙傷	18	4.2
壓砸撞夾割絞刺	12.1	2.7
其他	45.5	10.3
蓄意性	127.8	28.9
自殺	80	18.1
他殺	47.8	10.8
合計	441	100

表 10-3：2021 年全球不同性別與年齡層事故傷害死亡前三原因

	傷害死因排名	1	2	3
性別	男	交通	自殺	他殺
	女	交通	跌墜	自殺
年齡層	< 5	溺水	交通	窒息
	5 – 14	交通	溺水	他殺
	15 – 29	交通	他殺	自殺
	30 – 49	交通	自殺	他殺
	50 – 69	交通	自殺	跌墜
	≧ 70	跌墜	交通	自殺

（二）整體事故傷害標準化死亡率比較

全球九個先進國家，整體非蓄意性事故傷害標準化死亡率最低的是新加坡（$5.4/10^5$），蓄意性自殺最低的是義大利（$4.7/10^5$）（如表 10-4）。

我們整體非蓄意性事故傷害、運輸事故、機動車事故及燒燙傷等四項防制成效都只比美國好；意外中毒事故防制僅優於美國、英國及澳洲；跌倒墜落事故防制僅優於德國、美國、澳洲及英國；溺水事故防制僅優於日本。另外，自殺防制僅優於南韓、美國及日本。因此，傷害防制仍有相當改善空間。

表 10-4：事故傷害及蓄意自我傷害（自殺）標準化死亡率（每 10 萬人）之國際比較，以 2000 年 WHO 之世界標準人口數為準

年別	中華民國 2018	美國 2017	德國 2018	英國 2016	義大利 2017	日本 2018	澳洲 2018	新加坡 2017	南韓 2018
事故傷害	21.1	42.2	13.9	16.8	14.0	11.7	18.1	5.4	14.5
運輸事故	10.7	12.1	3.5	2.6	5.1	2.4	4.8	2.3	6.3
機動車事故	9.7	11.4	2.5	2.3	4.7	1.8	4.5	2.2	6.0
意外中毒	1.7	19.2	1.1	6.0	0.6	0.3	4.9	0.3	0.4
跌倒（落）	3.6	5.2	5.9	3.9	2.2	1.9	4.8	2.1	3.1
燒燙傷	0.4	0.6	0.2	0.3	0.2	0.3	0.1	0.1	0.4
溺水	1.1	1.1	0.4	0.4	0.6	2.0	0.6	0.3	0.8
自殺	12.5	13.1	7.7	6.6	4.7	13.0	11.2	6.0	20.1

（三）整體事故傷害影響（造成失能）比較

依據 WHO 的估計，傷害及暴力約導致 10% 的失能，不僅有礙國家經濟發展，更造成後續照護極大壓力 [2]。而衛福部身心障礙統計顯示，2020 年全臺約 120 萬人因先天、疾病或傷害造成身心障礙，其中，傷害約占 10.5%[3]。

二、我國事故傷害負荷情形

（一）事故傷害與疾病死亡比較

民國 75 年，所有死因死亡者的平均年齡是 60.3 歲，但是，事故傷害是 38.3 歲，相差 22 歲（少活 22 年），事故傷害死亡者年齡是最年輕的。民國 109 年，所有死因死亡者是 73.6 歲，事故傷害是 59.8 歲，相差 13.5 歲（少活 13.5 年）。若以性別分層，不論疾病或事故傷害，男性死亡年齡均低於女性（如表 10-5）。

經過 34 年，疾病及事故傷害死亡者的年齡都大幅增長（13.3 年及 21.5 年），但是，事故傷害防制成效似乎較疾病佳。

表 10-5：主要死亡原因死亡年齡平均數

年別	所有死因	惡性腫瘤	心臟疾病	肺炎	腦血管疾病	糖尿病	事故傷害	高血壓性疾病	慢性下呼吸道疾病	腎炎、腎徵候群及腎性病變	慢性肝病及肝硬化
男性											
1986	58.3	60.3	67.2	61.0	66.8	65.6	38.0	69.7	71.2	62.3	56.4
2020	71.4	69.2	72.4	80.8	73.7	73.0	58.1	75.0	81.3	76.5	58.4
女性											
1986	63.4	59.7	72.0	63.0	68.6	70.3	39.1	73.7	71.9	64.0	59.7
2020	76.7	70.3	80.9	84.4	79.3	79.5	63.9	83.5	83.1	80.3	66.1

（二）各種事故傷害死亡比較

依據衛福部 1981-2020 年死因統計資料，臺灣 40 年因事故傷害死亡 572,692 人（每年 14,317 人），第一名是交通事故（49.1%），第二名是自殺（19.0%），其次依序爲跌倒墜落（9.2%），溺水（8.9%），中毒（4.6%），梗塞窒息（2.8%），他殺（2.7%），燒燙傷（2.1%），壓砸撞夾（1.5%），自然環境（1.1%），醫療傷害（0.1%）。

依性別區分，男女性前兩名仍爲交通事故及自殺，但是，男性第三名是溺水（尤其是＜1 歲嬰兒及 1-14 歲兒童均是該年齡層的第二名），女性第三名是跌倒墜落（尤其是 65 歲以上老人也是該年齡層的第三名）。

依年齡層區分，＜1 歲嬰兒第一名是梗塞窒息，其他各年齡層，交通事故都是第一名；1-14 歲兒童，第二名是溺水，15 歲以上各年齡層，第二名都是自殺，比較特別的是，15-24 歲青少年，第三名是溺水，25-44 歲壯年、45-64 歲中年及 65 歲以上的老年族群，第三名都是跌倒墜落。

三、我國事故傷害各項指標趨勢變化

（一）各種事故傷害嚴重度（死亡率、致死比例、住院發生率、住院盛行率）變化情形

臺灣自 1998 年至 2020 年，整體事故傷害平均每年死亡 11,682 人，死亡（率）下降 27.62%。住院（發生率）上升 77.92%。住院（盛行率）上升 90.14%。住院致死比例下降 55.43%。（如圖 10-2）

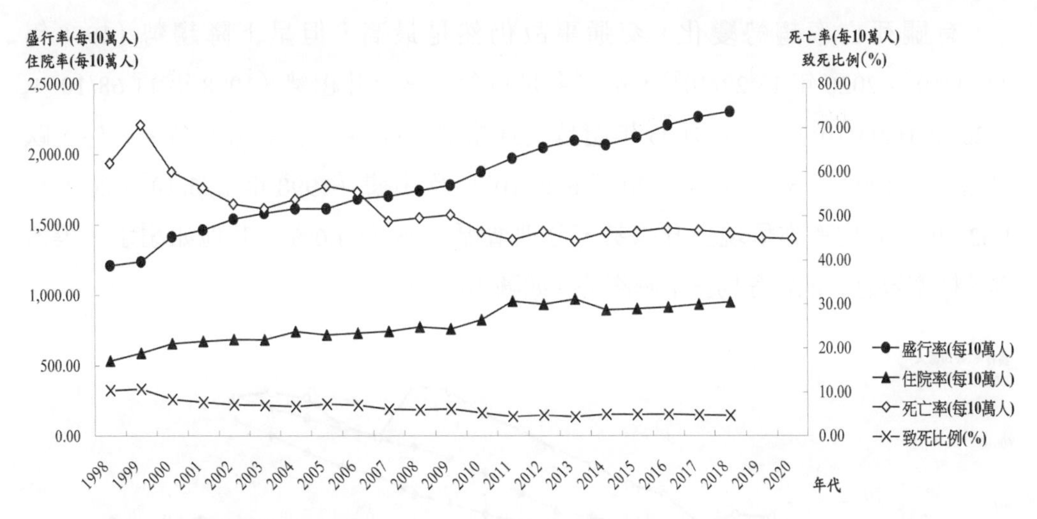

圖 10-2：臺灣事故傷害死亡率、致死比例、住院發生率、住院盛行率變化情形

依意圖性區分，非蓄意性（182,497 人，占 67.9%，死亡率 34.55/10^5）高於蓄意性（86,134 人，占 32.1%，死亡率 16.31/10^5）。非蓄意性，以交通事故對國人影響最嚴重，其次分別是跌墜、溺水、中毒、燒燙傷、梗塞窒息；蓄意性，自殺較他殺暴力（兒虐、親密伴侶暴力、老虐）嚴重。不論哪一種事故傷害，住院發生率（如圖 10-3）及盛行率（如圖 10-4），均持續上升；死亡率（自殺除外；如圖 10-5）及住院致死比例（如圖 10-6），均持續下降。

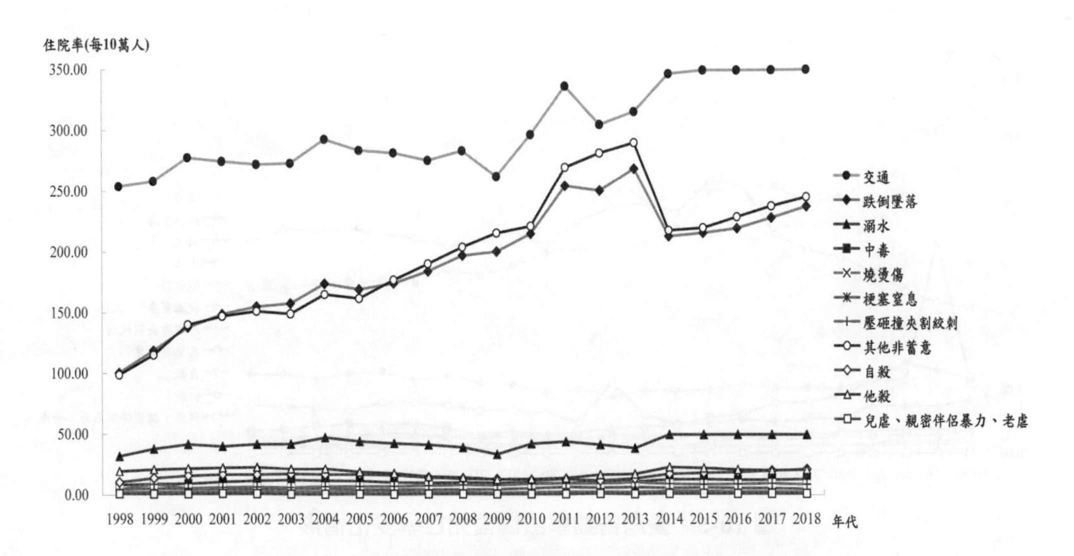

圖 10-3：臺灣各類事故傷害住院發生率變化情形

有關死亡率趨勢變化，交通事故仍然是最高，但呈下降趨勢（1998 年 28.41/10^5；2020 年 13.22/10^5），第二名是自殺，呈上升趨勢（1998 年 11.68/10^5；2020 年 16.93/10^5），並於 2005 年超越交通事故，成爲死亡率第一名。另外，跌倒墜落（1998 年 5.84/10^5；2020 年 6.29/10^5）及中毒（1998 年 1.75/10^5；2020 年 1.82/10^5）死亡率亦呈現上升趨勢，分別增幅 7.7% 及 4.0%。其他如溺水、燒燙傷、梗塞窒息、他殺等均呈下降趨勢（如圖 10-5）。

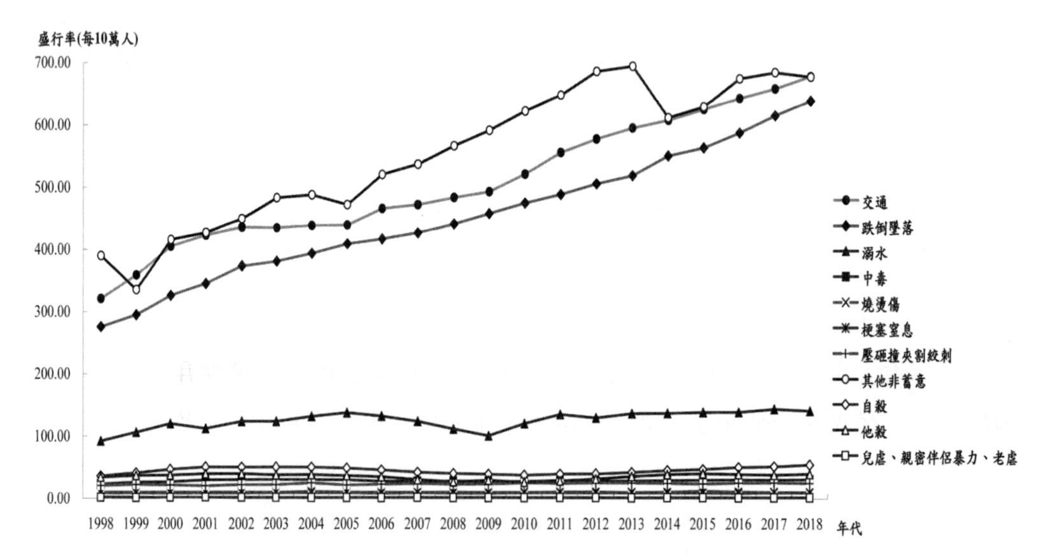

圖 10-4：臺灣各類事故傷害住院盛行率變化情形

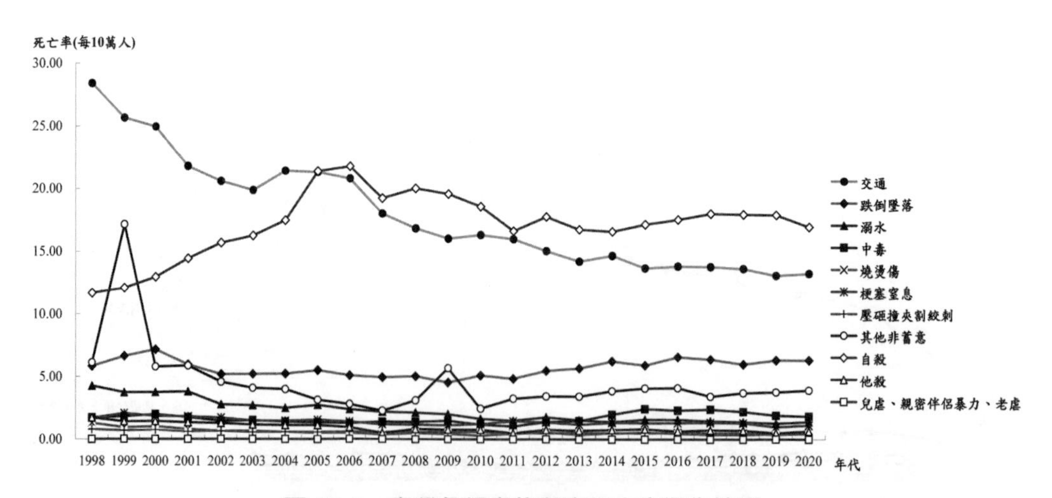

圖 10-5：臺灣各類事故傷害死亡率變化情形

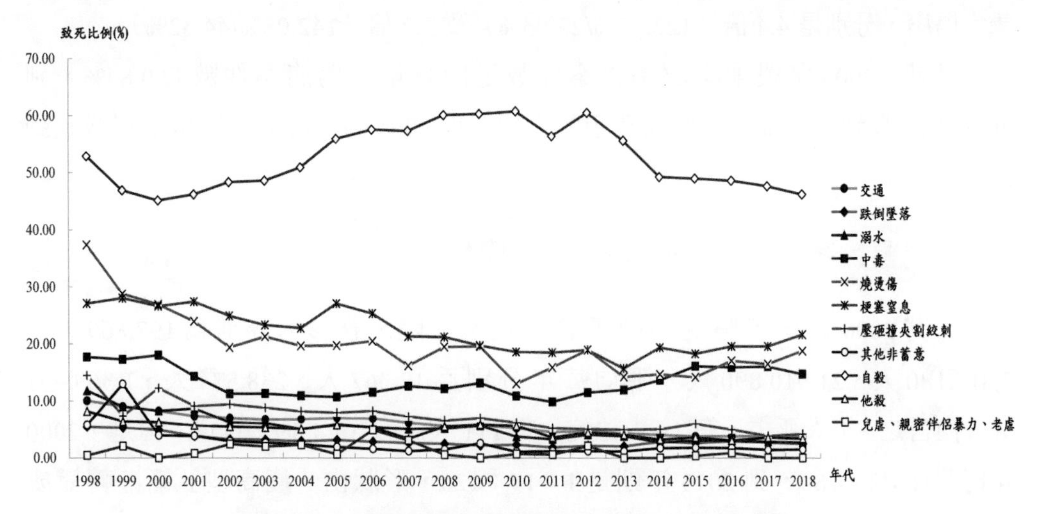

圖 10-6：臺灣各類事故傷害住院致死比例變化情形

（二）重大傷病變化情形

所有重大傷病案件數（含疾病）自 2009 年的 836,980 件（總費用 682 億，平均每件 81,542 元），到 2020 年的 1,070,774 件（總費用 984 億元，平均每件 91,987 元），增幅 27.93%（總費用增加 44.32%，平均每件費用增加 12.81%）（如圖 10-7），但是，嚴重事故傷害（ISS ≧ 16 分＋重大燒燙傷）自 2009 年的 7,012 件（總費用 12 億元，平均每件 170,559 元），到 2020 年的 15,621 件（總費用 29 億元，平均每件 185,338 元），增幅 122.77%（總費用增加 142.08%，平均每件費用增加 8.66%）。因此，嚴重事故傷害案件數及所耗費健保醫療費用增加幅度都超過整體

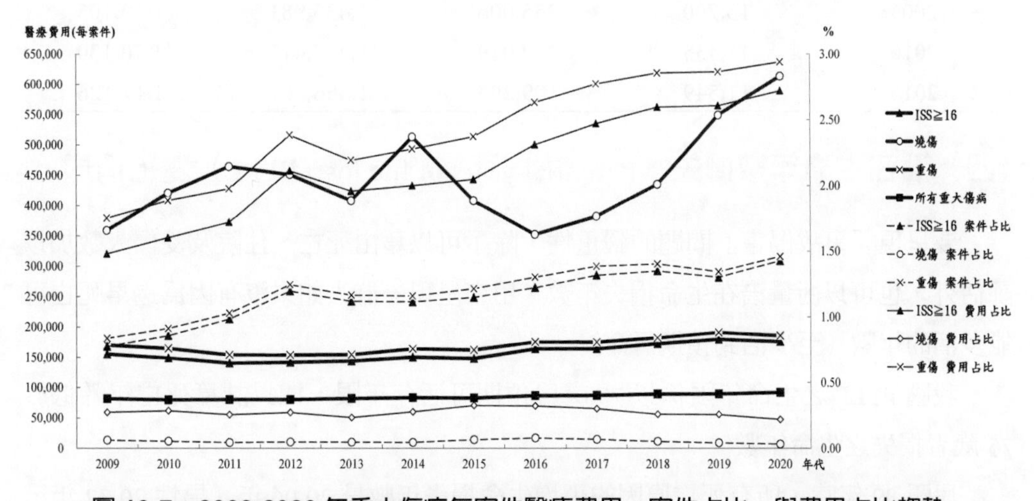

圖 10-7：2009-2020 年重大傷病每案件醫療費用、案件占比、與費用占比趨勢

重大傷病，分別是 4.4 倍（122.77%/27.93%）及 3.2 倍（142.08%/44.32%）。

另外，2009 年嚴重事故傷害案件數是所有重大傷病案件數的 0.84%，到 2020 年成長到 1.46%；而醫療費用的占比，從 2009 的 1.75%，到 2020 年成長到 2.94%。

（三）傷害金字塔（Injury pyramid）變化情形

臺灣 2000-2015 年整體事故傷害死亡、住院、急診，分別爲 197,869 人、3,817,180 人、21,910,890 人，平均每年分別爲 12,367 人、238,574 人、1,369,431 人，換言之，1 人死亡，有 19 人住院，有 111 人急診（1：19：111）。但是，2000 年時是 1：20：80，到 2015 年則是 1：17：126，形狀由「瘦高型」漸漸轉變成「矮胖型」（如表 10-6）。

以內涵來看，死亡部分，2000 年有 14,162 人，2015 年有 11,549 人，降幅 18.5%；住院部分，2000 年有 277,461 人，2015 年有 199,293 人，降幅 28.2%；但是，急診部分，2000 年有 1,130,692 人，2015 年有 1,456,361 人，增幅 28.8%。換言之，臺灣中重度傷害（住院、死亡）稍微趨緩，但是，輕度傷害（急診）卻增加。

表 10-6：臺灣 2000-2015 年傷害金字塔（死亡：住院：門急診）

年代	死亡	住院	門急診	傷害金字塔
2000-2015	197,869	3,817,180	21,910,890	1:19:111
2000	14,162	277,461	1,130,692	1:20:80
2005	13,700	255,006	1,435,981	1:19:105
2010	11,435	229,019	1,487,418	1:20:130
2015	11,549	199,293	1,456,361	1:17:126

（四）潛在生命年數損失（Potential years of life lost, PYLL）變化情形

要呈現「事故傷害」問題的嚴重性，除了可以藉由死亡、住院及受傷人數加以評估外，也可以衡量潛在生命損失年數，用來呈現一群人如果沒有因爲過早死亡可能多活的年數（至少活到預期壽命）。

我國 PYLL 之生命年限係以 75 歲爲預期可活存年限，據以計算死亡年齡低於 75 歲者損失之生命年數。

民國 89 年時，所有死亡原因的平均生命損失年數是 20.06 年（男性 20.32 年，

女性 19.55 年)，但是，事故傷害死亡是 34.09 年（男性 34.14 年，女性 33.95 年），自殺死亡是 28.81 年（男性 28.52 年，女性 29.41 年）。民國 109 年時，所有死亡原因是 16.2 年（男性 16.4 年，女性 15.6 年），事故傷害是 25.0 年（男性 25.8 年，女性 23.0 年），自殺是 27.5 年（男性 26.9 年，女性 28.7 年），分別高於國人其他主要死亡原因。

綜上數據，自 89 年到 109 年，不論所有死亡原因、事故傷害、自殺，平均生命損失年數都有降低，分別降低 3.86 年（男 3.92 年，女 3.95 年）、9.09 年（男 8.34 年，女 10.95 年）及 1.31 年（男 1.62 年，女 0.71 年），其中，以事故傷害降幅最明顯，自殺改善情形最差（109 年平均生命損失年數已經是所有死因中最高者）；另外，所有死因及事故傷害兩方面，女性改善情形優於男性，但是，自殺部分，女性改善情形卻不如男性。

綜合上述，事故傷害及自殺是國人過早死亡兩大因素，89 年以事故傷害最嚴重，109 年卻以自殺最嚴重，此現象或許與社會、經濟及政治環境快速變遷，精神心理問題日趨嚴重，最後以自殺了結生命不無關係，因此，防制方向及資源投注仍應以事故傷害及自殺兩大問題爲主軸。

(五) 門急診變化情形

臺灣自 1998-2020 年，整體事故傷害門急診，平均每年 8,294,563 人（35,759 人 / 10^5），自 1998 年 1,838,284 人（8,419 人/ 10^5），至 2020 年 8,793,276 人（37,288 人 / 10^5），門急診人數上升 4.78 倍，門急診率（每 10 萬人）上升 4.43 倍。

再以傷害的類型（診斷）分析，在 1998-2015 年（ICD-9 時期），在 97,927,728 位門急診傷患中，第一名是脫臼 / 扭拉傷（占 45.2%）。在 2016-2020 年（ICD-10 時期），在 38,807,560 位門急診傷患中，第一名是損傷（77.0%）。

上述資料可見，輕度傷害門急診數量（率）持續上升，且以脫臼 / 扭拉傷 / 損傷爲主。

四、臺灣事故傷害醫療費用（成本）趨勢變化

要瞭解事故傷害現況及對社會國家造成的衝擊從所耗費的醫療費用可略知端倪。

臺灣 1998-2020 年，每年健保費用平均花費 4,134 億（住院 1,560 億占 37.7%，

門急診 2,574 億占 62.3%），其中，事故傷害每年平均花費 223.4 億（住院 141.8 億占 63.5%，門急診 81.6 億占 36.5%），占所有醫療費用的 5.4% 。以趨勢來看，因事故傷害門急診及住院醫療費用每年都在增加，但是，總體醫療費用增幅更大，因此，若與健保醫療花費最高的惡性腫瘤（占整體費用 11.1%）比較，事故傷害費用（門急診；住院）占比逐年下降，但是，惡性腫瘤費用（門急診；住院）占比卻逐年上升（如圖 10-8）。

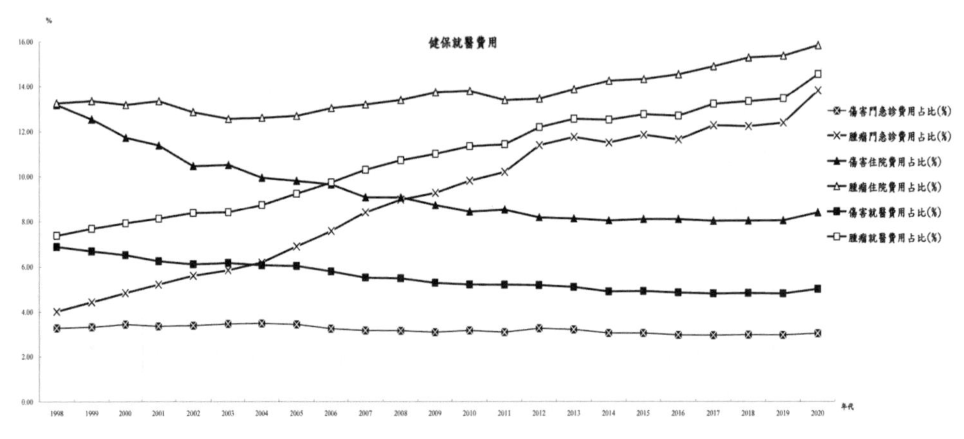

圖 10-8：臺灣 1998-2020 年醫療費用占比變化趨勢

五、事故傷害潛在工作損失年數

所謂潛在工作損失是指一位有生產力的工作者，因爲事故傷害，導致受傷就醫住院或殘障，被迫停止工作，損失了多少工作年數。

我國人口統計定義，0-14 歲及≧ 65 歲爲依賴人口（dependent population），15-64 歲爲工作人口（production population）〔依賴人口 / 工作人口＝扶養比（dependency ratio）〕，因此，若以法定工作 65 歲退休計算，因爲事故傷害所造成的潛在工作損失年數，並無統計資料。

第四節　事故傷害個論

事故傷害包含非蓄意性（運輸交通事故、跌倒墜落、溺水、中毒、燒燙傷、其他）及蓄意性（自殺、他殺、暴力虐待、其他），限於篇幅，本節將針對臺灣較嚴重及常見的非蓄意性個別傷害類型、國內外現況（性別、年齡層、時間、地點）、預防措施等進行探討。

臺灣整體事故傷害標準化死亡率為 22.49/10^5，偏遠鄉鎮地區比都會區嚴重，其中，臺東、花蓮、屏東及苗栗較高（分別為 47.28/10^5，39.28/10^5，33.81/10^5，32.35/10^5）。而都會區的臺北市最低（10.64/10^5），新北市第二低（15.33/10^5）（如圖 10-9）。以下針對個別事故傷害分述如下。

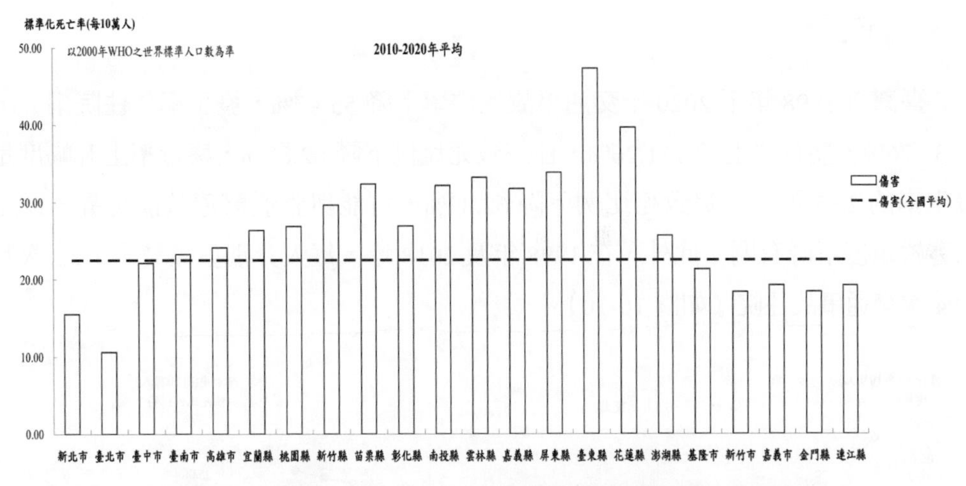

圖 10-9：臺灣 2010-2020 年各縣市事故傷害標準化死亡率

一、運輸交通事故（Motor vehicle traffic injury）

（一）類型

包含陸海空運（大眾運輸工具）事故，陸路包含汽車、機車、腳踏車及行人等；水路包含船舶、遊艇等；空路包含飛機、飛行船、太空船等。

（二）國外（全球）現況

人類活動主要在陸地，而且，多以汽機車作為交通工具，因此，我們聚焦在道路交通事故進行討論。依據 WHO 2021 年報告，道路交通傷害（road traffic injury）對個人、家庭及國家造成龐大經濟損失，包含直接治療費用，以及因傷殘而停止工作的生產力損失，估計，導致多數國家損失國內生產總值的 3% 以上，因此，聯合國大會制定了 2030 年將全球道路交通事故造成的死傷人數減半計畫（A/

RES/74/299）。

全球每年約有 135 萬人死於道路交通事故，男性是女性 3 倍，以 5-29 歲兒童及年輕人比例最高，約有 73% 發生在 25 歲以下。全球中低收入國家雖僅擁有 60% 的車輛，但 93% 的道路交通死亡事件卻發生在這些國家，其中，非洲死亡率最高。另外，在高收入國家，社會經濟地位較低者發生機會高於社經地位較佳者 [4] 。

（三）國內現況

臺灣自 1998 年至 2020 年交通事故死亡率下降 53.47%，發生率（住院率）上升 37.76%，盛行率上升 111.26%，住院致死比例下降 62.82%，盛行率上升幅度是發生率的 2.95 倍，住院致死比例下降 62.82%，可能與整體醫療效能提昇，或是傷害嚴重度下降有關。此外，在 1998 年及 2018 年，每人分別重複發生 1.26 次及 1.94 次交通事故住院（如圖 10-10）。

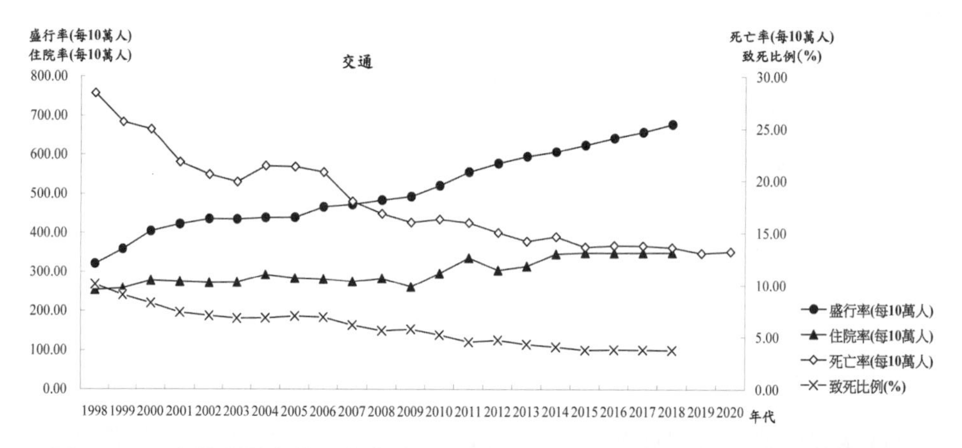

圖 10-10：臺灣交通事故死亡率、致死比例、住院發生率、住院盛行率變化情形

將整體交通事故（1,442,931 人）區分爲汽車駕駛（3.47%）、汽車乘客（51.67%）、機車駕駛（1.71%）、機車乘客（3.63%）、腳踏車（3.06%）、行人（4.36%）等六種身分及未明示（32.10%）發現，汽車駕駛（78.09%）、汽車乘客（58.97%）、腳踏車（57.67%）以男性較高，但是，機車駕駛（53.42%）、機車乘客（62.66%）、行人（54.01%）以女性較高。以年齡來看，汽車駕駛以 25-34 歲（占 28.04%）較高、汽車乘客以 15-24 歲（占 28.28%）較高、機車駕駛以 15-19 歲（占 24.55%）較高、機車乘客以 15-19 歲（占 26.66%）較高、腳踏車以 10-14 歲（占

表 10-7：臺灣 2000-2018 年各類事故傷害住院流行病學特性

	交通事故（整體）		汽車駕駛		汽車乘客		機車駕駛		機車乘客		腳踏車		行人		未明示	
	人	率	人	率	人	率	人	率	人	率	人	率	人	率	人	率
合計	1,442,931	330.03	50,112	11.46	745,598	170.53	24,618	5.63	52,444	12.00	44,169	10.10	62,853	14.38	463,137	105.93
性別																
男	832,911	377.90	39,134	17.76	439,642	199.47	11,468	5.20	19,581	8.88	25,471	11.56	28,904	13.11	268,711	121.92
女	610,020	281.36	10,978	5.06	305,956	141.12	13,150	6.07	32,863	15.16	18,698	8.62	33,949	15.66	194,426	89.68

	跌倒墜落（整體）		跌倒		墜落		未明示		由鷹架墜落	
	人	率	人	率	人	率	人	率	人	率
合計	924,895	211.54	516,443	118.12	230,846	52.80	177,606	40.62	3,326	0.76
性別										
男	479,329	217.48	280,567	127.30	131,494	59.66	67,268	30.52	3,067	1.39
女	445,566	205.51	235,876	108.79	99,352	45.82	110,338	50.89	259	0.12

	溺水（整體）		游泳潛水		澡盆		其他	
	人	率	人	率	人	率	人	率
合計	206,335	47.19	37,743	8.63	8,863	2.03	159,729	36.53
性別								
男	134,260	60.92	25,124	11.40	4,772	2.17	104,364	47.35
女	72,075	33.24	12,619	5.82	4,091	1.89	55,365	25.54

	中毒（整體）		藥物		食物		其他物質	
	人	率	人	率	人	率	人	率
合計	52,085	11.91	28,975	6.63	1,979	0.45	21,131	4.83
性別								
男	27,072	12.28	12,933	5.87	1,083	0.49	13,056	5.92
女	25,013	11.54	16,042	7.40	896	0.41	8,075	3.72

	燒燙傷（整體）		燒傷		燙傷		其他	
	人	率	人	率	人	率	人	率
合計	11,711	2.68	8,076	1.85	2,414	0.55	1,221	0.28
性別								
男	7,929	3.60	5,663	2.57	1,376	0.62	890	0.40
女	3,782	1.74	2,413	1.11	1,038	0.48	331	0.15

	梗塞窒息（整體）		食物阻塞呼吸道		物品阻塞呼吸道		機械性窒息		異物進眼		異物進其他孔道	
	人	率	人	率	人	率	人	率	人	率	人	率
合計	24,839	5.68	2,960	0.68	1,612	0.37	366	0.08	3,098	0.71	16,803	3.84
性別												
男	15,148	6.87	2,147	0.97	983	0.45	240	0.11	2,688	1.22	9,090	4.12
女	9,691	4.47	813	0.37	629	0.29	126	0.06	410	0.19	7,713	3.56

表 10-7：臺灣 2000-2018 年各類事故傷害住院流行病學特性（續）

	壓砸撞夾割絞刺（整體）		壓砸		撞		夾		割絞刺	
	人	率	人	率	人	率	人	率	人	率
合計	37,839	8.65	1,403	0.32	10,496	2.40	1,586	0.36	24,354	5.57
性別										
男	25,373	11.51	1,117	0.51	8,001	3.63	1,150	0.52	15,105	6.85
女	12,466	5.75	286	0.13	2,495	1.15	436	0.20	9,249	4.27

	天災		醫療事件		自然環境		有毒動植物		動物咬傷	
	人	率	人	率	人	率	人	率	人	率
合計	1,954	0.45	452,415	103.48	5,283	1.21	16,215	3.71	18,635	4.26
性別										
男	1,029	0.47	258,410	117.24	2,941	1.33	9,024	4.09	9,884	4.48
女	925	0.43	194,005	89.48	2,342	1.08	7,191	3.32	8,751	4.04

	自殺（整體）		固液體		瓦斯		燒炭		上吊		溺水		槍砲		切穿工具		跳樓		後期影響	
	人	率	人	率	人	率	人	率	人	率	人	率	人	率	人	率	人	率	人	率
合計	66,399	15.19	41,663	9.53	653	0.15	5,497	1.26	1,440	0.33	20	0.00	4	0.00	558	0.13	12,700	2.90	3,864	0.88
性別																				
男	29,874	13.55	17,125	7.77	271	0.12	3,115	1.41	852	0.39	6	0.00	4	0.00	225	0.10	5,767	2.62	2,509	1.14
女	36,525	16.85	24,538	11.32	382	0.18	2,382	1.10	588	0.27	14	0.01	0	0.00	333	0.15	6,933	3.20	1,355	0.62

	他殺（整體）		格鬥		強姦		下毒		勒斃		溺水		槍砲		切穿工具		虐待		後期影響	
	人	率	人	率	人	率	人	率	人	率	人	率	人	率	人	率	人	率	人	率
合計	90,359	20.67	41,096	9.40	2,789	0.64	569	0.13	622	0.14	54	0.01	30	0.01	12,395	2.84	4,088	0.94	29,872	6.83
性別																				
男	70,411	31.95	34,387	15.60	131	0.06	333	0.15	568	0.26	29	0.01	19	0.01	10,571	4.80	2,000	0.91	23,458	10.64
女	19,948	9.20	6,709	3.09	2,658	1.23	236	0.11	54	0.02	25	0.01	11	0.01	1,824	0.84	2,088	0.96	6,414	2.96

	暴力事故（整體）		兒虐		親密伴侶暴力		老虐	
	人數	率	人數	率	人數	率	人數	率
合計	4,088	0.94	889	0.20	2,602	0.60	597	0.14
性別								
男	2,000	0.91	562	0.25	977	0.44	461	0.21
女	2,088	0.96	327	0.15	1,625	0.75	136	0.06

17.73%）較高、行人以 65-84 歲（占 32.37%）較高，調整該年齡層人口分布後，六種身分住院率最高者依序分別是 25-29 歲（$22.01/10^5$）、15-19 歲（$359.11/10^5$）、15-19 歲（$19.86/10^5$）、15-19 歲（$45.93/10^5$）、10-14 歲（$28.45/10^5$）、80-84 歲（$62.94/10^5$）（如表 10-7）。

臺灣交通事故都集中在都會區，男性偏向汽車代步，女性偏向機車代步。國中小學族群（10-14 歲）以腳踏車、高中大學學生（15-19 歲）以機車作為交通工具並搭載乘客、社會工作族群（25-34 歲）以汽車駕駛、老人族群（65-84 歲）以步行作為行動工具，此可能與人生各階段的生活模式（上學、工作及退休）有關。調整地區人口分布後，嘉義、宜蘭、苗栗的住院率位居前三名，可能與這些非都會區特性（人口較稀少，道路空曠，車速較快），或是醫療資源配置不均衡（醫院較少，分母小，率相對就變高）有關。此外，臺北市大眾捷運系統最完善，走路至捷運站或公車站上下班，周末假日逛百貨公司商場，退休老人走路散步都以步行為主，或許也導致行人交通事故增加（第三名）。

（四）危險因子

WHO 在 2021 報告歸納個人、環境及車輛三大危險因素，說明如下：

個人因素，（1）超速：平均速度每增加 1%，致命風險增加 4%，嚴重碰撞風險增加 3%。另外，車速從 50 到 65 公里／小時，被撞擊行人死亡風險提升 4.5 倍。在車對車的撞擊中，65 公里／小時時速，汽車乘員的死亡風險為 85%。（2）酒駕：駕駛血液酒精濃度≧0.04 g/dl 時，交通事故風險顯著增加。（呼氣酒精濃度：血液酒精濃度＝ 1：2000。我國酒測時，呼氣酒精濃度≧0.15 mg/l，換算成血液酒精濃度是 300 mg/l ＝ 0.3 g/l ＝ 0.3 g/10 dl ＝ 0.03 g/dl，較 WHO 安全駕駛的標準（0.04 g/dl）嚴格）。（3）毒駕：使用安非他命的駕駛發生致命車禍的風險是未使用者的 5 倍。（4）未使用保護裝置：正確使用頭盔可以降低 42% 致命風險，頭部受傷風險降低 69%。繫好安全帶可使駕駛及前排乘客死亡風險降低 45-50%，後排乘客死亡風險降低 25%。另外，使用兒童保護裝置可減少 60% 死亡。（5）分心：使用手機是分心主因，增加 4 倍風險，主要是駕駛會減慢反應時間（特別是剎車，對交通信號反應時間），並且難以保持在正確車道上行駛，也較難保持適當車距。此外，免持聽筒電話並未較手持電話安全，而發簡訊則會大幅增加車禍風險。

環境因素，（1）不安全的道路基礎設施：道路設計者在設計時就必須考慮所有使用者，人行道、自行車道、交通路口及交通號誌都可降低受傷風險。（2）交通法規執法不力：若不確實執行酒測、繫安全帶、限速、配戴頭盔及兒童保護裝置的交通法規，就無法降低道路交通傷亡。(3) 醫療照護環境不足：事故發生後若緊急救護延誤，會增加傷害嚴重程度。因此，到院前處置，送醫過程救護，到院後急救處理與後續照顧，都必須充分準備與演練。

車輛因素，不安全的車輛：聯合國制定許多車輛安全法規，要求汽車製造商滿足前方及側面碰撞法規，包括電子穩定控制（防止過度轉向），並確保車輛都安裝安全氣囊及安全帶。

（五）預防（介入）原則及措施

道路交通傷害是跨部門問題，必須整合交通、警政、衛生、教育，從最上游規劃設計階段就考慮更安全的道路基礎設施、改善車輛安全特性、改善受害者後續醫療照護、制定及執行相關法律，提高公眾駕駛安全意識。

由於時代演進，腳踏車成爲交通或運動休閒工具，外賣送貨機車，客貨車駕駛疾病突發、疲勞、吸毒、飲酒、老人或新手駕駛、冒險飆車、無人駕駛汽車等問題，須及早改進因應，防止傷害發生。

（六）特殊案件

民國 86 年通過「騎乘機車佩戴安全帽」立法並執行，交通事故死亡（尤其是機車騎士頭部外傷）大幅下降。另外，88 年通過「酒後駕駛動力交通工具，應予處罰的法條」立法並執行，並於 111 年再次修法加重處罰，能否讓交通事故死亡再下降，有待驗證。

二、跌倒墜落事故（Fall injury）

（一）類型

包含同平面跌倒（摔、滑、絆、推、擠、撞、溜冰鞋 / 滑板跌倒），不同平面墜落（樓 / 階梯、梯子、鷹架、建築物、排水溝、懸崖、椅子、輪椅、床、家俱、馬桶墜落）。

（二）國外（全球）現況

依據 WHO 估計，全球每年發生 68.4 萬件跌墜死亡，是僅次於道路交通傷害的第二大死因。有超過 80% 跌墜死亡事件發生在中低收入國家，其中，西太平洋及東南亞占 60%。而 60 歲以上成年死亡率最高 [5]。

全球每年約 3,730 萬人跌墜需醫療照護，而且，每年超過 3,800 萬 DALYs（disability-adjusted life years，失能調整生命年）損失，並導致殘疾壽命超過運輸傷害、溺水、燒傷和中毒的總和。

全球因跌墜損失的 DALYs 總量中有近 40% 是來自於兒童，另外，65 歲以上老人跌墜損失的財務成本相當巨大，芬蘭及澳大利亞民眾每次受傷的平均醫療成本分別爲 3,611 美元及 1,049 美元。加拿大實施有效預防策略，10 歲以下兒童跌墜發生率降低 20%，每年節省 1.2 億美元。

（三）國內現況

臺灣自 1998 年至 2020 年跌墜事故死亡率上升 7.71%，發生率（住院率）上升 136%，盛行率上升 132%，住院致死比例下降 55.27%（如圖 10-11）。

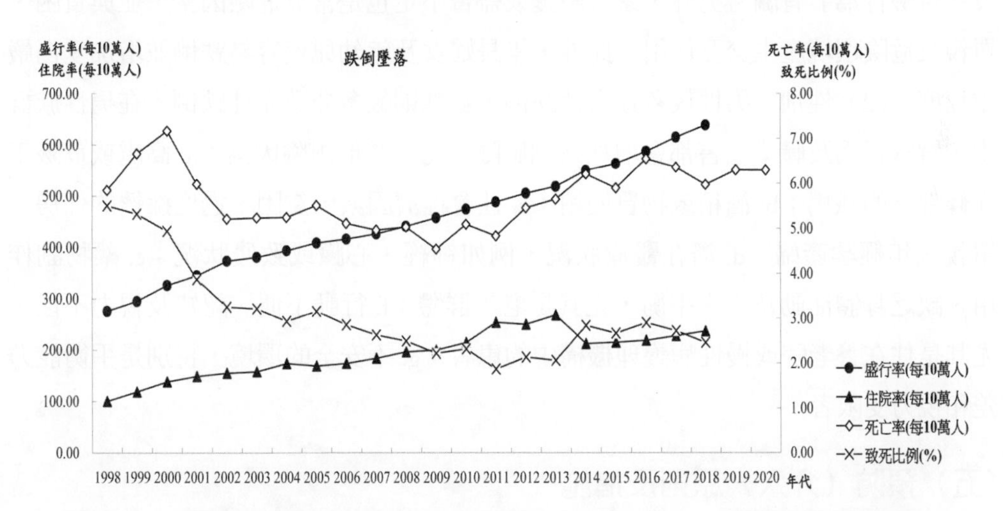

圖 10-11：臺灣跌倒墜落死亡率、致死比例、住院發生率、住院盛行率變化情形

將整體跌倒墜落事故（924,895 人），區分爲跌倒（55.84%）、墜落（24.96%）、鷹架墜落（0.36%）發現，跌倒（56.96%）及墜落（54.33%）以男性較高，但是，鷹架墜落幾乎是男性（92.21%）。跌倒以 65 歲以上老人（53.53%）較高，墜落以

35-54 歲（32.17%）較高，鷹架墜落以 25-54 歲（80.16%）較高，調整該年齡層人口分布後，跌倒、墜落住院率最高均爲 65 歲以上，鷹架墜落則爲 30-54 歲族群最高。以地區來看，高雄、臺中、臺南在跌倒、墜落及鷹架墜落都位居前三名（桃園在鷹架墜落是第三名）（如表 10-7）。

臺灣各種跌倒墜落事故都集中在都會區，男性高於女性，尤其是鷹架墜落 92.21% 是男性，且多爲 25-54 歲工作族群，或許是因爲新興都會區，建築工地的工作多由男性從事有關。另外，不論是整體、跌倒、墜落，都隨著年齡的增長，住院率持續上升，並呈現劑量效應（dose-response effect），尤其是 65 歲以上老人，調整後的情形（住院率）增幅更明顯。

（四）危險因子

跌倒墜落危險因子包含年齡、性別及健康狀況等。（1）年齡：老年人是跌倒死亡或重傷的高危險族群，可能是老齡化後身體、感官及認知變化，以及不適合的環境所導致。美國，20-30% 跌倒老年人遭受中重度傷害，如髖部骨折或頭部外傷。兒童是跌倒另一高危險群體，主要與身體、心理不斷發展、對周圍環境的好奇心以及「冒險行爲」有關。另外，家人照護或監督不足也是常見危險因素，並與貧困、單親及危險環境產生交互作用。此外，年長婦女及年幼兒童容易跌倒並增加受傷嚴重程度。（2）性別：男性較多致命性跌倒，女性則較多非致命性跌倒。在男性族群中，冒險行爲及職業危害都會增加跌倒風險。（3）其他風險因素：a. 高處或危險工作條件下的職場；b. 酒精或物質使用；c. 社會經濟因素，貧困、過度擁擠的住房、單親、年輕孕產婦；d. 潛在醫療狀況，例如神經、心臟或致殘狀況；e. 藥物副作用、缺乏身體活動及失去平衡，尤其是老年群體；f. 行動不便、認知及視力不佳，尤其是住在養老院或慢性病護理機構中的患者；g. 不安全的環境，特別是平衡能力差和視力受限者。

（五）預防（介入）原則及措施

整個生命歷程都可能發生跌墜事件。因此，不同年齡時期使用不同預防方法，（1）兒童及青少年時期：a. 針對低收入及邊緣化家庭實施育兒安全防護計畫。b. 提供兒童跌倒風險訊息給父母，並支持他們在家中減少這些風險。（2）工作（中壯年）時期：a. 在建築業執行更嚴格的工作場所安全法規。b. 建立完善的多組分工安全計畫。（3）老年人時期：a. 步態、平衡及功能訓練。b. 太極輕緩運動練習。c. 家庭評估和修改活動場所。d. 減少或停用精神藥物。e. 多因素干預措施（個人跌倒風險評估，充足介入措施及醫療轉診制度）。f. 維生素 D 缺乏者適量攝取維生素 D 補充劑。（4）其他干預措施：a. 將危險區域圍起來，並限制進入。b. 要求遊樂場使用柔軟設施，規範限制跌落高度。c. 有效執行職業健康及安全法規。d. 提供高空作業人員足夠的安全帶、約束設備、防墜落系統及安全鷹架。e. 要求對房屋進行必要的修改並執行建築標準。f. 改善社區及公共空間的可近性，例如人行道。g. 確保院舍護理機構員工與住民的適當比例。

三、溺水事故（Drowning injury）

（一）類型

包含於開放水域（溪、河、海、湖……等）及非開放水域（浴缸、澡盆、溫泉池、泳池等），也包含運動娛樂休閒活動（潛水、游泳等）及捕魚工作。

（二）國外（全球）現況

WHO 於 2021 年 4 月發布資料，溺水是全球非蓄意傷害的第三大死因；每年溺水死亡估計爲 23.6 萬人，超過 90% 發生於中低收入國家，一半以上的溺水事件發生在西太平洋及東南亞 [6] 。

（三）國內現況

臺灣自 1998 年至 2020 年溺水事故死亡率下降 67.29%，發生率（住院率）上升 55.47%，盛行率上升 52.17%，住院致死比例下降 77.03%（如圖 10-12）。

將整體溺水事故（206,335 人）區分爲游泳潛水（18.29%）、澡盆（4.30%）、其他（77.41%）可發現，游泳潛水（66.75%）、澡盆（53.48%）均以男性較高。游泳潛水以 5-9 歲（占 23.49%）、25-29 歲（占 9.98%）較高，澡盆溺水以 1-4 歲（占 45.26%）、＜1 歲（占 27.59%）較高，調整該年齡層人口分布後，游泳潛水住院率以 5-9 歲（$36.24/10^5$）、1-4 歲（$20.10/10^5$）較高，澡盆以＜1 歲（$62.70/10^5$）、1-4 歲（$22.88/10^5$）較高。以季節分布來看，游泳潛水在夏季比例較高（62.35%），澡盆溺水以冬季較高（32.05%）（如表 10-7）。

臺灣溺水事故以男性及夏季爲主。游泳潛水集中在 5-9 歲兒童及 25-29 歲壯年，澡盆溺水以＜ 4 歲嬰幼兒較高（尤其是＜ 1 歲嬰兒），前者可能與夏天天氣炎熱，到水域活動有關，後者可能與居家環境利用澡盆替嬰幼兒洗澡有關。

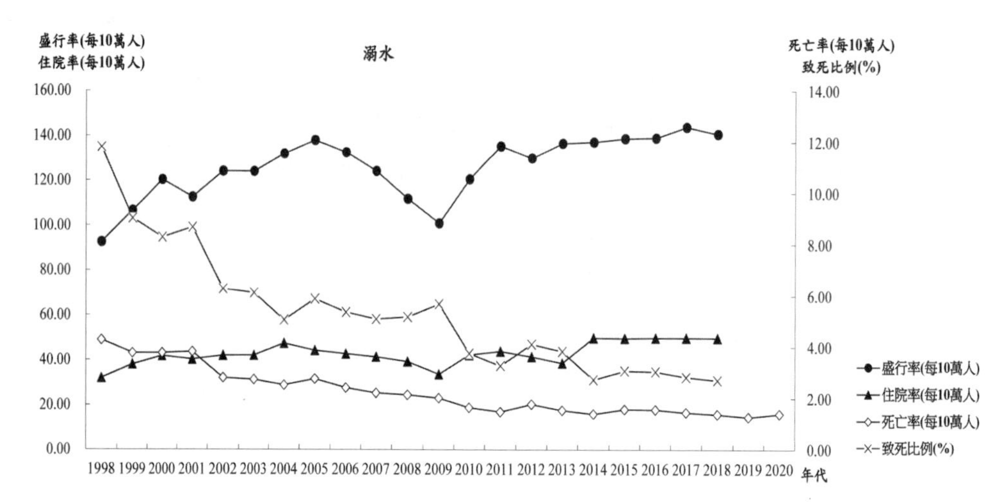

圖 10-12：臺灣溺水死亡率、致死比例、住院發生率、住院盛行率變化情形

（四）危險因子

依據 WHO 指出，危險因素包含，年齡（1-14 歲）、性別（男性）、近水環境（居住區域、工作）、職業等。

臺灣四面環海，私自到未列管的野溪河流或海域釣魚玩耍、高自信者（高估游泳能力）到水域潛水或游泳、漁民因工作須至水域捕魚、嬰幼兒澡盆浴缸溺水、中老年人泡溫泉癲疾發作溺水，都是高風險族群。

（五）預防（介入）原則及措施

依據 WHO 建議，預防措施包含，阻隔近水環境（設圍欄、增加安全設施）、加強對幼童看顧、教導學齡兒童游泳及自救技能、嚴格執行防溺政策（遊艇、船舶、釣魚）。具體預防介入措施可參考 WHO 於 2017 年 5 月全球溺水報告，有關《預防溺水實施指南》。另外，2021 年 4 月，聯合國大會通過第 A/RES/75/273 號決議，每年 7 月 25 日訂爲世界預防溺水日 [6] 。

結合科技，利用遙控電動救生圈，可防止救援者施救時溺斃。但是，預防最重要概念是去除高風險人、時、地等因素，避免溺水事件。

四、中毒事故（Poisoning injury）

（一）類型

包含藥物、酒精、清潔劑、石油製品、農藥、腐蝕劑、食品（魚肉類、貝類、菇類）、其他固液體、瓦斯、一氧化碳、其他氣體蒸氣及有毒動植物等。

（二）國外（全球）現況

依據 WHO 在 2019 年報告，全球約有 6,000 種工業化學品、6,000 種合法藥物、730 種精神活性物質、2,000 種有毒植物、1,200 種有毒動物，不計其數家用／工業產品及化妝品。接觸可能導致意外中毒傷害或死亡。

根據 WHO 在 2016 年報告，意外中毒導致全球 10.6 萬人死亡，並損失 630 萬失能調整生命年（DALYs）。每年有 81,410-137,880 人死於毒蛇咬傷。全球約有 20% 的自殺是農藥中毒所致，主要發生在中低收入國家的農村地區。

（三）國內現況

臺灣自 1998 年至 2020 年中毒事故死亡率上升 4.0%，發生率（住院率）上升 56.7%，盛行率上升 31.98%，住院致死比例下降 16.83%（如圖 10-13）。

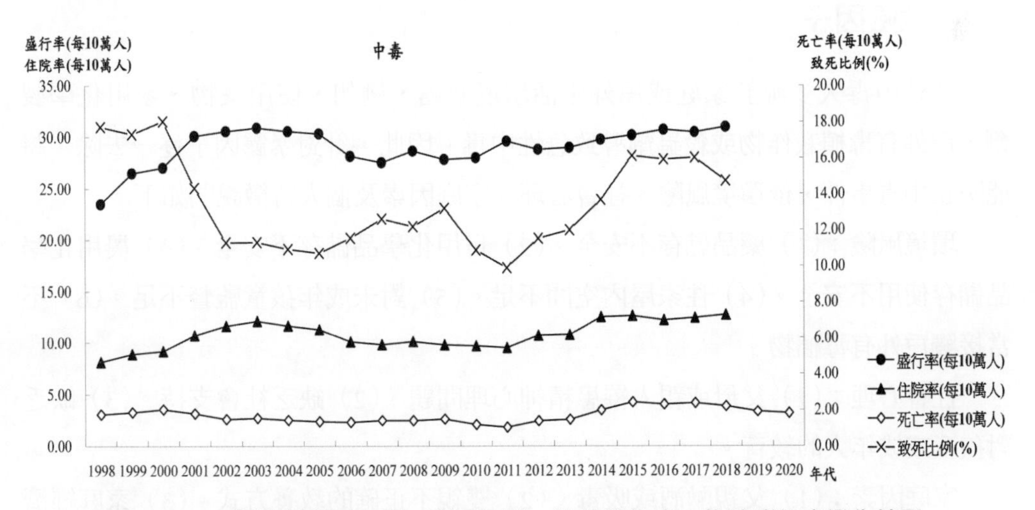

圖 10-13：臺灣中毒死亡率、致死比例、住院發生率、住院盛行率變化情形

整體中毒事故（52,085 人）區分爲藥物（55.63%）、食物（3.80%）、其他（40.57%）可發現，藥物中毒以女性（55.36%）較高，但是，食物中毒以男性（54.72%）較高。藥物中毒以 1-4 歲（占 10.14%）、25-29 歲（占 7.60%）、75-79 歲（占 7.19%）較高，食物中毒以 40-44 歲（占 9.30%）、50-54 歲（占 8.14%）、20-24 歲（占 7.78%）較高，調整該年齡層人口分布後，藥物中毒住院率最高是 85 歲以上（$35.30/10^5$）、食物中毒則是 80-84 歲（$0.6/10^5$）。以季節來看，藥物（25.96%）及食物中毒（26.38%）都以夏季較高（如表 10-7）。

臺灣藥物中毒以女性爲多，且 20-39 歲占 29.62%，食物中毒以男性較多，且 35-54 歲占 32.20%，前者是否與此族群家庭及工作壓力、睡眠問題、焦慮憂鬱情緒而服用相關藥物解除困擾，後者是否與交際應酬、嘗試各種奇特海鮮魚貝類或菇類，或是因爲夏季天氣炎熱食物易腐壞導致食物中毒，有待驗證。

另外，1-4 歲嬰幼兒正處於好奇探索期，藥物中毒是第一名，可能與居家環境中，醫院就醫或藥局取得的藥物被幼童誤食脫離不了關係，而藥物中毒第二名是 25-29 歲，是否與工作壓力或聚會狂歡，使用非法藥物有關；而 65 歲以上老人藥物中毒，是否與疾病眾多服用多種藥物，交互作用造成藥物中毒，都需深入研究。另外，職業工人進行各種修繕或檢視時，不慎造成瓦斯中毒或甲烷中毒事件，都歸屬於其他類型中毒事件。

（四）危險因子

意外中毒大多源於家庭或戶外生活環境暴露，例如，使用藥物、家用化學製劑、戶外有毒植栽作物或殺蟲劑導致急性中毒。因此，針對暴露因子逐一去除，將能防止中毒事件，依環境風險、社會心理、家庭因素及個人特徵說明如下。

環境風險：（1）藥品儲存不安全。（2）日用化學品儲存不安全。（3）農用化學品儲存使用不安全。（4）住家屋內空間不足。（5）對未成年孩童監督不足。（6）不當接觸戶外有毒植物。

社會心理：（1）父母或親人罹患精神心理問題。（2）缺乏社會支持。（3）缺乏對孩童或成年人的教育。

家庭因素：（1）父親酗酒或吸毒。（2）雙親不正確的教養方式。（3）家庭經濟問題。（4）母親白天工作不在家。（5）母親受教育程度＜ 8 年。（6）年輕媽媽（＜ 21 歲）。（7）父母婚姻問題。（8）缺乏家庭支持。（9）單親身分。

個人特徵：（1）兒童發育生長有問題。（2）孩子或成年人性格異常。（3）孩童或成年人行為異常。

（五）預防（介入）原則及措施

中毒與傳染病一樣，需要及時緊急診斷及治療。WHO 建議在各國建立毒物中心，解決衛生專業人員對每種物質／產品毒性背景認識不足的問題，並作為毒理學研究基礎。預防介入措施包含政府及個人層面。

政府層面，專業（決策及實驗技術）人員應該利用實證數據、觀察及經驗，提供主管部門及製造廠商（化工廠商及技術員）中毒高風險情況，以利採取預防監管措施（風險管理），要求對有毒產品進行預防性標籤、特殊包裝，降低接觸有毒物質風險。適時立法或修法讓不良品退出市場。透過社交媒體、小冊子、傳單或海報，配合季節性（冬季運動宣導取暖設備造成一氧化碳中毒），或者針對特定群體（新手父母或新進員工，教導勿隨意放置有毒物品或不當使用環境毒物），進行預防中毒宣導。

個人層面，遵守藥物服用規範、食物安全規範，並監督年幼子女，避免接觸各類毒性物質或藥物。居家裝設 CO 偵測器，降低意外中毒事件。

五、燒燙傷事故（Burn injury）

（一）類型

燒燙傷（burn）可區分火焰傷（fire and flames）、燙傷（scald）、爆炸傷（explosion）、電灼傷（electrical）、化學物質灼傷（chemical）等類型。

依據財團法人中華民國兒童燙傷基金會，燒燙傷可分為，熱液燙傷（沸水、熱湯、熱油、熱茶、洗澡水）；火燄燒傷（瓦斯爆炸、火災或酒精燃燒）；化學灼傷（被潑灑硫酸、硝酸、強鹼等）；電灼傷（接觸高壓電、接觸電插頭引起）；吸入性呼吸道傷害（火場或密閉空間遭受燒傷病患，有臉部焦黑、鼻毛燒焦、聲音沙啞、呼吸困難的情況，死亡率相當高）；其他（接觸機車排氣管燙傷、曬傷、幅射線燒傷、蒸汽燙傷）。

（二）國外（全球）現況

燒燙傷每年約導致 18 萬人死亡，多發生在中低收入國家，此類國家兒童燒燙傷死亡是高收入國家的七倍。約有三分之二發生在非洲和東南亞 [7] 。

WHO 指出，燒燙傷是中低收入國家失能調整生命年（DALYs）主因之一；2004 年統計資料，全球近 1,100 萬人因爲嚴重燒傷需要就醫。

非致命燒燙傷後續問題是，傷者必須長期復健，容顏受損或無法恢復，導致身心精神困擾，也易受辱或遭排斥。

（三）國內現況

臺灣自 1998 年至 2020 年燒燙傷四項指標均呈下降趨勢，其中，死亡率下降 63.64%，發生率（住院率）下降 1.8%，盛行率下降 3.82%，住院致死比例下降 49.80%（如圖 10-14）。

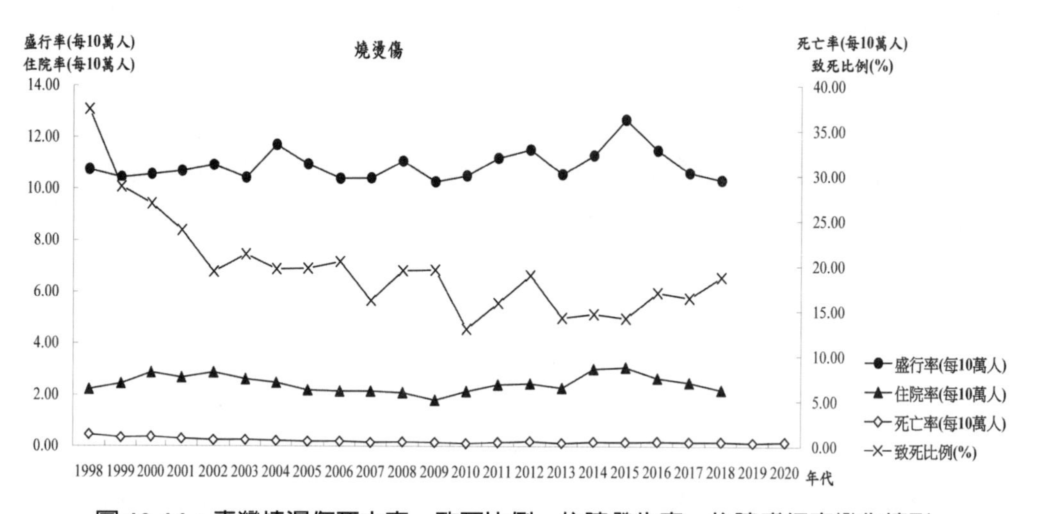

圖 10-14：臺灣燒燙傷死亡率、致死比例、住院發生率、住院盛行率變化情形

整體燒燙傷事故（11,711 人），區分爲燒傷（69.96%）、燙傷（20.61%）、其他（10.43%）發現，燒傷（70.12%）及燙傷（57.00%）均以男性較高。燒傷以 30-44 歲（占 28.06%）較高，燙傷以 20-34 歲（占 25.32%）較高，調整該年齡層人口分布後，燒傷（$2.08/10^5$）、燙傷（$0.91/10^5$）住院率均爲 65 歲以上族群最高。以季節分布來看，燒傷（26.14%）在秋季較高，燙傷（29.74%）以冬季較高（如表 10-7）。

（四）危險因子

依據 WHO 指出，年齡 / 性別（男性幼童及成年女性）、社經地位較低者、居家及工作場所都是高危險因素。

先前研究分析 4,741 位燒燙傷住院病患顯示，男性（67%）、年齡 0-5 歲（21.8%）及 35-44 歲（17.5%）、準備午（10-12 時 22.7%）晚餐（16-18 時 18.5%）時間、廚房（31.2%）/ 客廳（24.3%）/ 餐廳（12.2%）、熱水熱湯燙傷（30.6%）/ 爆炸燒傷（11.6%）是高危險族群、時間、地點及類型。控制了病患特性、入院前及臨床上等 12 個因子後，年齡、燒傷面積（平均 15.4%）、吸入性傷害、入院前沖水（平均 10.8 分鐘）、實施手術是影響住院死亡的 5 個因素。年齡越大、燒傷面積越大、有吸入性傷害，病患死亡風險越高；但是，入院前沖水、實施手術，病患死亡風險越低。入院前沖水可以降低 51.8% 的死亡風險，而且是病患本身就能做得到，而年齡、燒傷面積、吸入性傷害、實施手術（可降低 52.4% 死亡風險），都是無法改變或需要依賴醫療專業人員才能執行。

（五）預防（介入）原則及措施

燒燙傷預防計畫應該跨部門合作，包含，加強認知教育、制定有效執行政策、瞭解傷害負擔並識別風險因素、透過研究設定有效介入措施及預防計畫、加強燒燙傷護理工作能力。

政府部門，消防建管單位應定期針對建築物防火消防問題進行安檢，平日執行各項消防演練。個人部分，居家建築裝設偵煙器，提升防火安全意識，避免居家火災；冬天食用火鍋熱食應避免燙傷，利用熱水洗澡應將溫度固定在一定溫度，避免被熱水燙傷；儲存或燃放炮竹，祭祖拜拜燃燒紙錢都應注意自身安全，避免遭燒燙傷；戶外野炊烤肉應注意火苗徹底熄滅，勿亂丟菸蒂以免引發森林火災。

不幸發生燒燙傷事件，簡易判斷傷患燒燙傷面積（99 法則），利用兒燙基金會推廣的「沖脫泡蓋送」口訣，儘速送醫；後期傷況復健，可藉由陽光社會福利基金會協助，引進民間資源。利用遙控機進行超高樓噴水救援，防止救援者遭嗆傷。

（六）特殊案件

民國 104 年 6 月 27 日 20 時 32 分發生「八仙樂園彩色派對火災」（媒體多以八仙塵爆稱呼），即時燒燙傷 499 人，面積 80% 以上 41 人，面積 40~80% 計 240 人，導致 15 人死亡，484 人受到不同程度燒燙傷。案件起因是工讀生將彩粉噴向舞台投射燈，被燈泡引燃。小範圍著火的彩粉本來瞬間被燒盡，工作人員用二氧化碳滅火器意圖「滅火」，噴射氣流揚起彩粉（粒狀可燃物），零星火頭變成火海；「好心人」用衣服拍火、身上著火者因驚恐而跑跳，擾動空氣氧氣造成劇烈燃燒，是慘劇主因。

六、其他非蓄意事故傷害

臺灣特有環境事故傷害，包含，梗塞窒息事故、壓砸撞夾事故、天然災害、醫療事件傷害、自然環境傷害（過熱、過冷、高低氣壓變化、飢餓、乾渴等）、有毒動植物（毒蛇、蠍、蜂、蜈蚣、蜥蜴等）、動物咬傷（狗、鼠、蜥蜴、節肢動物等）及運動傷害，分述如下。

（一）梗塞窒息事故（Suffocation injury）

「窒息」爲「氧氣無法到達肺部導致組織嚴重缺氧狀態」，發生原因爲缺乏空氣或食物及異物梗塞。主要類型包含異物梗塞、食物梗塞、機械性窒息、異物進入眼內及異物進入其他孔道等。

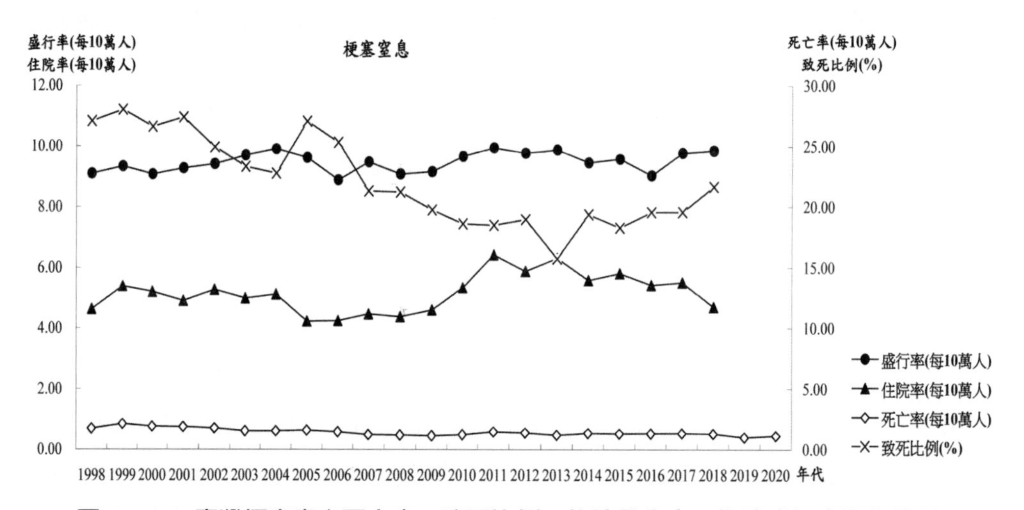

圖 10-15：臺灣梗塞窒息死亡率、致死比例、住院發生率、住院盛行率變化情形

臺灣梗塞窒息事故發生率和盛行率都上升（如圖 10-15）。若將整體梗塞窒息事故（24,839 人）區分爲食物阻塞（11.92%）、物品阻塞（6.49%）、機械性窒息（1.47%）、異物進眼（12.47%）、異物進其他孔道（67.65%）發現，五種傷害都以男性較高，分別爲食物（72.53%）、物品（60.98%）、機械性（65.57%）、異物進眼（86.77%）、異物進其他孔道（54.10%）。另外，除異物進眼以 40-44 歲（占 12.30%）較高外，食物（占 8.68%）、物品（占 17.43%）、機械性（占 13.66%）、異物進其他孔道（占 15.07%）均以 1-4 歲幼兒比例最高。可見，此類傷害最大群體是嬰幼兒，居家環境、嬰幼兒玩具用品，可能是最大致傷原因。另外，嬰兒溢奶、母親夜間在床上餵母乳睡著，身體壓住幼兒導致窒息；幼童被鐵捲門壓迫窒息、兒童或老人食用麻糬等食物噎到、幼童吞食物品或小玩具梗塞喉嚨等事件時有所聞。政府應制定各項兒童玩具用品安全標準，落實檢驗檢測，避免嬰幼兒誤食發生梗塞窒息事件。

（二）壓砸撞夾割絞刺事故

此類型傷害繁多，死亡率較低。常見如挖土機／鐵捲門壓傷，外牆磁磚掉落／棒球砸中，被人撞／撞擊桌椅家俱，門窗／抽屜夾到，電動門／電梯門／升降梯／手扶梯夾到，電扇／絞肉機絞入，割草機／刀劍／匕首／菜刀割刺傷等。臺灣自 1998 年至 2020 年壓砸撞夾事故死亡率下降 42.5%，發生率（住院率）上升 80.13%，盛行率上升 17.91%，住院致死比例下降 71.03%（如圖 10-16）。施工單位須做好圍籬或架設防護網，防止工具、物品、磚石掉落。個人於汽車行經山區（尤其是天雨過後）應愼防被落石擊中；應行走騎樓，勿靠近工地，走路勿低頭滑手機，避免與人或物撞擊；家中刀具應收拾好，避免割刺傷。

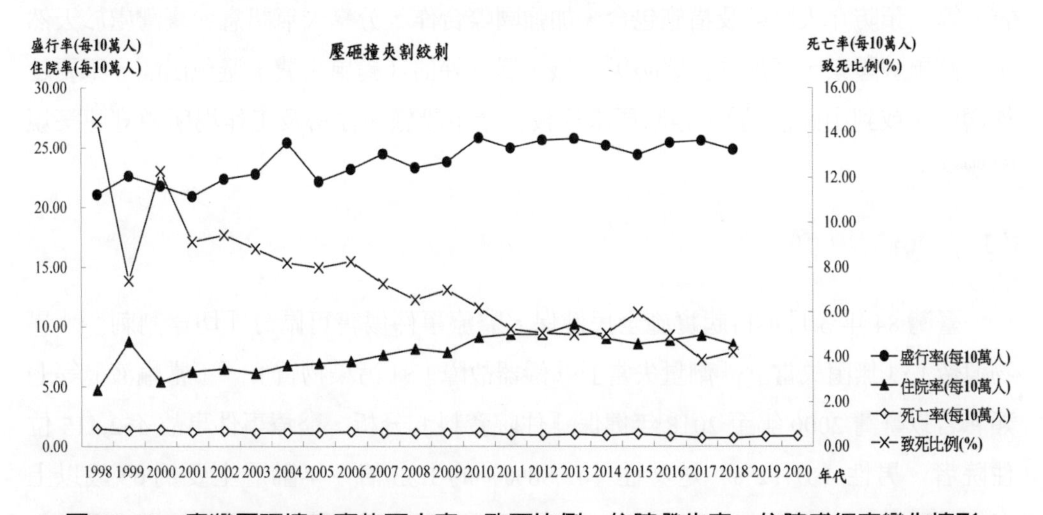

圖 10-16：臺灣壓砸撞夾事故死亡率、致死比例、住院發生率、住院盛行率變化情形

（三）天然災害

天然災害（Natural disasters）是自然界異常現象，對周圍生物及人類造成損害。世界氣象組織表示，有 90% 的天災都與天氣、水及氣候有關 [8]。類型包含颱風、地震、火山爆發、海嘯、沙塵暴、雷擊等。聯合國統計 1998 年至 2017 年共發生 7,255 件（每年 362.75 件）災害，造成 130 萬人死亡，44 億人受傷、無家可歸、流離失所或需要緊急援助 [9] 。而前三名分別爲洪水 3,148 件（43.4%）、颶（颱）風 2,049 件（28.8%）及地震 563 件（7.8%），其中，地震造成死亡人數最多，爲 747,234 人（56%），第二名爲颶（颱）風 232,680 人（17%），第三名爲極端氣溫 166,346 人（13%），第四名爲洪水 142,088 人（11%）。另外，根據臺灣內政部消防署 109 年統計年報，1998 年至 2017 年天然災害 207 件（每年 10.35 件），死亡 3,867 人、受傷 18,925 人、失蹤 349 人，其中，颱風 115 件最多，水災 65 件，地震 22 件，分別占天然災害的 56%、31%、11% 。死亡人最多的前三名是地震 2,575 人、颱風 491 人及水災 144 人，分別占天然災害死亡的 67%、13%、4% 。受傷人數最多的前三名是地震 13,026 人、颶風（颱風）4,126 人、水災 209 人，分別是天然災害受傷者的 69%、22%、2% [10] 。聯合國指出：天然災害日趨嚴重主因是溫室氣體排放，導致全球氣候變化。天然災害多爲大規模及大範圍，且爲複合性傷害，例如，颱風造成山區落石擊中（異物撞擊）、土石流活埋（梗塞窒息）、水災（溺水）、高壓電桿電箱爆炸（觸電傷）、斷電屋內漆黑跌倒（跌墜）、房屋爆炸起火（燒燙傷）倒塌（壓砸撞夾傷）、多起車禍事件造成大量傷患（交通傷害）等。預防介入原則及措施包含，加強國際合作，分享天氣訊息。臺灣處於天然災害高風險國家，應加強民眾防災意識、風險評估（颱風來襲，避免出門，不要趁機觀浪，或到山區活動），強制要求學校、衛生設施、住房及工作場所遵守建築規範標準。

（四）醫療事件傷害

臺灣 84 年 3 月 1 日起實施全民健保，醫療事件傷害可區分「切穿割刺」、「異物遺留」、「無菌失當」、「劑量失當」、「儀器故障」、「污染物質」、「不當輸液」等七類。若以臺灣 2000 年至 2018 年健保「住院資料」分析，醫療事件事故 452,415 位住院者，男性（57.12%）是女性（42.88%）的 1.33 倍。年齡層主要爲 65 歲以上老年族群（占 41.25%），而且，自出生後，醫療事件傷害隨年齡增長持續上升（如表 10-7）。此類傷害，因爲民眾意識提升，私人保險給付等問題，是否呈現上升趨勢，有待後續證實。

（五）自然環境傷害

臺灣有許多高山自然環境，人們與環境互動頻繁，導致自然環境傷害（過熱、過冷、高低氣壓變化、飢餓、乾渴……等）。若以臺灣 2000 年至 2018 年健保「住院資料」分析，自然環境事故 5,283 位住院者，男性（55.67%）是女性（44.33%）的 1.26 倍。年齡層主要為 10-29 歲（占 61.24%）（如表 10-7）。

極端氣候日趨常態，夏季超過 37°C 已不足為奇，因此，夏日外出活動應確實補充水分，避免中暑。冬季到高山賞雪須做好防寒工作，避免失溫或凍傷。

（六）有毒動植物傷害

臺灣是封閉島嶼，各種類動植物繁雜，有些含有毒性，若不慎接觸或遭叮螫刺咬，將導致有毒動植物（毒蜘蛛、毒蛇、毒蠍、毒蜂、蜈蚣、馬陸等）傷害。若以臺灣 2000 年至 2018 年健保「住院資料」分析，有毒動植物事故 16,215 位住院者，男性（55.65%）是女性（44.35%）的 1.25 倍。年齡層主要為 44-59 歲（占 39.45%）（如表 10-7）。

此處有毒動植物傷害，主要是被自然界中的動物叮螫咬（植物接觸）所致，與前面意外中毒專章中的食物中毒（食用有毒魚貝水產類、螃蟹、菇菌類）有所差異。

（七）動物咬傷傷害

動物是人類朋友，現今越來越多人將飼養動物（狗、貓、鼠、蜥蜴、節肢動物、爬蟲類等）當成娛樂，餵食玩樂之際，常遭咬傷，導致動物咬傷事故。若以臺灣 2000 年至 2018 年健保「住院資料」分析，動物咬傷事故 18,635 位住院者，男性（53.04%）是女性（46.96%）的 1.13 倍。第一名是 4 歲以下幼童（占 15.63%），45-54 歲（占 14.83%）也相當高（如表 10-7）。

人類喜新厭舊心態，常導致心愛的寵物被放生或棄養，流浪貓狗似乎已是文明社會的一種附帶現象，因此，在飼養前必須審慎評估，除了落實動物保護觀念（不可虐待動物）外，更不可讓人類朋友成為傷害人類的肇因。

（八）運動傷害

運動傷害是指，機械能（動能）由載具（設備、物品、工具、他人、器械、刀具等）急速轉移到人體，造成傷害。包含體育、競技、健身房及各項體能活動。

根據 2016 年 8 月 5 日至 21 日里約熱內盧主辦的第三十一屆奧林匹克運動會期間，參賽的 207 個國家 11,274 名運動員（男性 6,185 名，55%），計有 1,101 人受傷，相當於在 17 天內每 100 名運動員中有 9.8 人受傷；總共有 8% 的運動員至少受傷一次（略低於 2008 年和 2012 年夏季奧運會），其中，越野自行車（38%）、拳擊（30%）、山地自行車（24%）、跆拳道（24%）、水球（19%）及橄欖球（19%）受傷率較高；獨木舟激流迴旋、划船、射擊、射箭、游泳、高爾夫及乒乓球（0%-3%）受傷率較低；在 1,101 例傷患，有 40% 及 20% 分別導致≧ 1 天和＞ 7 天缺席 [11] 。

運動傷害危險因子包含，熱身運動不足（肌肉僵硬，容易抽筋或拉傷）、運動過度（易發生過勞性傷害）、技巧錯誤、犯規（籃球、足球、柔道、拳擊等身體接觸性活動對手犯規造成傷害）、運動器材或場地缺陷（網球拍握柄太小易造成網球肘、場地凹凸不平容易腳踝扭傷）、心理因素（過分緊張會造成肌肉僵硬、動作協調不良而易造成運動傷害）。

相關預防介入原則及措施包含，適度熱身伸展運動、適當運動環境、裝具及保護器材、正確生物力學與運動技巧、充分及正確訓練、足夠緩和復原活動、健康心理（勿過分自信，高估自身能力）、充分的營養。

第五節　事故傷害預防策略（安全管理）

事故傷害預防管理是藉由一個或一系列措施，達到預防、減少或改善事故傷害的目標。包含產品研發（汽車安全帶、煙霧警報器、臀部保護褲、槍枝收納盒），環境改變（使車子減速行駛的路面突起、游泳池防護柵欄、居家火災自動灑水器），行爲介入（媒體宣傳、父母訓練、個人和團體行爲改變策略），以及政策法律制定（以法律防止有暴力紀錄的親密愛人擁有槍枝，制定血液中可容許的酒精濃度）。

事故傷害預防必須從主角（人）出發，找出危險因子，包含不可修飾（性別、年齡）及可修飾（認知、態度、行爲）因子；並加強改善環境（內在、外在）因子；修飾媒介因素。

另外，檢視事故傷害頻率（frequency）、嚴重度（severity）、直接及間接耗用的醫療及社會成本（cost）、可行策略（strategies available）、可用資源（resources）、民眾接受度（acceptability）及政治上可行性（political feasibility）等問題，找到介入標的，決定優先順序，採取適當防制作為。介紹幾種常用的預防模式。

一、流行病學三段五級預防模式

針對人（宿主 host）、病因（細菌病毒 agents）、環境（environment），於疾病未發生前（第一段，第 1 級健康促進，第 2 級特殊保護）、疾病發生時（第二段，早期診斷與適當治療）、疾病治療後（第三段，第 1 級限制殘障，第 2 級復健）採取各項措施與作為，說明如下。

（一）人（宿主）的預防

針對易受傷害族群，利用教育，讓其遠離傷害風險，例如，道路上弱勢族群（行人、腳踏車、機車）教育他們如何防範交通事故；家庭中弱勢族群（嬰幼童、女性）教導她們避免暴力受虐。相對地，教育事故傷害事件中的高風險（肇事、加害）族群，例如，道路上強勢族群（大貨卡車司機）或危險族群（酒駕、毒駕、疲勞駕駛、新手駕駛），利用法規介入，教育他們遵守交通規範，避免因為自己肇事導致他人生命財產損失；教導家庭中強勢族群（父親、男性）避免傷害無辜家人與弱小。

（二）時間（季節）的預防

有些事故傷害有時間聚集現象，例如，溺水在夏天，燒燙傷在冬天較常發生。自殺事件在春夏、秋冬季節交替，或是在節慶歡樂時間較易發生。因此，在特定時間（季節）必須更加注意特定事故傷害之防範。

（三）地點（環境）預防

調查傷害熱點，進行各項防制工作，例如，溪、河、海、湖、池塘、水圳、水埤、泳池等地區，因為可近性，較易發生溺水事件。農業地區，因為使用農藥，較有機會農藥中毒。平原地區雷電交加時較易遭受雷擊。高樓群聚區，比較有機會發生跳樓自殺事件。而在居家環境中，廚房客廳燒燙傷、浴室內滑倒、浴缸嬰兒溺斃、嬰兒睡床發生梗塞窒息事件也時有所聞。

（四）燒燙傷流行病學三段五級預防模式案例說明

運用三段五級模式說明燒燙傷預防。第一段預防「不要發生」，第二段預防「不要死亡」，第三段預防「生活有品質與尊嚴」（如圖 10-17）。

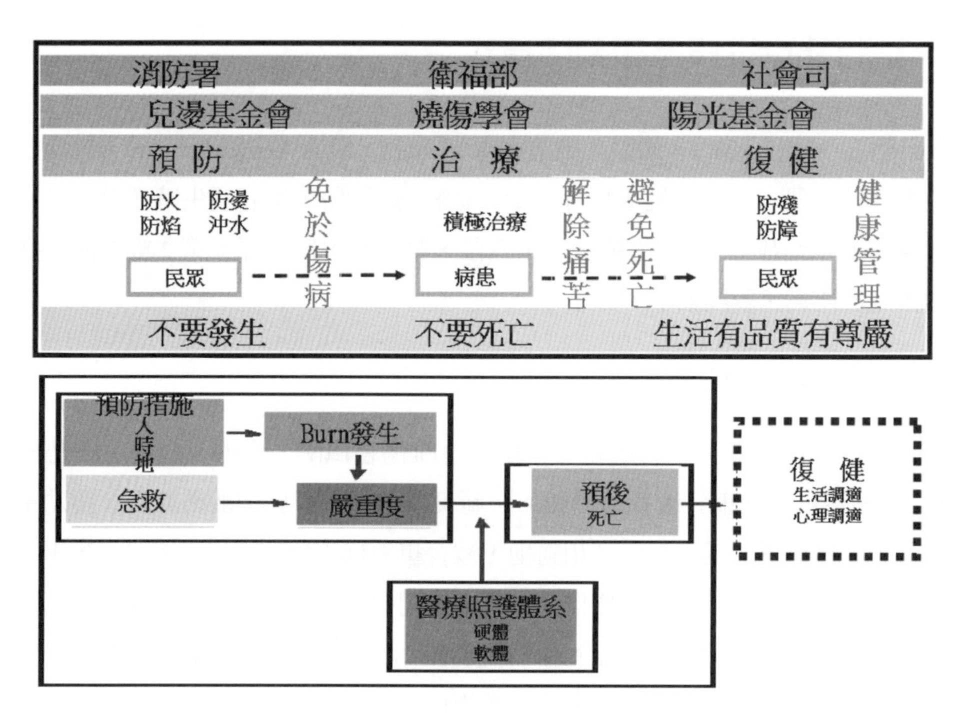

圖 10-17：三段五級的燒燙傷預防

第一段作為，經由消防署的消防檢查，防火防焰宣導，避免發生火災；兒童燙傷基金會教育宣導，避免發生燒燙傷，一旦發生後，儘速處理就醫（沖脫泡蓋送），避免傷害擴大。第二段作為，全國燒燙傷急救責任醫療院所（燒燙傷中心／燒燙傷部門），必須積極處置，預防感染、殘障截肢或死亡。第三段作為，燒燙傷後心理及精神復健，除藉由醫療團隊（心理師、職能治療師、精神科醫師）預防因疼痛、創傷後壓力症候群（post-traumatic stress disorder, PTSD）造成自殺，必須由衛福部社會及家庭署的社工單位伸出援手，提供實質救助，再加上如陽光社會福利基金會等民間團體，協助傷者及其家屬，走出漫長陰霾，逐漸回歸有品質有尊嚴的健康生活。

二、傷害光譜（嚴重度）預防模式

事故傷害發生，嚴重度從 0-100。換言之，最佳預防模式是建立人們正確認知（knowledge）、態度（attitudes）、信念（beliefs）及行為（practice），讓傷害不要發生；改變暴露風險（risk factor），降低發生機率（probability）；採取傷害監測（surveillance），預防傷害擴大；優化門急診及住院處理，回復身心健康；改善身心復健功能回歸社會；降低死亡人數（率）（如圖 10-18）。

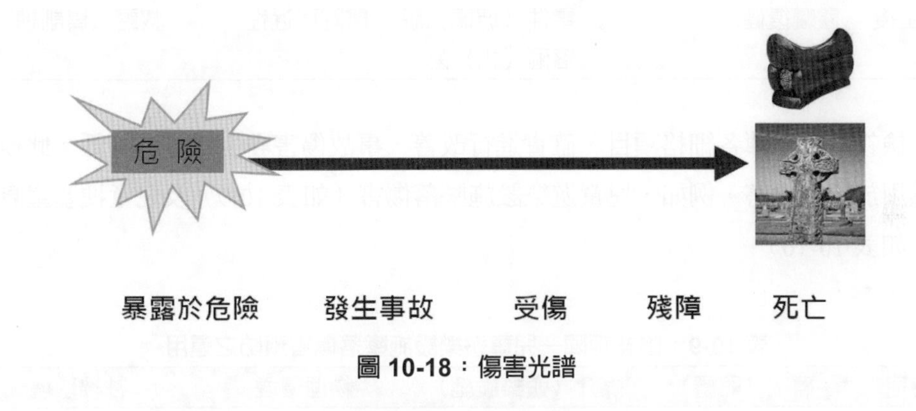

圖 10-18：傷害光譜

三、哈登矩陣（Haddon matrix）預防模式

學者哈登利用流行病學三角模式，加入事件發生的時間因素，構成了有名的哈登矩陣（Haddon matrix）預防模式。

事件發生前要探討：哪些因素會導致此傷害事件發生？事件發生時要問：哪些因素造成了傷害？事件發生後要瞭解：哪些因素影響了傷害結果？例如，利用哈登矩陣預防交通傷害，事故發生前，個人方面，視力如何、有無喝酒、講手機、蛇行；車輛方面，剎車是否正常、車速是否過快；物理環境，道路照明是否充足、是否下雨或起霧、路面是否有坑洞或濕滑；社經環境，相關法規是否齊備、執法是否確實。事故發生時，個人方面，是否繫安全帶（是否扣好）、乘坐安全座椅（是否牢固）；車輛方面，車頭方向、撞擊點為何；物理環境，他車閃避情形、當時交通流量；社經環境，遵守交通法規情形。事故發生後，個人方面，脫困自救能力、遵從醫囑及復健情形；車輛方面，車輛是否漏油起火、零件（玻璃）是否脫落扎傷；物理環境，緊急救護效率、醫院可近性；社經環境，緊急救護制度是否齊備、緊急救護系統是否完善、緊急救護人員訓練是否完整（如表 10-8）。

表 10-8：哈登矩陣—交通傷害預防之運用

時期	宿主	媒介（車輛）	物理環境	社經環境
事件發生前	視力、飲酒、講手機、蛇行	剎車、車速、載人	下雨有霧、路面坑洞、濕滑	相關交安規範、執法守法情形
事件發生時	有無戴安全帽（帶）、安全帶是否扣好、是否乘坐安全座椅、座椅是否牢固	車頭方向、撞擊點	他車閃避不及、當時交通流量	遵守交安規定
事件發生後	脫困自救能力、遵從醫囑復健	車輛漏油起火、零件（玻璃）脫落砸（扎）傷	緊急救護效率、醫院可近性	緊急救護系統、救護人員訓練

檢視哈登矩陣各細格項目，確實進行改善，事故傷害發生機會將降低。此模式可適用於各類傷害，例如，兒童遊樂設施墜落傷害（如表 10-9）及兒童梗塞窒息傷害（如表 10-10）。

表 10-9：哈登矩陣—兒童遊樂設施墜落傷害預防之運用

時期	宿主（兒童）	媒介（遊樂設施）	物理環境	社經環境
事件發生前	教導兒童遵守遊戲的安全規定（例如，攀爬時勿擠來擠去等）	遊戲設施設備的直橫桿條大小要適當或有防護黏貼物，以防兒童手滑脫而造成墜落危險	建置階梯狀的攀登板，使兒童不需垂直攀爬到遊戲設施的最高頂面	提倡良好觀念（鼓勵成人在兒童遊戲時能協助維持有秩序地排隊等）
事件發生時	教導兒童在墜落時能盡可能地降低傷害（翻滾一下，勿直接以頭部撞地面等）	減少遊戲設施設備的突出或尖銳處，以防兒童墜落時撞擊	遊戲設施設備的條桿或地面使用有彈性的表面或保護物	組織社區巡守隊檢視遊戲設施設備的安全性（維持地面安全，勿有破損等）
事件發生後	教導兒童在墜落發生後如何求救（使用緊急求救電話等）	遊戲設施設備避免有兒童容易跌入（但是當救人員不易進入）的小空間或區域	提供高腳椅給安全監看人員，使其有較寬廣的視野監看整個遊戲場，以利兒童跌落受傷後能迅速處理	資助資金訓練緊急救護人員，以利有效處理兒童急救事件

表 10-10：哈登矩陣—兒童梗塞窒息傷害預防之運用

時期	宿主（兒童）	媒介（玩具用品）	物理環境	社經環境
事件發生前	教導兒童遵守玩具玩耍的安全規定（玩耍時勿爭搶等）	玩具本身必須符合國家安全標準（直徑勿過小，勿尖銳，以防兒童吞食或割刺傷等）	玩耍環境排除危害因素（兒童玩耍空間安全舒適，減少危害因素，如濕滑、雜物、細小物品等）	提倡安全意識觀念（購買安全玩具，鼓勵成人在兒童使用玩具玩耍時能從旁協助輔導，維護安全）
事件發生時	教導兒童在誤食時能盡可能地降低傷害（立即停止再吞食，避免傷害擴大等）	減少玩具用品的磁性或尖銳處（例如，兒童誤食巴克球時，傷害嚴重程度勿擴大）	玩耍環境的地面使用有彈性的表面或保護物等	組織社區單位或社團檢視玩具用品的安全性（維護玩耍環境安全性，檢視玩具安全性等）
事件發生後	教導兒童在發生誤食後如何求救（使用緊急電話求救，立即告知父母或照顧者等）	避免玩具用品造成二次傷害（誤食細小玩具後，勿因其材質造成食道及腸胃道危害等）	提供監視器給安全監護人員，立即掌握狀況，以利協助兒童受傷後迅速處理（就醫）	政府單位資助資金訓練緊急救護人員，以利有效處理兒童急救事件

四、哈登十項事故傷害預防通則模式

根據能量轉移理論，傷害防制在於預防能量到達人體的數量或速度低於人體的閾值。哈登提出十個原則來控制、修改或阻斷能量的轉移。

(一) 預防能量的形成與聚集

根本不要用瓦斯熱水器，就不會有瓦斯熱水器產生的致命一氧化碳。若無高樓大廈及工廠機器就不會有墜落及碾壓傷害。

(二) 減少能量聚集的量

降低幼兒高腳椅高度、將殺蟲劑做成小包裝等。交通工具重心降低、限制車輛馬力、限制槍械販賣、減少一次處方藥丸數，即使一次服完也不會致命、限制熱水器最高溫度。

（三）如果能量已聚集，儘量減少能量的釋放

藥瓶有預防小孩開啓的安全瓶蓋、改善重型卡車煞車系統、提供老人枴杖及在居住環境提供扶手把、設計火柴及打火機使孩童不易點燃、兩段式熱飲機安全設計避免熱開水燙傷。

（四）改變能量釋放速度及空間分布

使用防火材料延緩燃燒速度、員山仔分洪將水分流引到北海岸、颱風來時玻璃窗貼膠布、限制行車速度、雙層安全門、改善衣服材質使其不易燃燒、裝置自動救火噴水系統等。

（五）利用時間與空間隔離能量

人車分道、行人走天橋、森林防火林道、大樓或房舍設防火巷、設立腳踏車及行人專用道、某些時段或路段禁止大卡車行駛、颱風來臨前疏散海邊住戶或土石流高危險地區民眾、烹調時不讓孩童接近廚房。

（六）在人體與能量間設阻隔物

實驗時穿實驗衣及戴護目鏡、提高汽車緩衝槓避震力、安全氣囊、安全帶、安全帽、兒童安全座椅、道路旁設置緩衝隔絕物、游泳池或水池邊要有防止孩童進入的阻隔、火災逃生時用濕被單包裹身體、機械引擎旁設阻隔。

（七）改變能量接觸的相關特性

地面鋪軟墊、將車窗改用破損時碎片不易飛散的安全玻璃、避免稜角或尖銳表面、零件或按鍵盡量避免凸出、兒童遊戲場或運動場地面使用緩衝力較佳材料、禁止連結車拖曳超過一個以上車體。

（八）強化人體組織，提高能量承受力

補充鈣質強化骨骼、練習平衡減少跌倒；多運動鍛鍊筋骨、治療骨質疏鬆症或凝血功能不良疾病，使其較能承受碰撞；從事某種易受傷運動或活動，要有體能狀況限制。

(九) 儘早得知傷害發生並防止繼續擴大

煙霧偵測器及自動灑水裝置、完善緊急救護通報與通訊系統（地理資訊系統配合衛星定位系統）、增加高速公路旁緊急電話數目（郊外，海邊監視系統）、車禍高發生地段緊急救護系統要有效率、居家裝設一氧化碳及煙霧偵測器。

(十) 做好緊急救護醫療及復健，使傷害嚴重度減低

高效率的緊急救護系統（黃金時間內送達創傷中心治療）、完善身體與心理復健服務、對殘障截肢者提供良好的義肢及其他周邊設備使其盡可能恢復正常生活、提供職業訓練及就業輔導。

五、教育診斷預防模式

結合各種組織或團體力量，直接或間接教育人們改變各項因素，使其遵循良好的行爲模式，達成良好的健康結果，此爲教育診斷預防模式。我們以推行嬰幼兒使用安全座椅（kids in safety seats）衛生教育計畫進行說明。

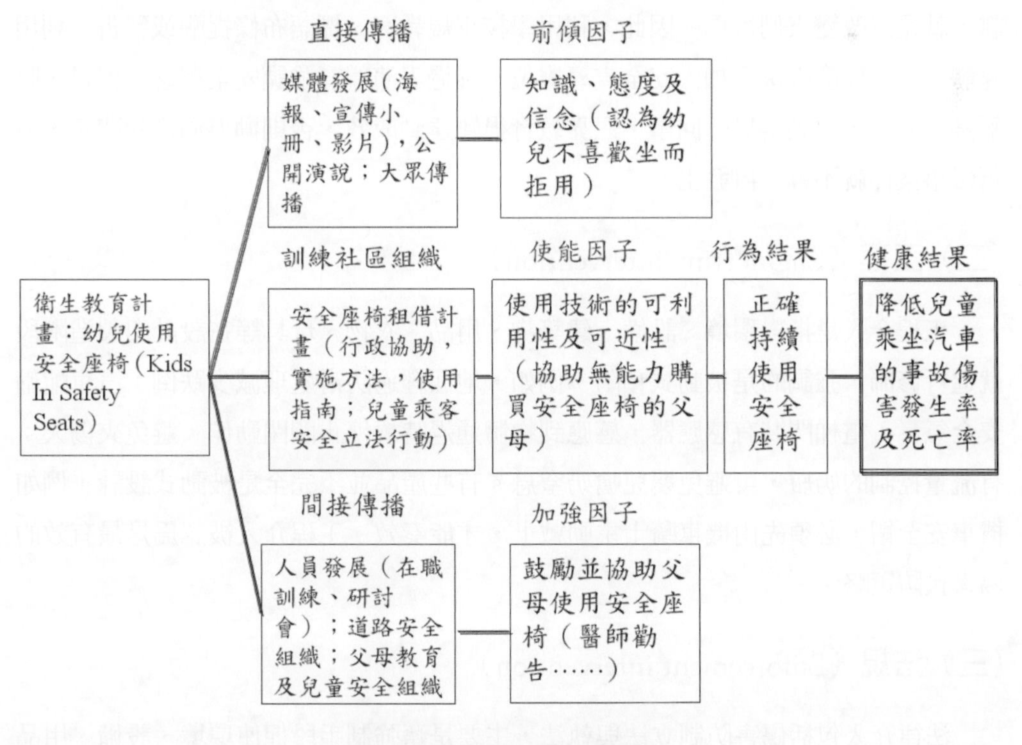

圖 10-19：教育診斷預防模式

首先，利用直接傳播方式，對大眾宣導嬰幼兒使用安全座椅的優點，並訓練社區組織，進行安全座椅計畫各項協助，再輔以間接傳播方式，進行人員培訓並結合道路安全、兒童安全組織，分別針對父母的前傾因子（predisposing factors —知識、態度及信念）、使能因子（enabling factors —可用性及可近性）及加強因子（reinforcing factors —醫師鼓勵或勸告）進行介入修正，促使改善行爲（正確持續使用安全座椅），完成計畫目標（降低發生率及死亡率）（如圖 10-19）。

六、三 E／四 E 預防模式

利用哈登矩陣（十項原則）可以找出每個細格的預防方法。但是，實際執行推廣時，必須同時加上某些策略才能奏效，教育（education）、工程（engineering）與法律（enforcement）就是常用的三 E 預防模式。

（一）教育（Education intervention）

教育介入主要在加強主動式預防，是最傳統的傷害防制策略。早期人們將傷害完全歸咎於自己或他人不小心時，確信只要透過教育，提高人們危險意識及預防知識，就足以改變人們行爲。因此，利用學校正規教育、標語布條提醒或警告、利用媒體、藉由節慶園遊會加入安全宣導攤位、透過表演競賽強調安全觀念。但是，瞭解是一回事，做到是另一回事，只靠教育很難達到成效，否則勸導酒後勿開車，酒駕肇事案件就不會一再發生。

（二）工程（Engineering intervention）

工程介入是指對環境、設備、建築物、用品、衣物、玩具等在設計與製造階段就進行修飾，強調的是被動式預防。例如，地面經過防滑處理減少跌倒；汽車配備安全氣囊；電梯門裝有感應器，感應到物體通過時會停止關閉動作，避免夾傷人；有流量控制的奶瓶，可避免嬰兒嗆奶窒息。有些產品並不完全是被動式設計，例如機車安全帽，必須先由機車騎士主動戴上，才能奏效。工程介入被認爲是最有效的傷害預防策略。

（三）法規（Enforcement intervention）

法律介入包括傷害防制立法與執法，主要是藉強制手段促使環境、設備、用品及人們行為改變。法律介入效果迅速且容易普及，但是，執法確實性與持久性會影響成效。美國曾有安全帽立法執行期間（1967-1970 年），機車騎士受傷減少 20-30%，但在廢止該項法律後（1976-1978 年），戴帽率立刻降低，機車騎士死亡數增加 30%，受傷數增加 5-10%（WHO, 2004）。臺灣 1996 年通過騎乘機車配戴安全帽立法及執行，成效卓著，但是，2023 年，為洗刷國際媒體報導臺灣是「行人地獄」惡名所進行的各項「行人優先」交通執法，效果則有待進一步觀察。畢竟這種靠強制手段所做的行為改變不是出於自願，不易持久。

成功的傷害預防多半是這三種策略綜合運用。以玩具傷害預防為例，首先玩具本身必須是安全的，這要從材質、塗料、設計、製造、適用對象等各方面去考量（工程介入）；另外，必須訂定玩具安全標準及檢驗程序，並規範廠商在產品通過檢驗後才得貼設合格標籤販售（法律介入）；而父母及幼托機構教保人員必須被教育以瞭解玩具安全的重要性，並瞭解如何選購安全玩具，才能保證孩子玩的是安全玩具（教育介入）。

（四）經濟（Economy intervention）

有學者提出利用經濟上的誘因或制裁來影響人們行為 [12]。今年沒有交通違規或肇事紀錄者，隔年享有較低的汽車保險費；未繫安全帶（帽）發生車禍受傷者，其醫療費用保險不理賠；購買腳踏車時，若同時購買安全帽，享有折扣。這些策略對行為改變只有間接影響，可視為 3E 的輔助策略。

上述對蓄意性傷害防制也一樣有效。例如，防彈衣是以工程介入來預防他人的殺害；槍支管制是以法律策略來減少自己或他人蓄意性槍殺；而情緒管理與心理協談則是以教育策略來降低蓄意性傷害（自殺、他殺、暴力虐待）的可能性。

七、安全社區—安全促進模式

在 1986 年 WHO 公布了渥太華憲章，提倡健康促進理念及行動綱領，以社區為基礎的健康（安全）促進計畫逐漸在世界各地展開。瑞典皇家醫學院於 1989 年向 WHO 申請成立「世界衛生組織社區安全推廣協進中心」（WHO Collaborating Centre on Community Safety Promotion）[13]，並由該校 Leif Svanström 教授出任中心主席，積極在全球展開安全社區運動。2015 年該中心改制為國際安全社區認證中心（International Safe Community Certifying Centre, ISCCC），專司受理國際安全社區認證事宜，現任主席爲澳洲 Dale Handson 教授。截至 2021 年，全球有 420 個國際安全社區網絡成員（每 5 年需再認證一次）。

「安全社區」是指「一個社區能在社區民眾共識下，結合社區內所有資源，共同爲減少傷害、營造更安全環境、促進更和諧人際關係、增進每個人身體、心理及社會全面的安適而不斷努力的運動」[14]。

加入「國際安全社區」是以社區提出申請（無國籍上的要求），臺灣事故傷害預防與安全促進學會前理事長白璐女士極力向政府推薦，並於 2002 年展開「安全社區推廣計畫」，在當時衛生署長李明亮支持下，由國民健康局（現國健署）支援經費，輔導臺北市內湖區、臺中縣東勢鎮、嘉義縣阿里山鄉及花蓮縣豐濱鄉等四個社區於 2005 年通過評鑑，成爲臺灣第一批國際安全社區；2006 年，該學會成立「臺灣社區安全推廣中心」協助國內社區發展計畫，截至 2022 年已有 23 個通過認證的國際安全社區（其中，臺北市內湖區通過 4 次認證，臺北市文山區通過 3 次認證）。獲得認證的安全社區承諾持續營造更安全的環境、建立更安全的文化、提升更安全的生活品質。

結語

事故傷害影響人類生命至鉅（尤其是青少年族群死亡），並造成各種長短期後遺症，也拖累家庭，影響社會及國家發展。但是，不論是大眾、社會及國家都長期漠視，個人認爲不會倒楣碰上，社會不認爲是重要議題，政府寧願將巨額資源投入急性醫療，或是生命晚期的長期照顧，不願將資源配置到預防生命早期死亡的事故傷害相關防範作爲，似乎本末倒置，期待藉由本章內容，喚醒各界對事故傷害的關注；醫療系統（醫師及公共衛生師等專業人員）應將健保資源挹注至傷害原因的收集及預防工作，拯救更多生命。

關鍵名詞

傷害（Injury）
非蓄意性傷害（Unintentional injury）
蓄意性傷害（Intentional injury）
潛在生命年數損失（Potential years of life lost, PYLL）
傷害金字塔（Injury pyramid）
傷害防制與安全促進（Injury prevention and safety promotion）
三段五級預防（3 levels and 5 principles of prevention）
四 E 預防模式（4 E's of injury prevention model）
哈登矩陣（Haddon matrix）
安全社區（Safe community）

複習問題

1. 請簡述事故傷害的定義及內涵？
2. 事故傷害的測量指標有哪些？
3. 何謂簡易外傷分數（Abbreviated injury scale, AIS）？
4. 何謂傷害嚴重度分數（Injury severity score, ISS）？
5. 事故傷害可區分非蓄意性及蓄意性，請分別列出三類（種）。
6. 何謂傷害金字塔（Injury pyramid）？
7. 何謂潛在生命年數損失（Potential years of life lost, PYLL）？
8. 運輸交通事故（Motor vehicle traffic injury）的危險因子及預防措施為何？
9. 跌倒墜落事故（Fall injury）的危險因子及預防措施為何？
10. 溺水事故（Drowning injury）的危險因子及預防措施為何？
11. 中毒事故（Poisoning injury）的危險因子及預防措施為何？
12. 燒燙傷事故（Burn injury）的危險因子及預防措施為何？

13. 事故傷害預防策略（安全管理）模式有哪些？

14. 何謂流行病學三段五級事故傷害預防模式？

15. 何謂傷害光譜（嚴重度）預防模式？

16. 何謂哈登矩陣（Haddon matrix）預防模式？

17. 請說明哈登十項事故傷害預防通則為何？

18. 何謂教育診斷預防模式？

19. 何謂三 E ／四 E 預防模式？

20. 何謂安全社區（安全促進）預防模式？

21. 你對臺灣事故傷害的看法及展望為何？

引用文獻

1. Committee on Medical Aspects of Automotive Safety. Rating the severity of tissue damage. I. The abbreviated injury scale. JAMA 1971;**215(2)**:277-80. doi:10.1001/jama.1971.03180150059012.
2. World Health Organization(WHO). Injuries and violence. 2021. https://www.who.int/news-room/fact-sheets/detail/injuries-and-violence. Assessed February 8, 2022.
3. 衛生福利部：身心障礙統計，110 年 7 月建檔。

   https://dep.mohw.gov.tw/DOS/cp-5224-62359-113.html 。引用 2022/02/10。
4. World Health Organization(WHO). Road traffic injuries. 2021.

   https://www.who.int/news-room/fact-sheets/detail/road-traffic-injuries. Assessed February 15, 2022.
5. World Health Organization(WHO). Falls. 2021.

   https://www.who.int/news-room/fact-sheets/detail/falls. Assessed February 7, 2022.
6. World Health Organization(WHO). Drowning. 2021.

   https://www.who.int/news-room/fact-sheets/detail/drowning. Assessed February 7, 2022.
7. World Health Organization(WHO). Burns. 2018.

   https://www.who.int/zh/news-room/fact-sheets/detail/burns. Assessed February 8, 2022.
8. NOAA National Centers for Environmental Information (NCEI). U.S. Billion-

Dollar Weather and Climate Disasters. 2022. https://www.ncdc.noaa.gov/billions/, doi:10.25921/stkw-7w73.

9. Wallemacq P, House R. Economic losses, poverty and disasters 1998-2017. Centre for Research on the Epidemiology of Disasters, United Nations Office for Disaster Risk Reduction, US, 2018.

10. 內政部消防署：109 消防統計年報。
https://www.nfa.gov.tw/cht/index.php?code=list&ids=335。引用 2022/02/11。

11. Soligard T, Steffen K, Palmer D, et al. Sports injury and illness incidence in the Rio de Janeiro 2016 Olympic Summer Games: A prospective study of 11274 athletes from 207 countries. Br J Sports Med 2017;**51**:1265-1271. doi:10.1136/bjsports-2017-097956.

12. Budnid LD. Injury. In: Casens BJ, ed. Medicine and Public Health. 2nd. Philadelphia: Waterly Co., 1992;189-203.

13. Welander G, Svanstrom L, Ekman R, eds. Safety Promotion—an Introduction. Karolinska Institutet, Department of Public Health Sciences, Division of Social Medicine, Stockholm, Sweden, 2000. 2nd revised edition, 2004. https://isccc.global/files/user/Safety_Promotion_an_Introduction2004.pdf.

14. 白璐：安全社區簡介（演講稿）。2003。重點刊載於臺灣社區安全推廣中心網站：www.safecommunities.org.tw 。引用 2022/02/15。

第二篇
職業衛生

第 11 章
物理性危害

陳振菶　撰

學習目標

一、認識工作場所中之物理性危害因子

二、辨識物理性因子之健康危害效應

三、物理性危害之評估與環境監測

四、物理性危害之控制措施與管理

前　言

物理性危害（physical hazards）係指環境中具能量且當適量暴露發生時可能對人體造成傷害、疾病、或死亡的危害因子。一般而言，在工作場所中常見之物理性危害包括噪音與振動、高溫、輻射（含游離與非游離輻射）、與異常氣壓。本章就上述四類物理性危害因子分別介紹其危害辨識、測定、與控制。

第一節　噪音與振動

噪音（noise）泛指令人感到不愉悅的聲音，而聲音（sound）為物體振動時產生波動、經由空氣或水等介質，傳出可被人體聽覺功能察覺之感知。**振動**（vibration）則為可被觸覺功能察覺之感知。前述聽覺功能透過人體聽覺器官——耳朵之外耳、中耳、內耳與大腦——接收、傳遞與放大、及感知環境中之聲音。

一、噪音之危害

噪音會對耳朵造成生理層面危害（physiological stress），亦會經由對人體交感神經（sympathetic nerve system）及內分泌系統（endocrine system）的影響形成心理層面危害（psychosocial stress）。因此，凡屬可引起生理或心理上不良反應之聲音均可稱為噪音。在工作場所中常出現的噪音源自於機械強烈振動，稱為工業噪音，其強度較非工作場所之噪音如交通噪音、商業噪音、生活噪音等為高。長期受工作場所高強度噪音之衝擊可導致人耳聽覺閾值提高，亦即發生**聽力損失**（hearing loss）。

過度噪音暴露可引起**暫時性聽覺閾值改變**（noise-induced temporary threshold shift, NITTS）、**永久性聽覺閾值改變**（noise-induced permanent threshold shift, NIPTS）、耳鳴（tinnitus）、或聽覺創傷（acoustic trauma）[1]。NITTS 為短期噪音暴露或內耳神經疲勞所致聽覺敏感度（hearing sensitivity）暫時性損失，通常在未持續過度暴露狀況下，經數小時或數天即可恢復至暴露前之狀態。NIPTS 則為長期噪音暴露引起內耳感覺細胞損傷所造成的聽覺敏感度永久性損失。因噪音暴露所引起之耳鳴常被描述為嗡嗡聲、搖鈴聲；此聲音並非實際於環境中產生，而是源自內耳或神經系統。耳鳴通常發生在長期暴露於高音壓環境或短期暴露於極高音壓環境（如鞭炮或槍聲）的狀況，亦可能因頭部受到撞擊而引發。噪音所引起的耳鳴爲暫時性現象，但若反覆發生亦可能導致永久性聽力損失。聽覺創傷爲突發性的劇烈聲響所引起，可能造成如耳膜穿孔所致之暫時性聽力損失，或如耳蝸中柯蒂氏器（organ of Corti ；即聽覺終端受器）之毛細胞受損導致之永久性聽力損失。

聽力損失可分爲傳導性聽力損失（conductive hearing loss）、感音神經性聽力損失（sensorineural hearing loss）、以及混合性聽力損失（mixed hearing loss）[1] 。傳導性聽力損失爲聲音傳導受干擾、無法有效傳遞至內耳的情形。該型聽力損失僅爲聲音傳導受阻、並非柯蒂氏器或聽神經受損。常見的干擾因素包括外耳道耳垢阻塞、耳膜穿孔、耳咽管功能阻塞、因創傷或疾病導致聽小骨斷裂、因感染所致中耳積水、耳硬化症（otosclerosis）等。多數的傳導性聽力損失可透過手術或藥物方式治療並恢復聽力。感音神經性聽力損失則爲柯蒂氏器受損及聽神經受損或退化所致不可治癒之傷害。常見歸因包括先天性聽力損失、老年性聽力衰退（presbycusis）、噪音性聽力損失、病毒感染如流行性腮腺炎（mumps）或耳毒性藥物如氨基糖苷類抗生素（aminoglycoside）中毒所致聽力損失。混合性聽力損失即同時罹患傳導性與感音神經性聽力損失。

當建立噪音所致聽力損失與勞工職業間之因果關係時，需考量因素包括 [2] ：勞工發生聽力損失的過程史、工作經歷、工作類型及年資、耳科檢查結果、聽覺與聽力健康檢查結果、判定排除其他非職業造成聽力損失之原因。影響聽力損失的因素包括：噪音強度（音壓級）、噪音類型（頻率範圍）、每日噪音暴露持續時間、總工作時間（年工作時間）、個體易感受性、勞工年齡、具有與聽力損失發生間共病關係之耳疾、噪音所產生之環境特性、與噪音源之距離、耳朵與聲音波之相對位置等，其中前四項因素爲重要的噪音暴露風險因子。人耳在未受保護的狀況下，70 分貝以下的聲音暴露是安全的，不會造成永久性聽力損失；115 分貝以上的聲音暴露則具危險且應避免。頻率高於 500 Hz 的噪音較低頻噪音容易導致聽力損失。噪音性聽力損失主要發生於高頻率噪音（3,000 至 6,000 Hz）環境中；其中以 4,000 Hz 之噪音對耳朵的影響最大。間接性噪音暴露對聽力的傷害低於連續性噪音暴露——即便間接性噪音暴露之音壓級較連續性噪音暴露之音壓級爲高，其危害性仍較連續性噪音暴露爲低。此外，具有峰值的窄音頻噪音對聽力的危害大於均等音量的全音頻噪音。

二、噪音之評估與測定方法

(一) 聲音物理量

人耳聽覺可感受噪音所引起之大氣壓力變化範圍爲 20 微帕斯卡（μPa）至 200 帕斯卡（Pa）之間。由於範圍較廣，故聲音通常以瞬時音壓與基準音壓（爲人耳所能感受之最低音壓）比值之對數值表示；該對數值稱爲音壓級（sound pressure level, L_p）。音壓級之單位爲分貝（decibels, dB）。音壓級可以透過下列公式計算：

$$L_p = 10log_{10}\left(\frac{P}{P_0}\right)^2 \quad (11.1)$$

在公式 11.1 中，P 爲瞬時音壓（單位爲 Pa）；P_0 爲基準音壓，爲 2×10^{-5} Pa 。由於音壓級爲對數值、無法直接以算術加法計算，故當有兩個以上之音壓級相加時，應以下列公式計算整體音壓級（$Lp_{(total)}$）：

$$L_{p(total)} = 10log_{10}(10^{0.1L_{p1}} + 10^{0.1L_{p2}} \ldots + 10^{0.1L_{pn}}) \quad (11.2)$$

在公式 11.2 中，L_{p1}、L_{p2}⋯、L_{pn} 爲自第 1 個音源至第 n 個音源之所有個別音源所產生之噪音音壓級。音壓級之相加亦可利用音壓級相加概算表（表 11-1），估算不同音壓級之總和。當透過現場測量決定噪音音壓級時，須將測量所得整體音量（L_1）中之測量所得背景音量（L_2）值扣除，經此校正所得之音壓級方爲在該地點之噪音量（L）：

$$L = 10 \times log_{10}(10^{0.1L_1} - 10^{0.1L_2}) \quad (11.3)$$

此外，在測量特定區域之噪音時，不同位置所測得之音壓級變化至少爲 3 dB，因此需透過以下公式計算平均音壓級（均能音量）：

$$L = 10 \times log_{10}\frac{1}{n} \times (10^{0.1L_{p1}} + 10^{0.1L_{p2}} \ldots + 10^{0.1L_{pn}}) \quad (11.4)$$

在公式 11.4 中，L_{p1}、L_{p2}⋯、L_{pn} 爲不同位置所測得之噪音音壓級。

表 11-1：音壓級相加概算表 [1]

欲相加的兩音壓級別間差值	較高音壓級應增加數值
0-1 dB	3 dB
2-4 dB	2 dB
5-9 dB	1 dB
10 dB	0 dB

（二）噪音容許暴露標準

我國《職業安全衛生法》規範具顯著發生噪音之作業場所應訂定作業環境監測計畫及實施監測 [3]。勞工噪音暴露工作日八小時日時量平均音壓級達 85 分貝以上之作業場所，應每六個月監測噪音一次 [4]。工作場所因機械設備所發生之聲音超過 90 分貝時，應採取工程控制、減少勞工噪音暴露時間，使噪音暴露工作日八小時日時量平均不超過規定值（表 11-2）或相當之暴露劑量，且任何時間不得暴露於峰值超過 140 分貝之衝擊性噪音或 115 分貝之連續性噪音 [5]。前述表 11-2 所示容許暴露時間運用五分貝法則，亦即勞工暴露之音壓級每增加五分貝，容許暴露時間減半。依《職業安全衛生設施規則》第 300 條之規範，八小時日時量平均音壓級以不超過 90 分貝爲基準。若音壓級提升至 95 分貝，則容許暴露時間降低爲 4 小時；若音壓級再提升至 100 分貝，容許暴露時間則再降低爲 2 小時。

表 11-2：我國職業安全衛生設施規則中規範之勞工暴露噪音音壓級及其工作日容許暴露時間 [5]

工作日容許暴露時間（小時）	A 權噪音音壓級（dBA）
8	90
6	92
4	95
3	97
2	100
1	105
1/2	110
1/4	115

當勞工在工作日暴露於兩種以上之連續性或間歇性音壓級噪音時，其總噪音暴露劑量（total noise dose, D）之計算方法爲：

$$D = \frac{C_1}{T_1} + \frac{C_2}{T_2} \dots + \frac{C_n}{T_n} \tag{11.5}$$

在公式 11.5 中，C_1、$C_2 \cdots C_n$ 爲在特定噪音音壓級之暴露時間；T_1、$T_2 \cdots T_n$ 爲在該噪音音壓級對應之容許暴露時間。在測定勞工八小時日時量平均音壓級時，應將 80 分貝以上之噪音、以每增加五分貝降低容許暴露時間一半之方式納入計算。當暴露劑量爲 1（100%）時，相當於勞工八小時日時量平均音壓級爲 90 分貝。八小時日時量平均音壓級（time-weighted average, TWA）與噪音暴露劑量（D）可透過下列公式計算：

$$TWA = 16.61 \times log_{10}(D) + 90 \text{ dBA} \quad (11.6)$$

當暴露劑量大於 1 時，即屬超出容許暴露劑量、應採取工程控制將 TWA 降低至 90 分貝以下。此外，對於八小時日時量平均音壓級超過 85 分貝或暴露劑量超過 50% 之工作場所，應採取聽力保護措施，包括噪音監測及暴露評估、噪音危害控制、防音防護具之選用及佩戴、聽力保護教育訓練、健康檢查及管理、成效評估及改善等六項措施。

（三）噪音測定

噪音測定的目的爲評估作業人員暴露情形，因此在測定時需依人耳高度處（約 1.5 公尺高）測量 A 權衡音壓（經 A 權衡電網修正、接近人耳對聲音之反應），同時應測量不同頻率下之聲音強度，以便確定噪音來源。在職業衛生方面，最常使用於測量噪音音壓級之儀器爲噪音計（sound level meter）。噪音計（亦稱聲音位準計）依我國國家標準（CNS）第 7129 號標準規範 [6] 分爲 1 級與 2 級。前述兩級噪音計之規格具有相同的設計目標，主要差別在於允收限制值（acceptance limits）與工作溫度範圍。其中 2 級允收限制值大於或等於 1 級允收限制值。對於 1 級噪音計，位準線性要求至少適用於從 16 Hz 至 16 kHz 的任何頻率，其位準線性的量測值偏差不得超過 ± 0.8 dB ；對於 2 級噪音計，位準線性要求至少適用於從 20 Hz 至 8 kHz 的任何頻率，位準線性的量測值偏差不得超過 ± 1.1 dB 。此外，在氣溫變化對量測訊號位準的影響方面，1 級與 2 級噪音計之氣溫範圍分別規定在 –10°C 至 50°C 間與 0°C 至 40°C 間。在前述溫度範圍內，1 級與 2 級噪音計在任何氣溫時所示之聲音位準與在參考溫度時所示之聲音位準間之量測偏差分別不得超過規定 ± 0.5 dB 與 ± 1.0 dB 。我國《噪音管制標準》[7] 針對一般環境噪音音量測量規定：測量 20 Hz 至 20 kHz 範圍之噪音計須爲符合 CNS 第 7129 號 1 級噪音計或 International Electrotechnical Commission（IEC）第 61672-1 號標準規定之 Class 1 噪音計。

另一種特殊的噪音計爲噪音劑量計（dosimeters），供噪音場所工作者評估個人噪音暴露劑量使用。噪音劑量計通常可設定權衡電網（A 權衡）、噪音劑量標準（90 分貝；八小時容許暴露之音壓級）、減半率（5 分貝；噪音音壓級每增加 5 分貝、容許暴露時間減半）、及噪音暴露劑量起算閾值（80 分貝；噪音達閾值以上應一併納入計算)。噪音劑量計可裝置在工作者口袋裡或腰帶上，並將收音麥克風固定於其肩膀上的衣領處或鄰近耳朵約 15 公分處。隨工作者當日實際工作事項與所處環境之噪音暴露情況變化，噪音劑量計可直接計算個人當日所累積噪音暴露劑量。

一般而言，噪音計常爲評估整體環境噪音暴露情形的主要環境噪音監測設備。但若噪音場所勞工的流動性高、噪音音壓級波動較大、或作業環境具顯著衝擊性噪音，則可使勞工於工作期間配戴噪音劑量計，記錄每日噪音暴露劑量。在實施噪音監測前，應由熟悉需進行監測作業場所的人員引導，首先巡視該場所之現場配置，並詳細瞭解該場所設備之運作狀況與其噪音源。在前述過程中，應同時確認場所工作者及其所在位置，以估計工作者於不同區域之作業時間與工作特性（如特定工具之使用頻率等)。在進行噪音測量時，若噪音源爲移動音源，則測定點選擇在勞工作業位置即可；若噪音源爲定點音源，則應將作業場所以 3 至 5 公尺爲間隔、設置測定點。在測量時需同步記錄當下作業場所中設備位置與其運轉狀況，以便比對測試記錄之噪音音壓級與運轉設備間的關係，據以確認作業場所之噪音來源。若測試結果之八小時日時量平均音壓級超過 85 分貝，即需擬定與實施聽力保護計畫；若測試結果爲 90 分貝以上，則應針對噪音源進行工程控制。此外，當噪音暴露超過 85 分貝時，建議針對噪音場所的每位勞工單獨測量噪音暴露劑量。若勞工每日工作事項不盡相同，則應測量不同日之暴露劑量。反之，若多數勞工所從事工作事項相同，則不需每個人都單獨測量、可選擇具代表性的勞工施測即可。

三、振動之危害與測定方法

(一) 振動危害

振動危害可分爲**全身振動**（whole-body vibration）與**手－手臂振動**（hand-arm vibration)。前述兩類振動通常會對人體產生不同的影響與反應，但上述兩類振動暴露亦可能同時發生。例如當工作者手持使用電動工具時，機械所產生之振動經緊握工具的手及手臂傳遞，此時工作者暴露於手－手臂振動；但若電動工具同時依靠在工作者腹部支撐，則全身振動亦同時發生。

長時間暴露於手－手臂振動會引起雷諾氏現象（Raynaud's phenomenon)，亦稱爲因振動所致之**白指症**（vibration-induced white finger, VWF）或手－手臂振動症候群（hand-arm vibration syndrome, HAVS）。上述手－手臂振動傷害的初期症狀爲間接性刺痛或手指麻木，同時手部指頭尖端發白，且隨暴露振動增加、症狀可能延伸至指根部位。前述傷害於寒冷環境下出現較爲頻繁。手－手臂振動傷害通常持續 15 至 60 分鐘，嚴重時可能延續長達兩小時。若振動暴露持續，則 HAVS 症狀將加重，出現的症狀包括手指關節僵硬、失去操作技能、末梢血液循環障礙等，最終將導致壞疽（gangrene）與組織壞死（necrosis）。全身振動則會造成生理與心理影響，包括疲勞、動暈症（motion sickness）、組織損傷。全身振動在職業環境中主要發生於道路車輛運輸方面；最常見之症狀爲腰痛、腰椎系統早發性退化、椎間盤突出症（herniated lumbar discs）。

（二）振動測定與容許標準

振動爲一種向量，具有強度大小與方向性。在任何時間下，振動質點運動的特徵可透過位移（displacement）、速度（velocity）、加速度（acceleration）等三項指標描述 [1] 。振動的強度以加速度表示，單位爲 m/s^2。人體振動的方向可依直線垂直分向量（linear perpendicular vector components）分爲 X、Y、Z 三方向。在全身振動部分，X 軸爲後背至前胸（back-to-chest）之直線、Y 軸爲右側至左側之直線、Z 軸爲腳部（坐姿時爲臀部）至頭部之直線。在局部振動的部分，則可分爲基本中心系統（basicentric system）與生物動力系統（biodynamic system）兩種座標系統。前者在測量時以待測者手握工具的地方爲中心，後者則以手掌第三掌骨爲中心。在進行振動測量前，應先到作業現場瞭解工作進行時可能產生振動的情形，亦可利用攝影機記錄振動作業的流程。

常見的振動感測器爲壓電式加速度計（piezoelectric accelerometer），亦稱加速規。壓電式加速度計係利用壓電材質承受機械應力時所衍生之電荷變化，取得與振動成正比的電荷量（電壓量），亦即壓電效應，測量機械動態變化量並轉換成電壓形式輸出。加速度計的靈敏度與輸出端所產生的電壓大小，取決於壓電材質特性以及加速度計之質量。高靈敏度之加速度計可量測的加速度最大値較小、其有效測量範圍亦較小，但對微小振動的感應能力較佳。由於加速度計會固定於待測物上，因此爲避免影響振動測量的結果，通常加速度計質量以小於待測物質量之 10% 以內爲佳。除前述考量外，加速度計亦需選擇與待測物頻率範圍相符者，同時需考量待測場所的環境條件，如環境溫度、濕度、壓力等變化。此外，加速度計之輸出電壓訊號需再經放大器將微弱的輸出訊號放大，或將高輸出阻抗調降爲可接受訊號，進而透過記錄器存取相關數據並作後續分析。

依我國《職業安全衛生設施規則》規範 [5]，從事振動作業時，每天全身振動暴露時間不得超過下列規定：垂直振動三分之一八音度頻帶中心頻率之加速度，不得超過表 11-3 規定之容許時間；水平振動三分之一八音度頻帶中心頻率之加速度，不得超過表 11-4 規定之容許時間。而局部振動作業部分，除應使用防振把手等防振設備外，每日振動暴露時間不得超過表 11-5 之規定時間。

表 11-3：職業安全衛生設施規則中規範之垂直方向全身振動暴露最大加速度值 [5]

容許時間 / 加速度（m/s^2）/ 1/3 八音度頻帶中心頻率（Hz）	8 小時	4 小時	2.5 小時	1 小時	25 分	16 分	1 分
1.0	1.26	2.12	2.8	4.72	7.1	8.5	11.2
1.25	1.12	1.9	2.52	4.24	6.3	7.5	10
1.6	1	1.7	2.24	3.8	5.6	6.7	9
2.0	0.9	1.5	2	3.4	5	6	8
2.5	0.8	1.34	1.8	3	4.48	5.28	7.1
3.15	0.71	1.2	1.6	2.64	4	4.7	6.3
4.0	0.63	1.06	1.42	2.36	3.6	4.24	5.6
5.0	0.63	1.06	1.42	2.36	3.6	4.24	5.6
6.3	0.63	1.06	1.42	2.36	3.6	4.24	5.6
8.0	0.63	1.06	1.42	2.36	3.6	4.24	5.6
10.0	0.8	1.34	1.8	3	4.48	5.3	7.1
12.5	1	1.7	2.24	3.8	5.6	6.7	9
16.0	1.26	2.12	2.8	4.72	7.1	8.5	11.2
20.0	1.6	2.64	3.6	6	9	10.6	14.2
25.0	2	3.4	4.48	7.5	11.2	13.4	18
31.5	2.5	4.24	5.6	9.5	14.2	17	22.4
40.0	3.2	5.3	7.1	12	18	21.2	28
50.0	4	6.7	9	15	22.4	26.4	36
62.0	5	8.5	11.2	19	28	34	44.8
80.0	6.3	10.6	14.2	22.16	36	42.4	54

表 11-4：職業安全衛生設施規則中規範之水平方向全身振動暴露最大加速度值 [5]

容許時間 / 加速度（m/s^2） / 1/3八音度頻帶中心頻率（Hz）	8 小時	4 小時	2.5 小時	1 小時	25 分	16 分	1 分
1.0	0.448	0.71	1	1.7	2.5	3	4
1.25	0.448	0.71	1	1.7	2.5	3	4
1.6	0.448	0.71	1	1.7	2.5	3	4
2.0	0.448	0.71	1	1.7	2.5	3	4
2.5	0.56	0.9	1.26	2.12	3.2	3.8	2
3.15	0.71	1.12	1.6	2.64	4	4.72	6.3
4.0	0.90	1.42	2	3.4	5	6	8
5.0	1.12	1.8	2.5	4.24	6.3	7.5	10
6.3	1.42	2.24	3.2	5.2	8	9.5	12.6
8.0	1.8	2.8	4	6.7	10	12	16.6
10.0	2.24	3.6	5	8.5	12.6	15	20
12.5	2.8	4.48	6.3	10.6	16	19	25
16.0	3.6	5.6	8	13.4	20	23.6	32
20.0	4.48	7.1	10	17	25	30	40
25.0	5.6	9	12.6	21.2	32	38	50
31.5	7.1	11.2	16	26.4	40	47.2	63
40.0	9.0	14.2	20	34	50	60	80
50.0	11.2	18	25	42.4	63	75	100
62.0	14.2	22.4	32	53	80	91.4	126
80.0	18.0	28	40	67	100	120	160

表 11-5：職業安全衛生設施規則中規範之局部振動每日容許暴露時間表 [5]

每日容許暴露時間	水平及垂直各方向局部振動最大加速度值（m/s^2）
四小時以上，未滿八小時	4
二小時以上，未滿四小時	6
一小時以上，未滿二小時	8
未滿一小時	12

四、噪音與振動之控制與管理

噪音暴露的控制首重管理計畫之擬定。管理計畫應包含以下要項：決定勞工遭受的噪音暴露型態；針對噪音暴露量達 85 dBA（TWA）的勞工建立包含聽力測試與防護機制的**聽力保護計畫**（hearing conservation program）；針對噪音暴露量達 90 dBA（TWA）的勞工採取工程與行政控制手段降低噪音暴露；決定不同噪音控制選項之成本效益；採購新儀器、更換現有儀器、調整作業環境設計、設計新廠房之指引以作為消除噪音之根本手段 [1]。在多數工業化國家中聽力保護計畫是勞動法規明載噪音作業場所須建立的噪音管理機制，但須注意該計畫是以 85 dBA 為分界、據以規範噪音量逾此應採取之防護作為，但不代表當 TWA 超過 90 dBA 時聽力防護仍為有效的噪音控制手段。我國勞動部勞動及職業安全衛生研究所（前行政院勞工委員會勞工安全衛生研究所）在其《勞工聽力保護計畫指引》[8] 中，建議作業場所勞工暴露之噪音在 TWA 達 85 dBA 以上時，應立即執行聽力保護計畫，但為能更有效保護勞工聽力，亦建議達 80 dBA 以上時即可執行聽力保護計畫。前述聽力保護計畫要項應包括：噪音作業場所調查與測定、噪音工程控制、勞工暴露時間管理、特別危害健康作業特殊健康（體格）檢查及其管理、防音防護具選用與佩戴、勞工教育訓練、資料建立與保存等七大項。

噪音的工程控制方法以置換作業中產生噪音的設備、製程、或設施為主。若作業環境具有多重噪音源可先就其所產生之 A 權音壓（最接近人耳所感知到的噪音量）與受影響之勞工數決定符合效益的控制方法。若無法移除噪音源則可考慮採取以下手段減低噪音的衝擊：透過吸音材料增加環境噪音吸收量、圈隔產生噪音之器械、隔離作業人員、使用防護屏障、以及使用滅音器（mufflers）。噪音隨距離增加而減弱，因此若能在作業空間中透過控制噪音源所在位置與使用吸音材料（如厚玻璃纖維）則可有效降低噪音衝擊。此外亦可採用將噪音源隔離（enclosure）的方式降低噪音的衝擊。隔離的材質以吸音材料為主。隔離的方式可為完全隔離，但在實務操作上多為部分隔離，因機器多需留有開口方便人員操作。如果採部分隔離，隔離區與外界連通的開口應盡可能採曲線設計、避免直線連通。上述作法有助於噪音之衰減（類同通風管路的設計）。當然也可以採取人員隔離（如人員操作處所與噪音源分隔兩室），但此方式在多數作業環境中可操作性不高。與隔離相似的方法還包括在人員與噪音設備間使用屏障（shields or barriers）；使用屏障遮蔽噪音通常對於中高頻噪音較有效。

噪音控制的行政管理措施大抵上以避免直接使勞工在噪音區域作業或避免噪音暴露集中於部分勞工身上爲主。上述作法知易行難，因此最好的行政管理措施仍然是透過購買運作時聲響較小的設備與實施噪音產生量較低的製程達成降噪。就此而言，噪音的行政控制與工程控制高度重疊。如果工程控制與行政管理的方式皆無法有效降低噪音對勞工之衝擊，使用聽力保護裝置（hearing protection devices）即成爲聽力保護計畫規定使用之必要防護手段。選用聽力防護具時需要考慮其噪音消除效果、使用時人員聽力是否受影響、其他防護設備是否可共同使用、維護與保存方式、舒適性、使用便利性、價格、個人喜好、環境溫度與濕度及其在使用時是否可爲管理者明確辨識。聽力防護具依阻擋音波傳遞之途徑區分包括耳塞（earplugs）與耳罩（earmuffs）[2]。前者透過具隔音設計之泡棉緊密貼合於外耳道，降低聲音直接經由外耳進入內耳造成聽力傷害；後者則藉由具吸音設計之軟墊包覆耳朵，除可阻擋聲音經外耳進入，亦可同時防止聲音經耳骨骼組織傳遞至內耳中。採包覆全耳設計之耳罩可有效提升降噪能力，然而若在高溫作業場所使用易造成耳部局部流汗，導致佩戴時之不舒適感增加，降低勞工佩戴意願。相較之下，耳塞體積小、輕巧易攜帶，且可與其他防護具搭配使用，爲作業場所中較常使用之聽力防護具，惟其能降低之音壓有限，約在 20-30 dBA 間。上述聽力防護具皆採被動方式、以阻隔或吸音設計達到防護效果，稱爲被動式聽力防護具（passive hearing protection devices）[9]。近年來隨著噪音控制技術演進，聽力防護具可進一步將環境噪音與電子音訊結合降噪。此型聽力防護具稱爲主動降噪式聽力防護具（level-dependent hearing protection devices），外觀可爲耳塞或耳罩。該型防護具兼具收音與降噪功能，透過收音器接收附近的聲音，並針對特定音壓或頻率之噪音產生反向波，調整至人耳可接受、避免造成聽力損失之音壓狀態。主動降噪式聽力防護具可將高分貝之衝擊性噪音降低至安全音壓（約 82 dB），或將微弱的聲音（相互交談）放大至適當、可清晰接收之音壓等級。聽力防護具的降噪效果通常以**噪音衰減評比**（noise reduction rating, NRR）表示。NRR 是在美國應法令要求必須在防護具包裝上顯示的單一數值，說明該型防護具之降噪效能 [10]。該數值越高，代表降噪效果越好。市售常見之耳塞包括發泡式、置入式、三瓣式等類別，其中 NRR 值以發泡式耳塞（NRR ＝ 33）較置入式耳塞（NRR ＝ 28）與三瓣式耳塞（NRR ＝ 25）爲高。但須注意 NRR 值說明的是該型防護具的整體降噪效果，並非防護具針對特定頻率噪音之抗噪表現。

職業性振動之控制方法主要爲調整作業線操作方式（例如限制暴露時間）、

持握手工具時勿過度施力、選用不致過度產生振動之器械、穿戴減振手套（antivibration（A/V）gloves）及使用工程控制方法如減振或隔離 [1] 。在控制的過程中通常須同時使用數種方法方能有效減振。調整作業方式可有效降低手－手臂振動或全身振動。針對手－手臂振動的可行操作策略包括使用減振工具與減振手套、提供適當休息（如每小時休息 10 分鐘以避免持續振動）、測量與監測工具之振動性並淘汰或修理振動率增加之工具、定期提供勞工相關醫學檢查（特別是勞工出現針刺感、麻木感、或指頭顯現白色或青色等狀況）、提醒勞工作業時須使用防振手套及保暖衣物、提醒勞工使用手部振動器具時勿吸菸以避免因尼古丁吸收產生血管收縮效應（vasoconstrictive effect）。

近年來低振動工具的問世大幅降低了振動帶來的手－手臂振動傷害，例如抗振鏈鋸（chain saw）可將因加速所產生的振動降至原型鏈鋸所產生等級的 10% 以下。抗振手套使用特殊的振動隔離塑料材質進行減振；減振效果視振動頻率與使用者施力程度而異。針對駕駛座設計不良所產生的全身振動，重機械、農用車輛、卡車、巴士目前多已經裝置具懸吊系統、可減振的座椅，不過需注意是類座椅通常在低頻振動時減振效果有限。至於在工程控制手段方面，則可採行降低操作時之驅動力（如降低工具的操作速度與維持動態平衡）、減緩振動表面之反應、或隔離振動源。後者是指設法避免或降低手部直接與氣動工具或振動源直接接觸，避免振波的傳遞。

第二節　高溫

高溫危害（thermal stress）是我國作業環境中除了噪音暴露外常見的物理性危害，舉凡金屬物料鍛造、加熱、熔煉、熔爐等作業、或是於具備人工熱源或鍋爐之場所從事作業，皆可使勞工面臨熱暴露的挑戰與潛在健康危害。遭受熱暴露時，人體可透過**生理熱調節**（thermoregulation）應變與平衡熱環境所加諸之熱壓力。但若生理熱調節無法有效平衡與排除熱壓力，作業現場亦缺乏適當的防護機制與應變措施，含熱痙攣、脫水、熱衰竭、甚或熱中暑等急性傷害即可能發生。尤有甚者，嚴重時可導致死亡。以上罹病風險對於如患有慢性病等敏感族群不容小覷。除因人工熱源存在所形成的室內熱環境，隨氣候異常變化加劇，全球各地熱浪頻發、夏季時高氣溫暴露對於參與建設營造、道路養護、農業活動等戶外工作者亦構成顯著熱危害風險。可影響熱暴露發生時危害程度的因素包含熱環境因子、因工作產生之體力負荷、與個人調適行爲。以上諸端皆爲熱暴露預防與管理須評估與控制之要項。

一、生理熱調節與熱危害

人體體溫在熱平衡時維持在 37°C 。當受熱環境等因素影響、體核心（body core）熱蓄積逾量時，下視丘（hypothalamus）釋出生理熱調節訊號，透過血流擴張傳輸代謝熱（metabolic heat）至體表，繼而經由排汗將代謝熱交換至外界環境中，亦即藉由蒸發冷卻（evaporative cooling）的過程逸散體內過餘的熱量、重抵熱平衡（thermal balance）[11] 。在熱環境中影響人體熱平衡的六大主要因子包括：空氣溫度（air temperature）、相對濕度（relative humidity）、平均輻射溫度（mean radiant temperature）、環境風速（air movement）、衣著量（clothing level）與活動程度（activity level）[12] 。

熱暴露對人體造成的影響常透過**熱壓力**（heat stress）、**熱應變**（heat strain）、以及熱適應（heat acclimatization）等現象界定 [13] 。熱壓力是指因熱環境因子（包含環境溫度、環境濕度、環境風速、環境輻射熱）變化、外部作功（如工作負荷）所生成代謝熱產出、及個人調適行爲（如改變衣著量）對人體所形成之熱負荷。輕度或中度的熱壓力可造成人體不舒適感（discomfort）上升，或對工作表現形成負面影響。但當熱壓力趨近人體可接受極限時，因熱暴露產生健康違常之風險便顯著增加。熱應變是面對熱壓力出現時，人體整體的生理回饋反應，亦即人體對抗體熱與核心溫度增加之自我防禦方式。惟若熱應變力不足以克服熱壓力帶來之熱蓄積（例如人體核心溫度持續超過 38°C），則人體即可能產生熱危害。

生理熱調節的循環即在維持熱壓力與熱應變兩者間的動態平衡。若人體經由上述生理調節得以逐漸與熱環境平衡，則達到熱適應狀態 [14] 。隨熱適應的出現，人體容忍熱壓力之能力逐步增強，熱應變的需求則逐漸下降。人體達到熱適應時，排汗率增加但汗液中電解質濃度下降，同時與熱暴露開始時相較，肛溫（代表核心溫度）與皮膚溫度較低。此外可觀察到皮膚血流增加，亦即人體核心與皮膚間之對流熱交換增高，但心跳降低、脈搏較慢、同時血壓較穩定，減少心血管負荷與心臟對氧氣之需求。熱適應的產生並非一蹴可及，在高溫作業環境往往採取使勞工逐日增加暴露時間的作法達成。若勞工在連續 7 天當中曾有 5 天在相同熱環境下工作，則可假設爲已對此環境產生熱適應。

當高溫環境產生的熱壓力逾越熱應變力所能調節的幅度時，熱疾病即可能發生。表 11-6 所示爲常見的熱疾病及其成因、症狀與處理原則 [15]。在因高溫環境暴露所產生的熱疾病中，脫水、熱痙攣與熱衰竭屬於因生理熱調節速率或涵容力（capacity）無法滿足源自熱壓力之需求所產生的失衡現象，若能即時提供水分與電解質以及透過休息與降溫常可有效緩解。熱中暑則多爲生理熱調節機能喪失（thermoregulatory failure）的結果，嚴重時可威脅生命。因此發生時須盡速送醫，在熱危害的預防與管理上需特別謹愼處理。

表 11-6：常見的熱疾病及其成因、症狀與處理原則 [15]

熱疾病	成因	症狀與處理原則
熱暈厥（heat syncope）	肇因於身體長期維持靜態姿勢且同時遭受熱暴露，造成血液在腿部及皮膚逾量蓄積。	主要症狀包含視線模糊、短暫暈厥或接近暈厥等現象；因熱暈厥並無鹽分或水分的過度喪失，故只需在陰涼處平躺休息，補充水分即可。
熱疹（heat rash）	因過度排汗導致汗腺阻塞引起之發炎現象。	常伴隨出現發炎部位產生刺痛感，以及身體無法有效排汗以及忍受熱環境；症狀包括皮膚出現紅腫、嚴重時可能出現水泡。
熱衰竭（heat exhaustion）	因過度排汗、持續腹瀉與嘔吐造成脫水所引發之虛脫狀態；熱衰竭是體溫調節過度（大腦皮質血液供應不足或鹽分、水分流失過多）所造成之生理失衡。	症狀可包括疲倦、虛弱、視線模糊、頭痛，且患者呈現脈搏加快、血壓降低等現象；急救措施與熱暈厥同，但應鬆開衣服散熱，此外可提供少量飲水，但若患者覺得噁心想吐，則應停止提供水分，若患者開始並持續嘔吐，則應立刻送醫救治。
脫水（dehydration）	脫水是因流汗、患病（持續嘔吐及腹瀉）所引起的過度水分喪失。	早期症狀較不明顯，一般包含疲倦、虛弱、嘴乾等；失水嚴重時可形成熱衰竭；可補充水分及鹽分降低危害。
熱痙攣（heat cramp）	因出汗過多、缺乏適當水分與鹽分補充，造成體內電解質大量損失而引起的隨意肌（特別是工作時常運動之下腹及疲勞肌肉）抽筋式痙攣。	患者肌肉可產生足令其失去能力之疼痛；緊急醫療處置包含在痙攣肌肉上施壓或按摩以降低抽搐，並提供少量飲水，但若患者覺得噁心想吐，則應停止提供水分。
中暑（heat stroke）	因過度曝曬、熱適應力較弱、藥物使用／飲酒所引起。此時體溫調節機能喪失而無法適當維持熱平衡。	患者出現臉紅、皮膚乾燥、神智混亂、顫抖、甚或失去知覺；體溫可超越 40°C。中暑屬於高危險性熱疾病，應立刻尋求醫療協助或將病患送至醫院；延遲送醫可導致死亡。

二、熱環境之評估與測定方法

針對作業環境熱危害的評估應同時考慮熱環境產生之壓力與受暴露時人體之生理熱負荷，方得以採行有效的管理措施。美國政府工業衛生師協會（American Conference of Governmental Industrial Hygienists, ACGIH）在其閾限值（Threshold Limit Value, TLV®）文件中 [13] 曾闡述熱危害評估應包含之要素。評估時首先考慮人員的衣著量，同時推估源自熱環境的熱壓力，掌握熱環境與衣著量帶給人體的熱壓力是否超越可接受的上限，而後透過代謝率與排汗率等資料分析確認熱壓力存在所造成的生理影響。環境熱壓力以**綜合溫度熱指數**（wet-bulb globe temperature, WBGT）測量值爲代表。若熱壓力逾量，應再透過熱應變力之評估，決定是否採用一般控制手段或採用與作業條件相關的特殊控制策略降低熱暴露危害。因爲熱暴露可造成的生理危害與嚴重性因人而異，因此評估熱暴露發生與否所使用的熱生理指標須包含可闡釋勞工個別反應的生理熱調節量與具群體代表性的生理熱應變量。熱壓力與熱生理之監測在熱危害評估中均爲必要步驟，惟受限於生理熱應變之評估多需醫療專業協助，一般作業現場囿限於資源較難充分有效執行，故我國迄今熱危害之評估多以熱環境之監測爲主。傳統上生理熱調節常透過諸如體溫改變、心跳率、及排汗率觀察，而後透過代謝率之推算進行量化評估。但隨著方法學的演進，晚近已有研究利用皮膚微血流變化（skin capillary blood flow）、經皮水分散失度（transepidermal water loss）、及皮膚濕度（skin moisture）等皮膚生理變化，觀察逾量生理熱蓄積發生時人體與周邊環境之熱交換。在上述觀察中，皮膚微血流變化爲體熱與外界交換的初階反應，透過擴大血液循環與表皮微血管擴張（cutaneous vasodilation）將熱量傳送至皮膚表面。而後經皮水分散失度及皮膚濕度增加，促進攜帶熱量的水分經由表皮釋出與蒸發散失、逸入外部環境中 [16,17] 。上述測量的結果可提供理解生理熱調節初期之動態資訊。

（一）熱環境測定項目與方法

傳統的熱環境評估著重對於構成熱環境之氣象因子進行直接量測。測量的項目以空氣溫度、相對溼度、環境風速、以及輻射熱等四項爲主 [11]，以下分別介紹：

1. 空氣溫度（air temperature）：亦稱乾球溫度（dry-bulb temperature）。當空氣溫度超過 40°C 時，人體自環境中獲得大量的熱；空氣溫度低於 32°C 時，則有顯著的熱量自人體損失。乾球溫度是環境物理因子中最易測量者，可利用如玻璃管液體溫度計（liquid-in-glass thermometer）、熱電偶溫度計（thermocouple）、電阻式溫度計（resistance thermometer）等決定。在測量乾球溫度時應注意：測量時間須長於溫度計穩定所需時間、溫度計的感應元件應直接置於欲測量之位置或距離該位置越近越好、以及在輻射存在的狀況下（如直接遭受日曬或測量位置周邊之物體表面溫度與空氣溫度顯著不同），測量時應遮蔽感應元件，避免元件遭受直接輻射，致使測量結果過度預測空氣溫度。

2. 相對濕度（relative humidity）：相對濕度是空氣中所含水蒸氣分壓與該溫度下飽和水蒸氣壓的比值。飽和蒸氣壓隨空氣溫度上升呈對數增加，因此相同數值的相對濕度在高溫時所形成的熱壓力將遠大於常溫時所形成者。亦因此在進行熱壓力評估時，標誌水蒸氣所含濕熱（latent heat）的相對濕度多需與空氣溫度（乾球溫度）整合評估，方得以顯示熱環境的組成與整體熱壓力。人體排汗（蒸發散熱）會受空氣中濕度的顯著影響；空氣濕度越高，排汗率越低。如果需要單獨評估空氣中的濕度，亦可直接測量絕對水蒸氣壓。相對濕度可透過濕度計（hygrometer）或乾濕計（psychrometer）等直讀式儀器測量。此外在熱壓力的評估上，常以自然濕球溫度（natural wet-bulb temperature）代表源自水蒸氣之濕熱，作爲 WBGT 運算的基礎。自然濕球溫度可利用自然濕球溫度計測量。此型溫度計以玻璃管液體溫度計爲主體，於其球心上方約 2-3 公分處包覆濕棉芯，而後於自然通風的環境下測量，所得溫度值即爲自然濕球溫度。測量時須注意濕棉芯應使用蒸餾水潤濕並保持乾淨，並置於適當屏蔽處以防止輻射熱量增加。當環境屬高溫且乾燥、或風速大時，應隨時添加容器中的蒸餾水、保持濕棉芯濕潤，避免溫度測值偏高。

3. 環境風速：環境風速在測量時常以空氣流動速率表示，單位爲每秒鐘公尺數（meters per second, m/sec）或每分鐘英呎數（feet per minute, fpm）。空氣流速可影響因對流與揮發作用產生的熱轉移，因此對於人體與環境間的熱交換影響甚大。當空氣溫度低於 35°C 時，風速增加可促進揮發與對流冷卻，但在高氣溫狀況下空氣的流動對人體排除代謝熱的助益有限，若逢相對濕度增加，甚或有抑制的效果。環境風速可透過風速計（anemometer）測量。因風速隨空間與時間改變，故測量時應取無方向性測量（即全方向性測量；omnidirectional）；實際風速爲不同測量點之平均值。常用的風速測量儀器包括輪葉風速計（分轉動式與偏轉式兩種類型）與熱線式風速計（thermoanemometer）。熱線式風速計對於低風速的敏感性較高。若是在戶外進行量測，因風速較室內處為高，多以輪葉風速計為之。

4. 輻射熱：輻射熱源自具高表面溫度之熱源，可分為人工熱源（如鋼鐵工業、玻璃工業之紅外線輻射源）與天然熱源（戶外日光輻射）。輻射熱常利用黑球溫度計（globe thermometer）或輻射計（radiometer）測量。此外日光輻射量亦常利用日射強度計（pyrheliometer）或全天空輻射計（pyranometer）測量。黑球溫度計是上述儀器中最廣泛用於模擬與評估作業環境輻射熱對人體可能產生熱壓力的儀器。黑球溫度計包含一直徑 15 公分（6 英吋）的中空銅球，其表面為無光澤之黑色（matte black），以吸收輻射係數（亦稱放射率）為 0.95 之紅外線輻射。球體內另以橡皮栓將熱電阻（thermistor）、熱電偶（thermocouple）、或內含水銀溫度計的溫度感應器封閉於球體中央；感應器僅允許與經球體接受輻射熱後增溫的空氣接觸。黑球溫度（globe temperature）的測量在說明因熱對流與紅外線輻射熱產生之乾熱交換。當黑球溫度逾 43°C 時，輻射熱會是顯著的熱壓力源。

在上述熱環境測量項目中，乾球溫度、自然濕球溫度、黑球溫度等參數評估構成環境熱壓力之對流熱、含水氣濕熱、輻射熱、與風速影響，為評估 WBGT 所需參數，亦因此測量方法學多年來不斷演進，目前已有可個別測量與複合測量之儀器。圖 11-1 所示為常用於觀測熱環境的儀器，包括綜合溫度熱指數（WBGT）

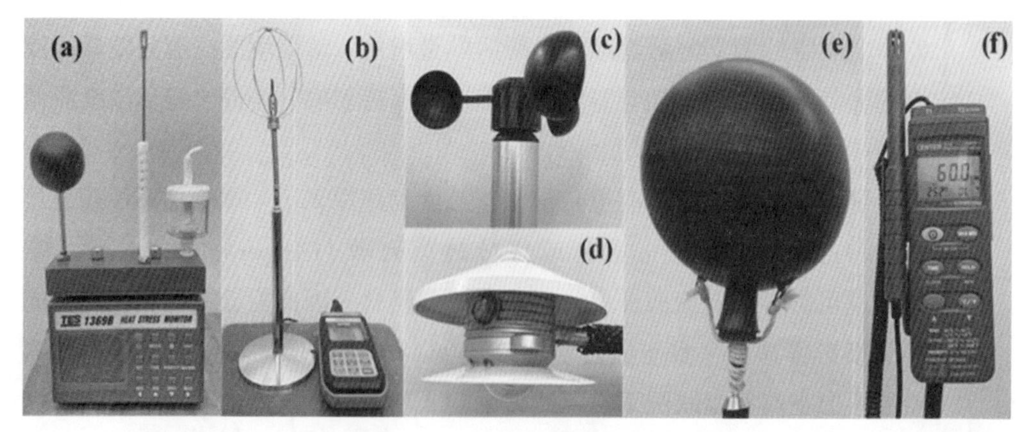

圖 11-1：常用於熱環境觀測之儀器：(a) 綜合溫度熱指數（WBGT）測量儀；(b) 熱線式風速計；(c) 輪葉風速計；(d) 全天空輻射計；(e) 黑球溫度計；(f) 溫濕度數位計錄器

測量儀、風速計、全天空輻射計、黑球溫度計、溫濕度數位計錄器。此外溫濕圖（psychrometric chart）亦爲常用的熱壓力推論工具。傳統的溫濕圖顯示乾球溫度、濕球溫度、露點溫度、相對濕度及水蒸氣壓間之關係；透過固定以上任兩種參數之數值，即可找出其他三種參數之對應値。

（二）熱危害指標與應用

熱危害指標建立的目的，在運用熱環境氣象因子測量結果，透過建立評估模式，模擬人體在遭受熱環境暴露時所承受的壓力以及評估人體的熱感知（thermal sensation）變化，以及分析是否可透過生理熱調節降低逾量熱蓄積，避免健康危害發生。

在作業環境熱危害的評估指標中，綜合溫度熱指數（WBGT）是最常被運用者。WBGT 之發展承續有效溫度（effective temperature, ET）與修正有效溫度（corrected effective temperature, CET）[18]。ET 於 1920 年代由 Houghton 及 Yagloglou 提出，是指當人體穿著夏季服裝（短袖襯衫與長褲）從事室內靜態或輕工作時，對不同空氣溫度、濕度、與空氣流速組合的熱環境具相同主觀熱感知之溫度。ET 的限制在於並未考慮輻射熱對於熱感知的影響。1946 年 Bedford 修正 ET，納入輻射熱之考量，並以黑球溫度替代乾球溫度發展出 CET。WBGT 爲 1957 年由 Yaglou 及 Minard 提出，主要目的在作爲簡易推測指標、避免繁瑣的實際測量，用於評估與控制美軍軍事訓練場所之熱危害。在 WBGT 的運算中，Yaglou 及 Minard 預設受評估者的衣著量爲典型的卡其布（khaki）單色系橄欖色軍用服（美軍典型服裝）。利用測量黑球溫度，WBGT 將日光輻射熱以及因空氣溫度與風速所形成之對流熱交換對熱感覺的影響納入單一評估指標內。WBGT 省卻風速測量的步驟，較 CET 之測量爲簡易。利用自然濕球溫度，WBGT 亦可同步評估大氣濕度與空氣流動對熱感覺形成的影響。目前通用的 WBGT 可用公式直接計算如下：

室內或戶外無日曬情形：$WBGT_{indoor} = 0.7\,T_{nwb} + 0.3\,T_g$

戶外直接日曬情形：$WBGT_{outdoor} = 0.7\,T_{nwb} + 0.2\,T_g + 0.1\,T_{db}$　　(11.7)

在公式 11.7 中，T_{nwb} 爲自然濕球溫度、T_g 爲黑球溫度、T_{db} 爲遮蔽之乾球溫度（shade dry-bulb temperature），單位可以攝氏（°C）或華氏（°F）呈現。爲有效降低與修正 WBGT 在戶外環境、日光直射狀況過度預測輻射熱吸收的現象，WBGT 在適用於戶外的計算方式中，加入乾球溫度以降低黑球溫度的影響權重。

WBGT 在計算中考量四個重要的環境因素：空氣溫度、濕度、空氣流通性、及輻射熱。其中評估權重最高者爲自然濕球溫度。利用該項目測量熱壓力時，WBGT 假設溫度計所使用之潮濕布捻水分揮發現象類同於在熱環境中人體流汗的狀況；亦即模擬人體透過流汗散熱的過程。黑球溫度所占的比重較低，其量測目的在模擬於熱環境中流汗的人對於日光直射時輻射熱壓力、空氣溫度及風速綜合影響的反應。由於 WBGT 旨在模擬遭受源自熱環境、衣著量所形成熱壓力時人體經由熱蓄積所感受到之當量感知溫度，因此並非單純的熱壓力量測，而具有體感溫度的警示功能。但需注意 WBGT 爲簡化計算流程，故在運算中植入了不必然適用於多數高溫作業環境的假設，如標準化人員的衣著量。美國 ACGIH 針對是項限制另以衣物調整係數（clothing adjustment factor）調整原始評估所得之 WBGT 值，以求評估結果更爲貼近人體確切感受之熱壓力 [13] 。

與室內熱環境相較，戶外高氣溫環境的警示指標較爲多元，原因爲各國氣象單位均針對本國的氣候特徵，發展具獨特性的指標，滿足該國警示需求。因爲此類警示指標屬於熱危害行政管理作爲的一環，發展時注重實用性以及要求可與熱危害管理策略銜接，因此除了以熱環境物理因子爲基礎模擬與警示人體在戶外高氣溫與高溼度狀況下可能遭受的健康危害外，並以分級方式連結在不同等級危害存在時、遭受熱暴露者應採行的活動方式與措施。戶外高氣溫警示指標具代表性者包含 [15] ：美國海洋暨大氣總署國家氣象局（National Oceanic and Atmospheric Administration, National Weather Service, NOAA NWS）所採用之**熱指數**（Heat index, HI）、加拿大環境部氣象局（Environment Canada, Meteorological Service of Canada）所採用之濕度指數（Humidex）、日本業餘運動協會（Japan Amateur Sports Association）及日本生氣象學會（Japanese Society of Biometeorology）所採用之暑熱指數。美國 HI 同時爲美國與我國職業安全衛生署援引作爲戶外高氣溫作業熱危害管理之警示指標與危害警示之基礎，故此處以其爲代表介紹。

熱指數透過結合環境溫度及相對濕度，推算在特定溫濕度組合時人體熱感知之當量溫度，亦即熱感覺溫度（“felt air temperature” 或 “apparent temperature”），可用華氏（°F）或攝氏（°C）表示。實際使用於推論 HI 之預測模式爲：

$$HI = a + bT + cR + dTR + eT^2 + fR^2 + gT^2R + hTR^2 + iT^2R^2 \qquad (11.8)$$

公式 11.8 中 HI 爲熱指數（以 °F 表示），T 爲乾球溫度（°F），R 爲相對溼度（%）；$a = -42.379$, $b = 2.04901523$, $c = 10.14333127$, $d = -0.22475541$, $e = -6.83783\times$

10^{-3}, $f = -5.481717 \times 10^{-2}$, $g = 1.22874 \times 10^{-3}$, $h = 8.5282 \times 10^{-4}$, $i = -1.99 \times 10^{-6}$。公式 11.8 乃多項式迴歸分析的結果，故所計算之 HI 誤差值爲 ±1.3°F。運用 HI 模式時，大氣溫度應高於 27°C（80 °F）；相對濕度則應高於 40%。

熱指數同時透過評估上述兩項環境物理力變化對人體熱感知形成之綜合影響，建立對應的危害等級警示系統。熱指數之數值共對應四個熱感知等級（表 11-7）。第 I 級爲「非常溫暖」（"*Very Warm*"）；熱指數範圍爲 80-89°F（~26.7-32.1°C），持續暴露在此環境下或在此熱環境下進行活動者可感覺疲勞。第 II 級爲「熱」（"*Hot*"）；熱指數範圍爲 90-104°F（~32.2-40.5°C），長期暴露或在此熱環境中活動可能發生熱痙攣甚或熱衰竭。第 III 級爲「非常熱」（"*Very Hot*"）；指數範圍爲 105-129°F（~40.6-54.3°C），長期暴露可產生肌肉痙攣、熱衰竭、甚或熱中暑。第 IV 級、亦即最高熱危害等級爲「極熱」（"*Extremely Hot*"），熱指數範圍≧130°F（~ ≧54.4°C）；在此環境持續暴露發生中暑的風險極大。

表 11-7：不同熱指數（Heat index）數值區間所反應之可能人體熱感知與熱危害 [15]

熱感知等級	熱感覺類別	熱指數範圍	對高風險暴露族群之影響
IV	極熱（*Extremely Hot*）	≧ 54.4 °C（130°F）	若持續暴露非常可能產生熱中暑（heatstroke）。
III	非常熱（*Very Hot*）	40.6 °C – 54.3°C（105°F – 129°F）	中暑（sunstroke）、熱痙攣、熱衰竭可能發生。若暴露過久或暴露時持續進行耗費體力活動則可能熱中暑（heatstroke）。
II	熱（*Hot*）	32.2 °C – 40.5°C（90°F – 104°F）	若暴露過久或暴露時持續進行耗費體力活動則中暑（sunstroke）、熱痙攣、熱衰竭可能發生。
I	非常溫暖（*Very Warm*）	26.7 °C – 32.1°C（80°F – 89°F）	若暴露過久或暴露時持續進行耗費體力活動則可能感覺疲勞。

三、熱暴露之控制與管理

高溫危害之控制措施可分爲一般控制與特殊控制 [19]。當高溫環境超過熱暴露管制標準時，即應實施一般控制以預防熱暴露的發生。但若高溫作業環境的條件特殊，依循一般控制策略難以達到防護需求，則必須採取具針對性的危害控制措施。針對室內高溫作業，依我國職業安全衛生法之規範雇主不得使高溫場所工作之勞工每日工作時間超過六小時。此外，我國於民國 63 年公布《高溫作業勞工作息時間標準》[20]，作爲評估熱危害及規範高溫作業勞工作息時間分配之標準。此標準於民國 87 年修正，以 WBGT 作爲評估依據，在規劃高溫作業勞工之作業及休息時間時，考量環境熱壓力與體力負荷，規範勞工於高溫作業時每小時應採行之作息時間比例（表 11-8）。針對高氣溫戶外作業，我國於民國 103 年修訂《職業安全衛生設施規則》時增列第 324-6 條規範，敘明雇主使勞工從事戶外作業，爲防範環境引起之熱疾病，應視天候狀況採取規則中所條列之不同危害預防措施 [5] 。勞動部職業安全衛生署另於民國 108 年訂定《高氣溫戶外作業勞工熱危害預防指引》作爲行政指導，以熱指數作爲熱危害評估之基礎，依據評估所得之熱危害風險等級建議對應之風險管理措施，提供雇主作爲危害預防之參考 [21] 。由於戶外高氣溫作業較室內作業之熱源變異性較大、可利用工程控制手段較少，因此對於戶外作業熱危害宜結合不同職業衛生可利用之機制作爲管理手段，方能有效防止熱危害的發生。

表 11-8：我國高溫作業勞工作息時間標準之作業與休息時間分配表 [20]

每小時作息時間比例		連續作業	25% 休息 75% 作業	50% 休息 50% 作業	75% 休息 25% 作業
時量平均綜合溫度熱指數值（°C）	輕工作	30.6	31.4	32.2	33.0
	中度工作	28.0	29.4	31.1	32.6
	重工作	25.9	27.9	30.0	32.1

常見的熱危害一般控制方法包括健康管理、教育訓練、與健康監控 [15] ：

1. 健康管理：健康管理可確保在高溫環境作業的勞工具備良好的體適能。健康管理的機制可概分爲勞工健康自主管理以及由雇主擬定的健康管理計畫。勞工健康自主管理包含建立與維持正常生活作息、良好衛生習慣、定時補充水分與鹽分、健康飲食習慣等。正常的生活作息包含平日應具充足睡眠、慣於食用早餐、以及避免工作前一日飲酒等。良好的個人衛生則如在熱環境作業結束後應盡快淋浴並換穿乾爽衣物。此外勞工於作業前、中、後應定期補充水分與鹽分，維持健康飲食習慣，勿因天熱不用午餐，亦應盡量避免脂肪含量過高的食物。在作業管理端的健康管理計畫則以勞工體適能評估與配工以及熱適應計畫之執行爲主。體適能評估與工作安排強調針對新進員工或即將從事高溫作業者進行健康檢查，確認其體適能可接受高溫暴露。在熱環境中長期及固定作業的員工亦需定期接受檢查，以確保體適能狀況仍然適合在該環境作業。以上醫學體適能檢查應配合雇主之管理計畫進行。若勞工患有糖尿病、高血壓、心臟疾病、腎功能衰竭、精神疾病、神經系統疾病、皮膚疾病等，應參照職業醫學專科醫師建議，適當安排輪班工作與選配工作地點。熱適應計畫則為針對未曾接受熱暴露或重返高溫環境的勞工所實施的行政管理措施，透過由短而長逐日增加每日作業時間，培養與增強勞工對於熱暴露之耐受力。美國職業安全衛生署依據美國國家職業安全衛生研究所對於高溫作業之規範建議 [22]：若勞工已具於高溫環境工作的經驗，則重新熱適應的方式為工作第一天之暴露時間不超過正常暴露時間之 50%，而後於第二天增加至不超過 60%，第三天增至不超過 80%，第四天可恢復正常作業。若勞工未具高溫環境工作經驗，則第一天之熱環境工作時間不可超過 20% 的正常工作時間，其後每天增加 20% 暴露量，直至達成正常暴露量為止。

2. 教育訓練：針對熱疾病辨識與熱危害防護教育訓練應針對管理者與作業人員分別設計與定期實施。在危害辨識部分，勞工或作業管理者均應熟悉熱疾病類型與發生時機、出現時之臨床症狀、預防措施，以及具備辨識熱危害促發因子、危險跡象、與症狀之能力。在防護訓練端則強調熱中暑健康危害以及急救程序之認知、熱危害防護作為中勞工之責任、在高溫作業環境中服食藥物（包含醫用藥物）及酒精之危險、防護設備與措施之運用、以及環境／醫療監測計畫的作法與範圍。教育訓練的方式可包含高頻率、短時間之訓練（如作業前之工具箱會議），提升人員對高溫危害之警覺性。此外管理者應定期對勞工進行相關成效考核，確保勞工充分瞭解熱危害相關資訊。
3. 健康監控：作業現場健康監測是熱危害管理的重要措施，然而並非所有高溫環境皆能充分採行，例如戶外高氣溫作業場所即不易由健康服務醫護專業人員長期於現場進行監測。健康監測措施包含作業中目視與口頭監測以及生理與醫療監測兩大項。目視與口頭監測強調透過已受過熱危害教育訓練的夥同作業勞工彼此定期檢視、觀察是否出現熱危害的症狀或異常行為。勞工應先熟悉熱中暑發生前期的症狀，包含突然出現的嚴重疲倦感、噁心、頭暈等，或出現困惑或意識迷糊等徵狀。管理者亦應建立熱中暑症狀檢點表，使勞工可逐日檢查自身與同仁之身體狀況。生理與醫療監測則為針對熱生理指標進行定期評估，確保人員的體適能狀態正常。生理監測項目包含核心溫度（體溫）與心跳率監測，結果應由受過適當訓練者解讀。體溫超過 38°C 時，代表作業現場熱壓力已對人體形成顯著負荷。心跳率之監測可透過穿戴式監測器（如可佩戴之錶狀監測器），或由受過訓練者手動測量腕部或頸部之脈搏決定。在熱環境中，勞工因作業所增加之心跳數不可超過 60 bpm（beats per minute；每分鐘心跳數）。若勞工年紀低於 35 歲，其持續心跳率應低於 160 bpm；若年紀高於 35 歲則應低於 140 bpm。若作業環境狀況許可，亦可進行排汗率評估。除了作業前進行醫學體適能評估外，若生理監測結果顯示勞工可能發生過量熱蓄積，亦應進行醫療監測，由受過適當訓練之醫護人員觀察、確定勞工未出現熱疾病臨床症狀。此外作業現場應備有急救與傷患緊急處置計畫，包括可緊急聯絡專業醫師協助以及病患送醫的安排。

高溫危害可採行的特殊控制措施需視作業條件與環境因子而定。個人影響因子（如勞工必須穿著具抗化學物滲透、材質厚重、透氣性低之防護衣物）亦可能成為控制措施選擇時必須考慮的因素。高溫作業熱危害之特殊控制方法可包括工程控制、行政控制、個人防護具等。其中以工程控制優先，其次行政管理，個人防護具則為最後一道防線。因特殊控制措施多需經由現場評估後決定確切機制，故此處僅就不同類別進行簡介：

1. 工程控制：熱危害的工程控制目的在減少熱暴露、降低空氣溫度與濕度以提升人體散熱有效性、以及減少重工作時之體力負荷。可採行之控制手段包括改善作業現場整體通風（引進外氣置換現場熱空氣）、空氣調節與冷卻（移除空氣中所含濕熱以降溫）、降低熱傳導（隔離熱源使之無法與勞工所在環境之空氣直接接觸）、使用風扇增加對流、使用輻射熱屏障等。
2. 行政管理：行政管理應始於作業環境管理之組織架構確立與行政管理計畫擬定。其中行政管理計畫的具體內容應包含提供補給與防護設備、掌握作業現場勞工狀況、調整工作期、緊急處置計畫以及應變作為等要項。行政管理計畫擬定時可建立高溫作業或高氣溫戶外作業危害預防檢核表，確認行政管理執行情況。提供補給與防護設備則包含於高溫作業場所鄰近地點設置休息區。休息區可為具大型風扇之陰涼休息區、具冷氣之休息室、或具臥床之勞工休息室等設施，同時應提供冷毛巾、冷水、淋浴間等設備與用品。此外管理者應在作業區域鄰近地點準備清涼飲用水或不含酒精之清涼飲料給勞工，並鼓勵勞工以少量、多次的方式補充水分，如我國職業安全衛生署針對高氣溫戶外作業之《高氣溫戶外作業勞工熱危害預防指引》建議飲水頻率為每 15 至 20 分鐘一次、每次飲水 150 至 200 毫升，且需規律定期執行，而非感到口渴才補充。休息區內亦應配置體重計、體溫計與血壓計等健康監測器材，供勞工必要時自我進行檢測。在掌握作業現場勞工狀況方面，管理者需提醒勞工水（鹽）分之攝取、執行防護計畫檢核與作業現場巡檢、建立作業夥伴系統及勞工出勤紀錄。調整作業期是另一有效的熱危害管理措施，如縮短連續工作時間或變更作業時段以避免勞工於熱壓力過高時作業。若屬室內作業，工作時間的調配可循《高溫作業勞工作息時間標準》中依不同工作負荷所規範之每小時作息時間比例決定分配。若爲戶外高氣溫作業，則可於高溫季節調整作業時段，如將作業移至清晨或傍晚進行，降低熱暴露危害。行政管理中的緊急處置計畫與應變作爲則包含建立緊急醫療連絡網、作業現場熱危害急救處理程序、與緊急事件記錄與通報系統，務求在人員罹受熱危害時能有條不紊尋求外援。

3. 個人防護具：使用個人防護具的目的在暫時降低人體於高溫作業環境暴露時自環境中承受的熱負荷，確保防護具內之熱微環境（thermal microenvironment）屬生理熱應變可忍受的範圍。使用熱危害個人防護具時應考量作業環境的特性。個人防護具包括反射衣物與輔助人體冷卻系統兩類，其中前者目的在避免額外熱壓力的出現，後者則提供冷卻降溫。反射衣物可爲簡易的工作圍裙與夾克或完整將勞工自頸至腳包覆的服裝，使用之目的在防止皮膚吸收輻射熱。因爲多數反射衣物不允許衣物內外的氣流交換，因此穿戴時可抑制揮發冷卻作用（排汗），造成體熱無法有效排除。若欲有效促進揮發冷卻，反射衣物以穿戴時寬鬆者爲佳。輔助人體冷卻系統則包含冰背心（ice vests）、濕衣物（wetted clothing）、水冷式防護具（water-cooled garments）、空氣循環式防護具（circulating air）等。若屬戶外高氣溫作業，較可行者爲具個人冷卻系統或透氣織品之衣物。但需注意所選擇之衣物應爲淡色系。

第三節　游離與非游離輻射

環境中之輻射（radiation）就其能量區分可概分爲游離（ionizing）與非游離（non-ionizing）輻射兩大類。前者爲短波長、高頻率、故具高能量；後者屬長波長、低頻率、相較下所具能量較低。常見的非游離輻射依其波長又可分爲紫外線、可見光、紅外線、雷射、無線電波，其中無線電波包含微波。

一、游離輻射之種類與危害

游離輻射（ionizing radiation）包含可與物質互動產生離子的電磁波與粒子輻射。「游離」二字所指的即是從中性原子移除電子、使原子負載正電荷的過程，亦即原子的離子化（ionization）。離子化的結果會使得原本中性的原子變成帶電的碎片。「輻射」則是指行進中之能量或質量，與物質碰撞時可產生游離化的現象。游離輻射可能發生在使用放射性物質或操作放射線的環境，包含使用 X 光設備的場所。依能量產生的型態分類（表 11-9），游離輻射可分爲粒子型輻射與電磁波（光子）型輻射，另外就輻射產生的方式則可分爲直接游離輻射與間接游離輻射 [23] 。粒子射線主要包括阿伐（α）、貝他（β）、正電子（β^+）、質子與中子；光子射線（電磁波型輻射）則包含加馬射線（γ ray）、X 射線（X ray）。最爲核能工業所關切的四類游離輻射爲 α 粒子、β 粒子、γ 射線或 X 射線、以及中子 [24-26] 。α 粒子帶正電、本身就是氦原子核，具 2 質子與 2 中子。因其穿透力較弱，所以通常用紙張就能遮斷。β 粒子就是電子（β^-），是在原子內的中子與質子數不平衡（如中子數比質子數多 1 使得不穩定中子轉化成質子）時經由衰變產生。β 射線因爲是電子所以質量很小、運動速度快，故穿透力大於 α 射線，但以鋁箔（aluminum foil）亦可遮斷。γ 射線具有高能量、以高速前進，因其穿透力強，故須用高密度的材料遮斷。至於 X 射線之穿透力則視射線能量大小而定。中子不帶電，所以在飛行中不受電場影響，亦因此穿透力極高。

游離輻射所引起的生物效應包含染色體型態以及基因重組過程的改變；改變的結果可造成細胞死亡或導致突變。若是劑量顯著高於背景值（每年約 2-3 毫西弗）則可造成細胞傷害、且於短時間內即可發生。當游離輻射接觸細胞時，輻射可直接透過游離化破壞 DNA 鏈、造成細胞立即死亡。游離輻射亦可透過與身體組織裡的水分互動，產生自由基（free radicals）；自由基再進一步與細胞分子作用、傷害蛋白質與破壞功能，並透過形成額外的自由基繁衍其傷害。若輻射劑量較低，亦可使染色體或基因結構改變，透過突變誘發癌症或遺傳疾病。

表 11-9：游離輻射之類別、輻射與作用型態、與輻射來源及特性

游離輻射	輻射型態	作用型態	來源	電荷數	原子質量單位
α 粒子	粒子	直接游離	原子核	2+	4
β 粒子	粒子	直接游離	原子核	1−	~0
β^+ 粒子	粒子	直接游離	原子核	1+	~0
質子	粒子	直接游離	原子核	1+	1
中子	粒子	間接游離	原子核	0	1
γ ray	光子	間接游離	原子核	0	0
X ray	光子	間接游離	電子層	0	0

a 直接游離輻射：是指帶電粒子（如 α 與 β）具有足夠動能，碰撞時引起受碰撞物直接產生游離化的輻射現象；間接游離輻射：是指不具電荷之射線或粒子經由與介質反應、游離化介質，再由介質之游離化產物撞擊其他物質產生第二級游離的現象。

b 游離輻射來源是指該射線源自於原子核（包含質子與中子）或是源自於核外電子層（包含電子與電子軌道）。

顯現在對個體所形成之傷害時，高劑量游離輻射所引發的急性健康效應與暴露劑量相關。例如當暴露劑量超過 10-20 雷得〔rad ；吸收劑量之單位、爲百分之一戈雷（gray）〕時，可引起胎兒先天缺陷。當劑量超過 50 雷得時之健康傷害包含眼球水晶體模糊化以及白內障即可能出現 [23] 。此外，超過 50 雷得以上的暴露亦可導致血液化學短時間改變，包含血球數結構及細胞功能改變。皮膚輻射傷害（cutaneous radiation injury）通常是在達 200 雷得高劑量時發生，症狀在輻射後幾小時到幾天內即可能出現，包含皮膚發癢、刺痛、不正常紅腫以及水腫（edema）。急性輻射症候群（acute radiation injury）則在絕大部分體表於短時間內接收到高劑量（70 雷得以上）的穿透性輻射時發生；症狀多與骨髓、腸胃道、心血管、中樞神經系統的傷害相關。

二、非游離輻射之種類與危害

相較於游離輻射，**非游離輻射**（non-ionizing radiation）所攜帶的能量不足以使接觸的物質產生游離現象、且均屬於電磁波輻射（electromagnetic radiation）。非游離輻射之波長位於 100 nm 至 300,000 km、頻率 3.0 PHz 至 1 Hz、光子能量 1.987×10^{-18} J 至 6.6×10^{-34} J 之間。非游離輻射包含自然界產生者（如紫外線）與人爲產生者（如無線電波與雷射等）。因此雖然非游離輻射對於所接觸物質釋放的能量不若游離輻射，但對於勞工與一般民眾所形成的健康威脅仍不容小覷。在作業環境中常見的非游離輻射包括紫外線、可見光、紅外線、雷射、無線電波 [27]。

表 11-10：光學輻射（紫外線、可見光、紅外光）之波長分布與主要健康傷害

類別	區段	波長	健康危害效應
紫外線（UV）	UVC	100-280 nm	自然存在之 UVC 在穿越大氣層時遭濾除故不易接觸人體產生傷害
	UVB	280-315 nm	光化性角膜炎、白內障、紅疹、皮膚疹、光照性皮膚老化（photoaging）、皮膚癌
	UVA	315-400 nm	光化性白內障、黑色素沉著
可見光		400-770 nm	視網膜熱傷害、光敏感性
紅外線（IR）	IRA	770-1,400 nm	視網膜熱傷害、皮膚熱傷害
	IRB	1.4-3.0 μm	角膜熱傷害、白內障、皮膚熱傷害
	IRC	3.0 μm-1 mm	角膜熱傷害、乾眼症、皮膚熱傷害

紫外線（ultraviolet, UV）、**可見光**（visible）、與**紅外線**（infrared, IR）均屬於光學輻射（optical radiation），波長分布於 100 nm 至 1 mm 之間（表 11-10），以紫外光之波長最短，因此能量也最高。紫外光中 UVA 又稱爲黑光區（black light region），因其波長接近可見光，故在近 400 nm 時爲肉眼可視。UVB 亦稱爲紅斑區（erythema region），是在可抵達地表紫外線中最具健康威脅者。UVC 另稱爲殺菌區（germicidal region）；其波長短、能量大、但在穿越大氣層（臭氧層）時會被吸收，故無法抵達地球表面。UVB 與 UVC 因其輻射的能量可引起化學反應，因此亦稱爲光化紫外線（actinic UV）。紫外光輻射的主要標的器官是皮膚、眼睛以及免疫系統；其中以皮膚傷害對室外工作者形成主要的健康威脅。皮膚在遭受高劑量紫外線曝曬時常見的急性傷害爲皮膚紅腫（erythema）、亦即**曬傷**（sunburn），屬於皮膚對抗紫外線所形成組織傷害的局部性血管擴張與血流量增加反應，症狀可爲輕微變紅至嚴重產生水泡。通常紅斑反應在曝曬後數小時內即會出現，並於一天內到達高峰，而後於兩三天內漸次減弱。UVA 亦能造成紅斑生成，但因所攜帶的能量低，故長期曝曬後其所誘發的色素沉澱（melanogenesis）、亦即曬黑（suntan）較受關切。此外，長期紫外光暴露可引起皮膚老化，亦即皮膚結締組織受損、皮膚鬆弛、失去彈性與色澤、及產生不規則的色素沉澱。因長期紫外線曝曬所引起的皮膚細胞組織及血管之退化性病變包含斑點、痣、雀斑等。紫外線暴露的另一標的器官爲眼睛，可引起的急性效應包括光化性角膜炎（photokeratitis）與**光化性結膜炎**（photoconjunctivitis），相當於眼球與眼皮中具光敏感性之組織遭到曬傷。另一類紫

外線輻射造成的眼部疾病爲白內障（cataracts），成因爲眼睛內水晶體（lens）的蛋白質結構分解、糾結、並累積色素，造成水晶體霧化，最終可導致失明。UVB 輻射是可造成白內障的主要風險因子。因紫外線引起的皮膚癌包括非黑色素瘤皮膚癌（non-melanoma skin cancers）及惡性黑色素瘤皮膚癌（melanoma skin cancers）。非黑色素瘤皮膚癌包括基底細胞癌（basal cell carcinoma）及鱗狀細胞癌（squamous cell carcinoma）；惡性黑色素瘤皮膚癌發生率較低，但爲皮膚癌致死之主因。

可見光與紅外線所影響之標的主要是眼睛、其次爲皮膚。在正常照度下可見光不會構成顯著的健康影響，且具有生理週期的調節作用，但在照度不足或過於強烈的狀況下可破壞視覺的平衡與工作效率。紅外線常用作爲熱量來源，舉凡從事烘乾處理、玻璃製造、或鄰近人工熱源的工作者皆可能遭受紅外線暴露。長波長紅外線（IRB 與 IRC）可引起角膜（cornea）灼傷；長期處於低劑量紅外線暴露亦會使角膜產生乾眼現象，包含角膜炎與減少分泌淚液，此外虹膜（iris）與水晶體對於長波長的紅外線亦較敏感。水晶體受損舊稱「玻璃工的白內障」（glassworker's cataract），常發生於玻璃吹工、鑄造與冶煉工、廚師等長期於人工熱源旁工作的人。

雷射（LASER）原意爲「由輻射受激釋放產生的光束放大現象」（light amplification by stimulated emission of radiation）。傳統的光學輻射所發射之波長多屬寬頻（多色調；polychromatic），同時在自發射源衍生時具多方向性。但雷射通常頻寬極窄、形成同色調（monochromatic）、且循一定方向前進。亦因此雷射輻射的發散度極小、亮度（功率）很高、單色性好、連貫性強。雷射可以激射出所有的光學輻射，因此主要的標的器官亦爲皮膚及眼睛。雷射引起的生物效應視波長、輻射量、與暴露時間而定，若是波長段屬光化紫外線以及 IRB 與 IRC，則輻射線可爲表皮及角膜所吸收。若是波長屬可見光與 IRA，則可穿越眼球抵達視網膜（retina）。

無線電波（radio frequency）之頻寬爲 300 GHz 至 3 kHz 。通常微波輻射被認爲是無線電波輻射的一部分。無線電波與微波在生活中應用極廣，舉凡導航、航空通訊、廣播、乃至一般人的通訊器材皆會使用。無線電波及微波輻射的主要健康危害是熱效應，以對皮膚與眼睛以及表皮層較薄之皮下組織爲主，包括神經系統、神經內分泌系統、生殖系統、及免疫系統均爲暴露後受傷害之標的。無線電波輻射的能量通常在含水量高的人體組織（如肌肉）中會被高度吸收。

三、游離與非游離輻射之控制與防護

游離輻射之防護首重建立作業現場的輻射防護計畫（radiation protection program）；通常由輻射安全官主持。另一常見的作法是在管理階層設立輻射安全委員會（或輻射防護委員會），成員包含輻射安全官、管理階層代表、勞工代表，定期討論輻射防護業務。輻射防護計畫的內容包括建立與確認監督人員與其職責、劑量管控計畫（dosimetry program ；主要爲個人暴露監測）、區域監測與紀錄文件化、控制措施、員工訓練、緊急應變程序、紀錄與報告系統、以及內部稽核。游離輻射之監測採個人監測與區域監測並行，常用的儀器包含手持式測量儀器如蓋格計數器（Geiger-Müeller detector）以及比例計數器（proportional counter）、與閃爍計數器（scintillation counter）。在討論游離輻射防護時須考量時間、距離與屏障三個因素，亦及在輻射量高的區域內應盡可能縮短停留時間、加大人員與輻射源間之距離、以及使用屏障防護人體。

游離輻射防護宜以工程控制爲主，例如使用屏障（shielding）與連鎖系統（interlock system）。此外輻射源的固定與圈隔亦通常是屏障設計的一環。連鎖系統指的是可自動關閉或降低輻射溢散速率的裝置，其使用目的在防止勞工遭受高劑量暴露。在游離輻射的控制策略中，行政手段如設立警示系統、標準化與文件化操作步驟、區分常態作業步驟與緊急應變步驟等措施主要在強化工程控制的效能。例如，在裝置連鎖系統時，對其運作機制之規劃與透過教育訓練使相關人員熟悉其運作方式即屬行政管理面的加強措施。個人防護具之使用主要在防止皮膚遭受含 α 與 β 粒子所產生的皮膚污染以及防止經由呼吸吸入放射性物質。但需注意：除非個人防護具內含有可遮斷游離輻射的屏障物質，否則無法防護來自於輻射源的直接游離輻射，因此並非防護機制的首選。α 粒子穿透力很低，僅能在空氣中飛行數公分遠，同時不會穿透角質層皮膚，因此屏障並非必須。若作業位置接近含 α 粒子之液態輻射源處，除工程控制外，作業者可使用手套、實驗衣、護目鏡等裝置防止污染。β 粒子能量較高，在空中可飛行數米遠、同時可穿透皮膚數毫米深，因此合適的屏障物爲具有低原子序（低於 14）元素、且具適當厚度者，如特殊的塑膠或鋁箔。可針對 β 粒子污染防護的個人防護裝備包括護目鏡、手套與實驗服。γ 與 X 射線可在空中傳遞數公里遠，同時暴露時可深入人體或穿越人體，因此適用的個人防護裝置必須包含鉛或其他高密度、高原子序的物質。

非游離輻射的控制可包含工程控制以及個人防護裝備的使用。因爲光學輻射傷害的主要部位是皮膚與眼睛，因此防護措施亦聚焦於此。適用的工程控制措施包括製程隔離、圈隔以及加裝安全系統（連鎖裝置與警報）；個人防護則包含衣物、防曬劑（防護紫外線輻射）、以及使用護眼裝置。爲有效阻絕輻射穿透，隔離屏障物可爲金屬、塑料與玻璃。一般玻璃窗戶（2.4 mm 厚）可幾乎完全阻絕波長低於 300 nm 的紫外光；此外屏障材質可選擇不具光澤、不透明者，以減少人員的暴露。

在皮膚防護方面，選用合適的防曬劑（sunscreen）、包括防曬乳（lotion）及防曬霜（cream）等，可有效防護紫外線的傷害。臨床試驗證明防曬劑可有效降低光化性角化症（actinic keratosis）的發生，也能降低鱗狀細胞癌的形成。防曬劑的保護效能是以防曬係數（sun protection factor, SPF）表示。SPF 是使用者在使用防曬劑時可接受陽光暴露但不致曬傷的時間與未使用防曬劑時可接受陽光暴露時間的比值。例如：若在未使用防曬劑時，經過 12 分鐘的日曬會產生曬傷，則在使用 SPF 爲 10 的防曬劑時，曬傷可能會在連續暴露 120 分鐘後才出現。因此 SPF 值越高，代表防曬劑保護 UVB 所引起傷害的效果越好。至於防護 UVA 曝曬的防曬劑，日系產品以 PA 系統表示。防護效果可由 PA+ 至 PA+++ ；其中 + 號代表防護效果的等級。

穿戴有效的防護衣物亦是防護非游離輻射的重要一環。防護性衣物可包括帽子、洋傘、太陽眼鏡（應採用與頭部密合或具側邊擋板的太陽眼鏡）、與長袖衣物。穿戴防護衣物可降低痣的生成，但衣物的保護功效與衣物中布料纖維的編織有關；編織緊密者較能防止紫外線輻射接觸皮膚表面。其他決定衣物防護功能的因素包括衣料纖維的材質、衣料的顏色、纖維潮濕與緊繃程度。與漂白棉（bleached cotton）相較，天然棉（natural cotton）或 Lycra® 彈性纖維允許紫外光通過的程度較低。此外，紫外光通過暗色系衣料的程度較低。另需注意：衣物穿戴時，若其纖維潮濕或過度緊繃，紫外線將較容易穿透。若是選擇帽子作爲防曬工具，則應選用能充分保護眼睛、面部及頸部的寬邊帽（邊寬以大於約 3 英吋或 7.6 公分者爲佳）。此外有耳罩及頸遮、類似棒球帽形狀的運動帽亦可對頭部、眼睛、耳朵及面頰等部位提供良好的保護。太陽眼鏡可防護眼睛周邊，避免曬傷及皮膚癌的發生。美國眼科科學學院（American Academy of Ophthalmology）建議選用能遮斷 99% UVA 及 UVB 輻射的太陽眼鏡 [28] 。一般人常誤解太陽眼鏡的防護效能來自於鏡片的顏色或暗度，實際上其防護性源自於鏡片表面的特殊化學塗料。太陽眼鏡可降低約 80% 的紫外光輻射；當與上述運動帽合用時，面部遭受紫外光曝露的程度可有效降低達 65% 。

第四節　異常氣壓

從職業衛生的觀點，**異常氣壓危害**（barometric hazards）可概分爲低氣壓危害〔hypobaric (low pressure) hazards〕，高氣壓危害〔hyperbaric (high pressure) hazards〕，以及壓力陡變危害（hazards from changes in pressure ；多爲壓力自高至低陡降）。因爲會產生異常氣壓的場域多爲特殊環境，因此相較於噪音與高溫，異常氣壓是較少受到討論的物理性危害因子。目前針對高海拔作業或潛水等工作所制定之危害控制與管理規範有限，因此異常氣壓作業環境是職業衛生專業人員可以持續改善的作業環境。本節將就異常氣壓危害之成因與環境條件、健康效應、及評估與管理進行討論，幫助讀者瞭解異常氣壓危害的獨特性與所需控制策略。

一、低氣壓危害之辨識與健康效應

低氣壓所形成的健康危害主要肇因於空氣中缺氧，亦即大氣中氧氣的絕對分壓（常以 PO_2 表示；單位爲毫米汞柱，mmHg）過低。常見的健康效應包括因缺氧（hypoxia）引起的臨床症狀以及包含**急性高山症**（acute mountain sickness, AMS）、高海拔肺水腫（high-altitude pulmonary edema, HAPE）、高海拔腦水腫（high-altitude cerebral edema, HACE）等間接引起的病況。在高山症中，急性高山症較爲常見，但高海拔肺水腫與腦水腫嚴重時可構成生命威脅。其中高海拔肺水腫之成因爲缺氧時肺動脈壓升高、肺部血管通透性增加，使得血液中水分外滲到肺部，致死率較其他兩者爲高 [29] 。若空氣中氧氣含量正常，高山症候群通常在海平面上 2,000 公尺的海拔高處開始出現。美國疾病管制中心的資料顯示在科羅拉多州海拔 2,500 公尺處的山區，約有 25% 的旅客會經歷因急性高山症產生的不適與睡眠障礙 [30] 。高海拔肺水腫與高海拔腦水腫則通常在較高海拔出現，如 3,000 公尺以上的海拔，發生率亦較急性高山症爲低。但包括登山者個人適應狀況、攀登速度、氣象因子等多重因素均會影響上述低氣壓危害發生的時機。表 11-11 所示爲高山症分類、症狀、及出現期程與臨床指標。

面臨低氣壓危害的工作者以在高海拔區從事活動者爲主，如進行高山農業、放牧、與礦業開採等活動的勞工 [31] 。但在缺乏通風或通風不佳的侷限空間（confined space），如儲槽、隧道、封閉式溝渠、礦坑等處，作業勞工因通風不足、空氣中氧氣含量下降，亦可能促發與缺氧相關的臨床症狀 [32] 。此外諸如於高海拔區作業的營造工人與飛航過程中面臨快速失壓的機組員與乘客皆可能面臨低氣壓危害 [33] 。

表 11-11：高山症分類、症狀、及出現期程與臨床指標 [29]

高山症分類	症狀	出現期程與臨床指標
急性高山症（Acute mountain sickness, AMS）	因缺氧出現頭痛、頭暈、失眠、噁心、嘔吐、厭食、虛弱等非特異性症狀。	多數人到達高海拔地區 1 至 12 小時後開始出現症狀，2 至 3 天後症狀可隨著身體適應環境緩解。 最先出現者常為頭痛 (少數患者亦無頭痛症狀)，嘔吐為症狀惡化之重要指標。
高海拔腦水腫（High-altitude cerebral edema, HACE）	少數急性高山症可惡化為高海拔腦水腫，症狀含嚴重頭痛、嗜睡、意識不清、運動失調（步態不穩）、甚或昏迷。	步履不穩屬高海拔腦水腫重要指標。若該症狀出現後未能有效透過醫療或後送至低海拔處緩解，患者可於 24 小時內死亡。
高海拔肺水腫（High-altitude pulmonary edema, HAPE）	高海拔肺水腫症狀含運動能力變差、休息時喘氣、乾咳、胸悶，且隨疾病惡化出現呼吸困難、咳嗽帶血、發紺。	當喘氣和呼吸困難的症狀無法因休息而緩解，就要考慮是否出現高山肺水腫。給予氧氣能緩解症狀，但同時一定要立刻降低高度。

二、高氣壓危害之辨識與健康效應

當環境中的惰性氣體或氧氣、二氧化碳的氣壓過高時，高氣壓危害即可能發生 [33] 。惰性氣體如氮氣當壓力過高時，若為神經組織之脂質高度吸收，可形成類麻醉效應（narcosis）。此外高壓氦氣亦可能引起神經傷害。氮氣與氦氣所形成的健康危害在持續加壓的環境發生快速失壓狀況時（如飛機爬升）亦會出現。與血中出現高濃度氧氣與二氧化碳相關的傷害則為氣體毒性，如氧氣毒性（oxygen toxicity）[34] 。氧氣對於肺部與腦部中樞神經系統可引起的傷害與暴露時間以及深度相關。二氧化碳所造成的傷害型態亦隨暴露強度而異，如若 CO_2 分壓為 15-40 mmHg 可刺激呼吸作用，但濃度逾 80 mmHg 時反而抑制呼吸。最常罹受高氣壓危害風險的職業當屬潛水（underwater diving），包含養殖漁業（fish farming）。此外在橋梁與碼頭興建時常使用水底沉箱（caissons），透過注入空氣產生可於水下作業的環境，亦為可因使用壓縮空氣（compressed air）形成高氣壓危害之一例。類似運用壓縮空氣的工法在開挖隧道與礦坑時亦常運用以控制施工時滲水的問題。

另一類與高氣壓危害相關的異常氣壓危害是壓力變化。壓力變化所形成的傷害可來自在氣壓陡變時氣體膨脹或收縮所形成的疼痛或創傷，或源自減壓時惰性氣體於過度飽和的組織內形成氣泡、造成**減壓症**（decompression sickness, DCS）。兩者結合時可促發潛在致命的動脈氣體栓塞（arterial gas embolism）。DCS 最常發生於加壓環境氣壓陡降至常態時，如自潛水作業、水下施工、或於增壓沉箱、隧道作業結束返還常壓環境時。潛水作業在上浮時因壓力下降、氣體膨脹發生，可造成肺部氣壓傷（pulmonary barotraumas），嚴重時因肺泡間壓（肺泡與週邊間隙之間的壓差）過高可造成肺泡破裂（alveolar rupture）。通常氣體體積增加達 20-30% 時，上述肺部組織破裂即可能出現。

三、異常氣壓危害之控制

依職業安全衛生法之規範，異常氣壓作業屬於對勞工具有特殊危害之作業，除應採取必要的安全衛生措施外，亦應減少勞工工作時間，並在工作時間中予以適當之休息。我國勞動部在《異常氣壓危害預防標準》[35] 中，針對高壓室內作業與潛水作業之作業設備與作業管理、潛水設備、再壓室及減壓艙等加以規範。高壓室內作業應置有高壓室內作業主管，負責勞工配置及直接指揮作業、檢點測定二氧化碳或其他有害氣體濃度之儀器、清點進出作業室之勞工、維持作業室內之壓力於適當狀況、確認接受加／減壓之勞工所受加／減壓速率及加／減壓時間符合相關規定等事項。此外，雇主使勞工從事高壓室內作業時，應置備呼吸用防護具、繩索、緊急照明裝置及發生緊急狀況時可迅即避難或救出之必要用具。高壓室內作業主管應於勞工發生健康異常時，能即時採取緊急措施。在潛水作業部分，除實施作業所僱用的勞工均需具有潛水人員技術士證、職業潛水訓練結業證書或受國外訓練並領有相當職業潛水之執照外，應訂定潛水作業安全衛生計畫並實施，同時作業現場應置有救援潛水員與潛水作業主管。其中救援潛水員乃負責待命下水救援。潛水作業主管應負責辦理確認潛水作業安全衛生計畫、作業管理及現場技術指揮、確認緊急時之待命船隻、人員及後送程序、確認工作手冊中記載各種訓練、醫療、投保、作業經歷、緊急聯絡人等紀錄。潛水作業主管亦需於作業前實施潛水設備檢點，並就潛水人員資格、體能狀況及使用個人裝備等，實施作業檢點。同時需填具潛水日誌，記錄每位潛水人員作業情形、減壓時間及工作紀錄。

職業衛生的危害控制首重源頭管理，但在低氣壓危害控制中是項策略較難運用，實務上以在如機艙等可控制氣壓的環境內可行性較高。較先進的航空器可透過維持艙體內外壓力差與飛行高度降低影響。另一選項爲使用個人防護具，透過使用類似輸氣管式呼吸防護具（supplied-air respirators）確保吸入氣體中的氧氣含量。在航空設備中有時採行運用高純度氧氣將低氣壓危害可能發生的高度提升，但是項作法僅爲短期性救濟手段，難以應用作爲長期控制策略。氣壓適應（acclimatization）對於高海拔引起的低氣壓危害是相較之下較爲有效的長期控制策略。在暴露低氧氣含量的空氣時，人體周邊神經系統向血管延伸、含頸動脈體（carotid body）與大動脈體（aortic body）的周邊化學受器（peripheral chemoreceptors）偵測感知到血液中氧氣與二氧化碳的變化，會嘗試增加每分鐘換氣量。但呼吸量的增加亦同時降低血中二氧化碳分壓與調升血中酸鹼值，降低腦部呼吸中心所能感受到的刺激。上述人體平衡機制會在環境改變初期限制人體透過增加呼吸量改善因呼吸不順而產生的氣喘；這也是初到高海拔處者工作能力陡降的原因。之後約 2 至 5 天內血中亞碳酸鹽離子（bicarbonate ions）的濃度下降，降低呼吸中心對於呼吸量增加的負面敏感性，周邊化學受器可漸次增加每分鐘換氣量至 4 到 5 倍，此時工作能力將逐漸恢復。新進勞工的適應期與熱適應管理相似約爲一週，期間可視適應狀況漸次增加工作負荷。若在高海拔區長期停留，在超過兩、三週後，體內紅血球容積比（hematocrit）以及血液容積會上升至正常值的 50 至 90%，允許初期過高的心血管負荷與損失的工作能力逐步回復至正常狀態。

對於高氣壓危害的預防首重作業系統設計與維護，避免高濃度氣體出現的狀況發生，例如美國職業安全衛生署即要求商用潛水設備之供氣中 CO_2 含量不得逾 1,000 ppm 。另如氧氣所產生的毒性在其分壓低於一大氣壓時亦可防範。若控制氧氣含量不可行，亦可透過限縮潛水員暴露高濃度氧氣的時間進行防護。防護氮氣暴露的簡易危害管理措施是限制潛水深度，但實用性需視作業場域而定。

因爲滯留體內氣體體積的膨脹程度可受到氣壓減壓幅度的直接影響，因此減壓症風險的行政管理策略以控制作業時的壓力變化程度爲主。以潛水爲例，潛水員在浮升至水面時可透過決定上浮深度控制壓力變化的幅度、據以建立安全的上浮速度與中繼停滯點，讓潛水員有時間恢復平衡、允許體內因減壓出現的適量惰性氣體排出，亦即建立減壓表（decompression schedules）。不過減壓表因爲是依據減壓症的臨床症狀出現時間、而非物理學上氣泡形成的過程制定，因此即便遵循減壓表減壓亦須愼防輕度減壓症的出現。

另一可行的作法是降低或移除空氣中的氮氣，如調整呼吸空氣中的氮氣與氧氣比例，但調整時須考慮氧氣本身在高濃度時所引起的毒害效應。對深度潛水而言，以氦氣替換全部或大部分的氮氣亦是常見的高氣壓危害預防措施。使用氦氣的優點是其脂溶性較低、分子擴散性較高，故與身體組織可快速平衡與去平衡，降低如氮氣所引起的痲醉效應，允許潛水員可潛入較深的水域。但使用氦氣的缺點則是氦氣在溶液中的穩定性較低，故須慎防其於人體組織內形成氣泡。此外氦氣的熱傳導性高，約為空氣的 6 倍，在水溫極低處深度潛水時須慎防熱交換過快、造成人員失溫（hypothermia）。

結　語

本章所介紹之四大類物理性危害俱為同時可於作業環境與一般環境發生者，且因其能量釋放形態各異，亦需以獨特的暴露控制與管理機制因應。在作業環境中，為避免工作者發生適量物理性危害暴露，造成健康傷害，管理者應建立並定期執行危害辨識、評估、及控制之相關管理計畫，務求符合相關安全衛生法令要求，保障工作者安全及健康，防止職業災害與職業病之發生。

關鍵名詞

物理性危害（physical hazards）
噪音（noise）
振動（vibration）
聽力損失（hearing loss）
暫時性聽覺閾值改變（noise-induced temporary threshold shift, NITTS）
永久性聽覺閾值改變（noise-induced permanent threshold shift, NIPTS）
八小時日時量平均音壓級（time-weighted average, TWA）
全身振動（whole-body vibration）
手 – 手臂振動（hand-arm vibration）
白指症（vibration-induced white finger, VWF）
聽力保護計畫（hearing conservation program）

噪音衰減評比（noise reduction rating, NRR）
生理熱調節（thermoregulation）
熱壓力（heat stress）
熱應變（heat strain）
綜合溫度熱指數（wet-bulb globe temperature, WBGT）
熱指數（Heat index, HI）
游離輻射（ionizing radiation）
非游離輻射（non-ionizing radiation）
紫外線（ultraviolet, UV）
可見光（visible）
紅外線（infrared, IR）
曬傷（sunburn）
光化性結膜炎（photoconjunctivitis）
雷射（light amplification by stimulated emission of radiation, LASER）
無線電波（radio frequency）
異常氣壓危害（barometric hazards）
急性高山症（acute mountain sickness, AMS）
減壓症（decompression sickness, DCS）

複習問題

1. 試說明聽力保護計畫之執行目的、時機、與主要項目。
2. 試比較我國針對高溫作業與戶外高氣溫作業相關法令與規範之現況。
3. 試說明游離輻射與非游離輻射之種類與其可能引起之危害。
4. 試比較異常氣壓危害中，低壓危害與高壓危害之成因與健康效應。

引用文獻

1. Bruce RD, Bommer AS, Moritz CT. Noise, vibration, and ultrasound. In: DiNardi SR, ed. The Occupational Environment: Its Evaluation, Control, and Management. 2nd ed. Fairfax, VA, USA: American Industrial Hygiene Association Press, 2003;434-493.
2. Standard JJ. Industrial noise. In: Plog BA, Quinlan PJ, eds. Fundamentals of Industrial Hygiene. 5th ed. Itasca, IL, USA: National Safety Council, 2003;207-255.
3. 勞動部：職業安全衛生法。民國 108 年 5 月 15 日修正。臺北市：勞動部，2019。
4. 勞動部：勞工作業環境監測實施辦法。民國 105 年 11 月 2 日修正。臺北市：勞動部，2016。
5. 勞動部：職業安全衛生設施規則。民國 109 年 3 月 2 日修正。臺北市：勞動部，2020。
6. 經濟部標準檢驗局：電聲學 – 聲音位準計 – 第 1 部：規格。中華民國國家標準第 7129 號標準。民國 104 年 12 月 16 日修訂公告。臺北市：經濟部標準檢驗局，2020。
7. 行政院環境保護署：噪音管制標準。民國 102 年 8 月 5 日修正。臺北市：行政院環境保護署，2013。
8. 林進基、陳秋蓉、董貞吟、張錦輝、葉文裕、徐儆暉、陳金文、盧士一、黃百粲、林桂儀：勞工聽力保護計畫指引。新北市：行政院勞工委員會勞工安全衛生研究所，2013 年 7 月；108p 。
9. Brown AD, Beemer BT, Greene NT, Argo T IV, Meegan GD, Tollin DJ. Effects of active and passive hearing protection devices on sound source localization, speech recognition, and tone detection. PLoS ONE 2015;**10**:e0136568.
10. US National Institute for Occupational Safety and Health (NIOSH). Criteria for a Recommended Standard: Occupational Noise Exposure Revised Criteria 1998. DHHS (NIOSH) Publication No. 98-126. Cincinnati, OH, USA: NIOSH, Centers for Disease Control and Prevention, US Department of Health and Human Services, 1998.
11. Bernard TE. Thermal stress. In: Plog BA, Quinlan PJ, eds. Fundamentals of Industrial Hygiene. 5th ed. Itasca, IL, USA: National Safety Council, 2002;327-355.
12. American Society of Heating, Refrigerating, and Air-conditioning Engineers, Inc (ASHRAE). Thermal environmental conditions for human occupancy. ANSI/ASHRAE 55-2004. Atlanta, GA, USA: ASHRAE, 2004.
13. American Conference of Governmental Industrial Hygienists (ACGIH). Heat stress and strain. Documentation of the TLVs® and BEIs® with Other Worldwide Occupational Exposure Values. Cincinnati, OH, USA: ACGIH, 2009.

14. Ramsey JD, Bishop PA. Hot and cold environments. In: DiNardi SR, ed. The Occupational Environment: Its Evaluation, Control, and Management. 2nd ed. Fairfax, VA, USA: American Industrial Hygiene Association Press, 2003;612-644.

15. 陳振菶、黃彬芳、陳旺儀：國內高氣溫戶外工作者熱危害預防及檢查作法研究。IOSH102-H303。新北市：勞動部勞動及職業安全衛生研究所，2014 年 3 月；306p 。

16. Chen CP, Hwang RL, Chang SY, Lu YT. Effects of temperature steps on human skin physiology and thermal sensation response. Building and Environment 2011;**46**:2387-2397.

17. Lin YC, Chen CP. Thermoregulation and thermal sensation in response to wearing tight-fitting respirators and exercising in hot-and-humid indoor environment. Building and Environment 2019;**160**:106158.

18. Parsons, K. Heat stress standard ISO 7243 and its global application. Industrial Health 2006;**44**:368-379.

19. 陳振菶、林玗妁：高溫危害控制。蔡朋枝主編、黃彬芳彙編：職業衛生——危害控制。臺中市：中國醫藥大學，2014；164-183。

20. 勞動部：高溫作業勞工作息時間標準。民國 103 年 7 月 1 日修正。臺北市：勞動部，2014。

21. 勞動部：高氣溫戶外作業勞工熱危害預防指引。民國 108 年 1 月 28 日訂定。臺北市：勞動部，2019。

22. US National Institute for Occupational Safety and Health (NIOSH). Criteria for a Recommended Standard: Occupational Exposure to Heat and Hot Environments. DHHS (NIOSH) No. 86-113. Cincinnati, OH, USA: NIOSH, Centers for Disease Control and Prevention, US Department of Health and Human Services, 2016.

23. McCarthy ME, Thomas B. Ionizing radiation. In: DiNardi SR, ed. The Occupational Environment: Its Evaluation, Control, and Management. 2nd ed. Fairfax, VA, USA: American Industrial Hygiene Association Press, 2003;572-611.

24. Turner JE. Atoms, Radiation, and Radiation Protection. 3th ed. New York, NY, USA: Wiley, 2007.

25. Shapiro J. Radiation Protection: A Guide for Scientists, Regulators and Physicians. 4th ed. Cambridge, MA, USA: Harvard University Press, 2002.

26. Thompson MA, Hattaway MP, Hall JD, Dowd SB. Principles of Imaging Science and Protection. 1st ed. Philadelphia, PA, USA: Saunders, 1994.

27. Hitchcock RT, Moss CE, Murray WE, Patterson RM, Rockwell RJ. Nonionizing radiation. In: DiNardi SR, ed. The Occupational Environment: Its Evaluation, Control, and Management. 2nd ed. Fairfax, VA, USA: American Industrial Hygiene Association Press, 2003;494-571.

28. American Academy of Ophthalmology. The sun, UV light and your eyes. Available at: https://www.aao.org/eye-health/tips-prevention/sun. Accessed February 5, 2022.

29. 衛生福利部疾病管制署：高山症。引自 https://www.cdc.gov.tw/Category/ListContent/wL-8Abm9o5_5l4gSOR8M5g?uaid=Csksrnww6dJKa8if66If5g 。引用 2022/02/05。

30. Hackett PH, Shlim DR. High-altitude travel & altitude illness, Chapter 3: Environmental hazards & other noninfectious health risks. In: Brunette GW, Nemhauser JB, eds, CDC Yellow Book 2020: Health Information for International Travel. Available at: https://wwwnc.cdc.gov/travel/yellowbook/2020/noninfectious-health-risks/high-altitude-travel-and-altitude-illness. Accessed February 5, 2022. Cary, NC, USA: Oxford University Press, 2019.

31. International Labour Organization (ILO). 37. Barometric pressure reduced. Dümmer W, ed. Part VI. General hazards. In: Stellman JM, ed. ILO Encyclopaedia of Occupational Health & Safety. 4th ed. Available at: https://www.iloencyclopaedia.org/part-vi-16255/barometric-pressure-reduced. Accessed February 5, 2022. Geneva, Switzerland: ILO, 1998.

32. Canadian Centre for Occupational Health and Safety (CCOHS). Confined space — introduction. Confined Spaces. Available at: https://www.ccohs.ca/oshanswers/hsprograms/confinedspace_intro.html. Accessed February 5, 2022. Hamilton, ON, Canada: CCOHS, 2021.

33. Popendorf W. Barometric hazards. In: DiNardi SR, ed. The Occupational Environment: Its Evaluation, Control, and Management. 2nd ed. Fairfax, VA, USA: American Industrial Hygiene Association Press, 2003;646-667.

34. International Labour Organization (ILO). 36. Barometric pressure increased. Francis TJR, ed. Part VI. General hazards. In: Stellman JM, ed. ILO Encyclopaedia of Occupational Health & Safety. 4th ed. Available at: https://www.iloencyclopaedia.org/part-vi-16255/barometric-pressure-increased. Accessed February 5, 2022. Geneva, Switzerland: ILO, 1998.

35. 勞動部：異常氣壓危害預防標準。民國 103 年 6 月 25 日修正。臺北市：勞動部，2004。

第 12 章 化學性危害

蔡詩偉 撰

學習目標

一、學習如何辨識工作職業場所中的化學性危害因子
二、學習如何評估工作職業場所中的化學性危害因子
三、學習如何控制工作職業場所中的化學性危害因子
四、學習如何預防及避免工作職業場所中的化學性危害對人體健康造成不良影響

前　言

美國工業衛生學會（American Industrial Hygiene Association, AIHA）曾經給工業衛生（Industrial Hygiene）賦予以下定義：「工業衛生是一門科學與藝術，它致力於認識、評估與控制來自於工作職業場所的環境因子（factor）及壓力（stress）；而該因子或壓力可能會對工作者或社區居民造成疾病、健康損害、身體不適或效率降低 [1] 。」

來自於工作職業場所的環境因子及壓力，可以統稱爲「危害」（hazard），而其所指是任何可能造成人體、財物或系統損失的物質、狀況或能量；而這些危害大致可分爲：（1）物理性危害、（2）化學性危害、（3）生物性危害、（4）人因性危害、及（5）社會心理性危害等 [1] 。

在本章內容中，將透過危害辨識、作業環境監測、生物偵測及危害控制等不同面向，討論如何預防及避免工作職業場所中的化學性危害對人體健康造成不良影響。

第一節　化學性因子的危害辨識

工作職業場所中可能存在的化學性危害，包括：元素及各種不同的化合物；而這些化學物質可能透過皮膚接觸（skin contact）、吸入（inhalation）及食入（ingestion）等不同途徑吸收進入人體。若以其在空氣中所存在的性狀及產生過程予以區分，在工作職業場所中常出現的化學性危害包括：粒狀物及氣狀物等 [1,2] 。

一、粒狀物

懸浮於空氣中的固體顆粒或液體顆粒稱爲氣膠（aerosol），而職業衛生上常見的氣膠包括：**粉塵**（dust）、**霧滴**（mist）、**燻煙**（fume）及**纖維**（fiber）等，其定義如下：

1. 粉塵：因爲機械性作用所產生懸浮於空氣中的固體顆粒，其粒徑範圍約 1-150 微米，例如：鉛塵、煤塵等。
2. 燻煙：來自於蒸氣或氣狀燃燒產物之凝結而懸浮於空氣中的固體顆粒，其粒徑範圍約 0.1-1 微米之間，例如：氧化鋅、氯化銨等。

3. 霧滴：來自氣狀物質凝結而懸浮於空氣中的液體顆粒、或由機械械性作用（例如：液體噴佈）而產生之霧狀懸浮顆粒、或因發泡或使之飛散生成之液態懸浮顆粒，其粒徑範圍約 0.8-5.5 微米之間，例如：鉻酸、鹽酸等所形成之霧滴。
4. 纖維：例如：石綿纖維、植物纖維等。

關於氣膠的粒徑大小，常以**氣動直徑**（aerodynamic diameter）來表示，其意義爲於標準狀況下（25°C，一大氣壓），若一粒狀物之沉降速度與密度爲 1 g/cm^3 的圓球形水滴一樣，則此圓球的直徑即爲該粒狀物的氣動直徑。

一般而言，粒徑 100 微米的粉塵約有 50% 可被吸入，因此被稱爲**吸入性粉塵**（inhalable dust）；粒徑在 10 微米時約有 50% 能穿越咽喉區域而進入胸腔，而稱爲**胸腔性粉塵**（thoracic dust）。至於粒徑在 4 微米時約有 50% 可達氣體交換區，因此被稱爲**可呼吸性粉塵**（respirable dust）（請參見圖 12-1 及圖 12-2）[3] 。

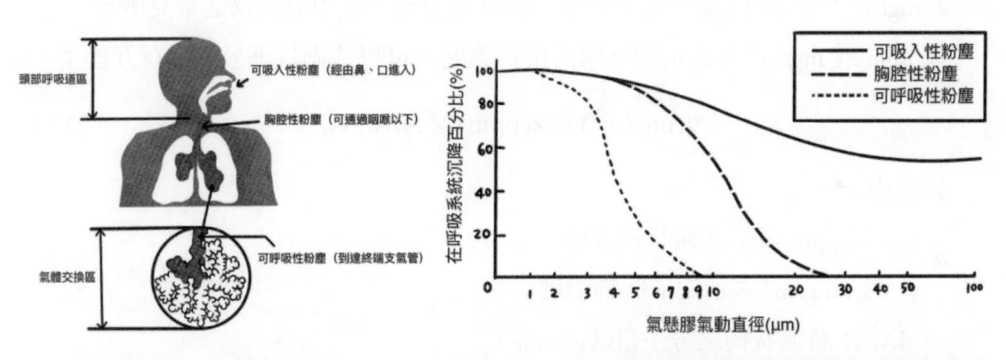

圖 12-1：粉塵的種類　　**圖 12-2**：不同粒徑粉塵於呼吸系統之沉降百分比

二、氣狀物

職業衛生上常見的氣狀物包括：**氣體**（gas）及**蒸氣**（vapor），其定義如下 [1] ：

1. 氣體：在常溫（25°C）及常壓（一大氣壓）下爲氣狀的物質，例如：氧氣、氮氣、二氧化碳及一氧化碳等。
2. 蒸氣：在常溫及常壓下不是氣狀，但因爲蒸發或昇華而形成的氣狀物質，稱爲蒸氣，例如：酒精之蒸氣及碘蒸氣等。

三、濃度表示方式

常見粒狀物之濃度表示方式，包括：mg/m^3、f/c.c.、MPPCM 及 MPPCF 等，其意義如下 [3]：

1. mg/m^3：在 25°C 及一大氣壓下，每立方公尺空氣中粒狀物之毫克數。
2. f/c.c.：每毫升空氣中所含粒狀物之纖維數。
3. MPPCM（million particles per cubic meter of air）：每立方公尺空氣中粒狀物之百萬顆粒數。
4. MPPCF（million particles per cubic foot of air）：每立方英呎空氣中粒狀物之百萬顆粒數。

常見氣狀物之濃度表示方式，包括：ppm（parts per million；百萬分之一）及 mg/m^3（毫克／立方公尺）等，其意義如下：

1. ppm：在 25°C 及一大氣壓下，每立方公尺空氣中氣狀物之毫升數（mL）。
2. mg/m^3：在 25°C 及一大氣壓下，每立方公尺空氣中氣狀物之毫克數。

以 ppm 或 mg/m^3 所表示的氣狀污染物濃度，可以透過以下公式進行互換：

$$y(mg/m^3) = x(ppm) \times M.W./V_M \tag{12.1}$$

公式中：

x：以 ppm 表示之氣狀物濃度

y：以 mg/m^3 表示之氣狀物濃度

M.W.：該氣狀物之分子量（g/mole）

V_M：空氣之莫耳體積；在 25°C 及一大氣壓下，$V_M = 24.45$（L/mole）

四、化學性因子的健康危害

（一）粒狀物的健康危害

職業衛生上常見的粒狀物包括：鉛、鉻、鎘、砷、錳、石綿及矽塵等 [1,2]。

1. 鉛的健康危害

焊接作業及鉛蓄電池的製造、回收及熔煉等過程，是職業衛生上造成鉛暴露的主要場合。無機鉛的急性短期暴露，可能造成的症狀包括：腹絞痛、便秘、全身虛弱及溶血性貧血等。至於慢性鉛中毒，其可能的症狀則包括：頭痛、關節痛、身體虛弱、心情抑鬱、運動神經受損、記憶力減退及智商降低等。

2. 鉻的健康危害

鉻的可能暴露場合包括：電鍍、不鏽鋼焊接、鉻熔煉及鉻顏料製造等。鉻的暴露可能造成包括：接觸性皮膚炎、慢性鼻病、咳嗽、氣喘、慢性阻塞性肺疾病及鼻中隔穿孔等健康危害。

3. 鎘的健康危害

鎘金屬具有熔點低且抗腐蝕等特性，因此在合金中被廣泛應用。另外，包括：顏料製造、塑膠安定劑、銲接、珠寶雕刻及硬脂酸鎘製造等，也都可能造成鎘的暴露。急性大量吸入鎘燻煙可能導致肺炎，而慢性暴露則可能對腎臟造成傷害。

4. 砷的健康危害

半導體晶圓及光電業、煉銅業、玻璃製造、鞣製皮革、含雜質的金屬精煉及殺蟲劑製造與使用，皆可能造成砷的暴露。急性吸入大量含砷粉塵可能造成腹痛、嘔吐及心因性休克等健康危害。砷的慢性作用則可能在腹背部等非曝晒太陽部位引起色素沉著斑點及皮膚癌。

5. 錳的健康危害

錳的主要暴露場合包括：錳鐵熔煉、錳鋼焊接及乾電池製造等。大量吸入錳燻煙可能造成呼吸道症狀或急性支氣管炎；另外，錳的暴露也可能損害錐體外路系統及造成巴金森氏症候群等（包括：震顫、行動徐緩及肌肉僵硬等）。

6. 石綿的健康危害

石綿的應用非常廣泛，包括：石綿瓦、石綿水管、耐火磚、拆船業及煞車來令等。石綿的暴露可能造成石綿肺症、肺癌及間皮瘤等不良健康症狀。

7. 矽塵的健康危害

採矽石工人、碎石工人、煤礦或金礦工人等，皆可能暴露於矽塵；矽塵接觸所造成的肺病，稱爲矽肺症。

（二）氣狀物的健康危害 [1,2]

工作職業場所中所存在的氣體，最常見的急性暴露健康效應是窒息，而可能造成窒息的氣體包括：單純的窒息劑（simple asphyxiants），其原因爲造成空間中氧氣濃度的不足（例如：氮氣或甲烷）；以及化學性的窒息劑（chemical asphyxiants），其原因爲造成血紅素無法攜帶足夠的氧氣（例如：一氧化碳）。

工作職業場所中所存在的蒸氣，其產生源則主要來自有機溶劑的使用。有機溶劑是工作職業場所中常見的化學物質之一，而由於其具有揮發特性，因此容易產生蒸氣而透過吸入或皮膚接觸造成暴露。

有機溶劑的主要危害包括：

1. 燃燒或爆炸：大部分有機溶劑具有可燃性、容易揮發，因此若貯存、使用不當或有火源存在，即可能造成燃燒或爆炸。
2. 中樞神經系統危害：有機溶劑具有脂溶性，因此容易進入中樞神經系統，產生麻醉作用；另外，正己烷、甲基正丁酮及二硫化碳等也可能造成周邊神經病變。
3. 皮膚炎：有機溶劑的脂溶性除了造成容易進入中樞神經系統之外，接觸皮膚時亦可能溶解皮膚表層的脂肪，進而導致皮膚龜裂及接觸性皮膚。
4. 肝臟負荷：含有鹵素的有機溶劑對肝臟有較高的毒性，容易增加其負荷。

有機溶劑依其官能基結構之不同可分爲碳氫化合物（hydrocarbons）或稱烴類、鹵化碳氫化合物（halogenated hydrocarbons）或稱鹵化烴類、醇類（alcohols）、醚類（ethers）、酮類（ketone）、乙二醇醚類（glycols）及醛類（aldehydes）等。

1. 烴類

常見的烴類有機溶劑包括脂肪烴（例如：正己烷）及芳香烴（例如：苯）。四個碳以下的烴類其物理性狀爲氣體，因此並不作爲有機溶劑使用；而五個碳至十個碳的烴類，在常溫下爲則液體，因此可以當做溶劑使用。常見的芳香烴類有機溶劑，包括：苯、甲苯及二甲苯等。苯的暴露可能造成白血病，而甲苯及二甲苯則可能對肝臟及腎臟具有毒性。

2. 鹵化烴類

烴類之中的氫若被鹵素取代，則稱爲鹵化烴；而含氯、溴及碘的鹵化烴較具有肝毒性（例如：三氯乙烯、氯仿）。與脂肪烴及芳香烴相比，鹵化烴類有機溶劑由於加了鹵素，有較大的分子量及較高的沸點，因此減少了爆炸的可能性。不過，若每單位分子中含鹵素數目比例愈大，其毒性也愈大（例如：四氯化碳）。

3. 醇類

常見的醇類包括：異丁醇、乙醇及甲醇等。通常分子量愈大的醇類，其毒性愈強；不過，由於醇類對呼吸道黏膜和皮膚具有刺激性，因此接觸時也較容易察覺。

4. 醚類

乙醚是最常見的醚類溶劑，其常用爲外科手術麻醉劑；而工業上則常用爲油脂、蠟、膠及樹脂之溶劑。吸入醚類後在人體可透過血液進入中樞神經系統，進而造成毒性。

5. 酮類

工作職業場所中常使用酮類包括：丙酮、甲基乙基酮及甲基丁基酮等；甲基丁基酮的化學結構與正己烷極爲接近，而經代謝後這兩個化學物質也都會產生 2,5- 己二酮，進而造成神經毒性。當甲基乙基酮與甲基丁基酮共同暴露時，會增加甲基丁基酮的毒性。在所有酮類中，丙酮則具有較低的毒性。

6. 乙二醇醚類

乙二醇醚類通常具有高沸點及低結冰點的特性，因此可作爲汽車抗凝劑、抗結冰劑使用。常見之醇醚類溶劑包括：乙二醇單甲醚、乙二醇單乙醚、乙二醇單丁醚等，而其暴露可能造成中樞神經系統及腎臟的傷害。另外，乙二醇醚曾被半導體業廣泛使用；其暴露可能造成流產、不易懷孕及月經週期延長等。

7. 醛類

一般而言，醛類的暴露可能造成中樞神經系統傷害、皮膚及粘膜刺激等（例如：丙烯醛）。結構最簡單的醛類是甲醛，它是氣體，而福馬林則是甲醛的水溶液。吸入甲醛，可能造成上呼吸道癌症，包括：鼻竇癌及鼻咽部細胞變異增生等。

部分已知化學物質所可能造成的健康危害、受影響器官及相關作業等，整理如表 12-1 所示。

表 12-1：化學物質的健康危害、受影響器官及相關作業 [2]

受影響的器官	化學物	相關作業
眼	甲酚（Cresol）	化學製造業、煉油
	醌（Quinone）	化學製造業
	烴基醌（Hydroquinone）	合成染料業
	乙酸酐（Acetic Anhydride）	紡織業
	丙烯醛（Acrolein）	化學製造業
	氯甲苯（Benzyl Chloride）	合成染料業
	丁醇（Butyl Alcohol）	清漆及油漆工業
上呼吸道黏膜	臭氧（Ozone）	焊接作業
	硫酸二甲酯（Dimethyl Sulfate）	化學製造業、製藥業
	鉻（Chromium）	鉻鹽製造業、鍍鉻業
	乙酸酐（Acetic Anhydride）	紡織業
	丙烯醛（Acrolein）	化學製造業
	硫化氫（Hydrogen Sulfide）	人造纖維製造、下水溝清理
	丁醇（Butyl Alcohol）	清漆及油漆工業
	乙醛（Acetaldehyde）	化學製造、油漆製品
肺	鎳（Nickel）	金屬冶煉
	結晶型二氧化矽（Crystalline Silica）	礦業、鋼鐵業
	石綿（Asbestos）	礦業、編織業
	鈹（Beryllium）	鋼鐵業、冶金業
	鉻（Chromium）	鉻鹽製造
	硫化氫（Hydrogen Sulfide）	人造纖維製造、下水溝清理
	氯丙烯（Allyl Chloride）	塑膠製造
	二氯乙醚（Dichloroethyl Ether）	殺蟲劑製造業、煉油
	雲母（Mica）	橡膠工業、絕緣工業
	滑石（Talc）	礦業
	二氧化氮（Nitrogen Dioxide）	化學製造、金屬處理
肝	甲酚（Cresol）	化學製造、煉油
	硫酸二甲酯（Dimethyl Sulfate）	化學製造、藥品製造
	氯仿（Chloroform）	化學製造、塑膠業
	四氯化碳（Carbon Tetrachloride）	化學製造、乾洗、滅火機業
	三氯乙烯（Trichloroethylene）	化學製造、金屬去脂
	四氯乙烯（Perchloroethylene）	化學製造、乾洗業
	甲苯（Toluene）	橡膠工業、油漆工業
皮膚	丁醇（Butyl Alcohol）	化學製造、清漆及油漆製造
	鎳（Nickel）	金屬冶煉
	酚（Phenol）	塑膠製造
	三氯乙烯（Trichloroethylene）	化學製造、金屬去脂

表 12-1：化學物質的健康危害、受影響器官及相關作業（續）

受影響的器官	化學物	相關作業
腦或中樞神經系統	苯（Benzene）	橡膠工業、化學製造
	四氯化碳（Carbon Tetrachloride）	溶劑製造、乾洗
	二硫化碳（Carbon Disulfide）	人造纖維製造、橡膠製造
	丁胺（Butylamine）	合成染料製造、製藥業
	硫化氫（Hydrogen Sulfide）	人造纖維製造、下水溝清理
	四乙基鉛（Tetraethyl Lead）	化學製造
	錳（Manganese）	採礦、冶金
	汞（Mercury）	電氣製品製造、實驗室工人
	鉛（Lead）	汽車製造、蓄電池製造、熔爐
	二甲基苯胺（Dimethylaniline）	化學製造
	乙醛（Acetaldehyde）	化學製造
	硝基苯（Nitrobenzene）	合成染料工業、皮鞋亮光油製造
	鉈（Thallium）	農藥製造、防火製造業
心臟	苯胺（Aniline）	合成染料、油漆製造、橡膠業
腎臟	氯仿（Chloroform）	化學製造、塑膠製造
	汞（Mercury）	電器設備製造、實驗室
	硫酸二甲脂（Dimethylsulfate）	化學製造、藥品製造
血液	硝基苯（Nitrobenzene）	合成染料工業、皮鞋亮光油製造
	苯胺（Aniliine）	油漆製造、橡膠工業
	砷（Arsenic as Arsine）	金屬清洗
	苯（Benzene）	化學製造、橡膠工業
	一氧化碳（Carbon Monoxide）	熱處理工業、汽車服務業
	甲苯（Toluene）	橡膠製造、油漆製造

五、影響化學物質造成危害之可能因素 [1]

影響化學物質造成危害之可能因素，包括：化學物質的特性、暴露情境及暴露者之因素等，茲簡要說明如下：

（一）化學物質的特性

1. 物理特性：物質之存在狀態（例如：固態、氣態或液態）、粒徑大小、對水溶解度、沸點及蒸氣壓等。
2. 化學特性：例如可燃性、毒性及反應性等。

（二）暴露情境

1. 暴露濃度：暴露濃度愈高，則暴露劑量愈大。
2. 暴露時間：暴露時間愈長，則暴露劑量愈高。
3. 暴露途徑：除了吸入，皮膚接觸及食入也可能是化學物質進入人體的途徑；而相同的化學物質，當暴露途徑不同時，其所產生的健康效應也可能不一樣。
4. 溫度：例如當環境溫度升高時，會使化學物質容易揮發，進而造成暴露。
5. 濕度：例如在高濕環境中，當暴露於水溶性較高的化學物質時，有可能增加此化學物質與皮膚接觸的時間，進而造成較高的暴露劑量。

（三）暴露者之因素

1. 生理差異：呼吸速率、消化吸收情形及皮膚狀況不同等，皆可能影響暴露的結果。
2. 遺傳因素：例如若缺乏葡萄糖-6-磷酸酶（glucose-6-phosphatase）（G6PD 缺乏症，簡稱蠶豆症），當接觸溶血性物質時（例如：萘，naphthalene），將較一般人容易產生溶血現象。
3. 健康狀態：例如若肝功能不正常，當接觸鹵化烴類物質時，將更容易造成肝臟的傷害。
4. 飲食習慣：例如喝酒又同時暴露有機溶劑，或抽煙而同時暴露石綿粉塵，其健康危害將明顯增加。
5. 性別及年齡：例如男性及女性之賀爾蒙不同、未成年之生理發育尚未完全等，皆可能影響暴露之結果。

第二節　作業環境中化學性因子的監測

一、作業現場訪視與資料收集

進行作業環境監測之前，應先**現場訪視**（walk-through survey），以掌握該工作職業場所的狀況，包括：使用原料、作業過程、作業方式、中間產物、副產物、半成品及產品等之特性（例如：毒性）、工廠佈置、通風換氣情形、可能的暴露對象、個人衛生習慣、暴露控制措施，以及是否有任何勞工抱怨等 [1]。

二、擬定監測計畫

由於職場工作者在環境中的活動會不斷變動，更可能包括各種不同的操作，若採取定點的作業環境監測方式（亦即區域採樣）將較不能代表個人的實際暴露量；因此，對於化學性因子的監測與暴露評估，以個人採樣（personal sampling）所獲得的結果會更接近於眞實的暴露情形。

個人採樣時，樣本採集設備（collection device）會置於呼吸區（breathing zone）；而所謂呼吸區，其意義爲「以鼻子爲中心點，半徑爲 30cm 的球型範圍」。因此，進行個人採樣時，採集設備常佩戴於領口。

擬定化學性因子的監測計畫時，應思考幾個重要的問題 [1,4]：

1. 爲什麼要進行採樣？（why）採樣的目的是爲了判斷是不是合於法令規定？評估可能的健康風險？還是評估所採行的控制措施是不是有效？
2. 要監測的化學物質爲何？（what）
3. 監測對象？（who）
4. 採樣位置？（where）
5. 樣本數？（how many）
6. 每個樣本的採集時間需要多久？（how long）
7. 何時採樣？（when）
8. 採樣頻率？（how often）

三、個人空氣採樣

化學性因子的作業環境監測，主要針對粒狀污染物及氣狀污染物的濃度進行評估，其通常以主動式採樣（active sampling）方式，透過已校正且能維持固定流量的採樣幫浦（sampling pump），以將空氣帶入採樣介質（collection medium）後，再藉由適當之分析方法定量所採集之化學物質。

如圖 12-3 及圖 12-4 所示，常見的個人空氣採樣系統（personal air sampling

system）或採樣序列（sampling train）之組成，包括：個人採樣幫浦（sampling pump）、軟管（tubing）及採樣介質（sampling medium）等單元；執行個人空氣採樣之前及採樣結束後，皆應對採樣系統（序列）進行流量校正（如圖 12-5 所示）[1,5-7]。

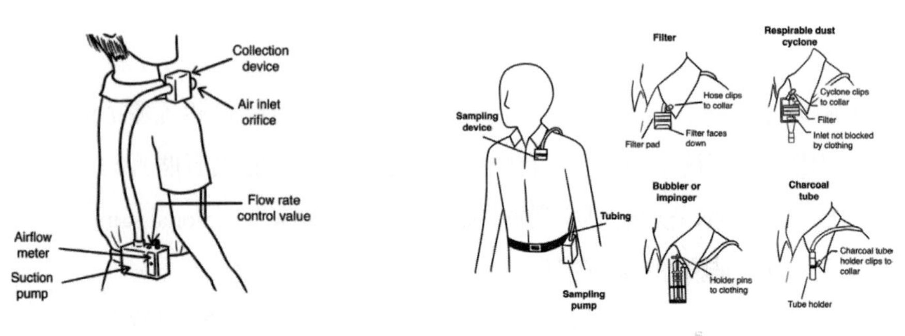

圖 12-3：採樣序列示意圖　　圖 12-4：常見之主動式個人空氣採樣介質

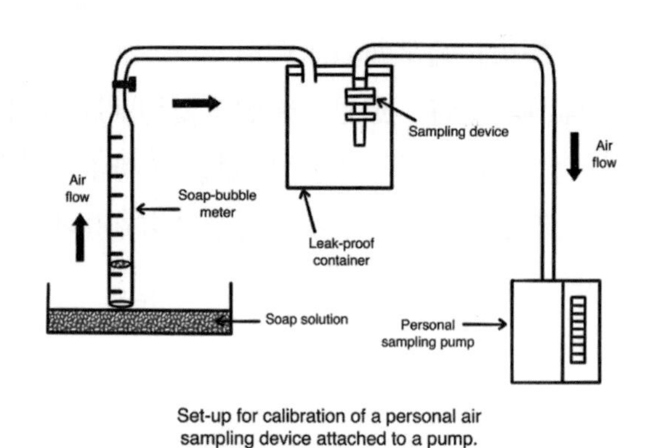

圖 12-5：主動式個人空氣採樣流量校正示意圖（以旋風分離器為例）

（一）粒狀污染物的採樣方法 [3,5-7]

關於粒狀物採樣方法之選擇，通常會考慮的因素包括：粒狀物的粒徑大小、成分、形狀及定量分析方法等。常見的粒狀物捕集方法包括：

1. 過濾捕集法

過濾捕集是最被廣泛使用的粒狀物採集方法，其以採樣幫浦吸引空氣，再透過濾紙捕集粒狀物。濾紙捕集粒狀物的機制包括：（1）慣性衝擊沉降（inertial impaction deposition）、（2）攔截捕集（interception capture）、（3）重力沉降（gravitational deposition）、（4）靜電捕集（electrostatic capture）及（5）擴散捕集（diffusion capture）等。

慣性衝擊、攔截捕集及重力沉降等機制，一般適用於粒徑較大的微粒；而擴散捕集則常見於採集粒徑較小的微粒。至於所使用的濾紙材質，則依樣本分析方法及粒狀物的理化特性而定；例如：聚氯乙烯（PVC）濾紙適用於總粉塵採樣、混合纖維素酯濾紙（mixed cellulose ester, MCE）適用於石綿、金屬燻煙的採集等。常見之使用情境及濾紙種類，如表 12-2 所示。

表 12-2：濾紙種類及其適用之採樣情境

濾紙種類	適用之採樣情境
鐵氟龍薄膜	有機粒狀物、高溫粒狀物、酸性霧滴
混合纖維素酯濾紙	石綿計數、微粒計數、金屬燻煙及其氧化物、酸性霧滴
玻璃纖維	有機粒狀物、油性霧滴
聚氯乙烯薄膜	總粉塵、游離二氧化矽、農藥、油性霧滴
銀膜	氯、溴、以 X 光繞射法測定游離二氧化矽

2. 衝擊捕集法

衝擊捕集法係利用粒狀物的慣性或重力作用而予以捕集，其可適用於特定粒徑範圍大小的氣膠，例如：旋風分離器（cyclone）、水平析出器（elutriator）、階段式衝擊器（cascade impactor）及衝擊採樣瓶（impinger）等。

3. 直讀式儀器

粒狀物的直讀式儀器，其原理通常為藉由光學特性而對空氣中的粒狀物濃度予以定量；不過，微粒的散射可能受到微粒粒徑、形狀、表面特性、散射角度及折射率等因素的影響，且當微粒之粒徑接近氣狀分子時，透過光學儀器將難以進行偵測。

（二）氣狀污染物的採樣方法

常見的氣狀污染物採樣方法包括：**主動式採樣**（active sampling）、**被動式採樣**（passive sampling）、直接捕集法及直讀式儀器等。

1. 氣狀污染物的主動式採樣方式 [5-7]

關於氣狀污染物的主動式採樣方式，係透過已校正且能維持固定流量的採樣幫浦，將空氣帶入固態吸附管（adsorption tube）、液態吸收瓶或**衝擊瓶**（impinger）

等採樣介質後，再藉由適當之分析方法定量所採集之化學物質。

固態吸附管內含固態吸附劑（solid adsorbent），其透過吸附原理捕集氣狀物質後，再藉由溶劑或加熱進行脫附及分析。常見的固態吸附劑（solid adsorbent）包括：活性碳、矽膠、分子篩及多孔性聚合物（例如：Tenax、XAD 及 Chromosorb）等材質；固態吸附劑填充於玻璃細管或金屬管內，並常以玻璃綿或 PU 泡綿分隔爲前、後段。固態吸附管的前、後段設計，是爲了避免於採樣時產生樣本**破出現象**（breakthrough），而低估了採樣結果；所謂破出，是指當後段所採集的物質質量大於前段所採集物質質量的 10% 以上時，代表採樣過程中可能已無法有效採集樣本。

如圖 12-6 所示，活性碳是最常見的固態吸附劑，其本身爲非極性（nonpolar），因此除了適用於有機溶劑之外，亦可用於非極性化合物的採樣；相對的，矽膠由於具有極性，因此採樣時較容易受到環境濕度的影響。Tenax 及 XAD 則是常用的多孔性聚合物吸附劑；其中，Tenax 的熱穩定性高，因此採樣後除了可以溶劑脫附之外，亦可用於熱脫附分析。固態吸附管對氣狀物的採集效果可能受許多不同因素的影響，包括：採樣幫浦的流量、採樣體積、吸附劑種類、吸附劑特性、污染物濃度、環境溫度及濕度等（固態吸附管之流量校正示意圖，如圖 12-7 所示）。

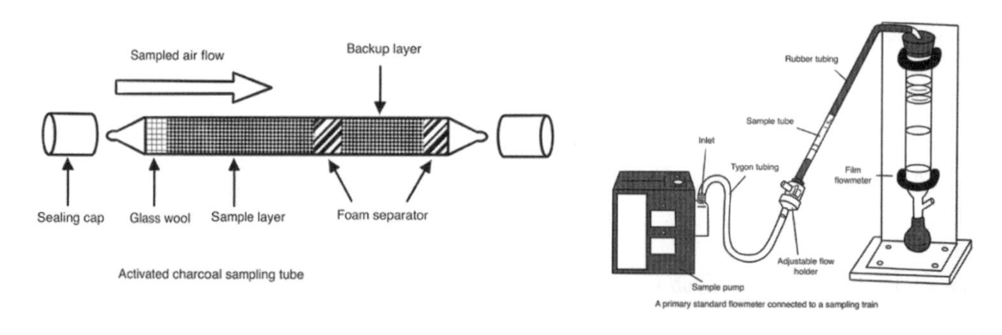

圖 12-6：活性碳吸附管示意圖　　**圖 12-7：固態吸附管之流量校正示意圖**

以液態吸收瓶或**衝擊瓶**（impinger）進行主動式空氣採樣時，係利用溶解及反應等原理捕集氣狀物質。吸收瓶的功能爲使所抽進的空氣能與吸收液充分接觸，以提高採集效率；而當效果不佳時，可考慮串聯數個吸收瓶或衝擊瓶，以提高採集效率。不過，以液態吸收瓶或衝擊瓶進行採樣時，由於使用上並不十分方便，且吸收液也可能具有危險性，因此並不如固態吸附管般地被廣泛應用於個人空氣採樣。

2. 氣狀污染物的被動式採樣方式 [5-7]

被動式採樣並不需要使用採樣幫浦，而是透過擴散（diffusion）或滲透（permeation）現象，以使氣狀污染物被採集介質捕集。由於被動式採樣器的成本低、採樣前後不需要校正採樣幫浦的流量、體積小及較不妨礙配戴者的活動等優點，因此較適合於大規模流行病學調查時使用。

最常見的被動式空氣採樣器，係以擴散原理設計而成，其假設爲在沒有空氣流動的情況下，氣狀物質將因濃度梯度而移動，進而被採樣器內的採集介質捕集。擴散式被動式空氣採樣器，依其型狀可分爲徽章式（badge type）及管狀式（tube type），如圖 12-8 所示。

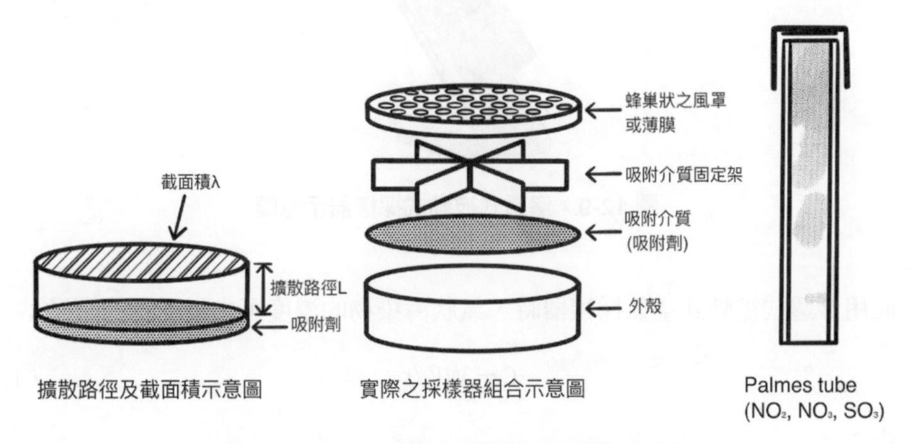

圖 12-8：常見之擴散式被動式採樣器示意圖

擴散式被動式空氣採樣器內的擴散現象，可以費氏第一定律（Fick's First Law）來加以描述：

$$J = -DA\ (dC/dL) \qquad (12.2)$$

上式中：

J：質量傳送率，ng/sec

D：擴散係數，cm^2/sec

A：擴散路徑的截面積，cm^2

dC/dL：每單位擴散路徑中濃度的改變情形（亦即濃度梯度），$ng/cm^3/cm$

當採樣器之形狀固定，且氣狀物質於特定溫度、壓力下之擴散係數已知時，則可透過 DA/L 計算此擴散式被動式空氣採樣器對於該氣狀物質的理論採樣率

（theoretical sampling rate）。不過，有許多不同的因素會影響被動式採樣器的採集效果，因此進行採樣前，應先依據驗證程序（protocols for method evaluation）以求得被動式採樣器的實驗採樣率（experimental sampling rate）。

除了擴散原理之外，亦可藉由滲透原理設計而成被動式空氣採樣器；如圖 12-9 所示，可將薄膜置於採樣器的開口處，而欲採集之氣狀物質透過此薄膜進入採樣器後，再被吸收液吸收。

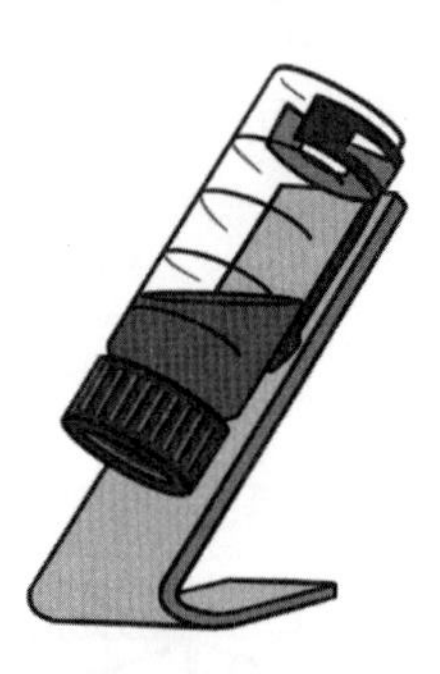

圖 12-9：滲透式被動式採樣器示意圖

使用滲透式被動式空氣採樣器時，氣狀污染物的濃度可由以下公式求得：

$$C = WK/t \tag{12.3}$$

公式中：

C ：氣狀污染物的濃度（weight/cm^3）

W ：被捕集之氣狀污染物的質量

K ：滲透常數（time/cm^3）

t ：暴露時間

被動式個人空氣採樣器雖然具有成本低、不需要校正採樣幫浦流量、體積小及較不妨礙配戴者的活動等優點，但亦有不少因素可能影響採集效果，包括：

（1）採樣器的型狀

如前所述，擴散式被動式採樣器的理論採樣率可以 DA/L 來表示；當增加擴散截面積 A，減少擴散路徑 L 時，皆可增加採樣率。不過，不同的 L 與 A 之比值，將影響採樣器的反應時間，且所需之臨界風速亦有不同。一般而言，當採樣器之長度與截面直徑比大於 2.5-3.0 時（例如：管狀式被動式採樣器），環境風速對採樣的影響較小。至於徽章式被動式採樣器，臨界風速則需要大於 0.05~0.1 m/sec；而個人配戴採樣器時，人體移動所產生的空氣流動速度應可滿足此條件。

（2）擴散係數與滲透常數

以被動式採樣器進行採樣時，採集結果將受擴散係數或滲透常數的影響；其中，擴散係數雖然可以透過經驗公式推得，但其與實驗值可能存在差異。另外，包括：薄膜厚度、薄膜均勻度、薄膜對氣狀物的親合力及薄膜的膨脹與收縮特性等，皆是可能影響滲透常數的因素。

（3）暴露濃度及採樣時間

擴散式被動式採樣器的設計原理係依據費氏第一定律，其有幾項假設：a. 採樣器內的氣狀物質濃度快速達到平衡；然而對於管狀式被動式採樣器而言，雖然較不易受環境風速的影響，但需要比較長的濃度平衡時間、b. 採樣期間內污染物的濃度維持不變；然而實際的狀況是濃度高低起伏變化。因此，採樣時間需要拉長，以降低由於濃度變化而導致的誤差。

（4）環境溫度、濕度及大氣壓力

無論是主動式採樣或被動式採樣，其所使用採集介質的吸附能力皆可能受到環境溫度及濕度的影響。一般而言，採集介質的吸附屬於物理性吸附，其爲放熱反應（exothermic reaction），因此當環境溫度升高時，將不利於產生吸附現象；不過，若採集介質上裹附（coated）了化學物質時〔例如：適用於醛類採樣的 XAD-2 coated 2-（hydroxymethyl）piperidine〕，那麼在介質上所發生的是化學性吸附現象（chemisorption），而在環境溫度變高時，將有利於產生化學反應。另外，環境溫度及大氣壓力的改變，亦將造成擴散係數的改變，並隨之影響採樣結果。

（5）風速

如前所述，相對於管狀式被動式採樣器，徽章式採樣器較容易受到環境風速變化的影響。使用被動式採樣器的假設之一，爲採樣器開口表面的污染物濃度與外界環境濃度一致；然而，當風速太小而對流不足時，這兩者之間將明顯不同。此時，實際透過擴散現象而與採樣介質接觸的擴散路徑長度將會大於採樣器結構上的 L 值；亦即，當風速不足時，被動式採樣器的實際採樣率將小於理論採樣率。另一方面，對徽章式被動式採樣器而言，當風速過高時，污染物有可能被風直接吹入採樣器內接觸採集介質，而不是透過擴散而來（此時將高估採樣結果）；又或，因爲風可能不斷與採樣介質接觸而產生 scooped out 現象，進而低估結果。因此，常見的作法是於徽章式被動式採樣器的開口處加裝風罩或薄膜，以降低環境風速過大的影響（同時亦可避免空氣中的粒狀物質與採集介質接觸）。

（6）干擾物

無論是主動式採樣或被動式採樣，其所使用採集介質的吸附能力皆可能受到其他共存於環境之不同物質的影響，進而發生競爭效應或取代效應。

3. 氣狀污染物的直接捕集法與直讀式儀器

所謂直接捕集法（grab sampling），指的是利用空氣採樣袋（air sampling bag）、眞空採樣瓶（evacuated cylinder）或氣密針（gas-tight syringe）等設備，在已知的環境溫度及壓力下完成空氣採樣後，再攜回實驗室進行樣本分析。至於氣狀污染物的直讀式儀器，則包括：利用化學反應呈色的檢知（detector tube）及以不同物理或化學原理設計而成的偵測器（例如：光離子化偵測器；photoionization detector, PID）。

第三節　監測數據的解釋與應用

一、職業暴露限制值（Occupational Exposure Limits, OELs）

職業衛生的重要工作之一，是判斷工作職業場所是不是存在可能造成健康危害的因子，並加以控制；而**職業暴露限制值**（occupational exposure limits, OELs），即常被用來與作業環境的監測結果進行比較，以瞭解化學性因子的暴露濃度是否過高。

全世界最被廣泛引用的 OELs，是由**美國政府工業衛生師協會**（American Conference of Governmental Industrial Hygienists, ACGIH）所訂定的 **threshold limit values（TLVs，恕限值）**[8]。成立於 1938 年的 ACGIH 是民間團體，而非政府組織，因此 TLVs 並不具有法律效力；然而，由於 ACGIH 的 TLVs Committee 每年皆會不斷地依據最新的科學證據調整、修正其恕限值，同時針對各個物質出版極爲詳細的 TLVs 訂定依據及說明，因此至今仍是各國在制定相關標準或建議值時的重要參考依據。

ACGIH 訂定 TLVs 的目的，是希望所有工作者在其所建議的暴露濃度下，每天 8 小時、一週五天、終其一生，都不致於有不良的健康反應；然而，因爲個體感受性、基因、年齡、個人習慣（包括：是否抽煙）、健康及用藥狀況等條件的不同，事實上可能有部分的人雖然其暴露濃度低於 TLVs，但仍出現不良的健康症狀 [8]。

ACGIH 的 TLVs Committee 在訂定恕限值時，會收集各種不同的資料，包括：現場暴露經驗、流行病學調查及動物實驗結果等；要特別注意的是，每一個化學物質的 TLVs 其訂定過程中所參考的資訊皆不一樣，因此不同物質的 TLVs 數值彼此之間並無法相互比較。由這些背景可以瞭解，TLVs 是爲了控制工作職業場所的可能危害所訂定的暴露建議值，但其並不能用來推估一般大氣污染物的暴露限制、不適用於推估加班狀況下的暴露限制、不能用來判斷相關暴露是否與職業病有關，TLVs 不是安全或危險的界限，且 TLVs 也不代表物質的相對毒性 [8]。我國目前的 OELs，是由行政院勞動部所訂定，具有法律效力，名稱爲**《勞工作業場所容許暴露標準》**（permissible exposure limits, PELs）[9]。勞工作業場所容許暴露標準的法源依據，來自《職業安全衛生法》第 12 條第 1 項及第 2 項，亦即「雇主對於中央主管機關定有容許暴露標準之作業場所，應確保勞工之危害暴露低於標準值；前項之容許暴露標準，由中央主管機關定之」。

《勞工作業場所容許暴露標準》所指的容許濃度，包括：

1. 八小時日時量平均容許濃度（**permissible exposure limit – time-weighted average, PEL-TWA**）：爲勞工每天工作八小時，一般勞工重複暴露此濃度以下，不致有不良反應者。
2. 短時間時量平均容許濃度（**permissible exposure limit – short-term exposure limit, PEL-STEL**）：爲一般勞工連續暴露在此濃度以下任何十五分鐘，不致有不可忍受之刺激、慢性或不可逆之組織病變、麻醉昏暈作用、事故增加之傾向或工作效率之降低者；一般而言，其標準是以上述之八小時日時量平均容許濃度值乘以變量係數而求得（如表 12-3 所示）。

表 12-3：短時間時量平均容許濃度與變量係數

容許濃度	變量係數	備註
未滿 1	3	表中容許濃度氣狀物以 ppm、粒狀物以 mg/m^3、石綿以 f/cc 為單位
1 以上，未滿 10	2	
10 以上，未滿 100	1.5	
100 以上，未滿 1000	1.25	
1000 以上	1	

3. 最高容許濃度（**Ceiling**）：為不得使一般勞工有任何時間超過此濃度之暴露，以防勞工不可忍受之刺激或生理病變者。

此外，《勞工作業場所容許暴露標準》所規範的「空氣中有害物容許濃度」，有兩項備註，包括：（1）「皮」字，表示該物質易從皮膚、粘膜滲入體內，並不表示該物質對勞工會引起刺激感、皮膚炎及敏感（如表 12-4 所示）、及（2）「瘤」字，表示該物質經證實或疑似對人類會引起腫瘤之物 。

表 12-4：《勞工作業場所容許暴露標準》中易從皮膚、黏膜吸收的有機溶劑舉例

名稱	化學式	備註 *	容許暴露標準（ppm）**
苯	C_6H_6	皮	1
二硫化碳	CS_2	皮	10
四氯化碳	CCl_4	皮	2
1,1,2,2- 四氯乙烷	$CHCl_2CHCl_2$	皮	1
甲酚（包括所有異構物）	$C6H_4(CH_3)OH$	皮	5
二甲基甲醯胺	$(CH_3)_2NCOH$	皮	10
乙二醇丁醚	$CH_2OHCH_2OC_4H_9$	皮	25
乙二醇乙醚醋酸酯	$C_2H_5OCH_2CH_2COOCH_3$	皮	5
甲基環己酮	$CH_3C_5H_9CO$	皮	50

註：* 表示該物質易從皮膚、粘膜滲入體內。
** 摘自《勞工作業場所容許暴露標準》。

依據《勞工作業場所容許暴露標準》之規定，勞工作業環境空氣中有害物之濃度應符合：（1）全程工作日之時量平均濃度不得超過相當八小時日時量平均容許濃度、（2）任何一次連續十五分鐘內之時量平均濃度不得超過短時間時量平均容許濃度、（3）任何時間均不得超過最高容許濃度。

若作業環境空氣中有二種以上有害物存在而其相互間效應非屬於相乘效應或獨立效應時，應視為相加效應，並依下列規定計算，其總和大於一時，即屬超出容許濃度。

$$\text{總和} = \frac{\text{甲有害物成分之濃度}}{\text{甲有害物成分之容許濃度}} + \frac{\text{乙有害物成分之濃度}}{\text{乙有害物成分之容許濃度}} + \frac{\text{丙有害物成分之濃度}}{\text{丙有害物成分之容許濃度}} + \cdots \quad (12.4)$$

此外，《勞工作業場所容許暴露標準》並不適用於下列事項之判斷，包括：（1）以二種不同有害物之容許濃度比作為毒性之相關指標、（2）工作場所以外之空氣污染指標、（3）職業疾病鑑定之唯一依據。

前述《勞工作業場所容許暴露標準》中所稱時量平均濃度，其計算方式如下：

$$\frac{\text{第一次某有害物空氣中濃度×工作時間}+\text{第二次某有害物空氣中濃度×工作時間}+\cdots+\text{第 n 次某有害物空氣中濃度×工作時間}}{\text{總工作時間}}=\text{時量平均濃度} \quad (12.5)$$

二、監測數據評估

（一）監測數據評估範例一

於甲苯的作業場所以活性碳管配合採樣幫浦進行八小時連續多樣本採樣，各樣本之採集條件及分析結果如下，請說明該工作者之暴露是否符合《勞工作業場所容許暴露標準》之規定。

樣本編號	採樣時間	採樣流量	分析結果（mg）（活性碳管前、後段總合）
1	08:00~10:50	100 mL/min	8.5
2	10:50~12:00	200 mL/min	5.0
3	13:00~15:20	120 mL/min	3.0
4	15:20~17:00	160 mL/min	6.3

樣本編號	採樣時間（分）	採樣體積（m^3）	樣本濃度（mg/m^3）	樣本濃度（ppm）
1	170	0.017*	500**	133***
2	70	0.014	357	95
3	140	0.0168	179	48
4	100	0.016	394	105

註：甲苯分子量：92 g/mole；一大氣壓、25°C 下氣狀物質之莫耳體積 24.45 L/mole。
* 採樣時間 170 分鐘 × 採樣流量 100 mL/min ＝採樣體積 17000 mL ＝ 0.017 m^3。
** 樣本濃度＝ 8.5 mg/0.017 m^3 ＝ 500 mg/m^3。
*** 樣本濃度 500 mg/m^3 ＝ 500 mg × 1g/1000 mg × 1 mole/92g × 24.45 L/mole × 1/m^3 × 1m^3/1000L × 10^6 ppm ＝ 133 ppm。

時量平均暴露濃度 ＝（133×170 ＋ 95×70 ＋ 48×140 ＋ 105×100）/（170 ＋ 70 ＋ 140 ＋ 100）＝ 96.8 ppm

依據《勞工作業場所容許暴露標準》，甲苯的八小時日時量平均容許濃度爲 100 ppm，所以此監測結果並未大於 PEL-TWA。

不過，甲苯的短時間時量平均容許濃度（PEL-STEL）爲 100 ppm×1.25（變量係數）＝ 125 ppm，而樣本編號 1 的結果爲 133 ppm（＞ 125 ppm），因此該作業場所有必要予以改善，以降低工作者之可能暴露。

（二）監測數據評估範例二

某一工作職業場所混合使用甲苯及二甲苯，而利用活性碳管配合採樣幫浦以 100mL/min 流量進行八小時連續多樣本採樣後，各樣本之採集條件及分析結果如下，請說明該工作者之暴露是否符合《勞工作業場所容許暴露標準》之規定。

樣本編號	採樣時間	分析結果（mg）（活性碳管前、後段總合）	
		甲苯	二甲苯
1	08:00~10:30	2.8	4.0
2	10:30~12:00	1.9	2.1
3	13:30~15:30	2.4	3.2
4	15:30~17:30	3.0	2.6

樣本編號	採樣時間（min）	採樣體積（m^3）	暴露濃度（mg/m^3）	
			甲苯	二甲苯
1	150	0.015*	187**	267
2	90	0.009	211	233
3	120	0.012	200	267
4	120	0.012	250	217

註：* 採樣時間 150 分鐘 × 採樣流量 100 mL/min ＝採樣體積 15000 mL ＝ 0.015 m^3。
** 樣本濃度＝ 2.8 mg/0.015 m^3 ＝ 187 mg/m^3。

甲苯的時量平均暴露濃度＝（187×150 ＋ 211×90 ＋ 200×120 ＋ 250×120）/（150 ＋ 90 ＋ 120 ＋ 120）＝ 210.5 mg/m^3

二甲苯的時量平均暴露濃度＝（267×150 ＋ 233×90 ＋ 267×120 ＋ 217×120）/（150 ＋ 90 ＋ 120 ＋ 120）＝ 248 mg/m^3

甲苯及二甲苯的八小時日時量平均容許濃度（PEL-TWA）分別爲 376 mg/m^3 及 434 mg/m^3，因此兩者之監測結果皆未超過其個別之標準；不過，甲苯與二甲苯的暴露具有相加效應，應計算總和：

$$\left(\frac{TWA}{PEL-TWA}\right)_{\text{甲苯}}+\left(\frac{TWA}{PEL-TWA}\right)_{\text{二甲苯}}=\frac{210.5}{376}+\frac{248}{434}=1.13>1$$

因此，該工作者之暴露情形並不符合《勞工作業場所容許暴露標準》之規定，應予以改善。

第四節　生物偵測（Biological Monitoring）

化學性因子的暴露，除了吸入之外，亦有可能透過食入及皮膚接觸而進入人體；因此，若只透過量測污染物在空氣中的濃度，有時並不見得能掌握人體的眞正暴露劑量。此外，個體差異、年齡、性別、遺傳及營養等因子的不同，也會影響暴露後體內的吸收、反應及代謝狀況；且某些物質暴露對人體所造成的不良健康效應並不是來自原型物（parent compound），而是由其在體內的代謝物（metabolite）所導致。因此，**生物偵測**（Biological Monitoring）被認爲是職業衛生的重要工具之一，而其可以作爲作業環境測定的配合措施 [10,11]。

一、生物偵測的定義

依據歐洲經濟共同體（European Economic Community, EEC）、**美國職業安全衛生署**（US Occupational Safety and Health Administration, US OSHA）及**美國國家職業安全衛生研究所**（National Institute for Occupational Safety and Health, NIOSH）於 1980 年聯合 seminar 中的共同討論，**生物偵測**（Biological Monitoring）的定義是：「藉由量測分泌物、排泄物、呼出氣體或組織等檢體中之有害因子或其代謝物濃度，並與適當之參考值比較後，評估有害物的暴露程度及其所可能造成的健康風險。」另外，**美國工業衛生學會**（American Industrial Hygiene Association, AIHA）的生物偵測委員會（Biological Monitoring Committee）對生物偵測的定義則是：「透過檢體中的化學性指標物質的量測，藉以評估身體暴露於化學性、物理性或生物性因子的程度。」

美國政府工業衛生師協會（ACGIH）認爲，對於瞭解工作者的暴露與健康風險而言，生物偵測提供了一個非常重要的評估工具；而 ACGIH 所訂定的**生物暴露指標**（biological exposure indices, BEIs）則提供了生物偵測結果的判斷依據 [8]。一般而言，BEIs 值所代表的是健康工作者在 TLV-TWA 濃度下暴露八小時後於檢體中所測到的生物指標濃度；不過，也有部分 BEIs 值的設定是希望能保護工作者免於非系統性的健康傷害（例如：刺激反應）。

二、美國的生物偵測制度

美國職業暴露相關的人體生物偵測始於 1890 年代的血中鉛監測計劃，而現今美國推動勞工生物偵測的單位及組織包括：**美國職業安全衛生署**（Occupational Safety and Health Administration, OSHA）、**美國國家職業安全衛生研究所**（National Institute for Occupational Safety & Health, NIOSH）、**美國政府工業衛生師協會**（American Conference of Governmental Industrial Hygienists, ACGIH）與**美國工業衛生學會**（American Industrial Hygiene Association, AIHA）等；其中，OSHA 透過法令規範勞工必須檢測的物質（且有嚴格的執行策略），而 NIOSH 則提供多種的生物偵測分析參考方法。另外，ACGIH 則提出**生物暴露指標**建議值，同時出版相關文件以說明訂定該 BEI 值的依據；而 AIHA 也有生物偵測委員會，每年定期舉辦研討會來討論與生物偵測相關的各種議題。

美國 OSHA 根據 1970 年《職業安全與健康法》之規範，當職場員工符合 OSHA 列出需進行生物偵測的條件（以鎘爲例，目前和／或以前暴露過鎘的工人需要進行生物偵測。以苯爲例，當發生緊急情況，如意外洩漏、設備故障，任何暴露到苯的工人需要進行生物偵測），員工就需要檢測其生物檢體，並進行多次定期健康檢查。負責健康檢查的醫師必須在規定的時間間隔內採集員工的血液和／或尿液樣品；這些樣品會被送到指定實驗室進行分析，並將分析結果回報給負責的醫師。

ACGIH 每年都會出版 *TLVs and BEIs Book* 及 *Documentation of the TLVs for Chemical Substances and Physical Agents & BEIs* ；其中，與生物偵測有關的 BEIs，其所代表的意義是該物質或其代謝物在人體內的濃度低於 BEI 值時，相關暴露不致於造成員工的不良的健康影響。BEIs 於生物檢體中所檢測的物質，可能是化學品本身、一種或多種代謝物、或由化學物質所引起的具有特徵性及可逆的生化反應等。在訂定 BEIs 時，ACGIH 的 BEIs 委員會透過分析及評估等過程來達成共識；而每一個訂有 BEIs 的物質，皆提供詳細的科學依據與建議（可參見 Documentation of the TLVs for Chemical Substances and Physical Agents & BEIs）。BEIs 委員會評估的主要依據來源，包括：現場資料、相關的暴露評估數據、毒理動力學模型及動物實驗研究結果等。此外，BEIs 通常是透過暴露到空氣濃度爲 TLVs 時，其生物檢體中所呈現的濃度而訂定；不過，在其他情況下，BEIs 也可能是反應背景值中的前 5% 最高濃度。ACGIH 所出版的 *Documentation of the TLVs for Chemical Substances and Physical Agents & BEIs*，提供了建立每個 BEIs 值的基本背景資料和科學數據，包括：分析方法、可能對分析結果造成干擾的其他暴露、樣品收集建議、限制以及其他資料等，可應用於BEIs的生物檢體爲尿液、血液或呼出氣體。ACGIH也表示，生物偵測是作爲空氣採樣和勞工健康檢查之暴露評估的輔助工具，物質有BEIs並不表示必須針對此物質進行生物偵測。此外，ACGIH認爲BEIs並不能用來衡量是否會有不良反應或作爲診斷職業病的依據。

NIOSH對於部分職場空氣中的有害物質訂有**暴露建議值**（recommended exposure limits, RELs），但對於生物偵測而言，則只針對少數物質訂有監測計畫（例如：Adult Blood Lead Epidemiology and Surveillance計畫建立於1987年，目的爲監測職場鉛暴露），而未建議暴露限制。至目前爲止，NIOSH提供了多種化學物質的生物偵測分析參考方法。

AIHA設有生物偵測委員會（Biological Monitoring Committee），其目的爲收集、評估並向職業和環境衛生專業人員提供與使用生物檢體評估暴露相關的資訊。AIHA的生物偵測委員會積極參與及討論與生物偵測相關的各種議題（包括：推動與人體生物偵測有關的立法及提供指南等），同時也於2004年出版了*Biological Monitoring: A Practical Field Manual*，以作爲工業衛生師和職業健康專家的指南和參考。另外，AIHA的生物偵測委員會每年也皆會安排在AIHce會議期間召開委員會議，討論與生物偵測相關的各種議題。

三、德國的生物偵測制度

德國科學基金會DFG所建立的生物最大容許量（Biologischer Arbeitsstoff-Toleranz-Wert: biological tolerance value for occupation exposures, BAT），其意義爲化學物質或其代謝物的最大容許量或最大容許偏差。訂定BAT的條件之一，是此物質具有足夠的職業醫學和毒理學資料，且亦已得到了人體實際觀察結果的支持。另外，BAT也可以根據各種科學資料來推導，以呈現暴露濃度和身體負荷之間的定量關係。

若職場暴露濃度較低，通常無法確定內在劑量與不良健康影響之間的定量關係，而在此情況下，BAT則是從最大可能的職場濃度（Maximale Arbeitsplatz-Konzentration, MAK）間接推導出來的；因爲MAK是職場環境中的最大值，因此可以在MAK和BAT之間找出一個關係。不過，若無法爲其建立BAT或EKA（Exposure Equivalent for Carcinogenic Substances; Expositionsäquivalent für krebserzeugende Arbeitsstoffe, EKA）值時（換言之，若對外在和內在劑量找不出一個關係時），則建立一個閾值限制；生物偵測制定小組（Setting of biological threshold limit values in biological materials）將此值稱爲 BLW（Biologischer Leitwert）。BLW 是化學物質或其代謝物的量，或該物質在人體暴露後引起的生理數值偏離正常值的量，以作爲必要保護措施的指標；而 BLW 僅提供給無法爲其建立 BAT 的物質。

不同於美國 ACGIH 所提出的 BEIs，德國的 BAT 被定義爲暴露容許的最大值，因此並不允許生物檢體濃度超過這個數值。不過，隨著時代的演變，美國 ACGIH 所提出的 BEIs 被使用的機會相對於德國提出的 BAT 高出許多，而爲了要讓各國的生物偵測指標能互相交流和參考，德國 DFG 委員會現已開始進行研擬修正 BAT 的概念、重新定義 BAT，以讓其與其他國家委員會所提之生物偵測指標物概念相同。此外，BAT 並不適用於透過固定轉換係數來推導出長期非職業暴露的生物閾值（例如：空氣污染或食品污染物）。

四、英國的生物偵測制度

1974 年時，英國依據《工作安全衛生法》（Health and Safety at Work Act, HSW Act）之規定，設立兩個負責工作場所安全衛生的專責機構，分別爲安全衛生委員會（Health and Safety Commission, HSC）和負責監督執行的安全衛生執行署（Health and Safety Executive, HSE）。2008 年時 HSC 和 HSE 合併爲國家監管機構安全衛生執行署，負責促進職場的衛生和安全；而英國的生物偵測相關工作即由安全衛生執行署（HSE）負責。

1996 年時，HSE 建立了 6 種化學物質的生物偵測指導值；而至目前爲止，英國 HSE 共建立了 17 種化學物質的生物偵測指導值。英國有兩種不同的生物偵測指導值（Biological Monitoring Guidance Values, BMGVs），分別是 HGV（Health guidance value）和 BGV（Benchmark guidance value）；其中，HGV 是基於健康資料所訂定的標準值，其依據現有科學證據中，沒有跡象表明該物質可能對工人健康有害的濃度而訂定。

至於 BGV，其考量是因爲致癌物和許多呼吸道致敏物的劑量反應關係難以建立，因此並不容易如同 HGV 一樣可以依據健康資料來建立標準值。針對這項限制，HSE 的作法是從具有良好職業衛生習慣的代表性工作場所樣本中收集生物偵測結果，並以其濃度的第 90 百分位設置可實行的標準；亦即，在理想狀況中，只有 10% 的情況需要加強控制暴露，也因而能夠在不花費大量資源的前提下，逐漸降低總體暴露濃度，進一步減少可能人類致癌物的暴露及其健康風險。

雖然 BGV 不是基於健康考量所建立的標準值，但對於評估及控制暴露仍有其價值，且其會隨著控制技術的改進而修改。不過，如果生物偵測結果大於 BGV，雖並不一定意味著會發生健康問題，但確實表明對暴露的控制可能不夠充分。在這種情況下，雇主需要查看當前的工作環境及工作條件，以瞭解如何改進以減少暴露。

英國雖未有任何法律規定雇主必須僱用職業病醫師，但訂有管理勞工衛生和安全之相關規範，例如：《危害健康物質控制條例》（Control of Substances Hazardous to Health Regulation, COSHH），且較具規模之公司幾乎皆會僱用全職且受過訓練之醫師、護士和職業衛生專家為勞工從事臨場服務，包括：僱用勞工前之評估、為從事特別危害工作之勞工進行週期性醫學檢查、依據法律規定對暴露於特別危害之勞工進行健康監測等。

COSHH 法規是英國勞工健康監測管理規範的最主要法規，其目的在於保護在工作中接觸有害物質的工作者和其他人的健康。英國與生物偵測有關的法律還包括《鉛作業控制條例》（Control of Lead at Work Regulations, CLAW）；依據 CLAW 的規範，職場工作者若有鉛暴露，必須進行生物偵測，而其 Approved Codes of Practice（ACOPs）也規定了若任何工作者的血中鉛濃度超過 50 μg/dl，即達行動標準（action level）（孕齡婦女的血中鉛濃度則不得高於 25 μg/dl）。

五、我國的生物偵測制度

目前我國針對生物偵測的相關法令可見於職業安全衛生法中《勞工健康保護規則》第 16 條之相關規定：如果勞工從事特別危害健康作業，雇主應該使勞工定期接受特殊健康檢查。

目前國內的特別危害健康作業一共有 31 項，需要進行特殊體格檢查與健康檢查；而在這其中有八項作業的特殊健康檢查項目與生物偵測相關，包括：鉛（lead）作業之血中鉛檢測、四烷基鉛（tetraalkyl lead）作業之尿中鉛檢測、砷及其化合物（arsenic & its compounds）作業之尿中無機砷檢測（包括三價砷、五價砷、單甲基砷、雙甲基砷及尿液肌酸酐）、鉻酸及其鹽類（chromic acid & dichromates）或重鉻酸及其鹽類（dichromic acid & chromates）作業之尿中鉻檢測、鎘及其化合物（cadmium & its compounds）作業之尿中鎘檢測、鎳及其化合物（nickel & its compounds）作業之尿中鎳檢測、乙基汞化合物（ethyl mercury compounds）、汞及其無機化合物（mercury & its compounds）作業之尿中汞檢測（限汞及其無機化合物作業）與血中汞檢測（限乙基汞化合物作業），以及銦及其化合物（indium & its compounds）作業之血清銦檢測等。

鉛作業之血中鉛檢測是我國第一項生物檢測的項目，目前也是唯一制定容許閾值的物質。

表 12-5：特別危害健康作業之含有生物偵測檢查項目

作業類別	特殊體格檢查項目	特殊健康檢查項目
鉛	血中鉛	血中鉛
四烷基鉛	-	尿中鉛
砷及其化合物	-	尿中無機砷
（重）鉻酸及其鹽類	-	尿中鉻
鎘及其化合物	-	尿中鎘
鎳及其化合物	-	尿中鎳
乙基汞化合物	-	血中汞
汞及其無機化合物	-	尿中汞
銦及其化合物	-	血清銦

依據《勞工健康保護規則》，從事特別危害作業之勞工必須定期至指定醫療機構進行特殊健康檢查 [12]；如表 12-5 所示，八個項目都是規定一年一次健康檢查時進行採檢。有關生物偵測之測定，則得轉由具該項檢驗能力的指定醫療機構辦理，同時由勞動部進行盲樣測試，以確認實驗室之分析能力。至於生物偵測的結果，則可用於工廠作業環境評估與改善之參考。

有關於容許閾值的訂定，國內一直以來較常引用國外已建立之容許閾值作爲參考。由於國外的資料缺乏考量國人體質及飲食文化之差異，有可能造成混淆及誤判，因此建立國內的生物偵測容許閾值應有其需要。

至目前爲止，勞動部勞動及職業安全衛生研究所（簡稱勞安所）已提出共 11 種物質的生物偵測分析參考方法，包括：血中鉛、尿中苯基硫醇酸、甲基甲醯胺、鎘、總汞、馬尿酸與甲基馬尿酸、錳、砷、砷物種、鎳與丙酮等；相關資訊整理如表 12-6。

表 12-6：勞安所提供之生物偵測分析參考方法

方法編號	方法名稱	英文名稱
BM001	血中鉛石墨爐原子吸收光譜法	Lead in Blood
BM002	尿中苯代謝物苯基硫醇酸自動化淨化裝置暨電灑法串聯式質譜儀法	S-phenylmercapturic acid（SPMA）
BM003	尿中甲基甲醯胺氣相層析儀法	NMF in Urine
BM004	尿中鎘石墨爐原子吸收光譜法	Cadmium in Urine
BM005	尿中總汞冷蒸氣—原子吸收光譜法	Mercury in Urine
BM006	尿中馬尿酸及甲基馬尿酸—高效能液相層析法	Hippuric acid and Methylhippuric acids
BM007	尿中錳—石墨爐原子吸收光譜儀法	Manganese in Urine
BM008	尿中砷—氫化原子吸收光譜法	Arsenic in Urine
BM009	尿中砷物種—高效能液相層析結合感應耦合電漿質譜法	Arsenic and its metabolites in Urine
BM010	尿中鎳—石墨爐原子吸收光譜儀法	Nickel in Urine
BM011	尿中丙酮—頂空技術氣相層析儀離子火燄偵測器法	Acetone in Urine

六、生物偵測的應用與限制

ACGIH 認爲透過生物偵測，可協助職業衛生從業人員：（1）判斷工作者是不是有來自吸入之外的暴露途徑（例如：食入或皮膚接觸）、（2）評估身體負擔（body burden）、（3）重建過去的暴露史（reconstruct past exposure）、（4）評估來自非職場相關的暴露情形、（5）驗證個人防護設備及工程控制的效果、及（6）判斷職場工作規範是否落實等。另一方面 NIOSH 亦認爲生物偵測可用於評估包括：吸入、食入及皮膚接觸等不同接觸途徑的暴露情形；不過，要選擇合適的生物指標則需要許多知識（包括：代謝、毒理及藥物動力學等）。

在各種不同的暴露評估工具中，生物偵測具有許多無法取代的優點；然而，要選擇及建立合適的生物指標及相關暴露限制，其實並不容易。以 ACGIH 爲例，已訂有 TLVs 的化學物質種類大約 861 種左右，其約有 196 種物質具有 skin notation（代表對該物質而言，皮膚是重要的暴露途徑），但只有 50 種物質左右訂有 BEIs。另外，如前所述，英國 Health and Safety Executive（HSE）及德國科學基金會 DFG 亦針對不同物質分別訂有 BMGV（Biological Monitoring Guidance Values）及 BAT（Biological Tolerance Value）。

當然，生物偵測的應用也存在不少限制，包括：(1) 相對於空氣採樣，生物偵測相關的樣本收集、運送、貯存及分析等過程皆較爲複雜；(2) 生物偵測結果所反應的是個體的總暴露（total exposure）情形，而非單純只來自工作職業場所的接觸，因此可能無法確認暴露來源；(3) 生物偵測的採樣可能具有侵入性(invasive)；(4) 標的物質（marker）可能不具有特異性，而無法百分之百確認是來自哪一種物質的暴露；(5) 相對於空氣採樣，生物偵測相關的標準或建議值較少；(6) 已開發完成的生物偵測方法極爲有限，且樣本分析費用可能不低等。

第五節　危害控制

依據 AIHA 的定義，「工業衛生是一門科學與藝術，它致力於認識、評估與控制來自於工作職業場所的環境因子（factor）及壓力（stress）；而該因子或壓力可能會對工作者或社區居民造成疾病、健康損害、身體不適或效率降低」；當掌握工作職業場所的危害特性，而認爲應採取降低暴露的措施時，有幾種可能的方法，包括[1]：

一、取代

例如以毒性較低的原料取代毒性較高的原料，或以比較不會產生毒性物質或不必使用毒性物質的設備取代「危害」較大的設備等。

二、密閉或隔離

在污染產生源及暴露者之間，利用有形或無形的屏障，以減少接觸；無形的屏障包括：減少暴露人數及減少暴露時間等。

三、濕潤

濕式作業是控制空氣中粉塵濃度的可行方法之一，其可藉由水或其他合適之液體以使產生源保持濕潤狀態。

四、通風換氣 [13]

通風換氣可以避免氣狀污染物、粒狀污染物、熱或微生物等因子在工作職業場所造成危害，其目的包括：(1) 以新鮮空氣稀釋空氣污染物濃度，或於產生源附近透過局部排氣設備排除污染物；(2) 控制溫濕度，以維持工作環境之舒適度；(3) 提供足夠氧氣、排除污染物，以預防缺氧。

通風換氣是常見的工程控制措施之一，其藉由自然或機械方式，達成排除污染物、稀釋污染物或供應空氣的目的，其作法包括：(1) 自然通風：利用室外風向、風力、室內外溫度或壓力不同等條件，使空氣透過門窗或其他開口進出建築物，以滿足交換空氣的目的；(2) 機械通風，包括整體換氣（general exhaust ventilation, GEV）及局部排氣（local exhaust ventilation, LEV）。

所謂整體換氣，其目的爲藉由機械方式將乾淨的外氣導入室內，以達到換氣效果，並使室內的污染濃度低於 OELs。整體換氣一般適用於毒性較低且能夠估算污染物逸散速率的暴露情境；至於粒狀污染物或毒性較高的氣狀污染物，則應透過局部排氣系統的運作，以控制其於工作場所中的濃度。

所謂局部排氣系統，則包括：氣罩、導管、空氣清淨設備及排氣機等；其原理爲於產生源捕集污染物，以避免其逸散至整個作業空間。

五、作業管理

包括：整潔、操作程序、保養維修及員工教育等。「整潔」是很容易被遺漏的作業管理方式，甚至常被誤解爲其目的是爲了減少工作職業場所的紊亂狀況；事實上，若做的恰當，「整潔」可以有效降低污染物再度逸散於作業場所。以鉛蓄電池製造工廠爲例，若能透過濕式清掃等方式維持廠房之整潔，將可顯著減少相關工作人員之鉛暴露狀況。建立「標準操作程序」，以發展安全又少污染的作業程序及工作方法，則是另一項作業管理方式；而「保養維修」，則是針對控制暴露的工程設備系統及生產用的機具設備進行保養，以預防產線系統因爲機械故障等原因而造成污染物的大量洩漏。至於「員工教育」，則是透過教育訓練，讓員工明白爲什麼需要整潔保養、爲什麼需要遵守標準操作程序等作業管理要求。另外，起源於日本的 5 S（亦即「整理（SEIRI）、整頓（SEITON）、清掃（SEISO）、清潔（SEIKETSU）、修養（SHITSUKE）」）等步驟，亦適用於「作業管理」，以降低職場員工的可能暴露。

六、行政管理

行政管理是控制暴露的重要方法之一，包括：縮短工時、工作輪調及增加工作人數等。實施行政管理前，必須先詳細記錄員工的暴露狀況；而當工作活動或製程變動時，由於暴露情境會隨之改變，因此需要重新考量相關管理措施之適當性。

七、個人防護設備（personal protection equipment, PPE）

個人防護設備的使用是控制暴露的最後一道防線；使用個人防護設備時，周遭環境的危害並未減少，且如果個人防護設備使用不當，可能造成使用者存在著錯誤的安全感，反而更危險。因此，使用個人防護設備之前必須確認的重要事項包括：（1）選擇正確、適當的個人防護設備、（2）使用者必須接受正確的教育訓練、（3）個人防護設備使用前已經過正確的清潔檢查與保養維修、（4）個人防護設備存放於適當且無污染的區域、及（5）確認使用期限等。

（一）呼吸防護 [14-16]

工作職業場所的化學性危害，常以氣狀及粒狀物形式存在於空氣中，因此**呼吸防護具**（respirator）是作業環境最常被考慮使用的個人防護設備。呼吸防護具有各種不同的樣貌，而可依其使用功能、面體形式及面體內的壓力大小加以區分。

依據使用功能，呼吸防護具可分爲空氣清淨式（air-purifying respirator ；過濾式）、空氣供應式（supplied-air respirator ；供氣式）及組合併用型等。依據面體形式，呼吸防護具則可區分爲四分面體（quarter-mask respirator ；包覆範爲僅及於口鼻部）、半面體（half-mask respirator ；包覆範圍包括口、鼻與下巴）及全面體（full-facepiece respirator ；包覆範圍涵蓋眼、鼻、口與下巴）。若依面體內的壓力區分，則有正壓式及負壓式等兩類。

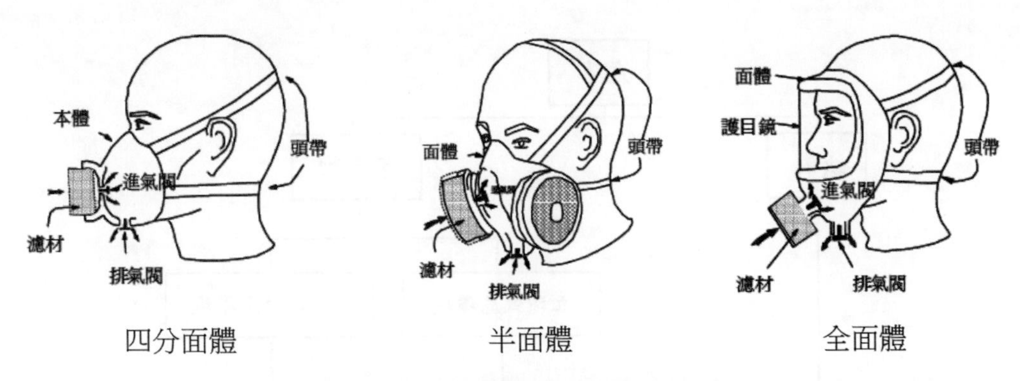

圖 12-10：依面體區分之呼吸防護具

資料來源：摘自勞動部勞動及職業安全衛生研究所，2000 年國內市售呼吸防護具選用手冊 [16]。

依據勞動部職業安全衛生署於民國 109 年所公布之《呼吸防護計畫及採行措施指引》，茲簡述呼吸防護具的使用時機、選用原則及選用步驟如下：

1. 呼吸防護具的使用時機

（1）透過工程控制及管理措施仍無法有效降低空氣中有害物濃度至 OELs 以下時。

（2）進行設備維修、保養等臨時性作業或短暫性作業時。

（3）緊急應變時。

2. 呼吸防護具的選用原則

（1）使用呼吸防護具之前，必須先完成該場所之勞工危害評估，同時亦應評估佩戴者之生理狀況及呼吸功能等。

（2）參考上述之評估結果，並依職業安全衛生專業人員之建議，選擇適當及有效之呼吸防護具。

（3）作業勞工應受過呼吸防護具相關訓練，並在作業主管監督下使用呼吸防護具。

（4）呼吸防護具應定期及妥善實施清潔、儲存及檢查，以確保其有效性。

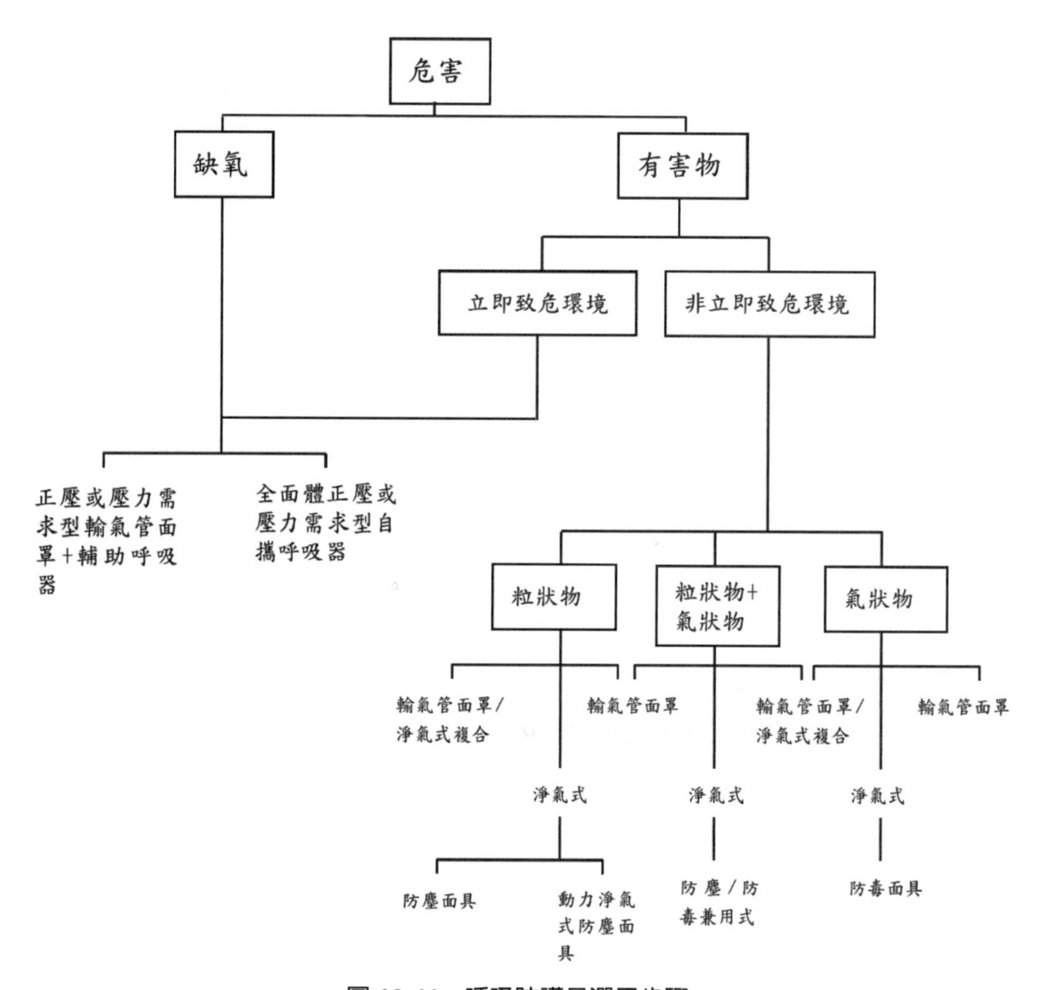

圖 12-11：呼吸防護具選用步驟

資料來源：摘自勞動部職安署，呼吸防護計畫及採行措施指引 [15]。

3. 呼吸防護具的選用步驟（如圖 12-11 所示）

（1）危害辨識：確認工作環境中有無污染物的存在與其危害性、工作環境條件等，包括：a. 暴露空氣中有害物之名稱及濃度；b. 該有害物在空氣中之狀態。（粒狀或氣狀）；c. 作業型態及內容；d. 其他狀況（例如作業環境中是否有易燃、易爆氣體、不同大氣壓力或高低溫影響）。

（2）確認工作場所中是否有缺氧狀況（氧氣濃度未滿 18%）或立即致危濃度（必須立即使用供氣式呼吸防護具）。

（3）依有害物狀態（粒狀或氣狀）及濃度，選用適當類型呼吸防護具。如爲氣狀有害物應依其化學特性選擇有效之吸收罐，並依濃度及廠商提供之說明書等資料，瞭解其種類及使用時間限制。

（4）挑選適合大小的面體，確認有效密合。影響呼吸防護具密合度的主要因素包括：a. 面體與佩戴者面部無法密合；b. 進排氣閥洩漏；c. 面體或其他部位破損；d. 配件連結不當。

（5）考量呼吸防護具之適合程度（Suitability），包括：a. 穿戴勞工個人因素之確認（如臉部及頭髮特徵等）。穿戴勞工是否有特殊醫學生理因素，導致影響呼吸防護具之使用（如氣喘、皮膚過敏或心臟疾病等）；b. 考慮工作類型及作業場所特性，例如：工作負荷程度：輕工作、中度工作或重工作；穿戴時間；異常之溫度或濕度；溝通、視野及是否穿戴眼鏡；供氣方式；活動度；是否需要其他個人防護具（如護目鏡或化學防護衣等）；不同防護具之相容性；勞工喜好度等。

（6）依序完成呼吸防護具之適當（Adequacy）及適合（Suitability）性評估，以選用合適之呼吸防護具。

（二）皮膚防護 [17]

工作職業場所的化學性危害預防，除了呼吸防護之外，皮膚防護（skin protection）也同樣極為重要；因為除了直接接觸液態或固態的化學物質之外，工作環境中所存在氣狀化學物質也可能透過皮膚接觸而進入人體。為了預防化學物質因接觸皮膚而對身體造成傷害，首先應控制及管理作業環境，同時要求工作者確實遵守標準作業程序；至於使用**化學防護衣**（chemical protective clothing, CPC）則是保護工作者健康的最後一道防線。

以手部防護為例，依材質的不同，化學性防護手套的種類包括：天然橡膠、矽膠、丁腈橡膠（nitrile）、氯丁橡膠（neoprene）、丁基橡膠（butyl rubber）、聚氯乙烯（PVC）、聚氯乙醇（PVA）及聚胺基甲酸酯（polyurethane）等。選擇化學防護手套時，應先掌握包括：**破出時間**（breakthrough time）等與防護效果有關的參數。

滲透實驗（permeation test）常用於測試化學防護手套的防護效果，而所謂破出時間，指的是當化學物質與手套開始接觸後，於手套內側偵測到化學物質所經過的時間；破出時間愈長，表示手套在此接觸狀況下的防護效果愈好（例如：破出時間若＞ 480 min，表示可提供超過 8 小時的防護效果）。

影響化學防護手套防護效果的因素非常多，包括：手套材質、手套厚度、環境溫度、人體表面的溫濕度、使用時的外力及機械壓力等；而化學物質的混合使用與接觸，也會影響防護效果。

每次使用化學防護手套之前，應確認手套的有效使用期限，同時檢查是否有破洞或撕痕等異狀。正確使用化學防護手套可以避免皮膚接觸有害化學物質，但若不正確地使用，則可能產生錯誤的安全感，甚至比不使用手套還危險。此外，正確而有效的環境管理及標準作業程序的要求，亦可降低化學物質經由皮膚暴露而進入人體的可能性。

工作職業場所中的操作情境包羅萬象，而某些場合雖然皮膚可能接觸化學物質，但卻不適合使用化學防護手套（例如：金屬相關產業）；因爲若使用手套，可能會增加在操作相關設備時意外受傷的風險。因此，透過隔離霜（barrier cream）的使用以阻擋或延緩化學物質與皮膚接觸，亦是職業衛生上皮膚防護的常見作法；勞動部勞動及職業安全衛生研究所一項與**金屬加工液**（metalworking fluids, MWFs）相關的研究即指出，針對 MWFs 中可能存在各種不同化學物質的接觸，同時使用丁腈（nitrile）手套及塗抹隔離霜，將能提供最佳的皮膚防護效果。

結　語

在本章節中，透過危害辨識、作業環境監測、生物偵測及危害控制等不同面向的介紹，討論如何預防及避免工作職業場所中的化學性危害對人體健康造成不良影響。

作業環境監測是職業衛生工作中非常重要的一環，而監測前必須有正確且適當的監測計畫，所獲得之數據才具有解釋的意義。

相對於主動式採樣，被動式空氣採樣具有輕巧、不易干擾佩戴者及不需要流量校正等優點。不過，環境條件的改變（例如：溫度及風速），則較容易對被動式採樣的結果造成影響；而由於被動式空氣採樣的不確定因素相對較多，因此目前作業環境監測較常以主動式空氣採樣方式進行評估。

在各種不同的暴露評估工具之中，生物偵測擁有可回推過去暴露情況（reconstruct past exposures）及評估控制措施是否有效等優點；但較難確認可能的暴露來源，且標誌物（marker）不一定具有特異性等，則是其缺點。

在各種不同的暴露控制方法之中，個人防護設備雖然很容易被選擇使用，但職業衛生人員必須清楚知道這是最後一道防線；應在其他控制措施都無法有效降低暴露情況後，才考慮個人防護設備的使用。

關鍵名詞

氣動直徑（aerodynamic diameter）

氣膠（aerosol）

美國政府工業衛生師協會（American Conference of Governmental Industrial Hygienists, ACGIH）

美國工業衛生學會（American Industrial Hygiene Association, AIHA）

主動式採樣（active sampling）

固態吸附管（adsorbent tube）

生物暴露指標（biological exposure indices, BEIs）

生物偵測（biological monitoring）

破出現象（breakthrough）

破出時間（breakthrough time）

化學防護衣（chemical protective clothing, CPC）

粉塵（dust）

燻煙（fume）

氣體（gas）

衝擊採樣瓶（impinger）

吸入性粉塵（inhalable dust）

金屬加工液（metalworking fluids, MWFs）

霧滴（mist）

美國國家職業安全衛生研究所（National Institute for Occupational Safety and Health, NIOSH）

職業暴露限制值（occupational exposure limits, OELs）

美國職業安全衛生署（Occupational Safety and Health Administration, OSHA）

被動式採樣（passive sampling）

滲透實驗（permeation test）

勞工作業場所容許暴露標準（permissible exposure limits, PELs）

暴露建議值（recommended exposure limits, RELs）

可呼吸性粉塵（respirable dust）

呼吸防護具（respirator）

短時間時量平均容許濃度（short-term exposure limit, STEL）
胸腔性粉塵（thoracic dust）
恕限值（threshold limit values, TLVs）
八小時日時量平均容許濃度（time-weighted average, TWA）
蒸氣（vapor）
現場訪視（walk-through survey）

複習問題

1. 請說明工業衛生的定義。
2. 請說明如何擬定化學性因子之監測計畫。
3. 請分別說明主動式空氣採樣與被動式空氣採樣的優缺點。
4. 請說明生物偵測的適用時機。
5. 請說明呼吸防護具的使用時機與選用原則。
6. 請說明如何控制工作職業場所中化學因子的暴露。

引用文獻

1. Plog BA, ed. Fundamentals of Industrial Hygiene. 5th ed. National Safety Council Press, 2001.
2. 林嘉明：職業衛生與安全。財團法人陳拱北預防醫學基金會主編：公共衛生學（下冊）。修訂五版。臺北：財團法人陳拱北預防醫學基金會，2020。
3. Hinds W. Aerosol Technology: Properties, Behavior, and Measurement of Airborne Particles. 2nd ed. Wiley-Interscience, 1999.
4. Corn M. Strategies of air sampling. Scan J Work Environ Health 1985;**11**:173-180.
5. McDermott HI. Air Monitoring for Toxic Exposures. 2nd ed. Wiley-Interscience, 2004.
6. Ramachandran G. Occupational Exposure Assessment for Air Contaminants. 1st ed. CRC Press, 2005.

7. Brunn IO, Campbell JS, Hutzel RL. Evaluation of Occupational Exposures: A Proposed Sampling Method. Am Ind Hyg Assoc J 1986;**47(4)**:229-235.
8. American Conference of Governmental Industrial Hygienists (ACGIH). TLVs and BEIs Book, 2019.
9. 勞動部職業安全衛生署：勞工作業場所容許暴露標準。2018/03/14。
10. Que Hee SS. Biological Monitoring: An Introduction. Van Nostrand Reinhold, 1993.
11. American Industrial Hygiene Association (AIHA). Biological Monitoring: A Practical Field Manual. AIHA, 2004.
12. 勞動部職業安全衛生署：勞工健康保護規則。2021/12/22。
13. Burgess WA, Ellenbecker MJ, Treitman RD. Ventilation for Control of the Work Environment. John Wiley & Sons, Inc., 1989.
14. U.S. National Institute for Occupational Safety and Health (NIOSH). Respiratory Protection, an employer's manual. National Institute for Occupational Safety and Health, Division of Technical Services, Cincinnati, Ohio, 1978.
15. 勞動部職業安全衛生署：呼吸防護計畫及採行措施指引。2020/07/01。
16. 勞動部勞動及職業安全衛生研究所：2000 年國內市售呼吸防護具選用手冊。2000/9。
17. 勞動部勞動及職業安全衛生研究所：金屬加工液作業環境之皮膚暴露預防研究：手套及隔離霜之防護效果探討。2017/06/05。

* 附記：本章節之附圖係由趙澤瑋繪製，謹此致謝。

第 13 章
生物性危害

陳培詩　撰

學習目標

一、生物性危害的定義、健康效應與進入人體的途徑

二、生物性危害辨識

三、生物性危害評估

四、國內相關規範與潛在高風險的工作場所

五、生物性危害控制

六、實驗室生物安全與生物保全

前 言

從 2003 年的嚴重急性呼吸道症候群（severe acute respiratory syndrome, SARS）到 2019 年的新冠肺炎（coronavirus disease 2019, COVID-19），生物性危害引起了全球的關注。事實上，在非常早期的農業、林業、畜牧業等職場，就已經觀察到生物性危害所引起的健康危害。到近期，包含醫療院所、生技公司，甚至辦公室環境等職場，生物性危害也都造成不少的影響。本章提供生物性危害的一些基本訊息，包含生物性危害的定義、健康效應、與進入人體的途徑、生物性危害辨識、生物性危害評估、國內相關規範、潛在高風險的工作場所、生物性危害控制、實驗室生物安全與生物保全。

第一節　生物性危害簡介 [1]

一、生物性危害的定義

生物性危害（biological hazard or biohazard）的定義是指生物或是生物所產生不具生命的產物，以任何形式造成不良健康影響。由定義來看，造成生物性危害可以是存活的生物，如病毒、細菌、眞菌、植物或動物等；也可以是生物所產生不具生命的物質，如過敏原和毒素等。

二、生物性危害的健康效應（Health effects of biohazards）

雖然 SARS 之後，有人提出生物性危害的健康效應，應該再加上恐慌，不過傳統上，生物性危害的健康效應可以分爲三大類，包含感染（infection）、過敏（allergy）與中毒（toxicosis）。在感染的部分，指的是活的病原體，如病毒、細菌、眞菌或寄生蟲等入侵人體，並在體內繁殖，造成組織的傷害與疾病，例如新冠肺炎病毒、肺結核桿菌、流行性感冒病毒、麻疹病毒或血吸蟲等。在過敏的部分，即生物體，不一定要活著的生物體，也不一定要完整的生物體，以過敏原角色經重覆暴露致使人體免疫系統過度反應所致，如黴菌、鴿糞、塵蟎排泄物都是重要的人類過敏原，可能會引起過敏性鼻炎、過敏性氣喘與過敏性肺炎，通常致敏反應的門檻較高，跨過門檻之後，低劑量就可導致過敏。第三種爲中毒，即暴露於生物體所產生之毒素（細菌內毒素、細菌外毒素、眞菌毒素）所致，例如：發燒、發冷、肺功能受損等，而黴菌毒素中的黃麴毒素，更是在流行病學研究指出，在B型肝炎帶原者的族群，黃麴毒素暴露較高者，有較高的風險發展成肝癌。

三、生物性危害進入人體的途徑（Routes of entry of biohazards）

生物性危害，與物理及化學性危害相同，能進入人體的方式只有三種，包含（1）皮膚及黏膜、（2）食入、（3）吸入。

（一）皮膚及黏膜

不同於許多化學物質，尤其是有機化學品，常常能直接由皮膚吸收，目前僅知有少數生物能直接穿透完整的皮膚，例如血吸蟲的幼蟲。在臺灣，早年農夫常光腳涉水入農地，故當時血吸蟲感染的盛行率高；後來推廣穿雨鞋入農地後，現在已經很少發生相關的感染事件。完整的皮膚及黏膜，對生物性危害是很好的防護，尤其是對病毒。目前還沒有已知的病毒，是能夠直接穿透完整的皮膚；但若是皮膚有傷口，或是用尖銳物將致病生物帶入，致病生物就可能會透過傷口進入血液，而讓人感染疾病，例如B型肝炎、C型肝炎與愛滋病等。因此，在新冠肺炎或任何類似的疫情期間，若有傷口，需要包紮好，才能防止病毒由傷口進入體內。過去在醫院，針頭丟棄的規定還沒有很嚴謹時，就曾發生過清潔人員，因爲整理與收拾垃圾，被使用過且含有血液或致病菌的針頭刺傷，導致感染。故在由皮膚進入身體的這一途徑來說，主要需要將傷口作完善處理，以及避免尖銳物品對皮膚造成傷害，導致致病生物進入。早期在很多生物性實驗室可以穿著涼鞋或拖鞋，但是現在的規定是不行的，因爲曾經發生過一個案例，一名人員在愛滋病毒實驗室，因爲未穿著包覆腳趾頭的鞋子，加上實驗操作不愼，一時手沒握緊，裝有愛滋病毒液體的微量滴管便垂直落下，直接刺入腳趾甲旁的肉內，導致感染，因此現在生物性實驗室需要注意人員是否穿有包覆腳趾頭的鞋子。從皮膚進入的途徑，還有一種情形是透過病媒傳播疾病，如經由蚊蟲叮咬而傳播，例如瘧疾、登革熱、茲卡等，或經由動物咬傷，例如狂犬病。在過敏的考量上，則不需要進入身體，一旦接觸到過敏原，則有可能引發過敏反應，造成過敏性皮膚炎。

（二）食入

由食入進入身體的途徑，包括食物、水、餐具、甚至是手拿食物方面的考量，在感染方面的考量，因爲是需要吃入活的致病微生物，故須注意生食、飲生水或是餐具的污染，其實所有致病生物造成感染的部分，包含禽流感、SARS與COVID-19，只要煮熟食物或燒開飲用水，讓微生物失去活性，即喪失了感染的能力，即便是將致病的微生物吃入體內，微生物也無法繁殖成後代，變成很大量的致病菌而造成嚴重的症狀，所以之前禽流感的防治上，有宣導需要將雞蛋煮熟，煮熟後病毒就沒有感染能力了。除了食物須煮熟，還需要注意餐具，臺灣自來水普及率很高，所以很容易取得乾淨的水，清潔餐具，故經由餐具感染的風險也不高，在飲食前，應先洗手，便是可避免病毒由手拿食物，再經由食入進入體內。但若是過敏或是中毒部分的考量，則須再注意食材上，如果對某種食物過敏，則需要避開過敏的食物，以免引起嚴重的過敏反應，而毒素的部分，則須注意食材的品質，例如臺灣氣候潮濕，可能導致食物產生黴菌而進一步產生毒素（例如：黃麴毒素），再經由食入含黃麴毒素之食品進入體內。

（三）吸入

在由呼吸道進入肺部部分，是最難防的一環，一來由於24小時呼吸不間斷，需要長時間注意，二來經由空氣傳播，常常有其不可見，不易察覺，卻又能大範圍傳播的特性，COVID-19疫情期間，政府強力宣傳口罩的重要性，除了因爲口罩能減少病毒經由呼吸進入體內外，更重要的是，由源頭防治，若是有感染者，便能從源頭就將感染者呼出的病毒留在口罩內，大大的減少了病毒散佈到空氣中的機會，故在本次疫情中，有全面推廣戴口罩的國家，其病例數上升的斜率是比較低的。相較於此次新冠肺炎疫情，在SARS疫情期間會如此嚴重，是因爲一開始的時候，醫護人員在沒有任何防護具下治療病人，所以導致醫護人員被感染，疫情嚴峻，加上過去很多人不知道如何正確使用口罩，未將口罩綁好，或未將口鼻遮好，導致口罩的防護力不佳，無法杜絕吸入空氣中的細菌及病毒。在由呼吸道進入肺部部分，除了戴口罩，也就是個人防護具部分外，源頭改善，或降低空氣中濃度，也都是很有效的控制方法，這部分後面會再多做說明。

第二節 生物性危害辨識 [2][3][4]

在危害辨識上，我們以生物的分類，從最小的病毒、細菌、眞菌到植物與動物，簡單說明生物性危害可能的類別。

一、病毒（Virus）[5]

病毒大小爲：10~600 nm，爲超顯微構造（ultramicroscopic structure），例如：口蹄疫病毒約爲 10 奈米；而有些病毒則可爲數百奈米（如：天花病毒），病毒無完整的細胞結構，非爲單一細胞個體：病毒的基本結構是以一蛋白質外殼圍繞其具有遺傳特性之核酸。

目前所有病毒均爲絕對活體寄生性，由於病毒構造相當簡單，也造成其無法獨立繁殖生長於自然環境中，而必須藉助侵入另一宿主得以繁衍，此特性造就了病毒獨特的傳播疾病模式。同時，病毒具高度傳染力與專一性，不能被抗生素殺死，大部分的病毒治療爲支持療法。

病毒核酸分爲 DNA 與 RNA，一般來說，RNA 病毒較容易突變，而 DNA 病毒較穩定不易突變，新型冠狀病毒即爲一 RNA 病毒，故不難理解其突變株很快就出現，在新型冠狀病毒出現之前，最令國際傳染病學家擔心的病毒即爲禽流感病毒，禽流感病毒爲致死率高但人與人傳染力不高的病毒，而人流感病毒則爲傳播能力極佳但致死率不高的病毒，國際傳染病學家擔心兩種病毒重新重組成一株有人流感的傳播能力與禽流感的致死率的病毒，因此目前在防疫作爲上，在禽類得禽流感後一律全面撲殺，就是希望阻斷禽流感碰到人流感病毒的途徑，避免其突變成一隻具有人流感傳染力與禽流感致死率的超級病毒。

病毒通常具有蛋白質外殼（protein coat），部分病毒有套膜（envelope），在生物性危害的討論上，套膜存在與否與消毒用品的選擇，以及病毒在空氣中存活時間有關係。酒精能消滅有套膜病毒，例如：冠狀病毒、流感病毒，但對於沒有外套膜的病毒，像是腸病毒、輪狀病毒、諾羅病毒、人類乳突病毒、A 型肝炎病毒等，酒精對其消毒的效果就不佳，此外，有套膜的病毒能在空氣中存活較久，本次新型冠狀病毒即爲一有套膜的病毒，國際上研究已被證明在空氣中至少可存活 3 小時且保持活性。常見病毒的核酸型態與是否具套膜整理如下表 13-1。

表 13-1：常見病毒的核酸型態與是否具套膜

	ENVELOPED	NON-ENVELOPED
DNA	dsDNA 痘病毒科 *Poxviridae, Chordopoxvirinae* 泡疹病毒科 *Herpesviridae* 肝病毒科 *Hepadnaviridae*	dsDNA 腺病毒科 *Adenoviridae* 虹色病毒科 *Iridoviridae* 乳頭多泡瘤猴空泡病毒科 *Papovaviridae* ssDNA 微小病毒科 Parvoviridae
RNA	ssRNA 冠狀病毒科 *Coronaviridae* 副黏液病毒科 *Paramyxoviridae* 布尼亞病毒科 *Bunyaviridae* 曲狀病毒科 *Toroviridae* 正黏液病毒科 *Orthomyxoviridae* 沙狀病毒科 *Arenaviridae* 披衣病毒科 *Togaviridae* 黃熱病毒科 *Flaviviridae* 棒狀病毒科 *Rhabdoviridae*	dsRNA 呼腸孤病毒科 *Reoviridae* 雙核糖核酸病毒科 *Birnaviridae* ssRNA 細小核糖核酸病毒： 腸病毒、鼻炎病毒 *Picornaviridae* 杯狀病毒科 *Caliciviridae*

二、細菌（Bacteria）

細菌屬於原核生物（prokaryote），其主要特性爲具有完整細胞：包括了細胞壁、細胞膜、核醣體、中心體、核質等結構，體積較病毒大。一般細菌體積在一微米左右，然亦可長達數十微米。細菌可以獨立自主生存，由於具有完整細胞結構，所以細菌可以獨自生存並在自然環境中繁殖。也因爲如此，在河川、海洋、自來水體、土壤甚至空氣中皆可發現細菌的存在。

細胞膜主要由兩層磷脂質分子組成，稱之爲磷脂質雙層，細胞壁主要成分爲胜肽聚醣結構，依細胞壁構造不同可分爲革蘭氏陰性細菌與革蘭氏陽性細菌，主要是依據革蘭氏染色的結果，革蘭氏陽性細菌爲初染即能染上的藍紫色細菌，而革蘭氏陰性細菌則爲複染時染上的粉紅色細菌，革蘭氏陰性細菌與革蘭氏陽性細菌的分類在臨床上相當重要，也被廣泛的使用當作細菌的分類方式。在生物氣膠領域中，格蘭氏陰性菌細胞壁薄，如懸浮在空氣中較容易乾燥致死，例如大腸桿菌，格蘭氏陽性菌細胞壁較厚，在空氣中能存活比較久，空氣中傳播能力較強，例如結核桿菌。細菌大小爲 1~20 μm，氣動直徑 1 μm 左右，部分細菌會產生內孢子，來抵抗惡劣環境，需要注意控制技術，譬如紫外燈，可能需要更強的能量，或照更久才能去除它，就是說，它跟一般細菌的控制可能不盡相同，內孢子需要強的控制劑量。著名的例子爲炭疽桿菌內孢子，在 911 攻擊事件時，便是將炭疽桿菌處理到進入內孢子狀態後，放置信封中，寄出成爲生物攻擊方式，如果將一般細胞型態的炭疽桿菌放入信封，很可能炭疽桿菌會乾燥而死亡，但將其處理至內孢子型態，則進入冬眠狀態，能夠抵抗信封的乾燥環境，待被收信者吸入，進入收信者鼻腔，高濕有養分的環境中，則開始大量繁殖。

細菌形狀多元，有雙球型（雙球菌）、鏈球型（鏈球菌）、葡萄球型（葡萄球菌）、八疊球型（八疊球菌）、球桿型（球桿菌）、桿型（桿菌）、瘦長桿型（瘦長桿菌 ）、絲狀（絲狀細菌）、弧型（弧菌）、螺旋型（菌螺旋）。

（一）細菌的外毒素（Exotoxin）

有些細菌在生長過程中，能產生外毒素，例如白喉與破傷風等，可從菌體擴散到環境中，外毒素毒性強，小劑量即能使易感機體致死，產生外毒素的細菌主要是某些革蘭氏陽性菌，也有少數是革蘭氏陰性菌，同時外毒素具親組織性，選擇性地作用於某些組織和器官，引起特殊病變。一般外毒素是蛋白質，分子量 27000-

900000，不耐熱，較容易失去活性，如白喉毒素經加溫 58~60℃ 1-2 小時，破傷風毒素 60℃ 20 分鐘即可被破壞。

（二）細菌的內毒素（Endotoxin）[6]

由脂多醣（lipopolysaccharides, LPS）組成，革蘭氏陰性菌細胞壁的成分之一，對熱穩定（250°C, 30min）或使用強氧化劑長時間消毒才能去除活性，在 SARS 時光觸媒技術就是針對內毒素，因爲紫外線殺菌只能打斷 DNA 令其無法繁衍後代，內毒素無法去除，而光觸媒能夠將內毒素氧化掉，內毒素由三部分構成：（1）Lipid A ：跟生物的毒性作用有關，在細胞壁被破壞的時候發揮毒性作用，例如細菌繁殖、細菌分解、或細菌死亡；（2）R-core ：是主要骨幹的部分；（3）O-specific chain ：與細菌種類有關。目前流行病學研究指出，內毒素的暴露跟氣喘的惡化有關，在成人與孩童的研究均有一致的結果，同時也有研究指出內毒素的暴露與職業性的過敏性肺炎相關。

表 13-2：外毒素與內毒素比較

特性	外毒素	內毒素
細菌來源	革蘭氏陽性菌 革蘭氏陰性菌	革蘭氏陰性桿菌
分泌毒素或結構	分泌出細胞外	結構部分
化學性質	蛋白質	脂多醣
加熱對毒素穩定性	通常不穩定	穩定
毒素生物活性	特異	相似

三、眞菌（Fungi）

眞菌是眞核生物（eukaryote）的一種，眞菌界，無葉綠素，但與高等植物之不同處在於其結構雖似植物體，有匍匐以吸收營養的營養菌絲與向上生長產生孢子的繁殖菌絲，但其不具有如高等植物之根莖葉的分化。同時，眞菌缺乏葉綠素，故無法行光合作用，其營養之取得係以本身酵素去分解環境中的有機物，如：腐敗的落葉。

眞菌之細胞壁爲幾丁質（chitin）加葡聚醣（glucans），近年來許多研究測量幾丁質當成總眞菌量的指標。眞菌細胞膜的主要固醇爲麥角固醇（ergosterol）。近年來許多研究測量麥角固醇，當作細胞質完整性，代謝活性細胞的指標，細胞死亡後麥角固醇迅速降解，故研究認爲測麥角固醇可代表活著的眞菌量。

眞菌可分爲單細胞眞菌，例如酵母菌（yeast），與多細胞眞菌（mycelial fungi），生物氣膠討論較多的爲多細胞眞菌，多細胞又可分爲黴菌（mold）與蕈類，黴菌部分常見的有青黴菌、黃麴黴菌、分枝胞子菌屬等，而蕈類則包含菇類、馬勃菌、支架眞菌、盤菌、羊肚菌、松露等，有許多研究討論室內空氣中黴菌，以及吸入空氣中黴菌對健康的危害。自然界主要常見的眞菌菌屬是以青黴菌（*Penicillium*）、鏈孢黴菌（*Fusarium*）、芽枝孢黴菌（*Cladosporium*）、鏈格菌（*Alternaria*）、麴黴菌（*Aspergillus*）、不產孢菌類（*Non-sporing*）、毛黴菌（*Mucor*）居多。

細菌與眞菌均會形成孢子結構，但其產生的原因不同。細菌係在遭遇不良生長環境時爲保護細胞內重要的生命物質而出現加厚外壁，以抵抗乾燥或高溫的惡劣狀況。炭疽桿菌（*Bacillus anthracis*）即是可產生孢子的一種細菌。細菌中只有少部分的細菌會產生內孢子，但大部分的黴菌都會產生孢子，對眞菌而言，孢子則是其常態環境下亦會產生的一種結構物，其目的是爲了繁殖；然爲了達到此目的，這些孢子因小、輕，易透過空氣散佈，容易成爲懸浮在空氣中，通常需藉由風媒傳遞，也因此需要以孢子型態因應空氣中不良的環境條件，如：紫外線、乾燥、高溫等。這些特性也造成其易懸浮於空氣，被人體吸入並造成傷害。

眞菌繁殖力強，營養源很廣，碳源包含壁紙的膠（澱粉）、紙（纖維素／多醣）、動物皮屑（角蛋白／蛋白質）、木頭（木質素／複合芳香聚合物），其他的營養源如氮、磷、硫、錳，眞菌生長過程中會有代謝產物，包含水、二氧化碳（carbon dioxide, CO_2）、乙醇、揮發性有機污染物（volatile organic compound, VOC）等。眞菌的生長與濕度最有關係，溫度大約在 25°C~30°C 爲最適溫度，如表 13-3。同時，孢子萌發需光照，光照也會影響濕度及溫度。表 13-4 爲室內常見眞菌與濕度的關係，依據水活性（water activity，簡寫 a_w，指在密閉空間中某食品的飽和蒸氣壓與相同溫度下純水的飽和蒸氣壓的比值）將眞菌分爲親水性眞菌、嗜中性眞菌、耐旱性眞菌與嗜旱性眞菌。

表 13-3：真菌生長最適溫度

真菌	最適溫度	例子
Mesophiles	15~30°C	most fungi
Psychrophiles	＜0°C；＞17°C slow grow	*Acremonium psychrophilium*
Psychrotolerant fungi	Minimum 15°C；＞20°C grow well	*Cladosporium herbarum*
Thermophiles	35-50°C；＜20°C can't grow	*Thermomyces* spp.

表 13-4：親水性真菌、嗜中性真菌、耐旱性真菌與嗜旱性真菌

對水需求	室內真菌	註解
親水性真菌（最小值 a_w＞0.90）	鐮孢菌屬（*Fusarium*）、酒麴菌屬（*Rhizopus*）、葡萄穗黴孢菌屬（*Stachybotrys*）	宜生於持續有水的物質，如浸濕的牆壁、加濕器的儲水槽、滴盤。
嗜中性真菌（0.8≦a_w≦0.9）（最佳 a_w＞0.9）	大多數菌絲真菌，包含鏈格菌（*Alternaria* spp.）、萎蕤斑點病屬（*Epicoccum*）、紙細基孢菌（*Ulocladium chartarum*）、枝孢菌屬（*Cladosporium*）、黃麴黴菌屬（*Aspergillus*）	宜生於持續潮濕物質，如潮濕牆壁、潮濕布料。耐旱性真菌也可以在此狀態下生長。
耐旱性真菌（最小值 a_w＜0.8, 最佳 a_w＞0.8）	一些青黴菌屬（*Penicillium*）	宜生於相對乾燥物質，如高濕度下之房屋粉塵。
嗜旱性真菌（最小值 a_w＜0.8）	黃麴黴菌屬（*Aspergillus*）	宜生於非常乾燥物質，如高糖食物、建築材料。

四、原生動物（Protozoa）

原生動物爲最初的動物，依據掠食或寄生而生存。例如梨形鞭毛蟲跟隱孢子蟲，在美國，梨形鞭毛蟲跟隱孢子蟲曾經造成美國腹瀉疾病的爆發，另一個例子爲瘧原蟲，瘧疾的病原，主要是病媒（蚊子）傳播。

五、植物（Plants）

食用、吸入或接觸植物或其產物（例如：花粉）可能引發過敏，例如對花粉過敏的族群若吸入花粉會造成花粉熱，此時花粉爲過敏原，由於花粉粒子相較於細菌或病毒而言相當地大，當被吸入時會停留在上呼吸道或是鼻腔區域，造成打噴嚏、

流鼻水等症狀；花粉接觸眼睛黏膜時也會造成流眼淚的現象，與過敏抗體 IgE 結合產生組織胺、發炎介質導致過敏性鼻炎及過敏性結膜炎。食用有毒植物則可能會中毒，在接觸植物或其產物部分，過去曾發生過因爲對乳膠過敏，戴上大面積手套而引起休克的職業病案例，輕微的過敏反應則有皮膚癢、起水泡等過敏性皮膚炎，1997 年北部醫學中心與 1998 年中部醫院的調查，分別約有 6.8% 與 8.25% 的醫護人員對乳膠過敏。

六、動物（Animals）[7]

在節肢動物方面，主要關心的有蝨、蜱、蚤、蟎與蟑螂等，表 13-5 爲其相關之疾病，以及其傳播方式。

表 13-5：節肢動物有關之疾病與傳播方式

節肢動物	宿主／傳播方式	相關疾病
蝨	人類、狗等／叮咬	流行性斑疹傷寒、戰壕熱、回歸熱等
蜱	人類、狗等／叮咬	萊姆病、Q 熱、兔熱病等
蚤	人類、鼠、貓等／叮咬	條蟲病、鼠疫、鼠型斑疹傷寒
蟎	無／排泄物、軀殼的碎片	過敏性鼻炎、過敏性肺炎
蟑螂	無／排泄物、軀殼的碎片、啃咬	過敏性鼻炎、過敏性肺炎

人類與其他高等動物接觸的機會很多，如：家中飼養的寵物、或是從事研究時的實驗動物，如：鼠、兔、貓、狗、猴等。與這些動物接觸所衍生的健康風險，主要有動物攻擊人類的行爲，最常見的爲實驗動物或野生動物的咬傷，例如狂犬病，爲感染性人畜共通傳染病的傳播方式之一。在寵物部分，動物掉落的皮屑或唾液中的蛋白質，也是重要的過敏原，過去有研究發現，家裡養寵物的人，會將過敏原沾附在衣服上，帶至辦公室，引起同事的嚴重過敏。另外當接觸的動物遭節肢動物寄生時，人類就可能面臨前述所提及的與節肢動物有關的健康危害；最後，有些病原菌可以同時造成人類與動物的感染，稱爲人畜共通傳染病，例如：新城雞瘟病毒，此病毒會造成雞隻大量死亡；當感染的雞隻將病毒排出體外，人類吸入飛揚於空氣中具有感染力的病毒時，亦可能出現眼睛黏膜發炎的症狀。

第三節　生物性危害評估 [8]

生物性危害有如前面所提，有許多不同的種類，同時也依據特性，量測不同的目標物質，例如想要討論造成感染的生物性危害，就必須量測活的致病生物，但若是討論過敏，則需要評估過敏原，而非活的生物，故生物性危害的採樣與分析，常常需要依據目的與需評估的生物性危害種類，而有不同的選擇。

一、生物性危害採樣（Sampling of biohazards）

在採樣部分，根據採樣介質，有不同的採樣方法。常見的評估有水樣、表面、灰塵與空氣中生物性危害的採樣。

（一）水中生物性危害評估

在水中生物性危害評估的部分，一般是以適當盛裝水樣檢驗微生物之容器，如清潔並經滅菌之玻璃瓶或無菌塑膠容器或市售無菌採樣袋，進行具代表性之水樣的採集，水樣若含有餘氯時，應使用內含硫代硫酸鈉錠劑之無菌採樣袋，或於無菌容器中加入適量之無菌硫代硫酸鈉以中和餘氯。採集之水樣可以直接進行分析，若是濃度太低時，也可過濾在濾膜上進行後續分析，常見的水中生物性評估方法，可參考行政院環境保護署環境檢驗所在環境生物中的標準方法

（二）表面生物性危害評估

在表面生物性危害評估的部分，常見的有接觸採樣（contact sampling）與抹拭採樣（washing sampling），接觸採樣即用可彎曲的培養基或是黏性膠帶接觸進行採樣。抹拭採樣則是用沾溼的拭子（swab）、紗布或濾紙，此拭子類似本次新冠疫情快篩的鼻腔拭子，只是非採鼻腔樣本，而是在表面取樣，將滅菌的拭子浸泡到滅菌的收集液後，在欲評估的表面，進行等面積的塗抹（例如 10 公分 ×10 公分），後將拭子放入收集液，進行後續分析。對於表面微生物，如新冠肺炎病毒在表面存活時間分析，即是採此表面拭子採樣分析的方式評估。相關的採樣細節，可參考勞動部勞動及職業安全衛生的《作業環境生物氣膠監測暨控制技術手冊》。

（三）灰塵採樣

在灰塵採樣部分，過去有研究評估灰塵中的眞細菌與塵蟎過敏原等之生物性危害，使用一般家用吸塵器進行灰塵採樣，特殊訂製吸嘴加裝圓筒濾紙（Cellulose Extraction Thimbles, Whatman, UK），圓筒濾紙大小爲 22 mm×80 mm（如圖 13-1）；採集灰塵後，將灰塵從圓筒濾紙取出，存放於 50mL 的離心管中，進一步的萃取。

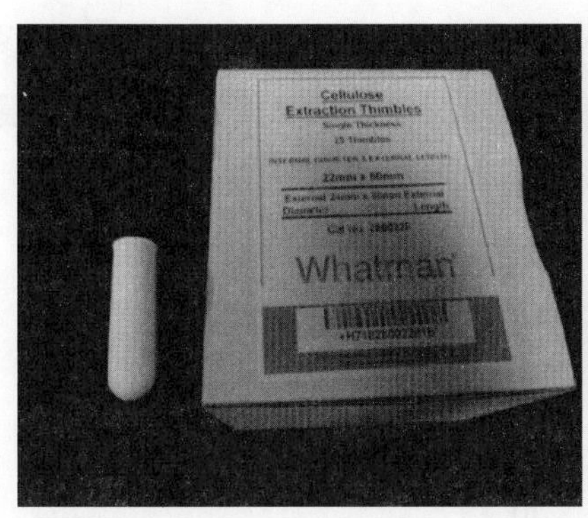

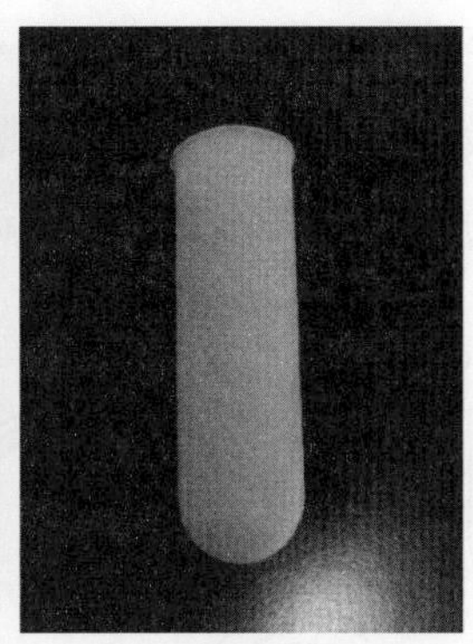

圖 13-1：圓筒濾紙（Cellulose Extraction Thimbles, Whatman, UK）

（四）空氣中生物性危害評估 [9]

在空氣中生物性危害評估部分，即生物氣膠採樣器的選取，需要考量到目標生物氣膠的組成、大小、特性，例如採集較大的花粉與採集較小的病毒，就需要不同的考量，在生物特性部分，比較脆弱的型態，例如細胞型態的大腸桿菌或酵母菌，相對於比較強悍的花粉、眞菌孢子或細菌內孢子來說，在採樣器的選取上，要更小心避免採樣過程中壓力較大的方式，如過濾，因過濾是將生物氣膠採集到固體的濾紙上，且在採樣過程中，會不斷有氣流通過濾紙，易使脆弱的生物氣膠失去活性，造成嚴重低估。此外，週遭環境特性，包括風速、風向、溫度（冷、熱）、相對溼度（乾燥）、光、毒性氣體等，也會對生物氣膠造成影響，以及分析方法，也需要一併納入考量。採樣過程中，有一個重要的目的，就是保存想要分析的特性，如果之後想要用培養的方法做分析，則在採樣的過程中就要小心不要因爲採樣的方法選取不當，而讓生物在採樣的過程中失去其可培養性而造成低估。

1. 生物氣膠採樣器的整體採樣效率主要取決於三個部分：（1）進氣口的採樣效率：採樣器進氣口從環境中捕捉的微粒是否具有代表性，包括微粒的粒徑大小與形狀、氣動特性等。(2)微粒移除(收集)效率:採樣器將微粒從採集氣體分離出,使其沉降在採樣介質的能力。(3)生物活性回收效率:採樣器將生物氣膠傳遞至分析系統中,不改變其重要生物特性(如:活性、活動力、完整性等)。

2. 生物氣膠採樣依據原理可以分爲慣性衝擊、液體衝擊、過濾、離心與重力沉降(圖 13-2)。目前各廠商已各自衍生出不同的採樣器用來採集生物氣膠,雖然空氣流量以及樣式可能各不相同,但相同原理的採樣機制大多是類似的。至於要採用哪種採樣器,所須考量的因素包括標的生物氣膠種類以及濃度。最常見的三種,包括衝擊器、衝擊瓶及濾紙;以目前我國環境保護署所公告的細菌檢測方法爲例,就是使用衝擊式採樣器。

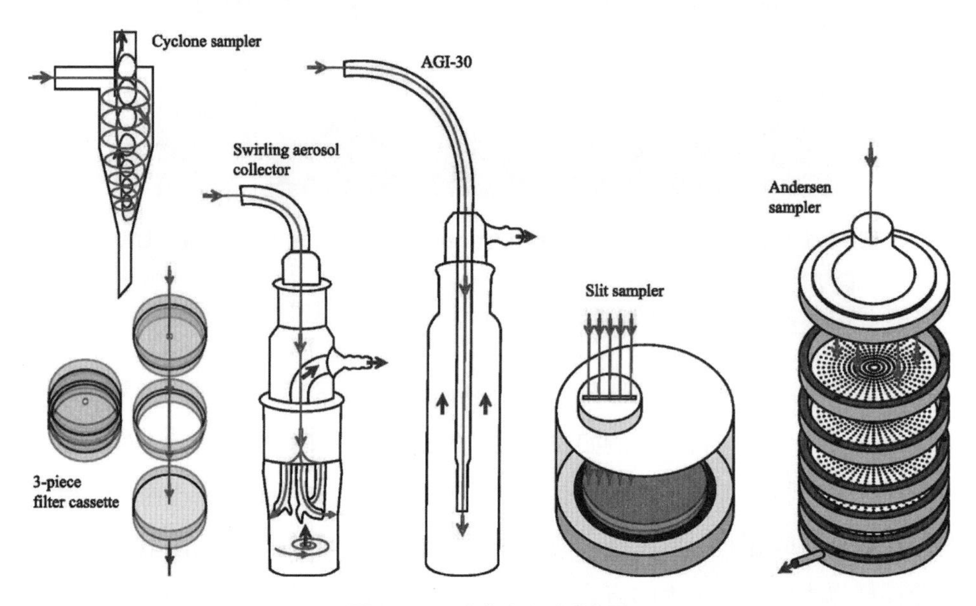

圖 13-2:生物氣膠採樣器

資料來源:摘自 Daniel Verreault et al., Methods for Sampling of Airborne Viruses, 2008。

(1)衝擊器(Impactor)

衝擊器的原理是利用氣流吹向收集面(設計上氣流常與收集面垂直),氣流可以轉彎,而生物氣膠會因慣性不同,使得慣性大的生物氣膠無法轉彎,而離開氣流,撞擊並附著在收集表面,因此,可以抽吸適量體積的空氣樣本,直接將細菌眞菌微粒,衝擊於適合生長的培養基上,進行可培養細菌與眞菌的採樣分析,常見的衝擊器有安德森一階生物氣膠採樣器(圖 13-3)、MAS 100/100NT(Merck Air

Sampler 100）（圖 13-4）、安德森六階生物採樣器等，主要適合在低濃度的一般室內環境。採樣分析方法的細節可參考環保署標準方法，空氣中細菌濃度檢測方法 NIEA E301.15C 與空氣中眞菌濃度檢測方法 NIEA E401.15C 。

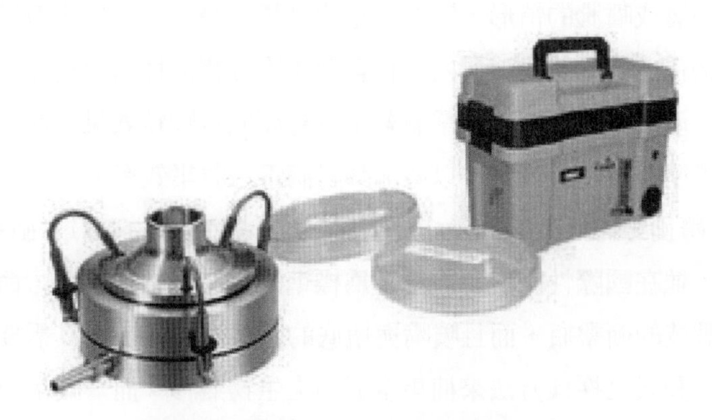

圖 13-3：安德森一階生物氣膠採樣器

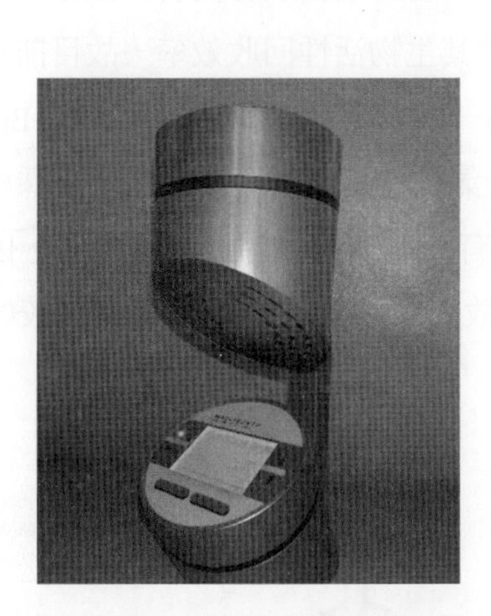

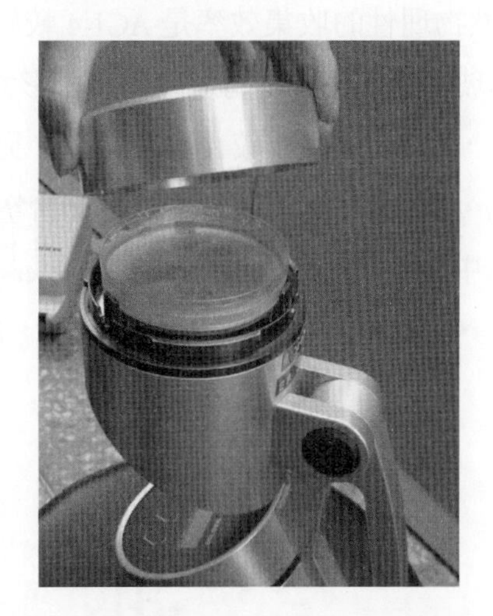

圖 13-4：MAS 100 生物氣膠採樣器（Merck KGaA, Darmstadt, Germany）

（2）**液體衝擊瓶**（Impinger）

液體衝擊瓶採樣介質爲液體，可以用無菌去離子水、磷酸鹽緩衝溶液、或是稀釋的培養液，同時可依目的加入胺基酸、醣類、鹽類、抗泡劑等，以增加活性的保存，其頂端爲空氣採樣入口，將空氣帶入收集液中，空氣會再離開液體，而生物氣膠則會被留在收集液中。相較於衝擊到固體，液體衝擊瓶因爲將生物氣膠衝擊到液體中，故認爲對生物氣膠的傷害較小，同時，因爲液體的可稀釋特性，所以可以在高濃度環境採樣。

利用液體衝擊瓶時有幾個技術上的限制，其中之一就是操作流量較小，可能會導致採樣的敏感性不足，亦即當空氣中濃度不高時，很難偵測到。另外，由於液體衝擊瓶是利用液體作為捕集介質，採集時間也不宜過長，否則捕集液體在樣本採集過程中會產生揮發或噴濺的情形，影響定量的結果。最後則是採集液體內容物與病毒間感染力的關係，如果捕集液體內容物會對生物氣膠活性產生負面的影響時，也會對定量的結果產生偏差。液體衝擊瓶對小顆粒如病毒顆粒效果不好，故近年來也有研究針對液體衝擊瓶進行改良，以增加其對病毒之收集效率。

常見的液體衝擊瓶有 All-glass impinger（AGI-30）（圖 13-5），衝擊瓶源自於 Porton 衝擊瓶，並在國際性研討會被認定為標準的生物氣膠採樣器，命名由來是因其全為玻璃所製成的衝擊瓶，而且噴嘴與瓶底的距離為 30 mm，其需要一台空氣採樣幫浦，可以主動式之採樣方法來捕集空氣中之生物氣膠。而一般常用的採樣流量約在 12.5 L/min 。另一種常用的衝擊瓶為 AGI-4 衝擊瓶，其噴嘴與瓶底的距離為 4 mm，雖然物理性的收集效率是 AGI-4 較好，但對生物氣膠而言，AGI-4 較易因高速衝擊到玻璃瓶底，對生物造成傷害，影響其生物活性回收效率，故目前在生物氣膠的採集，認為 AGI-30 較 AGI-4 適當。另一個常使用的採樣器是 SKC BioSampler（圖 13-5），與 AGI-30 相同，其需要一台空氣採樣幫浦，可以主動式之採樣方法來捕集空氣中之生物氣膠。由於 BioSampler 有三個切線式彎度的噴嘴頭，因此不像 impinger 一樣氣流直接衝擊在收集液中，故對生物氣膠的活性可能有較好的保護作用。

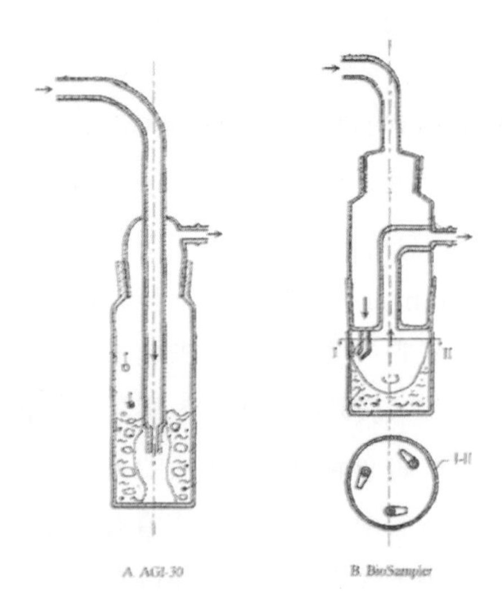

圖 13-5：AGI-30 與 Biosampler

(3)濾紙

濾紙收集的採樣器將空氣中生物氣膠以濾紙收集，再進行萃取分析，濾材收集氣懸微粒是以過濾的方式收集。過濾系統主要就是利用慣性衝擊、直接攔截、擴散、重力沉降和靜電作用等機制收集氣懸微粒，而所謂的濾紙捕集效率又和生物氣膠的大小、帶電量及電荷、濾材特性（濾材厚度、纖維直徑、填充密度）有關。一般來說慣性衝擊和直接攔截主要是收集空氣中氣動直徑大於 1 μm 之氣懸微粒，而擴散及靜電作用則是對小於 1 μm 的微粒較重要，因此無論是小顆粒如病毒氣膠，或是屬於較大顆粒，如液滴（droplet），均能以濾紙捕集，但實際的補集效率隨著濾紙種類以及採樣方法而有所差異。

目前濾紙大概分爲兩種，一種是薄膜濾紙（membrane filter），另一種則是果膠濾紙（soluble gelatin filter）；薄膜濾紙的形式有很多種，2003 年 SARS 病毒疫情爆發時美國疾病管制局（Centers for Disease Control and Prevention, CDC）建議用來採集 SARS 病毒的濾紙材質爲鐵氟龍（teflon filter），其採樣的流量分別爲 2 及 20 L/min，而採樣時間爲 8~10 小時。之後也陸續有研究利用鐵氟龍濾紙進行病毒氣膠採樣。但通常以濾紙採集病毒的採樣流量不宜過大，採樣時間也不能太長，否則病毒將失去其感染性，至於目前對於病毒的採樣方式並無標準方法，所以流量以及採樣時間仍需要靠前測才能夠決定。以 SARS 病毒爲例，該病毒屬於嚴重的呼吸道疾病，因此只要空氣中經由採樣發現有 SARS 病毒的存在，都應該加以注意。但也因爲濾紙可以長時間採集病毒，被收集在濾紙上的病毒幾乎都已經去活化，因此在後續的分析定量方法應以不考慮微生物死活的 realtime-qPCR 爲主。而另一種濾紙之材質爲 polycarbonate，孔徑爲 0.4 μm，也可以長時間進行病毒採樣，時間可長達 12~24 小時，目前已有研究用來偵測空氣中肺結核桿菌、腸病毒、腺病毒以及流感病毒，但與鐵氟龍濾紙相同的是，濾紙的採樣壓力較大，因此不太適合用來瞭解空氣中病毒之感染力，只能知道空氣中總病毒濃度 [10-12] 。

果膠濾紙（gelatin filter）也是一種常用來採集病毒的濾紙，採樣流量也大多介於 20~30 L/min 。由於其具有果膠成分，在採集病毒後放置在適當的環境下會被液化，被液化的濾紙就可以作進一步的定量分析，不必再進行萃取的動作。由於此濾紙不必經由萃取的步驟，因此可以較好的保存生物氣膠的活性，雖然果膠濾紙有以上的好處，但也因爲果膠濾紙具有可液化的特性，故果膠濾紙不適合高濕度或長時間下採樣，否則在採樣時間內有可能發生濾紙破損的狀況。

二、生物性危害分析（Analysis of biohazards）

（一）培養方法

任何的生物氣膠採樣方法最後都需要以各種方法加以分析，才能達到定性或定量的目的。傳統上，培養爲黃金標準方法，主要依據目的選擇適合的培養基，例如想要培養一般室內的細菌或眞菌，則需要選取大部分室內細菌或眞菌均適合的培養基，如 trypticase soy agar（TSA）與 malt extract agar（MEA），將所收集的樣本直接衝擊或塗抹於培養基上，於適當的溫度與時間下，計數生長於培養基上之細菌菌落數，並可根據採集之氣體體積進一步換算成生物氣膠濃度。

配製含環己醯亞胺之胰蛋白大豆瓊脂培養基（tryptic soy agar with cycloheximide）：胰蛋白大豆瓊脂培養基爲適合細菌生長的培養基，環己醯亞胺（100 μg/mL）可抑制眞菌生長，減少眞菌的污染。

胰蛋白大豆瓊脂培養基（tryptic soy agar, TSA），每公升之胰蛋白大豆瓊脂培養基含下列成分：

成分	重量
胰化蛋白（Tryptone）	15.0 g
大豆蛋白腖（Soytone）或硫化蛋白腖（Thiopeptone 或 Thiotone）	5.0 g
氯化鈉（NaCl）	5.0 g
瓊脂（Agar）	15.0 g
合計	40.0 g

環己醯亞胺（cycloheximide）100 mg 配製方式，將上述胰蛋白大豆瓊脂培養基成分 40 g 溶於 1 公升試劑水中，經 121°C 滅菌 15 分鐘後，置於 48±2°C 的水浴槽中冷卻，秤取 100 mg 環己醯亞胺溶於 2 mL 95% 酒精（ethanol），經無菌濾膜過濾除菌後，全數加入滅菌完成溫度已降至常溫之豆瓊脂培養基中，混合均勻後，依採樣器不同分裝適量之培養基至培養皿中，置於室溫下凝固，pH 值以表面電極測定應爲 7.3±0.2（在 25°C），保存於 4±2°C，保存期限 14 天。可根據檢測需求量，依配方比例配製培養基。

配製含氯黴素之麥芽抽出物培養基（malt extract agar with chloramphenicol）。麥芽抽出物培養基爲適合眞菌生長的培養基，添加氯黴素（100 μg/mL），可抑制細菌生長，減少細菌的污染。

麥芽抽出物培養基（malt extract agar, MEA）（市售商品化培養基），每公升之培養基含下列成分：

麥芽（Maltose）	12.75 g
糊精（Dextrin）	2.75 g
甘油（Glycerol）	2.35 g
蛋白腖（Peptone）	0.78 g
瓊脂（Agar）	15.0 g

氯黴素（chloramphenicol）（試藥級）100 mg 配製方式：將上述麥芽抽出物培養基 33.6 g 溶於 1 公升試劑水中，經 121°C 滅菌 15 分鐘後，置於 48±2°C 的水浴槽中冷卻，秤取 100 mg 氯黴素溶於 2 mL 95% 酒精（Ethanol），經無菌濾膜過濾除菌後，全數加入滅菌完成溫度已降至 48±2°C 之上述麥芽抽出物培養基中，混合均勻後，依採樣器不同分裝適量之培養基至培養皿中，置於室溫下凝固，pH 值以表面電極測定應爲 4.7±0.2（在 25°C），保存於 4±2°C，保存期限 14 天。 可根據檢測需求量，依配方比例配製培養基。

若是希望評估特殊的生物氣膠，如退伍軍人菌，則需選取特殊的營養，如使用胺基酸爲碳源，而非醣類，並依據其獨特的性質，例如不怕熱不怕酸，而將樣本先經熱與酸處理，去除其他細菌，以增加分析的特異性。

若要進一步進行菌種分析或其他評估，亦可再進一步將單一菌落分離到新鮮的培養基中，以革蘭氏染色來判斷其爲革蘭氏陰性菌或陽性菌，並選用不同的 api™ 套件來進行細菌菌種鑑定，如表 13-6。培養方法已經發展良久且廣泛地應用於許多微生物的研究，因此，所得之數據容易與先前的研究作比較。然而，此方法存在著許多限制如：培養條件（溫度、濕度、氣體、酸鹼度等之需求）無法適合所有微生物種類、某些微生物本身具有活性但無法被培養以及相當耗時等，有鑑於此，發展快速且正確的非培養方法，來克服傳統培養方法的限制將勢在必行，以提供更完整的資訊。

表 13-6：api™ 套件鑑定的細菌菌種

革蘭氏桿菌測試	測試結果	api™	可檢出菌種
革蘭氏陽性桿菌（GPB）以氧化酵素（Oxidase）測試	陽性（呈深藍紫色）	api™ 50CHB	*Bacillus cereus, B. anthracis, B. cereus, B. mycoides*
	陰性（無顏色變化）	api™ Coryne	*Actinomyces pyogenes, Brevibacterium spp., Corynebacterium aquaticum, C. bovis, C. jeikeium, C. pseudodiphtheriticum, C. renale*
革蘭氏陽性球菌（GPC）以氧化氫酶（Catalase）測試	葡萄球菌（產生氣泡）	api™ Staph	*Micrococcus spp., Staphylococcus aureus, S. hyicus, S. auricularis, Stomatococcus mucilaginosus*
	鏈球菌（無產生氣泡）	api™ Strep	*Aerococcus viridans, Enterococcus faecalis, Listeria grayi, Streptococcus agalactiae, Strep. suis*
革蘭氏陰性桿菌（GNB）以 triple sugar iron agar（TSIA）測試	葡萄糖發酵菌（變黃或變黑）	api™ 20E	*Aeromonas hydrophila, Erwinia spp., Escherichia coli, Klebsiella spp., Salmonella spp., Shigella spp., Proteus vulgaris, Pseudomonas spp., Vibrio alginolyticus, V. fluvialis*
	葡萄糖非發酵菌（維持紅色）	api™ 20NE	*Acinetobacter lowffii, Bordetella bronchiseptica, Pseudomonas aerruginosa, P. putisa*

資料來源：勞動部勞動及職業安全衛生研究所，金屬加工液作業環境細菌生物氣膠控制技術效能評估 [13]。

（二）非培養方法

非培養方法中包括免疫法、光學顯微鏡（light microscopy）、螢光染色搭配螢光顯微鏡（epifluorescence microscopy with fluorochrome, EFM/FL）或流式細胞儀（flow cytometry with fluorochrome, FCM/FL）及分子生物技術（molecular biology techniques）中的螢光原位雜交（fluorescent in situ hybridization, FISH）與即時定量聚合酶連鎖反應（real-time quantitative polymerase chain reaction, real-time qPCR），整理如表 13-7。以下針對各種非培養的方法進行介紹。

1. 免疫法

免疫法常用的分析技術為酵素免疫分析法（enzyme-linked immunosorbent assay, ELISA），主要原理為利用抗原抗體間結合的專一性，加上酵素呈色或產生螢光的反應來偵測樣本中的致敏原，如室塵蟎過敏原等，而非測量生物體本身。其方法為於 96 孔微量分析盤中含有專一性抗體（一級抗體）加入代測樣本，此時一級抗體與特定抗原結合，接著清洗微量分析盤，再加入含有酵素之二級抗體（可辨識抗原不同決定位），最後加入受質（substrate），反應一段時間之後，二級抗體上酵素與受質形成有色產物或產生螢光，即可以酵素免疫分析儀分析並由標準曲線獲得樣本過敏原之濃度。

2. 光學顯微鏡

光學顯微鏡爲傳統生物學上，分析微生物的方法，通常爲觀察微生物型態，若要計數數量，得到的爲維持完整型態之微生物數目，若不以染劑輔助，只能偵測總數，而無法分辨活的或死的微生物。在細菌部分，可以分辨細菌的形狀，但某些細菌因其大小在光學顯微鏡下，已經很接近雜質的大小，故可能會產生誤判，如大腸桿菌，此時若以相位差顯微鏡，則能減少誤判情形，對於細菌，不太可能區分到種。相較於細菌，眞菌的型態較大，在顯微鏡下可清楚計數，尤其是以菌絲與孢子的型態，可以很好分辨大部分的菌屬，但對於 *Aspergillus* 及 *Penicillium* 的孢子則區分不出。若要用光學顯微鏡進行定量，則需要將菌液滴到血球計數器，來幫助計數。

3. 螢光染色法搭配螢光顯微鏡或流氏細胞儀

螢光染色最主要藉由染劑的不同機制界定出不同狀態的微生物，常用在生物氣膠的染劑機制有三大類，第一類爲針對所有微生物核酸的螢光染劑如 acridine orange（AO）、SYTO-13 以及 4',6-diamino-2-phenylindole dihydrochloride（DAPI）。此類染劑無論微生物是否具有活性，均能進入細胞膜中與核酸結合，因此可得微生物的總濃度。AO、SYTO-13 以及 DAPI 分別可被波長 436 nm、488 nm 以及 340 nm 的激發光激發而發出螢光。第二類爲偵測細胞行呼吸作用的螢光染劑，如 5-cyano-2,3-ditolyl tetrazolium chloride（CTC），CTC 可作爲人工的電子接受者，因此，CTC 在具呼吸作用的微生物體內可接受電子而轉換成不溶的紅色晶體（CTC-formazan granules），並以此顏色加以辨識具活性的菌體。最後一類爲偵測細胞膜破損螢光染劑，如 Propidium iodide（PI）與 YOPRO-1，PI 亦爲核酸染劑（nucleic acid stain），YO-PRO-1 是一種對核酸有很強親和力的花青核酸染劑（cyanine nucleic acid stains），其兩者不具膜滲透性，無法進入細胞膜完整的活細胞，僅會進入細胞膜破損之細胞，其與 DNA 或 RNA 結合，分別被波長 535 nm、491 nm 的激發光激發後而分別發出紅色與綠色的螢光，通常被染上的菌體可代表死的或受傷不具活性的菌體。以上各種機制的染劑可以搭配使用，如測量總菌數的染劑搭配偵測呼吸作用或細胞膜破損之染劑，而可得總菌數以及具活性之菌數。

微生物經由不同機制的染劑染色之後，可搭配螢光顯微鏡（epifluorsencemicroscopy, EFM）與流氏細胞儀（flow cytometry, FCM）來定量微生物。EFM 與 FCM 皆具有可以激發染劑的特定波長之光源，其不同點在於激發染劑之後，EFM 是以人工判讀的方式計數被激發出來的螢光細胞數量，由先前的研究比較培養方法與 EFM/FL 的結果發現，培養方法嚴重低估具活性的微生物數量，於環境中有多數是具有活性但是無法被培養出來的細菌。EFM/FL 其優勢在於可藉由不同染劑評估微生物之代謝活性、細胞膜破損情形以及生理階段或其活性程度，然而 EFM/FL 仍有人爲誤差與費時費力的缺點。因此，EFM/FL 後來廣爲被使用，FCM 早期用於計數細胞，近年來由於技術的進步，FCM 已經逐漸被微生物界所利用，其優點是能快速且大量的計數微生物並且能減少人爲判斷的誤差等，成功地克服 EFM 的限制。

FCM 光源大部分裝設氬離子雷射（air-cooled argon laser），激發波長固定爲 488 nm，因此螢光染劑的選擇需配合雷射光源的波長，才能利用 FCM 分析經此染劑染色的細胞。在偵測放射波長方面，一般包含 515-545 nm 波長範圍的綠色螢光（green fluorescence, FL1）、564-606 nm 波長範圍的黃橘色螢光（yellow-orange fluorescence, FL2）與波長範圍小於 670 nm 波長範圍紅色螢光（red fluorescence, FL3）。FCM 主要原理是將樣品溶液裡的細胞一個個送往測量區，經由雷射照射在已結合上螢光染劑的細胞上，細胞會依照其本身之特性而發出前方散射光（forward scatter characteristics, FSC），側後方散射光（side scatter characteristics, SSC）與螢光（fluorescence, FL）。前方散射光的強度被認爲與細胞大小相關，而側後方散射光的強度與細胞內顆粒性質相關。此外，螢光染色結合 FCM 的技術，則可同時收集前方散射光強度、側後方散射光強度、綠色螢光強度、黃橘色螢光強度與紅色螢光強度等五個參數，藉以區分出樣品中具生物性的微生物與雜質，不同特性的微生物，以及不同的微生物生理狀態。與傳統的 EFM 相比，FCM 可以 15,000 cells/s 高速分析細胞，並可直接測定及計算單一細胞或生物顆粒上的化學及物理特性，從一個細胞中同時測得多個參數，具有速度快、精密度高、準確性好等優點，爲一個受歡迎的細胞定量分析技術。不過，利用 FCM 偵測時必須考慮樣品的濃度，因爲 FCM 儀器本身的限制，只適用於樣品濃度爲 105~107 cell/mL 之間，因此濃度過高的樣品必須加以稀釋，而濃度過低的樣品則需加以濃縮，對於環境中的生物氣膠評估，比較適合評估高濃度的環境。

4. 螢光原位雜交（Fluorescent in situ hybridization, FISH）

利用微生物 16S rRNA 的保守性，針對不同種類微生物設計專一性的螢光寡核甘酸探針，在適宜的雜交條件下，含有螢光標示的探針進入細胞內，與細胞內特定的 rRNA 片段雜交，之後以螢光顯微鏡或流式細胞儀偵測探針雜交後留在該細胞體內帶有的螢光，可清楚地觀察出該菌群的分布情形，再依螢光的多寡則可得該微生物族群數量的多寡。探針首先必須進入細胞內才能發生雜交；因此，探針能否順利穿透細胞膜爲主要雜交的重要條件。此外，微生物體內 16S rRNA 的含量會影響雜交的效果，生物體內需含有大量 16S rRNA，才有足夠的螢光讓儀器辨識，若 16S rRNA 含量不夠則無法觀察到雜交的螢光結果，而具有活性之微生物才含有大量的 16SrRNA，故 FISH 主要是用以分析具有良好活性的微生物。

目前 FISH 已廣泛用於偵測特定致病菌的活性，如 *Legionella pneumophila*、*Mycobacterium tuberculosis* 及 *Streptococcus pneumoniae*，另外，FISH 也用以分析各種環境中微生物的族群，如廢水以及牲畜場所，其結果皆顯示 FISH 比培養方法能快速且正確的測得生物氣膠總濃度與活性，且可測得其族群分布。FISH 分析方法有幾項優點：第一比較序列的差異性，可以鑑定出某些同源族群從亞種（subspecies）到界（kingdom）程度，其 rRNA 上特定的標的序列。其次，特定的標的序列可直接偵測不能培養的微生物而不需先前的培養。最後，雖然每種微生物的 rRNA 含量並不一定，但其皆與微生物的生長速度成正比，所以可以偵測活動力很強（active）的微生物。然而，因爲 FISH 的結果與微生物生長的階段有很大的相關性，而生長階段又與 rRNA 的含量成比例，因此靜止期的細胞，體內的 rRNA 含量可能不足以讓 FISH 偵測，所以在環境樣本的應用會有些限制，因此較常用於營養鹽較足夠的活性污泥樣本。

5. 即時定量聚合酶連鎖反應

分子偵測方法 PCR 已經廣泛的用於偵測各環境的特定微生物。傳統 PCR 其原理爲針對微生物特定的核酸序列設計特異性很好的引子（primer），進行 PCR 的反應，再由電泳結果判斷是否有 PCR 的產物。此法針對特定的菌種有很好專一性，不過，其只能定性的描述是否有特定微生物的存在，頂多做到半定量，無法對微生物濃度進行定量。由於傳統 PCR 技術不適合定量的分析樣本，目前使用 Taqman 探針的 real-time qPCR 成功的克服傳統 PCR 在定量上的限制，其原理為在原本 PCR 增幅反應中，除引子之外，再加入針對微生物特異區段核酸設計的探針，此探針標有螢光，利用螢光信號積累可即時監測在整個增幅程序中，每一個增幅循環期間每一個增幅步驟 PCR 產物的累積。由於 threshold cycle（Ct）與目標基因最初複製數（copy number）成反比，將已知核酸濃度的樣本經過一系列稀釋最後利用 Ct 測得特定核酸的檢量線，然後未知樣本的 Ct 再與檢量線比對即可得其濃度。

過去幾年許多研究團隊已經成功發展 real-time qPCR 技術偵測病人檢體中的各種致病菌：*L. pneumophila*、*M. tuberculosis* 及 *S. pneumoniae*，而這些技術也成功的被應用於監測水中特定的致病菌，以及評估慢性病照護中心空氣中 *M. tuberculosis* 的濃度。由於 real-time qPCR 技術具有高敏感度及專一性，即使樣本中微生物的濃度很低，其 real-time qPCR 還是能夠精確的測量。不過目前針對微生物的大多以 DNA 設計探針，所以 real-time qPCR 測量結果為微生物的「總濃度」，由於微生物的活性與致病性對於健康上的危害是有相關性的，因此，目前已經有許多研究正朝著可偵測微生物活性的方向前進。

表 13-7：各種生物氣膠分析技術之比較

分析技術	優點	缺點	應用
培養方法	分離出菌種，並做進一步的革蘭氏染色或菌種鑑定	容易低估濃度 耗時	得知可培養微生物之濃度
非培養方法			
免疫法（Immunoasay）	I. 有良好的敏感性（sensitivity）與特異性（specificity） II. 可定性與定量	I. 生物之特異性抗原難以界定及標準化 II. 不能同時測多種菌種	根據抗原抗體結合的原理來定量空氣中的致敏原，例如測塵蟎抗原 *Der p* 與 *Der f*‥等，不一定能對應到塵蟎本身
光學顯微鏡（Light microscopy）	I. 傳統設備，易取得 II. 便宜 III. 對於真菌，可以做良好鑑定	對於較小的細菌，甚至病毒，無法做良好觀察	以顯微鏡觀察定量空氣中的真菌
螢光染色法搭配螢光顯微鏡（EFM/FL）	可依據不同目的，例如想知道代謝旺盛的微生物數量，選取不同機制染劑達到目的	I. 有人為誤差 II. 費時費力	根據不同染色機制分辨微生物之總菌數及具活性之菌數

表 13-7：各種生物氣膠分析技術之比較（續）

分析技術	優點	缺點	應用
螢光染色法搭配流式細胞儀（ECM/FL）	I. 可以 15.000 cells/sec 高速分析細胞 II. 可同時測得微生物之細胞大小、內部顆粒性以及代表不同生物狀態之螢光	適用於樣品濃度 105-107 cell/mL 之間	可快速得知環境中總菌數與細胞膜破損的菌數
螢光原位雜交（FISH）	I. 具高特異性 II. 非常快速	效率與菌體是否容易讓探針穿透有關，若菌體細胞壁堅硬則效果不好	針對菌體特定 16s rRNA 的序列設計探針，進行偵測，可得特定菌種，測得具活性的微生物濃度
及時定量聚合酶連鎖反應（real-time qPCR）	I. 具高特異性及靈敏 II. 非常快速	受到採樣環境之干擾	針對菌體特定 DNA 的序列進行偵測，可得特定菌種

第四節　國內相關規範（Regulation of biohazards）

目前相關規範主要有職業安全衛生署、環境保護署與衛生福利部疾病管制署三大方向。

一、職業安全衛生署

在職業安全衛生體系中，生物性危害的相關規範屬於較為原則性部分，重要的條文如下：

依《職業安全衛生法》第 2 章安全衛生設施之第 6 條第 1 項規定，雇主對 14 種事項應有符合規定之必要安全衛生設備及措施，其中第 12 款是防止動物、植物或微生物等引起之危害。一般認為這就是生物性危害控制之主要法源。此外，《職業安全衛生設施規則》第 295-1 條，第 296 到 299 條也有規範到生物性危害。妊娠與分娩後女性及未滿十八歲勞工禁止從事危險性或有害性工作，也有針對生物性危害，如弓形蟲與德國麻疹等，規範於《職業安全衛生法》第 29 與 30 條。

二、環境保護署

在一般的室內工作場所如辦公室環境，主要是以行政院環境保護署《室內空氣品質管理法》規範，中華民國 101 年 11 月 23 日起施行的室內空氣品質標準，其中空氣中可培養的細菌濃度單次量測最高值不能超過 1500 CFU/m3，空氣中可培養的眞菌單次量測最高值不能超過 1000 CFU/m3，但有一但書是室內外比值需小於 1.3。

三、衛生福利部疾病管制署

在感染性生物材料與生物實驗室的部分，則由衛生福利部疾病管制署訂定了相關規範，依《傳染病防治法》第 34 條第 3 項規定訂定《感染性生物材料管理辦法》。感染性生物材料管理辦法中，明定生物安全與生物保全相關細節，此部分將在後面詳述。

第五節　潛在高風險的工作場所 [1][14]

儘管大多數致病微生物都有可能引起職業性感染，但對危險的瞭解和預防性治療措施（如使用疫苗）可大大降低其發生率。在對危險的認識較高和瞭解潛在風險的工作場所，遵守控制措施可以最大限度地減少接觸。然而，在一些工作場所，控制措施難以實施，或不容易得到，而且對工作相關感染的潛在危險認識不足，例如農業環境和加工設施。在這些環境中的工人可能會接觸到潛在的傳染性微生物，這些微生物在本質上與以下一些動物或植物有關。在這些環境中，控制和屏障實施變得具有挑戰性，因爲工作場所及微生物棲息地都是多樣的，因此很難找到簡單且重要的信息。美國公共衛生協會（American Public Health Association）出版的《傳染病控制手冊》（*Control of Communicable Diseases Manual, 20th Edition*），是瞭解疾病及病原體（包括發生時機、宿主、傳播方式、潛伏期和控制方法）訊息的最佳資源。

由於社會、科技和環境等因素，對新興傳染病產生了巨大的影響，因此預防新興傳染病成爲一個重要的問題。現今人口和生態條件有利於傳染病的傳播，包括：快速的人口增長、貧困地區和城市間移民、頻繁地跨國移動、傳播疾病的動物棲息地改變、宿主防禦能力受損；以及食物加工和分配方式的變化。隨著研究、臨床和公共衛生實驗室對21世紀的疾病問題作出反應，工作者將面臨越來越多對抗生素產生抗藥性的微生物（如金黃色葡萄球菌 *Staphylococcus aureus*、結核桿菌 *M. tuberculosis*、腸球菌 *Enterococcus* spp. 等），食品和水傳播的疾病（A型肝炎病毒 Hepatitis A virus、大腸桿菌0157:H7 *E. coli* 0157:H7、隱孢子蟲 *Cryprosporidium* spp. 等）以及病媒和人畜共通疾病，包括亞洲流感（禽流感）病毒，一種新的庫賈氏病 Creutzfeldt-Jakob 的新變種——牛海綿狀腦病（*bovine spongiform encephalopathy*, BSE）出血性發燒，以及新冠肺炎病毒，將繼續感染發展中國家和已發展國家。

一、微生物學、公共衛生、臨床和分子生物學實驗室

微生物學家早已意識到職業性感染的潛在威脅。然而，隨著越來越多的非微生物學家在分子生物學領域工作，發現新的潛在感染暴露存在。相關感染的回顧總結了迄今爲止的經驗，暴露往往與被操作的生物體的危險分類相關，在操作過程及人員的能力水平，都可能造成微生物的釋放。

實驗室是工作人員容易造成感染發生的工作場所，因爲與更多的危險物質一起工作，包括新興傳染病，且加上他們經常透過複雜的程序處理傳染性微生物（包括：受感染的實驗室動物及野生動物），因此控制措施實施較爲困難，也增加了工人接觸傳染源的可能性。更多關於動物的信息將在本節後面介紹。

比起一般群眾，公共衛生及臨床實驗工作者容易造成職業性感染，現今對於相關實驗室感染的案例已有許多報告。

二、醫療衛生機構

除了傳染病原體，醫療衛生機構（包括辦公室、血庫、以及門診）可能會使其工作人員暴露在多種危險中，包括細胞毒性藥物、麻醉氣體等危害，包括具毒性藥物、麻醉氣體、環氧乙烷、輻射、蒸氣、搬運重物造成的傷害以及電擊。醫院裡的感染可分爲社區性感染（病人或工作人員在社區中被感染）、職業性感染（工作人員因工作被感染），以及院內感染（病人在醫院被感染）。

由於醫院的性質，住院容易引起院內感染。爲了防止或減少院內感染的發生，在大多數情況下，醫院的流行病學家（通常是專門研究傳染病的醫生）和感染控制

人員（通常是護士或微生物學家）負責管理和控制感染活動，且醫院感染的普遍性，使人們需要感染控制程序（如：屏障）、嚴格的消毒和滅菌技術、徹底清潔和廢棄物處理程序，以及在某些情況下的特殊設計標準。工業衛生人員或環境健康和安全專業人員在醫院感染控制中的作用可能包括協助選擇和測試個人防護設備，在疫情爆發情況下進行環境測試，如腫瘤患者的院內真菌感染，以及工程控制的設計，如通風和控制系統。在本章的範圍內，實際涉及的許多主題並未提供詳細的材料，所以讀者可以參考位於衛生福利部疾病管制署網頁上之醫療機構感染管制措施指引下的詳細資料。

三、生物技術產業

隨著分子生物學領域的不斷進步，現在有可能在醫藥、工業、農業和環境管理方面開發出許多產品。從早期研發階段到藥品的最終銷售，需要大量的代謝物或生物體進行研發，且根據危險程度（包括致病性或生物活性），物質產量或濃度的增加需要足夠的屏障來保護工作人員、產品及社區。除一些例外的情況，生產操作中最常使用的微生物是那些需要最低限度隔離的微生物，如基因工程細菌（大腸桿菌 K12）、真菌、植物和動物細胞。生產操作通常涉及使用初級屏障，並對廢棄物和受污染的副產品進行有效的去活化。除了生物活性直接影響外，工作人員還可能對蛋白質（即從原料、發酵產物或酶中提取的生物製品）、其他化學物質、動物皮屑、氣溶膠、尿液或來自生物的其他物質產生過敏。

四、動物相關環境和獸醫工作環境

農業工人、獸醫、動物園和博物館的工作人員都面臨與動物相關的生物危害的職業暴露風險。其中一些工作人員可能會接觸野生動物（捕獲）或外來種動物。處理動物時要考慮的因素包括動物的習性（它的攻擊性和咬或抓的傾向）、動物的正常菌群和天然的體外和體內寄生蟲、其易感的人畜共通傳染病以及可能傳播的過敏原。

實驗室動物過敏（laboratory animal allergy, LAA）對於實驗室人員、獸醫和其他從事動物工作的人員來說是一個重要且常見的問題。LAA 的表現包括咳嗽、呼吸急促（氣喘）、流眼淚和發癢、皮膚發癢、打噴嚏和皮疹。與動物接觸後，症狀可能在一年內出現，也可能需要數年時間才會出現。通常，工人會對脫落的動物皮屑和毛髮中的蛋白質或動物尿液、血清、唾液或組織中的蛋白質做出反應。動物飼料和床墊中的霧化黴菌孢子和蛋白質也能為過敏原。據報導，歐洲和美國的實驗室工作人員和動物處理人員中 LAA 的患病率在 11% 到 44% 之間。可以使用特定設備來減少動物皮毛和皮屑的接觸，例如帶有內置真空附件的電動剃毛刀。

過去的 50 年中，影響人類和動物的疾病（人畜共通傳染病）一直是實驗室工作人員最常回報的職業病之一。其中大部分是由病毒和細菌（包括立克次體）病原體引起的。

感染通常是以下暴露類型之一的結果：

1. 動物咬傷或抓傷。
2. 被污染的針頭、手術刀或其他無生命物體。
3. 動物呼吸或排泄產生的傳染性氣膠，或被褥等傳染性材料產生的氣膠。
4. 在組織學操作或培養細胞操作過程中與感染的組織和細胞接觸。

獸醫之間的人畜共通感染很常見，一些文獻列出了實驗動物的人畜共通病和引起人類疾病的人畜共通病原體，在某些類型的工作場所可能會出現與動物相關的感染。在人員中經常觀察到的感染涉及具有低感染劑量（ID）的微生物，其中接觸是由氣膠感染材料引起的。

已有許多報告是關於引起 Q 熱（query fever）的立克次體病原體 *C. burnetii* 的報導。25% 到 50% 的人口在僅吸入 10 個 *C. burnetii* 菌後會被感染。由於涉及自然感染的無症狀綿羊的研究，許多醫院和實驗室人員都接觸 *C. burnetii*。除了具有極強的傳染性外，該生物體還具有很強的抗乾燥能力，並且可以長時間保持活性。漢他病毒是韓國出血熱的病原體，可在野生囓齒動物中產生無症狀感染。在過去的 20 年中，科學文獻報導了至少 169 起與工作相關的漢他病毒感染，這些感染顯然是由長期感染的實驗動物產生的氣膠引起的。美國各地和國外的病例仍在繼續報告。

多年來，在處理非人靈長類動物時感染的職業性感染一直是人們關注的問題。歐洲的馬堡病毒（一種人類絲狀病毒）感染以及非洲的伊波拉病毒和馬堡病毒導致了嚴重的健康後果，包括出血性疾病和死亡。在美國靈長類動物設施的幾名動物處理人員中記錄了與伊波拉病毒相關的絲狀病毒血清轉化，沒有發現臨床疾病的證據，但這些事件需要對非人類靈長類動物群落進行仔細審查。已至少 50 例皰疹病毒（cercopithecine herpesvirus 或 B 病毒）感染病例，大多數具有致命或嚴重後果，且接觸都與涉及獮猴的活動有關。猿免疫缺陷病毒（SIV）和 HIV 之間的顯著相似之處指出預防實驗室工作人員和動物處理人員感染猿免疫缺陷病毒的重要性。當然，並非所有與人畜共通傳染病相關的病原體都具有與上述某些病原體相同的職業暴露潛力。然而，在開始對潛在傳染性或實驗性感染動物進行工作之前，評估風險並確定控制危害所需的控制措施至關重要。

五、農業

農業工作人員容易通過吸入、攝入、直接皮膚和黏膜接觸或因外傷而接觸傳染性微生物及其孢子和毒素，而宿主易感性、藥劑的毒性、劑量和接觸途徑等因素都會影響疾病發展的可能性。

與眞菌疾病，如球黴菌症（*coccidioidomycosis*）、組織胞漿菌病（*histoplasmosis*）和芽生菌病（*blastomycosis*）相關的生物製劑存在於植物、動物和土壤中。這些病原體造成地方流行病，作爲職業危害，主要影響農民、園藝工人、食品和穀物加工者，農民和勞動者也容易感染寄生蟲病，如棘球蚴病（*echinococcosis*）和弓形蟲感染症（*toxoplasmosis*）。處理動物產品的加工者可能會因處理受污染的皮革而感染皮膚病，如炭疽（*anthrax*），因剝皮和包紮受感染的動物而感染兔熱病（*tularemia*），以及因接觸受污染的魚類、貝類、肉類或家禽而皮膚感染丹毒（*erysipelas*）。受感染的火雞、鵝、鴿子和鴨子等鳥類糞便氣膠化，使家禽加工和農民容易暴露於鸚鵡熱衣原體引起的細菌感染，導致鸚鵡熱，或是暴露於禽流感病毒，導致感染禽流感。在全世界已知的 150 種人畜共通疾病中，至少有 24 種被認爲是對農業工人的危害，這些疾病可以直接從動物身上感染，但更多的是在工作環境中感染。

六、其他工作場所

大多數工作環境都存在接觸職業性生物危害的可能性。以下列表雖然不完整，但列舉了許多可能存在接觸生物危害物質的不同工作場所，以及工人可能接觸的疾病或病原體。

1. 維護供水系統的工人：退伍軍人菌和耐格里原蟲（*Naegleria*）。
2. 在寵物店、鳥舍、有鳥類展覽的動物園，或棲息或築巢地點附近的建築和公共工程工作中與鳥類（如鸚鵡、長尾小鸚鵡和鴿子）相關的工人：鸚鵡熱衣原體

（*Chlamydia psittaci*）、莢膜組織胞漿菌（*Histoplasma capsulatum*）。

3. 木材加工設施的工人：木屑、內毒素、木材上生長的致敏眞菌和引起深部眞菌病的眞菌。
4. 礦工：人畜共通細菌、分枝桿菌、皮膚眞菌、引起深部眞菌病的眞菌、產生黴菌毒素的眞菌。（礦工可能因接觸煤塵而免疫功能低下，從而導致塵肺病。）
5. 污水和堆肥工人：腸道細菌和其他傳染性細菌、內毒素、A 型肝炎病毒、梨形鞭毛蟲（*Giardia duodenalis*）等寄生原生動物、致敏眞菌。
6. 書籍、建築物和繪畫等物品的翻修者；圖書館員：內毒素、致敏微生物和生長在表面上的致毒眞菌。
7. 加工植物纖維（如棉花、亞麻、大麻）的紡織製造工人：有機粉塵、內毒素。
8. 漁業工人：人畜共通細菌〔如問號鉤端螺旋體（*Leptospira interrogans*）、丹毒絲菌（*Erysipelothrix*）和海洋分枝桿菌（*Mycobacterium marinum*）〕和寄生吸蟲（如血吸蟲屬）。
9. 林業工人：人畜共通疾病或病原體〔如狂犬病病毒、俄羅斯春夏病毒（Russian spring summer fever virus）、洛磯山斑疹熱（Rocky Mountain spotted fever）、萊姆病和兔熱病〕、硬蜱傳播的病毒和細菌，以及引起深層黴菌病（deep mycoses）的眞菌。
10. 處理動物毛髮和粗糙皮革的工人：人畜共通傳染病（如 Q 熱、炭疽和兔熱病）和皮膚眞菌。
11. 處理植物源產品的工人：內毒素、致敏性放線菌（allergenic actinomycetes）、致敏性或產生黴菌毒素的儲存眞菌（allergenic or mycotoxin producing storage fungi）、植物源過敏性或毒性物質（allergenic or toxic substances of plant origin）以及致敏性儲存蟎（allergenic storage mites）。
12. 幼兒工作者：細菌性腸道疾病（彎曲桿菌、志賀氏菌病）、病毒（A 型肝炎、水痘、麻疹）、皮膚癬菌病和原生動物疾病（隱孢子蟲病和賈第鞭毛蟲病）。
13. 公共安全工作者：血源性病原體（B 型和 C 型肝炎病毒）、病毒性呼吸道疾病，包括流感。

第六節 生物性危害控制（Control of biohazards）

一、源頭管理

不論是什麼污染源，源頭管制是最有效益的方式，透過去除污染源或從污染源作控制，甚至減少因動作所揚起之致病菌，以避免疾病的發生。舉例來說，我們過去在健康照護機構空氣中肺結核桿菌的濃度的研究發現，兩位病人痰液中的檢查結果相似，但空氣中的濃度可以差到 100 倍，歸咎原因，一位病人在病房不斷說話與咳嗽，另一位則是安靜的看電視，所以源頭，在傳染病常常是人，病人的行爲直接影響了致病菌在空氣中的濃度 [11,12] 。因此透過源頭管理進行控制有很大的成效。加拿大職業安全衛生中心（Canadian Centre for Occupational Health and Safety, CCOHS）提供在工作場所控制 COVID-19 的優先順位也是以消除（elimination）爲優先，接著爲替代（substitution）、工程控制（engineering controls）、行政管理（administrative controls），最後才是個人保護設備（personal protective equipment, PPE）與非醫療口罩（non-medical mask, NMM）。在源頭管理的部分，可能的源頭有人、動物與環境。

（一）以人為源頭時 [15,16]

對於許多人傳人的疾病，其源頭管理的對象就是人。本次 COVID-19 疫情，大家都戴口罩，對於健康的人，當然是希望戴口罩能擋住病毒，讓健康的人吸到含病毒量比較少的空氣，但由於傳染病常有潛伏期，甚至無症狀感染，所以當大家都戴口罩時，其實對在潛伏期的感染者，或無症狀的感染者而言，相當於從源頭就用口罩擋住病毒散佈到空氣中，所以有宣導並高比例民眾戴口罩的國家，其確診人數上升的都比較緩慢，且人數也比較少。

（二）以動物為源頭時

有一些人畜共通的傳染病，可以由動物傳給人，此時動物便是傳染的源頭，要小心跟動物的接觸，在野外有機會接觸野生動物時，勿隨意靠近死亡之動物屍體或糞便，有可能導致人體致病，例如禽流感，有許多報告指出，因爲在野外接觸死亡後鳥的屍體而感染禽流感。另一個例子是新型隱球菌，過去有職業病鑑定案例，工人在工作時發現因用腳將地板上糞便刮開，也很可能導致糞便裡的新型隱球菌大量揚起，造成空氣瞬間濃度飆高，而造成感染。

動物爲源頭的情形，還需要注意的是寵物，包括寵物身上的寄生蟲感染，或跳蚤傳播的一些爲人畜共通傳染病，例如貓會傳播弓形蟲，若是孕婦被感染，可能造成流產、死胎或嬰兒有一些先天性疾病，此外，寵物還有過敏的議題，若是經檢測後對貓狗過敏，可能不適合養寵物，且如果身邊朋友家裡養寵物，也可能因爲其身上所沾附貓狗的過敏原，誘發過敏症狀，過去研究指出，貓的過敏原致敏性較狗的過敏原高。在節肢動物部分，例如：塵蟎、蟑螂等碎片所產生的過敏原，是造成大眾過敏很重要的過敏原。

（三）以植物為源頭時

在過敏部分，植物也會導致花粉熱，過去在醫院中的血液檢測過敏原報告中，病人對花粉過敏比例低，但後來研究發現，是因爲檢測所使用試劑，並非臺灣常見的植物品種，因此如果每到春季便有嚴重過敏症狀，則雖然檢測並非對花粉過敏，也建議在春季出門戴口罩，因爲有可能是檢測試劑並未包含常暴露到的植物，若一年四季都過敏，須考量及愼選室內植物，是否可能會導致過敏。

（四）以黴菌為源頭時

吸入空氣中的黴菌也可能導致過敏性肺炎與過敏性鼻炎等疾病，所以發霉物品及食品應儘快處理，因爲孢子較輕，容易揚起懸浮在空氣中。很多壁癌即是黴菌生長，刮除壁癌的動作會造成黴菌大量懸浮在空氣中，但若沒有配戴口罩、開窗戶、加強機械通風，則反而會吸入大量的孢子，誘發過敏。目前已有防霉建材可以選擇。高濕度會導致黴菌快速生長，過去曾有案例，牆壁上一片黑，但僅就外面刮除，並塗上新的油漆，過一段時間，相同的事情一再發生，因此爲了避免此現象，應從源頭管理，去探討是否爲牆壁內管線破裂，導致漏水與黴菌滋生。

（五）減少氣膠產生

減少氣膠的產生也是很重要的一個源頭管理措施。一研究發現幼童跳床，$PM_{2.5}$ 濃度飆升，空氣中眞、細菌揚起，應盡量減少此類會造成生物氣膠揚起的動作。另一個案例分享，則是在進行青黴菌實驗時，看到青煙飄起，此青煙其實就是青黴菌孢子，故此類實驗應在生物安全櫃操作，及操作過程應配戴口罩，做好防護措施。

二、環境管理 [17,18]

在環境管理部分，則應注意控制環境濕度避免發霉、空氣品質管理、注意飲水與食品安全衛生與維持環境清潔與衛生並定期消毒等。

（一）控制環境濕度避免發霉

因爲環境中微生物，尤其是黴菌的生長，受環境中相對濕度影響很大，故可藉由控制環境濕度來避免發霉。

案例分享

1. 某大學爲了配合政府節能減碳政策，在下班時間關空調，關了空調之後，相對濕度便與室外大環境達成平衡，一般來說都偏高，可以達百分之七八十，導致黴菌快速大量生長，造成生物實驗室發霉。
2. 中部某醫院即使清潔頻率高，但因爲無空調設備，採自然通風，所以空氣中眞細菌均超標。

（二）空氣品質管理 [1]

以通風而言，無論是自然換氣或機械通風之整體換氣，都有助於降低生物氣膠濃度。其控制條件，包括換氣率（air change rate）、氣流型態及流向、溫濕度等。在機械通風的整體換氣部分，氣流型態與流向十分的重要，例如負壓隔離病房及生物安全等級三級實驗室，氣流是由外面乾淨空氣流進實驗室或負壓隔離病房，然後再將髒空氣抽走。在過去部分負壓實驗室，因爲設計不良，空氣的進與出均設計在天花板上，故雖然換氣次數高，但卻未換到病人呼吸區的空氣，後來 SARS 疫情結束後，許多新的負壓隔離病房採用新的設計，乾淨空氣天花板送進病房，將病人呼出病毒或致病菌之髒空氣由病人側邊抽出，以達到確實帶走病人呼出空氣的目的。空調系統定期需清潔維護，過去有案例指出，一棟大樓自完工後都未將空調系統進行清潔也無定期維護，這可能導致空氣品質受到影響，眞菌及細菌也會超標。空調系統應根據人口密度去調整換氣率，及供應適當的溫度。

在局部排氣部分，常見的例子如一般居家常見之抽油煙機或是生物安全等級實驗室之生物安全櫃（biological safety cabinet, BSC），作業場所如有大量生物氣膠逸散之虞，即應考慮使用局部排裝置來取代整體換氣，且應優先考慮採用包圍式，甚至是密閉式更佳。BSC 是進行生物性相關試驗的基礎工具，也是最爲廣泛使用的安全設備主要屛障（primary barrier），與實驗室安全息息相關。

（三）注意飲水與食品安全衛生

在飲食前，需洗手，清洗餐具，並熟食，避免病毒或致病菌由口進入體內，醫院內感染研究指出，光是洗手方式正確，便可減少 50% 以上之院內感染，顯見正確洗手之重要。

（四）維持環境清潔與衛生並定期消毒

不同的微生物可以在不同的表面存活不同長短的時間，像這次 COVID-19 疫情，其 SARS-COV-2 病毒便被證實在塑膠製品與不鏽鋼上三日後仍可檢出病毒，故一般物體的表面清潔是很重要的 [19]。消毒與滅菌的方式眾多，依據不同的目的，可以選取不同之方法，目前已有許多相關書籍，本章僅就最爲常見的方法，簡單說明。

1. 酒精消毒法

酒精濃度越高，不代表消毒能力越好，且酒精並非萬能的。酒精之消毒原理爲 75% 酒精可使病原體蛋白質凝固，達到殺菌效果，而 95% 酒精會使菌體外層產生一層保護莢膜，而影響消毒效果。在使用酒精消毒時，需注意酒精雖可有效消滅細菌營養體、眞菌和含脂病毒，但對內孢子無效，對無外套膜病毒（如：腸病毒）效果不穩。長期和重複使用後也可能對橡膠或部分塑膠造成退色、膨脹、硬化和破裂。簡易配製方法爲 3 份 95% 酒精加 1 份水，稀釋後濃度爲 71.25%。

2. 氯液消毒法

氯液消毒法之消毒原理爲使菌體產生氧化作用，但須注意若是含 5% 次氯酸鈉，建議以 1：100 稀釋。也就是 1 份漂白水加 99 份的冷水作爲表面消毒，同時，漂白水會刺激黏膜、皮膚和呼吸道，且會在光或熱下分解，並容易與其他化學物質（如：鹽酸）起反應，產生有毒氣體。

3. 煮沸法

對於感染性的生物性危害有很好的效果，因爲大部分微生物煮沸後即喪失活性，即使進入人體，也無法造成感染。過去美國曾因水中含有致病生物，如梨形鞭毛蟲與隱孢子蟲，且未經煮沸就將其飲用，導致水媒病爆發引起腹瀉等症狀，食品與水之可能存在的致病生物，煮沸後可使其喪失活性。在過敏性的危害如塵蟎部分，一旦溫度超過 60°C 塵蟎即無法存活，即可有效抑制塵蟎生長，故床單經由熱水浸泡過或透過太陽（紫外線）曝曬可有效抑制塵蟎生長，但須注意，高溫對於部分比較強悍的孢子，其危害無法透過煮沸後消除。

三、個人防護具（Personal protective equipment, PPE）[20]

個人防護裝備（PPE）是指設備和服裝之設計，在人體使用時可以減少暴露（exposure）於各種危害的風險。PPE 用以保護人員，並降低將病原體、毒素傳播給大眾和動物種群風險的最後一道防線。PPE 提供個人與正在操作或保存的感染性物質間之屏障，有助於防止受污染人員（或其衣服）釋出（release）病原體和毒素。PPE 應是最後考慮的控制形式，因其提供額外的屏障，以防止在行政或工程控制失效的情況下，接觸到危害物質。在我國，職業安全衛生受勞動部職業安全署之監管，與 PPE 相關的要求，已納入職業安全衛生的相關法規。一般而言，設置單位負責人（雇主）有責任提供適當的 PPE，並妥善維護和使用，以及確保人員接受有關使用 PPE 的教育訓練。PPE 可包括呼吸防護具、手部防護、足部防護、頭部和眼睛防護以及全身防護。有關生物性危害 PPE 更詳細建議，可以參照疾管署《實驗室生物安全指引》中「第七章個人防護裝備」。

疫情爆發及身處疫區應穿著防護衣及配戴防護眼鏡及呼吸防護具，配戴時機及防護具所擺放之位置，更爲重要，適當的呼吸防護具，可以有效阻隔疾病的產生，因此呼吸防護具的選取，及呼吸防護具的密合度及舒適度，就更爲重要；且由於疫情當下，醫護人員長期配戴高密合度的口罩，可能導致缺氧，因此需適當的休息；呼吸防護具應注意更換時間，應避免長期使用同一呼吸防護具。最近的研究指出，使用口罩（face mask）、頸套式口罩（neck gaiter）和面罩（face shield）的功效以減少模擬咳嗽氣膠的排出。作者使用咳嗽氣膠模擬器，將 0 至 7 μm 的小氣膠顆粒推進到不同的面部覆蓋物中，試驗結果顯示：N95 呼吸防護具阻擋了 99% 的咳嗽氣膠、程序（醫療）口罩（medical procedure mask）阻擋了 59%、三層布面罩（cloth face mask）阻擋了 51%、單層聚酯頸套式口罩（single-layer gaiter）阻擋了 47%、折疊成雙層（double-layer gaiter）時阻擋了 60%、面罩（face shield）阻擋了 2%、且口罩和頸套比面罩更可作爲咳嗽氣膠的源頭控制裝置。

四、空氣清淨技術（Air cleaning techniques）

控制技術於過去十幾年前已經有許多國際研究致力探討與評估層面，在科技日新月異的時代，發展出許多新的控制技術，而在這個章節所介紹的爲發展較成熟的控制技術與其運用的層面，整理於表 13-8。除此之外，下方所提到的控制技術沒有特定只能使用於裝置於空調系統或空氣清淨機，事實上這些技術都可以運用於不同的裝置中，舉例來說：可於空調系統中加裝過濾的設備，但是在裝有過濾裝置的空調設備會有壓降較大的問題發生，需要更多的能量來抽風而導致較耗電。因此於通風量大的空調系統比較不會運用這個技術，雖然所需的較多的能源，但都是可以使用的。

（一）過濾

在 2003 年臺灣嚴重急性呼吸道症候群（SARS）爆發時，曾經有病毒學家探討過配戴口罩是否無法有效阻擋病毒進入，只因爲病毒的粒徑小於口罩的過濾孔洞，但是口罩的機制不僅僅只有攔截的作用。從圖 13-6 可以看出來在小粒徑的顆粒（如：病毒）有很好的收集效率，因爲小顆粒主要藉由布朗運動，粒徑越小則布朗運動的效果越好，越容易被阻擋下來；而粒徑大的顆粒也有很好的收集效果，因爲大顆粒主要藉由慣性衝擊、攔截或重力沉降的機制。然而在特定粒徑下，收集效率會比較差。舉例來說：N95 口罩爲 100 個顆粒通過時至少有 95 個顆粒可以被阻擋，是在實驗室中測試，在收集效率最差的粒徑下還可以把 95 個顆粒阻擋下來，亦及 95% 的去除效率，因此，口罩對於防範病毒進入呼吸道仍是有效的個人保護措施。

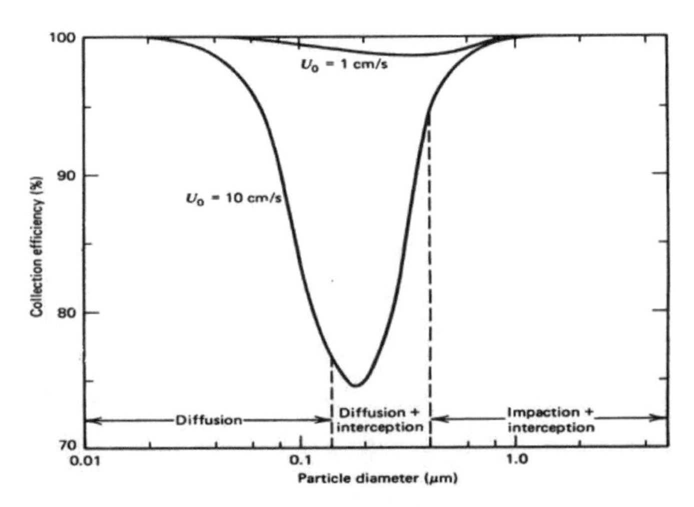

圖 13-6：粒徑顆粒收集效率

資料來源：https://myweb.ntut.edu.tw/~f10870/new/1.htm

（二）紫外線殺菌劑和二氧化鈦光觸媒 [21]

1. 紫外線照射

紫外線的波長落在 10 nm 至 400 nm 之間，波長由長到短分別爲 UVA、UVB、UVC，波長越短穿透力越差，且絕大部分的紫外線會被臭氧層阻絕，到達地表的紫外線種類幾乎不包含波長短、能量高的 UVC 。而 254 nm 正是落在 UVC 的範圍，戶外的陽光中不會出現，它是一種專爲殺菌而人工製造出的紫外線，因此陽光的消毒能力與其相比弱很多。

紫外燈燈管的強度是分布在一個範圍內，並非全部都是一個波長，因此紫外燈燈管會因爲製造技術及波長分布情形有不同的殺菌效果。紫外線消毒原理爲利用波長 254 nm 的紫外線其波長短、能量強的特性，但紫外線殺菌的原理並不是直接殺死細胞，而是打斷細胞 DNA 的雙股鍵結，使 DNA 內部發生變化，造成細胞喪失繁殖的能力。但須注意紫外線的穿透度極低，約一張紙的厚度就能阻擋，無法消毒到物品的背面或內側，因此不適合使用於待消毒物體雜質含量較多的情形，適合用在末端，如飲水機的出水處，此外，紫外燈對人體細胞有破壞作用，尤其對皮膚與眼睛是最敏感的。

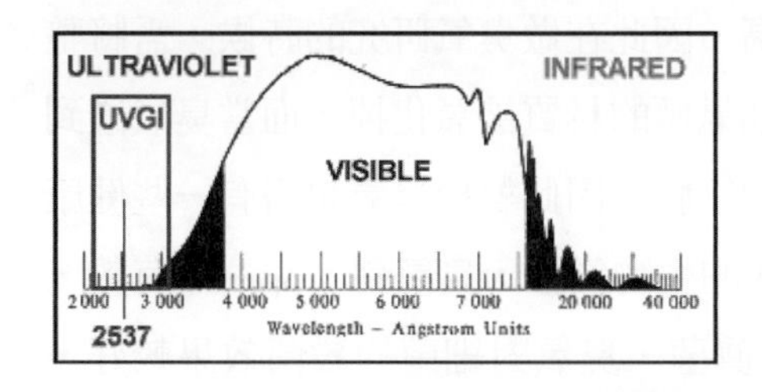

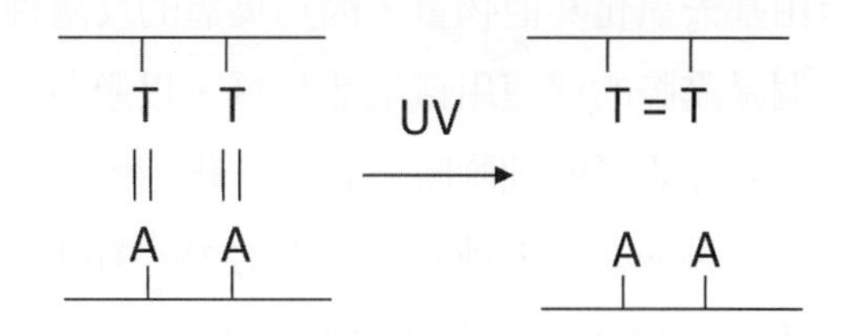

圖 13-7：紫外燈殺菌波長與打斷 DNA 的機制

資料來源：林家妤，2002 [21]。

2. 光觸媒（Photo-Catalytic Oxidation, PCO）

光觸媒是一種利用光能進行催化反應的觸媒，反應過程中不會被消耗，且種類很多。利用塗抹或噴灑的方式，使光觸媒附著在物體表面，再透過光能與附在物體表面的外來物質產生氧化或還原作用，以達到除污、殺菌、抑菌或使物體表面清潔的目的。二氧化鈦（TiO2）光觸媒，是一種半導體光觸媒，爲目前最常見的光觸媒。半導體之臨界波長與其能帶間隙有關，依據其 $\lambda=1240/E_{bg}$ 計算之。其能帶間隙（E_{bg}）爲 3.2eV，可知其臨界波長爲 380 nm，故紫外光可激發二氧化鈦，此波長區段存在於陽光中，並不是 254 nm 的殺菌光。殺菌原理是將空氣中的水氣及養分變成帶電且強氧化還原力的自由基，或是讓氧氣變成帶負電的氧：$OH^- + h^+ \rightarrow \cdot OH$　$O_2 + e^- \rightarrow e^{2-}$ 兩種產物都非常不穩定，易與微生物結合使微生物去除活性，過度產生這些產物也會對人體細胞也會有危害。在使用二氧化鈦時，須注意需使用紫外光（$\lambda=365$ nm），才能激發二氧化鈦產生並產生具強氧化還原力的自由基，同時，微生物需接觸到光觸媒表面才能起反應，殺菌時間要 30 分鐘以上，所以並不適合用在空氣清淨機的濾網，因爲微生物停留的時間太短了，此外，紫外線不能直接照射到人體的肌膚，眼睛不可直視。二氧化鈦光觸媒殺菌的效率不顯著，開燈前後差異不大，反觀雙層濾網的存活率是非常低的，也就是說主要有功效的並不是光觸媒。在空氣清淨機中，風速太高導致微生物停留時間太短，可能因此降低了移除效率。過濾的空氣在空氣清淨機裡面停留時間很短，可能是因此而降低了光觸媒對菌的殺菌效率。

（三）臭氧 [22]

一開始是做水中臭氧的評估，像是做自來水廠的處裡，後來才慢慢做到空氣中臭氧的評估。臭氧在水裡可以殺菌和分解揮發性有機物，其殺菌機制是放出氫氧自由基去氧化其他物質，因為臭氧的反應性很高，因此在做臭氧研究的時候，需將整個暴露腔的壁使用鐵氟龍材質，以避免化學抽氣櫃的材質被氧化掉。而當臭氧碰到人體呼吸道的細胞時，也會氧化人體呼吸道的細胞，因此對於臭氧也需有一些健康的考量。在王玉純的研究中 [22]，對細胞型態的生物氣膠，臭氧到 1 ppm 才有效，而孢子型態的生物氣膠則到 8 ppm 。相較於眞菌，臭氧對細菌的殺菌效果較好，此外，對於高相對溼度的效果也較好，因為濕氣附著在菌的表面，而臭氧又融在濕氣裡面。但目前法規對於臭氧在大氣中的標準是 0.06 ppm，研究有效濃度評估為 1 ppm、10 ppm，其遠高於對健康危害的標準，所以在實際應用上需要非常的小心，須使用碘化鉀（KI）將多餘臭氧反應掉，然後空氣才能排出到環境中。

（四）靜電集塵器 [23]

主要原理是使空氣中的微生物帶電荷，再以電極板（corona discharge）收集空氣中微生物的控制設備，但是這樣的放電方法過程中可能同時會產生臭氧或一氧化氮，對於環境或微生物會造成一定的影響，除此之外也會造成人體健康上的危害。靜電集塵器收集效果大約為 50%~60%，細菌去除效率低於眞菌氣膠，在高相對濕度較好，因為電流比較高，但使用靜電集塵需考慮臭氧的產生與其危害。

表 13-8：空氣清淨技術

控制技術／原理	特性	注意事項
過濾／主要有五種機制：布朗運動、攔截、慣性撞擊、重力沉降與靜電吸引。	• 高效能過濾濾紙與 N95 呼吸防護具過濾效果大於 95% 。 • 靜電濾紙過濾效果較一般濾紙好。 • 活性碳濾網效果較差。 • 風速、生物氣膠種類與相對溼度會影響過濾效率。 • 減少模擬咳嗽氣膠的排出結果顯示：N95 呼吸防護具阻擋了 99% 的咳嗽氣膠、程序（醫療）口罩（medical procedure mask）阻擋了 59%、三層布面罩（cloth face mask）阻擋了 51%、單層聚酯頸套式口罩（single-layer gaiter）阻擋了 47%，折疊成雙層（double-layer gaiter）時阻擋了 60%、面罩（face shield）阻擋了 2%、且口罩和頸套比面罩更可作為咳嗽氣膠的源頭控制裝置。	• 微生物可能在濾紙上存活或生長（黴菌的機率高於細菌）。 • 需注意更換。 • 依不同風險場所選擇不同的呼吸防護具。 • 密合度與缺氧。

表 13-8：空氣清淨技術（續）

控制技術／原理	特性	注意事項
紫外燈／波長 254 nm 的紫外線波長短、能量強，殺菌的原理是打斷細胞 DNA 的雙股鍵結，使 DNA 內部發生變化，造成細胞喪失繁殖的能力。	• 殺菌時間短，效果佳。 • 殺菌效果高到低分別為細胞型態細菌與病毒、內孢子型態細菌、細胞型態真菌、孢子型態真菌。 • 高相對溼度時殺菌效果比較不好。	• 對人體細胞有破壞作用，尤其對皮膚與眼睛是最敏感的。 • 須注意紫外燈強度、距離與方向。
二氧化鈦光觸媒／需使用紫外光（λ=365 nm），才能激發二氧化鈦產生並產生具強氧化還原力的自由基。在受光激發後，於觸媒（二氧化鈦）表面產生活性位置以進行光催化反應。	• 微生物需接觸到光觸媒表面才能起反應，殺菌時間要 30 分鐘以上。	• 紫外線不能直接照射到人體的肌膚，眼睛不可直視 。
臭氧／反應性很高，放出氫氧自由基去氧化其他物質。	• 細胞型態的生物氣膠，有效濃度達 1 ppm 。 • 做到孢子型態的生物氣膠，有效濃度達 8 ppm 。	• 對人體呼吸道細胞有害。 • 濃度隨距離下降的很快。
靜電集塵／使空氣中的微生物帶電荷，再以電極板（corona discharge）收集空氣中微生物的控制設備。	• 效率不高，約為 60% 以下。 • 越小微粒收集效率越差。 • 高相對溼度效果較好，因為有較高的電流。	• 可能會產生臭氧。

第七節　實驗室生物安全與生物保全

在高風險的生物實驗室，目前疾管署參照世界衛生組織、美國、加拿大等國家的指引，完成《實驗室生物安全指引》，在疾管署網頁上的「實驗室生物安全」部分，列有相關的法規與指引。

一、生物安全與生物保全 [24,25]

依據世界衛生組織與感染性生物材料管理辦法，感染性生物材料的定義如表 13-9，且生物安全與生物保全的定義如下

（一）生物安全（Biosafety）

指實驗室為預防意外暴露或釋出生物病原，而實施之防護原則、技術及規範，此實驗室並非只指學校，包含產業界的實驗室。早期擔心的是實驗室的安全，因此建立生物安全的建議，須標示實驗室層級且操作的致病菌，但後來發現生物戰劑的擔心，漸漸發展出生物保全的概念，以防有心人士從實驗室取得致病菌。

（二）生物保全（Biosecurity）

指實驗室或保存場所為防止未經授權而取得、遺失、遭竊、濫用、移轉或蓄意釋出，所實施感染性生物材料之保護及管理。現在在生物實驗室都需要定期檢查致病菌的數量，並且不得標示實驗室操作的致病菌菌種，只能標示實驗室的層級。

表 13-9：感染性生物材料分類

感染性生物材料分類	
第一類	具感染性之**病原體**：指造成人類感染或疾病之病原微生物（例如：細菌、病毒、真菌及寄生蟲等）及其培養物（液）。
第二類	病原體之**衍生物**：指經純化或分離出病原體組成成分（例如：核酸、質體、蛋白質等）或其分泌產物（例如：生物毒素等）。
第三類	經**確認**含有病原體或其衍生物之物質：指經檢驗確認為陽性之傳染病病人**檢體**（例如：血液、痰液或尿液等）。

資料來源：衛生福利部感染性生物材料管理作業要點第 2 條。

二、微生物危險群（Risk group, RG）分類

依據對人類或動物個體的風險，以及對社區健康的風險，國際上一般將人類和人畜共通病原體分為四級，《感染性生物材料管理辦法》第 3 條也將其定義如表 13-10。加拿大公共衛生部將風險評鑑有關人類病原體特徵說明的充分資訊，發展為技術文件，稱為病原體安全資料表（PSDS）。實務上，想要知道操作的菌屬於哪一個等級，可以參考其網頁（資料網址：https://www.canada.ca/en/public-health/services/laboratory-biosafety-biosecurity/pathogen-safety-data-sheets-risk-assessment.html）；國內實驗室生物安全風險管理相關資訊，亦可在疾管署全球資訊網（https://www.cdc.gov.tw/）之生物安全專區取得。

表 13-10：微生物危險群分類

RG（Risk group）	病原體，依其致病危害風險高低，區分為四級危險群微生物
第一級	指大腸桿菌 K12 型、腺相關病毒及其他**未影響人類健康之微生物**。
第二級	指金黃色葡萄球菌、B 型肝炎病毒、惡性瘧原蟲及其他**影響人類健康輕微，且通常有預防及治療方法之微生物**。
第三級	指結核分枝桿菌、人類免疫缺乏病毒第一型及第二型及其他**影響人類健康嚴重或可能致死，卻可能有預防及治療方法之微生物**。
第四級	指伊波拉病毒、天花病毒及其他**影響人類健康嚴重或可能致死，且通常無預防及治療方法之微生物**。

資料來源：感染性生物材料管理辦法第 3 條。

三、實驗室生物安全等級（Biosafety level, BSL）

依據微生物危險群分類，希望操作不同風險之微生物，能在不同保護等級的實驗室，故將實驗室依其操作規範、人員防護裝備、安全設備及設施等，區分爲生物安全第一等級至生物安全第四等級實驗室，要求操作不同微生物群的實驗室，需在相對應的生物安全實驗室內，生物安全等級四級實驗室劃分依據如表 13-11。

表 13-11：實驗室生物安全等級

實驗室生物安全等級	衛生福利部感染性生物材料管理作業要點第 7 條	國際上劃分之概念
生物安全第一等級（BSL-1）實驗室	主要使用於操作已知不會造成人類疾病之感染性生物材料。	主要使用於不會造成人類疾病之感染性生物材料。
生物安全第二等級（BSL-2）實驗室	主要使用於操作造成人類疾病之感染性生物材料。	主要使用於操作經由皮膚傷口、食入、黏膜暴露，造成人類疾病之感染性生物材料。
生物安全第三等級（BSL-3）實驗室	主要使用於操作造成人類嚴重或潛在致命疾病之感染性生物材料。	主要使用於操作可能經由吸入途徑暴露，造成人類嚴重或潛在致命疾病之感染性生物材料。
生物安全第四等級（BSL-4）實驗室	主要使用於操作造成人類嚴重致命疾病且無疫苗或治療方法之感染性生物材料。	主要使用於操作可能產生高感染性氣膠，造成人類嚴重致命疾病且無疫苗或治療方法之感染性生物材料。

不同等級之實驗室之詳細要求與規定，疾管署已彙整國際上相關之規範，出版《生物安全第一等級至第三等級實驗室安全規範》，且疾管署網頁上目前也有「BSL-2 查檢表」、「BSL-3 查檢表」、「BSL-4 查檢表」可供參考，目前四級與三級實驗室爲中央查核列管，二級實驗室爲地方政府查核列管，實驗室查核內容原則上分 7 大類，包含生物安全管理組織、實驗室（保存場所）管理與維護、實驗室消毒滅菌措施與感染性廢棄物處理、感染性生物材料管理、持續性教育訓練與資源應用、實驗室人員安全防護與健康措施，以及緊急應變與意外事件等，最新資訊請參疾管署全球資訊網（https://www.cdc.gov.tw/）之生物安全專區。

結　語

本章一開始簡介生物性危害，包括生物性危害的定義、生物性危害造成的健康效應大方向的分類，以及生物性危害進入人體的途徑。接下來，針對重要的生物種類，簡單介紹其特性與可能產生的危害，提供生物性危害辨識的基本知識。在生物性危害評估部分，則針對較成熟的採樣分析方法作介紹，並探討其優缺點。在管理上，介紹國內相關規範與潛在高風險的工作場所，作爲行政管理的基本依據。此外，針對工程控制的技術，提供生物性危害的控制技術，包含過濾、紫外線殺菌等相關的技術資訊。最後，針對感染性危害部分，由於目前國內在實驗室生物安全與生物保全部分規範很詳盡，本章僅作一簡單介紹。

關鍵名詞

空氣清淨技術（air cleaning techniques）
生物性危害分析（analysis of biohazards）
動物（animals）
細菌（bacteria）
生物性危害（biological hazard or biohazard）
生物安全櫃（biological safety cabinet, BSC）

生物安全 (biosafety)
實驗室生物安全等級（biosafety level, BSL）
生物保全（biosecurity）
生物性危害控制（control of biohazards）
內毒素（endotoxin）
外毒素（exotoxin）
眞菌（fungi）
生物性危害的健康效應（health effects of biohazard）
個人防護裝備（personal protective equipment, PPE）
植物（plants）
原生動物（protozoa）
生物性危害規範（regulation of biohazards）
微生物危險群（risk group, RG）
生物性危害進入人體的途徑（routes of entry of biohazards）
生物性危害採樣（sampling of biohazards）
病毒（virus）

複習問題

1. 生物性危害（Biological Hazard or Biohazard）的定義是指下列何者以任何形式造成不良健康影響？(A) 具生命的生物 (B) 具生命的生物或是不具生命的生物 (C) 生物或是生物所產生具生命的產物 (D) 生物或是生物所產生不具生命的產物。
2. 下列何者不是傳統上生物性危害的健康效應三大類型？(A) 中毒（Toxicosis）(B) 感染（Infection）(C) 過敏（Allergy）(D) 以上皆是。
3. 生物性危害進入人體的途徑下列何者為非？(A) 食入 (B) 輻射 (C) 吸入 (D) 皮膚及黏膜。
4. 下列關於病毒（Virus）的敘述何者正確？(A) 病毒大小為 1~600 nm，為超顯微構造（ultramicroscopic structure）(B) 病毒可獨立繁殖生長於自然環境中 (C) 病毒核酸分為 DNA 與 RNA，一般來說，DNA 病毒較容易突變，而 RNA 病毒較

穩定不易突變 (D) 病毒通常具有蛋白質外殼（Protein coat），部分病毒有套膜（Envelope）。

5. 下列關於細菌（Bacteria）的敘述何者正確？(A) 細菌屬於原核生物（prokaryote），且體積較病毒大 (B) 細菌不具有細胞壁 (C) 依細胞膜構造不同可分為革蘭氏陰性細菌與革蘭氏陽性細菌 (D) 細菌的外毒素（Exotoxin）對熱穩定；而細菌的內毒素（Endotoxin）不耐熱。

6. 下列關於細菌（Bacteria）的敘述何者正確？(A) 真菌的生長與溫度最有關係 (B) 最適溫度大約在 15°C~25°C (C) 孢子萌發需光照 (D) 依據溫度將真菌分為親水性真菌、嗜中性真菌、耐旱性真菌與嗜旱性真菌。

7. 下列敘述何者錯誤？(A) 原生動物為最初的動物，例如梨形鞭毛蟲跟隱孢子蟲 (B) 食用、吸入或接觸植物或其產物可能引發過敏 (C) 蜱的相關疾病有絛蟲病、鼠疫和鼠型斑疹傷寒 (D) 有些病原菌可以同時造成人類與動物的感染，稱為人畜共通傳染病。

8. 下列關於生物性危害採樣（Sampling of biohazards）的敘述何者正確？(A) 水樣若含有餘氯時，應使用內含硫代硫酸鈉錠劑之無菌採樣袋，或於無菌容器中加入適量之無菌硫代硫酸鈉以中和餘氯 (B) 抹拭採樣是用可彎曲的培養基或是黏性膠帶接觸進行採樣 (C) 空氣中生物性危害評估部分，只需考慮溫度、濕度及採集時間長短 (D) 生物氣膠採樣依據原理可以分為慣性衝擊、氣體衝擊、過濾、離心與重力沉降。

9. 下列敘述何者正確？(A) 生物保全（Biosecurity）指實驗室為預防意外暴露或釋出生物病原，而實施之防護原則、技術及規範 (B) 生物安全（Biosafety）指實驗室或保存場所為防止未經授權而取得、遺失、遭竊、濫用、移轉或蓄意釋出，所實施感染性生物材料之保護及管理 (C) 第一類感染性生物材料為經確認含有病原體或其衍生物之物質 (D) 微生物危險群（Risk group, RG）依其致病危害風險高低，區分為四級危險群微生物。

10. 下列關於生物性危害分析的培養方法敘述何者錯誤？(A) 免疫法常用的分析技術為酵素免疫分析法，主要原理為利用抗原抗體間結合的專一性，加上酵素呈色或產生螢光的反應來偵測樣本中的致敏原 (B) 光學顯微鏡為傳統生物學上，分析微生物的方法，通常為觀察微生物型態，須以染劑輔助，才能偵測總數

(C) 螢光染色最主要藉由染劑的不同機制界定出不同狀態的微生物 (D)real-time qPCR 可對微生物進行定性及定量。

11. 下列關於生物性危害分析的培養方法敘述何者正確？ (A) 室內空氣品質管理法是由衛生福利部國民健康署所訂定 (B) 二氧化碳（CO_2）的室內空氣品質標準值為 1000 ppm/8 小時 (C) 總揮發性有機化合物（TVOC）的室內空氣品質標準值為 0.56 ppm/8 小時 (D) 在感染性生物材料與生物實驗室的部分，目前是依照醫事法訂定感染性生物材料管理辦法。

12. 下列關於空氣清淨技術（Air cleaning techniques）的敘述何者錯誤？ (A) 紫外線的波長落在 10 nm 至 400 nm 之間，波長由短到長分別為 UVA、UVB、UVC，波長越短穿透力越差 (B) 紫外線殺菌的原理是打斷細胞 DNA 的雙股鍵結，使 DNA 內部發生變化，造成細胞喪失繁殖的能力 (C) 光觸媒是一種利用光能進行催化反應的觸媒，反應過程中不會被消耗 (D) 碘化鉀（KI）可將多餘臭氧反應掉。

13. 下列關於消毒與滅菌的敘述何者正確？ (A) 酒精濃度越高，消毒能力越好 (B) 95% 酒精可破壞菌體外層的保護莢膜，達到殺菌效果 (C) 漂白水會在光或熱下分解，並容易與其他化學物質起反應，產生有毒氣體 (D) 煮沸法對於感染性的生物性危害沒有很好的效果。

14. 下列關於生物性危害控制的敘述何者錯誤？ (A) 不論是什麼污染源，源頭管制是最有效益的方式 (B) 在野外有機會接觸野生動物時，勿隨意靠近死亡之動物屍體，有可能會導致人體致病，但其排泄物不會 (C) 植物會導致花粉熱 (D) 高濕度會導致黴菌快速生長。

15. 下列關於空氣品質管理的敘述何者錯誤？ (A) 環境中微生物，尤其是黴菌的生長，受環境中相對濕度影響很大 (B) 以通風而言，機械通風之整體換氣，有助於降低生物氣膠濃度，但自然換氣並不行 (C) 在機械通風的整體換氣部分，氣流型態與流向十分的重要 (D) 空調系統應根據人口密度去調整換氣率及供應適當的溫度。

解答

1.	D	2.	D	3.	B	4.	D	5.	A
6.	C	7.	C	8.	A	9.	D	10.	B
11.	B	12.	A	13.	C	14.	B	15.	B

引用文獻

1. Plog BA, Niland J, Quinlan P. Fundamentals of industrial hygiene. 5th ed. Itasca, IL: National Safety Council, 1996.
2. Macher J, ScD, MPH. Bioaerosols assessment and control. Cincinnati, Ohio: American Conference of Governmental Industrial Hygienists, 1999.
3. 李則平、高上淨、蘇耿民、蘇致豪譯（Murray PR, Rosenthal KS, Pfaller MA 著）：醫用微生物學（MEDICAL MICROBIOLOGY）。第八版。臺北：臺灣愛思唯爾，2016。
4. 陳振陽、楊定一、蘇慶華、商惠芳、閻啓泰：最新微生物學。第二版。臺北：匯華，1999。
5. Shors, T. Understanding viruses. Jones & Bartlett Publishers, 2017.
6. Raetz CR, Whitfield C. Lipopolysaccharide endotoxins. Annual review of biochemistry 2002;**71**:635-700.
7. Li CS, Hsu CW, Lin RH. House dust mite allergens (Der p I and Der p V) within domestic environments of atopic and control children. Arch Environ Health 1997;**52**:208-12.
8. 勞動部勞動及職業安全衛生研究所：作業環境生物氣膠監測暨控制技術手冊。2016。
9. Verreault D, Moineau S, Duchaine C. Methods for sampling of airborne viruses. Miacrobiology and molecular biology reviews 2008;**72**:413-444.
10. 陳岱煒：肺結核桿菌之暴露評估 1. 醫院空氣中之肺結核桿菌濃度 2. 病人呼吸及咳嗽之肺結核桿菌濃度。高雄醫學大學公共衛生學研究所碩士論文，2006；87 頁。
11. Chen PS, Li CS. Quantification of Airborne Mycobacterium tuberculosis in Health Care Setting Using Real-Time qPCR Coupled to an Air-Sampling Filter Method. Aerosol Science and Technology 2005;**39**:371-376.
12. Chen PS, Li CS. Concentration Profiles of Airborne Mycobacterium tuberculosis in a Hospital. Aerosol Science and Technology - AEROSOL SCI TECH 2008;**42**:194-200.
13. 勞動部勞動及職業安全衛生研究所：金屬加工液作業環境細菌生物氣膠控制技術效能評估。2014。
14. Holt JG, Krieg NR, Sneath PHA. Bergey's manual of determinative bacteriology. 9th ed. Baltimore: Williams & Wilkins, 1994.
15. Prather KA, Marr LC, Schooley RT, McDiarmid MA, Wilson ME, Milton DK. Airborne transmission of SARS-CoV-2. Science 2020;**370**:303-304.
16. Prather KA, Wang CC, Schooley RT. Reducing transmission of SARS-CoV-2. Science

2020;**368**:1422-1424.

17. CCOHS. Infectious Disease Outbreaks / Pandemics. Available at: https://www.ccohs.ca/outbreaks/. Accessed May 17, 2022.
18. CDC. Scientific Brief: SARS-CoV-2 and Potential Airborne Transmission. Available at: https://www.cdc.gov/coronavirus/2019-ncov/more/scientific-brief-sars-cov-2.html. Accessed May 17, 2022.
19. van Doremalen N, Bushmaker T, Morris DH, et al. Aerosol and Surface Stability of SARS-CoV-2 as Compared with SARS-CoV-1. The New England journal of medicine 2020;**382**:1564-1567.
20. Lindsley WG, Blachere FM, Law BF, Beezhold DH, Noti JD. Efficacy of face masks, neck gaiters and face shields for reducing the expulsion of simulated cough-generated aerosols. Aerosol Science and Technology 2021;**55**:449-457.
21. 林家妤：以紫外線及二氧化鈦光觸酶對生物氣膠控制技術之評估。國立臺灣大學環境衛生研究所博士論文，2002；200 頁。
22. 王玉純：臭氧對生物氣膠殺菌效率之評估。國立臺灣大學環境衛生研究所碩士論文，2002；86 頁。
23. 溫怡棉：濾材及靜電集塵對生物氣膠控制效率之探討。國立臺灣大學環境衛生研究所碩士論文，2001；84 頁。
24. World Health Organization. Biorisk management: Laboratory biosecurity guidance. Geneva: World Health Organization, 2006.
25. 行政院衛生署疾病管制局：生物安全第一等級至第三等級實驗室安全規範。第 1.0 版。2013。

第14章
人因工程

黃耀輝　撰

第一節　人因工程定義
第二節　實體人因工程
第三節　認知人因工程
第四節　組織人因工程
第五節　環境系統控制與安全

學習目標

一、介紹人因工程領域的精神與基本內容，讓讀者瞭解人因工程學的範疇

二、說明人因工程學之應用概念，透過案例讓讀者理解相關理念、技術之應用

三、協助讀者辨識生活或工作環境中之人因工程相關因素，學習分析與改善之道，以達到安全、效率與舒適的人因工程目標

前 言

人因工程於第二次世界大戰後才開始有系統地發展於歐美國家，在臺灣則是在民國七十年代初期開始萌芽，人們逐漸對此新興領域有所耳聞，但對此學科範疇與精髓未必有深切瞭解。事實上，人因工程在現代化社會發展進程中之重要性與日俱增，例如以人爲本、人性化設計、高齡福祉社會、工作環境本質安全等理念都與人因工程息息相關。由此可見人因工程教育的普及是現代化社會發展的重要基石之一，因此本章節目的在於有系統地介紹人因工程領域的精神與範疇，讓讀者認識人因工程學相關理念與技術，進而學以致用，以達到安全、效率與舒適的生活與工作目標。

第一節　人因工程定義

「人因工程」的英文原文爲 “ergonomics”，是由希臘字「ergon」（工作）與「nomos」（法則）兩字所組成，係指針對「工作」的研究，研究如何做好工作，如何使工作好做。Ergonomics 一詞常用於歐洲，在美國則是以 Human Factors 來指稱人因工程。這是一種系統導向的學門，可應用於所有人類的活動，目的在於瞭解人與外在環境系統、設備及工具間的相互關係；並應用已知的學理、現有資料與最適方法來進行設計規劃，以達到人與這些外在環境系統、設備與工具之間互動的最佳化狀態，讓人安適自在，也讓其所操作的整個環境系統達到最佳化的表現。簡單來說，人因工程的角色在於透過對作業單元、工作、產品、組織、環境與系統的規劃、設計與評估，使其能夠與人的需求、能力及限制相容，達到安全、效率、舒適等三項人因工程的基本目標。因此，人因工程的基本意義包括：

1. 瞭解人的能力與限制。
2. 設計適合使用者之工具、機器、系統、工作方法和環境。
3. 使人得以在安全、舒適、合乎人性的狀況下，發揮最大工作效率和設備使用效能，並提高生產力及使用者滿意度。

人因工程學最基本的概念與態度就是用心設計、爲使用者著想、崇尚人性、尊重生命的價值、不斷改善。人因工程界常用的口號就是 “Fit the Machine to the Person”，或是 “Fitting the Task to the Human”，其中 “Machine”、“Task” 係廣義地指稱前述的環境系統、設備與工具等所有人會與之互動的單元，這口號很傳神地點出上述人因工程的基本精神。

進一步根據國際人因工程學會（International Ergonomics Association, IEA）的定義，人因工程範疇可概分為「實體人因工程」（physical ergonomics）、「認知人因工程」（cognitive ergonomics）與「組織人因工程」（organizational ergonomics）等三大類別 [1]，在本章第二、三、四節將依序分別介紹之，並舉實例說明各類別人因工程之精神與應用之道。

第二節　實體人因工程

實體人因工程關注與人身肢體動作有關的解剖學、人體計測、生理學及生物力學等方面特性。相關議題包括工作姿勢、物料搬運抬舉、重複性動作、工作相關之肌肉骨骼疾病、工作場所規劃布置、安全與健康等。以下就實體人因工程範疇內的主要議題進行說明：

一、人體計測

人體計測（anthropometry）是實體人因工程範疇中重要的一個單元，主要在瞭解人的生理與心理方面之特性。基本上，人與人之間的生理能力特性是不相同的。例如：劉備與武大郎在體型上迥異、關公與書生在力氣上大不相同、馬拉松選手的耐受力明顯高於一般人、「睡仙」陳摶可以不吃不喝入定好幾天，其呼吸、脈搏、血壓與一般人不同，而且這些生理功能也會隨著年紀又有所不同。以上的例子說明了人與人之間的差異性，所以人因工程專業最重要的事情之一就是對人之身體生理特性的瞭解，像是上述身高、體長、施力與生理功能等特性的分布。瞭解大多數人在這些人體計測項目的主要分布範圍，就能用以探討人的身體、生理特性在與環境系統、設備及工具互動時的限制，或是這些環境系統、設備及工具應如何改善，以期能夠達到人與環境系統、設備及工具間最佳互動效果。

(一)靜態及動態人體計測資料

1. 靜態人體計測資料

以國內而言，勞動及職業安全衛生研究所曾建立勞工的人體計測資料庫，所收集的資料包括身高、肩高、腰高、坐高、膝高，以及站姿手舉高、坐姿手舉高、眼高、手指節高、肩寬，或是頭圍、頭圍曲度、耳長、兩耳間距、胸圍、胸厚等共266項基本靜態人體計測資料 [2]。圖 14-1 以男性靜態人體計測資料爲例作說明。

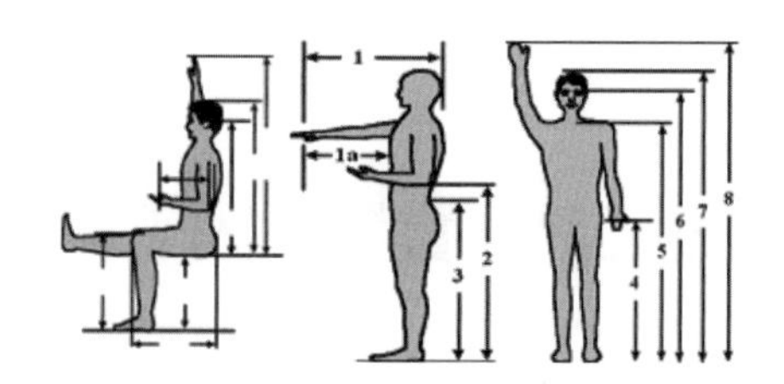

圖 14-1：靜態人體計測量測代表性參數示意圖

資料來源：勞動部勞動及職業安全衛生研究所，人體計測資料庫簡介及重要計測值 [2]。

2. 動態人體計測資料

除了上述靜態人體計測資料，不同身體部位、姿勢下的曲屈、伸展、旋轉等動作的範圍也是另一種型態的人體計測資料。相關的量測參數像是圖 14-2 所展示身體前彎後仰角度、左右側彎、軀幹左右旋轉等動作之角度，以及左右手的外展、內縮、前舉、後伸、水平旋轉等動作的角度，又或是頭部前彎後仰、左右側彎、左右旋轉等之角度。另外手部屈曲（flex）、伸展（extend）、尺偏與橈偏角度等，也都是常見的重要動態人體計測資料。勞動及職業安全衛生研究所的人體計測資料庫總共有 42 項動態量測項目 [2]。

(二)人體計測資料應用與實例

人體計測資料可運用在不同工具、設施的設計上，應用原則基本上可分爲三種類型：(1) 極端值原則，(2) 調整式原則，(3) 平均值原則。各項原則之運用會隨著應用之目的、情境不同而需有所取捨。以下針對這三項人體計測資料應用原則分別做說明：

1. 極端值原則：可分爲極大值原則與極小值原則兩種。例如建築物中門高的設計就需應用極大值原則，利用人體計測資料中的身高平均值與標準差來設計門的淨高。通常是以能讓絕大多數人（95%）可以順利通過的高度來設計，

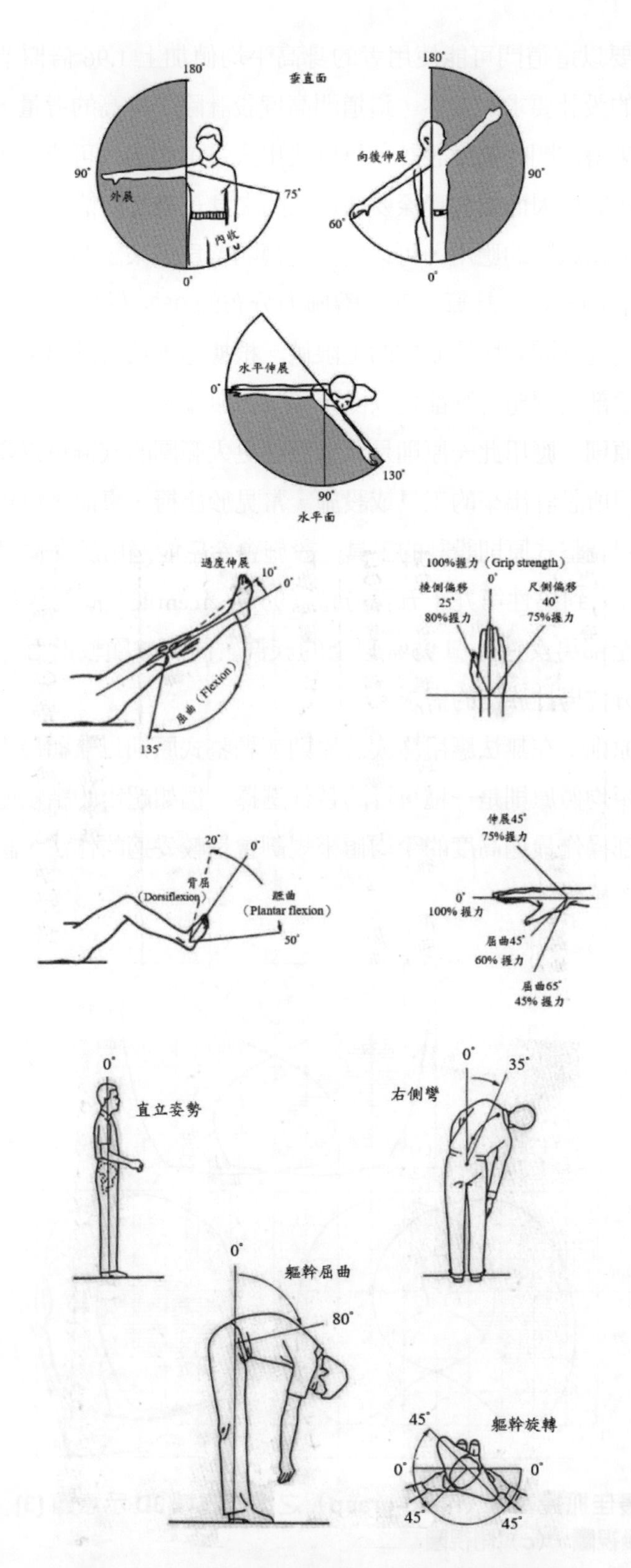

圖 14-2：動態人體計測量測代表性參數示意圖

也就是要以這道門可能使用者的身高平均值加上 1.96 倍標準差來估算這道門高度的設計要求。當然，這道門高度設計除了身高的考量，還需依一定安全係數來增加門的高度設計，以解決出入這道門的人可能因戴帽子、行進時蹬腳跨步等原因而增加實際要通過該門之身長高度的情況。

至於極小值原則的應用，可以門把旋轉開啓爲例來說明。利用手部旋轉施力的人體計測資料，計算手部旋轉施力分布的 95% 信賴區間下限，用來作爲設計門把旋轉開關所需施力的上限值。根據這限值設計出來的門把，絕大多數人的手部旋轉施力應都足以操作其開啓與關閤。

2. 調整式原則：應用此一原則是希望能讓更大範圍的族群可以安全、有效、舒適地使用所設計出來的工具或設施，常見於座椅、桌面、汽車駕駛座等之設計。應用調整式原則設計的工具、設施會希望能適用於女性第五百分位（5th percentile）到男性第九十五百分位（95th percentile）間的族群，這樣通常可以涵括全部男女性人口 95% 以上的族群，同時兼顧較低百分位女性族群與較高百分位男性族群的需求。
3. 平均值原則：在無法應用極大值原則或調整式原則以兼顧最大多數族群的情況下，平均值原則是一種可行的替代選擇。例如超市的結帳櫃台高度以使用族群手部操作最適高度的平均值來規劃會是較妥適的作法，讓多數人不至有不方便的感覺。

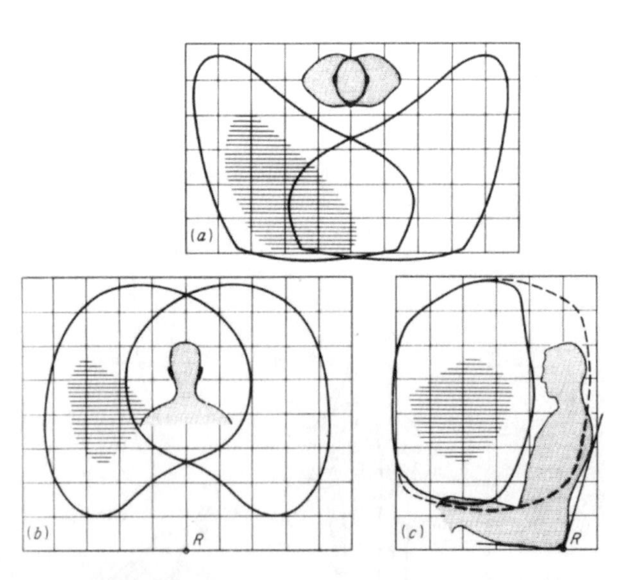

圖 14-3：坐姿最佳抓握動作（hand-grasp）之操作區域 3D 示意圖 [3] ：（a）上視圖，（b）後視圖，（c）側視圖

另外，利用人體計測資料也可建立工作桌、工作檯的最適合作業區域範圍。以圖 14-3 三維（3D）透視圖爲例，外圈實線標示爲雙手能觸及的最大範圍，但點陣所顯示腹胸前的空間範圍才是雙手操控最靈巧、最能安全有效處理物件的區塊；因此工作檯面的設計也應該根據此一原則作設計，以發揮最大的工作效率，並符合讓操作者安全與舒適的要求。下面列舉兩個應用實例來作說明：

（1）實例一：飛機駕駛艙的操控鈕操作

圖 14-4 將飛機駕駛艙操控區分成八個不同操作區塊來作觀察比較，根據研究結果顯示在飛行員胸腹前區塊之操控鈕的操作失誤率最低、正確性最高。這也說明工作檯的設計上，也應參考個別操控單元的重要性、操控頻率等來安排操控鈕在控制檯面上的相關位置，將最重要、最應避免失誤與最常操作的操控單元安置於操作人員胸腹前方之工作檯區域，以增加操作的安全與效率。

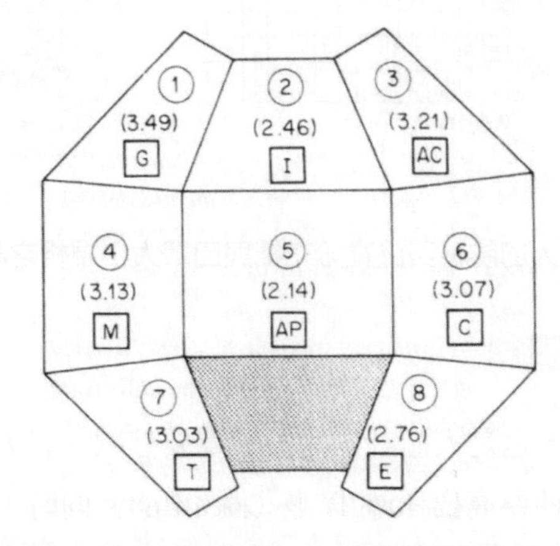

圖 14-4：飛機駕駛艙不同操作區塊之操控正確性的研究結果 [4,5]

註：1. 括弧中數據代表盲視下定位操作之平均準確分數（accuracy score）。
2. 方框中大寫字母代表不同之駕駛操作類別。

（2）實例二：呼吸防護口罩

在職業衛生專業中，常需使用呼吸防護口罩來防護吸入性粉塵。依據過濾空氣原則，配戴呼吸防護口罩時應與臉部密合，讓所有吸入的外部空氣都先經過口罩之濾材過濾粉塵後，才進入口罩配戴者的呼吸道，避免外部空氣繞經口罩與臉部間隙後直接被吸入呼吸道而沒有達到過濾空氣之目的。因此，在口罩大小的設計上，先收集使用族群的人體計測資料，瞭解使用者的臉型大小就非常重要，以便能製作出符合該使用族群的適當大小口罩。

以圖 14-5 爲例，依人的臉長與臉寬分布圖，設計小、中、大三款規格大小不等的口罩，分別可適用於 26%、79%、46% 的使用者；三種不同大小之口罩加總起來可符合絕大多數（95%）使用者各種臉型大小的要求。除了口罩大小的考量外，臉型變化弧度也是應該考量的面向，特別是在設計更高階之呼吸防護具面罩時，讓個人防護具面罩與個別使用者臉型間密合是必要的基本要求。

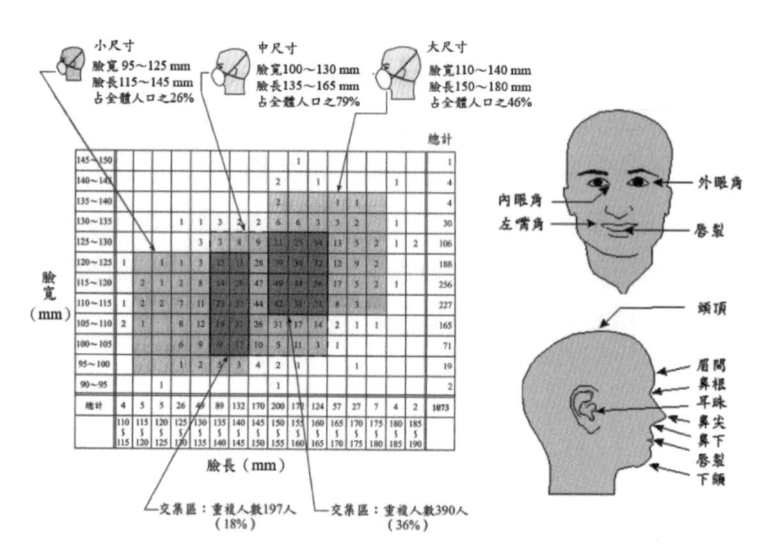

圖 14-5：人的臉長與臉寬分布圖與口罩大小規格之關係 [6]

（三）施力人體計測資料

人的施力程度大小，也是人體計測的一項重要參數。以人的施力而言，男性手肘部屈曲施力普遍比女性要高出 40% 以上（圖 14-6）。同時，不論男性或女性，人的手肘部屈曲施力在年紀 30 歲左右達到高峰後，即隨年紀增加而下降，到 60 歲後會降至顛峰期間的 60~70% 左右而已。

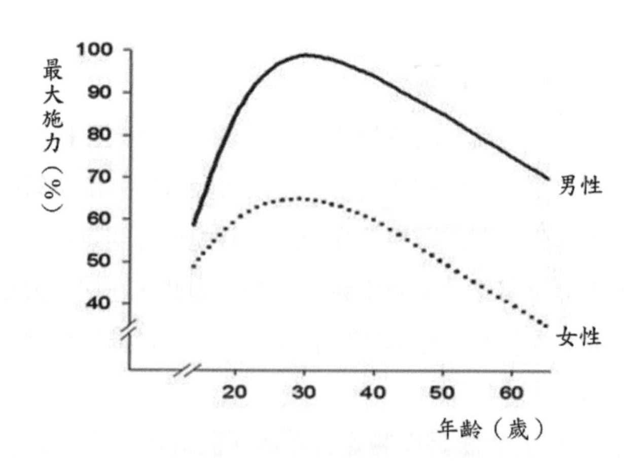

圖 14-6：男女性年齡別手肘部屈曲最大施力關係圖 [7]

施力時之動作姿勢對施力大小的影響方面，圖 14-7 顯示手肘部屈曲成 90~120 度角時，手肘屈曲的施力最大；隨手肘部屈曲角度變大或變小，所能施展的力量就相對變小 [8,9] 。另外，圖 14-8 顯示上臂完全伸展開時的拉力最大；上臂手肘部若有屈曲姿勢，其角度越大，上臂能產生的拉力就相對變小 [10] 。因此，若有建置本國人的施力人體計測資料，相關設施的施力需求設計部分就可以有所參考及改善。例如：車輛駕駛排檔操縱桿與駕駛人之間應維持適當距離，避免太遠或太近，以便讓駕駛人能以手臂最大推、拉力量來掌控操縱桿，達到最有效的駕駛操作。

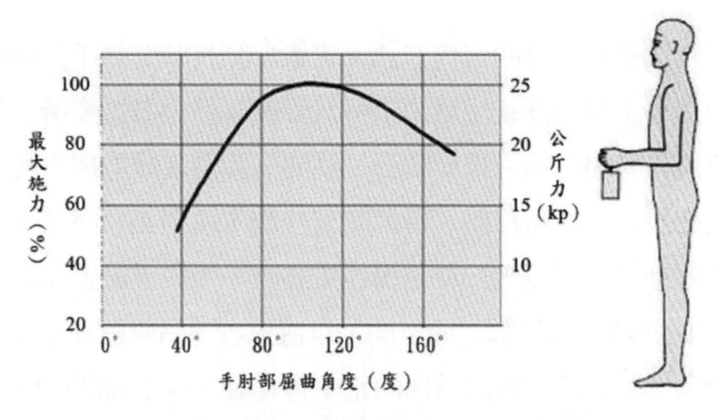

圖 14-7：手肘部屈曲角度與最大施力之關係圖 [8,9]

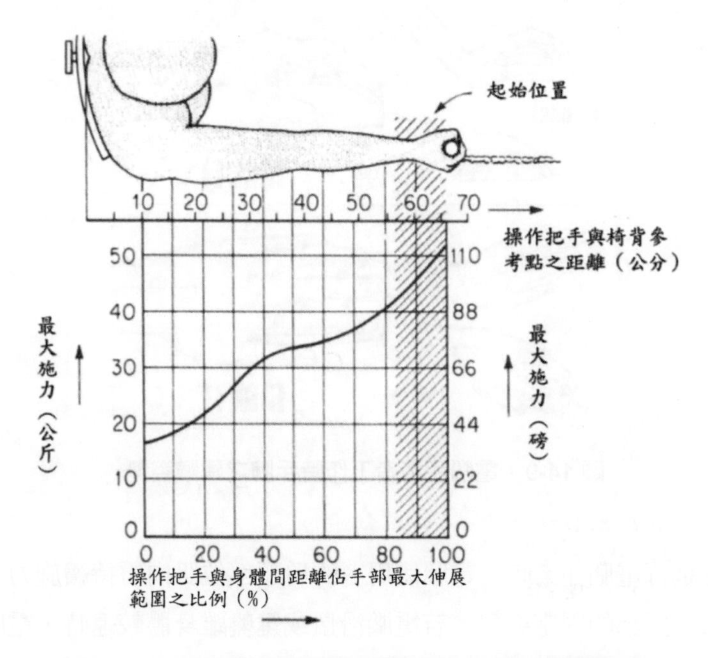

圖 14-8：手肘部屈曲姿勢與手臂最大拉力之關係圖 [10]

二、實體人因工程原則之應用

前面內容已說明實體人因工程相關議題是非常多元的，包括工作姿勢、物料搬運、重複性動作、工作相關之肌肉骨骼疾病、工作場所規劃布置、安全與健康等。在此僅就解剖學、人體計測、生理學及生物力學等專業學理應用在實體人因工程領域的情形，以一般常見議題作說明。

（一）電腦作業

電腦作業是現代社會常見的工作方式，它牽涉到長時間的手部電腦操作作業，因此在鍵盤、滑鼠等工具設計或使用，須考量身體軀幹與肢體姿勢，以減少長時間工作下來，特定肌肉骨骼的施力操作負荷。例如：腕道症候群與手腕部的動作姿勢很有關係，因此在設計或使用鍵盤、滑鼠時有些基本原則必須遵守，以減少肌肉骨骼傷害。良好的電腦作業規範之一就是操作電腦時，手與手肘要在同一直線上（圖 14-9），讓手腕內的腕隧道維持較大的空間，以避免各手指肌腱在小小的腕隧道空間內持續重複性滑動，引起同在腕隧道內的正中神經發炎反應而釀成腕隧道症候群。

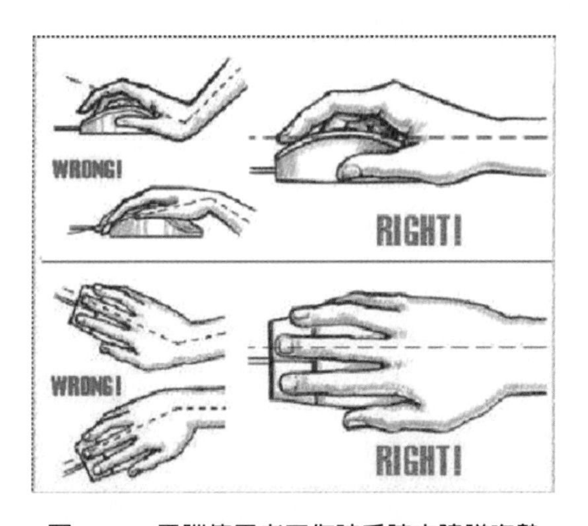

圖 14-9：電腦使用者工作時手腕之建議姿勢

另外，在進行電腦作業時，電腦使用者的肩頸部位肌肉需持續施力，以維持電腦作業時上臂與頭部的固定姿勢。若電腦滑鼠或鍵盤離身體較遠時，電腦使用者必須將上臂前伸來進行電腦操作，如此一來肩頸部位的肌肉相對也就要額外施展更大的肌力來維持上臂前伸動作，長時間下來就更容易造成肌肉疲累（圖 14-10）。因此，電腦作業時，應設法調整電腦桌面、鍵盤高度及其與身體的距離，好讓電腦使用者上臂能維持自然下垂，手肘水平置於有支撐的平面，以減少非必要的肌肉施力支出，減緩肌肉骨骼系統的疲倦（圖 14-10）。

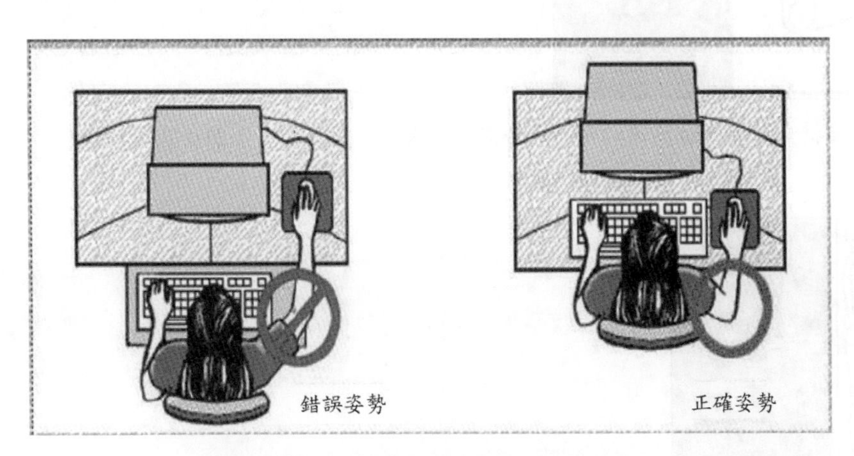

圖 14-10：電腦使用者上臂之建議姿勢

此外，根據美國國家職業安全衛生研究所（National Institute for Occupational Safety and Health, NIOSH）所頒布的電腦作業指引說明，電腦作業時的身體姿勢並非要拘泥於特定一種動作，而是要有不同的選擇，以便在長時間的工作中，可以適時變換工作姿勢，以減緩特定肌肉長時間持續施力的負荷 [11] 。NIOSH 所建議的各種電腦作業工作姿勢整理說明如圖 14-11。

（二）物料抬舉

人的施力負荷通常也要考量到姿勢動作的影響。圖 14-12 是常見物料抬舉作業時肌肉骨骼施力負荷的槓桿原理概念圖，一般人上半身前傾抬舉物件時，主要是以第五腰椎與第一薦椎間爲支點，藉背部豎脊肌群收縮用力拉起前傾的上半身重量，以及要抬舉之物件的重量。施力臂由支點到豎脊肌群下方端點的長度約相當於支點到前傾上半身抬物件時之重心間長度的十分之一。因此若上半身質量爲 50 公斤，搬運的物件爲 5 公斤，這兩個質量合起來乘上重力加速度（9.8 m/s^2）的乘積就相當於搬運抬舉時要施作的力量，也就是豎脊肌群所需施的力約爲 539 牛頓力（N，$kg \cdot m/s^2$ ）。由此可知，適當的抬舉姿勢非常重要，可避免因爲不當姿勢所需多付出的肌肉骨骼施力負荷。通常站立姿勢下在腹部高度近身部位是搬運物件施力效率最佳位置，如圖 14-13 所示，施力者能付出的力量最大，同時相對也較安全。

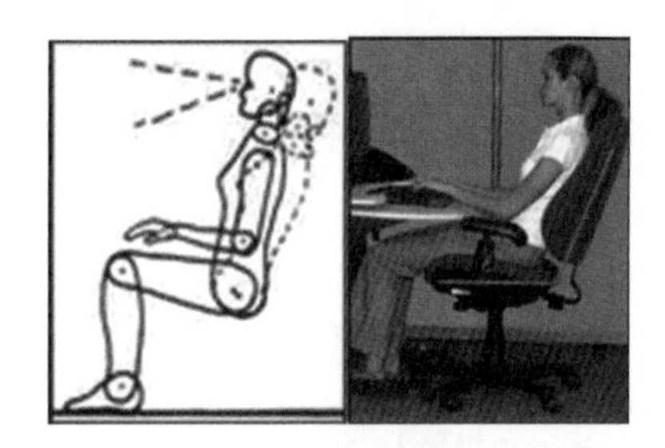

1. 端正直挺坐姿：身體軀幹與頸部成垂直線，大腿平放椅上，小腿垂直於地面

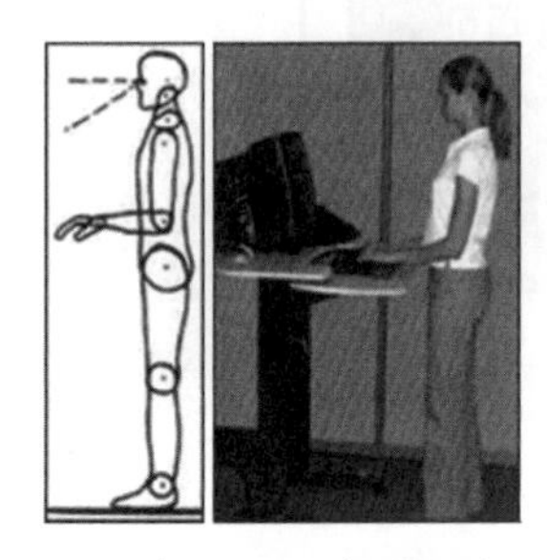

2. 站姿：腿、身體軀幹、頸部及頭部約略成一垂直線，同時在此姿勢下，一腳可置於踩踏墊上休息

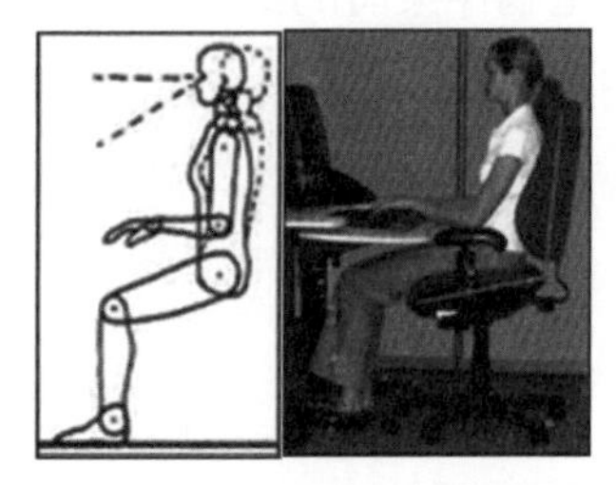

3. 大腿前斜式坐姿：臀部比膝略高，大腿與身體軀幹角度大於 90 度。身體軀幹爲直立或略爲後傾，小腿垂直於地面

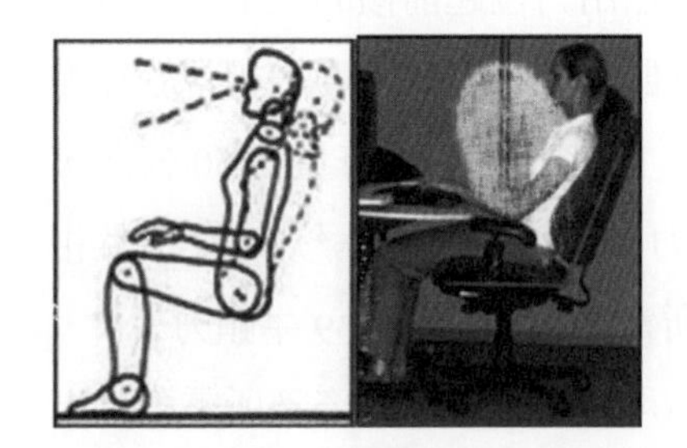

4. 後傾式坐姿：身體軀幹與頸部成直線，且後傾與大腿成 105~120 度角

圖 14-11：美國國家職業安全衛生研究所電腦作業姿勢指引圖示與說明 [11]

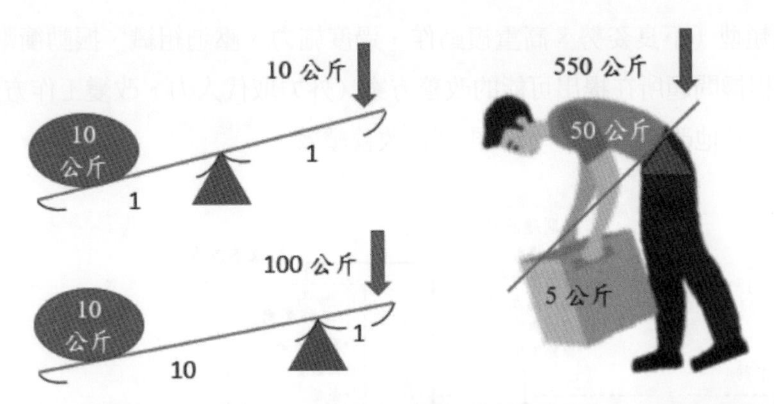

圖 14-12：上半身前傾搬運重物時施力負荷之槓桿原理概念圖（施力支點為第五腰椎與第一薦椎之間）

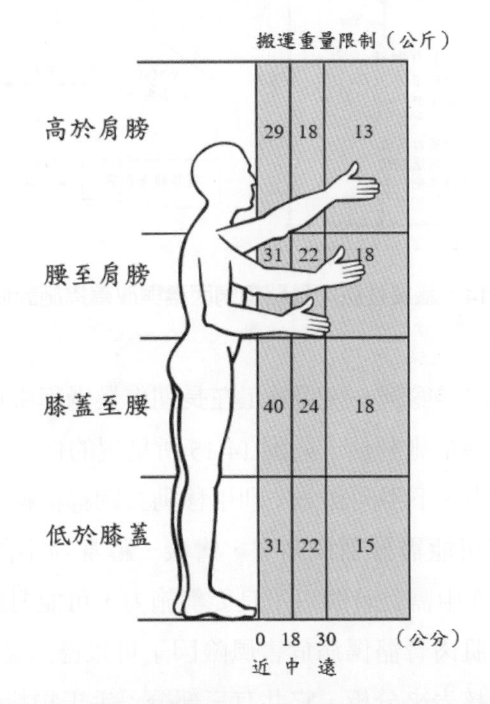

圖 14-13：站姿抬舉搬運物件之重量限制值的示意圖 [12]

註：1. 改編自美國華盛頓州職業性肌肉骨骼危害因子檢核表。
2. 適合搬運之重量限制值會隨搬運頻率、工作環境條件（溫、溼度及照明）、物件是否容易抓握等因素而向下修正。

在職業衛生實務面上，作業場所中有許多危險因子會導致肌肉骨骼傷病（work related musculoskeletal disorders, WMSDs）。依據人因工程學理，行政院勞動部勞動暨職業安全衛生研究所發展出一套診斷職業性肌肉骨骼傷病因素與評估改善措施模式（圖 14-14）。根據這項診斷評估模式，首先應針對作業內容現況說明，其次歸納陳述問題類型（不良姿勢、高重複動作、過度施力、壓迫組織、振動衝擊），第三步驟則是根據問題所在提出可能的改善方案（外力取代人力、改變工作方式、改變工作姿勢或其他改善方法），最後再評估改善績效。

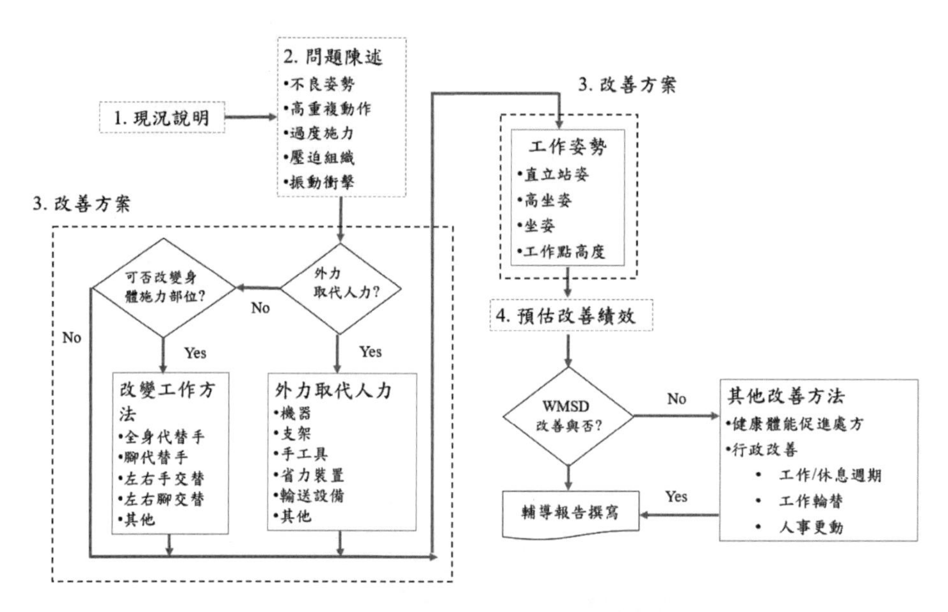

圖 14-14：職業性肌肉骨骼傷病因素與改善措施評估模式

以下用鋼捲包裝作業爲例，說明勞工在長期作業過程中可能暴露的職業性肌肉骨骼傷病因素與改善措施評估。如圖 14-15 所呈現的作業情況，鋼捲包裝作業勞工須在鋼捲的上、中、下不同部分，利用移動式綑綁機輔助，以包裝鋁帶綑綁固定鋼捲。作業勞工可能需分別以站立、彎腰、蹲身等不同姿勢進行不同鋼捲部分的包裝工作，工作中需長時間以不良姿勢施力，可能對肌肉骨骼造成傷害。這項鋼捲包裝工作的肌肉骨骼傷病危害風險因子可以德國發展出來的 KIM（Key Indicators Method）檢核表來分析，它共有三部分：手工物料作業檢核表（manual handling operations, KIM-MHO）、人工物料處理檢核表（lifting, holding & carrying, KIM-LHC）、推拉作業檢核表（pushing & pulling of loads, KIM-PP）。以上述鋼捲包裝作業而言，可選用 KIM-LHC 中的握持（holding）作業檢核表來進行危險因子評估。此項評估首先需對時間評級（1-10）、負重評級（1-25）、姿勢評級（1-8），以及工作狀況評級（0-2）給分。本案例中，作業勞工每日之多數工作時間都是在進行鋼捲包裝作業，時間評級爲 8（每日 2-4 小時）；勞工作業時握持之綑綁機有懸吊支撐，因此負重評級爲 1（＜ 10 kg）；有些時候包裝工作需採蹲或彎的姿勢，姿勢評級為 3；工作環境條件良好，工作狀況評級為 0。將上述四項評級分數帶入風險值計算式：KIM 風險值＝（負重評級分數＋姿勢評級分數＋工作狀況評級分數）× 時間評級分數，得到風險值為 32，風險等級歸類為 3，屬於中高負載，建議需進行工作改善（表 14-1）。應用前述的職業性肌肉骨骼傷病因素與改善措施評估模式來分析，結果顯示此項作業主要的危害因素為不良工作姿勢。根據人因工程 Fit the Machine to the Person 之精神，為改善此一不良工作狀態，可採取調整工作點高度方式，將鋼捲架高度由離地 10 公分高增為 50 公分高，讓鋼捲捆中心高度離地約 115 公分，以改善勞工作業方式，以減少彎腰、蹲身等不良工作姿勢，降低職業性肌肉骨骼傷病危害因素（如圖 14-15（d）所示）。再以 KIM 檢核表進行改善後的鋼捲包裝作業分析評估，結果顯示由於姿勢評級點數已降為 1（上身保持直立、不扭轉），計算所得風險值大幅降低為 16，風險等級歸類為 2，屬於中等負載，對一般健康勞工不致造成危害風險（表 14-1）。

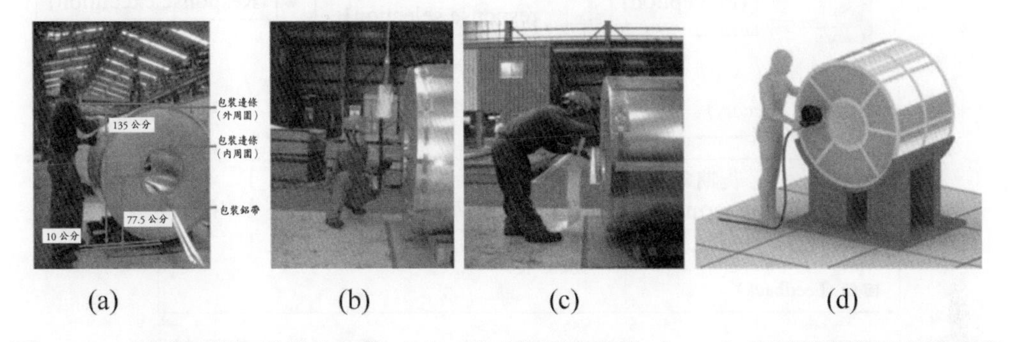

圖 14-15：鋼捲包裝作業站立姿勢（a）、蹲／彎不良姿勢（b、c）與建議調整工作點高度示意圖（d）

表 14-1：KIM 檢核表評估作業環境肌肉骨骼傷病危害因素風險等級分類

風險等級		風險值	說明
1		< 10	低負荷，不易產生生理過載的情形。
2		10 ~ < 25	中等負載，生理過載的情形可能發生於恢復能力較弱者。針對此族群應進行工作再設計。
3		25 ~ < 50	中高負載，生理過載的情形可能發生於一般作業人員。建議進行工作改善。
4		≥ 50	高負載，生理過載的情形極可能發生。必須進行工作改善。

第三節　認知人因工程

「認知人因工程」（cognitive ergonomics）關注重點爲人的心智活動表現，例如：感知、記憶、思考及動作反應，這些都會影響人與周邊環境系統中不同因素間的互動。相關議題包括：心智負荷、決策判斷力、動作熟練度、人與電腦互動、人員可靠度、工作壓力及訓練等，這些都與人類所要互動之環境、設備與工具等人機系統的設計有關。

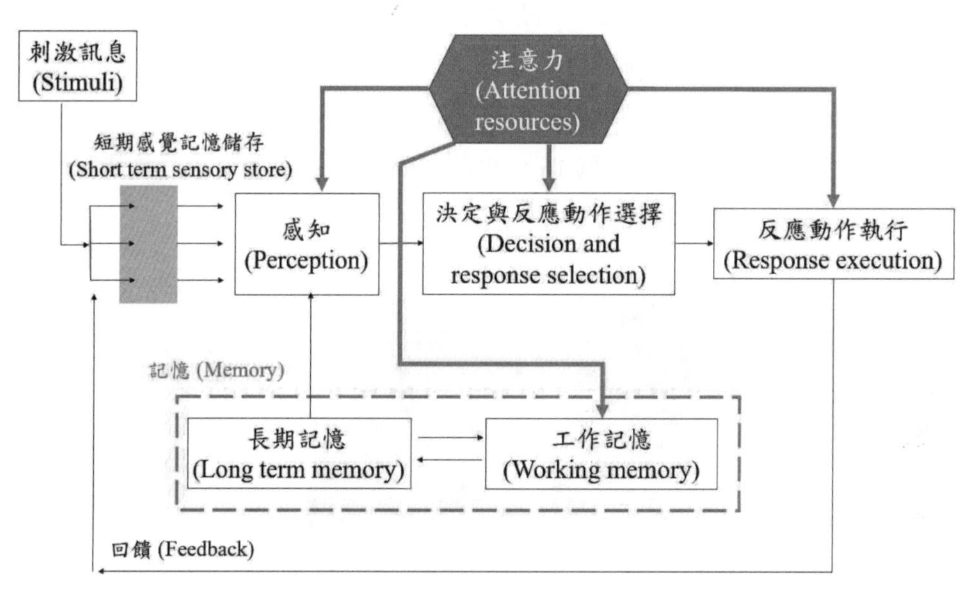

圖 14-16：人類對外在環境刺激訊息之處理機制示意圖 [13]

認知人因工程的關鍵是人對外部環境刺激訊息處理的特性與能力，這對於人類認知判斷正確性與行爲反應安全性有深遠的影響。圖 14-16 是有關人類訊息處理（information processing）機制的示意圖 [13] 。左上角代表的是存在於環境中的不同刺激訊息（stimuli），包括人類五官所能感知的光、聲、觸動、氣味與味道等。這些環境中的刺激訊息若達到一定強度以上，且持續時間夠長，就可以讓人感知（perceive）到這些環境中已存在的刺激訊息。同時，記憶中的經驗也會影響人類對來自環境刺激訊息的感知判斷。外部環境之刺激訊息由人類聽覺、視覺、觸覺、嗅覺及味覺等生理功能接收後，經大腦彙整新接收之訊息與已有的記憶經驗，進行思考後做出判讀與應變處理。例如：一顆球飛過來，視覺所接收到的綜合訊息，加上個人過往的經驗，大腦會研判球的大小、質地、重量，以及飛來的方向、速度等，決定是否應該躲閃這顆球；繼而透過神經系統指揮下令四肢迅速動作閃開這顆飛過來的球，抑或是認爲自己應該不會被球砸到、不必閃躲，身體四肢可以不必有特別應變動作，只要眼睛好奇地盯著這顆球的去向。同時，這些對於資訊的感知、判斷與決定應變動作的處理過程，也會再累積成記憶與經驗，回饋往後大腦感知其他環境刺激訊息的處理過程。

由於人類大腦對於環境刺激訊息之辨識處理能力有先天上的限制，因此對於這些能力特性的瞭解與運用，將有助於人類對周遭情境之認知判斷的正確性與適當行爲反應之安全性。以下就從六個不同面向來看認知人因工程所關注的特性[14,15]。

一、絕對判斷（Absolute judgement）

在不藉助工具輔助或沒有參考對象可供進行相對比較的情況下，一般人對於鹹度、亮度、音量、震動幅度、長度、音頻及顏色等不同感知向度（dimension）的絕對判斷能力各有其限制，且對各感知向度進行分級判斷之能力也不一。以下是一些常見人類對不同類型外在環境刺激訊息分級判斷之感知能力的舉例說明，在這些等級範圍內之分類，一般人應可順利、正確地達成分級的要求；但若被要求分類的難度超過下列等級，則被要求進行分級工作的人易感受到能力不足之壓力與不自在，且其分類結果正確性也勢必會降低。一般人對於各種不同感知向度，能正確分級判斷之能力簡略如下：

1. 鹹度：少於4個等級。
2. 亮度、音量、震動幅度：約3~5個等級。
3. 長度：約5~7個等級。
4. 純音音頻：約4~5個等級。
5. 顏色：約12~13個等級。

對於外來刺激訊息之應用，一般人可綜合對不同向度之感知判斷來進行正確的辨識或提升安全效能。以下以常見實例來說明不同感知向度應用形式：

1. 正交向度（orthogonal dimension）：例如以體重及頭髮顏色兩種不同感知向度的交錯判斷來協助辨識確認一個人。
2. 相關向度（correlated dimension）：例如以體重及身高兩種相關但不同的感知向度來進行判斷、辨識一個人。
3. 餘備（redundant coding）：就是以兩個或更多不同向度的訊息來代表同一個

要表達的意思，以確保完整傳遞訊息、減少訊息的遺漏。例如：汽車儀表板上的紅色（向度 A）車門（向度 B）符號用來顯示有個車門未關好，強化所要表達「車門未關妥」的意思；近年來發展的高階汽車，進一步能將未關好的車門相關位置顯示出來，並加上聲響提醒，更有助於駕駛迅速、明確地辨識問題所在（圖 14-17）。

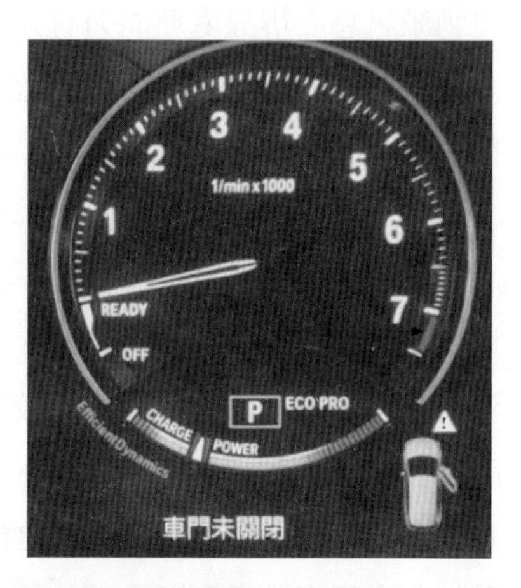

圖 14-17：餘備概念在汽車面板顯示器之應用：儀表板上以紅色燈號（右下方）警示車門未關好，同時以車門開啓圖像顯示未關好車門

二、相對判斷（Relative judgement）

相對判斷係指能對同一感知向度之兩個或多個外來刺激訊息間判斷是否有差異的能力。這差異幅度必須達到一定程度以上，一般人才能在不藉助外在工具協助下，正確地判斷這些外來刺激訊息間是否有差異。Weber's Law 可用於敘述這一現象：

$$\text{Weber's Law}：\frac{\Delta I}{I}=k \qquad (14.1)$$

k ：為無因次常數，和刺激種類有關。

ΔI ：一般人在兩個同性質之外來刺激訊息間，可辨別出其訊息強度有不同時的最小差異值。

I ：較弱之外來刺激訊息的強度。

以下列舉依 Weber's Law 所整理出來，一般人對亮度、長度、時間、速度與鹹度等不同向度之感知所能做出正確差異性判斷所需的最小差異值百分比 [15] ：

1. 亮度：2%
2. 長度：5%
3. 時間：7%
4. 速度：7%
5. 鹹度：25%

由以上說明可瞭解，因爲一般人的生理功能特性與侷限，其相對判斷能力也就有先天上的限制。因此對於需運用到人之相對判斷能力的事情或工作任務交付，就必須有適當配套或工具的支持，以協助其進行正確的比較判斷，期望其能有效、安全地完成工作。例如：醫療院所中針器的選取使用，若注射針在外型上差別不大，又無特別標示，要醫護人員直接選用，誤判錯拿的機率當然就比較高。若能以大小區分的包裝，或加上顏色標籤作區別，甚或是加註針器的分類號別（明顯標註病人姓名、病歷號碼等），以利人員選用時作區別，就能更迅速、有效地選取，降低錯拿誤用情形。

三、選擇反應時間（Choice reaction time）

人對外來刺激訊息的接收感知、判斷決定，到進行反應動作，縱然再快，也須一定的時間。通常面對單一、簡單的外來刺激訊息，若在事前一秒鐘有預告性提醒，一般人在此情況下對這外來刺激訊息的反應時間約爲 150~200 毫秒（ms）。若將這一連串反應動作分開來看，眼睛視覺反應、大腦對接收到之訊息的判斷處理、神經系統傳達大腦的行動指令、肌肉執行動作的反應時間分別約爲 10~30、90、20、30 毫秒左右。

若需要選擇判斷的選項增加，會增加大腦訊息處理時間，因此反應時間也會隨之增加。舉例來說，若被選擇的項目、單元樣式或內容相當，可以 Hick's Law 來說明一般人進行選擇判斷所需的反應時間 [15]：

$$\text{反應時間（毫秒）} = a+(b \times H) \tag{14.2}$$

a：常數，與年齡、練習及經驗等因素有關，單位：毫秒。

b：係數，與年齡、練習及經驗等因素有關，單位：毫秒。

H：訊息量（amount of information），相當於 $\log_2(n)$，n 爲可被選擇之項目或單元的數目。

以打地鼠遊戲爲例來看一般人所需的反應時間，此時 Hick's Law 可表示爲 150 ＋（100 × H）（毫秒）。若地鼠可能竄出的地洞個數從 1~10 個不等，利用這項公式可計算出各類型地洞數之打地鼠遊戲所需的反應時間，如下表所示：

表 14-2：打地鼠遊戲在不同地洞個數條件下所需之反應時間推算

地洞數目	1	2	3	4	5	6	7	8	9	10
反應時間（毫秒）	150	250	308	350	382	408	431	450	467	482

由這項選擇式反應所需時間來看，當人在面對需處理的事務內容越多元時，所需反應時間隨之成一定比例增加。雖然教育訓練、經驗等可以增強反應的效能，減少單位反應時間的需求，但總時間需求還是會持續增加。更重要的是，由於選擇項目多，心理負荷就更大，工作的效率就會減低，人員本身也不會感到那麼自在。

四、單一頻道限制（Single channel limitation）

基本上，一般人同時間只適合專注於一件工作，若同時操作兩種或更多種作業內容，實際上是一心多用的作法。像是汽車駕駛人開車時打電話；山路彎道上駕駛人須同時注意轉彎與路幅、方向盤的操控、車速及對方來車等；大型建築工地的安全導引人員，必須眼觀四面、耳聽八方來注意現場人車狀況，以便安全有效地指揮現場進出的車輛與操作人員。

只是人的專注力與應變能力是有限的，同時間只用心在同一件事，相對地工作效率會比較好。但上述例子顯示，有些工作會以一心多用的樣態進行，作業人員必須同時關照不同面向的需求，可能會因此降低工作時的專注力與應變能力，特別是在面對緊急狀況時的處理能力。認知到人的這項特性與能力限制，若工作模式必須以一心多用方式進行，且可能因此讓作業人員暴露在潛在危害風險，就必須在這項工作模式中安排適當輔助工具或協助人員，以避免效率不彰或意外發生。

五、記憶（Memory）

記憶在人的大腦中樞對於外來刺激訊息的處理過程中扮演很重要角色，例如：感知過程、思考、正確的控制動作等不同行爲。記憶的類型與影響可以從以下三個面向來說明。

（一）感覺記憶（Sensory memory）

感覺記憶指外來刺激訊息強度夠大、持續時間夠長，可以被人感覺到，但這種外來刺激訊息還沒有被送到大腦進行訊息處理的階段。人們能感覺到這些外在刺激訊息的存在，對於安全專業而言非常重要，這樣才能在必要時充分利用這些感覺的效能。以視覺感覺而言，視覺印象通常只維持 0.25~2 秒。藉由刺激訊號與背景間對比的最佳化可另增長視覺感覺記憶的持久性。另外，聽覺感覺記憶一般則持續 0.25~5 秒，觸覺感覺記憶則約持續 0.8 秒左右。瞭解這些感覺記憶的特性與侷限所在對於是否能正確有效傳遞訊息相當重要，進而對安全、效率目的之達成有很大的影響。

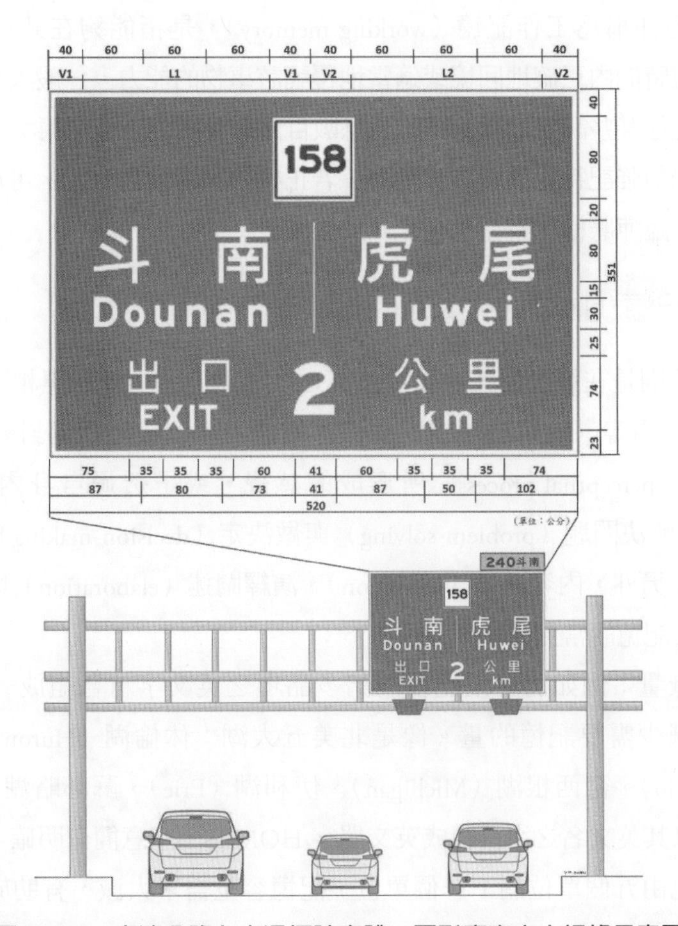

圖 14-18：高速公路上交通標誌字體、圖形應有大小規格示意圖

舉例來說：電子跑馬燈所呈現的文字或符號訊息，若呈現的時間太短，則不易看懂或留存到記憶中，難以達到傳達訊息之目的。同樣地，若警告的聲響持續時間太短，不足以引起人的注意力，這些情況都可能足以讓人錯失重要訊息，導致疏忽與誤判，甚至進而釀成災禍。再如：高速公路上的告示、看板上的文字，若不夠大到距離 300~400 公尺以外的駕駛人可以看清楚告示板的內容與指示，讓駕駛人有充裕時間做適當因應，以高速公路上車輛動輒 90~100 公里以上的時速，相關告示若在鄰近事故地點或轉彎處才出現或才看得清楚，則可能會因為距離過近、反應時間太短促，讓駕駛人來不及做出適當因應動作，容易因錯看與誤判導致緊急變換車道或煞車等不當駕駛行為，造成危險駕駛，甚或釀致車禍（圖 14-18）。

（二）短期記憶（Short term memory）

短期記憶亦稱為工作記憶（working memory），是指能夠在某項事物呈現之後，立即或短時間內正確地回憶或適當地覆誦該事物的能力。一般人可用其短期記憶能力暫時記住某些訊息，以記憶的訊息數目來看，約能正確記憶 7 ± 2 項訊息。例如臨入考場前強記特定資料內容應考，若正好與應考題目有關，可加分不少。誠如俗諺所言：臨陣磨槍，不亮也光。

（三）長期記憶（long term memory）

長期記憶則是在經歷過某些事物很久之後，仍能適切地回應相關刺激訊息、列舉相關事務內容，或是記得相互關係等的能力。一般是透過對外部刺激訊息之感知過程（perceptual process）所形成的感覺，或是透過自身內部思考推理（reasoning）、解決問題（problem solving）與做決定（decision-making）等過程來形成長期記憶。另外，內容減量（reduction）、演繹闡述（elaboration）與重新組織也是一般人加強記憶的常見方法，分述如下：

1. 內容減量：例如將必須記住的諸多品項之英文字首合組成一個字義，可幫忙減少需要記憶的量。像是北美五大湖：休倫湖（Huron）、安大略湖（Ontario）、密西根湖（Michigan）、伊利湖（Erie）、蘇必略湖（Superior），若各以其英文名之字首組成英文單字 HOMES，字意簡潔明確，需要記憶的量體也由五個單位剩下一個單位，記憶容量需求大減，有助於長期記憶。又例如：有關不同有害廢棄物的分類，其中四大項可使用大家所熟悉的臺北國際社區廣播電臺縮寫 ICRT 來記憶，一個英文簡稱即可分別代表可燃性

（ignitable）、腐蝕性（corrosive）、反應性（reactive）、毒性（toxic）等不同類別的有害廢棄物之分類。

2. 演繹闡述：賦予要記憶的內容一些易懂易記的內涵以便於記憶。例如音樂老師教導初學者樂譜上的五條譜線，由下而上分別代表的是 E、G、B、D、F 等音階。爲幫助學生記憶這些音階符號與前後關係，可用這些字母形成一句話 "Every Good Boy Does Fine" 來表示，語意單純、清楚好記。
3. 重新組織：將須記住的諸多單元重新組合以便於記憶。例如：一串 15 個英文字母「TFH TDH OIH OEX TEG」（相當於 5 個或 15 個記憶單元），若不拘順序，則可將之重新組合爲「THE FOX HIT THE DOG」（相當於 1~2 個記憶單元），內容意義簡潔清楚，所需記憶的內容量大減。

六、感知（Perception）

人的感知活動牽涉各種感覺，如：視覺、聽覺、味覺、嗅覺、觸覺等，以及這些感覺與已累積儲存在記憶中之知識的互動。通常人的感知情形並不能被直接量測，而是以對其個人表現、反應的觀察來推斷。好的感知能力係指能發展出快速、有效結合新、舊經驗之方法與技能，以回應外在的刺激訊息。但這些感知活動也有可能因爲經驗不足、認知錯誤、類比不當等原因，造成感知的結果與事實狀況有出入，也就是人對訊息處理（information processing）的錯誤判斷。舉例來說，小孩子因爲年紀小，經驗不足，有時會忽略大人能輕易辨識的訊息，像是過馬路時有汽車疾駛而來的危險，或是想去玩蠟燭上火焰的行爲。這些例子都顯示小孩的經驗不足或是沒有意識到所面臨的危險，才會有冒險的行爲或想法。

另外，錯覺（illusion）是人的感知過程中出現錯誤的結果，常會在生活與工作上遇到這樣的現象。雖然一般人對於形狀、大小、距離有很好的辨識能力，但也可能被錯覺所誤導，造成判斷錯誤。特別是一般人常會有「某些事物通常是如何」之先入爲主的觀念，導致扭曲或誤判其所接收到的外部刺激訊息。許多意外事件無疑就是因人的錯覺而造成，像是對汽車後視鏡中影像資訊的錯覺誤判常是釀成車輛意外的原因，因爲汽車後視鏡中後方來車與本車間的實際距離比後視鏡中看到所認爲的間隔距離要近。有些視覺上的錯判也是錯覺的一種，像是圖 14-19 中間橫條左右兩邊灰階的深淺度看似不同，但實際上是一樣的，只是因爲背景的灰階程度由左到右深淺遞變。因此當一般人在看這中間橫條灰階的深淺度時，會受到背景顏色深淺所造成之反差的影響，錯判中間橫條的灰階色調深淺度不同。再例如圖 14-20，這是由兩層圓輪所構成的圖案，但構成圓圈圖案的菱形塊方向不同。若眼睛對準圓心黑點注視，身體再慢慢向前或向後移動，則會有兩個圓輪似乎在轉動的錯覺。

圖 14-19：背景反差影響圖形灰階程度判讀之示意圖 [16]

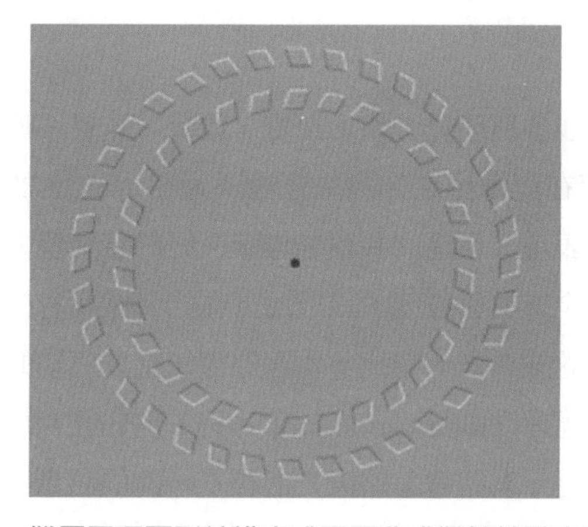

圖 14-20：雙層圓環圖形結構方式不同造成雙輪轉動之錯覺 [16]

註：眼睛注視圓心黑點，身體再向前或向後移動就會有兩個圓輪轉動錯覺。

整體而言，相對於實體人因工程，認知人因工程內涵偏向心理特性範疇，包括個人主觀感覺、偏好、動機、情緒、人格與期望等不同面向的特質。其中有些生理、心理機能特性或是缺陷常在實務上構成職場安全的潛在危險因子，例如：

1. 無知、不熟練、經驗不足、教育訓練不足。
2. 輕視危險、習慣、自以爲是、心浮氣躁。
3. 抄近路、省略的本能。
4. 場面行動本能，注意力只集中於某一點。
5. 緊急時的驚嚇、錯愕反應，導致手足無措。

6. 中高齡者生理機能的降低。

7. 重複性動作導致無意識的反射動作行爲。

這些生理、心理特性可能讓人自以爲是、漫不經心而忽略應遵守工作安全規範要求或是無法應付危急狀況，以致暴露於危險情境中，危及人身安全。然而，這些生理、心理上弱點都是人的特性之一，無法完全迴避。以人因工程觀點而言，爲了作業的安全，考量人的生理與心理特性及侷限性，必須從環境、設備與工具的安全著手，克服人的生理與心理特性上的弱點及侷限性，將意外事故發生的風險降到最低。

因此作業環境、設備及工具的本質安全就成了最重要的手段，這也是 "Fit the Machine to the Person" 精神的發揚。以機械設備的本質安全而言，爲降低人體與機械工具設備接觸時造成切割傷，機械設備在製造時即應消除銳角與銳邊，避免人員操作機械設備時因爲近身接觸而造成切割傷；同時也應增加運轉中之兩組機件間的距離，以消除因相互接近而造成的潛在危害；亦要盡可能降低轉動機件的速度以減低動能，或是將轉動機件以適當防護罩予以包裹，以便人員能迴避危險。有些機械設備的本質安全更進一步以自動感應斷電方式運作，例如新型木工電動圓鋸機在每秒 5000 轉速的正常運作下，若操作者作業不愼讓其手部皮膚被圓盤鋸面切割到一點皮屑，圓鋸機的安全裝置因感知到導電度變化，會瞬間在毫秒內停止圓鋸機運轉，並自動下沉圓鋸機，讓作業不愼的操作人員幾乎毫髮不傷。它的成本是一片所費不貲的圓鋸片因緊急關機而報廢，但這能換得操作者安然無恙也是値得的。這項圓鋸機安全裝置是典型的本質安全人因工程設計，以克服人員本身無法瞬間避開高速運作圓鋸機切割意外的生理限制。

另外，若能善加運用、因勢利導來達成興利除弊、趨吉避凶，也就是人因工程概念應用的典範。例如：圖 14-21 爲一般常見的小便斗，利用人性喜好對焦打擊的特性，在小便斗內置一蒼蠅圖案，誘導如廁者在小解時會專一心志對準目標，可間接達到導引、不讓小解時尿液外灑之目的。再如：綠草如茵的草坪，由於人性抄近路走捷徑的特性，常會走出一條黃土小徑來，破壞了整個綠茵草坪的舒適景觀。如何不用硬性的違規處罰方式來限制來往的人抄走捷徑小路，而是妥善運用人的特性來導引行爲，進而改善此一現象，是人因工程角度可以做的事情。例如：規劃可以替代這條小徑的便捷人行步道，或是在大草坪周邊設有緩坡的淺溝，讓只是路過的人不會想走上草坪，但想到草坪上活動的人也不會有困難走上草坪去。

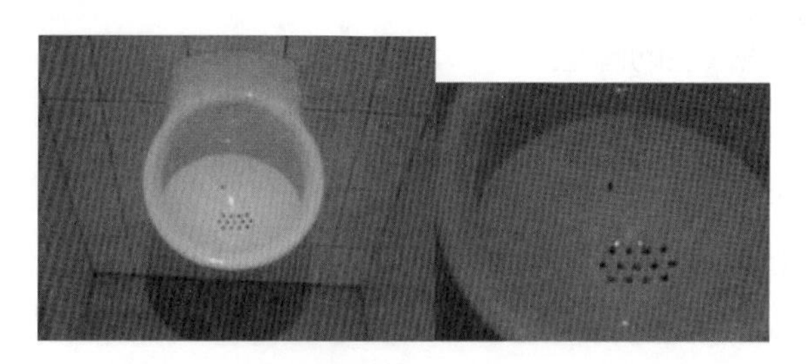

圖 14-21：小便斗內蒼蠅圖案誘導小解者對準目標避免尿液外灑

七、小結

認知人因工程是人們日常生活或工作中很重要的一部分，深刻瞭解認知人因工程以認識人類認知行為特性與限制，對於認知判斷正確性與行為反應安全性有深遠的影響。在實務層面上，認知人因工程的應用，並沒有一定的套路，可能隨著環境條件、情境不同，會有不同的最佳運用方式。以下是交通號誌倒數秒數設計的案例，看如何因著人類的認知特性來安排交通號誌設計會較符合人因工程安全、舒適、效率的目的。

早期路口行人號誌僅有靜態步行人形之綠燈號誌，年紀大、腳不好的老人家可能走到路口後，即使行人號誌是綠燈，也不敢過馬路，想等過一個紅燈後的下一個綠燈再穿越馬路，這樣過馬路的時間較充裕。二十幾年前，臺灣街頭出現了小綠人倒數秒數的行人交通號誌。這種新型行人號誌隨時呈現綠燈剩餘秒數，行人再依自己身體狀況、腳程決定是否在剩餘的綠燈時間內通過路口。也許前述年紀大、腳不好的人，看到時間還有 30 秒，他還是可以很從容地過馬路；若是剩下不到 20 秒時間，他可能決定停下來，等下一個綠燈再過馬路，以避免時間來不及橫越馬路而陷在車陣中。而年輕人縱使在秒數只剩 2、3 秒時間的情況下，也許還可以很有把握地小跑步快速通過路口。這項小綠人倒數秒數行人交通號誌的發明與應用是一項典型的人因工程改善案例，提供了更豐富清楚的資訊，讓行人與道路系統間的互動達到最有效、安全之目的，行人本身也會覺得十分自在。

但若同樣一種倒數秒數的交通號誌設施用在道路系統機動車輛的管制上，則可能發生迥然不同的影響。車輛駕駛人若個性急又趕時間，眼看綠燈秒數慢慢流逝進入倒數時刻，決定加速油門往前衝，倉促之間釀成意外的機率就提高許多。有研究報告指出，這樣的交通號誌設計的確會增加車禍意外事故的發生，因此現行的車輛交通號誌系統並不使用綠燈倒數秒數設施，以避免前述交通事故的發生。反倒是將此倒數秒數設施用在車輛交通號誌的紅燈設計上，如此一來，駕駛人看著剩餘的紅燈秒數知道還有多少時間可稍作休息，不必隨時緊盯著紅燈。

行人號誌的綠燈倒數計時與車輛交通號誌的紅燈倒數計時這兩種不同型態倒數秒數交通號誌的應用，簡潔地說明了人因工程必須隨不同的情境、條件來設計或修正相關環境設施、設備、工具或措施，以達到改善提升效能與安全之目的。事實上，人的生活與工作就是一個不斷地與週邊環境、設備、工具或是人群互動的過程，要如何在這樣的互動環境中，讓人覺得自在，並且有效地達到工作或生活上之目的，就是人因工程要探討的範疇。因此，如何以人因工程觀點出發，做到以人爲本、崇尚人性的理念，並沒有一定的模式，有賴大家對自己工作環境、設備及工具多加關注，提出問題與需求，再結合各相關專業的協助，並持續改善，才能達到 “Fit the Machine to the Person” 的境界，臻至於人因工程安全、效率與自在的終極目標。

第四節　組織人因工程

「組織人因工程」（organizational ergonomics）牽涉組織架構的形成與運作，關注社會科技系統（sociotechnical systems）之最佳化，內容包括組織的結構、政策及流程（processes）等面向。相關議題包括：溝通、人力資源管理、工作設計、工時設計、團隊工作、參與式設計、社群人因工程、合作性工作、新型工作範例（new work paradigms）、組織文化、虛擬組織、通訊工作（telework）及品質管理等。

一、組織運作時程

組織人因工程所著重的是探討人與人之間或是人與環境之間整體性互動的關係。表 14-3 呈現組織性人因工程範疇內不同層次群體社會互動關係所需時間，例如工作團隊內互動之反應時間需求約爲數分鐘到數小時，小群體社會到大群體社會組織內的互動交流需時更久，分別可能需要數日、數月之久。越龐大的群體社會要達到一定程度的互動交流溝通目的則需時越久。像是一個 30 人的班級要安排一項全班旅遊活動，可能需要耗時幾天到一個禮拜來安排協調共同可行的時間與活動內容；而像是牽涉到全臺民眾的二代健保法案的草擬、溝通、立法等過程，耗時數年始竟其功。因此在規劃相關工作環境設計、工作內容及時程規劃時，即應考慮到所要進行之事情的規模、複雜度與時間需求，透過改善環境、提供工具、準備配套措施或預留充分時間來讓工作、事情運作得更為順暢有效，符合人因工程的精神，以達到人因工程安全、效率、舒適的終極目標。

例如捷運高架工程鋼樑吊掛作業，若是在既有道路上施作，且作業期間仍需同時維持平面道路交通正常，那麼工程施作規畫就必須考量工程現場施工時間、施工區域的限制，合理加長施工期來確保所有工項都能如實如質完成，同時也兼顧工地安全衛生、馬路交通順暢與安全。倘若工程單位受業主壓力，在沒有其他配套與支援情況下，受命必須縮短工期、提前完工，以致在工期時程壓力下趕工不斷，勞工的生理、心理負荷超載，就容易出現職場意外。抑或是迫於時程壓力將施作步驟減省以節省工時，造成施工安全打折扣。例如將鋼樑上架後暫時固定鋼樑用的螺絲數減半上裝，將導致上椿的螺絲數不足而降低固定鋼樑的力道，使得暫置高架上的鋼樑未獲適當支撐、固定。一旦吊車的纜繩從鋼樑鬆脫後，鋼樑可能有墜落的危險，造成的傷害可就不堪設想。

表 14-3：不同層次群體社會、生理組織單位互動行為關係所需時間等級 [17]

互動行為層次（Level of Interaction）	系統（System）	時間單位（Time Units）	時間等級（Scale），秒（sec.）
社群（Society）	組織（Organization）	月（Months）	10^7
	計畫（Project）	週（Weeks）	10^6
	小組（Team）	日（Days）	10^5
工作團隊（Work Group）	工作（Job）	時（Hours）	10^4
	作業（Task）	十分鐘（10 Minutes）	10^3
	作業（Task）	分鐘 Minutes	10^2
認知（Cognition）	單元作業（Unit task）	十秒（10 sec）	10
	操作（Operations）	秒（1 sec）	10^0
	反應動作（Acts）	百毫秒（100 msec）	10^{-1}
神經生理（Neuro-physiology）	神經迴路（Neural circuit）	十毫秒（10 msec）	10^{-2}
	神經元（Neuron）	毫秒（1 msec）	10^{-3}
	細胞器（Organelle）	百微秒（100 micro-sec）	10^{-4}

二、工作組織架構

組織人因工程相關的議題也牽涉到組織參與、合作、新工作範例的嘗試等，以創造更合理、效率，但又兼具人性的工作組織架構。舉例來說，20 世紀上半葉，現代工業興起，大量生產是產業活動主流模式，在固定的生產線上，像是汽車裝配生產線、食品工廠生產線等，所有工人都被分配固定工作，日復一日從事相同工作，是典型 “Fit the Person to the Machine” 工作模式，不符合人因工程精神。由於作業模式固定、單調、無彈性，作業人員容易身心俱疲而影響生產效率，且可能因長期從事單一項作業，重複累積性動作容易造成身體特定部位的肌肉骨骼疾病或傷害。

要改變上述情況，在組織人因工程的概念架構下，即可從單位組織架構與運作模式進行調整，使能符合以人爲本的精神。像是有些企業就曾嘗試改變，以小工作團隊爲單元，負責汽車裝配生產線上特定幾個作業站檯的工作。工作團隊中的成員定期輪流在不同站檯輪值作業，可避免長期單一不變的工作內容。甚至若工作團隊中有人臨時碰到急難，像是家中小孩得病需要求醫就診等，在工作團隊人力可以互相支援週轉情況下，就可容許他 / 她臨時請假回去處理。不致讓他 / 她有壓力不敢請假，卻心懸家中孩子身上，無法專心工作，導致影響工作效率、甚至因心神不寧釀成工安事故傷害。

三、組織體系文化與政策建構

組織體系內文化的形塑與政策的引領是建構組織性人因工程的重點之一。組織文化的建立需要靠長期理念與行動的堅持才能積沙成塔、蘊育而成；而長期理念與行動的堅持就必須靠上位政策的指引與支持。某跨國公司在其企業體系內部安全文化的建立上著墨甚深，所有事情的安排上均需以安全爲首要考量，工廠內部以零工時傷害爲目標推動廠區安全衛生管理。執行面上連廠內餐廳用餐削水果的切割意外都認定爲工傷意外來預防，並備有削果皮機供員工使用，從本質安全做起來防範事故傷害發生。員工在工作區域必須確實遵循廠區安全衛生規範，若有違反輕則罰鍰，重則解職；外包商在廠區內工作也透過契約受同樣約束，若有違反可能導致外包契約解約。同時，廠內各級單位副主管均主責該單位的安全衛生工作，而各單位主管就任前都必須有該單位副主管的歷練，因此對於單位內的安全業務也都嫻熟、瞭若指掌。這樣深厚的組織內安全衛生文化會深刻影響進入這個組織場域內的所有人，前面提到的外包商勞工，他們在其他場域做類似的外包契約工作時未必會具體落實職場安全衛生規範，但進入這個安全衛生文化深厚的場域就會自然而然的確實遵守。

再看另一個飛安事故案例，有一部螺旋槳客機在起飛後兩分鐘因失去動力而墜機，造成嚴重傷亡事故。事後調查顯示，因爲飛機上的一側螺旋槳引擎故障失能，正駕駛依照緊急應變流程要求副駕駛將該故障螺旋槳引擎關閉，僅留另一側正常螺旋槳引擎繼續運轉。依照該型飛機的安全設計，飛機在僅有一側螺旋槳正常運轉情況下應該仍可以安全飛行，繼續後續應變處理安全落地。但很不幸，匆忙間副駕駛錯關了正常運轉中的螺旋槳引擎，以致飛機瞬間失速墜落。顯然此意外的直接肇因是人爲失誤，但機件何以異常導致螺旋槳失能，在安全要求極高的航空業是一項嚴肅的議題。正常情況下，從每次飛行前後的初級巡檢到定期停飛總體檢之間，有許多不同層次的例行檢點機制以維護飛航安全。這些不同層次的檢點機制是否落實？若檢點出有小瑕疵是否立即修復、甚至必要時停飛檢修？還是會讓該飛機勉強進行後續航班的飛行，待航班任務告一段落後再作完整的修復作業？這些問題其實牽涉到組織文化與政策導向。但航空安全文化沒有打折的空間，若組織內的政策讓營運獲利、方便性優於安全考量，則難免因小失大，造成不可挽回的損失。

第五節　環境系統控制與安全

從前面章節三大人因工程領域的介紹可看得出來人因工程與安全有密切關係，因爲人的身體、生理、心理機能有其特性與侷限性，在與環境系統互動時可能會因此導致人爲失誤，進而衍生操控不當，以致發生安全問題。本節即以人與週遭環境間互動的人機介面操控爲主說明人因工程在環境系統控制中的角色，如何做到減少錯誤、降低風險，以達到安全、效率、舒適的目的。

人為系統控制（Human control of systems）

在生活或工作環境中，人們常需要操控的系統或機制（systems and mechanisms）類型相當多樣性，從簡單的電燈開關到複雜的電廠或飛機操控系統，不一而足。從前面章節介紹過的人類訊息處理（Information Processing）機制可知，當一個人接收到相關訊息，完成判斷從而確立決定後，就會採取必要的反應動作來達成其所決定要做的事。而這項反應動作若是須透過人機介面（human-machine interface）操控來進行，則人與其所要操控的系統或機制間的互動關係良窳就會決定相關反應動作的執行效率，包括反應速度與正確性等面向。良好的人機介面不僅容易學習與操控、反應時間短、失誤少，且使用滿意度高；反之，設計不當的人機介面有可能讓使用者不容易適應、難以操控、耗時，甚至可能增加失誤機率造成嚴重的安全性問題。與系統操控有關的人機介面議題包括（1）控制器與顯示器裝置相容性（compatibility）、（2）追蹤作業（tracking）、（3）監督控制作業（supervisory control）[18]。本章節將從這三個面向說明人因工程的意涵，以及其在人機介面操控系統的重要性。

（一）相容性（Compatibility）

相容性係指控制操作的變化發展與人的預期之間一致性的程度，而這預期的正確性會深刻地影響人的操控表現。相容性一般可區分爲符合人類聯想邏輯的概念相容性（conceptual compatibility），控制與顯示移動一致的移動相容性（movement compatibility），控制器與顯示器配置的空間相容性（spatial compatibility），以及刺激與反應模態相互組合的知覺模態相容性（modality compatibility）等四種類別。相容性的提升除了有助於紓解人類理解資訊的困難度之外，也具備提升學習效率、降低錯誤與心智負荷的效果。

1. 概念（conceptual）相容性

概念相容性係指符碼（codes）和象徵圖示（symbols）與人們認知概念的相關程度，特別是需使用這些符碼與象徵圖示的人對相關之符碼與象徵圖示所代表的意義的瞭解程度。例如電子地圖上的飛機象徵圖示與多數人認知該地點爲機場的概念相容，因此地圖上用飛機象徵圖示代表機場的概念相容性就相當好。再如職場中會使用的安全衛生標誌，以簡單扼要的象徵圖示提醒大家穿戴適當的防護裝備以保護自身健康，也是概念相容性的應用（圖 14-22）[19]。但象徵圖示可能並非人人都懂，需經過必要的教育訓練才能讓大家熟悉。圖 14-22 即顯示職場勞工對於廠區內安全衛生象徵圖示的熟知度經過安全衛生教育訓練後，多數人才能比較明瞭各象徵圖示所代表應配戴之防護具的概念。

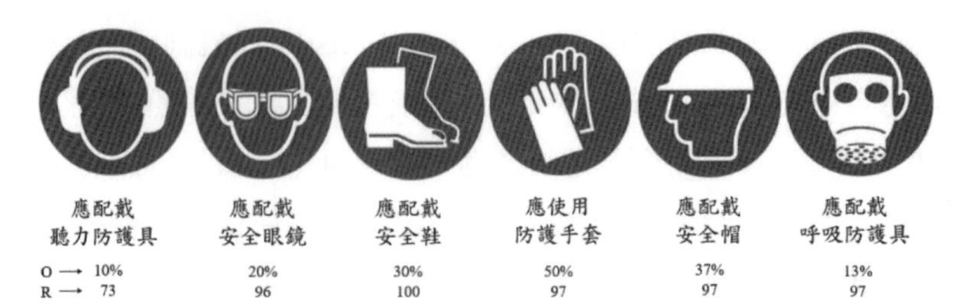

圖 14-22：英國工廠安全衛生象徵圖示代表應配戴之防護具概念 [19]

註：O ：原始對防護具圖示辨識正確率。
R ：經訓練一週後對防護具圖示辨識正確率。

2. 空間（spatial）相容性

代表控制器與相對應之顯示器在實體安排上（physical arrangement）的相關性。例如一組橫向排列的五個顯示器，其相對應的五個控制鈕也應該是依照顯示器之順序橫向排列於其下方才具備良好的空間相容性。圖 14-23 是五組不同爐座排列組合與相對應之控制鈕之間的空間分布示意圖，實驗測試結果顯示爐座與控制鈕空間對應位置最一致的是第 I 組實驗，其使用者操作爐座控制鈕失誤率爲 0%，其餘各組均有明顯失誤率，這結果說明了空間相容性的重要性 [20,21] 。

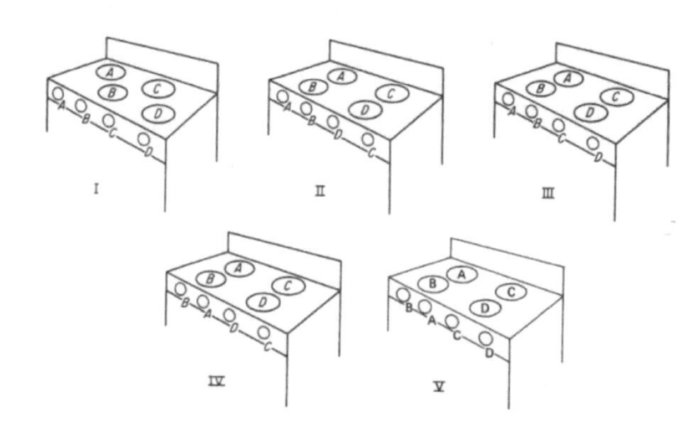

圖 14-23：不同爐座與控制鈕排列方式之空間相容性示意圖 [20]

表 14-4：不同爐座與控制鈕排列方式之操作失誤百分比 [20,21]

爐座型式	Chapanis & Lindenbaum 研究 [20]	Ray & Ray 研究 [21]
I	0	未測試
II	6	9
III	10	16
IV	11	19
V	未測試	12

3. 移動（movement）相容性

移動相容性代表顯示器或控制器的移動與被顯示或被控制系統之相對反應程度（response）之間的關係。最典型的例子是車輛方向盤的操控，方向盤右轉或左轉分別代表將車輛右轉彎或左轉彎。另外，圖 14-24 比較不同作業方式下，作業員以操控桿進行操作時，操控桿的移動方向與顯示器上游標移動方向之相對應關係，以及相對應所需的反應時間 [22] 。第一種作業方式顯示器游標移動方向與操控桿移動方向一致（control-display compatibility, CD），與作業員所在位置與方向無關；第二種作業方式是操作員面對顯示器時游標移動方向與作業員面對著操控桿時操控桿的移動方向一致（visual-motor compatibility, VM）；第三種作業方式是操作員面對顯示器時游標移動方向與作業員進行操作時操控桿相對於作業員軀幹的移動方向一致（visual-trunk compatibility, VT）。從圖 14-24 可觀察到作業員在三種不同作業方式所需的反應時間略有差異，其中第二種作業方式所需的反應時間最短。雖然這三種作業方式所需的反應時間差異不大，但已足以說明移動相容性對於操作效率的影響十分明確。

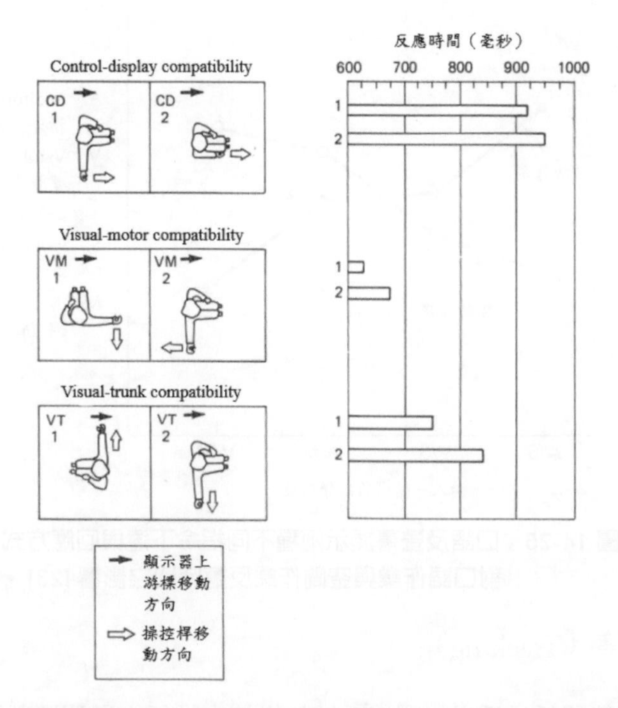

圖 14-24：操控桿移動方向、顯示器上游標移動方向與操作反應時間之關係 [22]

4. 知覺模態（modality）相容性

知覺模態相容性係指有些刺激－反應（stimulus-response）知覺模態組合與一些特定屬性作業（task）的相容性，因此考量這些特定屬性作業效能時就必須將知覺模態相容性考慮進去。知覺模態相容性可用以下這則實驗研究來說明，這項研究分別以口語作業（verbal task），例如口語作業指令「開啓雷達信標導航系統」（turn on radar-beacon tacan），以及空間作業（spatial task），例如將顯示器上游標移至指定位置，來觀察比較受試者分別以口說（spoken response）或手動操作（manual response）方式回應特定作業指令的反應時間 [23] 。研究結果如圖 14-25 所示，口語及螢幕顯示兩種不同下達作業指令方式〔auditory (A, speech) & visual (V, displayed on screen)〕與口說及手動操作兩種不同回應方式〔spoken response (S) & manual response (M)〕可形成四種不同測驗組合。對口語作業而言，測驗結果反應時間最快、最相容的是口語下達作業指令與口說回應這項組合；對空間作業而言，反應時間最快、最相容的則是螢幕顯示下達作業指令與手動操作回應的這項組合。

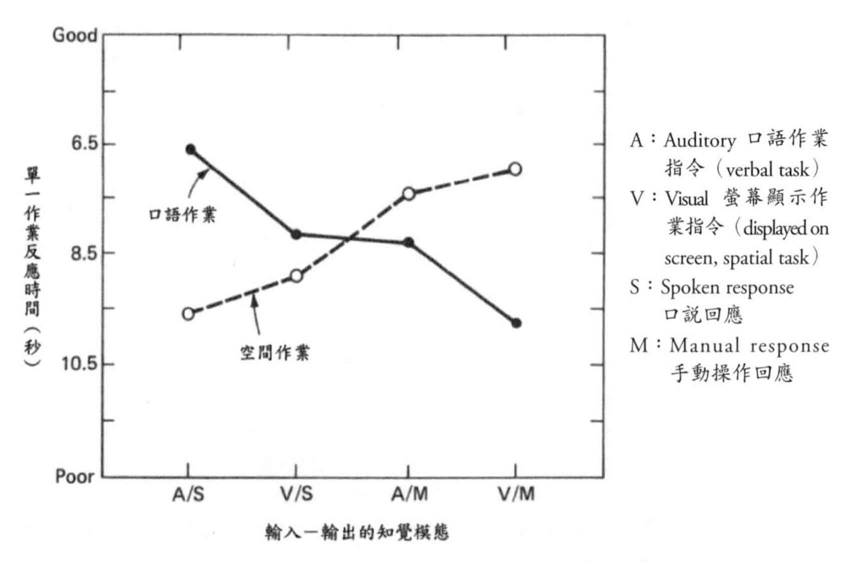

圖 14-25：口語及螢幕顯示兩種不同指令下達與回應方式對口語作業與空間作業反應時間之影響 [23]

（二）追蹤作業（Tracking）

人與週遭環境關係是透過對環境系統的操控來進行人與週遭環境間的互動，以達成設定的目的。而週遭環境系統由簡至繁，不一而足，簡單系統的操控如雷射指示筆指向的控制，複雜一點系統如汽車行進方向的操控，更複雜系統的操控則如大型貨櫃輪運行的操控。人對週遭環境系統的操控可分成不同等級的控制階序（control order of systems）來檢視 [18]：

1. 零階控制（zero-order control）：亦可稱爲位置控制（position control），也就是控制器移動直接控制被控制物之位置，例如上述的雷射指示筆指向的控制，或是如劇場手控燈光照射在舞台上不時移動的演員、手動攝影機追蹤運動員的場上競技表現等。
2. 一階控制（first-order control）：亦可稱爲速率控制（rate control），也就是操控器移動的幅度會直接影響被操控物件改變的速率。汽車油門就是一階控制的典型例子，因爲踩踏油門的幅度控制了汽車行進的速度，也就是位置改變的速率（rate of change of position）。
3. 二階控制（second-order control）：亦稱爲加速度控制（acceleration control），也就是物件移動速率改變的速率。汽車方向盤的操控就是加速度控制的例子，因爲方向盤轉向幅度控制了前輪的方位，接著被改變的前輪方位決定了汽車轉向的速率。可以說方向盤轉向幅度決定了汽車方向改變的相對應加速度。某些化學工廠或核能反應爐的運作也近似這種二階控制的類型，運作機制相對而言是屬於比較複雜類型。
4. 高階控制（higher-order control）：有些控制系統屬於三階、四階以上的高階控制系統，例如三階控制就是直接控制加速度改變的速率，像是猛然一拉操縱桿（jerk）。舉例而言，大型貨櫃輪運行時，輪舵掌控與貨櫃輪實際移動或貨櫃輪位置、船身重的關聯就近似三階或四階控制系統，透過輪舵掌控開啓聯動的系列控制機制運作，最終才能改變推進器速率或方向舵角度而決定船行速度或轉彎幅度。

再以圖 14-26 來說明不同控制階序的簡繁程度，圖中實線代表設定欲達到目標之方向與幅度，虛線部分代表操控者在不同控制階序下會呈現的應對情形。其中（a）表示在零階控制狀況下，操作者直接移動被控制物件，將其位置逐漸移往目標區即可，所以代表操作者操控物件位置變化狀態的虛線就呈現從起點開始移動逐漸接近目標的曲線；（b）代表在一階控制狀況下，操作者操控物件移動的速度從開始移動時逐漸增加，但速度達一定程度的反轉點後就必須逐漸放緩、減速，直至物件被移動到目標時速度就歸零，所以代表操作者操控速度變化的虛線呈現先升後降再歸零的曲線；（c）則爲二階控制下的加速度變化狀況，操作者開始移動操控物件時，加速度逐漸增加讓物件移動速度逐漸變快，接下來達反轉點後加速度逐漸減緩、歸零，此時被操控物件之相對應移動速度增加幅度就越來越緩，但仍持續加速直到加速度歸零時物件移動速度達到最大，此時代表操作者操控加速度變化的虛線就呈現先升後降再歸零的正向曲線；但物件移動速度達一定程度的反轉點後就必須逐漸放緩、減速，此時加速度就呈逆向變化爲負值，且起始的負向加速度越來越大好讓移動速度減緩幅度增大，直至反轉點後負向加速度開始越來越小，移動速度減緩程度也越來越小，直到操控物件被移動到目標時加速度歸零，同時速度也歸零，此時代表操作者操控加速度變化的虛線就呈現先降後升再歸零的負向曲線。

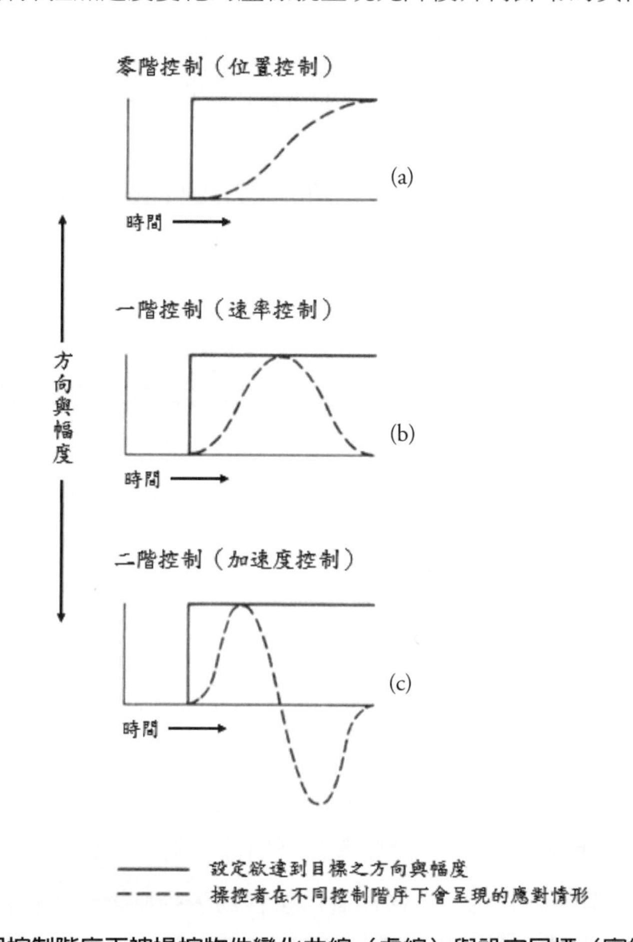

圖 14-26：不同控制階序下被操控物件變化曲線（虛線）與設定目標（實線）之關係 [18]

註：圖中實線代表設定欲達到目標之方向與幅度，虛線部分代表操控者在不同控制階序下會呈現的應對情形。

人員與環境系統互動時，通常都需要在接收外來訊息後，經過思考、判斷做成決定，再借助系統操控來達到所欲完成的工作。這些環境訊息像是汽車行駛的路線、路況、飛機的飛航路線、工業製程中的溫控要求等，操作人員需就這些外在條件、要求做綜合判斷，決定相關的汽車行進方式、飛航儀控操作，或是生產製程參數調節等應對作爲。因此能否有效、正確地接收、判斷外來訊息，以及操控系統，就成了是否能有效運行系統達成使命的重要關鍵。由上述控制系統的介紹，可瞭解到通常處理越高階的控制階序時，作業人員所需進行控制作爲較多也較爲複雜，同時也較易出錯。一般而言，作業人員對於系統控制作爲牽涉到作業人員對系統中訊息顯示器與控制器操作反應的追蹤能力表現（tracking performance），也就是正確接收外來訊息與執行系統控制的能力。一般人對於一階控制階序的追蹤能力表現與零階控制階序的追蹤能力表現相當，但二階控制階序以上的系統，人的追蹤能力表現就會開始明顯變差，失誤率可能增加 40-100% 。以前述圖 14-26 所示爲例，若要以操作搖桿（joystick）來控制移動位置（零階控制）、或移動速度（一階控制），相對而言較接近人的直覺感受，可能造成的操作失誤率就較低；若是以操作搖桿來控制改變移動速度的加速度（二階控制），這對操作人員形成的心智負荷就變得相對較大，要非常精準地拿捏才不致造成移動不足或過頭，但相對也較容易造成操作失誤。

另外，人員的追蹤作業能力表現也有一些先天條件限制 [18]，例如：（1）處置反應時間（processing time），人員接收到新的外部訊息後再啓動後續反應處理之追蹤作業的時間差，在零階控制與一階控制狀態下大約是 150-300 毫秒，二階控制狀態下則大約需 400-500 毫秒。若系統控制操作人員在二階控制狀態、沒有任何輔助支援情況下進行追蹤作業，此時反應時間上的延遲會令其追蹤作業一直處在落後狀態下，造成人員追蹤作業能力變差；（2）可被追蹤之最大外部輸入訊息頻率（bandwidth），一般人大腦中樞處理外部輸入訊息的限制大約是 1 Hz，若是可預期的外部輸入訊息則此限制值可放寬爲 2-3 Hz ；（3）前瞻預期能力（anticipation）：一般人前瞻預期其執行控制指令後之結果的能力並不好，部分原因是因爲人類的工作記憶（working memory）能力有限。因此，若要預期、判斷在高階控制階序下的環境系統變化會十分吃力，特別是像針對貨櫃輪、飛機這類控制機制反應慢、又有時間差之大型系統的操控，操作人員在不藉助輔助系統狀況下要能預判可能失誤、做好及時修正會是相當困難的事。

其他會影響追蹤作業能力表現的因素還包括 [18] ：（1）是否可預覽追蹤作業內容（preview of track ahead），例如駕駛汽車時前方視野開闊或是汽車導航的動態地圖可讓駕駛人預見前方車行路徑變化；（2）顯示器型態差異，一般常用的顯示器型式包括補整型顯示器（compensatory display）與追逐型顯示器（pursuit display），補整型顯示器只顯示追蹤游標相對於被追蹤目標位置，像是一般汽車導航顯示器以車輛爲固定參考點來觀察前方路線變化，而追逐型顯示器則同時顯示追蹤游標與被追蹤目標的移動位置，相容性較高、操控失誤率較低（圖 14-27）；（3）控制系統中的各種時間延遲，如人員反應之延遲、系統運作之延遲、執行結果呈現之顯示延遲等；（4）追蹤作業中顯示內容的特異性（specificity of displayed error in tracking），若顯示之差距越明確、特異性越高，則控制人員的追蹤作業表現就越好；（5）主動或被動的追蹤作業（paced versus self-paced tracking），主動追蹤作業如駕駛汽車，駕駛人可自主操控行車速度、方向等，被動追蹤作業如開飛機，飛行員在飛機進場降落時，必須將飛機速度與航道維持在一定的有限範圍內，才能讓飛機順利安全降落。

因此，鑒於上述提及的週遭環境之控制階序複雜度、人員追蹤作業能力表現之先天條件限制，以及其他會影響人員追蹤作業能力表現之因素，人員對週遭環境系統的駕馭始終存在著程度不一的人爲失誤風險。若操控難度超過人類行爲反應能力的範圍，對於執行系統控制的作業人員應提供適當輔助裝置，如速率或加速度之輔助控制系統、系統前置變化之預告顯示器等，以增進人員的追蹤作業能力表現，降低人爲失誤風險，達到人因工程效率、安全、舒適的目的。

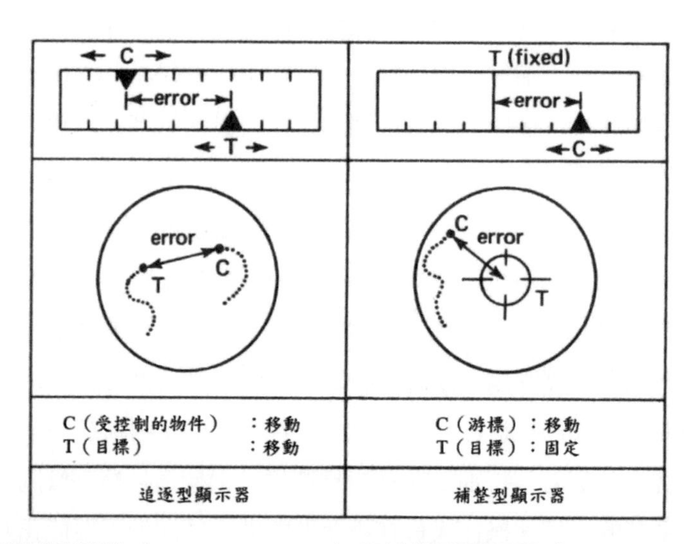

圖 14-27：追逐型顯示器（pursuit display）與補整型顯示器（compensatory display）示意圖 [18]

（三）人機介面（Human machine interface）

作業人員進行環境系統控制必須透過各式人機介面進行系統操作，這些人機介面以訊號（signal）、符號（sign）或象徵圖示（symbol）作爲溝通工具，其設計需考量以下要點：(1) 訊號出現與否以簡潔型式呈現，例如燈號亮或不亮，熟練的操作人員可迅速接收、瞭解訊號意涵，並據以作出適當的反應處理即可；(2) 符號的呈現則需作業人員依據事先知悉規則去判斷應有反應作爲，例如用"▲、●、▼"等符號分別代表槽體液面過高、正常、過低狀態，操作者再依據控制台上所顯示的符號作應有的應對處置措施；(3) 象徵圖示則需作業人員思考瞭解其圖象概念與意義再據以進行後續的行動，例如圖 14-22 呈現英國職業安全衛生體系中防護具的象徵圖示，瞭解這些圖示就知道工作場域中應配戴何種防護具。但這三種類型分類並不必然切分得很清楚，彼此間的差異呈漸進式演變。但基本上前者屬於技能型反應行爲（skill-based behavior）模式，後兩者分別屬於以規則（rule-based behavior）、智識（knowledge-based behavior）爲基礎的心智型反應行爲模式 [18]。在監督控制系統下，操作人員本質上主要是以符號（sign）與象徵圖示（symbol）爲主要訊息傳遞媒介，而非以訊號（signal）爲主，因此如何在監督控制系統中適當地設計、運用符號與象徵圖示就非常重要，以便能順利、正確地達成訊息傳遞與溝通之目的。從操作人員角度來看，如何能正確地解讀控制系統內的相關符號、象徵圖示所代表的訊息，以達到正確溝通、操作的目的也是同等重要。不然因錯誤解讀而造成人爲失誤、人機介面溝通失效，輕則操作不順，重則可能造成事故意外傷亡，那就得不償失。

(四) 監督控制系統（Supervisory control systems）

前一章節提到人員對環境系統的直接操控形式，但現今許多控制系統透過電腦人工智慧做監督控制，即爲另一種形式的系統控制方式。電腦資訊技術持續進步，加上專家系統的研發進展，讓更進階的人工智慧（artificial intelligence, AI）已成爲人員與環境系統間的智慧型介面。簡單的智慧型介面可以洗衣機的操作面板功能爲例，若只有少量細緻的棉質衣物要洗滌，操作者只要選定一種預設功能如「輕揉搓洗」，洗衣機啓動後就會自動選定加水量、洗衣精量、洗衣馬達轉動強度、浸泡／沖洗／脫水時程，最終自動執行相關洗衣步驟完成衣服洗滌工作。過程中若有異常或設定參數不符實際，洗衣機會將其偵測到的異常狀態透過視覺或聽覺訊息顯示反應給洗衣機操作者。這樣一個洗衣過程中，操作者就只是下指令做監督控制的角色，透過人工智慧介面指揮洗衣機這個系統自動選定相關參數執行操作者所欲進行的洗衣工作要求。複雜一些的人工智慧介面如半自動駕駛輔助系統，駕駛人下達車速、與前車距離等指令後，人工智慧介面就會將這些指令轉達給車輛控制系統，自動將車輛控制在固定車道、車速，與前車保持一定距離狀態下行進，遇塞車或路口紅燈還可自動停車。若偏離車道、外車靠近也會有視覺、聽覺警示告知駕駛人。同時，進階的人工智慧介面也已開始融入人類的生活，例如物流業的機器人在接收指令後將包裹郵件送達指定地點收件人信箱、安養院裡機器人會提醒用藥、給藥，甚至當起可以對話的陪伴者。另外，製造業許多生產製程多以自動化運作，甚至已有無人工廠出現。這些例子說明電腦或人工智慧介面發展在過去三、四十年來逐漸成熟，從簡單的直接操控衍化出新型態的電腦或人工智慧介面監督控制系統，並已深入日常生活或工作環境中的控制作為。

監督控制系統（supervisory control system）原意是讓作業人員免於操控系統中細瑣繁複的人為作業，並將控制系統作業提升為有尊嚴、適合人類的高階認知行為作業為主 [18] 。但這種高階監督控制系統相對複雜，在危急狀況下，例如智慧型電腦當機，操控人員的掌握能力可能不足以介入系統的運作、不知道智慧型電腦做了什麼事、不清楚在緊急狀況時智慧型電腦會採用什麼應變策略、不具備操控系統的必要技能（這些技能在系統正常運作下操控人員並不需具備）。也因此，雖然監督控制系統可協助人類有效率地進行系統運作，但出現緊急狀況時，發生人力不足以承擔、應變的意外事故仍是十分可能的事。因此，相關備援措施或緊急應變機制都應未雨綢繆、事先想定準備妥當，以便縱然意外事故發生時也能有效地應變處置，不至於讓事故釀成嚴重災難。

1980 年代個人電腦發展伊始，即有學者提出在監督控制系統下不同發展階段之人與電腦互動關係發展的預測如下方所列 [24]，現在回頭看來與實際發展情形若合符節：

1. 操作人員先做好所有的前置作業再交給電腦去執行。
2. 電腦協助操作人員做方案選擇。
3. 電腦協助操作人員做方案選擇，並建議選項，但操作人員未必須遵照這項建議。
4. 電腦選擇要執行的動作，但操作人員可能會或不會執行這項動作。
5. 電腦選擇要執行的動作，並在操作人員同意後執行它。
6. 電腦選擇要執行的動作，並儘早告知操作人員令其有充分時間中止這項動作的執行。
7. 電腦做所有的作業，並告知操作人員它做了什麼。
8. 電腦做所有的作業，若人員明確要求，電腦才會告知操作人員它做了什麼。

9. 電腦做所有的作業，並告知操作人員它做了哪些它認爲操作人員應被告知的作業內容。
10. 電腦做它認爲應該做的所有作業，若它認爲操作人員應被告知，才會告知作業人員它做了哪些作業內容。

對照過去三、四十年電腦與人工智慧的發展過程，以及人與監督控制系統間互動關係的演變，上述這些現象的確陸續出現。由於電腦自動化可加速生產速率、減少人爲失誤，人工智慧可輔助、甚而替代人類做判斷與決策，以減少誤判、決策延遲等人爲能力限制可能造成的不良影響。因此它們在現代社會生活或職場中已被廣泛使用，帶來的方便和效率的確讓生產效能提升，造就人類福祉，讓更多人可獲得安逸生活、有餘裕發展自我。隨著這一趨勢持續進展，當今的生活器具或生產設備運用了許多人工智慧理念，像是網路資訊蒐尋、線上購物外送平台、工業生產系統調控、醫學精準診斷治療、農業智慧生產鏈等。它們除了依照操作者要求指令進行作業，有些甚至還可依大數據判斷自動反饋提供操作者未及思慮的資訊或作爲，像是一些大型跨國網路社群、網路購物平台。然而，這些人工智慧環境容易制約操作者的行爲，讓操作者侷限在這些人工智慧系統所提供的訊息範圍內思考，形成同溫層而無法自我突破；或是讓操作者必須作自我調整以便適應人工智慧所形塑的環境而不自知，像是完全自動化的生產工廠，操作人員能做、需做的事有限，很多時候反而是要配合著自動化生產流程、時序做查核等工作；安養院內老人與照顧他／她的自主式照護機器人間，原本技術層面的互動可能提升增加爲情感層面的互動。因此，電腦、人工智慧帶來的革命性變革，演變下來已使得整個人與環境控制系統間互動的主客關係似乎也開始鬆動、反轉。電腦自動化、人工智慧對當今社會造成許多結構性轉變，衍生許多新型態個人或社會層面問題，亟待未來持續關注、克服。這些問題許多是電腦發展之初即已被預告的問題 [25]，像是：

1. 失業（unemployment）：因爲生產自動化大幅降低對人力的需求，間接造成勞工失業。
2. 去社會化（desocialization）：監督控制系統多透過電腦網路、人工智慧系統運作，使得人與人間的接觸溝通變得非必要，間接造成人際關係的疏離感。
3. 遠離實體物件（remoteness from the product）：監督控制系統降低操作人員直接手動操作實體物件的需求。
4. 去技能化（deskilling）：在自動化生產系統下，熟練技能不再是工人必備要件，會令人自覺喪失工作專業身分（professional identity）。

5. 恐懼（intimidation）：作業人員會覺得若做錯事的代價變得更大。
6. 對擁有的權力覺得不安（discomfort in the assumption of power）：作業人員對於承擔複雜作業程序（process）的責任會覺得焦慮或因所擔任的角色而變得自大傲慢。
7. 科技文盲（technological illiteracy）：作業人員可能對電腦如何運作的技術層面缺乏瞭解，因而怨恨其電腦相關工作，並遷怒於能瞭解這些電腦相關工作的菁英階層。
8. 神秘化（mystification）：作業人員可能被電腦能耐所迷惑，把它視爲「無所不能」權威。
9. 自覺沒有生產力（sense of not being productive）：凡事都要靠電腦來完成。
10. 變得沒有責任感（eventual abandonment of responsibility）：操作人員最終覺得他們對於任何發生的事不必負責任，應該都是電腦的責任。

除了上述個人或社會層面問題，人工智慧系統發達也可能進一步促進財富不平等（wealth inequality），人工智慧產業投資者會取得產業中的絕大收益，致使社會貧富差距拉大、M 型社會更明顯。其次，人工智慧系統能自主訓練、學習，被賦予在給定條件下進行運算、判斷的自主運作能力，以完成指定任務。若人工智慧系統持續自我成長，達到不爲作業人員所能掌控階段，它可能會造成不可預期的問題與後果。另外，若人工智慧系統被蓄意建構成具種族偏見或特殊導向來傷害特定族群或事物，也將會給世人帶來莫大災難。

有鑑於電腦與人工智慧系統深入人群社會的生活、工作中所衍生的問題，未來監督控制系統的設計與使用上需要注意減低相關的恐懼感，系統的操控者也應該要維持足夠的社會人群接觸頻率，並且透過保有自己原有的技能，以及確認新有技能來強化自我價值，以便能自在地承擔監督控制系統操控者的責任。同時要積極去瞭解系統內電腦的功能，理解到系統操控者的角色是在負責訂定系統運作的目標與要求標準，以便有效地運作監督控制系統，而非受制於電腦人工智慧系統 [25]。

（五）人為失誤與安全風險機率

前面章節從實體性、認知性、組織性等各面向的人因工程說明人的特性與限制，本章節更進一步探討相容性、追蹤作業、人機介面溝通、監督控制系統等面向對人爲環境系統操控表現之影響，從其中可觀察到許多潛在人爲失誤風險所在。以人因工程觀點而言，在窮盡所有能力防範環境系統中的可能危害因素後，不可避免地仍有可能存在無法排除的危險因素，包括人爲失誤等意外。但爲創造更安全的環境，環境系統操控可以採取餘備（redundant coding）概念設計多重安全措施把關，降低意外發生的機率，以進一步排除風險。

以民航機飛航安全管理而言，一般標準機場起降管制措施中，機場塔台對於機場內飛機動向的掌握、飛航組員對於現場跑道燈標示的目視確認、利用目視輔助系統（para visual display, PVD）及主要飛航顯示器（primary flight display, PFD）顯示飛機是否正對正確跑道、飛航組員熟悉航圖並複查確實滑行路線、維護中跑道設有阻擋設施避免飛機誤入等都是針對飛航起降安全把關的各種管控步驟。以人因工程餘備概念而言，就是以多重安全措施確保事故風險値近乎爲零。上述機場飛航安全管理的例子中，假設五項機場起降管制安全防護措施中，每項防護措施的失誤率爲 1×10^{-3}，則只有這五項防護措施同時都失效的情況下，才會發生機場起降管制安全防護失敗的不幸事件。以安全的風險機率概念來看，本案例因防護不足而發生不幸事件的安全風險（Risk）機率爲：

安全風險機率 $= (1\times10^{-3})\times(1\times10^{-3})\times(1\times10^{-3})\times(1\times10^{-3})\times(1\times10^{-3}) = 1\times10^{-15}$

西元2000年象神颱風襲台的夜晚，新加坡航空一架客機在桃園中正機場起飛時，不幸誤入維修中跑道，起飛滑行時撞到停在跑道上的工程機具，翻轉斷裂在另一跑道上，釀成八十三人死亡，一百多人受傷的慘劇。以上述機場飛航安全管理的案例說明，在種種機場起降管制安全防護措施下，要發生這樣慘重的空難事件機率著實十分微小，只要有任何一道防護措施發揮作用，這場慘劇即可避免，但很不幸它還是發生了。當然，這項不幸事件也可能與機組人員欲在象神颱風造成全面影響而封閉機場前能及時離場所造成的時間壓力也有關係，同時強風、低能見度及溼滑跑道等情況，均潛在地影響飛航組員下達決策和維持狀況警覺性的能力。以人因工程環境系統控制觀點來看，這些環境不安全狀況、人員不安全作爲，或是造成本次事故之安全防護缺失等都應予以通盤檢視，辨識出飛航起降環境中各種可能之環境與人員相關風險因子，從改善環境條件、輔助作業人員減少人爲失誤來排除或控制環境系統中危害因素，以降低安全危害風險，達到人因工程追求的安全、舒適、效率目標。

結　語

人因工程專業從實體性、認知性、組織性等多面向來探討人的特性與限制，以及人與外在環境間互動關係，從而尋求生活或工作環境最佳化，以達到安全、效率與舒適的使命。由此也可看出人因工程專業需有各種專業知識的投入才能達成使命，像是與個體有關的神經生理學、認知行爲科學、心理學、生物力學等專業，與群體有關的政策、組織學、群體行爲心理等社會科學相關專業，以及與改善環境、設備有關的土木、機械、資訊、機電等工程專業。且因爲人因工程涉及所有與人有關的事物，而這些與人有關的事物可能隨著時間而有所變化，因此人因工程專業和這些與人有關的事物之間始終維持著一種互動發展的關係。因著新的需求或科學進展，嶄新的人因工程範疇會被不斷創造出來，舊的範疇也可能因而有了新觀點。因此，人因工程專業的發達代表著人類更高層次競爭力，持續爲安全、效率、舒適而努力。

關鍵名詞

人因工程（ergonomics）
實體人因工程（physical ergonomics）
認知人因工程（cognitive ergonomics）
組織人因工程（organizational ergonomics）
人體計測（anthropometry）
物料抬舉（lifting）
訊息處理（information processing）
絕對判斷（absolute judgement）
餘備（redundant coding）
相對判斷（relative judgement）
選擇反應時間（choice reaction time）
單一頻道限制（single channel limitation）
記憶（memory）

韋伯定律（Weber's law）
感知（perception）
席克定律（Hick's law）
錯覺（illusion）
本質安全（intrinsically safe）
環境系統控制（environmental system control）
相容性（compatibility）
追蹤作業（tracking）
人機介面（human machine interface）
監督控制系統（supervisory control systems）
人爲失誤（human error）

複習問題

1. 人因工程的定義與三大範疇為何？
2. 人體計測資料的類型有哪幾種？各類型資料應用的最佳化原則為何？
3. 認知性人因工程中有關人類訊息處理（information processing）能力有哪些特性？各有何生理功能上的限制？
4. 組織性人因工程的範疇為何？有哪些相關議題？
5. 相容性與人為失誤之間的關係為何？兩者對系統安全風險有何影響？

引用文獻

1. International Ergonomics Association. What is ergonomics. Available at: https://iea.cc/what-is-ergonomics/. Accessed May 20, 2022.
2. 勞動部勞動及職業安全衛生研究所：人體計測資料庫簡介及重要計測值。引自 http://www.ilosh.gov.tw/menu/1188/1201/ 人體計測資料庫 / 人體計測資料庫簡介及重要計測值 / 。引用 2022/5/20。
3. Dempster WT. Space requirements of the seated operator: Geometrical, kinematic, and

mechanical aspects of the body, with special reference to the limbs. WADC Technical Report 55-159. OH: U.S. Air Force, Wright Air Development Division, 1955.

4. Huebner WJ, Ryack BC. Linear programming and workplace arrangement: Solution of assignment problems by the product technique. WADC Technical Report 61-143. OH: U.S. Air Force, Wright Air Development Division, 1961.
5. Fitts PM. A study of location discrimination ability. In: Fitts PM, ed. Psychological research on equipment design. Army Air Force, Aviation Psychology Program. Columbus, OH: Ohio State University, 1947.
6. 勞工安全衛生研究所：骨骼肌肉傷害人因工程研習會。臺北：行政院勞工委員會勞工安全衛生研究所，1996 年 3 月。
7. Hettinger T. Muskelkraft bei Männern und Frauen. Zentralblatt arbeit und Wissenschaft 1960;**14**:79-84.
8. Clarke HH, Elkins EC, Martin GM, Wakim KG. Relationship between body position and the application of muscle power to movements of the joints. Archives of Physical Medicine & Rehabilitation 1950;**31(2)**:81-89.
9. Wakim KG, Gerten JW. Objective recording of muscle strength. Archives of Physical Medicine & Rehabilitation 1950;**31(2)**:90-100.
10. Dupuis H, Preuschen R, Schulte B. Zweckmässige gestaltung des schlepperführerstandes. Dortmund, Germany: Max Planck Institutes für Arbeitphysiologie, 1955.
11. OSHA. Good working positions. Available at: https: //www.osha.gov/etools/computer-workstations/positions. Accessed May 20, 2022.
12. Washington State Department of Labor & Industries. Hazard zone checklist (Appendix B) – Washington Administrative Code WAC 296-62-05174. Available at: https:// ebview.com/pdfgenerator/ViewPdf/MIG/Hazard_Zone_Calculation.pdf. Accessed May 20, 2022.
13. Wickens CD, Helton WS, Hollands JG, Banbury S. Engineering psychology and human performance. 5th ed. New York: Routledge, 2021.
14. Sanders MS, McCormick EJ. Human factors in engineering and design – Chapter 3 Information input and processing. 7th ed. Taiwan: McGraw-Hill, 2006.
15. Hsiao HW. Occupational ergonomics — Human performance engineering. College of Public Health, National Taiwan University. Taipei, April 28 – May 2, 1997.
16. Bach M. Optical illusions & visual phenomena. Available at: http: //www.michaelbach.de/ot/. Accessed May 20, 2022.
17. Handcock PA, Chignell MH. Intelligent interfaces: Theory, research and design (human factors in information technology). Amsterdam: Elsevier, 1989.
18. Sanders MS, McCormick EJ. Human factors in engineering and design – Chapter 10 Human control of systems. 7th ed. Taiwan: McGraw-Hill, 2006.

19. Sanders MS, McCormick EJ. Human factors in engineering and design – Chapter 4 Text, graphics, symbols, and codes. 7th ed. Taiwan: McGraw-Hill, 2006.

20. Chapanis A, Lindenbaum LE. A reaction time study of four control-display linkages. Human Factors 1959;**1(4)**:1-7.

21. Ray RD, Ray WD. An analysis of domestic cooker control design. Ergonomics 1979;**22**:1243-1248.

22. Worringham CJ, Beringer DB. Operator orientation and compatibility in visual-motor task performance. Ergonomics 1989;**32(4)**:387-399.

23. Wickens CD, Sandry DL, Vidulich M. Compatibility and resource competition between modalities of input, central processing, and output. Human Factors 1983;**25(2)**:227-248.

24. Sheridan T. Computer control and human alienation. Technology Review 1980;61-73.

25. Sheridan T. Supervisory control. In: Salvendy G, ed. Handbook of human factors. New York: Wiley, 1987;1243-1268.

第15章 職場社會心理危害

陳叡瑜　撰

學習目標

一、瞭解職場社會心理危害的發生原因，及其對工作者身心健康和企業生產力與永續發展的影響

二、介紹目前國際上常用的職場社會心理危害評估工具，以及國內的評估工具與平台

三、介紹全球職場社會心理危害的管理與控制措施，從國家層級、企業層級到工作者

四、介紹我國政府在職場社會心理危害的預防措施，包括政策、法規與相關資源

前　言

「職場社會心理危害」是 21 世紀新興的重要職業衛生議題。隨著科技發展、產業轉型與全球化的趨勢，職業健康危害因素有了很大的變化。早期的職業衛生工作著重於物質環境（physical environment）危害的認知、評估與控制，然而自 20 世紀晚期至今，職場大環境的快速變化所帶給工作者身心健康的影響，日益重要。國際勞工組織／世界衛生組織職業健康聯合委員會第十二屆會議（The Twelfth Session of the Joint ILO/WHO Committee on Occupational Health）於 1995 年修訂了 1950 年對職業衛生的定義 [1]，主要關注三個關鍵目標：（1）維持和促進工作者的健康與工作能力；（2）改善工作環境和工作，以利安全與健康；（3）發展支持工作中的健康和安全的工作組織與工作文化，以促進正向的組織氛圍與順利運作，增進生產力。這個新定義揭示了幾個重要觀點，包括：健康的工作者才有好的工作能力；除工作環境外，工作本身也會影響工作者健康；而工作組織對健康與安全的支持，才得以促進組織氛圍，增進企業生產力。世界衛生組織更在第六十屆世界衛生大會中，提出 2008-2017 工作者健康全球行動計畫（Global plan of action on Workers' health 2008-2017）[2]。該計畫中，強調工作者的健康是生產力和經濟發展的必要先決條件；此外，還應考慮到工作者的健康不僅取決於職業危害，還取決於社會和個人因素、以及獲得保健服務的機會。因此，工作者的健康考量也應融入其他政策中。美國國家職業安全衛生研究所（National Institute for Occupational Safety and Health, NIOSH）為瞭解職場組織的革命性變化，對工作生活品質、以及工作安全和健康的影響，於千禧年前特別將職場組織的研究納入國家職業研究議題（National Occupational Research Agenda, NORA）的優先研究領域之一 [3]。同樣地，歐盟也將社會心理風險管理列為職業安全衛生的關鍵優先事項之一，而在政策上採取一系列行動。最先於 1989 年在《關於改善工作安全和衛生措施的框架指令》中規定，雇主有義務在組織的健康和安全策略中，處理社會心理風險問題，以防範職業事故和職業病，接著於 2004 年簽署《與工作有關的壓力框架協定》，並在 2007 年簽署《關於工作中的騷擾和暴力的框架協定》，強化歐洲社會夥伴對社會心理風險重要性的認知 [4]。

由於臺灣的產業脈動與國際趨勢緊密連結，近年來工作者身心健康的議題經常搬上新聞版面。因此，政府與企業對「職場社會心理危害」預防的重視也日增。勞動部於 2013 年修訂《職業安全衛生法》，在第 6 條的雇主責任中，除要求物質環境應有符合規定之必要安全衛生設備及措施外，新增雇主對重複性作業、異常工作負荷、及職場暴力等不良工作條件，應採取預防措施 [5]。我們樂見政府正視此新興職業衛生議題的作法。但是，相對於傳統的物質環境危害議題，全民對「職場社會心理危害」的認知與預防措施，則仍待大力提升。本章將從造成職場社會心理危害的原因談起，接著介紹危害評估工具，最後，提出預防與危害管理機制。

第一節　職場社會心理危害的類型與影響

一、職場社會心理危害的定義

（一）社會心理危害（Psychosocial Hazards）的定義

國際勞工組織（ILO）在 1984 年對社會心理危害因素的定義爲：工作環境、工作內容、組織條件和工作者的能力、需求、文化、個人工作以外的考慮之間的相互作用；這些因素可能透過感知和經驗影響健康、工作表現和工作滿意度。這個定義強調了工作環境和人爲因素之間的動態互動。職業條件和人爲因素之間的負面互動，可能會導致情緒干擾、行爲問題、生化和神經荷爾蒙變化，從而增加精神或身體疾病的風險。反之，當工作條件和人爲因素處於平衡狀態時，工作會產生許多正向影響，像是：掌控和自信的感覺；增加動力、工作能力和滿意度；並改善健康 [6,7]。依據 Cox 等人的定義，「職場社會心理危害」（psychosocial hazards at work）係指「工作設計、管理，以及其社會與組織脈絡可能會引起心理與社會的危害」[8]。簡言之，職場中導致工作者身心壓力的因素即爲職場社會心理危害 [7,9]。20 世紀晚期，許多已開發國家即發現此問題；而進入 21 世紀後，因經濟型態的大幅改變與組織的快速變革，使得問題更加嚴重，成爲當代職業安全衛生的主要挑戰之一。

（二）工作壓力（Work Stress）的定義

工作壓力可以定義爲當工作要求與工作者的能力、資源或需求不相符時發生的有害的身體和情緒反應 [7,10]。國際勞工組織（ILO）指出，與工作相關的壓力由職場組織、工作設計和勞資關係決定，當工作的要求不符合或超過工作者的能力、資源或需求時，或者當員工個人或群體的應對知識或能力與企業組織文化的期望不相符時，就會發生壓力 [7]。

工作壓力（stress）不同於生活中自然產生的壓力（pressure）和挑戰（challenge），挑戰使我們在心理和身體上充滿活力，並激勵我們學習新技能及掌握我們的工作。當挑戰達標時，我們會感到放鬆和滿足。因此，挑戰是健康且富有成效的工作的重要因素。挑戰在我們工作生活中的重要性可能是人們所說的「一點點壓力對你有好處」[7]。

二、社會心理危害的類型

職場壓力源多數來自工作環境、工作安排與組織管理機制等因素，但個人人格特質和其他家庭與社會因素，也可能增加或降低危害風險，如圖 15-1 所示。本節將闡述工作壓力的來源類型與危害情形。

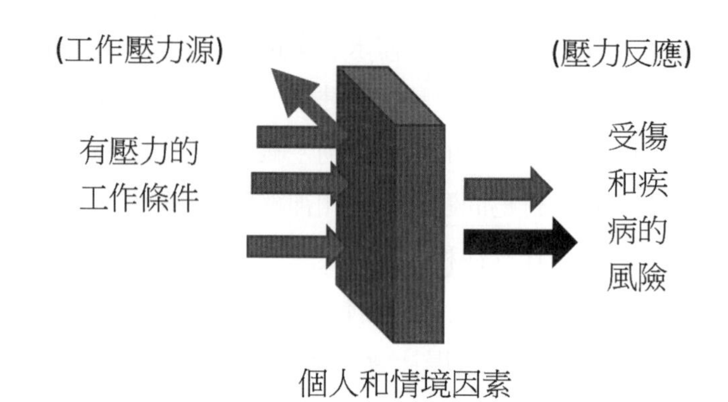

圖 15-1：美國 NIOSH 的工作壓力模式 [11]

（一）工作壓力源（Job Stressor）

在工作中可能產生壓力的因素，大致可以被歸納爲**工作內容與特性**和**職場社會與組織特質**。其中，工作內容與特性因素包括：不良的工作環境、工作設備可得性和可靠性不足、工作缺乏多樣性、工作能力與工作內容不匹配、工作不確定性、工作負荷過大、時間壓力過大、輪班工作、工時過長，以及工作時程缺乏彈性等。而職場社會與組織特質方面的因素，則包括：組織目標界定不明、主管對部屬的支持不足、同事間關係不佳、晉升不足或過度晉升、職場歧視、霸凌與暴力、決策參與率低、缺乏對工作的控制、在組織中的角色模糊、工作與家庭的衝突等。各類因素及其危害情形，摘要如表 15-1（頁 561）。以下就幾個主要因素進一步闡述。

1. 工作時間（Work Duration and Time）

工作時間相關的議題包括：工時過長、日夜輪班、頻繁出差、工作時程混亂或無彈性等。長工時易使工作者休息不足導致身心疲累，而夜班與輪班工作易導致生理時鐘混亂、睡眠剝奪，因而對消化系統、循環系統、生殖功能與心理健康造成極大的威脅 [12] 。目前已有許多文獻支持輪班與延長工時是勞工致胖與增加心血管疾病風險的重要因素 [13,14]，並可能提高罹癌風險。此外，美國 NIOSH 的文獻回顧報告顯示，超時工作與較差的自覺一般健康狀況、較高的傷害率、疾病和死亡率有關 [15] 。

工時問題導致諸多身心健康影響與工作生活不平衡問題，是重要的職業健康議題，因此各國政府都於勞動法規中有所規範。臺灣先前在經濟快速發展期間，平均工時較許多先進國家爲長，近年政府爲保障勞工權益與提升勞動力，對於工時的法規規範趨嚴。除了正常工時每日不得超過 8 小時、週休二日之外，另訂有 2 週、8 週及 4 週彈性工時規定，但須爲勞動部指定之行業，且經工會或勞資會議同意後才可以實施。而雇主使勞工延長工時，也應經工會或勞資會議同意，且基於健康考量，每日正常工時與延長工時，合計不得超過 12 小時，且 1 個月延長工時總時數不得超過 46 小時；但雇主經工會或勞資會議同意，1 個月延長工時總時數不得超過 54 小時，每 3 個月不得超過 138 小時 [16] 。由於政策的影響，我國勞工的平均工時已呈現降低的趨勢，2021 年勞動部的《勞工生活及就業狀況調查》結果顯示，2021 年勞工平均每月延長工時爲 14.9 小時，較 2019 年減少 1 小時；惟高達 83.6% 的勞工，希望維持目前工作時數，甚至有 5.3% 希望增加工作時數 [17] 。

2. 工作負荷（Job Demands）

工作負荷可分爲量性負荷、情緒性負荷、認知性負荷以及感官性負荷，工作量不適中，例如：工作量過多導致必須快速趕工或加班，或是工作量過少，導致工作不積極，感覺不被重視，都會造成工作者的壓力；而另一種壓力源則是工作節奏與工作期限的問題，例如：營業場所突然湧進許多顧客，爲了不讓顧客久等抱怨，店員必須加快腳步服務顧客，身心負荷必然大增；另外，責任制的工作，某些工作不斷受制最後期限（例如研發工程師被要求在時間內提出設計成果、大學教師的研究成果或升等期限），時間壓力過大，更是難以承擔的壓力。工作情境有時會影響工作者的情緒，產生情緒性負荷，例如社工人員面對不幸的個案、醫護人員面對病患的痛苦，或是客服人員面對不理性的顧客；而身負重責的人員會有認知性負荷，例如基金經理人、維修工程師等；有些工作則因長時間過度用眼，而有感官性負荷，例如生產線品管人員、病理科醫師長時間目視顯微鏡，或是長途客貨運司機長時間專注於路況，都是眼睛疲勞族群 [9]。

3. 工作控制（Job Control）

自己對工作方式的控制力與他人對其工作的控制力之間的平衡程度，是影響工作者壓力的重要因素。如果工作上的自主性不足，包括工作節奏或方式、工作環境的安全性等都無法自我控制，會讓工作者產生不少壓力；另外，若工作者完全沒有參與決策或表達意見的權力，對於組織的發展沒有參與感，也是一種壓力源。通常，缺乏技術性且內容單調、缺乏變化的工作，工作者會被要求依樣畫葫蘆，沒有控制權，也較容易產生厭煩與壓力感；反之，技術性與創造高的工作類型，組織對工作者的監控較少，工作者能夠依自己的想法做事，感覺工作有趣，較不會感到壓力 [9]。

4. 組織社會因素（Organizational Social Factors）

除了上述工作特性因素外，工作者對組織目標的認知不足，在組織中的角色模糊或角色衝突，人際關係不佳、同事間缺乏互動與互助，也得不到主管的支持，導致社會孤立感，以及薪資低、升遷不易，工作缺乏保障等組織中的社會環境因素，都可能對工作者造成極大的壓力。社會孤立的問題在遠距工作者更容易發生，近兩年全球 COVID-19 疫情肆虐下，遠距工作者比例大增 [18]，缺乏人際互動所致的工作壓力更值得重視。

5. 遠距工作（Telework）

所謂遠距工作，係指在非傳統的辦公室使用電腦與通訊設備來維持與辦公室連繫的工作方式。21 世紀以來，伴隨全球化的趨勢、工作地點以及時間彈性的優勢等因素，遠距工作方式漸漸被一些企業所採用，尤其成爲跨國或多據點企業經常性實施的工作形式。由於遠距工作的形式多元，迄今各界對遠距工作形式並無完全一致的定義，歐洲提昇生活與工作品質基金會（Eurofound）和國際勞工組織（ILO）在 2017 年的一份聯合研究報告中指出，目前的遠距工作主要有以下的工作方式：

（1）固定在家遠距工作者；（2）偶爾在職場外工作的遠距工作者；（3）高度移動的遠距工作者，在各個不同地方工作，包括在家工作。遠距工作的定義在未來可能會隨著科技的持續發展而改變，在考慮遠距工作者的健康和安全需求時，應該考慮遠距工作的形式 [19,20]。

由於久坐且長時間使用電子化通訊設備，遠距工作者容易發生肩、頸、腰及手部等肌肉骨骼不適症狀，而長時間使用螢幕、遠距工作環境中光線過亮、字體大小和其他因素都可能導致眼睛疲勞。此外，遠距工作者缺乏與其他人在現實環境中交流與溝通的機會，在面對工作壓力時，更易產生憂鬱的問題。同時，因爲家庭空間也轉化爲工作場域，居家遠距工作者的工作與生活將會變得更加難以分隔，進而導致他們更加傾向於在正常工時之外繼續進行工作，這可能會影響工作者與家庭成員的互動情形，以及超時工作。因此相較於傳統的辦公型態，實施遠距工作的工作者將會面臨到更多的公私問題，可能造成工作與家庭衝突。而 COVID-19 大流行期間，許多工作者都不得不在家全職遠距工作數月，由於沒有計劃以這種方式安排工作生活，加上封鎖和對社交活動的限制，更加劇了肌肉骨骼不適和社會心理危害風險 [21-23]。

6. 職場暴力（Workplace Violence）

職場暴力是近年全球關注的組織管理與職場健康議題，在工作環境中，任何對工作者虐待、威脅或攻擊並影響其安全、福祉與健康的行爲，皆可視爲職場暴力。職場暴力一般依受暴者的傷害類型分爲四類，包括：肢體暴力、言語暴力、心理暴力和性騷擾，言語暴力和心理暴力的發生頻率較高，造成受害者心理壓力；肢體暴力對受害者身心均造成影響，嚴重者甚至危及生命。職場暴力並不局限單一形式，有可能同時發生多種形式的暴力。

暴力來源可能來自職場外部及內部。外部暴力來源多數來自服務對象及其關係人，如顧客、病人／家屬、學生／家長等，但陌生人也可能是施暴者；內部暴力主要來自同事或上司，當加害者與被害者關係是處於權力不對等的上司對下屬的欺凌時，稱爲職場霸凌（workplace bullying）。職場霸凌是職場暴力的一種，但霸凌是強調於組織內階級衝突所導致的暴力，它可能會有身體上的衝突以及心理上的傷害，而這種暴力的加害者有時不只一人，有可能是由一群人共同施壓少數人 [24]。

職場暴力的發生原因除了工作者個人特質因素外，工作的因素是重要的影響因子，包括：工作環境、工作條件、工作方式、是否接觸顧客，以及監督／管理者和工作者之間的互動關係等。鑑於近年醫療業及服務業迭傳工作者遭暴力威脅、毆打或傷害事件，引起工作者身心受創，2013 年勞動部修訂《職業安全衛生法》時增列第 6 條第 2 項第 3 款，要求雇主對於勞工執行職務因他人行爲遭受身體或精神不法侵害的可能性應採取預防之必要措施，例如危害評估、作業場所動線規劃、保全監錄管制、緊急應變、溝通訓練及消除歧視、建構相互尊重之行爲規範等措施 [25] 。

《第六次歐洲工作條件調查》（EWCS, 2015）資料顯示，有 16% 受訪者曾遭受身體暴力、性騷擾、霸凌或其他騷擾等不良社會行爲的侵害 [7] 。我國 2016 年《工作環境安全衛生狀況認知調查報告》資料顯示，受僱者在職場遭遇暴力的比例爲 14.8%，其中以語言暴力最高（8.6%），心理暴力次之（4.2%），性騷擾及肢體暴力分別占 1.1% 和 0.9% ；然而「醫療保健及社會工作服務業」和「公共行政及國防；強制性社會安全」工作者遭受職場暴力比例分別高達 32.0%、27.1% [26] 。上述資料顯示我國職場暴力情形與歐盟國家相近，期待不法侵害預防的雇主責任可以保護多數工作者免於職場暴力傷害，尤其是職場暴力高風險場域，社會應投入更多關注與改善介入措施。

7. 工作生活平衡（Work-Life Balance）

「工作生活平衡」一詞始於 1986 年，係指工作與家庭生活之間維持最少的角色衝突，處於完美的運作狀態（Clark, 2000）。Clark 提出「工作－非工作生活」理論，主張當個人無法適當的將時間分配於工作、家庭及休閒等領域時，就會感到更多工作與非工作的衝突 [27] 。當工作需求侵入工作以外的生活時，如何兼顧工作和家庭需求就成爲工作者的難題。在工作和生活之間實現適當的平衡，包括家庭環境和社區的一般生活，是很重要的；但兼顧各種需求和要求可能是一種挑戰，有可能導致時間、承諾和支持的衝突。工作以外的生活很重要，除了和家人／朋友間之承諾與情感維繫外，工作者也需要適時從工作中抽離，放鬆心情，否則可能會產生工作過度投入導致的壓力問題。家庭生活的重大事件，例如：結婚／離婚、懷孕／育兒、搬家、個人疾病、家人疾病照顧、失去家人和朋友等，都將增加工作者家庭角色的負荷，如果職場沒有給予額外的精神與工作支持，也許會造成工作者難以承擔的壓力。此外，財務問題、親友間人際關係、孩子教育問題等也是工作以外的重要壓力源 [28] 。

鑒於工作生活平衡對於工作者身心健康影響深遠，近年來政府降低法定工時、規定周休二日及輪班換班應有的休息時數等措施，已逐漸改善工作者工作的生活平衡狀況。2021 年的《勞工生活及就業狀況調查》結果顯示，認爲目前的工作和休閒達到平衡者占 73.6%，已經較 108、109 年分別上升 2.2% 和 1.3%，但仍需持續改善，高達 96% 受訪者期待服務單位提供工作生活平衡措施，尤其是「員工福利」、「優於法令給假」，以及「彈性工作安排」等 [17]。

表 15-1：職場社會心理危害的類型 [7,9,29]

社會心理危害類型	危害情況
工作內容與特性（Job characteristics and nature of work）	
工作環境和工作設備（work environment and equipment）	暴露於危害性或不愉快的環境中（例如：物理、化學、生物和人因性危害，或是空間擁擠、凌亂等）。 有關設備和設施的可靠性、可得性、適用性以及維護或維修的問題。
工作特性（job content）	缺乏多樣性或工作週期短，工作零散或無意義，技能使用不足，不確定性高，持續接觸客戶、患者、學生等。
工作時間（work duration and time）	輪班工作，無彈性的工作時程表，不可預測的時間，長工時或無社交的時間。
工作負荷（job demands）	工作量過重或過輕，缺乏對節奏的控制，不斷受制最後期限，時間壓力過大。
工作控制（job control）	決策參與率低，缺乏自主性，對工作的控制力低。
職場社會與組織特質（Social and organizational context of work）	
組織文化和功能（organizational culture and function）	溝通不良，對解決問題和個人發展的支持程度低，缺乏對組織目標的界定。
組織中的角色（role in organization）	角色模糊與角色衝突，責任感強。
職涯發展與就業保障（career development and employment security）	職涯停滯和不確定性，晉升不足或過度晉升，工資低，工作缺乏保障，工作的社會價值低。
工作中的人際關係（interpersonal relationships at work）	社會或身體孤立，與上級關係不佳，人際衝突，缺乏社會支持。
歧視與暴力（discrimination and violence）	性別、年齡、國籍、種族、宗教、失能與性向等歧視，職場暴力與霸凌（包括肢體暴力、言語暴力、心理暴力和性騷擾）。
家庭－工作衝突（work and family conflict）	家庭、個人生活與工作的角色／責任衝突或過負荷，雙薪家庭問題等。

三、工作壓力盛行率

工作壓力在 1980 年代開始漸漸引起各國重視，但各國的盛行率調查研究則再晚十多年。歐洲和北美等已開發國家多數迄今已有多次調查，亞太地區和拉丁美洲的研究較少，至於非洲和阿拉伯國家的研究則更爲有限 [7] 。臺灣勞動部和衛生福利部也同步關切相關議題，進行工作者壓力相關調查。

（一）全球工作壓力盛行率 [7]

1. 歐洲

歐洲的區域數據主要由歐盟機構收集和評估。《第四次歐洲工作條件調查》（The 4th European Working Conditions Survey, EWCS, 2007）顯示，歐盟估計有 4,000 萬人受到與工作相關壓力的影響；根據 2009 年發布的《歐洲風險觀察報告》（European Risk Observatory Report），處於壓力之下的歐洲勞動力約爲 22%，新成員國約 30%，明顯高於老成員國（20%），而在工作中感到焦慮的最大族群是受僱於教育與衛生單位的工作者，其次爲公共行政和國防單位雇員。2014 年實施的《歐洲社會心理風險：盛行率和預防策略》（Psychosocial risks in Europe: Prevalence and strategies for prevention）調查報告指出，25% 的工作者認爲，在其全部或大部分工作時間都有工作壓力，而且工作對他們的健康產生了負面影響。《第六次歐洲工作條件調查》（The 6th European Working Conditions Survey, EWCS, 2015）確認了密集型工作（intensive work）的普遍性：歐盟 36% 的工作者全部或大部分工作時間都在壓力下工作，以滿足緊迫的工作期限，而 33% 的人說他們必須快速地工作。

對於工作壓力盛行率逐年增加的趨勢，企業管理階層也有所感，上述 2014 年的調查指出，社會心理風險是大多數公司關注的問題，近 80% 的經理表示關心與工作相關的壓力，近 20% 的人認爲暴力和騷擾是主要問題；從單一風險來看，管理者最關心的問題與時間壓力和難纏的客戶、病患和學生有關。儘管企業存在這些擔憂，但只有不到三分之一的機構制定了處理此類風險的流程。足見，即便是較早關注到社會心理風險問題的歐盟國家，預防與管理措施仍待大力倡議。

2. 美洲

比較加拿大連續三次的全國工作與生活平衡研究（Canadian third National Study of Work-Life Balance, 1991, 2001 & 2011），受訪者高度感受到壓力的比率逐次增加，1991 年爲 44%，2001 年增至 54%，2011 又增至 57%。而 2011 年的調查中，36% 受訪者自認有高度憂鬱的情緒，31% 表示睡眠量減少，以及 46% 深感自己身體健康狀況不佳；同時，表示有高生活滿意度的人數，從 1991 年的 45% 大幅下降到 2011 年的 23%。高達 77% 受訪者曾因身心健康狀況不佳而在研究前六個月內有請病假，其中 63% 是身體健康因素，45% 是情緒、精神和身體疲勞因素。根據美國壓力調查（Stress in America ™ survey, 2015），美國的受訪者在 10 分制的壓力評比得分爲 4.9，主要壓力來源包括金錢（64%）、工作（60%）、經濟（49%）、家庭責任（47%）和個人健康問題（46%）。

根據《第一次中美洲工作條件和健康調查》（First Central American Survey on Working Conditions and Health, 2012），超過十分之一的受訪者表示，由於對工作條件的擔憂，經常感到壓力（12~16%）、感到悲傷或沮喪（9~13%）或失眠（13~19%）。南美洲國家裡，阿根廷 2009 年的全國就業、工作條件、勞動環境和健康調查顯示，26.7% 認爲他們的工作是過負荷的；巴西的一項職業傷病調查研究發現，精神疾病造成每年 14% 的健康福利損失；智利 2011 全國工作條件調查結果顯示，27.9% 的工作者和 13.8% 的雇主說他們的企業中存在壓力和憂鬱，然而，只有 8.9% 的雇主和 7% 的員工指出企業已經實施相關的預防措施；智利安全協會（ACHS）表示，2012 年通報的職業病中有 21% 與精神衛生疾病有關；哥倫比亞 2007 年的全國職業風險總系統調查發現，在 1-10 分的壓力自評（10 分爲最大壓力）結果，有 24.7% 男性和 28.4% 女性工作者的分數介於 7 至 10 之間，同時，約有 50% 的受訪者認爲客戶服務工作以及單調和重複性工作是最主要的兩種社會心理危害，其次是缺乏明確責任定義的工作（33.4%）和不斷變化的工作期望（18.4%）。

3. 亞太地區

根據 2014 年《澳洲壓力和福祉調查》（Australian Stress and Wellbeing Survey），48% 的受訪者認爲工作需求是維持健康生活方式的障礙；與前幾年的調查結果一致，72% 的人說，目前的壓力至少對身體健康產生了一定的影響，17% 的人指出，目前的壓力對自己身體健康產生了強烈到非常強烈的影響。日本一項預防工業事故調查資料顯示，32.4% 的工作者報告自己前一年患有強烈的焦慮、擔憂和壓力。南韓在 2006 年實施第一次工作條件調查，發現 18.4% 的男性和 15.1% 的女性工作者受到工作壓力的影響，並且和工時及工作負荷顯著相關。又從 2010 年第二次韓國工作條件調查發現，總體疲勞度從 2006 年的 17.8% 增加到 2010 年的 26.7% 。然而，憂鬱和焦慮從 5.4% 下降到 1.1%，失眠或一般睡眠困難也從 5.7% 下降到 2.3% 。

（二）臺灣工作壓力盛行率

臺灣對於工作壓力的監測最早由「行政院勞工委員會勞工安全衛生研究所」（2014 年更名爲「勞動部勞動及職業安全衛生研究所」）於每三年實施一次的「工作環境安全衛生狀況（認知）調查」中收集，調查始於 1995 年，2001 年以後有較完整的社會心理危害現況資訊。另，行政院衛生署國民健康局（2013 年更名衛生福利部國民健康署）自 2006 年開始推動職場健康促進暨菸害防制計畫，每年針對全職工作者抽樣進行「工作人口健康促進暨菸害防制現況電話訪問調查」，也於問卷中關注工作者壓力狀況與職場因應作爲。

根據「勞動部勞動及職業安全衛生研究所」的《工作環境安全衛生狀況（認知）調查報告》資料，受訪者認爲常常或一向有很大壓力的比例 1995 年占 7.4%，2001 年增至 14.0%，至 2013 年僅微幅增至 16.3% 。不過，對於特定行業別及職別的工作者則有較高的工作壓力盛行率，歷年來工作壓力最大的行業是金融、保險及不動產業，行政主管及經理人員則是工作壓力最大的職別，兩者的盛行率都約高出平均盛行率一倍左右。此外，歷年的調查結果也一致發現，教育程度越高、每周工作時數越長、輪班，以及事業單位規模越大，工作壓力也越大。2016 年的調查，沒有詢問工作壓力的整體感受，而是利用國內廣泛使用的簡式健康量表（BSRS-5）評估受訪者近期的情緒困擾程度，結果顯示，受僱者和雇主（含自營作業者）情緒困擾的比例分別爲 13.0% 和 11.2%，行業別以教育服務業（17.4%）有情緒困擾比例最高 [26,30-32] 。

衛生福利部國民健康署的《工作人口健康促進暨菸害防制現況電話訪問調查》定期針對全國全職工作者抽樣調查其身心健康狀況與健康行爲，2019 年調查資料顯示，58.8% 認爲「工作上的滿意程度勝於壓力感」，僅 16.7% 職場員工認爲「工作上的壓力感勝過滿意感」；2021 年同一調查的結果顯示，受訪者認爲「工作上的滿意程度勝於壓力感」爲 60.3%，認爲「工作上的壓力感勝過滿意感」的比例爲 15.7% 。此調查結果與 2013 年《工作環境安全衛生狀況認知調查》發現 16.3% 受訪者認爲常常或一向有很大壓力的結果一致，可以推估目前國內工作者有明顯工作壓力的比例約稍低於 20% [33,34] 。

四、工作壓力的影響

（一）對個人的影響

壓力不是疾病，但它是有害生理、心理反應的初期表徵，並且對壓力的感受與影響因人而異。人們處於壓力下生理方面的反應包括：交感神經作用增強、呼吸心跳加速、骨骼肌緊繃、內分泌與代謝系統改變，免疫力與組織修復力降低等，導致血壓增高、頭痛、消化系統失調、心血管疾病和肌肉骨骼不適症狀等；心理方面會有煩躁不安、難以入睡、無法放鬆或集中注意力、難以邏輯思考和做決定、感到疲憊、焦慮和憂鬱、對工作失去興趣與責任感、人格改變等，甚至導致自殺行爲。有些人則會以不健康行爲來應對壓力，如酗酒和吸毒、吸菸、不健康飲食、不運動及減少社交活動等，更導致心血管疾病、癌症與糖尿病等非傳染性疾病率的增加。當壓力持續存在時，上述的身心反應將成爲不可逆的慢性疾病。此外，這些不良身心健康狀況與行爲也可能因一時分心、做了錯誤判斷、或身體協調失常而造成意外傷害 [7-13]。

近年來與工作有關的自殺越來越被關注，幾項研究檢視了工作特徵和自殺死亡風險之相關性，發現工作相關的社會心理風險因子包括：財務問題（包括失業）、衝突（包括聚眾鬥毆、霸凌和騷擾）、低控制或低決策自由度、低社會支持、高心理要求和長時間工作等與自殺可能有關。與工作有關的自殺比例仍然不清楚，但在一些承認自殺有職業因素的國家報告裡可獲得一些資訊。《日本預防自殺白皮書》（2012 年）指出，與工作有關的問題占 20-59 歲男性自殺率的 7.6 至 12.3%，比女性高出一倍多；韓國，1999 年至 2004 年期間，有 23 起與工作有關的自殺事件得到賠償；法國 2010-2011 兩年報告了 149 起自殺索賠，其中 43 起得到確認和賠償。2009 年發表的一項關於經濟危機對公共衛生影響的研究調查了 1970 年至 2007 年間 26 個歐盟國家就業變化與死亡率之間的關係。該研究發現，失業率每增加 1%，65 歲以下人群的自殺率就會增加 0.79% [7]。國內 2020 年自殺統計資料顯示 [35]，全國自殺人數中，超過七成爲工作年齡人口（15-24 歲占 6.5%、25-44 歲占 29.2%、45-64 歲占 36.7%），雖然自殺原因不一定與工作相關，但職場自殺防治仍是值得重視的議題。

（二）對組織的影響

當組織中的重要成員或大多數員工受到壓力影響，組織的健康與績效將受到挑戰，其影響層面包括：增加缺勤、減少工作承諾、增加員工流失、減低生產力、增加不安全的作業和事故率、增加顧客抱怨、傷害組織形象、對員工招募的負面影響，以及因員工壓力導致身心健康問題衍生的法律賠償等。此外，不健康的組織，無法獲得員工的最佳表現，在競爭的市場中甚至影響組織的存活 [7] 。

近二十年來，已經有許多研究指出，員工慢性身心健康問題對企業生產力的影響很大，根據《哈佛商業評論雜誌》（*Harvard Business Review*）的報告，員工健康問題導致的生產力損失包括直接成本（醫療藥品費用）和間接成本〔**減效出席**（**presenteeism**）、**缺勤**（**absenteeism**），以及長期與短期失能賠償〕，而間接成本的損失高達直接成本的三倍，其中以減效出席的生產力損失最高，如圖 15-2 所示 [36] 。本章作者研究團隊的研究也發現，職場員工健康抱怨越多者，減效出席明顯較多；而較佳的組織文化和健康行為則呈現較低的減效出席情形 [37] 。歐盟職業安全衛生署（EU-OSHA）更指出，大約一半的工作場所缺勤與壓力有關，由於壓力造成的工作表現下降是缺勤的兩倍，工作中的壓力可以導致五倍的事故，大約五分之一的員工離職與工作壓力有關，由壓力引起的缺勤比由其他因素引起的缺勤持續時間更長，企業因此而增加員工成本和降低生產力 [38] 。

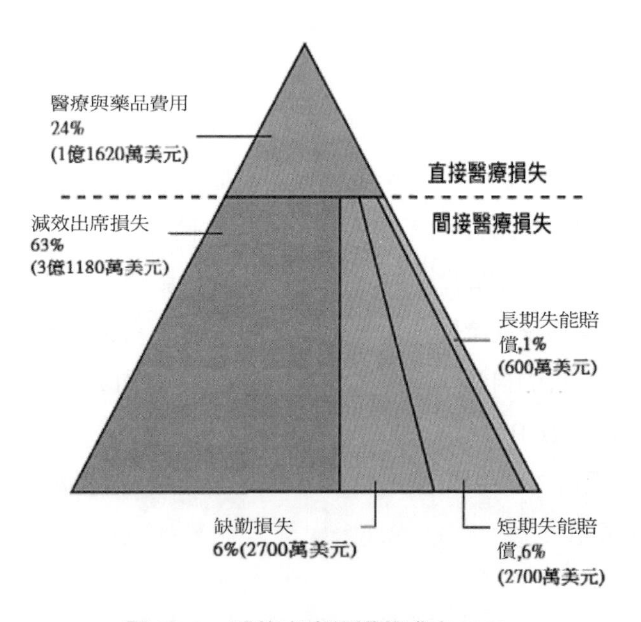

圖 15-2：減效出席的隱藏成本 [36]

世界衛生組織 2010 年提出的健康職場框架（WHO Healthy Workplace Framework）中指出，不健康和不安全工作場所會導致工作壓力，影響工作者健康與企業之生存，如圖 15-3 所呈現的網狀關係，因此，推動健康職場是企業的明智抉擇 [39]。

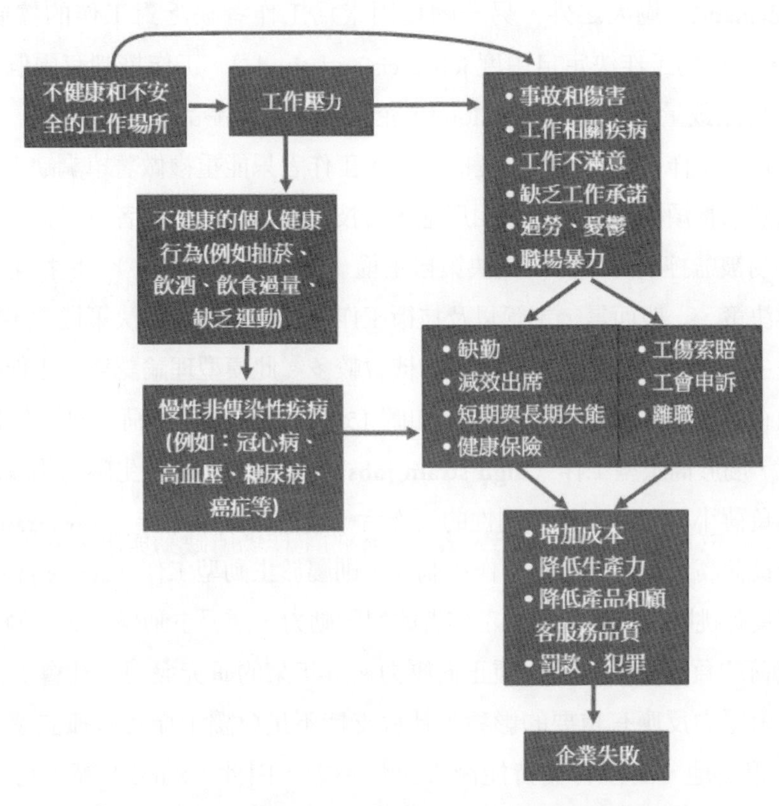

圖 15-3：工作壓力對工作者和企業影響的網狀關係 [39]

第二節　工作壓力與疲勞暴露評估

一、工作壓力理論模型

目前職業流行病學在探討工作壓力時最常應用的兩個理論模型為「負荷控制模型」和「付出－回饋失衡模型」，簡介如下。

（一）負荷控制模型（Demand-Control Model, DC Model）[9,40,41]

「負荷控制模型」是美國學者 Robert Karasek 與瑞典學者 Tores Theorell 於 1980

年前後發展的理論，用以解釋與評估工作壓力的成因，其後有不少研究驗證了這個理論，以及它與工作者健康的相關性，尤其是心肌梗塞等心血管疾病。

根據「負荷控制模型」理論，造成工作者壓力感受的主因有二，除了**工作負荷**（**job demand**）過大之外，另一關鍵因素爲工作者缺乏對**工作的控制權**（**job control**），或稱爲工作決定自由度 job decision latitude）。工作控制有兩個面向的特性，一爲技能裁量權（skill discretion），企業爲保證產品品質的一致性，會對一些不具技術性的工作，制定一成不變的流程，工作者只能重複做著單調缺乏變化的工作，容易感到厭煩與被監控感；相反地，高技術性工作，工作者可以自主性地發揮創意，不易被監控。另一面向爲決策自主權（decision authority），是指工作者是否可以參與決策，一般而言，主管以及技術工作者有較高的參與決策機會，而組織文化比較民主的職場，工作者參與決策的機會較多。此模型理論認爲，工作壓力是源自工作負荷與工作控制的交互作用，如圖 15-4 所示，工作負荷大且工作控制性低的工作者，屬於**高壓型工作**（**high strain jobs**），工作者容易產生壓力相關疾病；反之，工作負荷小又有高工作控制性的工作者，屬於**低壓型工作**（**low strain jobs**）。若是工作負荷高，但有較高的工作控制性，則屬於**主動型工作**（**active jobs**），這類型的工作具有挑戰性，可以激發工作者的學習動力，透過主動學習與調適，可以減緩工作負荷的負面影響，是一種正向壓力。近年來的研究發現，社會支持（social support）對壓力反應有重要的影響，社會支持不足會讓工作者有孤立感，導致工作壓力；相反地，高社會支持能減緩工作壓力。因此，Karasek 等人再將社會支持納入其理論架構，成爲「**負荷－控制－支持**」模型（**Demand-Control-Support Model**），對於壓力與健康危害的相關性有更佳的解釋力。

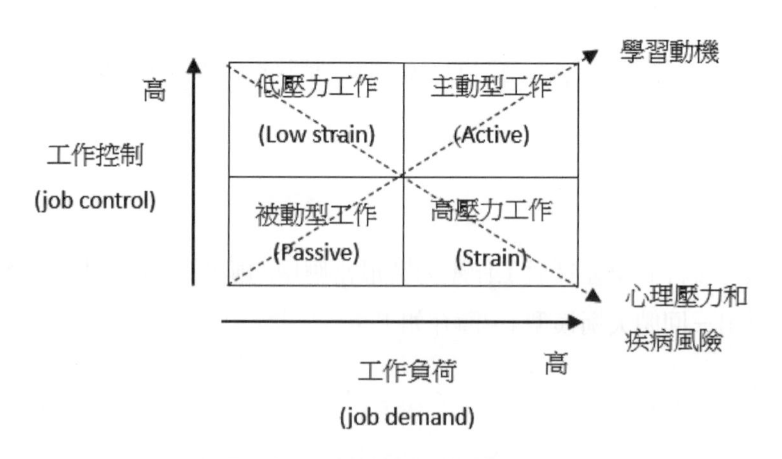

圖 15-4：負荷控制模型 [9,41]

（二）付出－回饋失衡模型（Effort-Reward Imbalance Model, ERI Model）[40-42]

「付出－回饋失衡模型」是由德國學者 Johannes Siegrist 所提出，此理論認為工作的目的是希望換取各種形式的回饋，而當工作者對於工作的付出與所得到的回饋不平衡時，就會產生壓力。回饋的形式包括金錢與物質回饋（如薪資福利）、心理層次的回饋（如自尊、自我價值、社會支持等），及社會層次的回饋（如聲望、權利、社會地位等）。所謂的工作付出包括「內在付出」（intrinsic effort）和「外在付出」（extrinsic effort），內在付出與工作者個人特質和壓力調適有關，而外在付出則是工作者因應工作環境所做的付出。如果工作者理性的選擇適合的職業，也能自我調控，其付出與回饋將趨於平衡；然而，如果因為外在情境因素，使得工作者別無選擇，從事高投入卻低報酬的工作，或是工作者具有「過度投入」的人格特質，都將出現工作壓力。Siegrist 的研究發現，工作動機與對工作的承諾，與過勞（burnout）的風險增加有關 [42] 。此模型的架構如圖 15-5 所示 [41] 。

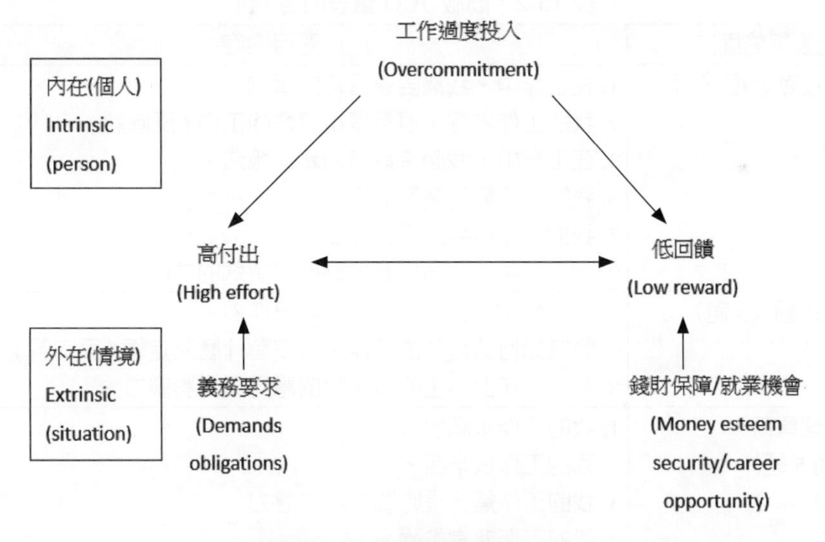

圖 15-5：付出回饋模型 [41]

二、工作壓力暴露評估

關於工作壓力的暴露程度，目前是以上述的理論模型發展出評估量表，採用問卷施測的方式進行評估，茲分述如下。

（一）工作特質量表（Job Content Questionnaire, JCQ）[40,43,44]

JCQ 是依據「負荷－控制－支持模型」所發展出的量表，完整版的 JCQ 包括九大構面，除了工作控制、工作負荷、主管支持、同事支持之外，還有就業缺乏保障、職場正義、職場暴力，及工作家庭衝突，但大部分職業流行病學多利用簡版 JCQ，即「負荷－控制－支持」面向共 22 題核心題目進行評估。核心題目在工作控制部分是評估技能裁量權和決策自主權兩個面向，技能裁量權係探討工作內容的多樣性及工作者技能的累積熟悉度，共有 6 題；決策自主權方面則以 3 題評估工作者對工作相關事務的自主性和參與決策的權力。工作負荷評估包括工作過量，以及工作步調太快、工作辛苦、缺乏足夠時間完成工作、需長時間集中注意力等 5 個核心題目。支持部分評估主管支持和同事支持度，各有 4 題。目前 JCQ 量表已由台大公衛學院鄭雅文教授團隊進行中文翻譯與信效度驗證，並於鄭雅文老師的個人網站無償提供研究人員使用，中文簡版 JCQ 內容詳見表 15-2。

表 15-2：簡版 JCQ 量表內容 [44]

<table>
<tr><th colspan="2">量表評估面向</th><th>題目內容</th></tr>
<tr><td rowspan="2">工作控制</td><td>技能裁量權（6 題）</td><td>1. 在工作中，我需要學習新的事物。
2. 我的工作內容，很多是重複性的工作 (反向題)。
3. 在工作中，我必須具有創新的想法。
5. 我的工作需要高度的技術。
7. 我的工作內容是很多元多樣的。
9. 在工作中，我有機會發展自己特殊的才能。</td></tr>
<tr><td>決策權（3 題）</td><td>4. 在工作中，很多事我可以自己作主。
6. 對於如何執行我的工作，我沒有什麼決定權 (反向題)。
8. 對於工作上發生的事，我的意見具有影響力。</td></tr>
<tr><td colspan="2">工作心理負荷
（核心題 5 題）</td><td>1. 我的工作步調很快。
2. 我的工作很辛苦。
3. 我的工作需要長時間集中注意力。
4. 我的工作非常忙碌。
5. 我的工作場所有人力不足的現象。</td></tr>
<tr><td rowspan="2">支持</td><td>主管支持 4 題</td><td>1. 我的主管關心部屬的福利。
2. 我的主管會聽取我的意見。
3. 我的主管能協助部屬做事。
4. 主管會組織部屬工作。</td></tr>
<tr><td>同事支持 4 題</td><td>5. 我的同事很稱職。
6. 我的同事關心我。
7. 我的同事很友善。
8. 我的同事會幫忙我的工作。</td></tr>
<tr><td colspan="3">答案選項：□ 1 很不同意 □ 2 不同意 □ 3 同意 □ 4 很同意</td></tr>
</table>

（二）付出－回饋失衡量表（Effort-Reward Imbalance, ERI）[40,44]

付出－回饋失衡量表（ERI）以 23 題核心問題測量三個面向，分別爲外在付出 6 題，內在付出（亦稱工作過度投入）6 題，以及工作回饋 11 題。回饋又可分爲金錢回饋（1 題）、尊重互助與公平待遇（5 題）及社會地位控制（5 題），ERI 量表的簡要題目內容如表 15-3 所示。根據 Siegrist 的定義，內在付出得分落在觀察族群的前 1/3 高分者，代表工作過度投入；外在付出與回饋比值（Effort/Reward ratio）爲（外在付出得分 / 回饋得分）乘以調整係數（6/11），E/R 比值若大於 1 表示付出回饋失衡。

表 15-3：ERI 量表內容 [44]

量表評估面向	題目內容
外在付出	1. 工作有時間壓力 2. 工作常被打斷或受到干擾 3. 工作需負很多責任 4. 常常延長工作時間 5. 工作花體力 6. 工作負擔越來越重
金錢	17. 工作付出得到相稱的收入
自尊	7. 主管給我應有的尊重 8. 同事給我應有的尊重 9. 遇到困難時會得到適當協助 10. 公平的對待 (反向題) 15. 得到應有的尊重
社會控制	11. 工作晉升前景好 (反向題) 12. 不會擔心不好的工作變動 (反向題) 13. 工作有保障 (反向題) 14. 學歷與工作職位相稱 16. 得到相稱的工作前景
過度投入	1. 容易因時間壓力抓狂 2. 起床就想工作的事 3. 回家後不容易把工作放下 (反向題) 4. 熟人說我為工作犧牲很多 5. 上床還想工作的事 6. 沒把事做完會睡不好
每題先選答同意與否，答不同意者計 1 分，同意者繼續勾選其困擾程度，分為：完全不困擾、有點困擾、困擾及非常困擾，分別得 2、3、4、5 分。各分量表的得分為其子題分數之加總。	

三、疲勞暴露評估

工作壓力所致的身心耗竭，即所謂的「過勞」(burnout)，2019 年世界衛生組織在第 11 版國際疾病分類中將「過勞」定義如下：過勞是一種症候群，是由沒有得到成功管理的長期職場壓力造成的。它有三方面的特點：能量耗盡或筋疲力盡的感覺、與工作的心理距離增加或者與工作有關的消極主義或憤世嫉俗的感覺，以及專業效能降低 [45] 。關於過勞症候群的評估，一般利用自評式的問卷量表，茲介紹兩個目前測量過勞主要使用的量表。

(一) 馬氏疲勞量表 (Maslach Burnout Inventory, MBI)

「馬氏疲勞量表」由心理學家 Maslach 等人在 1980 年代初期所發展，此量表將疲勞概念化爲「情緒耗竭」(emotional exhaustion)、「去人性化」(depersonalization)，以及「減低個人成就感」(reduced personal accomplishment) 等三面向，當初是專爲人力照護相關行業（醫護人員、教育人員）設計的疲勞量表。後來爲更廣泛適用於其他職業類型的工作者，Maslach 等人已將量表的三個面向修改爲「耗竭」(exhaustion)、「憤世嫉俗」(cynicism) 和「專業效能低落」(reduced professional efficacy)，修改爲適合一般工作者的 MBI-GS，不過新的三個面向內涵與原始版本其實差異不大 [46] 。

由於 MBI 是較早期發展的職場心理健康測量工具，已經被許多研究所採用，無論是國外還是臺灣，此量表都是職業疲勞及工作壓力相關研究領域最廣泛使用的研究工具 [48] 。不過，MBI 因缺乏清楚理論概念來說明爲何以這三個面向來定義疲勞；三個測量面向之間的關係不清楚；此量表將疲勞現象、壓力因應方式、與疲勞造成的後果混爲一談；以專業性服務業工作者爲基礎所開發的量表如何適用於一般工作者仍有疑問等缺點，而受到一些批評。此外，使用 MBI 需付版權費用，基於經濟考量，較不利於大規模施測 [46] 。

(二) 哥本哈根疲勞量表 (Copenhagen Burnout Inventory, CBI)

CBI 是由丹麥學者 Kristensen 等人所開發的，此量表定義疲勞爲「身體與心理的疲憊與耗竭狀態」，直接測量「疲勞狀態」，很適合作爲職場工作者疲勞問題的評估工具 [43] 。對於導致疲勞的原因，CBI 將它歸納於受測者生活領域中，從「廣泛」到「特定」區分爲三個分量表，使此量表能應用於不同屬性的族群，包括：

(1)「個人疲勞（或一般疲勞）」(personal or generic burnout)：屬綜合性評估，旨在測量受測者整體的疲勞感受，其來源不限於工作，也可來自家庭、社交人際、本身疾病等等，因此可適用於所有人；(2)「工作疲勞」(work-related burnout)：專指由工作所帶來、可歸因於工作的疲勞感受，因此此分量表適用於有工作的人；(3)「服務對象相關疲勞」(client-related burnout)：指工作者在工作當中，與服務對象互動過程中所產生的疲勞感受，此面向適用於與人接觸的服務業員工，而其服務對象包括客戶、顧客、病患、學生等，不是指工作組織內的人士如上司、同事或下屬等。CBI 已應用於多國調查研究中，其信效度也在各研究中獲得驗證 [48-50] 。

基於 CBI 提供無償使用，以及國際普及性，鄭雅文教授研究團隊將 CBI 引進國內，經過嚴謹的中譯／反譯過程，並針對國內不同產業員工進行大規模調查驗證信效度，此中文版 CBI 目前提供國內各界無償使用，成爲國內職場工作者疲勞評估之重要工具 [44] 。表 15-4 爲中文版 CBI 量表內容，除了服務對象疲勞爲 6 題外，其他分量表都爲 5 題，共有 21 題，如果調查問卷題數較多，可以只選核心題施測；此外，「工作疲勞」題組與「個人疲勞」有高度相關，且需由受測者主觀判斷是否疲勞由工作所導致，若題目數量有限制，建議不納入此題組；而若工作內容沒有服務對象，則不須評估「服務對象疲勞」分量表。

表 15-4：中文版 CBI 量表內容 [44]

分量表	題目
個人疲勞	**以下問題想瞭解您最近一星期以來的疲勞狀況。請勾選最符合的一項。** 1. 您常覺得工作疲勞？ 2. 您常覺得身體上體力透支 (累到完全沒力氣) 嗎？★ 3. 您常覺得心力交瘁 (心情上非常累) 嗎？★ 4. 您常覺得「我快撐不下去了」嗎？★ 5. 您常會覺得虛弱，好樣快要生病了嗎？
工作疲勞	**以下問題想瞭解最近一星期以來工作對您的影響。請勾選最符合的一項。** 1. 您的工作會讓您心力交瘁 (心情上非常累) 嗎？★ 2. 您的工作讓您覺得挫折嗎？ 3. 工作一整天後，您會覺得筋疲力盡 (累到完全沒力氣) 嗎？★ 4. 上班前只要想到又要工作一整天，您就覺得沒力了嗎？★ 5. 上班時您會覺得每一分鐘都很難熬 (時時刻刻覺得累) 嗎？

表 15-4：中文版 CBI 量表內容（續）

分量表	題目
服務對象疲勞	**您的工作需要提供服務給他人嗎？此題所謂的他人包括：客戶、顧客、病患、學生等，但是不包括您的老闆、上司、同事或下屬。□ 1 不需要（請跳答）□ 2 需要（請續答）** 1. 以下問題想瞭解最近一星期以來您對服務對象的感受。請勾選最符合的一項。您會覺得跟服務對象互動有困難嗎？ 2. 服務對象讓您感到很累嗎？★ 3. 您會希望減少和服務對象接觸的時間嗎？★ 4. 您對服務對象感到厭煩嗎？★ 5. 您會覺得您為服務對象付出比較多，而得到回應比較少嗎？ 6. 您會想要趕快把服務對象打發掉嗎？
工作過度投入	**以下問題想瞭解最近一星期以來您對工作的投入狀況。請勾選最符合的一項。** 1. 早上一下床，您就會開始想著工作的事嗎？★ 2. 下班回家後，您還會想著工作的事嗎？★ 3. 上床睡覺時，您還會想著工作的事嗎？★ 4. 您會為了工作，犧牲其他生活嗎？ 5. 您希望投入更多的時間精力在工作上嗎？★
答案選項／計分方式	答案選項：□ 4 總是 □ 3 常常 □ 2 有時 □ 1 不常 □ 0 從來沒有 **有星號的為核心題，如果問卷題目較多，可以只選用核心題** **計分方式：五題得分加總 ×5，或核心三題得分加總 ÷3×25，或核心四題得分加總 ÷4×25**

第三節　社會心理危害管理

職業衛生的三部曲，即危害認知、暴露評估與危害控制，在社會心理危害的管理上，一樣適用。前面兩節分別介紹社會心理危害的類型與來源和暴露評估工具，本節將介紹社會心理危害的預防與管理。

一、國家層級社會心理危害預防政策

社會心理危害的主要來源是社會環境，國際社會大環境和國內政治、經濟與文化等社會環境因素，對於工作者都可能造成不同程度的影響。例如全球化衍生的工作型態改變（遠距工作、夜間工作，以及企業競爭等）；國際政治和經濟情況對於企業經營與員工聘僱的影響；COVID-19 全球肆虐對企業經營與工作者身心健康的影響等。面對全球共通問題的衝擊，國內除了對緊急事件應有立即的應變措施外，更應持續監測我國各類產業與各工作職別工作者的壓力現況以及企業對相關議題的作爲，作爲政策制定與推動的參考。目前勞動部勞動及職業安全衛生研究所每隔三年的《工作環境安全衛生狀況認知調查》自 2001 年起就已納入多項職場社會心理危害監測指標，提供了相當重要的政策依據基礎 [26,32,51]。

國內政策與法規對工作者工作條件與身心健康保護程度，是督促企業調整工作條件與員工身心健康保護措施的重要推力。近年政府在此方面的努力，已有一些成果，包括：《勞動基準法》對於基本工資、工作時間、休息時間與休假，以及勞動契約等的規範；《性別工作平等法》對於性別工作權平等之保障；《職業安全衛生法》要求雇主應實施人因性危害預防、異常工作負荷危害預防、職場不法侵害預防、母性保護，以及危險狀況退避權等 [5,52,53]。此外，111 年 5 月 1 日公告施行的《勞工職業災害保險及保護法》，整合了職業災害保險及職業災害勞工保護，除擴大納保範圍，提升各項給付保障外，並整合職災預防與重建業務，將使整體職災保障制度更完善 [54]。

除了在法規的硬性規範之外，勞動部也進一步在政策上鼓勵企業實施工作與生活平衡措施，營造友善職場，於 2013 年訂定工作與生活平衡內涵，作爲企業推動的方向。工作生活平衡包括工作面、家庭面與健康面。企業提供工作生活平衡措施，包括：「工作面」彈性靈活的工作制度與職場環境、「家庭面」家庭照顧支持及友善家庭措施，及「健康面」的身心健康促進及健康管理措施，是增進員工幸福與企業永續經營的重要議題 [28]。同時，爲協助員工處理身心健康或家庭問題，近年來許多企業採行「員工協助方案」（Employee Assistance Programs，簡稱 EAPs），透過服務系統之建置及專業服務之提供，以預防或解決影響個人工作表現的相關因素，諸如：工作適應、人際、婚姻、家庭照顧、健康、法律等 [55]。此外，推動多年的衛福部國民健康署「健康職場」認證 [56]，教育部體育署的「運動企業」認證 [57] 等，也是鼓勵企業提供身心健康促進措施之有效政策。

20 世紀晚期，歐美先進各國有感於全球化與產業變遷對於工作者身心健康的影響，紛紛積極推動社會心理危害預防政策，然而從千禧年前至今，社會環境導致的工作壓力有增無減，至今仍是職場健康政策的重點項目。我國在社會心理危害認知與預防政策推動較國外約晚十年，近年雖已努力跟進，仍待持續、積極地倡議與推動。

二、組織層級社會心理危害預防措施

組織層級的管理機制是否得當是工作壓力最重要的影響因素，因此，組織層級的認知強化、風險評估與介入計畫實施都十分重要。在職場減少工作條件中的危害和建立良好制度並非一蹴可及，而是一個持續改善的過程，Oeij 等人將社會心理危害的介入計畫定義爲：在職場的組織和管理中發生變革的過程 [4,58] 。

介入措施可分爲初級、二級和三級，初級介入措施旨在解決與工作有關的問題或壓力來源；二級介入措施的重點在加強員工應對這些壓力源的能力，或扭轉、減少或減緩情況的進展；三級介入爲社會心理風險管理的補救支持措施，對於已經引起的問題提供必要的支援。

（一）初級介入措施

源頭管理一直是職業安全衛生控制層級最優先考量的因素，這在社會心理危害管理同樣適用。初級介入本質上是積極主動的源頭管理，包括識別社會心理工作環境中的潛在風險，再從源頭上消除或減少已識別的風險。國際勞工組織（ILO）鑑於工作壓力對於工作者身心健康與企業生產力的重大影響，爲協助職場快速辨識危害因子，特邀集六位各國專家編輯了一本《職場壓力預防的查核手冊》（*Stress prevention at work checkpoints*）[59]，該手冊針對 10 項主要的壓力源，包括：領導和職場正義、工作負荷、工作控制、社會支持、物質工作環境、工作生活平衡與工時、職場認知、攻擊行爲防範措施、工作保障、資訊與溝通，每項壓力源分別提出 5 個問題，整份檢核表共 50 題，職場透過此評估工具自我檢視，即可掌握其潛在壓力源情況。

初級介入計畫的內容一般包括：組織政策和程序、工作設計和工作量管理、改善控制及訓練。訓練計畫應該涵蓋主管階層和員工，提高雇主和員工對與工作有關的壓力源和負面健康影響的認知，以及雇主責任的知覺、識別和理解。這可以促使雇主採取預防措施，並促使員工爲自己的行爲負責 [4] 。

（二）二級介入措施

二級介入旨在改變個人對有害工作環境因素的反應，並扭轉或減緩因長期暴露於社會心理危害而引起的健康惡化。二級介入可以進行下列措施，首先可以利用第二節介紹的壓力與過勞評估工具瞭解員工的現況。其次，可以進行壓力管理訓練和時間管理訓練，壓力管理訓練內容包括：鼓勵員工改變他們對壓力源或壓力情況的看法，然後教授應對和積極思維策略，以改變員工感知負面壓力源的方式；時間管理訓練主要是提供員工管理時間的工具和技術，以強化員工處理時間壓力問題的能力。在組織壓力管理介入措施方面，可以利用多種方法和途徑，不過，有多項研究都建議採用參與式工作會議，讓員工有機會參與組織規劃和決策 [4]。

（三）三級介入措施

三級介入旨在盡可能減少與長期暴露於社會心理風險相關的負面健康影響，是針對已發生壓力相關疾病的工作者提供適當的復健和重返工作的措施，或對於無法復工者提供經濟補助 [4]。目前國內各企業所提供的員工協助方案（EAPs），以及 111 年 5 月 1 日開始施行的《勞工職業災害保險及保護法》對於企業三級介入將有很大的助益。

（四）多重介入措施

儘管各介入層級都有其重點工作，但是，職場往往持續有新的壓力源，也必須針對新進員工、轉換工作的員工或本身遭遇重大身心壓力源的員工實施應對能力訓練與支持措施；同時，也可能有已經發生問題亟待補救支援的員工。因此，建議採用多層次全面介入模式，同步規劃三級介入措施，如圖 15-6 所示 [54]。世界衛生組織回顧許多社會心理危害的介入研究，發現結合組織改造和個人壓力管理的多重介入模式最為有效 [34]。

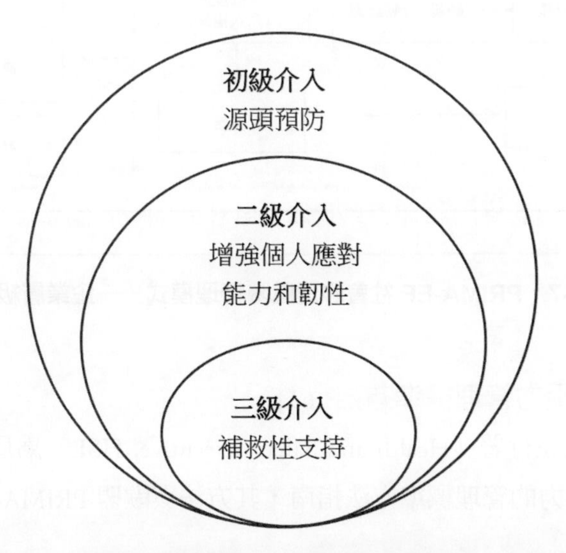

圖 15-6：社會心理風險管理和預防的全面多重介入措施 [4]

（五）職場社會心理風險管理實務

在管理實務上，必須藉由職業安全衛生風險管理的方法與步驟將上述的各級介入措施應用到工作場所中。以下介紹歐盟、英國和我國的建議管理機制。

1. PRIMA-EF 之社會心理風險管理模式 [29,60]

歐盟國家在歐盟委員會資助下制定了「歐洲社會心理風險管理框架」（Psychosocial Risk Management European Framework, PRIMA-EF），該框架納入了經過科學邏輯驗證的歐洲社會心理風險管理最佳實踐原則和方法，依據職業安全衛生風險管理方法處理包括社會心理風險問題。圖 15-7 為 PRIMA-EF 的企業社會心理風險管理模式，流程包含危險因子鑑別、部門或個人風險評估、擬定與執行計畫、成效評價以及過程管理。

根據 PRIMA-EF，職場社會心理風險管理不是一次性活動，而是持續循環安衛管理的一環，因此，它需要管理階層的長程方向目標和承諾。與許多其他職業風險的管理一樣，社會心理風險管理評價應該經常進行，建議每年實施一次。

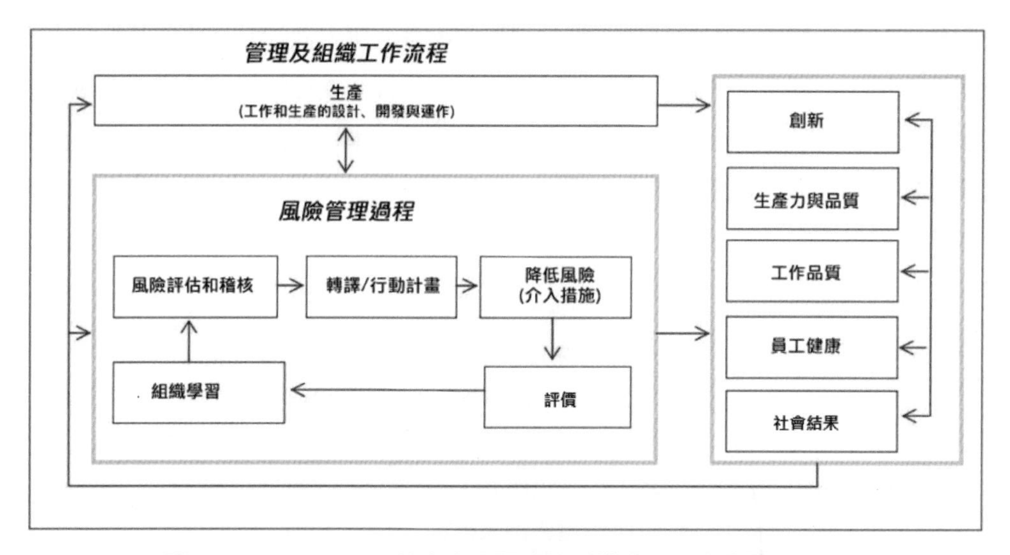

圖 15-7：PRIMA-EF 社會心理風險管理模式——企業層級 [29]

2. HSE 工作壓力管理標準方法 [61]

英國安全衛生執行署（Health and Safety Executive, HSE）為雇主準備了一份簡明扼要應對工作壓力的管理標準方法指南，其方法與歐盟 PRIMA-EF 類似，包括危害因子鑑別、可能受傷害對象篩選、風險評估、擬定與執行計畫，以及成效評估與過程管理等五個步驟，是很好的實務參考工具，詳如圖 15-8。

該文件指出，組織在管理計畫實施前應先做準備，管理階層（含高階和部門經理）應對員工作承諾，如能由高階和部門經理、健康部門主管、人資單位人員、職業衛生代表、員工代表等組成一個指導小組來監督管理計畫更佳。本指南針對以下六項危害因子制定管理標準：（1）需求（Demands）：包括工作負荷、工作型態和工作環境；（2）控制（Control）：員工對自己的工作方式有多大的話語權；（3）支持（Support）：包括組織、部門經理和同事提供的鼓勵、贊助和資源；（4）人際關係（Relationship）：包括促進積極工作以避免衝突和處理不可接受的行爲；（5）角色（Role）：員工們是否瞭解自己在組織中的角色，以及組織是否確保員工的角色不發生衝突；（6）變革（Change）：組織變革（無論大小）在組織中的管理和溝通方式。此一指南多以條列式說明，每一步驟和管理標準都有條列式說明或例子，十分淺顯易懂，小型職場也能適用。

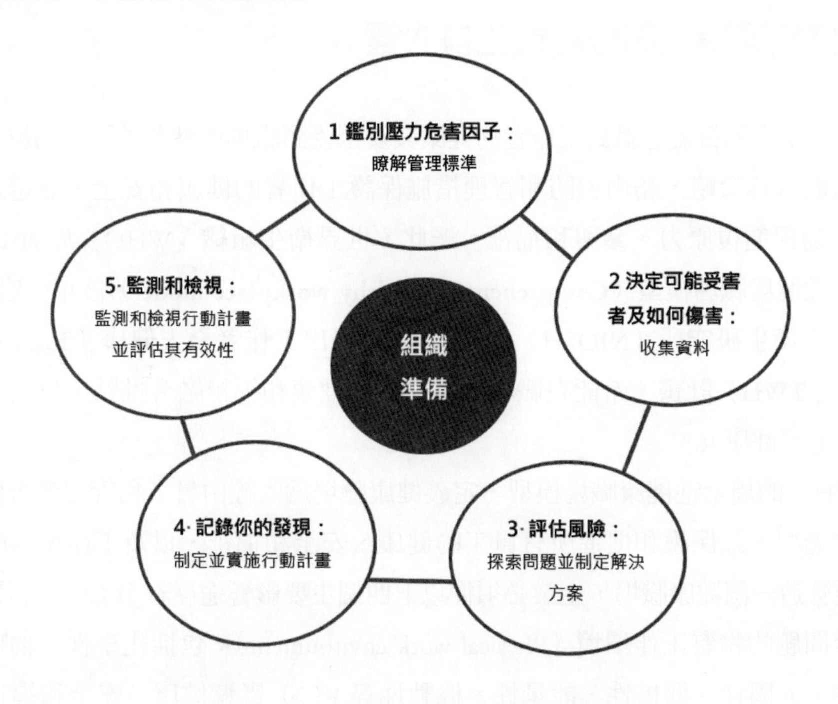

圖 15-8：職場壓力管理標準方法 [61]

3. ILOSH 企業壓力預防管理計畫指引 [62]

我國勞動部勞動及職業安全衛生研究所（Institute of Labor, Occupational Safety

and Health, ILOSH）是國內較早期關注職場社會心理危害議題的機構，於 2010 年參考國內外文獻資料編撰一冊《企業壓力預防管理計畫指引》。

本指引主要內容包括：企業壓力三級管理策略、企業壓力管理流程、職場工作壓力評估方式（包括壓力來源及壓力反應評估）、職場壓力管理因應策略、危機個案處理，以及壓力管理參考案例。其中壓力源評估介紹了工作特質量表（JCQ）、研究所的本土化工作壓力量表；反應結果評估介紹了哥本哈根過勞量表（CBI）及員工情緒、身體、行爲之觀察。第四章列舉八種壓力風險因子（要求、控制、支持、人際關係、角色、變革、公平與環境）的可能解決方案；第五章對於棘手的危機個案處理有案例說明、處理流程、處理注意事項以及後續追蹤作法；第六章說明應依產業特性和組織文化之差異調整壓力管理方法，並列舉三種行業（電腦資訊業、醫療服務業和物流倉儲業）的建議管理方式。本指引內容淺顯易懂，圖示、表格清晰，又有案例分析，頗適合企業參考應用

三、健康職場全面守護員工身心靈

近年來人們日益意識到工作者的健康與安全受到職場內外多重因素的影響，必須採取綜合性策略，藉由預防和管理措施保護工作者的健康和安全，並透過健康促進活動促進復原力、參與和福祉。鑑此，世界衛生組織（WHO）於 2010 年提出**周全性健康職場模型**（**Comprehensive healthy workplace model**）[39]，美國國家職業安全衛生研究所（NIOSH）也於 2011 年提出工作者全人健康（**Total Worker Health®, TWH**）計畫，希能在職場內將安全、健康和福祉融合推動，以全面促進員工身心靈健康 [63] 。

WHO 的周全性健康職場模型，定義健康職場爲：經由員工和管理者合作持續改進的過程，以保護和促進所有員工的健康、安全和福祉，以及工作場所的永續性。要營造一個健康職場，企業必須從以下四個主要影響途徑著手：（1）影響健康和安全問題的物質工作環境（Physical work environment）：包括化學性、物理性、生物性、人因性、機械性、能量性、機動性等；（2）影響健康、安全和福祉的社會心理工作環境（Psychosocial work environment）：包括工作的安排和工作場所的文化；（3）工作場所的個人健康資源（Personal health resources）：提供能鼓勵員工發展健康生活型態、監測與支持身心健康的資源；（4）企業的社區參與（Enterprise community involvement）：加強參與社會的途徑以增進員工、其家庭和社會其他成員的健康 [39,64] 。

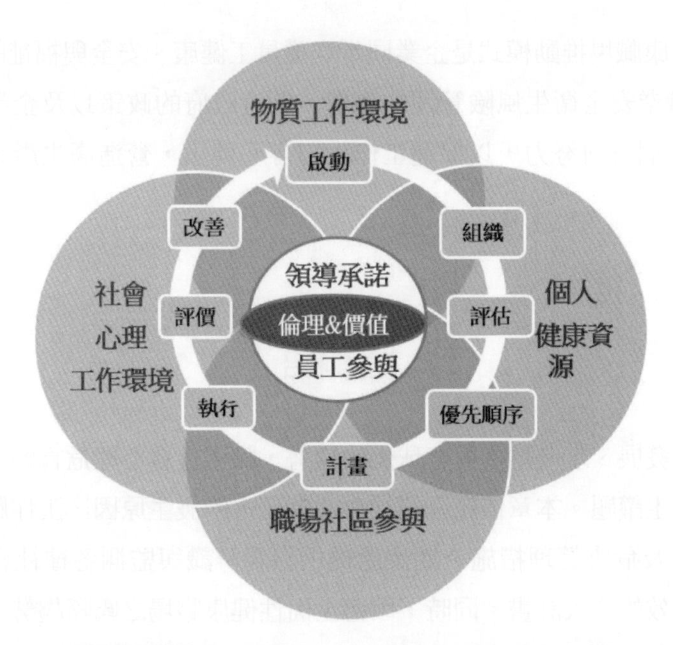

圖 15-9：WHO 健康職場模式（Healthy Workplace Model, WHO 2010）[39,64]

NIOSH 的工作者全人健康（Total Worker Health®, TWH）策略，整合職業安全與健康保護以及健康促進資源，強調協調性（coordinated）、系統性（systematic）以及全面性（comprehensive）的作法，在職場內將安全、健康和福祉融合推動，以全面促進員工身心靈健康 [63]，其推動途徑和傳統職業安全衛生預防原則一樣，首先是消除和減少已知的危害因素，包括與危害有關的組織因素，是最有效的預防方法，這也是 TWH 的基本原則。然而，有些危害無法靠改變環境改善，就有賴各種工程、行政管理，甚至個人層次的改變才能達到效果（如圖 15-10）[64]。

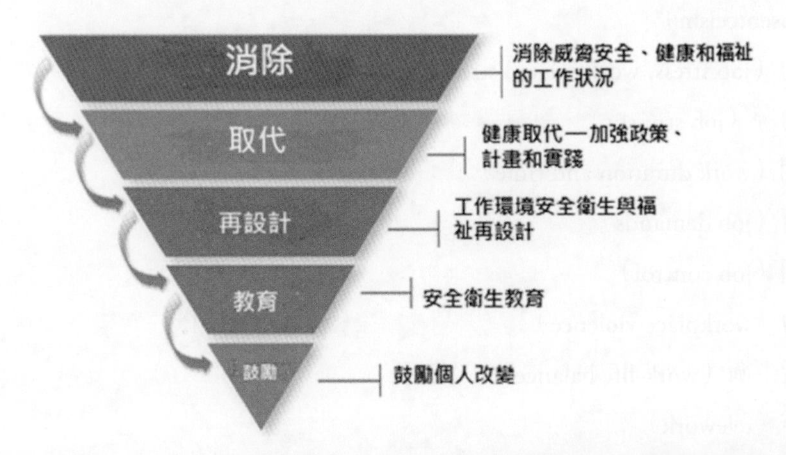

圖 15-10：Total Worker Health® 控制職業危害促進健康與福祉的優先順序 [63,64]

綜合性健康職場推動模式是企業同步守護員工健康、安全與福祉的不二法門，已成爲國際職業安全衛生風險管理的趨勢，期待政府的政策以及企業的安衛管理系統都能朝這個方向努力，以促進工作人口身心健康，營造高生產力之永續發展社會。

結　語

隨著科技發展、產業轉型與全球化的趨勢，職場社會心理危害的重要性不亞於其他的安全衛生議題。本章依序介紹社會心理危害的發生原因、工作壓力的評估方法與工具，以及危害管理措施，期待能提供職場辨識與監測各種社會心理危害來源，並研擬有效的介入計畫。同時，因應全面性健康職場之國際趨勢，職場社會心理危害議題亦應融入職業安全衛生風險管理系統中，藉由管理階層的承諾與風險管理的機制，讓所有工作者都能獲得安全、健康與福祉，讓企業更具競爭力。

關鍵名詞

職場社會心理危害（psychosocial hazards at work）
減效出席（presenteeism）
缺勤（absenteeism）
工作壓力（job stress, work-related stress）
工作壓力源（job stressor）
工作時間（work duration and time）
工作負荷（job demands）
工作控制（job control）
職場暴力（workplace violence）
工作生活平衡（work-life balance）
遠距工作（telework）
負荷－控制模型（Demand-Control Model）

付出－回饋失衡模型（Effort-Reward Imbalance Model）
工作特質量表（Job Content Questionnaire）
哥本哈根疲勞量表（Copenhagen Burnout Inventory）
健康職場模式（Healthy Workplace Model）
工作者全人健康 (Total Worker Health®）

複習問題

1. 工作壓力的主要來源有哪些？
2. 如何評估工作壓力？
3. 職場社會心理危害有哪些介入措施？何以多重介入模式最為有效？
4. 為何綜合性健康職場推動模式可以取代職場社會心理危害管理，成為安全衛生風險管理的主流趨勢？

引用文獻

1. ILO. Joint ILO/WHO Committee on Occupational Health. Report of the Committee, 12th Session, Geneva, 5-7 April 1995.
2. WHO. Workers' health: global plan of action. WHA60.26. 2007 May 23; Geneva. Sixtieth World Health Assembly, 2007. Available at: https://apps.who.int/gb/ebwha/pdf_files/WHA60/A60_R26-en.pdf. Accessed May 20, 2022.
3. NIOSH. National Occupational Research Agenda (update 2003), DHHS (NIOSH) Publication Number 2003-148. Available at: https://www.cdc.gov/niosh/docs/2003-148/default.html. Accessed March 5, 2022.
4. Eurofound and EU-OSHA. Psychosocial risks in Europe: Prevalence and strategies for prevention. Luxembourg: Publications Office of the European Union, 2014. Available at: https://osha.europa.eu/en/publications/psychosocial-risks-europe-prevalence-and-strategies-prevention. Accessed March 5, 2022.
5. 勞動部：職業安全衛生法。全國法規資料庫，https://law.moj.gov.tw/LawClass/LawAll.aspx?pcode=n0060001。引用 2022/02/10。
6. ILO. Psychosocial Factors at Work: Recognition and Control. Report of the Joint ILO/

WHO Committee on Occupational Health, Ninth Session, Geneva, 18-24 September 1984. Available at: https://www.ilo.org/public/libdoc/ilo/1986/86B09_301_engl.pdf. Accessed June 5, 2022.

7. ILO. Workplace stress: A collective challenge. 2016. Available at: https://www.ilo.org/wcmsp5/groups/public/---ed_protect/---protrav/---safework/documents/publication/wcms_466547.pdf. Accessed March 6, 2022.

8. Cox T, Griffiths A. Commentary III. Monitoring the changing organization of work: a commentary. Soz-Präventivmed 2003;**48**:354-355. Available at: https://doi.org/10.1007/s00038-003-0028-z. Accessed May 20, 2022.

9. 鄭雅文：職場社會心理危害。蕭淑銖主編：職業與環境衛生護理概念與實務。第三版。臺北：華杏，2021；161-178。

10. WHO. Work organisation and stress: systematic problem approaches for employers, managers and trade union representatives. Protecting Workers' Health Series No. 3, 2003. Available at: https://apps.who.int/iris/bitstream/handle/10665/42625/9241590475.pdf.

11. NIOSH. STRESS AT WORK. DHHS (NIOSH) Publication No. 99-101. 1999. Available at: https://www.cdc.gov/niosh/docs/99-101/pdfs/99-101.pdf?id=10.26616/NIOSHPUB99101. Accessed March 6, 2022.

12. 許森彥、蘇世斌：夜班及輪班工作者的健康問題。中華職業醫學雜誌 2003；**10**：71-80。

13. Karlsson B, Knutsson A, Lindahl B. Is there an association between shift work and having a metabolic syndrome? Results from a population based study of 27 485 people. Occup Environ Med 2001;**58**:747-752.

14. Lorenzo L, Pergola G, Zocchetti C, L'Abbate N, Basso A, Pannacciulli N, Cignarelli M, Giorgino R, Soleo L. Effect of shift work on body mass index: results of a study performed in 319 glucose-tolerant men working in a Southern Italian industry. International Journal of Obesity 2003;**27**:1353-1358.

15. Claire CC, Edward MH, Robert BD, John MR, Jennifer MS. Overtime and Extended Work Shifts: Recent Findings on Illnesses, Injuries, and Health Behaviors. US National Institute for Occupational Safety and Health, 2004.

16. 勞動部：工時制度及彈性措施手冊。勞動部編印，2021。https://www.mol.gov.tw/1607/28162/28166/28218/28220/32907/ 。引用 2022/06/09。

17. 勞動部：110 年勞工生活及就業狀況調查統計結果。2022。https://www.mol.gov.tw/1607/1632/1633/48857/ 。引用 2022/06/09。

18. OECD. OECD Policy Responses to Coronavirus (COVID-19), Teleworking in the COVID-19 pandemic: Trends and prospects, 21 September 2021. Available at: https://www.oecd.org/coronavirus/policy-responses/teleworking-in-the-covid-19-pandemic-trends-and-prospects-72a416b6. Accessed March 6, 2022.

19. Kurland NB, Bailey DE. Telework: The advantages and challenges of working here, there, anywhere, and anytime. Organizational Dynamics 1999;**28(2)**:53-68. Available at: https://doi.org/10.1016/S0090-2616(00)80016-9. Accessed March 6, 2022.

20. Roquelaure Y. Musculoskeletal disorders and psychosocial factors at work. European Trade Union Institute Report 142. 2018. Available at: https://www.etui.org/sites/default/files/EN-Report-142-MSD-Roquelaure-WEB.pdf. Accessed March 6, 2022.

21. Broughton A, Ecorys D, Battaglini M, Ecorys RM. Teleworking during the COVID-19 pandemic: risks and prevention strategies, EU-OSHA. 2021. Available at: https://osha.europa.eu/en/publications/teleworking-during-covid-19-pandemic-risks-and-prevention-strategies. Accessed March 6, 2022.

22. Duxbury LE, Higgins CA, Mills S. After-Hours Telecommuting and Work-Family Conflict: A Comparative Analysis. 1992. https://doi.org/10.1287/isre.3.2.173.

23. Voydanoff P. Social Integration, Work-Family Conflict and Facilitation, and Job and Marital Quality. 2005. https://doi.org/10.1111/j.1741-3737.2005.00161.x.

24. 劉宗翰：醫院職場暴力調查研究。臺北醫學大學公共衛生學系碩士論文，2015。

25. 勞動部職業安全衛生署：執行職務遭受不法侵害預防指引。第二版。2017。

26. 勞動部勞動與職業安全衛生研究所：勞動環境安全衛生狀況認知調查－ 2016 年，ILOSH105-A309。臺北：勞動部勞動與職業安全衛生研究所，2018。

27. Clark S. Work-Family Border Theory: A New Theory of Work-Life Balance. Human Relations 2000;**53**:747-770. http://dx.doi.org/10.1177/0018726700536001.

28. 勞動部：工作生活平衡推動手冊。勞動部工作生活平衡網 / 工作生活平衡資源。2021。https://wlb.mol.gov.tw/Page/Community/CommunityResource.aspx 。引用 2022/05/09。

29. EU-OSHA. Drivers and barriers for psychosocial risk management: an analysis of the findings of the European Survey of Enterprises in New and Emerging Risks (ESENER) Report. Luxembourg: Publications Office of the European Union, 2012. doi:10.2802/16104.

30. 行政院勞工委員會勞工安全衛生研究所：工作環境安全衛生狀況調查報告——受僱者認知調查，IOSH 84-H302。臺北：行政院勞工委員會勞工安全衛生研究所，1996。

31. 行政院勞工委員會勞工安全衛生研究所：受僱者工作環境安全衛生狀況認知調查——中華民國九十年九月臺灣地區，IOSH90-H304。臺北：行政院勞工委員會勞工安全衛生研究所，2002。

32. 勞動部勞動與職業安全衛生研究所：工作環境安全衛生狀況認知調查——2013 年，IOSH102-M306。臺北：勞動部勞動與職業安全衛生研究所，2014。

33. 衛生福利部國民健康署：108 年工作人口健康促進暨菸害防制現況電話訪問調

查成果報告。2019。

34. 衛生福利部國民健康署：110 年工作人口健康促進暨菸害防制現況電話訪問調查成果報告。2021。

35. 衛生福利部心理健康司：歷年全國自殺死亡資料統計暨自殺通報統計（更新至 109 年）.pdf。2022。https://dep.mohw.gov.tw/domhaoh/cp-4904-8883-107.html 。引用 2022/06/09。

36. Hemp, P. Presenteeism: At Work—But Out of It. Harvard Business Review October 2004. Available at: https://hbr.org/2004/10/presenteeism-at-work-but-out-of-it. Accessed March 11, 2022.

37. Chang YT, Su CT, Chen RY, Yeh CY, Huang PT, Chen CJ, Chu M. Association Between Organization Culture, Health Status, and Presenteeism. Journal of Occupational and Environmental Medicine 2015;**57(7)**:765-771.

38. EU-OSHA. Managing stress and psychosocial risks E-guide. 2017. Available at: https://osha.europa.eu/en/tools-and-resources/e-guides/e-guide-managing-stress-and-psychosocial-risks. Accessed Feb 6, 2022.

39. WHO. WHO healthy workplace framework and model: background and supporting literature and practices. World Health Organization, 2010. Available at: https://www.who.int/publications/i/item/who-healthy-workplace-framework-and-model. Accessed Feb 11, 2022.

40. 曾慧萍、鄭雅文：「負荷控制支持」與「付出回饋失衡」工作壓力模型之探討與其中文版量表信效度之檢驗：以電子產業員工為研究對象。台灣公共衛生雜誌 2002；**21**（**6**）：420-432。

41. Hoshuyama, T. Chapter11 Stress and Psychological factors. In: Global Occupational Health. Oxford University Press, 2011;199-214.

42. Siegrist J, Starke D, Chandola T, et al. The measurement of effort-reward imbalance at work: European comparisons. Soc Sci Med 2004;**58**:1483-99.

43. Cheng Y, Luh WM, Guo YL. Reliability and Validity of the Chinese Version of the Job Content Questionnaire (C-JCQ) in Taiwanese Workers. International Journal of Behavioral Medicine 2003;**10(1)**:15-30.

44. 鄭雅文老師的個人網站。http://homepage.ntu.edu.tw/~ycheng/questionnaire/ 。Accessed March 11, 2022.

45. WHO. Burn-out an "occupational phenomenon": International Classification of Diseases. 28 May 2019 Departmental news. Available at: https://www.who.int/news/item/28-05-2019-burn-out-an-occupational-phenomenon-international-classification-of-diseases. Accessed May 11, 2022.

46. 葉婉榆、鄭雅文、陳美如、邱文祥：職場疲勞量表的編製與信效度分析。台灣公共衛生雜誌 2008；**27**（**5**）：349-364。

47. 洪瑞斌：職業倦怠研究在臺灣之回顧與前瞻。人力資源管理學報 2013；**13**（**3**）：107-140。

48. Kristensen TS, Borritz M, Villadsen E, Christensen KB. The Copenhagen Burnout Inventory: a new tool for the assessment of burnout. Work Stress 2005;**19**:192-207.

49. Bourbonnais R, Brisson C, Vinet A, Vezina M, Abdous B, Gaudet M. Effectiveness of a participative intervention on psychosocial work factors to prevent mental health problems in a hospital setting. Occup Environ Med 2006;**63**:335-42.

50. Yeh WY, Cheng Y, Chen C-J, Hu P-Y, Kristensen TS. Psychometric properties of the Chinese version of Copenhagen Burnout Inventory among employees in two companies in Taiwan. International Journal of Behavioral Medicine 2007;**14(3)**:126-133.

51. 王佳雯、鄭雅文、李諭昇、徐儆暉：職場社會心理危害調查監測制度之國際概況。台灣公共衛生雜誌 2010；**29**（**6**）：551-560。

52. 勞動部：勞動基準法。全國法規資料庫，https://law.moj.gov.tw/LawClass/LawAll.aspx?media=print&pcode=n0030001。引用 2022/06/09。

53. 勞動部：性別工作平等法。全國法規資料庫，https://law.moj.gov.tw/LawClass/LawAll.aspx?PCode=N0030014。引用 2022/06/09。

54. 勞動部：勞工職業災害保險及保護法。全國法規資料庫，https://law.moj.gov.tw/LawClass/LawAll.aspx?pcode=N0050031。引用 2022/06/09。

55. 勞動部福祉退休司：員工協助方案。https://www.mol.gov.tw/1607/28162/28540/28574/28578/30472/post 。引用 2022/06/09。

56. 衛福部國民健康署：健康職場資訊網。https://health.hpa.gov.tw/hpa/info/certified.aspx 。引用 2022/06/09。

57. 教育部體育署：運動企業認證。https://isports.gvm.com.tw/ 。引用 2022/06/09。

58. Oeij PRA, Wiezer NM, Elo AL, Nielsen K, Vega S, Wetzstein A, et al. Combating psychosocial risks in work organisations. In McIntyre S, Houdmont J, eds., Occupational health psychology: European perspectives on research, education and practice. Vol. 1. Nottingham, UK: University of Nottingham Press, 2006.

59. ILO. Stress prevention at work checkpoints: Practical improvements for stress prevention in the workplace. Geneva: International Labour Office, 2012.

60. WHO. PRIMA-EF: Guidance on the European Framework for Psychosocial Risk Management: A resource for Employers and Worker Representatives. WHO Protecting worker's health series 9. 2008. Available at:https://apps.who.int/iris/bitstream/handle/10665/43966/9789241597104_eng_Part1.pdf?sequence=1. Accessed March 6, 2022.

61. Great Britain, Health and Safety Executive. How to tackle work-related stress-A guide for employers on making the Management Standards work. Available at: https://www.hse.gov.uk/pubns/indg430.pdf. Accessed June 11, 2022.

62. 行政院勞工委員會勞工安全衛生研究所：企業壓力預防管理計畫指引。臺北：勞動部勞動與職業安全衛生研究所，2010。

63. NIOSH. Fundamentals of total worker health approaches: essential elements for advancing worker safety, health, and well-being. DHHS (NIOSH) Publication No. 2017-112. Cincinnati, OH: U.S. Department of Health and Human Services, CDC, NIOSH, 2016.

64. 陳叡瑜：周全性健康職場之國際趨勢與臺灣推動現況剖析。工業安全衛生 2019；**363**：14-32。

第 16 章
暴露與風險評估

蔡朋枝　撰

學習目標

一、瞭解職業暴露與風險評估之法制現況
二、瞭解職業暴露風險評估原理及各種技術內涵
三、學習如何將職業暴露風險評估應用於職業衛生之管理與控制
四、瞭解職業健康風險評估原理及各種技術內涵
五、學習如何將職業健康風險評估應用於職業衛生之管理與控制

前　言

由於工業迅速發展，工作場所中有害因子的數量及種類與日俱增。若無法通盤瞭解工作場所中有害因子暴露與健康風險，可能導致勞工之健康危害。目前不論國內或國外，勞工對職業暴露與健康風險的關注及要求已明顯提升；特別其影響層面並不僅侷限於勞工，對事業單位本身、顧客、主管機關、投資人、媒體及附近之社區居民等利害關係人均可能造成影響。因此事業單位如何運用更完備、有效、且更明確的職業衛生暴露與健康風險評估策略與方法，精確地估計及管理工作場所中可能的暴露與健康風險，實為保障勞工健康，及確保企業之永續經營之重要環節之一。

第一節　職業暴露與風險評估的法制現況、原理與內涵

一、職業暴露與風險評估之法制現況

職業衛生工作之核心為暴露與風險評估，意即應用完備且有效的暴露與健康風險評估策略與方法，精確地估計工作場所中可能的暴露與健康風險。藉此，事業單位可再利用風險管理之概念，適當的導入管理與控制方法，以確保勞工的健康及利害關係人的權益。工作場所中包含化學性、物理性、生物性、及人因工程性等有害因子，其暴露與健康風險評估方法亦有所不同。受限於篇幅，本文將僅以化學性因子之職業衛生暴露與健康風險為探討之範圍。

我國《職業安全衛生法》（以下簡稱職安法）對有健康危害化學品之暴露與健康風險評估與管理，係以「全面掌握、多元評估、基於科學、風險分級、及分級管理」之精神，全面規範化學品暴露與健康風險管理制度，要求企業善盡責任以達到勞工健康保護之目的 [1] 。就職安法之意旨而言，化學品暴露與健康風險包括：職業暴露風險評估與職業健康風險評估二個層面。

（一）職業暴露風險評估

職安法第 12 條第 1 項：雇主對於中央主管機關定有容許暴露標準（permissible exposure limit, PEL）之作業場所，應確保勞工之危害暴露低於標準值。依條文意

旨，目前中央主管機關定有容許暴露標準之 490 種化學品，應至少採用暴露推估模式、直讀式儀器、或代用推估（如：其他相似化學品、其他操作方法等），進行暴露風險評估；惟如採用作業環境監測，則可將其視爲事業單位暴露風險評估之進階手段。

另依職安法第 12 條第 3 項：「雇主對於經中央主管機關指定之作業場所，應訂定作業環境監測計畫，並設置或委託由中央主管機關認可之作業環境監測機構實施監測。但中央主管機關指定免經監測機構分析之監測項目，得僱用合格監測人員辦理之。」依條文意旨，目前中央主管機關定有容許暴露標準 490 種化學中，計有 90 種應依該規定強制實施作業環境監測（如：個人採樣）進行暴露風險評估；相對地如僅採用暴露推估模式、直讀式儀器、或代用推估法等，則屬不宜。

（二）職業健康風險評估

職安法對於化學品健康風險評估相關法規爲《職業安全衛生法》第 11 條：「雇主對於前條之化學品（指有危害性之化學品），應依其健康危害、散布狀況及使用量等情形，評估風險等級，並採取分級管理措施。」該條文用以規範之化學品爲 CNS15030 歸類具健康危害者，初步估計約涵蓋 19,000 種化學品。然就法之意旨分析，有關健康風險評估之可被接受之方法，並不包括定性風險評估（qualitative risk assessment），且只限於對半定量風險評估（semi-quantitative risk assessment）有強制性規範（即利用健康危害、散布狀況及使用量等評估風險等級），至於定量風險評估（quantitative risk assessment）雖未在法令之強制範圍之內，事業單位可將其視爲作業環境中化學有害因子之暴露危害管制之進階手段，依此發展作業環境與製程特性所需之管理策略與防護措施，作爲事業單位進行作業環境之自主管理之重要輔助。

爲實施職業暴露風險與健康風險評估，勞動部職業安全衛生署（以下簡稱職安署）依據職安法第 11 條及第 12 條之內容訂定《危害性化學品分級及評估管理辦法》[2]，及《勞工作業環境監測實施辦法》[3] 兩個附屬法規；另外亦訂定《危害性化學品評估及分級管理技術指引》[4]，及《作業環境監測指引》[5] 兩個指引，以及其他之手冊（如《2017 化學品分級管理運用手冊》[6]）。職業衛生人員應熟知上述法規、指引及手冊，以做好化學品健康風險與暴露風險評估及分級管理之工作。

二、何謂職業暴露風險評估

以訂有容許暴露標準化學品而言，職業暴露風險評估之目的在於評估使用該化學品之勞工，是否確保其之暴露危害低於容許暴露標準值。其暴露風險評估方法包括；暴露推估模式、直讀式儀器、代用推估法、或作業環境監測等。惟無論採用何種暴露風險評估方法，其評估結果均需與化學品容許暴露標準比較，以進行暴露風險評估。

理論上，暴露風險之表示方法有二 [7] ：

1. 評估勞工暴露超過容許暴露標準值之機率為何，並界定何者為可接受之風險。諸如，以勞工之暴露實態超過容許暴露濃度之機率不得大於 5% 。
2. 以勞工暴露實態之特定值（如平均值，或第 95 百分位值 95% − tile），相對於暴露之管理區分，來界定其暴露風險。諸如，若暴露實態之 95% − tile 值，小於 1/2 容許暴露濃度標準（即$X_{95\%-\text{tile}} < 1/2PEL$）則屬於第一級管理區分；界於 1/2PEL 及 1PEL 之間（即$1/2PEL \leq X_{95\%-\text{tile}} \leq 1PEL$，歸屬於第二種管理區分；大於 1PEL 時（即$X_{95\%-\text{tile}} > 1PEL$，歸類為第三級管理區分。原則上，愈高管理分級代表愈高之暴露風險，因此需有更嚴格之管理與控制方法。

三、何謂職業健康風險評估

依據 CNS31010《風險管理－風險評鑑技術》，風險評估的方法可分為定性（qualitative）、半定量（semi-quantitative）及定量（quantitative）等三類。各類風險評估方法之差異，主要在於所要求的評估方法之詳細程度、及資料的之可靠性，在選用時會依其應用上之需求而定 [7] 。

「風險」係一個特定危害事件發生之「可能性」及「嚴重性」的組合。「可能性」即指特定危害事件發生的機率，而「嚴重性」則代表其後果的嚴重性。一般在執行風險評估作業時常應用「風險矩陣」（risk matrix）之概念，交叉考慮不同「可能性」及「嚴重度」下導致的風險。現今職業安全衛生管理的重點為風險評估，並對顯著風險（significant risk）之「危害」，規劃擬定改善計畫。理論上，定性或半定量評估為依顯著程度，諸如高、中及低三級來界定「可能性」及「嚴重性」之等級，再將其合併評估所合成的風險之等級。圖 16-1 為「風險矩陣」示意圖，若將橫軸「可能性」及縱軸「嚴重度」各分為五等級，則矩陣右下方（黑色部分）風險最高、中間部分（深灰色部分）次之、左上方（淺灰色部分）最低；如以現今職業安全衛生風險管理的概念實施管理，管理順序優先為黑色部分、深灰色部分次之、最後為淺灰色部分。

可能性 嚴重度	幾乎不會發生 (1)	不太可能發生 (2)	可能發生 (3)	很可能發生 (4)	幾乎肯定發生 (5)
極輕微 (1)	1	2	3	4	5
輕微 (2)	2	4	6	8	10
普通 (3)	3	6	9	12	15
嚴重 (4)	4	8	12	16	20
極嚴重 (5)	5	10	15	20	25

圖 16-1：風險矩陣

理論上，職安法可接受之健康風險評估之方法，並不包括定性風險評估，並只對半定量風險評估有強制性規範。依《職業安全衛生法》第11條規定，對於健康危害性之化學品，應依其健康危害（相當於嚴重性）、散布狀況及使用量（相當於可能性）情形，評估風險等級（即利用「風險矩陣」來區分等級），並採取分級管理措施。

早在1983年，美國國家研究委員會－國家科學院（National Research Council of the National Academy of Sciences）已完成訂定風險評估紅皮書（Red Book—聯邦政府中的風險評估：管理其過程報告）[8]。健康風險評估係基於流行病學、臨床、毒理學及暴露評估研究之結果，以定量方式計算潛在不良健康效應之機率，並從這些結果外推（extrapolation）、預測及估計在某種暴露狀況下（包括不同強度及不同時間的暴露，暴露的人群數目及特性，如女性、兒童、老人等），人體所產生之健康影響效應的種類及程度。一般定量健康風險的評估可概分成四個步驟，依序為危害確認（hazard identification）；劑量效應評估（dose-response assessment）；暴露量評估（exposure assessment）；風險特徵描述（risk characterization）。定量健康風險評估雖未在法令之強制範圍之內，事業單位可將其視爲作業環境中化學有害因子之暴露危害管制之進階手段。事業單位可依健康風險評估結果，發展所須之管理策略與防護措施，以輔助事業單位進行作業環境之自主管理。

由於定量健康風險評估之詳細內容，已描述於「環境衛生」之「第 9 章環境影響評估與健康風險評估」，爲避免重複，本文將僅限於描述半定量風險評估之相關內容。

第二節　職業暴露風險評估技術

一、常用之職業暴露風險評估技術

職業衛生界所常用之職業暴露風險評估，一般亦可分爲定性、半定量及定量等三類。因定性、及半定量存在誤差過大及非法規允許之故，本文將不再進一步介紹。至於定量職業暴露風險評估，則可採用直接暴露風險評估法（如作業環境監測、生物偵測）、或間接暴露風險評估法（如：暴露推估模式、直讀式儀器、及代用推估）等進行之。

直接暴露風險評估法可分爲作業環境監測及生物偵測等二大類。所謂「作業環境監測」係指爲掌握勞工作業環境實態及評估勞工暴露狀況所實施之測定，目前中央主管機關已規定 90 種化學品，應強制實施之。而「生物偵測」通常需直接量取勞工之體液（血液、尿、汗）、組織、或呼出空氣內之指標物，然後再將其測定結果與其生物暴露指標（biologic exposure indices, BEIs）加以比較，以作爲評估勞工暴露健康危害之基礎。由於「生物偵測」之詳細內容，已描述於「職業衛生」之「第 12 章化學性危害：危害辨識、作業環境監測、生物偵測、危害控制」，爲避免重複，本文將僅限於描述作業環境監測之相關內容。

依我國職安法有關規章之規定，作業環境監測之種類及目的可分爲區域採樣測定（area sampling）（用以掌握環境中有害物質實態）、勞工個人採樣測定（personal sampling）（用以瞭解勞工暴露量）、氣罩外側濃度測定（用以判定局部排氣設備之性能）、及儲槽內部測定（作爲入槽作業前之準備及是否可入槽作業之評估依據）。

前述氣罩外側濃度測定與儲槽內部測定為特定目的之測定方式，與暴露評估無關。區域採樣測定又稱為定點測定（static sampling），常作為作業環境中調查污染源確認，或評估工程控制方法之有效性之採樣法。實施區域採樣時，需先按勞工作業之活動範圍及有害物質分布狀態，擬訂出測定對象區域（即單位作業場所），然後在此單位作業場所內實施可用以評估作業環境平均濃度之測定方法。唯此法通常無法用以直接評估勞工之暴露情形，因此已逐漸被個人採樣所取代，故本文亦不再進一步介紹。

間接暴露風險評估法適用於中央主管機關定有容許暴露標準之490種化學品。其中直讀式儀器已描述於其他章節，而代用推估法需視代用之事實（如類似製程、作業環境暴露風險評估數據）是否存在，實務應用性較差，故本文中不再贅述。

二、職業暴露風險評估技術——作業環境監測

理論上，如需對勞工的暴露量予以評估時，則在職業衛生領域中通常係以個人採樣為最主要之採樣方法。進行個人採樣時，應先實施現場訪視、瞭解製程、勞工操作方法、使用有害物質等，依測定之目的來決定採樣策略。目前最常使用之採樣策略包括美國國家安全衛生研究所（National Institute for Occupational Safety and Health, NIOSH）於1977年公告之最大暴露危險群採樣策略（maximum exposure risk group sampling strategy）[9] 及美國工業衛生學會（American Industrial Hygiene Association, AIHA）於1998年公告之全盤性暴露評估（comprehensive sampling strategy）採樣策略 [10] 。前者常作為暴露者之符法性評估（compliance assessment），而後者則用以評估勞工之長期平均暴露（long-term average exposure assessment）。實施作業環境監測時，如因受限於經費、人力、勞工意願、及可能影響製程生產等因素，常發現其樣本數不足以描述勞工長時期因時空變化之平均暴露情形。因此結合定量與半定量之暴露評估結果，藉合適之統計決策分析技術，來描述勞工之長期暴露實態（exposure profile），亦為作業環境監測之重要一環。

（一）最大暴露危險群採樣策略與數據分析

最大暴露危險群（maximum exposure risk group）為美國NIOSH於1977年所提出 [9]，其目的在於用最少的樣本數，來有效檢視勞工之暴露是否符合（compliance）法令標準（即容許暴露標準），整體理論架構如圖16-2。唯本方法之缺點包括：不

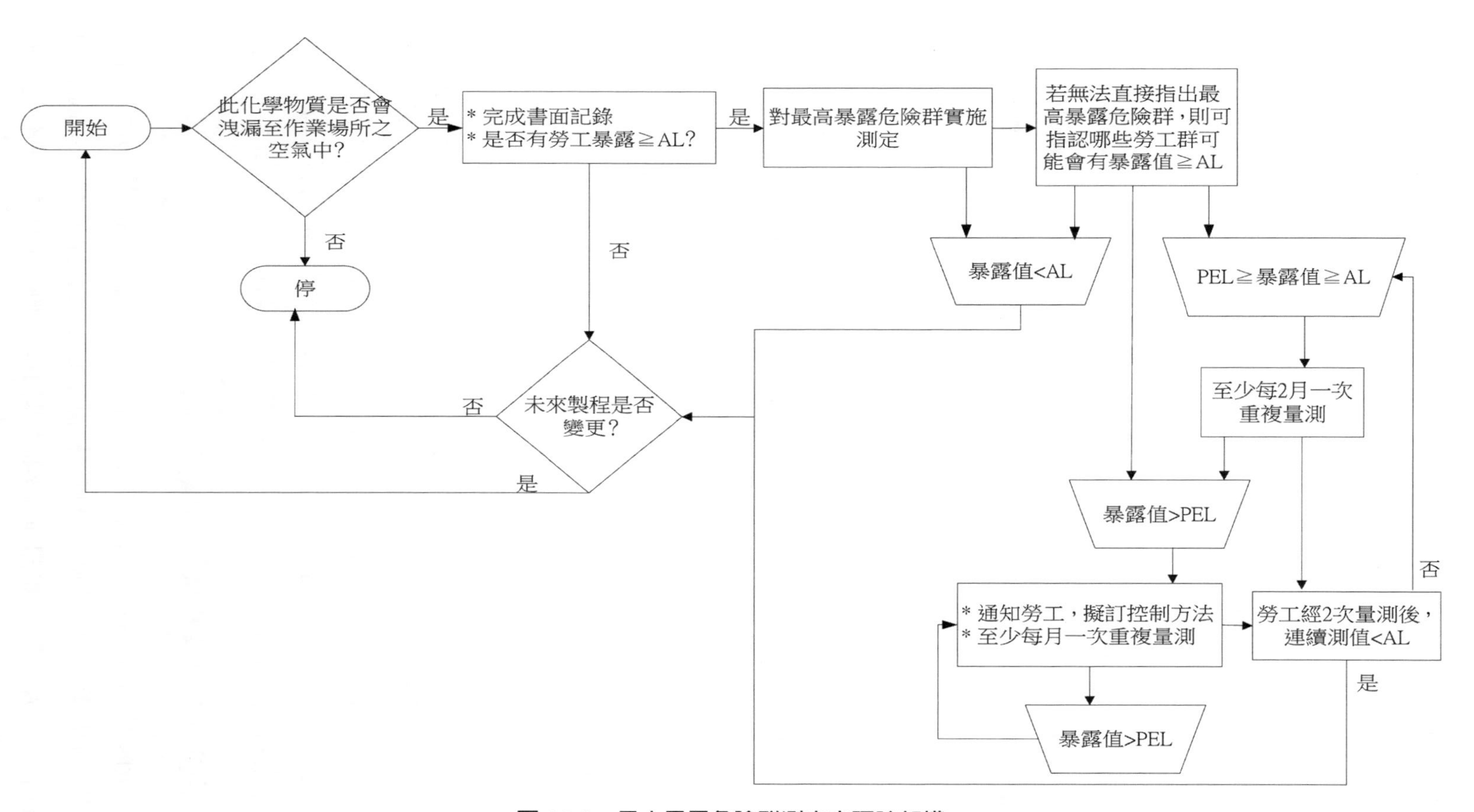

圖 16-2：最大暴露危險群測定之理論架構

足以描述最高暴露危險群之暴露實態；另當有害物容許暴露標準下降時，除最高暴露危險群外，可能無法判別其他暴露族群是否仍可符合法令規範。

1. 如何決定最高暴露危險群

理論上，最大暴露危險群之認定，可由職業衛生人員依其經驗及觀察，選擇最接近有害物發生源之勞工，或其暴露濃度可能超過 1/2 容許暴露標準（又稱之行動基準；action level, AL）之勞工，及抱怨可能遭受污染之勞工等以決定之，並將其作爲採樣對象並實施測定。原則上，若最大暴露危險群暴露量低於容許暴露標準，則可預期其他低暴露勞工族群亦均可符合法令標準。唯若最大暴露危險群暴露量高於容許暴露標準，則需再對次高暴露群勞工實施進一步之測定。因此，此方法可合理降低採樣、分析成本。唯若如上述最大暴露危險勞工無法確定時，則可對該最大暴露危險群，按統計上「有 90% 信心，至少有一採樣對象爲暴露在前 10% 者」之限制需求，依表 16-1 來決定採樣對象工人數，然後再利用隨機方式，從該群全部勞工中，選擇採樣對象。

表 16-1：最高暴露危險群之採樣

高暴露母群體數，N	樣本數，n
8	7
9	8
10	9
11~12	10
13~14	11
15~17	12
18~20	13
21~24	14
25~29	15
30~37	16
38~49	17
50	18
>50	22

2. 採樣方法

理論上，評估勞工工作日時量平均暴露量以採樣整個班次全程 8 小時爲原則，而對短時間時量平均暴露量則以 15 分鐘採樣爲宜，且後者應選擇最高可能暴露時段爲之。以 8 小時採樣爲例（圖 16-3），全程連續多樣品採樣，最能精確評估勞工眞正的平均暴露範圍，並且可看出一天內暴露濃度的大致變化情形，但採用時需考慮採樣介質之最大負載能力，及採樣與分析能力之限制及成本因素。美國 NIOSH 建議就 8 小時之工作日時量平均標準而言，二個全程連續採樣（即二個 4 小時連續測定）就樣品統計及經濟觀點來看，似乎爲較理想。對短時間的暴露測定，採連續多樣品時，則需同時考慮採樣流量及儀器偵測下限或靈敏度。

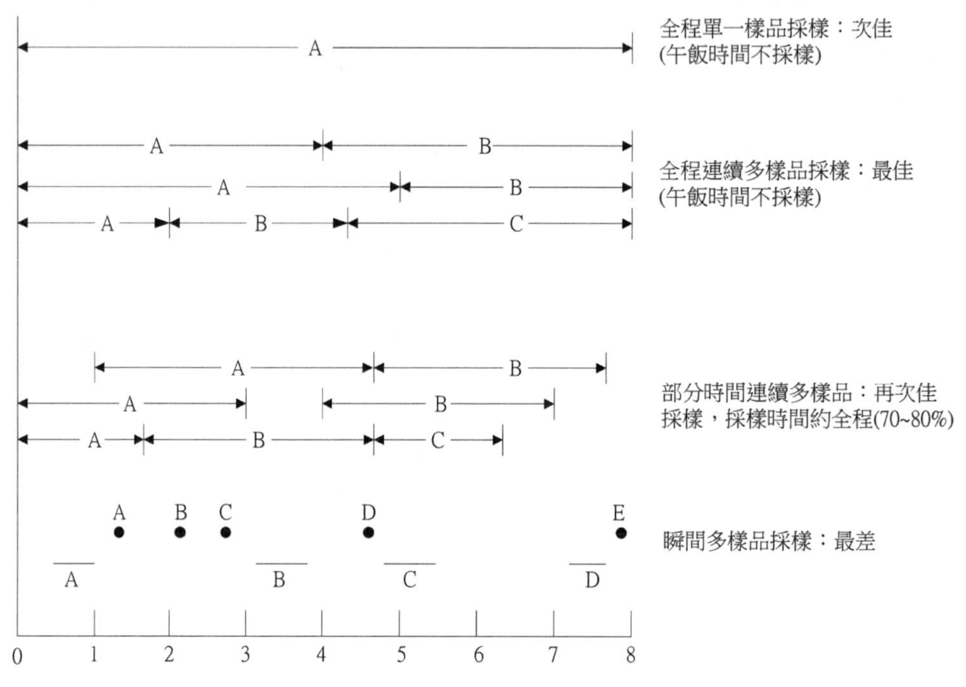

圖 16-3：8 小時工作時段採樣之樣品數及時間二者之分配

3. 數據分析

由於採樣、分析方法的隨機誤差，及現場環境因素（如風速、風向等）的變化，以致環境測定的數據常有變異，是以採樣分析的結果只能代表勞工實際暴露之估計値。習慣上，我們常以統計上單尾 95% 信賴區間之信賴上限（upper confidence limit, UCL）及下限（lower confidence limit, LCL）來研判測定結果是否違法或合法（圖 16-4）。經計算 LCL 及 UCL 後，圖 16-5 之（A）視爲絕對非法，政府機構可藉以處罰事業單位；圖 16-5 之（C）爲視爲合法，爲雇主應努力達成之目標；至於圖 16-5 之（B）則無法確定其是否違法，但仍應設法改善至（C）之情形。

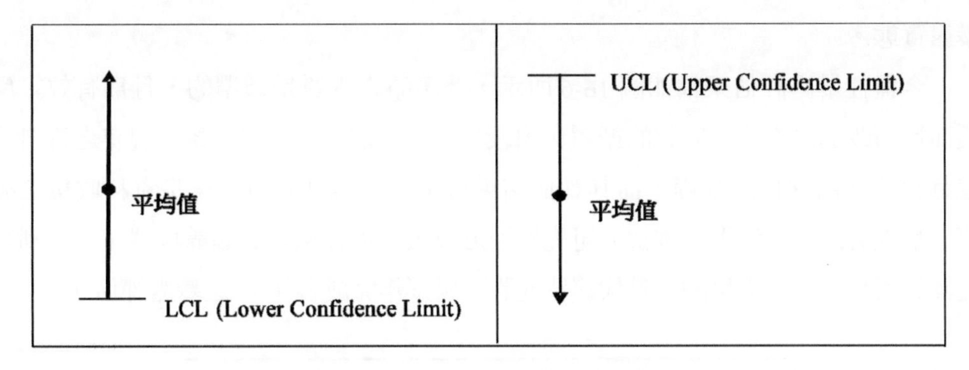

圖 16-4：LCL 及 UCL 之示意圖

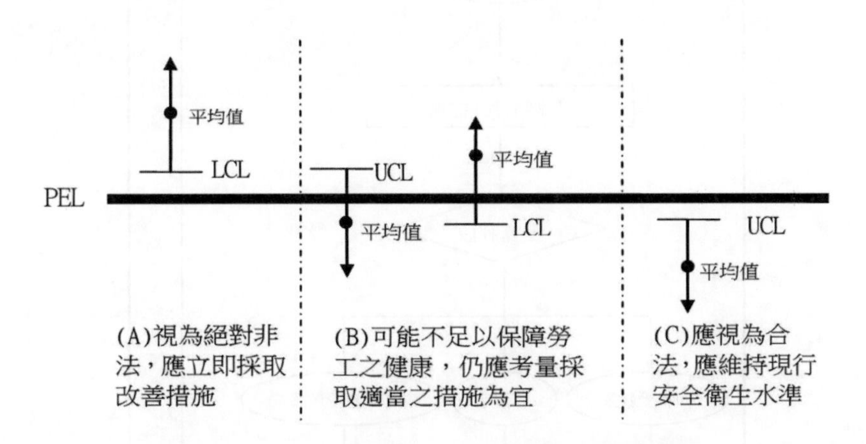

圖 16-5：依 UCL 及 LCL 判定暴露情形是否違法

（二）全盤性暴露評估採樣策略與數據分析

國內之作業環境監測制度因應法令要求已執行多年，但長期以來事業單位多以符合法令要求，也就是以最高暴露危險群爲對象，以其符法性爲執行環測之最高目標。顯然前述只能考慮到高暴露族群之作業環境暴露之符法性，並無法達到評估事業單位各不同暴露族群之暴露實態評估之目的。要達到前述作業環境測定的目標，只有用全面性的思維模式才可能達成。依據 AIHA 於 1998 年所提出的採樣策略—“A Strategy for Assessing and Managing Occupational Exposures” [10]，即強調以全盤性（comprehensive）的概念取代符法性（compliance）之精神，俾使所擬訂之採樣策略可對廠內所有勞工、所有時間的所有暴露進行瞭解。所謂全盤性暴露評估策略（comprehensive exposure assessment strategy）主要係利用相似暴露群（similar exposure group, SEG）的劃分，來規劃各 SEG 之採樣策略，並利用統計的方法將數據做適當的分析以描繪各 SEG 之暴露實態，以掌握各 SEG 在所有時間與對所有暴露物質之暴露實態。

全盤性暴露評估架構如圖 16-6 所示，此策略之本質是循環的，且爲有效、反覆而持續改進之方法。完整的循環係由較易收集與取得之資料開始，現有之資料爲進行初步暴露評估之基礎，而其評估結果可決定後續控制與進一步資料收集之順序。唯在有限之資源下，本法亦可先應用於具最高潛在風險之暴露族群，以達到判定其是否符合法令之目的。唯俟經費允許，應逐年完成各 SEG 之暴露評估。

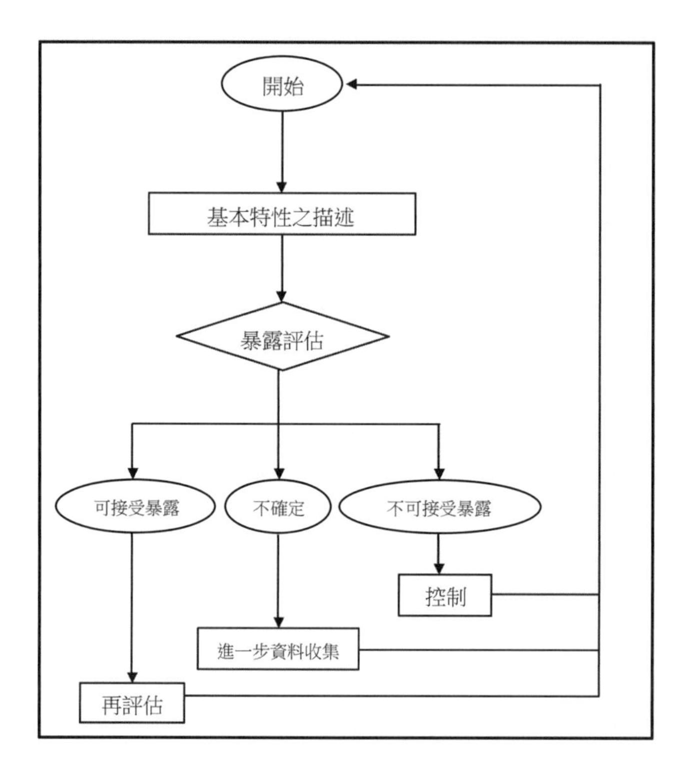

圖 16-6：全盤性暴露評估流程

全盤性暴露評估流程之步驟：

1. 開始：建立暴露評估之策略，須注意職業衛生人員所扮演之角色、暴露評估之目標、與撰寫暴露評估計畫。
2. 描述基礎資料：資料收集，其包括辨別工作場所、工作強度（work intensity）與環境因子（agent），即工廠歷年資料整理、瞭解製程及工作組織特性、瞭解製程設備特性、瞭解個別作業特性、現場訪問及危害調查與工作分析等。
3. 暴露評估：以所收集之資料進行暴露評估。此一初步評估之結果包括：（1）辨別具相似暴露（similar exposure）之勞工；（2）定義不同類別之相似暴露族群；(3) 實施採樣、樣本分析、及數據分析；(4) 判定各相似暴露族群之可接受程度（acceptability）。

4. 進一步之資料收集：實施進一步之暴露檢測（exposure monitoring），或收集其對健康效應之資料，以增加對判定相似暴露族群暴露實態之信心。
5. 健康危害控制：優先對不可接受之暴露實施控制之策略。
6. 再評估：定期執行綜合性之暴露評估，以確認原已可接受之暴露情形，是否仍然維持在可接受之範圍。
7. 溝通（communication）與資料建檔（documentation）：雖於圖 16-6 並無呈現此點，暴露評估結果之溝通與資料之保存，爲未來提出有效暴露證據及要求勞工配合之基礎。

各步驟中以暴露評估最爲關鍵，主要內涵爲：

1. 建立相似暴露族群

相似暴露族群爲一群暴露於相似暴露因子，且有相似之暴露情形之勞工，即其所從事工作之頻率、所進行之工作類別、所使用之原料以及所接觸之製程均應類似。因此，需收集事業單位之製程、各工作內容、控制設備與原料之資料，以作爲區分不同相似暴露族群之基礎。原則上，一企業組織內可能含多個相似暴露族群。就相似暴露族群之建立方式而言，選擇類似職稱、同一作業製程、部門、機台、或使用相同化學品之勞工，可以達到初步劃分相似暴露族群之目的。以下就如何建立相似暴露族群提出數種建議如下：

(1) 依製程及環境危害因子分類。
(2) 依製程、職務及環境危害因子分類。
(3) 依製程、職務、工作項目及環境危害因子分類。
(4) 依製程、工作項目及環境危害因子分類。
(5) 工作小組（work team）分類。
(6) 非重複性工作（non-repetitive work）分類。

2. 所需樣本數

原則上，每個相似暴露族群均須有足夠數據，方足以描述其暴露實態（即具統計上的顯著意義）。原則上，一個相似暴露族群中，6 個（或更多）的隨機樣本通常可以描繪暴露的特性。欲達到隨機取樣的目的，則可利用下列的步驟以完成之：

（1）定義暴露評估的期間。

（2）定義職業暴露限值的平均時間。

（3）由暴露期間隔隨機選出採樣日期。

（4）由欲採樣日期中隨機選出工作班別。

（5）由工作班別中隨機選出工作者。

3. 暴露評估結果分析

對於職業衛生師而言，利用統計方法可以幫助我們利用樣本來瞭解整個母群體之分布狀況，亦即描述各個相似暴露族群之暴露實態，並用以作爲後續評估工作的依據。所謂暴露實態即在以描述相似暴露族群在不同時間其暴露強度（exposure intensity）之變化情形。數據分析之內容包括：分析數據之平均值、標準差、暴露分布適合度檢定、暴露分布第 95 百分位值（$X_{95\%\text{-tile}}$）、或大於暴露限值的機率等資料。理論上，利用 $X_{95\%\text{-tile}}$ 來判定其暴露是否符合規定，具有強化保護勞工之功能。在實務上，我國法規亦以 $X_{95\%\text{-tile}}$ 作爲判定之基礎。

4. 暴露評估結果之判定

我國法規以 $X_{95\%\text{-tile}}$ 作爲級管理判定之基礎如下：

（1）第一級管理（$0.5PEL \geq X_{95\%\text{-tile}}$）：SEG 之暴露爲可接受暴露。應持續保持，及將其加入定期再評估（reassessment）之清單中，以確保該暴露未來仍可維持於可接受之範圍。

（2）第二級管理（$PEL \geq X_{95\%\text{-tile}} > 0.5PEL$）：SEG 之暴露雖符合法令標準，但仍超過行動基準（即 0.5PEL）。除應強化目前之暴露管理外，可將其加入優先控制改善、及定期再評估之清單中，持續降低勞工之暴露情形。

（3）第三級管理（$X_{95\%\text{-tile}} > PEL$）：判定爲不可接受，應將其加入應立即控制改善之清單中，以降低勞工之暴露情形。

另外，工廠亦可自訂暴露管制標準（例如訂職業暴露標準的 1/10 作爲基準；即 1/10 PEL）來決定暴露族群之暴露管理分級，並依據各 SEG 之暴露管理分級結果，採取不同之因應措施。綜上所述，全盤性暴露評估方法須強調其循環性，也就是說可藉自訂暴露管制標準之逐次下降，使全廠所有相似暴露族群之暴露逐次下降，以達到全盤性（comprehensive）管制的目標。

三、職業暴露風險評估技術——暴露推估模式

（一）常用之暴露推估模式

定量暴露推估模式適用於中央主管機關訂有容許暴露標準之490種化學品。使用時建議採用以下一種或多種暴露評估推估模式，在衡酌其實際需要與使用推估模式之限制，推估各相似暴露群之暴露風險。

定量暴露推估模式係依作業場所化學品之逸散、傳輸、與接觸方式，推估勞工可能之暴露情形。依美國工業衛生學會所出版之 *Mathematical Models for Estimating Occupational Exposure to Chemicals, 3rd edition* 一書之內容 [11]，目前常用之數學推估模式如下：

1. 作業場所無通風推估模式（zero ventilation model）
2. 飽和蒸氣壓模式（saturation vapor pressure model）
3. 暴露空間模式（box models）
4. 完全混合模式（well-mixed room model）
5. 二暴露區模式（two-zone model）
6. 渦流擴散模式（turbulent eddy diffusion model）
7. 統計推估模式（statistical models）
8. 其他具有相同效力或可有效推估勞工暴露之推估模式。

訂有容許暴露標準之化學品，依定量暴露推估模式實施暴露風險評估時，應對各相似暴露族群，依其推估之暴露實態之第95百分位值（$X_{95\%\text{-tile}}$），對照該化學品之容許暴露標準（PEL），如前述作業環境監測結果實施管理分級。

本文因受限於篇幅，將就作業場所無通風推估模式、飽和蒸氣壓模式、暴露空間模式、完全混合模式、及二暴露區模式簡要介紹之。

（二）作業場所無通風推估模式（Zero ventilation model）

一般而言，室內空氣中化學品濃度與室內通風情形有關。無通風推估模式假設作業環境無通風換氣，且化學品A全數散布（揮發、昇華）至空氣中且均勻分布於室內空間，包括作業點。可用公式16.1所示來估計暴露濃度：

$$C_A = M_A/V \quad (16.1)$$

其中，C_A ：化學品 A 之濃度（ppm 或 mg/m^3）
M_A ：化學品 A 散布至空氣中的質量（mg）
V ：室內空氣的體積（m^3）

無通風推估模式假定化學品全部散布於空氣中，且完全排除因現場通風、表面沉降及參與化學反應等因素而損失的化學品，因此無通風推估模式推導之暴露濃度往往高估實際暴露量。可利用此模式簡單且保守的估計方法，針對作業場所做初步的暴露評估，若推導值遠低於法定容許暴露標準，可先不採後續動作；若推導值相近或高於法定容許暴露標準，可優先就此作業環境做進一步現場數據 / 資訊收集與分析。

（三）飽和蒸氣壓模式（Saturation vapor pressure model）

一個密閉容器中，當蒸發率與凝結率相同時，系統達到平衡狀態，此時容器內化學分子之分壓，稱爲飽和蒸氣壓。飽和蒸氣壓模式爲一保守的推估方法。當現場通風或其他可用資訊不足時，可使用飽和蒸氣壓模式來模擬作業環境中的氣體或蒸氣散布，推估現場操作化學品之空氣中濃度，進而確認廠場暴露程度是否低於容許暴露標準。此方法對高蒸氣壓化學品並不適用。飽和蒸氣壓模式計算，如公式所示：

$$C_A = VP_A/P_{atm} \times 10^6 \qquad (16.2)$$

$$C_A = VP_A/P_{atm} \times 10^6 \times MW/24.45 \qquad (16.3)$$

其中，
C_A ：化學品 A 之濃度（ppm 或 mg/m^3）
VP_A ：純化學品 A 之蒸氣壓（mmHg）
P_{atm} ：大氣壓力（760 mmHg）
MW ：化學品 A 之分子量

以飽和蒸氣壓模式進行暴露評估時，所採用最糟狀況（worst-case）之假設內容如下：

1. 化學品持續散布。
2. 作業場所空間中無通風換氣，或供氣 / 排氣率（Q）爲 0 m^3/min 。
3. 作業場所空間中及液體之溫度固定不變。

4. 有足夠時間達到平衡。

5. 作業場所空間中有足夠化學物質數量使液態化學物質保持在平衡狀態。

6. 適用理想氣體定律。

（四）暴露空間模式（Box models）

暴露空間模式將作業場所模擬爲一個大箱子，其內充滿高度擾動的室內氣流，假設其內空氣均勻混合，運用質量平衡及其他簡化之假設，可推導出化學品濃度描述公式如下：

$$C_{Aroom}=(C_{Aroom0}-C_{Ain}-G_A/Q)\times e^{Q(t-to)/V}+C_{Ain}+G_A/Q \qquad (16.4)$$

其中，

C_{Aroom} ：化學品 A 之室內均勻濃度（mg/m^3）

C_{Aroom0} ：化學品 A 之室內初始（t=0 時）濃度（mg/m^3）

C_{Ain} ：隨供氣系統進入室內之化學品 A 之濃度（mg/m^3）

G_A ：化學品 A 之散布速率（mg/time）

Q ：空間通風速率

t ：時間（time）

V ：室內空氣體積（m^3）

暴露空間模式可用以估計作業場所使用化學品一段時間後，化學品之室內濃度，然採時須注意其基本之假設：

1. 沒有沉降發生。假設空間內所有的物體表面皆無沉降或吸附反應。

2. 室內化學品散布速率（G_A）不隨時間而改變。

3. 散布速率低。化學品以氣體、蒸氣或氣膠形式散布至模式空間中，可直覺推想模式空間之空氣排氣率（Q_{out}）應大於空氣供氣率（Q_{in}）。然而，暴露空間模式假設化學品在室內中以極低的速率散布至空氣中，以致可忽略其對室內壓力造成之影響。因此可假設供氣率等於排氣率，空間中空氣流通速率相等，$Q_{in}=Q_{out}=Q$ 。

4. 由供氣系統進入室內之化學品濃度（C_{Ain}）不隨時間改變。

（五）完全混合模式（Well-mixed room model）

完全混合模式假設作業環境中空氣是「完全均勻混合」的，不斷地散布至整個空間且瞬間變成均勻濃度，亦即化學品濃度不會隨位置不同而改變。「暴露空間模式」即爲一種基本的完全混合模式，其假設作業空間之空氣完全均勻混合，且忽視化學品散布時造成空氣流通率及本體散布速率改變之影響，容易低估發生源附近的暴露強度。考量爲使模式更接近實際運作情形，AIHA 在空間氣體完全均勻混合模式的假設下，考量化學品散布之影響，發展出較複雜之完全混合模式。

1. 完全混合模式

考量背壓影響化學品散布（well-mixed model back pressure-affected generation rate），此模式主要適用揮發性較低及大表面積之化學品蒸散源，散布（蒸散）作用之趨力來自散布（蒸散）源及其周圍空氣中化學品濃度之不同，化學品以固定速率由液體的蒸氣分子會重新凝結成液體，使得化學品形成蒸氣（散布）之速率隨著蒸氣濃度漸趨飽和逐漸下降，可當成化學品散布之蒸氣，對於化學品蒸散源造成額外的壓力，是爲「背壓」。此情形下的化學品散布速率如公式表示。

$$G=1000\times K_t\times MW\times A(P_V-P_{VB})/R\times T_L \qquad (16.5)$$

其中，

G：化學品散布（蒸散）速率（mg/min）

K_t：質量轉換速率（mg/min）（使用美國環境保護署發展之計算式 $Kt=0.5(18/MW)^{1/3}$）

MW：化學品分子量（g/mole）

A：散布（蒸散）源表面積（m^2）

P_V：化學品之平衡蒸氣壓，或封閉（或平衡）系統中使用亨利定律計算之化學品蒸氣壓（atm）

P_{VB}：化學品受背壓影響之實際蒸氣壓（atm）

R：氣體常數（8.205×10^{-5}atm・m^3/((mole)(K))）

T_L：揮發液體之溫度（K）

經推導可得濃度如公式所示：

$$C=1000\times K_t\times MW\times A\times P_V/RT_L\times(K_t\times A+Q)\times(1-e^{(Kt\times A+Q)/V)})\qquad(16.6)$$

其中，

C：化學品濃度（mg/m^3）

K_t：質量轉換速率（mg/min）（$Kt=0.5(18/MW)^{1/3}$）

MW：化學品分子量（g/mole）

A：蒸散源表面積（m^2）

P_V：化學品之平衡蒸氣壓，或封閉（或平衡）系統中使用亨利定律計算之化學品蒸氣壓（atm）

R：氣體常數（$8.205\times10^{-5}atm\cdot m^3/((mole)(K))$）

T_L：揮發液體之溫度（K）

Q：空間通氣率（m^3/min）

t：時間（min）

V：室內空氣體積（m^3）

2. 完全混合模式：指數衰減散布速率（Well-mixed model: exponentially decreasing emission rate）

揮發性較高的化學品，可能在未達飽和蒸氣壓前，即對人體產生健康影響。雖然在這種情況中，化學品質量散布速率依然會隨時間而降低，然此非背壓現象所造成，其原因爲蒸散作用使化學品有效蒸散表面積下降，降低溶液之溫度，進而減緩揮發作用。應用簡單的指數衰減模式，模擬化學品散布速率隨時間降低之情形，假設作業空間空氣完全均勻混合，沒有沉降發生，且空氣中化學品初始蒸氣濃度爲零，可推導化學品空氣濃度公式如下：

$$C_t=k\times L_0/k\times V-Q(e^{-Q/V\times t}-e^{-k\times t})\qquad(16.7)$$

其中，

C_t：化學品於時間 t 之蒸氣濃度（mg/m^3）

k：蒸發速率常數（min^{-1}）

L_0：化學品初始溶液質量（mg）

V：室內空氣體積（m^3）

Q：空間通氣率（m^3/min）

t：時間（min）

使用公式時，須注意以下幾點：

（1）隨時間增加，$e^{-Q/V\times t}$ 及 $e^{-k\times t}$ 皆趨近於零，表示在此模擬下，化學品蒸氣不會達到穩態濃度（除 0 以外）。

（2）純溶劑之蒸發速率常數可由實驗估計而得。

（3）此模式忽視背壓效應。

雖然公式不會推衍出化學品之穩態濃度，但可估計化學品蒸氣濃度達最高點時所需之時間，公式如下：

$$t_{peak}=V\times \ln(k\times v/Q)/k\times V-Q \quad (16.8)$$

（六）二暴露區模式（Two-zone model）

均勻混合模式假設作業空間空氣完全均勻混合，然而實際作業場所可能非此情形。二暴露區模式將空氣濃度之空間變異性納入考量，將空間模擬成兩個接鄰的區帶，可評估接近化學品發生源之個體暴露量。原則上，近場（near field）爲環繞化學品發生源和目標暴露者呼吸帶空間；空間中其他區域則爲遠場（far field）。

近場及遠場之化學品濃度之公式如下：

$$C_{N,t}=(G/Q)+(G/\beta)+G[\beta\times Q+\lambda_2\times V_N(\beta+Q)/\beta\times Q\times V_N(\lambda_1-\lambda_2)]e^{\lambda 1\times t}-G[\beta\times Q+\lambda_1\times V_F(\beta+Q)/\beta\times Q\times V_N(\lambda_1-\lambda_2)]e^{\lambda 2\times t} \quad (16.9)$$

$$C_{F,t}=(G/Q)+G(\lambda_1\times V_N\beta+/\beta)[\beta\times Q+\lambda_2\times V_N(\beta+Q)/\beta\times Q\times V_N(\lambda_1-\lambda_2)]e^{\lambda 1\times t}-G(\lambda_2\times V_N\beta+/\beta)[\beta\times Q+\lambda_1\times V_F(\beta+Q)/\beta\times Q\times V_N(\lambda_1-\lambda_2)]e^{\lambda 2\times t} \quad (16.10)$$

其中，

$C_{N,t}$ 及 $C_{F,t}$：化學品分別在近場及遠場空間中之濃度（mg/m^3）

V_N 及 V_F：近場及遠場空間之體積（m^3）

G：化學品散布（蒸發）速率（mg/min）

β：近場及遠場間空氣流通率（m^3/min）

Q：空間通氣率（m^3/min）

t：時間（min）

λ_1 和 λ_2 爲通風系統移除速率常數（min^{-1}）

使用二暴露區模式時，需注意其基本假設：

1. 在區帶內之空間，氣體爲均勻混合。
2. 在兩區帶間空氣流通是有限的。
3. 空氣同時以 β 通氣率進出遠場及近場。
4. 作業場所（遠場邊界）之進氣率與排氣率相等，$Q_{in}=Q_{out}=Q(m^3/min)$，與均勻混合模式之空氣流通率意義相同。
5. 化學品散布速率 G（mg/min）爲定值。
6. 無沉降發生。

四、結合定量與半定量暴露評估技術

貝氏決策統計分析方法（Bayesian decision statistical approach）可利用少量的定量作業環境監測數據，結合定量暴露模式推估技術之推估結果，來對勞工之長期暴露實態做較正確之估計。過去有學者成功利用貝氏統計分析方法，以少量的數據來準確推估相似暴露群的暴露實態。所謂貝氏統計分析方法係假設未知的參數是變數，根據「主觀的看法」或是「過去的暴露相關資訊」給予適當暴露分布預測，稱爲該參數之事前機率分布（prior distribution），並結合實際量測資料對該參數所建構之概似函（likelihood distribution），來修正該參數之實際暴露機率分布情況，即該參數之事後機率分布（posterior distribution）[12]。

目前職業衛生領域之專家學者已嘗試應用貝氏統計分析方法於數種職業暴露評估有關之工作中，如：暴露資料之重建（exposure reconstruction）、暴露因子再確認（refining exposure determinants）、暴露管理及決策分析（exposure management and decision making）等 [13,14]，並已結合 AIHA 暴露等級分類，發展出一套軟體供職業衛生相關領域使用，可用以推估相似暴露族群的眞實暴露實態，利用該軟體所推估之暴露分布（包括：事前機率分布、概似函數及、事後機率分布）皆分爲 5 個暴露等級（exposure rating, ER），等級越高表示暴露危害風險越大，各暴露等級之分布以機率表示，使決策者不僅可以快速瞭解各相似暴露群之暴露分布概況，亦可同時瞭解其在各暴露等級之機率。

第三節　職業健康風險評估技術

一、常用之職業半定量健康風險評估技術

理論上，半定量健康風險評估方法須先將化學品利用各種不同參數，先將暴露程度、與健康危害之潛在性分級，然後再據以評估其健康風險等級。實施暴露程度分級時，可考慮多項可以影響暴露潛在排序的暴露因素，包括化學品之揮發性或逸散性的高低、化學品的使用量、化學品使用濃度、以及勞工在作業環境中工作所需的頻率和持續時間等，至於個人防護設備，如個人呼吸防護裝置或手套等，及其他控制措施是否考量，則端視評估後之作爲決定之。至於健康危害之潛在性分級，嚴格的說起來係指化學品的「健康危害分級」，以前常使用法定容許濃度作爲分級的一種工具，目前則有好幾種方法可用於化學品的危害分級之排序，包括歐盟使用的風險片語（R-phrase）、半致死劑量（LD50）或半致死濃度（LC50）（例如，LD50-大鼠以 mg / kg 計）、法定容許濃度、危害物質信息系統（HMIS）或 GHS 分類。目前，全球化學品危害分級的資訊已更加透明且一致，使得事業單位後續進行化學品半定量健康風險評估時更加有效。

半定量健康風險評估技術，具解決執行定量風險評估，與資料分析需耗費大量人力，及物力問題之優點。另一方面，作業場所中化學物質使用的數量及種類日益增多，勞工於作業環境中暴露於化學物質可能導致之健康危害風險亦隨之提高，而定量風險評估尚無法適用於作業環境中之所有化學物質（如：未知化學物質可能導致健康危害之劑量與效應關係）。在國際間，隨著風險管理的觀念逐漸受到重視，且爲解決作業環境中化學物質暴露所致之健康危害問題，已有許多國家紛紛利用半定量之化學物質控制分級管理（chemical control banding, CCB）的概念，發展適合各國使用之半定量化學物質危害風險管理工具 [15-24]。

CCB 之概念乃基於在沒有定量暴露濃度資料，及無容許暴露濃度規範時，可利用化學物質的危害分類及暴露狀況等資訊，規範出不同的暴露風險控制管理分級（banding），並依不同的暴露風險控制管理分級建議適當之控制方法。國際上常見之半定量化學物質暴露危害風險管理工具，包括：日本「有害物質之危害指針」[15]、英國健康安全署（Health and Safety Executive, HSE）研擬之「危害健康物質控制需知」（Control of substances hazardous to health essentials, COSHH Essentials）[16-18]、國際勞工組織（International Labor Organization, ILO）擬定之「國際化學

品控制工具箱（International Chemical Control Toolkit, CCTK）」[19]、歐盟之「化學性因子指令實務指引」[20] 及新加坡人力部職業衛生局之「有害化學品風險評估規範」[21]。各國所發展之半定量化學物質暴露危害風險管理工具主要考量危害結果（如：物質毒性大小）與暴露結果（如：暴露強度、暴露機率），來表示暴露危害風險之高低，然而各國對於危害結果與暴露結果的評比方式皆不相同，最後所推估之風險及建議之風險管理方法也各有特色。

健康風險等級的劃分是手段而非目的。健康風險等級的劃分是在尋求必要之控制管理措施。原則上，化學品暴露的最佳控制管理措施是以消除、替代或增加工程控制來降低危害或風險。一旦危險被辨識出並依據其固有屬性進行分類分級，就可以評估出職業暴露的潛在風險，並決定是否採取控制措施，以及控制措施爲何。

一般而言，風險評估後的控制措施在產品的生命週期早期階段實施，即可通過改善產品的設計來預防，以求消除危害並降低勞工接觸化學品的風險。亦即若控制措施於設計階段即進行預防與改善，其效用與經濟效益會遠比產品製造後再行控制來的高且有效。然而，倘若錯過了設計階段的控制管理，其他方式的控制措施亦可進行補救，如硬體控制設備，包括隔離空間、局部排氣設施、製程改善、安全衛生防護設備或緊急應變器材等；又如軟體的控制管理，包括風險管理程序、計畫的執行與監督、人員的安全認知與訓練、企業內外部的協調與溝通或日常安全衛生的巡檢等。然而，控制措施也有分級考量，一般控制分級如下：

1. 一般通風換氣與勞工衛生習慣確保。
2. 各種工程控制（包括局部排氣）。
3. 密閉／隔離系統。
4. 特別控制：尋求專家的建議。

理論上，不同等級的健康風險等級，其也須採取相對等級的控制措施，不可一味使用個人防護措施或教育訓練等來控制風險。此外，一旦採取了控制措施，就必須進行日常維護，且必須於設定之初期，和採取後定期驗證其控制效果。

本文僅針對國際勞工組織、新加坡、日本、奧地利、歐盟等之半定量評估方法進行簡介。

二、國際勞工組織：化學品控制工具箱

國際勞工組織（ILO）藉由國際職業衛生協會（International Occupational

Hygiene Association, IOHA）的協助，發展出國際化學品控制工具箱，它的評估手法主要以英國健康安全署所研擬的《健康危害物控制須知》為藍本，專門設計供發展中國家的中小企業使用。

評估方式依工具箱之五個步驟逐一執行：

- 步驟一：找出危害物分類，若化學品具有吸入性危害，則可根據化學品的 GHS 健康危害分類及分級，利用下表 16-2 找出相對應的危害群組 E-A，以進行後續的危害暴露及評估程序。若化學品具有皮膚及眼睛接觸危害，則可將其劃分為危害群組 S。

表 16-2：危害物分類表

危害物組別	GHS 危害分類（等級 / 階）
A 組	劇烈毒性（致命性），任何途徑，分類 5 皮膚刺激 分類 2 或 3 眼睛刺激 分類 2 所有未被置於其他群組的粉塵及揮發物
B 組	劇烈毒性（致命性），任何途徑，分類 4 劇烈毒性（系統的），任何途徑，分類 2
C 組	劇烈毒性（致命性），任何途徑，分類 3 劇烈毒性（系統的），任何途徑，分類 1 腐蝕性，次分類 1A、1B 或 1C 眼睛刺激，分類 1 呼吸系統刺激 皮膚敏感 重複暴露毒性，任何途徑，分類 2
D 組	劇烈毒性（致命性），任何途徑，分類 1 或 2 致癌性分類 2 重複暴露毒性，任何途徑，分類 1 生殖毒性，分類 1 或 2
E 組	誘變性，分類 1 或 2 致癌性，分類 1 呼吸道過敏
S 組 皮膚及眼睛接觸	劇烈毒性（致命性），皮膚接觸，分類 1，2，3，或 4 劇烈毒性（系統的），皮膚接觸，分類 1 或 2 腐蝕性，次分類 1A、1B 或 1C 皮膚刺激 分類 2 眼睛刺激 分類 1 或 2 皮膚過敏 重複暴露毒性，皮膚接觸，分類 1 或 2

原則上化學品的 GHS 健康危害分類可查詢安全資料表（Safety data sheet, SDS）第二項－危害辨識資訊得知。若化學品的 GHS 健康危害分類可同時劃分至多個危害群組時，則依 E、D、C、B 及 A 的優先順序選擇；意即，若同時符合 E 及 C，則該化學品的危害群組應設定為 E。化學品可能同時具有吸入性危害（E~A）與皮膚及眼睛接觸危害（S），兩者需同時考量。

- 步驟二：由於化學品的使用量多寡會影響到製程中該化學品的暴露量，故將製程中的使用量納入考量，並依表 16-3 判定為小量、中量或大量。該使用量係指製程中使用的每一批材料用量（批次製程），或是於連續製程中，一天所需的用量。除上述批次製程或連續製程的用量選擇外，亦可參考勞工當班或一天所可能接觸或暴露到的用量選擇適當的使用量。若化學品為氣體，請選擇「大量」作為後續評估及分級管理之依據。

表 16-3：物質使用量判定表

使用量	固體		液體	
	重量	包裝型態	容量	包裝型態
小量	克	小袋或瓶子	毫升	瓶罐
中量	公斤	小桶或圓桶	公升	圓桶
大量	噸	大批	立方公尺	大量

- 步驟三：分為固體與液體，找出其有多少量會揮散到空氣中。此階段是利用固體的粉塵度及液體的揮發度來決定其散布狀況。粉塵度或揮發度愈高的化學品，表示愈容易散布到空氣中。針對化學品散布到空氣中的狀況，可依下表 16-4 來判定。唯若製程不是在常溫下進行，則應利用製程溫度及液體沸點，對照圖 16-7 來判斷化學品的揮發度。原則上可查詢 SDS 第九項「物理化學性質」，取得化學品的外觀（物理狀態）及沸點等所需資訊。當利用圖 16-7 判斷化學品的揮發度時，若剛好相交點落於分界線上，則建議選擇較高的揮發度。一般而言，雖揮發度是適用於液體，但若化學品為氣體，請選擇「高揮發度」作為後續評估及分級管理之依據。

表 16-4：物質逸散度與揮發度之判定表

固體		液體	
低度	狀如不會碎裂的固體小丸子。使用中可以看到細小的粉塵，如：PVC 小球、臘片。	高揮發	沸點低於 50 ºC 。
中度	晶體狀或粒狀固體。使用中可以看到粉塵，但很快便下沉。使用後粉塵留在表面，如肥皂粉。	中揮發	沸點在 50 和 150 ºC 之間。
高度	細微、輕重量的粉末。使用時可以看到塵霧形成，並在空氣中保留數分鐘，如：水泥、黑煙末、粉筆灰。	低揮發	沸點高於 150 ºC 。

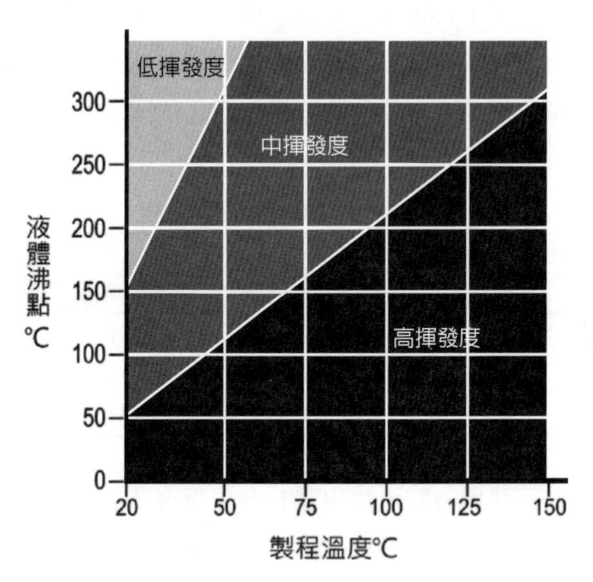

圖 16-7：以製程溫度及液體沸點來判定液體揮發度

- 步驟四：找出風險等級 / 管理方法。利用前面三個步驟的結果，根據化學品的危害群組、使用量、粉塵度或揮發度，對照表 16-5 的風險矩陣，即可判斷出該化學品在設定的環境條件下的風險等級。該風險等級同時也表示第五步驟所需選擇之管理方法。該控制方法數字越高，代表風險等級就越高，相對應的管理方法等級也就越高。
- 步驟五：找出參考暴露控制表單。參考暴露控制表單計有三大類，包括「吸入性危害製程之控制表單」、「皮膚接觸性和呼吸系統危害製程控制表單」、及「安全和環境危害製程控制表單」。原則上風險等級 1 的管理方法採用「整體換氣」，主要概念為利用新鮮空氣來稀釋化學品濃度；風險等級 2 的管理方法採用「工程控制」，主要概念爲從源頭控制化學品可能帶來的健康危害；風險等級 3 的管理以採用「隔離」爲原則，係將化學品置於密閉系統中進行處置使用；風險等級 4 的管理方法則須採用「特殊規定」，亦即可先確認化學品的處置使用是否有符合管理方法 3 的隔離原則，或是再進一步諮詢專家應採行的控制設施，並搭配其他行政管理措施。

表 16-5：風險等級／管理方法選擇

使用量	低粉塵度或揮發度	中揮發度	中粉塵度	高粉塵度或揮發度
危害群組 A				
小量	1	1	1	1
中量	1	1	1	2
大量	1	1	2	2
危害群組 B				
小量	1	1	1	1
中量	1	2	2	2
大量	1	2	3	3
危害群組 C				
小量	1	2	1	2
中量	2	3	3	3
大量	2	4	4	4
危害群組 D				
小量	2	3	2	3
中量	3	4	4	4
大量	3	4	4	4
危害群組 E				
所有屬於危害群組 E 的化學品皆使用管理方法 4				

三、新加坡人力部職業衛生局：A semi-quantitative method to assess occupational exposure to harmful chemicals

本方法於 2003 年初訂定作爲有害化學品風險評估規範文件。針對有害化學物，以「半定量」方式判斷出危害等級（hazard rating, HR）與暴露等級（exposure rating, ER），進而估算出風險等級矩陣（risk rating matrix）。評估方式包括：

1. 成立評估小組。

2. 工作流程分析：

（1）列出公司各部門。

（2）列出各部門流程。

（3）分析各流程的工作。

（4）將同區域同工作的勞工列出。

（5）列出可能在工作區域中移動的勞工。

（6）確認哪些勞工會暴露化學物品。

3. 有害化學物的確認：注意貨品進出清單、安全資料表、副產品、加工品、廢棄物、清潔用品、維護及檢測用品。

4. 決定危害等級：

（1）以「後果／危害類別」來區分或制定危害等級（HR），如下表 16-6 危害等級判定表。

（2）或者以極毒性之「LC50* 與 LD50**」來制定危害等級，如表 16-7 所示。

5. 工作檢查及訪問。

6. 獲取暴露頻率及停留時間。

7. 計算暴露等級（ER）：

（1）有環測資料：算出每週的暴露濃度 E ＝（F×D×M）/ W，再以每週的暴露濃度除以容許濃度值，求出暴露指數（如表 16-8），並依不同暴露指數訂定暴露等級。

E ＝每週暴露（ppm 或 mg/m^3）

F ＝每週暴露次數（次）

D ＝每次暴露平均時間（時）

M ＝暴露值（ppm 或 mg/m^3）

W ＝每週平均工時（40 小時）

PEL ＝容許濃度

表 16-6：危害等級判定表

危害等級	後果／危害類別	化學物質舉例
1	（1）對健康不知有何不良影響。 （2）ACGIH* 致癌物分類為 A5。 （3）不列為有毒性或有傷害性。	氯化鈉（Sodium chloride），丁烷（Butane），醋酸丁酯（Butyl acetate），碳酸鈣（Calcium carbonate）。
2	（1）對皮膚、眼睛、口腔黏膜的影響可修復，尚不致於對健康造成嚴重的損害。 （2）ACGIH* 致癌物分類為 A4。 （3）對皮膚有過敏和刺激性。	丙酮（Acetone），丁烷（Butane），醋酸（Acetic acid）濃度 10%，鋇鹽（Barium salts），鋁塵（Aluminum dust）。
3	（1）對人或動物可能為致癌物或致變異物，但無確切資料。 （2）ACGIH* 致癌物分類為 A3。 （3）IARC** 為 2B 。 （4）有腐蝕性（pH 為 3-5 或 9-11），使呼吸器官過敏，具傷害性的化學物質。	甲苯（Toulene），二甲苯（Xylene），氨（Ammonia），丁醇（Butanol），乙醛（Acetaldehyde），乙酸酐（Acetic anhydride），苯胺（Aniline），銻（Antimony）。
4	（1）根據對動物的實驗，可能為致癌物、致變異物、或致畸胎物。 （2）ACGIH* 致癌物分類為 A2。 （3）IARC** 為 2A 。 （4）極有腐蝕性（pH 為 0-2 或 11.5-14）。 （5）毒性的化學物質。	甲醛（Formaldehyde），鎘（Cadmium），二氯甲烷（Methylene chloride），乙烯化氧（Ethylene oxide），丙烯腈（Acrylonitrile），丁二烯（1,3-Butadiene）。
5	（1）已知對人為致癌物、致變異物、或致畸胎物。 （2）ACGIH* 致癌物分類為 A1。 （3）TP 為 A 。 （4）IARC** 為 1。 （5）較毒性的化學物質。	苯（Benzene），聯苯胺（Benzidine），鉛（Lead），砷（arsenic），鈹（Aeryllium），溴（Bromine），氯乙烯（Vinyl chloride），汞（Mercury），結晶型二氧化矽（Crystalline silica）。

註：ACGIH*：美國政府工業衛生師協會（American Conference of Governmental Industrial Hygienists）。
IARC**：國際癌症研究組織（International Agency for Research on Cancer）。

表 16-7：極毒性之危害等級判定表

危害等級	給老鼠口服中數致死劑量（LD_{50}**）每公斤體重毫克	給老鼠或兔子經由皮膚吸收的中數致死劑量（LD_{50}**）每公斤體重毫克	給老鼠吸入中數致死劑量（LD_{50}*）每四小時吸入氣態毫克量	給老鼠吸入中數致死劑量（LD_{50}*）每四小時吸入液、固態毫克量
2	>2000	>2000	>20	>5
3	>200~ ≤2000	>400~ ≤2000	>2.0~ ≤20	>1~ ≤5
4	>25~ ≤200	>50~ ≤400	>0.5~ ≤2.0	>0.25~ ≤1
5	≤25	≤50	≤0.5	≤0.25

註：LC_{50}*：造成 50% 實驗生物死亡的濃度（Lethal concentration 50%）。
LD_{50}**：造成 50% 實驗生物死亡的劑量（Lethal dose 50%）。

表 16-8：暴露等級表

E/PEL	（ER）暴露等級
< 0.1	1
0.1 < 0.5	2
0.5 < 1.0	3
1.0 < 2.0	4
> 2.0	5

（2）無環測資料：事業單位可依自行廠內實際狀況選取不同之暴露指數（exposure index, EI）。暴露指數之選擇可參考表 16-9 之各項暴露因素選擇出單一或多項不同之暴露指數。暴露等級其由表 16-9 所選之各不同暴露指數算出，計算公式為 $ER = (EI_1 \times EI_2 \times \cdots \times EI_n)^{1/n}$

表 16-9：暴露指數判定表

暴露指數／暴露因素	1	2	3	4	5
蒸氣壓或微粒大小（氣動粒徑）	<0.1 mmHg 粗糙或大塊的物質	>0.1-1 mmHg 粗糙及乾的物質	>1.0-10 mmHg 乾及小的微粒 >100 μm	>10-100 mmHg 乾及細的微粒 10-100 μm	>100 mmHg 乾及微細的粉末 <10 μm
OT*/PEL** 比率	<0.1	0.1-0.5	>0.5-1	>1-2	≥2
危害控制措施	適當控制且定期維護	適當控制非定期維護	適當控制但無維護；相當髒	無適當控制；相當髒	無控制；非常髒
每星期使用大小	幾乎可忽略的使用量 <1 Kg	少量使用量 1- <10 Kg	中等量使用，勞工有訓練 10 Kg- <100 Kg	大量使用，勞工有訓練 100 Kg- <1000 Kg	大量使用，勞工有訓練 >1000 Kg
每星期停留時間	<8 小時	8-16 小時	16-24 小時	24-32 小時	32-40 小時

註：OT*：臭味閾值（Odor threshold）。
PEL**：容許暴露濃度（Permissible exposure limit）。

8. 風險計算：依不同危害等級與暴露等級做出風險矩陣，並求得風險。（如表 16-10）

$$風險等級（Risk）= [危害等級（HR）\times 暴露等級（ER）]^{1/2}$$

9. 採取措施：依風險等級之高低採取適當措施，如表 16-11 所示。

10. 風險評估記錄：風險評估審視，如環境有顯著變更或有事故災害等狀況應重新評估。

表 16-10：風險等級判定表

ER \ HR	1	2	3	4	5
1	1	1.4	1.7	2	2.2
2	1.4	2	2.4	2.8	3.2
3	1.7	2.4	3	3.5	3.9
4	2	2.8	3.5	4	4.5
5	2.2	3.2	3.9	4.5	5

表 16-11：風險控制表

風險等級	分類
1	可忽略
2	低
3	中
4	高
5	非常高

四、日本厚生勞動省：「有害物質之危害指針」

日本勞動省依《勞動安全衛生法》第 28 條第 3 項規定部分有害物質之危害指針，勞動省與各災害防止協會再依據不同產業（安全部分）或物質（健康部分）公布不同的風險評估教材，後續給予訓練與輔導。有害物之風險評估部分參考國際勞工組織之國際化學品控制之評估方法，其中使用量與揮發性／飛散性之判定方式皆相同，有害性等級依有害性分類與 GHS 分類，「暴露等級」與「作業環境等級」（含使用量、揮發性、現場換氣跟修正值防護具）等因子評估，套入風險矩陣算出風險度。粉塵之健康風險判定（日本產業衛生協會建議）：依「粉塵種類」、「處置量」與「揮發／飛散性」等因子套入風險矩陣求出風險度。

五、奧地利：化學品危害風險評估

化學品危害風險評估爲針對化學品的吸入性與皮膚接觸引發的健康危害。奧地利的事業單位已應用此方法近十年，其間曾多方參酌安全衛生人員的回饋和建議。但目前尚未發展出電腦程式。

評估方法包含六個步驟：

- 步驟一：選定一位負責風險評估程序的人員（例如受過訓練的安全衛生人員或化學工程師）。
- 步驟二：辨識危害，登錄所有的化學品，至少是有危害的化學品。
  1. 使用化學品登錄表，將化學品之相關資料填入。
  2. 表格內容包含品名、製造廠商資料、危害成分、閾限值（threshold limit value, TLV）、使用量／班別、危害標籤／危害字樣與風險數字（A, C, E, Rc）
- 步驟三：標識和安全資料卡，蒐集所有會影響健康的化學品相關資料。
  1. 化學品的安全資料卡（如歐盟的指令 EC-Directive 91/155 EEC）。
  2. 化學品的危害標籤（危害符號和危害字樣），如化學品的包裝外所示。
  3. 危害化學品的閾限值。
- 步驟四：蒐集工作場所所有化學品使用的相關資料。找出工作場所技術設備表（T）、組織狀況表（O）、員工資料表（P）。
- 步驟五：運用風險矩陣評估風險類型和風險等級。
  1. 先求出 Rc＝化學品吸入性之風險數字。

     A＝急性健康危害表（風險數字 0-32）

     C＝慢性健康危害表（風險數字 0-32）

     E＝揮發性健康危害表（風險數字 0.33-1）

     Rc＝化學品吸入性之風險數字。

     $Rc = (A + C) \times E$
  2. 再求出 Rw＝工作場所的風險數字。

     T＝工作場所技術設備表（風險數字 1-10）

     O＝組織狀況表（風險數字 1-10）

     P＝員工資料表（風險數字 1-10）

     Rw＝工作場所的風險數字

     $Rw = T + O + P$
  3. 再將 Rc 與 Rw 套入風險矩陣中，求出風險等級 1-5。
  4. 設定改善的優先順序要依據下列原則：

（1）Rc 最大者。

（2）Rw 值最大者。

（3）急性健康危害（A）、慢性健康危害表（C）、工作場所技術設備（T）、組織狀況（O）或者員工資料（P）其一之風險數字超過 8 者。

- 步驟六：根據其急迫性實施因應措施以降低風險等級或類型。

  風險等級 1：作業情況良好。

  風險等級 2：需長程的改善措施。

  風險等級 3：需中程的改善措施。

  風險等級 4：需短程的改善措施。

  風險等級 5：需緊急的改善措施。

因應措施實施後，風險評估程序應從第二步驟定期重做，以確保成功。七個附表可以給負責評估的人，執行第二到第五的步驟。

六、歐盟：化學性因子指令的實務指引（Practical guidelines: chemical agents directive 98/24/EC）

2006 歐盟發布化學性因子指令的實務指引（Practical guidelines: chemical agents directive 98/24/EC, 2006）。其亦採用半定量方式進行風險判定，其評估與採取措施流程如圖 16-8。評估風險等級的判斷是由客觀危害評比（objective hazard rating, OHR）、暴露等級（level of exposure, LE）與後果等級（level of consequences, LC）所決定，簡化的推算公式如下：

$$LR = OHR \times LE \times LC \qquad (16.11)$$

LR：Level of risk（風險等級），詳如表 16-12。

OHR：Objective hazard rating（客觀危害評比），詳如表 16-13。

LE：Level of exposure（暴露等級），詳如表 16-14。

LC：Level of consequences（後果等級），詳如表 16-15。

表 16-12：風險等級判定表

風險等級（LR）		定義
1	40-20	盡可能的改善，定期檢查並確認目前的有效的狀況
2	120-50	建立降低風險的方式
3	500-150	矯正且採取短期的控制方式
4	4000-600	必須立即改善

表 16-13：客觀危害評比判定表

客觀危害狀況判斷	客觀危害評比（OHR）	定義
可接受的	--	沒有顯著的異常
可改善的	2	檢測出來微小的風險參數
有缺陷的	6	檢測出需要被矯正的風險參數
缺陷很嚴重的	10	檢測出顯著的風險參數

表 16-14：暴露等級判定表

暴露等級（LE）	定義
1	偶爾發生
2	工作時發生一兩次且時間很短
3	工作時發生多次且時間很短
4	持續發生、或工作時發生數次且時間長

表 16-15：後果等級判定表

後果等級（LC）	定義
10	微小損傷
25	一般可回復的損傷
60	嚴重的損傷或不可逆的損傷
100	一人或多人死亡

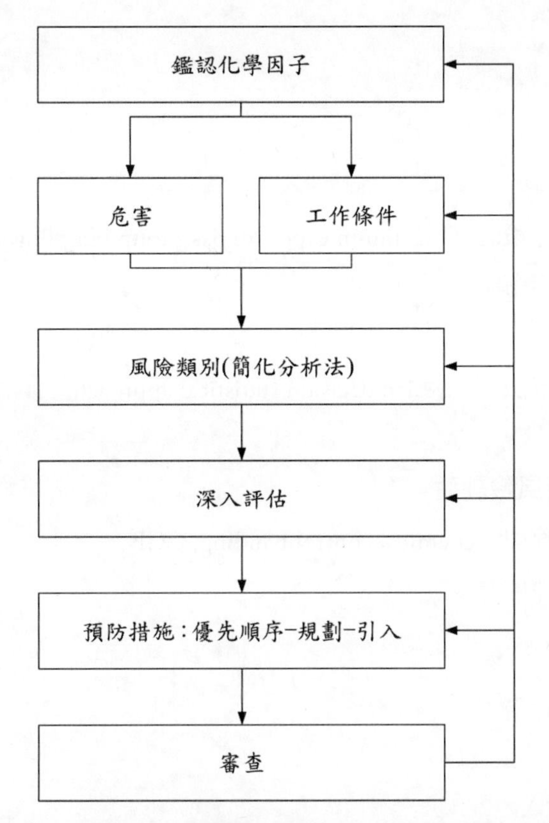

圖 16-8：歐盟化學性因子風險評估與其採行措施流程圖

資料來源：European Communities, 2006。

結　語

健康危害化學品之暴露與健康風險評估與管理，應以「全面掌握、多元評估、基於科學、風險分級、及分級管理」之精神，建立化學品暴露與健康風險管理制度，以達到勞工健康保護之目的。理論上，化學品暴露與健康風險包括職業暴露風險評估與職業健康風險評估二個層面。事業單位除依法採行法令規範之暴露與健康風險評估技術外，亦宜採取適當之進階手段，發展作業環境與製程特性所需之管理策略與防護措施，作爲事業單位進行作業環境自主管理之重要輔助。

關鍵名詞

職業暴露風險評估

作業環境監測

最大暴露危險群採樣策略（maximum exposure risk group sampling strategy）

全盤性暴露評估採樣策略

定量暴露推估模式

貝氏決策統計分析方法（Bayesian decision statistical approach）

生物偵測

「職業半定量」健康風險評估

化學物質控制分級管理（chemical control banding, CCB）

定量職業健康風險評估

複習問題

1. 試說明職業暴露與風險評估之法制現況。
2. 試說明最大暴露危險群採樣策略之要旨，及其數據分析之方法。
3. 試說明全盤性暴露評估採樣策略之要旨，及其數據分析之方法。
4. 試說明定量暴露推估模式之原理，並說明作業場所無通風推估模式（Zero ventilation model）、飽和蒸氣壓模式（Saturation vapor pressure model）之內容與使用限制。
5. 試說明半定量職業健康風險評估之原理，並說明國際勞工組織：化學品控制工具箱（Chemical Control Banding Toolkit, CCTK）之內容與使用限制。

引用文獻

1. 勞動部職業安全衛生署：職業安全衛生法。2019 年 5 月 15 日。
2. 勞動部職業安全衛生署：危害性化學品分級及評估管理辦法。2014 年 12 月 31 日。
3. 勞動部職業安全衛生署：勞工作業環境監測實施辦法。2016 年 11 月 2 日。
4. 勞動部職業安全衛生署：危害性化學品評估及分級管理技術指引。2015 年 12 月 2 日。
5. 勞動部職業安全衛生署：作業環境監測指引。2020 年 4 月 23 日。
6. 勞動部職業安全衛生署：化學品分級管理運用手冊。2017 年 6 月 30 日。
7. Jaylock MA, Lynch JR, Nelson DJ. Risk assessment principles for industrial hygienist. 1st ed. Fairfax, VA: American Industrial Hygiene Association (AIHA), 2000.
8. National Research Council. Risk assessment in federal government: Managing the process. Washington D.C.: National Academy Press, 1983.
9. Leidel NA, Busch KA, Lynch JR. Occupational exposure sampling strategy manual (DHEW [NIOSH] Pub. No. 77-173). Cincinnati, Ohio: National Institute for Occupational Safety and Health. National Technical Information Service (NTIS) Pub. No. PB274792, 1977.
10. Damiano J, Mulhausen JR. A Strategy for Assessing and Managing Occupational Exposures. 3rd ed. Fairfax, VA: American Industrial Hygiene Association (AIHA), 1998.
11. Keil CB, Simmons CE, Anthony TR. Mathematical Models for Estimating Occupational Exposure to Chemicals. 2nd ed. Fairfax VA: American Industrial Hygiene Association (AIHA), 2009.
12. Ramachandran G. Retrospective exposure assessment using Bayesian methods. Ann Occup Hyg 2001;**45**:651-67.
13. Sottas PE, Lavoué J, Bruzzi R. An empirical hierarchical Bayesian unification of occupational exposure assessment methods. Stat Med 2009;**28**:75-93.
14. Hewett P, Logan P, Mulhausen J. Rating exposure control using Bayesian decision analysis. J Occup Environ Hyg 2006;**3**:568-81.
15. 戴基福：日本政府推行工作場所風險評估和風險管理的作法。工業安全衛生協會月刊，2007。
16. 戴基福：英國政府推行工作場所風險評估和管理的作法。工業安全衛生協會月刊，2007。
17. Russel R, Maidment S, Brooke I. An introduction to a UK scheme to help small firms control health risks from chemicals. Ann Occup Hyg 1998;**42**:367-76.

18. Lee E, Harper M, Bowen RB. Evaluation of COSHH Essentials: methylene chloride, isopropanol, and acetone exposure in a small printing plant. Ann Occup Hyg 2009;**53**:463-74.

19. 戴基福：國際勞工局對中小企業勞工暴露化學品危害風險評估策略。工業安全衛生月刊，2008。

20. European commission practical guidelines of a non-binding nature on the protection of the health and safety of workers from the risks related to chemical agents at work. Practical guideline: Chemical agents directive 98/24/EC. 2006.

21. Singapore Ministry of Manpower Occupational Health Department. Risk assessment for GUIDELINES on occupational exposure to harmful chemicals. 2003.

22. National Institute for Occupational Safety and Health (NIOSH). Qualitative Risk Characterization and Management of Occupational Hazards: Control Banding (CB). Cincinnati: NIOSH, 2009.

23. Zalk DM, Nelson DI. History and evolution of control banding: a review. J Occup Environ Hyg 2008;**5**:330-46.

24. Wang SM, Wu TN, Juang YJ, Chen CY, Tsai PJ. Developing a semi-quantitative occupational risk predicting model for chemical exposures and its application to a national chemical exposure databank. Int J Environ Res Pub Health 2013;**10**:3157-71.

第17章 職業健康危害之預防與管理

陳秋蓉 撰

學習目標

一、瞭解工作環境中職業衛生常見存在的危害因子，以及這些危害因子對工作者的健康危害

二、介紹我國對於勞工的健康檢查相關規定，有關新進勞工一般體格檢查與從事特別危害作業體格檢查，針對在職勞工健康檢查、從事特別危害作業健康檢查，檢查結果分級與管理

三、從健康、健康促進定義切入，探討事業單位職場健康服務工作。也進一步介紹臨場健康服務範疇，健康服務醫護人員服務頻率與教育訓練相關規定

四、職業安全衛生法第6條第2項明訂職業健康危害防止計畫的說明

前　言

本章探討工作場所可能面臨的健康危害問題，藉由新進員工的體格檢查、在職員工的一般與特殊作業下的健康檢查與健康管理，確保員工避免工作環境的暴露導致職業相關傷病的發生，落實員工身心健康。明訂雇主對重複性作業等促發肌肉骨骼疾病之預防、異常工作負荷促發疾病之預防、執行職務因他人行爲遭受身體或精神不法侵害之預防事項，應妥爲規劃及採取必要之安全衛生措施。事業單位應妥爲規劃的職業健康預防計畫，包含過勞、肌肉骨骼疾病、職場暴力預防、母性健康保護等計畫。

第一節　職業健康危害

由於職業健康危害主要肇因於作業環境及設備不良，或是勞工不安全的動作，或是安全衛生管理制度之缺失而引發的意外事故或職業疾病。爲避免健康危害，健康服務工作除了運用工程技術方法排除不安全的作業環境或設備外，還要透過適當的教育訓練方法，使勞工瞭解工作環境的危害因素與其防範措施，建立正確的態度及行爲，並且應對作業勞工實施健康管理，避免使其健康危害發生或惡化。

一、職業衛生之定義

職業衛生之基本意涵就是以預防與控制的手段，落實作業環境安全、衛生與確保勞工健康、福祉與提升工作效率、增加產能與績效。其定義爲致力於認知、評估及管制既存於作業場所或來自作業場所的各種環境因子或危害之科學及藝術（sciences and arts），這些環境因子或危害會導致勞工或鄰近社區居民發生疾病、健康受損或破壞福祉（well being），或造成非常的不舒適或降低工作效率。

基本上職業衛生的工作可分爲三大項：（1）認知：瞭解作業環境中可能的潛在危害因子，並明瞭其可能造成的傷害。（2）評估：利用各種作業環境監測技術評量各種危害因子的強度或濃度，並決定其是否可能造成傷害或工作者健康。（3）管制：利用各種工程控制技術、行政管理及健康管理等方式去除或降低勞工暴露之機會或劑量。作業環境中之危害因子一般可分爲物理性危害因子、化學性危害因子、生物性危害因子、人因性危害因子、社會心理性危害因子五種 [1]。

二、物理性與化學性危害因子

職場暴露所導致的癌症危險性備受關切。約有 350 種化學物質被證實爲職業性致癌物，包括苯、六價鉻、硝氨、石綿、黃麴毒素。癌症危險性也存在於物理性危害的暴露，包括紫外線和游離輻射。最常見的職業性癌症爲肺、膀胱、皮膚和骨癌、白血病和肉狀瘤。而暴露在上千種過敏原中，能引發呼吸道疾病如氣喘或皮膚病，包括植物性粉塵，是職業相關疾病仍在成長中的原因之一 [1]。

(一) 物理性危害因子

物理性危害均爲某種能量之表現，除部分之游離輻射外均不具有質量。一般可分爲異常溫度、噪音、振動、異常氣壓、游離輻射及非游離輻射採光照明等 [1]。

1. 異常溫度

作業環境中之氣溫、濕度、風速及輻射熱等均會影響工作者健康。勞工對熱的感受，如溫濕條件不理想，在室內高溫作業（鋼鐵廠、陶瓷、玻璃、熔爐等）場所以及戶外高氣溫作業（如營造作業、馬路修護、電線桿維修或從事農事等勞動者）可能會造成中暑、熱痙攣、熱衰竭等。低溫作業工作者（冷凍食品加工、物流倉儲、戶外低溫作業等）造成的凍傷、凍瘡、失溫症也不容忽視 [1]。

2. 噪音與振動

作業場所的噪音如果大到一定的程度，則依其暴露期間的長短，可能會造成永久性或暫時性之聽力損失；也會因注意力降低、溝通不易造成工作效率低下的現象。振動可分爲全身性振動，亦即低頻之振動會與人體產生諧振，可能會造成脊椎骨及末梢神經系統危害。局部性振動主要係因操作振動型手工具，引起末梢血管神經受損或末梢循環，而造成白指症 [1]。

3. 異常氣壓

捷運作業、潛盾施工、海洋放流管作業、潛水作業等工作者，處於比一個大氣壓壓力大的環境下工作，容易造成疲勞，當回到正常氣壓時，急速的壓力變化（尤其是減壓）時，溶解於血中的惰性氣體會釋出附於毛細血管而壓迫周遭組織造成傷害。嚴重情況可以造成長骨壞死 [1]。

4. 游離輻射與非游離輻射

游離輻射可能會造成細胞之死亡或細胞之變異，一般常見的有 α 射線、β 射線、γ 射線、X 射線及中子射線，長期低劑量暴露下，可能導致白血病、癌症、突變、白內障及生命期縮短等 [1]。

至於對人體危害較大之非游離輻射有紅外線、紫外線、微波、雷射等等。物體之表面溫度越高發出的紅外線越強，其表現形態類似熱能，眼睛如長期受到照射可能會產生白內障。紫外線常因電焊或其他強光設備而產生，可能會傷到角膜造成角膜炎，皮膚照射視個人皮膚黑色素的多寡可能會產生紅斑等，長期暴露，嚴重時可能造成皮膚癌。至於微波係利用水分子共振產生熱能，且具有穿透力，能對內部臟器造成傷害而不自知。而雷射爲單波長之射線，具有高能量不易散射之特性，當能量足夠時，對身體具有很大的殺傷力，尤其對皮膚及眼睛具有極強的破壞力 [1]。

（二）化學性危害因子

在職業衛生上化學性危害因子常被分爲氣體、蒸氣、粉塵、霧滴、燻煙及纖維等。不同的型態的化學性危害因子其可能進入人體的路徑及沉著的部位均可能有所不同。如當化學性危害因子逸散於空氣中時，它可能會由呼吸道進入人體，或黏著於皮膚或黏膜直接刺激人體或滲透進入體內，也有可能因個人衛生習慣不良而誤食，對人體造成傷害，當化學性危害因子進入人體後，則視本身的毒性、劑量的多寡及暴露的時間長短來決定可能造成的危害 [1]。

工作者長時間吸入大量粉塵如結晶型游離二氧化矽引起矽肺症或石綿引起的間皮細胞瘤等，此外鉛是最常見的金屬中毒事件，會造成貧血、傷害中樞神經及伸肌麻痺等症狀。對於局限空間或可能產生缺氧之作業場所，均需依規測定氧氣及硫化氫濃度、保持適當通風及進出管理的原則，方能避免缺氧危害的發生 [1]。

三、生物性危害因子

生物性危害係由細菌、黴菌、病毒、眞菌等造成人體之感染或發病，此類的生物體包括寄生蟲例如礦工赤腳工作所造成的鉤蟲病。醫護人員也常因接觸病患而被傳染，如肺結核之院內群聚感染。退伍軍人症也是因作業場所之冷卻水塔未定期清洗而使退伍軍人桿菌大量繁殖而產生。病毒的主要之危害對象為醫護人員，例如因為注射針頭回套或未妥善處理（未置於收集桶），而致針扎造成可能因而感染 B 型肝炎及 AIDS。農、林、牧業者常會受到動物之攻擊而受傷或死亡，如被毒蛇或狗咬傷、虎頭蜂螫傷等 [1]。

全球在 2019 年底發生了新型冠狀病毒導致的嚴重肺炎疫情 COVID-19，由於病原之來源不明、病毒傳染力強、變異迅速等特質，疫情至今仍無法徹底消滅。病毒噬嚙全世界動搖全球、改變人類生活方式；經過將近兩年時間隨著疫苗接種感染者症狀減輕，但是病毒的快速變異、疫苗是否適用於所有年齡層，以及各種疫苗效力不一等等問題，已超越當時 911 恐怖攻擊及伊波拉病毒所造成之人心恐慌及影響。此次 COVID-19 新冠病毒所造成的影響，包括經濟、政治、科學、醫術、人道、倫理問題，生活習慣、人際關係、溝通模式演變，大大改變全世界的價值觀。進入 COVID-19 後疫情時代，我們仍然不能鬆懈，要超前部署，不論是清零或是與病毒共存，隨時隨地做好防疫各項整備工作。

四、人因性危害

人因工程的主要目的在於促進作業場所之安全衛生、效率與舒適性。作業場所中，機械設備常缺乏安全且適當人機介面，或工作環境設計不良，易導致職業災害發生，其主要原因，多因未考量設備、工具、作業方法、工作環境等與工作之整體性配合。以及操作手工具、操控面板之設計不良、作業環境空間設計不當。

為防範於未然，人因性危害必須即早開始著手預防，除由作業環境、作業方式、工具之改善著手外，以運動增強體能，可以增進工作效率，並維持中高齡勞動族群的工作能力，預防職業性肌肉骨骼傷害，減少職業傷害及意外，提高工作效率及生產力 [2]。

五、社會心理性危害

社會心理因子危害如職場暴力或行政管理體制如工時過長、工作自主權低、工作環境不佳等所引起壓力、疲勞或過勞導致身心健康受到影響或促發之疾病。有效的疲勞管理，必須透過工作環境的組織管理以及生活環境的個人管理，才能減少疲勞或恢復體力。透過組織管理可以控制來自環境的危害因子或不利的勞動條件，可以有效減輕疲勞問題。個人的疲勞管理，特別著重在恢復疲勞及提高疲勞管理。包含充分的睡眠、休息及娛樂、藉由訓練增強體能、物理治療法及正常之作息等。

工作壓力包括了職場中的不平等、不公平，如表 17-1 爲組織內壓力源，分爲公司環境中的公司組織與管理、人際關係，以及工作條件中的作業環境本身的危害存在、工作本身的工作內容、職務角色以及工作時間與地點變動。將勞工排除於決策圈外的管理方式、沒有良性溝通和缺乏良好組織結構、勞資雙方關係緊張都會產生工作壓力。這些職場壓力會導致勞工的心臟血管疾病危險性和精神異常增加，尤其是高血壓 [2] 。

表 17-1：組織內壓力源

<table>
<tr><th colspan="6">組織內職業壓力源</th></tr>
<tr><th colspan="2">公司環境</th><th colspan="4">工作條件</th></tr>
<tr><td rowspan="2">(1)公司組織與管理</td><td rowspan="2">(2)人際關係</td><td rowspan="2">(1)作業環境</td><td colspan="3">(2)工作本身</td></tr>
<tr><td>工作內容</td><td>職務角色</td><td>工作時間與地點變動</td></tr>
<tr><td>1. 領導、管理方式
2. 員工參與
3. 授權
4. 教育訓練
5. 發展前景
6. 公平正義
7. 受騷擾與歧視
8. 薪資制度
9. 獎勵制度
10. 福利
11. 組織文化
12. 自尊與自我實現</td><td>1. 人際關係及支持：上司、同事、下屬
2. 團隊合作
3. 溝通管道</td><td>職業場所內的物理、化學、微生物環境；如：
1. 噪音
2. 採光
3. 通風
4. 溫度、濕度
5. 振動
6. 化學物
7. 空氣品質
8. 輻射線
9. 擁擠
10. 乾淨
11. 衛生設備</td><td>1. 工作量
2. 體力負荷
3. 心理負荷：量性、感官情緒、認知或責任、安全性
4. 速度
5. 工作控制
6. 時效性
7. 精密性
8. 工作安全
9. 技能難易性
10. 單調重複
11. 人因工程因素
12. 機械設備標示
13. 作業流程</td><td>1. 角色衝突
2. 工作權限
3. 責任問題
4. 自主權</td><td>1. 輪班時間
2. 工時
3. 上下班時間
4. 交通
5. 出差</td></tr>
<tr><td colspan="6">組織外職業壓力源：例如產業政策、政商經濟局勢等大環境因素</td></tr>
</table>

資料來源：鄭雅文，職場社會心理危害：職業與環境衛生護理概念與實務。華杏圖書，2020：161-178。

第二節　職場健康促進

一、健康定義

所謂健康，依據聯合國世界衛生組織（World Health Organization, WHO）的定義如下：「健康是一種生理的、心理的與社會的完全安寧狀態，不僅僅只是沒有疾病而已。」健康是人類追求的最高目標。健康是沒有疾病，生理、社會及心理都達到安適狀況，並且具備實踐個人及社會的能力。1981 年國際勞工組織（ILO）職業安全衛生公約中，宣示「健康意涵」，該公約適用於所有工作者。工作者健康之意涵，不僅僅是免於疾病或虛弱，同時應包含工作不致影響身心健康。締約國對於有工作者健康風險之物理性、化學性、生物性之危害因子，應進行研究並建立監查機制。對於具健康暴露危害之物質、製程，應於設計、製造、輸入時考量危害資訊，並得予以禁止或限制 [3] 。

來自職業的各種危害因子，與環境、遺傳、社會等等複雜的致病因子交互作用，而造成職業疾病（如圖 17-1）[4] 。人體健康受到的影響過程多是漸進的，可以區分成以下階段：（1）正常狀態；（2）體內超負荷狀態；（3）生理功能下降；（4）亞臨床（徵狀不顯的）疾病或變化；（5）發病，即臨床疾病之發生；（6）失能；（7）死亡等七個階段。

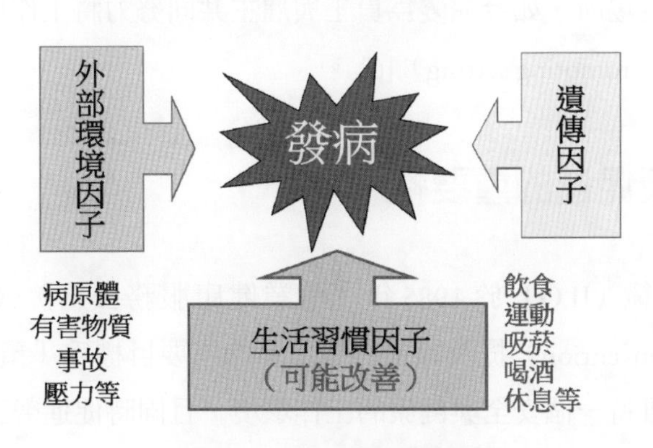

圖 17-1：疾病發生原因

資料來源：三觜明，健康促進講義。日本中央災害防止協會，2010。

二、職場健康促進定義

健康促進的定義爲：「幫助人們具備控制健康危險因子的能力，以增進其健康的過程。」健康促進不僅增進個人的能力或技能，同時需要改變社會、環境及經濟條件，營造健康文化，建立有利於實行健康生活的環境。健康促進是代表人與環境之間居中促成的策略，將個人對健康的抉擇及社會對健康的責任予以整合，以創造更健康的未來。1986 年第一屆世界健康促進大會於加拿大渥太華舉行，該會揭示健康促進五大行動綱領，包括：建立健康的公共政策、創造有利健康的支持環境、強化社區行動、發展個人技巧，以及調整健康服務的方向，在這個架構下，民眾得以重獲健康的「控制權」[5]。

企業面臨全球化競爭、加入世界貿易組織、自動化、裁員等都會影響到工作者的身心健康及生產力。1995 年世界衛生組織的全球職業健康策略中，十項優先目標之一爲「發展健康工作方法及工作健康促進」。工作場所健康促進計畫的任務爲培育優良人員及組織，以「維持工作能力」（maintenance of work ability）代替「工作場所健康促進」，很貼切地表示工作場所健康促進可維持工作能力，對生產力絕對有正面的意義 [5]。

邁入 21 世紀，健康促進涉及許多學科，也越認知勞工健康受多重因子影響，工作場所健康促進重新修正更具整合性與完整性，強調個人危機因素及組織、環境因素；健康、安康（well-being）及工作場所健康促進計畫被融合工作場所文化，此種文化爲支持、強化健康的工作場所文化；以往僅僅是利用工作場所爲方便專家介入推展健康促進的場所，如今演變爲員工與雇主共同努力將工作場所改造爲促進健康的場所（health promoting setting）[6]。

三、職場健康促進的重要性

國際勞工組織（ILO）於 1985 年《職業健康服務公約》（C161 Occupational Health Services Convention）提及職業健康服務的主要目標爲「預防功能」，且國家政策必須建立並維持一個安全與健康的工作環境，且同時促進勞工在工業相關方面的生理與心理健康。健康服務的功能就是職場健康危害辨識與風險評估、巡視、廠場規劃與改善建議、個人防護、健康檢查、急救、促進適性工作者。此外還應多投入在職業復健、職業衛生、人因及職災分析的重要服務事項 [7]。

此外，對於中小企業、自營作業者、農業、漁業及非典型經濟勞動者，政府機關有義務推動基本職業健康服務（basic occupational health services, BOHS），提供弱勢族群照顧。基本職業健康服務是由 WHO/ILO/ICOH（國際職業衛生學會）建立服務指引並聯手倡導，建議由政府或社會保險機構提供資金，訓練健康保健體系醫護人員，會同職業安全衛生專家，於基層社區展開友善、符合個案需要之職業健康照護服務，推動目標是所有工作場所之所有勞動者均能就近獲得職業健康照護服務 [8]。

世界衛生組織提出「勞動者健康：全球行動計畫 2008-2017」（Workers health: global plan of action）勾勒出五大行動目標，其中第三個行動目標爲「改善職業健康服務的效能與可近性」，且提到職業健康服務的改善方案需以「職業危害的初級預防」與「發展健康的工作環境」爲主 [9]。

職場健康促進的重要性如下說明：

1. 健康工作的人權

聯合國世界衛生組織和國際勞工組織在全方位職業衛生的全球策略（Global Strategy on Occupational Health for All）建議書中揭示了健康工作的人權（The right to health at work）：每位世界公民擁有健康和安全工作的權利，以及有權獲得一個可以過著豐富的社會與經濟生活的工作環境 [6]。

2. 健康的員工是永續發展的基礎

「健康即是財富」不僅適用於個人，對於企業主而言，也只有擁有健康快樂的員工才能爲企業帶來高效率、高生產及高利潤。一個健康的員工才有可能成爲績效優良的員工，而一個企業體的成功取決於績效優良的員工，成功企業更是國家經濟繁榮與永續發展的基礎。

3. 職場健康促進的效益

由國內外的調查皆證實，雇主均肯定健康促進活動的推廣效益。這些效益包括經濟效益（如：提升生產量及產品品質、減少健康保險支出及工作意外、降低缺席率等）與非經濟效益（如：增進員工的健康及士氣、提升企業形象、減少勞工抱怨訴求等）。此外，以工作場所爲介入的場所，不但人、時、地都較容易掌握，而且配合公司政策或環境的改變，進而成爲員工自發性的活動，因此工作場所是實施健康促進活動最具成本效益的地方（如表 17-2）[10]。

表 17-2：健康工作場所的好處

對企業組織	對員工
完善之健康安全管理計畫	健康安全的工作環境
正面親切的企業形象	增加維護健康的技巧與知識
提升工作效率及服務品質	合宜的壓力管理
提高生產量與產品品質	過勞憂鬱的預防
降低職業災害與職業疾病的發生	提振士氣
減低員工流動率	增加工作滿意度
降低病假率	個人健康狀況之改善
降低健康照護與醫療保險支出	自尊之提升
減少罰款與訴訟之風險	健康的家庭與和樂的社區

四、健康工作場所的範疇

健康工作場所的定義是每位工作者均爲獲得健康與福祉的共同願景而努力，它能提供保護和促進每位工作者身體、心理、社會和組織氣候的健康與安全。健康工作場所有下列這些目標：建立一個健康、支持性與安全的工作環境，使健康保護與健康促進成爲整體管理實務的一環，降低工作環境的危害因子、改善影響健康的工作型態與生活習慣；同時需要全體員工均參與，且將此正面影響擴及地方和鄰近社區與環境。健康工作場所的達成，有兩個關鍵性概念，即健康保護與健康促進。最基本的健康工作場所必須保護工作者免於潛在的危害、壓力或不良環境；而良好工作型態和生活習慣則可透過健康促進來達成 [10] 。

健康的工作場所包括健康的工作者與健康的工作環境，因此，任何增進工作者與工作環境的措施與作爲，都屬於職場健康促進的範疇。推動健康工作場所的步驟分爲國家層次、地方政府層次以及工作場所層次，國家與地方政府層次主要在於研擬與制定政策、建立合作機制、教育訓練與宣導等；工作場所屬推動實務層次，內容應包括：獲得管理階層的支持、建立組織內部間或與外部的合作體制、需求與優先順位評估、運用有效資源執行計畫、成效評估及計畫更新與永續發展 [10] 。

五、我國職場健康促進推動

根據我國勞工保險職業病給付、勞保預防職業病健康檢查資料與職業病通報等資料顯示，粉塵作業、化學物質作業（含中毒、職業性癌）、噪音作業、異常氣壓作業、接觸引起職業性皮膚病之作業、引起肌肉骨骼傷害之作業還有異常工作負荷（輪班、長時間工作、夜間工作）導致的急性腦心血管疾病的發生等等，都是勞工朋友易罹患相關疾病之工作環境，也爲國內致力職業病預防控制之重點工作。[6]

我國早期的職業衛生工作以職業災害預防爲主，對於職場健康促進工作的推動起步較晚，也較少有積極的健康促進計畫；勞動部勞動及職業安全衛生研究所於 2003 年進行《事業單位健康促進計畫現況調查》，研擬健康促進政策的事業單位不論其規模大小均只有 4 成左右，職場健康促進的重要性尚未成爲多數企業經營者的管理主軸之一 [10] 。

衛生福利部自 1999 年起開始推動職場健康營造。歷年工作重點包括研究發展、宣導教育、成立 6 個健康職業衛生保健中心，並補助 34 家示範職場健康促進計畫等。於 2003 年衛生福利部成立三個（北、中、南區）「職場菸害防制輔導中心」，之後更名爲「健康職場推動中心」計畫。2007 年起推動健康職場自主認證制度 [11,12] 。

2008 年勞動部和衛生福利部透過平台協調溝通會議，將職場健康促進推動架構分爲安全健康及友善環境、健康生活二大部分，其中健康生活由衛生福利部主導，而安全健康及友善環境的主要權責單位爲勞動部。勞動部更於 2011 年起陸續設立北、中、南、東四個勞工健康服務中心，協助勞動部職業安全衛生署編撰各種指引與計畫，研發各項評估工具與宣導單張，補助中小企業設施改善，輔導成爲健康職場 [3,10] 。勞動部與衛生福利部共同推動職場健康促進架構圖如圖 17-2。

勞動部職業安全衛生署爲彰顯政府對勞工生命安全與健康的重視與永續關懷，自 2005 年起將「全國工安週系列活動」，劃分爲健康與安全 2 次分開辦理。每年 5 月第一週爲「健康週」、7 月第一週爲「安全週」，勞動部職業安全衛生署除舉辦各項研討及經驗分享活動外，也鼓勵地方政府、相關部會、機關學校及大型企業自行辦理，以形塑全民參與健康及工安文化。歷年來健康週的主題有健康促進推動、壓力管理、過勞危害預防等重要議題，藉由健康週的舉辦，呼籲事業單位重視員工身心健康，推動職場健康促進與健康管理。事業單位健康促進推動策略爲因應該事業單位需求評估，擬定符合之職場健康促進政策、成立職業健康促進委員會、推動跨部門健康促進方案、強化健康服務功能 [2,10] 。

2009 年 4 月我國通過聯合國《經濟、社會和文化權利國際公約》，該公約規範締約國應認知人人有權享受公正和良好的工作條件，特別要保證「安全和健康的工作條件」，而爲充分實現這最高的身心健康標準，應採取的步驟爲「改善職業衛生」、「預防、治療和控制職業疾病」與「創造保證人人在疾病時能得到醫療服務與照顧」。我國產業結構轉爲高科技及服務業時，工作場所健康危害除傳統之職業衛生議題外，勞工普遍面臨工作績效壓力、工時過長、輪班、骨骼肌肉傷害、心理壓力等。同時，我國面臨少子化、中高齡勞工就業及國際勞工移動等社會變遷趨勢之衝擊，如何確保勞動市場「安全健康」的勞動力成爲國家競爭力重要之一環 [2] 。

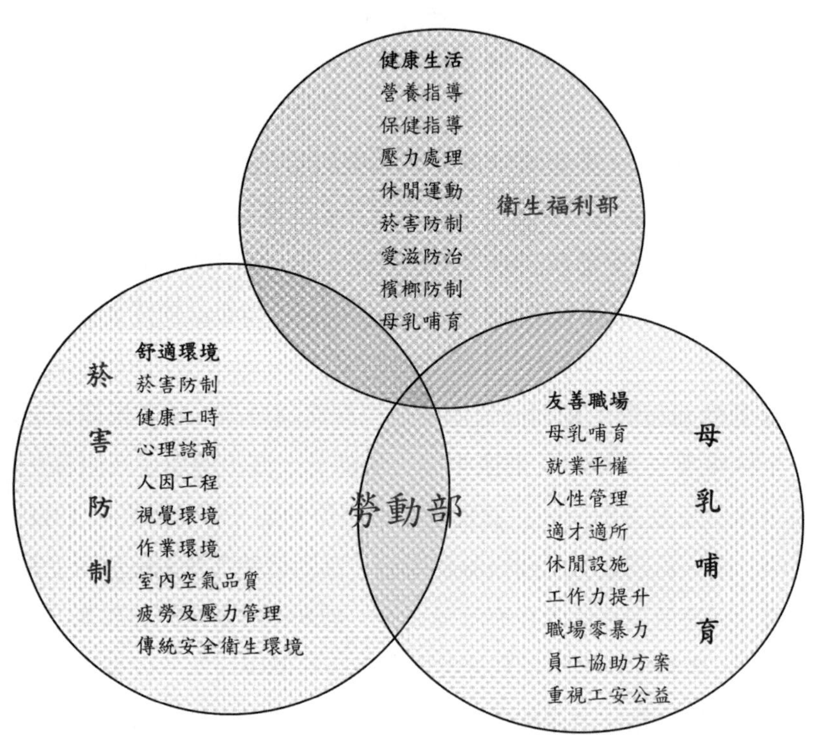

圖 17-2：勞動部與衛生福利部共同推動職場健康促進架構圖

資料來源：摘自 2008 年勞動部和衛生福利部透過平台協調溝通會議。

第三節　勞工健康管理與健康服務

一、勞工健康檢查

職業安全衛生法規定雇主於僱用勞工時，應施行體格檢查；對在職勞工應施行一般健康檢查、從事特別危害健康作業者之特殊健康檢查。前項檢查應由認可之醫療機構爲之；檢查紀錄雇主應予保存，並負擔健康檢查費用 [13] 。

勞工健康管理是屬於預防醫學的第二階段工作，針對可能引起職業疾病的勞工實施健康檢查，以確定是否由於危害因子過量暴露所造成，透過早期診斷並早期予以治療，確保勞工健康。勞工健康管理乃是藉由各種健康檢查的實施，建立個人健康基本資料、進行選任適當勞工、預防職業疾病並促進健康，期使早期診斷並早期治療，甚至能夠發現有害健康作業進而提出改善措施。

雇主僱用勞工時，除應依規定實施一般體格檢查外，另應按其作業類別，實施特殊體格檢查。雇主對在職勞工，應定期實施一般健康檢查，其中年滿六十五歲者，每年檢查一次。四十歲以上未滿六十五歲者，每三年檢查一次。未滿四十歲者，每五年檢查一次。一般健康檢查及一般體格檢查項目如表 17-3 對照表 [14]。

表 17-3：體格檢查與健康檢查項目對照表

體格檢查項目	健康檢查項目
(1) 作業經歷、既往病史、生活習慣及自覺症狀之調查。 (2) 身高、體重、腰圍、視力、辨色力、聽力、血壓及身體各系統或部位之理學檢查。 (3) 胸部 X 光（大片）攝影檢查。 (4) 尿蛋白及尿潛血之檢查。 (5) 血色素及白血球數檢查。 (6) 血糖、血清丙胺酸轉胺脢（ALT）、肌酸酐（creatinine）、膽固醇及三酸甘油酯、高密度脂蛋白膽固醇之檢查。 (7) 其他經中央主管機關指定之檢查。	(1) 作業經歷、既往病史、生活習慣及自覺症狀之調查。 (2) 身高、體重、腰圍、視力、辨色力、聽力、血壓及身體各系統或部位之理學檢查。 (3) 胸部 X 光（大片）攝影檢查。 (4) 尿蛋白及尿潛血之檢查。 (5) 血色素及白血球數檢查。 (6) 血糖、血清丙胺酸轉胺脢（ALT）、肌酸酐（creatinine）、膽固醇及三酸甘油酯、高密度脂蛋白膽固醇、低密度脂蛋白膽固醇之檢查。 (7) 其他經中央主管機關指定之檢查。

有關勞工健康保護規則定義特別危害健康作業為：(1) 高溫作業；(2) 噪音作業；(3) 游離輻射作業；(4) 異常氣壓作業；(5) 鉛作業；(6) 四烷基鉛作業；(7) 粉塵作業；(8) 有機溶劑作業；(9) 製造、處置或使用特定化學物質之作業；(10) 黃磷之製造、處置或使用作業；(11) 聯啶或巴拉刈之製造作業。雇主使勞工從事規定之特別危害健康作業，應每年或於變更其作業時，實施特殊健康檢查。雇主使勞工接受定期特殊健康檢查時，應將勞工作業內容、最近一次之作業環境監測紀錄及危害暴露情形等作業經歷資料交予醫師。前項作業環境監測紀錄及危害暴露情形等資料，屬游離輻射作業者，應依游離輻射防護法相關規定辦理 [14]。

二、健康檢查分級與管理

雇主使勞工從事職業安全衛生法規定之高溫度、異常氣壓、高架、精密或重體力勞動作業時，應參採從事勞工健康服務醫師綜合評估勞工之體格或健康檢查結果之建議，適當配置勞工之工作及休息時間 [13] 。

雇主於勞工經體格檢查、健康檢查或健康追蹤檢查後，應採取下列措施：

1. 參採醫師依《考量不適合從事作業之疾病規定》之建議，告知勞工，並適當配置勞工於工作場所作業。
2. 對檢查結果異常之勞工，應由醫護人員提供其健康指導；其經醫師健康評估結果，不能適應原有工作者，應參採醫師之建議，變更其作業場所、更換工作或縮短工作時間，並採取健康管理措施。
3. 將檢查結果發給受檢勞工。
4. 彙整受檢勞工之歷年健康檢查紀錄。

至於健康管理分級的規定，雇主使勞工從事特別危害健康作業時，應建立其暴露評估及健康管理資料，並將其定期實施之特殊健康檢查，依下列規定分級實施健康管理：

1. 第一級管理：特殊健康檢查或健康追蹤檢查結果，全部項目正常，或部分項目異常，而經醫師綜合判定爲無異常者。
2. 第二級管理：特殊健康檢查或健康追蹤檢查結果，部分或全部項目異常，經醫師綜合判定爲異常，而與工作無關者。
3. 第三級管理：特殊健康檢查或健康追蹤檢查結果，部分或全部項目異常，經醫師綜合判定爲異常，而無法確定此異常與工作之相關性，應進一步請職業醫學科專科醫師評估者。
4. 第四級管理：特殊健康檢查或健康追蹤檢查結果，部分或全部項目異常，經醫師綜合判定爲異常，且與工作有關者。

雇主對於第二級管理者，應提供勞工個人健康指導；第三級管理者，應請職業醫學科專科醫師實施健康追蹤檢查，必要時應實施疑似工作相關疾病之現場評估，且應依評估結果重新分級，並將分級結果及採行措施依中央主管機關公告之方式通報；屬於第四級管理者，經職業醫學科專科醫師評估現場仍有工作危害因子之暴露者，應採取危害控制及相關管理措施 [14] 。

三、職場健康服務工作

事業單位勞工人數在三百人以上或從事特別危害健康作業之勞工人數在五十人以上者，應視其規模及性質，分別依法規所定之人力配置及臨場服務頻率，僱用或特約從事勞工健康服務之醫師及僱用從事勞工健康服務之護理人員，辦理勞工健康服務。事業單位勞工人數在五十人以上未達三百人者，應視其規模及性質，依所定特約醫護人員臨場服務頻率，辦理勞工健康服務。經醫護人員評估勞工有心理或肌肉骨骼疾病預防需求者，得特約勞工健康服務相關人員提供服務（表 17-4、17-5）[14] 。

表 17-4：從事勞工健康服務之護理人員人力配置表

勞工人數	特別危害健康作業勞工人數			備註
	0-99	100-299	300 以上	
1-299 人		1 人		一、勞工人數超過 6,000 人以上者，每增加 6,000 人，應增加護理人員至少 1 人。 二、事業單位設置護理人員數達 3 人以上者，得置護理主管 1 人。
300-999 人	1 人	1 人	2 人	
1,000-2,999 人	2 人	2 人	2 人	
3,000-5,999 人	3 人	3 人	4 人	
6,000 人以上	4 人	4 人	4 人	

表 17-5：勞工人數 50 人以上未達 300 人之事業單位醫護人員臨場服務頻率表

事業性質分類	勞工人數	臨場服務頻率		備註
		醫師	護理人員	
各類	50-99 人，並具特別危害健康作業 1~49 人	1 次 / 年	1 次 / 年	一、雇主應使醫護人員會同事業單位之職業安全衛生人員，每年度至少進行現場訪視 1 次，並共同研訂年度勞工健康服務之重點工作事項。 二、每年或每月安排臨場服務期程之間隔，應依事業單位作業特性及勞工健康需求規劃，每次臨場服務之時間應至少 2 小時以上，且每日不得超過 2 場次。 三、事業單位從事特別危害健康作業之勞工人數在 50 人以上者，應另分別依相關規定之人力配置及臨場服務頻率，特約職業醫學科專科醫師及僱用從事勞工健康服務之護理人員，辦理勞工健康服務。
第一類	100-199 人	4 次 / 年	4 次 / 年	
	200-299 人	6 次 / 年	6 次 / 年	
第二類	100-199 人	3 次 / 年	3 次 / 年	
	200-299 人	4 次 / 年	4 次 / 年	
第三類	100-199 人	2 次 / 年	2 次 / 年	
	200-299 人	3 次 / 年	3 次 / 年	

註：事業單位性質分類依《職業安全衛生管理辦法》第 2 條規定第一類事業為具顯著風險者，第二類事業為具中度風險者，第三類事業則為具低度風險者。

雇主應使醫護人員及勞工健康服務相關人員臨場辦理下列勞工健康服務事項：

1. 勞工體格（健康）檢查結果之分析與評估、健康管理及資料保存。
2. 協助雇主選配勞工從事適當之工作。
3. 辦理健康檢查結果異常者之追蹤管理及健康指導。
4. 辦理未滿十八歲勞工、有母性健康危害之虞之勞工、職業傷病勞工與職業健康相關高風險勞工之評估及個案管理。
5. 職業衛生或職業健康之相關研究報告及傷害、疾病紀錄之保存。
6. 勞工之健康教育、衛生指導、身心健康保護、健康促進等措施之策劃及實施。
7. 工作相關傷病之預防、健康諮詢與急救及緊急處置。
8. 定期向雇主報告及勞工健康服務之建議。
9. 其他經中央主管機關指定公告者。

爲辦理勞工健康服務，雇主應使醫護人員與勞工健康服務相關人員，配合職業安全衛生、人力資源管理及相關部門人員訪視現場，辦理下列事項：

1. 辨識與評估工作場所環境、作業及組織內部影響勞工身心健康之危害因子，並提出改善措施之建議。
2. 提出作業環境安全衛生設施改善規劃之建議。
3. 調查勞工健康情形與作業之關聯性，並採取必要之預防及健康促進措施。
4. 提供復工勞工之職能評估、職務再設計或調整之諮詢及建議。

勞工健康服務事項，事業單位依規定僱用勞工健康服務護理人員辦理者，應依勞工作業環境特性及性質，訂定勞工健康服務計畫，據以執行，每年評估成效及檢討；以特約人員辦理者，其勞工健康服務計畫，得以執行紀錄或文件代替。屬於第二類事業或第三類事業之雇主，得訂定勞工健康管理方案據以辦理 [14] 。

勞工健康管理方案之內容，包括下列事項，並應每年評估成效及檢討：

1. 工作環境危害性質。
2. 勞工作業型態及分布。
3. 高風險群勞工健康檢查情形評估。
4. 依評估結果採行之下列勞工健康服務措施：
   （1）安排醫師面談及健康指導。
   （2）採取書面或遠端通訊等方式，提供評估、建議或諮詢服務。紀錄表及採行措施之文件，應保存三年。

四、急救

有關急救事項，事業單位應參照工作場所大小、分布、危險狀況與勞工人數，備置足夠急救藥品及器材，並置急救人員辦理急救事宜。但已具有急救功能之醫療保健服務業，不在此限。急救人員應具下列資格之一，且不得有失聰、兩眼裸視或矯正視力後均在零點六以下、失能及健康不良等，足以妨礙急救情形：(1) 醫護人員；(2) 經職業安全衛生教育訓練規則所定急救人員之安全衛生教育訓練合格；(3) 緊急醫療救護法所定救護技術員。

急救藥品與器材，應置於適當固定處所及保持清潔，至少每六個月定期檢查。對於被污染或失效之物品，應隨時予以更換及補充。急救人員，每一輪班次應至少置一人；其每一輪班次勞工人數超過五十人者，每增加五十人，應再置一人。但事業單位有下列情形之一，且已建置緊急連線、通報或監視裝置等措施者，不在此限：(1) 第一類事業，每一輪班次僅一人作業；(2) 第二類或第三類事業，每一輪班次勞工人數未達五人。急救人員因故未能執行職務時，雇主應即指定具第二項資格之人員，代理其職務 [14]。

第四節　健康危害防止計畫

一、健康計畫相關法規

《職業安全衛生法》第6條增列雇主對於預防重複性作業促發肌肉骨骼疾病、雇主使勞工從事輪班、夜間工作及長時間工作、雇主對於執行職務因他人行為遭受身體或精神不法侵害之預防，應妥為規劃並採取必要之安全衛生措施 [13]。

依《職業安全衛生設施規則》第324條之1規定：「雇主使勞工從事重複性之作業，為避免勞工因姿勢不良、過度施力及作業頻率過高等原因，促發肌肉骨骼疾病，應採取下列危害預防措施，並將執行紀錄留存三年：1. 分析作業流程、內容及動作。2. 確認人因性危害因子。3. 評估、選定改善方法及執行。4. 執行成效之評估及改善。5. 其他有關安全衛生事項 [15]。」

為了保護工作者安全健康，國際勞工組織與先進國家對長工時、輪班、夜間工作皆有明確規範，部分國家並進一步規定長工時、夜班與輪班工作之健康管理措施。我國屬工時偏高之國家，而部分行業勞工超時工作幾成為常態，為強化預防勞工過勞之責任，法令責成事業單位制定工作負荷防止計畫，安排高風險勞工接受面談及後續健康指導與工作調整 [16] 。

依《職業安全衛生設施規則》所定預防職場不法侵害應妥為規劃之內容，包含危害辨識及評估、作業場所之配置、工作適性安排、行為規範之建構、危害預防及溝通技巧之訓練、事件之處理程序、成效評估及改善與其他有關安全衛生事項 [13,15] 。

前面相關的危害預防措施，事業單位勞工人數達一百人以上者，雇主應依作業特性及風險，參照中央主管機關公告之相關指引，訂定各健康危害預防計畫，並據以執行；於勞工人數未滿一百人者，得以執行紀錄或文件代替 [15] 。

二、人因性危害預防計畫 [16]

根據美、日、歐各國的職災調查統計，累積性肌肉骨骼傷病所造成的損失工作天案件數，占所有職業傷病案件數的比例相當高，歐盟等國平均為 38%，美國 32%，日本 41.2%，英國 40% 。重複性肌肉骨骼傷病所造成的整體損失，近年來歐盟約為 2,160 億美元，占歐盟整體 GDP 的 1.6% ；美國約為 1,680 億美元，占美國 GDP 的 1.53% 。我國因工作之重複性肌肉骨骼傷病問題，統計案件顯示，約占所有勞工保險給付疾病之 60%，為最常見之職業疾病。

如果人因工程設計不良，對於勞工會有各種直接與間接的影響，包含造成／促成人為失誤、發生意外事件、導致肌肉骨骼傷病、降低工作生活品質、生產績效不佳、容易工作疲勞等，嚴重影響勞工的健康、安全與福祉。導致肌肉骨骼傷病的原因包含作業負荷、作業姿勢、重複性及作業排程與休息配置等。其中因重複性作業促發肌肉骨骼傷病為最常見職業性疾病，稱為工作相關之肌肉骨骼傷病（Work-related Musculoskeletal Disorders, WMSD），或累積性肌肉骨骼傷病（Cumulative Trauma Disorders, CTD），是由於重複性的工作過度負荷，造成肌肉骨骼或相關組織疲勞、發炎、損傷，經過長時間的累積所引致的疾病。

人因性危害防止計畫責成協助雇主對於預防重複性作業促發肌肉骨骼傷病，提供危害辨識、傷病調查評估及採行改善措施之運用參考，納入事業單位安全衛生管理制度中落實執行 [16]（如圖 17-3）。

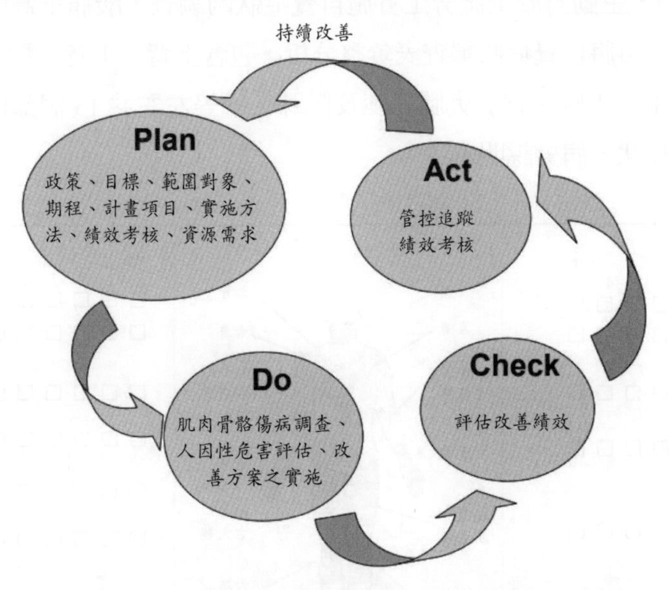

圖 17-3：人因性危害防止計畫的 PDCA 規劃流程圖

人因性危害預防應包含下列工作項目，各項目可能需要相關部門之團隊合作，惟透過適當組織或人員之權責分工，將有利於整體計畫之運作。首先進行肌肉骨骼傷病及危害調查：

1. 請員工填寫基本資料，包含公司廠區、部門、課／組、作業名稱、職稱、員工編號、姓名、性別、年齡、年資、身高、體重及慣用手等。
2. 進行健康與差勤監測，就既有的健康資料及差勤紀錄，查詢勞工的確診肌肉骨骼傷病案例、通報中的疑似肌肉骨骼傷病案例與就醫情形（如經常至醫務室索取痠痛貼布、痠痛藥劑等），及以差勤紀錄查詢異常離職率、缺工、或請假的紀錄。這些個案都必須列爲優先改善名單，註記於《肌肉骨骼症狀調查與管控追蹤一覽表》，包括職業病案例、通報案例、工時損失、就醫紀錄等。
3. 針對就醫的勞工個案，詢問身體的疲勞、痠痛與不適的部位與程度，並瞭解其作業內容。
4. 必要時向部門主管探詢士氣低落、效率不彰或產能下降的勞工個案。這些個案都必須列爲觀察名單，註記於《肌肉骨骼症狀調查與管控追蹤一覽表》，必須仔細評估危害。
5. 應用《肌肉骨骼症狀調查表》（Nordic musculoskeletal questionnaire, NMQ；

圖 17-4)，主動對於全體勞工實施自覺症狀的調查，酸痛不適與影響關節活動能力。再將自覺症狀調查表彙整分析，包含上背、下背、頸、肩、手肘／前臂、手／手腕、臀／大腿、膝及腳踝／腳等左右共 15 個部位的評分，以及其他症狀、病史說明。

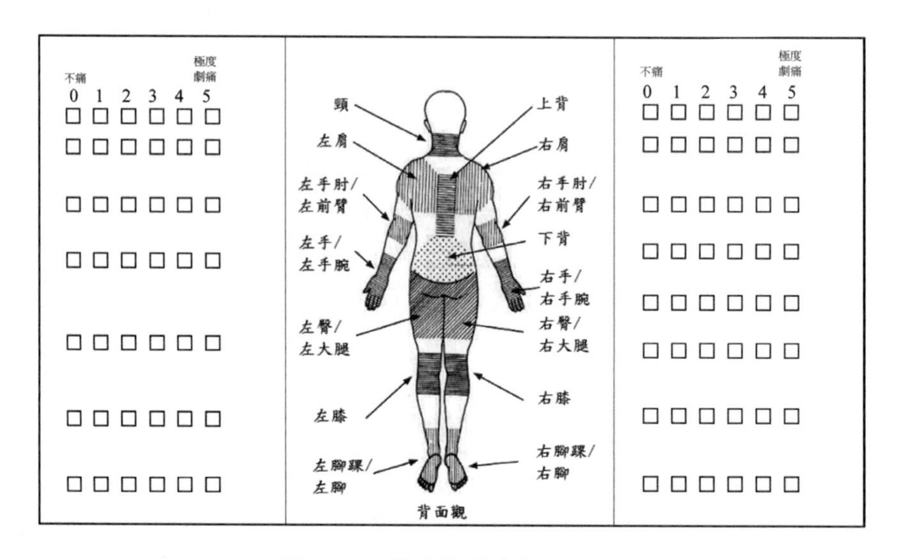

圖 17-4：肌肉骨骼症狀調查表

依據前項肌肉骨骼傷病及危害調查結果，確認有危害的勞工個案，再以適當的人因工程評估方法，如簡易人因工程檢核表、NIOSH 抬舉公式、KIM（LHC 與 PP）、HAL-TLV、OCRA、REBA 及 EAWS 等或其他檢核方法，評估個案的危害風險與辨識個案的危害因子，根據結果提出改善方案，例如安置負重較輕的工作，設計適合能力的工作場所、輔具、防護具。

三、異常工作負荷危害防止計畫 [17]

腦心血管疾病之促發，除個人因素（如原有疾病或生活習慣等）外，亦與工作負荷有關，依據國際勞工組織 2005 年推估職業原因於循環系統疾病之貢獻度為 23%，且流行病學實證研究顯示，輪班、夜間及長時間工作與許多疾病的罹病風險有關，如心肌梗塞、高血壓、糖尿病、肥胖、肌肉骨骼疾病、睡眠障礙、憂鬱、疲勞與其他身心症狀等。另根據鄭雅文等 [18]，2014 年以因急性心肌梗塞或嚴重冠狀動脈疾病住院男性所進行之個案對照研究報告顯示，平均每週工時大於 60 小時相較於 40 至 48 小時者，或平均每天睡眠時間小於 6 小時相較於 6 至 9 小時者，罹患冠狀動脈疾病之風險較高。

Mika 等人 [19] 2015 年研究結果顯示，在控制年齡、性別及社經地位等危險因子變項下，勞工每週工作時數超過 55 小時以上較常態工時（每週 35-40 小時）者，心血管疾病及腦血管疾病將增加 13% 與 33% 之風險。國內產業結構改變，勞工常面臨工作負荷及精神壓力過重等威脅，長期壓力及工作疲勞累積，如果沒有獲得適當休息及充足睡眠，便可能影響健康及精神狀態，甚而促發腦心血管疾病。相關作法與流程參閱圖 17-5 異常工作負荷促發疾病預防作法流程。

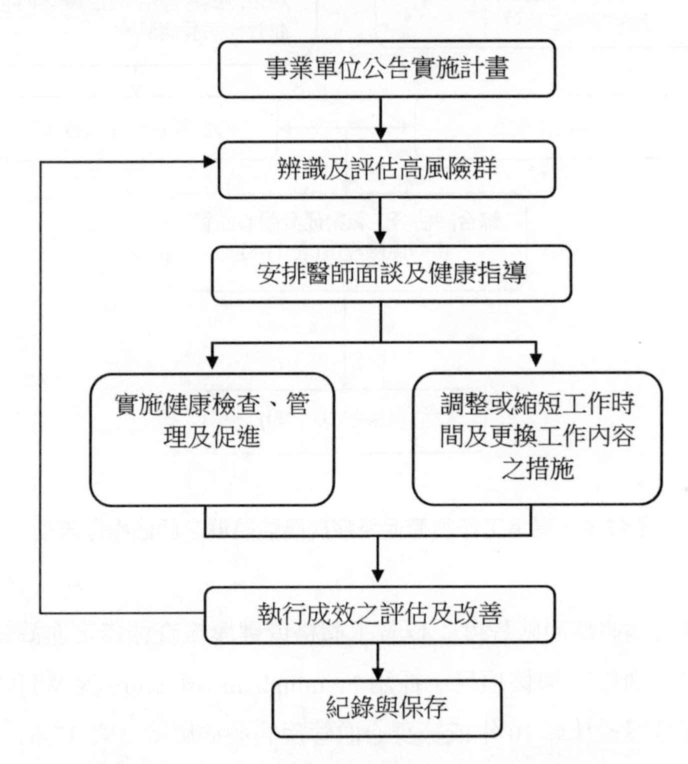

圖 17-5：異常工作負荷促發疾病預防作法流程圖

透過人資部門或相關單位就輪班、夜間工作、長時間工作等異常工作負荷者先行造冊，再就下列方式評估個人風險程度，辨識及評估高風險群（圖 17-6）。

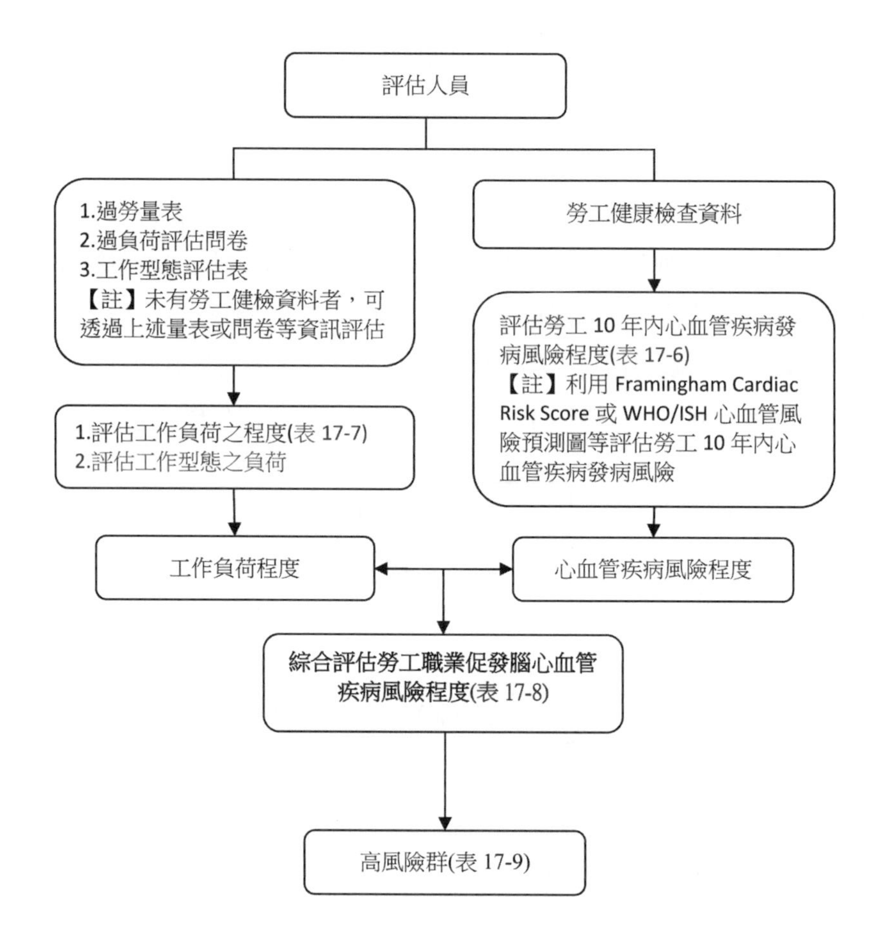

圖 17-6：異常工作負荷促發疾病高風險群之評估操作流程

1. 推估心血管疾病發病風險程度：以勞工體格或健康檢查報告之血液總膽固醇、高密度膽固醇、血壓等檢核項目，採用 Framingham risk score 或 WHO/ISH 心血管風險預測圖等模式計算 10 年或終身心血管疾病發病風險（表 17-6），惟如已具有腦心血管疾病病史或以藥物治療控制之心血管疾病者，可參考醫師之建議，將其納爲具腦心血管疾病之中高風險群。本推估方式可運用勞動部職業安全衛生署開發之「勞工個人健康管理工具 iCare」（網址爲 https://icare.osha.gov.tw/）評估。

表 17-6：10 年內心血管疾病發病風險程度表

10 年內心血管疾病發病風險	風險程度
<10%	低度
10%-20%	中度
20%-30%	高度
>30%	極高

2. 以過勞量表評估負荷風險程度：參考勞動部勞動及職業安全衛生研究所研發之過勞量表，請勞工填寫相關過勞狀況，評估勞工工作負荷程度（表 17-7）。

表 17-7：工作負荷程度表

	個人相關過勞分數	工作相關過勞分數	月加班時數	工作型態
低負荷	<50 分：輕微	<45 分：輕微	<45 小時	表三具 0-1 項
中負荷	50-70 分：中等	45-60 分：中等	45-80 小時	表三具 2-3 項
高負荷	>70 分：嚴重	>60 分：嚴重	>80 小時	表三≥ 4 項

註：四種工作負荷等級不同時，選擇較嚴重者。

3. 利用過負荷評估問卷或依勞工工作型態，評估勞工之每月加班時數、作業環境或工作性質是否兼具有異常溫度環境、噪音、時差、不規律的工作、經常出差的工作及伴隨緊張的工作型態，評估勞工工作負荷程度。透過上述評估後，安排醫師面談及健康指導，以防止高危險群或是有危險性的勞工，因過度操勞而促發腦心血管疾病，並期望達到早期發現、早期治療的目的。面談指導的對象評估為高風險者，必要時得視勞工個人情形，將中度風險負荷者納入。若勞工長時間工作造成過度疲勞，且勞工本身對健康感到擔心而主動提出申請者，也應安排醫師面談及健康指導（表 17-8）。

表 17-8：職業促發腦心血管疾病之風險等級表

職業促發腦心血管疾病風險等級			工作負荷		
			低負荷 (0)	中負荷 (1)	高負荷 (2)
10 年內心血管疾病發病風險	<10%	(0)	0	1	2
	10-20%	(1)	1	2	3
	>20%	(2)	2	3	4

註：1. ( ) 代表評分。
2. 0：低度風險；1 或 2：中度風險；3 或 4：高度風險。

為利以系統化方式管理及分析勞工健康檢查結果，建議可參考運用勞動部職業安全衛生署開發之「職場健康服務管理系統 weCare」，並可鼓勵勞工使用「勞工個人健康管理工具 iCare」，讓勞工可以即時評估及檢視自己健康風險狀況，如對健康狀況有疑義時，可即時洽詢醫護人員提供健康指導。此外，為促進勞工健康，事業單位可就異常發現率及勞工健康檢查紀錄表之生活習慣等統計之分析結果規劃健康促進計畫，相關內容可參考衛生福利部國民健康署健康職場資訊網網站，參考表

17-9 內容將之區分高、中、低風險予以健康指導及管理。

表 17-9：職業促發腦、心血管疾病風險分級之勞工健康管理措施

職業促發腦、心血管疾病風險等級		健康管理措施
低度風險	0	不需處理，可從事一般工作。
中度風險	1	建議改變生活型態，注意工時的調整，至少每年追蹤一次。
	2	建議改變生活型態，考慮醫療協助，調整工作型態，至少每半年追蹤一次。
高度風險	3	建議尋求醫療協助及改變生活型態，需工作限制，至少每 3 個月追蹤一次。
	4	建議尋求醫療協助及改變生活型態，需工作限定，至少每 1 至 3 個月追蹤一次。

四、身心遭受不法侵害危害防止計畫 [20]

職場暴力指勞工執行業務，於勞動場所遭受雇主、主管、同事、服務對象或其他第三方之不法侵害行爲，造成身體或精神之傷害。形式包括肢體暴力（如：毆打、抓傷、拳打、腳踢等）、言語暴力（如：威脅、欺凌、騷擾、辱罵等）、心理暴力（如：霸凌、恐嚇、干擾、歧視等）以及性騷擾（如：不當的性暗示與行爲）。

依歐盟、國際勞工組織、英、美等國之職場暴力相關研究，職場暴力大致分爲肢體暴力、語言暴力、心理暴力與性騷擾等四類。根據勞動部勞動及職業安全衛生研究所於 102 年進行的「工作環境安全衛生狀況認知調查」結果顯示，受僱者暴露於職場暴力情況之比例，依序爲言語暴力（8.41%）、心理暴力（4.52%）、性騷擾（1.39%）、肢體暴力（1.25%）；對於雇主及自營作業者而言，職場暴力的發生，經常源自於各種原因的組合，包括勞工個人行爲、工作環境、工作條件及方式、顧客或客戶與勞工相處的模式，以及監督與管理者和勞工之間的互動關係。

暴力的來源依不法侵害來源，區分內部與外部，作爲不法侵害危害辨識及風險評估之依據。內部發生於組織內部，常發生在同事之間，或上司及下屬之間，也包括資深勞工與新進、年輕或層級屬弱勢地位之勞工間，甚至勞工對主管，利用各種職權優勢所爲者。對於有精神或心理相關疾病史之勞工或具暴力傾向者，宜留意其潛在風險。外部則來自組織外部，包括顧客、服務對象、承包商、其他相關人士或陌生人，尤其服務對象若屬特殊高風險族群，如酗酒、藥癮、心理疾患或家暴者。

若勞工工作時持有高額現金或貴重物品、獨自從事工作、工作性質須與陌生人接觸、工作中須處理不可預期的突發事件，或工作場所治安狀況較差，較容易遭遇陌生人之暴力及犯罪行爲。

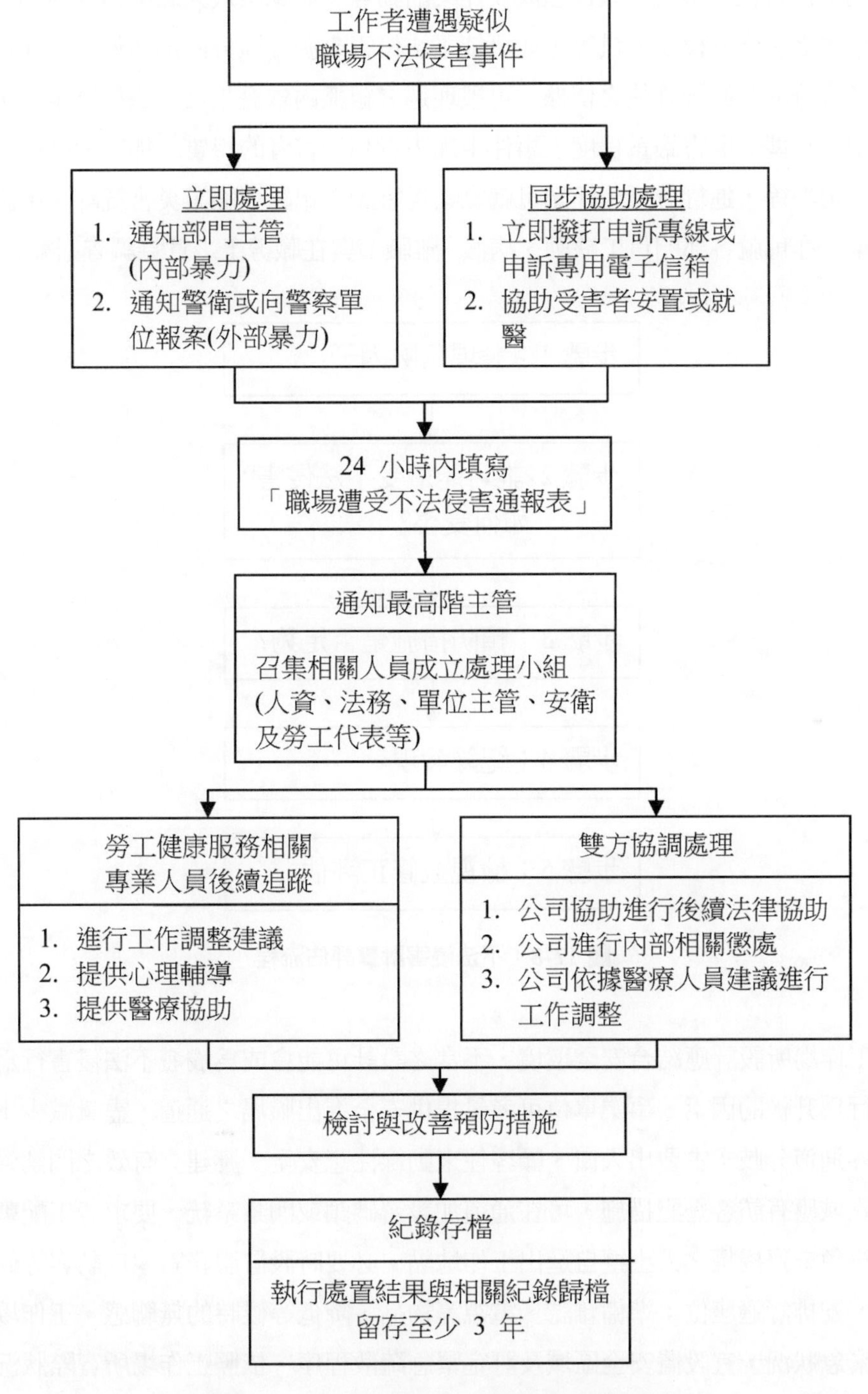

圖 17-7：身心遭受不法侵害防止計畫推動

身心遭受不法侵害危害防止計畫，首先要辨識及評估職場危害，建議可由資深管理階層帶領職業安全衛生管理人員會同各部門主管或勞工代表組成工作小組執行風險評估實施者（圖 17-7）。重要評估工具之一爲問卷調查或訪談，評估時應考量各部門工作特性、環境、人員組成及作業活動等，如風險最大之業務或地點、可能遭受危害之工作流程或人員等，並可依不法侵害來源，區分內部與外部，作爲不法侵害危害辨識及風險評估之依據。可整理過去組織內曾發生之不法侵害事件，針對其來源、類型、傷害嚴重程度、事件中加害者和受害者的特質、加害者動機、發生頻率及地點等，進行分析。建議可就職業災害調查紀錄、職業災害統計、申訴等事件蒐集，亦可就各部門員工缺勤、病假、離職率與在職勞工之意見調查（圖 17-8）。

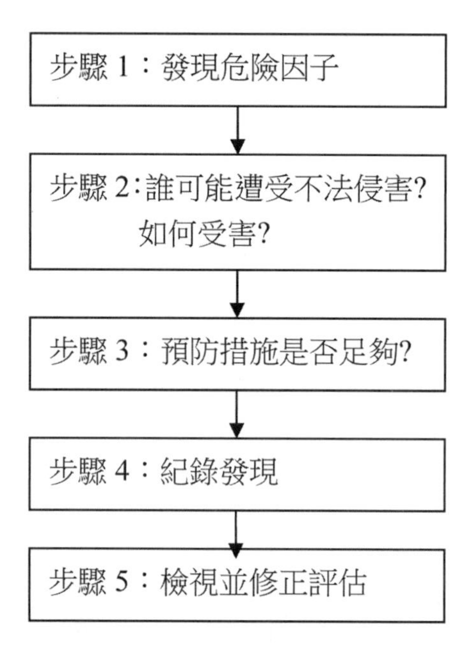

圖 17-8：不法侵害計畫評估流程

工作場所設計應結合安全環境，不當之設計可能會成爲觸發不法侵害行爲或導致該行爲升級的因素，事業單位可考量提供安全進出職場之通道，盡量減少事業單位對外通道分歧；主要出入口、顧客往來動線注意安全。應建立有效之門禁管制，接待區域應有訪客登記措施，可在通道加設密碼鎖或門禁系統、要求勞工配戴識別證，避免未獲授權之人士擅自進出工作地點。必要時設置服務對象或訪客等候用之空間，安排舒適座位；準備雜誌、電視等物品，降低等候時的無聊感。工作場所爲應變緊急狀況，宜設置安全區域及訂定緊急疏散程序。依照工作場所實際狀況、執行活動及風險程度選擇警報系統，所有系統應定期妥善維護及測試。潛在危險區域應裝置監視器或由保全人員定時巡邏，在高風險的位置安裝監視及警報設備，如警鈴系統、緊急按鈕、24 小時閉路監視器或無線電話通訊等裝置。工作設計亦爲減少職場不法侵害極爲有效且經濟的方法之一，應簡化工作流程。

辦理危害預防及溝通技巧訓練，對於每位工作者，包含主管及雇主皆應接受職場不法侵害預防之教育訓練，訓練內容宜依不同對象設計，如主管層級須接受辨識勞工舉止及行爲變化，可能具有潛在暴力風險者及應變職場不法侵害發生時處理之能力等，保全或警衛人員需特定訓練，包含處理攻擊及消除敵意情境之訓練等；相關內容宜納入角色扮演、模擬及演練，且適時更新。雇主應提出暴力零容忍政策，建立職場不法侵害事件通報機制，並讓所有工作者清楚通報事件之程序及方法，以確保組織內發生的不法侵害事件得到控制，以負責執行控制不法侵害的策略。

五、母性健康保護

(一) 相關法規與辦法 [13,21,22]

早期母性保護之立法係基於保護女性及其生殖能力，惟近年來全球隨著科技及醫學日益進步，危害辨識與控制能力亦逐漸提升，健康風險評估技術之發展，已較能釐清傳統工作危害與母性健康間之關係，原全面禁止妊娠或哺乳女性勞工從事危險有害工作之規範，反而使得健康無虞之女性勞工受到就業之限制。母性健康不僅是勞動議題，亦爲社會安全及婦女人權保障之一部分，尤其在面臨少子化趨勢下，爲維持健康勞動力的延續，政府及雇主應更加重視母性保護之議題。

《職業安全衛生法》爲兼顧母性保護與就業平權，刪除原禁止一般女性勞工從事危險性或有害性工作之規定，強化妊娠中或分娩後未滿 1 年之女性勞工禁止從事危險性或有害性工作之種類與範圍，並增訂對有母性健康危害之虞之工作，應採取母性健康保護措施。母性健康保護機制係採特別風險評估，消除危害、調整工作條件或調換工作，經醫師確認健康無虞後，告知當事人相關資訊，並尊重當事人之工作意願，此制度之設計使得就業平等與母性保護之兼顧得以實現。

雇主應依勞工作業環境特性、工作型態及身體狀況，訂定母性健康保護計畫，並據以執行。對於母性健康保護，應辦理辨識與評估工作場所環境及作業之母性健康危害、依評估結果區分風險等級，採取工作環境改善、危害預防及健康指導等分級管理措施（圖 17-9）[23]。

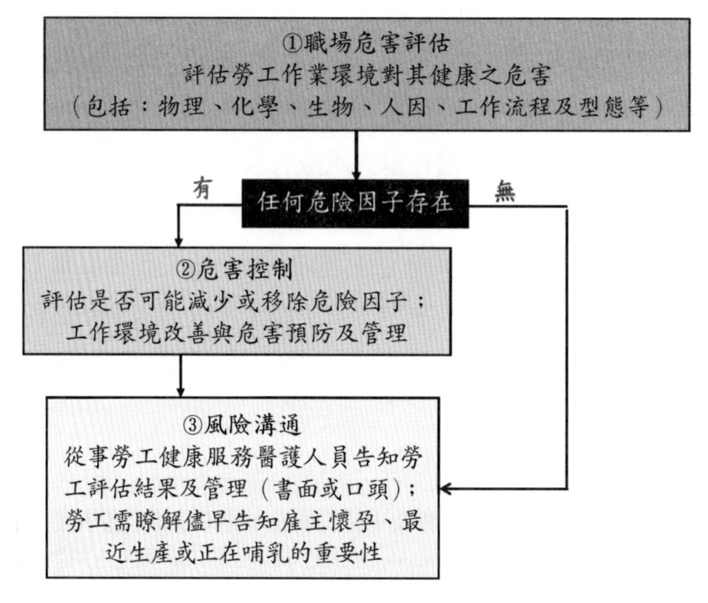

圖 17-9：危害評估程序及控制措施流程圖

（二）特別風險評估

對於可能之一般危害類型，除參考作業場所危害評估概況外，事業單位仍可依下列各自不同之風險或特性辦理（1）物理性：如有無噪音、全身或局部振動、游離輻射、異常氣壓及異常溫度等之作業環境，工作區域之電線或電力設備等是否會導致絆倒或電擊等。（2）化學性：如作業環境有無生殖毒性及生殖細胞致突變性物質第 1 級之化學品，如二硫化碳、三氯乙烯、環氧乙烷與鉛及其化合物等、對哺乳功能有不良影響之物質及抗細胞分裂及具細胞毒性藥物等。（3）生物性：作業環境有無感染弓形蟲、德國麻疹及具有致病或致死之微生物，如 B 型肝炎或水痘、C 型肝炎或人類免疫缺乏病毒或肺結核等。（4）人因性與作業流程：如工作是否須搬運或推拉、提舉重物，其重量為何？工作姿勢須經常重複同一動作及工作機台之設計是否過高或過低等。（5）工作型態：如工作性質是否有須輪班或夜間工作、國外出差、加班及獨自作業？或因異常工作負荷導致工作壓力？

評估重點如下：育齡期之女性勞工：主要為保護其生殖機能，其評估重點為是否有潛在危害及風險會影響其成功受孕。妊娠期間之女性勞工：主要為保護母體個人健康與妊娠各階段胎盤及胎兒的成長，評估重點爲是否有潛在的危害及風險會影響孕婦或胎兒之健康，且須注意心理、社會及經濟因素對於該勞工之影響。此外，考量作業環境之危害特性，對於胎兒的危害風險可能會隨著孕期而改變，故須定期進行風險評估。分娩後未滿 1 年之女性勞工或哺乳中之女性勞工：主要爲保護分娩後母體之健康恢復及嬰兒之健康，評估重點爲是否有潛在的危害及風險會影響產後母體健康之恢復，及是否接觸危害物質，因哺乳而間接傳輸嬰、幼兒可能引起之健康危害。

經工作場所環境及作業危害與勞工個人健康影響評估後，對於從事有母性健康危害之虞之工作者，應依母性保護辦法規定區分風險等級。其中工作場所環境風險係由職業安全衛生人員主責，並會同勞工健康服務醫師或護理人員等辦理分級。

我國現行關於職場母性健康保護的相關法規，除上述職業安全衛生相關法令規範外，尚包含勞動基準法、性別工作平等法及游離輻射防護法等規定。勞動基準法及性別工作平等法主要爲規範女性勞工之平等工作權、產假、陪產假及育嬰假等權利；行政院原子能委員會權管之游離輻射防護法，則係針對懷孕之女性輻射工作人員之工作條件規範，以確保妊娠期間胚胎或胎兒所受之曝露不超過游離輻射防護安全標準之規定 [24-26]。

六、中高齡及高齡工作者安全衛生 [27]

近年來我國出生率下降，再加上平均壽命延長，造成人口結構老化，以致就業人口遞減，影響所及，除勞動力減少，亦可能使生活水準下降及競爭力降低，行政院推動制定《中高齡者及高齡者就業促進法》，鼓勵中高齡及高齡工作者就業，以提升人力資源應用，保障經濟安全。爲因應中高齡及高齡工作者再入職場工作之趨勢及可能引發之危害，勞動部職業安全衛生署訂定《中高齡及高齡工作者安全衛生指引》，除確保中高齡及高齡工作者安全及健康外，亦提升中高齡者勞動參與，促進高齡者再就業，鼓勵世代合作與經驗傳承，維護中高齡者及高齡者就業權益，建構友善就業環境，並促進其人力資源之運用。

中高齡及高齡工作者之骨骼肌肉、心血管與呼吸系統、視力及聽力等身體機能下降可能影響其工作績效，情況嚴重者，甚至引發職業災害，造成事業單位人力及財產損失。爲防止該等情形之發生，雇主應實施風險評估及管理，強化其安全及健康，提升人力資源應用，以保障經濟安全。

鑑於中高齡及高齡工作者身體機能可能隨年齡增長而逐漸下降，對於噪音、振動、高低溫、人因性危害、跌倒或墜落等危害之適應性及復原力均銳減，除影響其工作績效外，亦影響身心安全及健康。為保障中高齡及高齡工作者安全及健康，雇主應優先辨識及評估工作環境或作業危害，並採取必要之控制措施，以防止發生職業災害（圖 17-10）[27]。

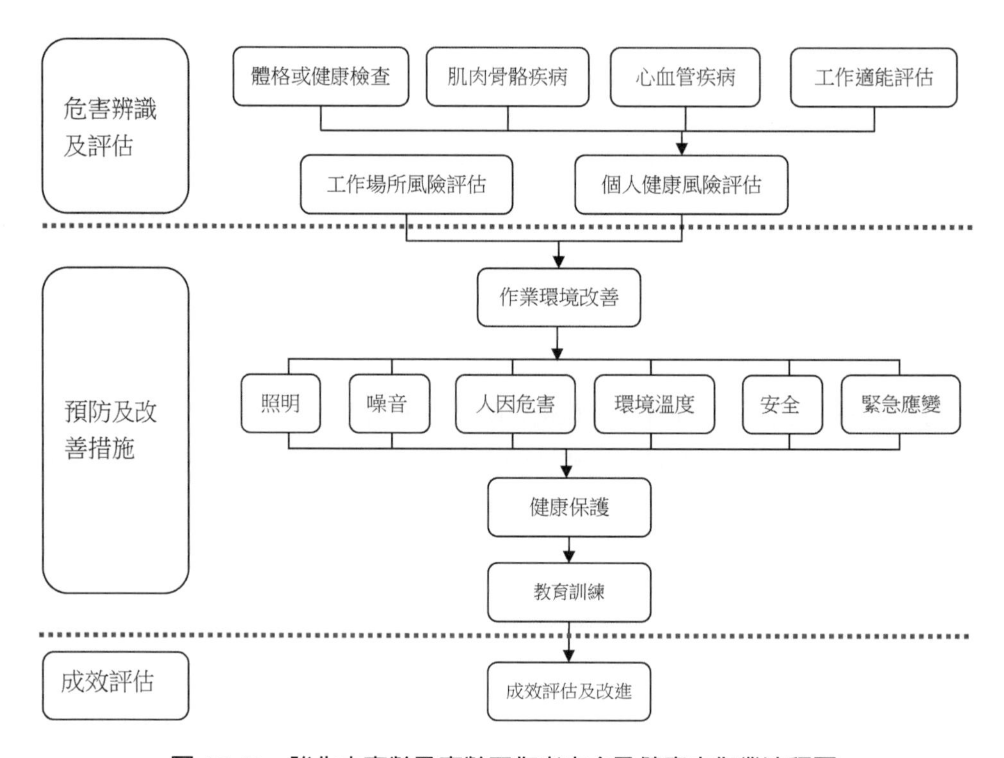

圖 17-10：強化中高齡及高齡工作者安全及健康之作業流程圖

雇主依工作場所及個人健康風險評估結果，指派或調整中高齡及高齡工作者工作，如發現其不適任特定工作時，應進行危害控制，以作業環境改善為優先考量，其次為工作調整與職能訓練，透過職務再設計，增進其工作效能。

結　語

一個成功的企業體有賴素質優良、負有工作動機、及身心健康的勞工合力達成。工作場所健康促進計畫必須動員各部門、社區及組織，打破政府各部門界線，政府部門間合作，政府與民間組織合作，各部門在平等基礎上建立新伙伴關係，營造安全衛生健康職場，確保工作者身心健康。

依據職業安全衛生管理計畫的 PDCA 執行評估，並訂定成效指標，各相關指標可以視各事業單位推動計畫之需求而定。肌肉骨骼疾病風險評估方面，參考勞動部發布之《人因性危害預防計畫指引》,《人因危害風險評估工具（KIM）中文版》辦理。異常工作負荷對健康評估，以《異常工作負荷促發疾病預防指引》，運用風險評估與個案管理工具的「企業健康管理 weCare」與「勞工個人健康管理工具 iCare」，進行過勞預防計畫之推動。雇主應正視職場不法侵害預防之重要性，必須對組織不法侵害控制方法的效果進行監視，瞭解其有效性，並加以調整與改善。因應少子化及高齡化所導致勞動力減少之問題，凸顯母性健康保護之重要性，事業單位應落實母性健康保護之規定，採取相關保護措施，消除在就業方面對女性勞工的歧視。對於中高齡及高齡工作者，事業單位於訂定職業安全衛生管理計畫等相關文件時，得參考中高齡及高齡工作者安全衛生指引內容，強化相關安全與健康之設備及管理措施，並據以推動實施，以防止職業災害之發生。

勞工是企業之資產，期盼事業單位能自主管理，落實職業安全衛生法之規定，採取促進勞工身心健康之相關措施，爲勞工打造尊嚴勞動及安全之職場環境，確保勞動者之權益，徹底執行職場健康管理計畫，共創勞資雙贏。

關鍵名詞

健康促進（Health promotion）
健康服務（Health service）
健康檢查（Health examination）
健康計畫（Wellness program）
高風險勞工（Worker of high risk）

複習問題

1. 簡述健康的定義。
2. 簡述健康促進的定義。
3. 簡述疾病發生原因。
4. 推動健康促進對企業組織與員工個人的好處。
5. 健康促進的推動在勞動部與衛生福利部應如何做好跨部會的分工合作。
6. 請說明一般在職健康檢查的項目、年齡別的檢查期間、資料保存期限與後續健康管理。
7. 請說明特殊作業健康檢查的分級與管理。
8. 試比較健康服務醫護人員與健康服務相關人員的角色。
9. 請說明異常工作負荷預防計畫的推動方式。
10. 請說明人因性危害預防計畫的推動方式。
11. 請說明身心遭受不法侵害預防計畫的推動方式。
12. 請說明母性健康保護計畫的推動方式。
13. 請說明高齡及中高齡勞工安全衛生計畫的推動方式。

引用文獻

1. 莊侑哲、陳秋蓉、孫逸民：工業衛生。臺北：高立圖書，2006。
2. 蕭淑銖、郭育良：職業與環境衛生護理概念與實務。臺北：華杏圖書，2020。
3. WHO. Declaration on Occupational Health For All. 1994.
4. 三觜明 . 健康促進講義 . 日本中央勞動災害防止協會 , 2010.
5. 徐儆暉：健康促進與工作場所健康促進。勞工安全衛生簡訊 2001；48。
6. WHO. Workers' health: global plan of action. Sixtieth World Health Assembly. 2007.
7. ILO. The Twelfth Session of the Joint ILO/WHO Committee on Occupational Health report. 1995.
8. World Health Organization, Burton J. WHO healthy workplace framework and

model: background and supporting literature and practices. 2010.

9. Warner K, Wickizer T, Wolfe RST, Samuelson M. Regional Guidelines for the Development of Healthy Workplaces. World Health Organization Regional Office for the Western Pacific, 1988.

10. 徐儆暉：職場健康促進計畫指引——營造健康工作環境。勞動部勞動及職業安全衛生研究所，2005。

11. 趙坤郁：職業衛生與健康促進。衛生署國民健康局網站，檢自：http://www.bhp.doh.gov.tw/BHPnet/Portal/Them_Show.aspx?Subject=200712250058&Class=2&No=200712250302。

12. 國民健康局健康職場認證園地網站。檢自：https://health.hpa.gov.tw/hpa/info/certified.aspx 。

13. 勞動部：職業安全衛生法。全國法規資料庫，檢自：https://law.moj.gov.tw/LawClass/LawAll.aspx?pcode=n0060001。

14. 勞動部：勞工健康保護規則。全國法規資料庫，檢自：https://law.moj.gov.tw/LawClass/LawAll.aspx?PCode=N0060022。

15. 勞動部：職業安全衛生設施規則。全國法規資料庫，檢自：https://law.moj.gov.tw/LawClass/LawAll.aspx?pcode=N0060009。

16. 人因性危害預防指引。勞動部職業安全衛生署，2017。

17. 異常工作負荷危害預防指引。勞動部職業安全衛生署，2018。

18. Cheng Y, Du CL, Hwang JJ, Chen IS, Chen MF, Su TC. Working hours, sleep duration and the risk of acute coronary heart disease: A case–control study of middle-aged men in Taiwan. Int J Cardiol 2014;**171(3)**:419-422.

19. Kivimäki M, Jokela M, Nyberg ST, et al. Long working hours and risk of coronary heart disease and stroke: a systematic review and meta-analysis of published and unpublished data for 603 838 individuals. Lancet 2015;**386**:1739-1746.

20. 身心遭受不法侵害危害預防指引。勞動部職業安全衛生署，2020。

21. 勞動部：女性勞工母性健康保護實施辦法。全國法規資料庫，檢自：https://law.moj.gov.tw/LawClass/LawAll.aspx?PCODE=N0060065。

22. 勞動部：妊娠與分娩後女性及未滿十八歲勞工禁止從事危險性或有害性工作認定標準。全國法規資料庫，檢自：https://law.moj.gov.tw/LawClass/LawAll.aspx?pcode=N0060032。

23. 工作場所母性健康護技術指引。勞動部職業安全衛生署，2020。

24. 勞動部：性別工作平等法。全國法規資料庫，檢自：https://law.moj.gov.tw/LawClass/LawAll.aspx?PCode=N0030014。

25. 勞動部：勞動基準法。全國法規資料庫，檢自：https://law.moj.gov.tw/LawClass/LawAll.aspx?PCode=N0030001。

26. 勞動部：游離輻射防護安全標準。全國法規資料庫，檢自：https://law.moj.gov.tw/LawClass/LawAll.aspx?pcode=J0160004。
27. 勞動部：中高齡及高齡工作者安全衛生指引。全國法規資料庫，檢自：https://laws.mol.gov.tw/FLAW/FLAWDAT0202.aspx?id=FL095615。

第 18 章
職業病概論

郭浩然　撰

第一節　職業病的定義

第二節　職業病的認定

第三節　職業病的治療

第四節　職業病的預防

第五節　我國常見的職業病

第六節　職業醫學簡介

學習目標

一、瞭解職業病的定義並知道我國常見的職業病種類

二、認識職業病認定的原則及過程

三、對職業病的治療原則有基本知識

四、對職業病的預防有基本概念

五、對職業醫學有初步的認知

前 言

在我們的環境當中存在著許多能引起疾病的因素，包括屬於化學性的（例如粉塵）、物理性的（例如高溫）、生物性的（例如病毒）、人因（人體工學）性的（例如設計不良而導致不自然姿勢的桌椅）、和社會心理性的（例如心理壓力）[1]。在一般情況下，我們可以想辦法避開這些危害，例如在氣溫高的時候待在有空調的室內或是樹蔭底下；但是如果這些危害是在工作的環境當中，往往是很難避免的。除了很難避免以外，工作環境當中的危害常常是比一般生活環境強度高。例如，大氣當中多少都有粉塵，但是在建築工地環境當中的粉塵濃度常常是遠高於一般生活環境。即使工作環境當中的危害沒有比一般生活環境強度高，也常因為人們有許多時間（每天八個小時，甚至更久）待在同一個環境裡，累積的暴露量會比從一般生活環境當中累積的暴露量高。所以，人類會因為職業的關係而生病。因為這些危害往往也存在我們的一般生活環境當中，疾病與職業的關係必須達到某種程度以上，才會被認定是職業病。

職業病的認定有許多重要性。首先，罹患職業病的勞工不但需要醫療照顧，也很可能不能繼續從事原來的工作，甚至沒有辦法工作。對許多家庭來說，少一份收入，很可能就會影響到生活；這種家庭問題如果沒有解決，就可能成為社會問題。為了減低這樣的衝擊，大部分的先進國家都有對職業病的補助措施，通常是透過保險來分擔風險；我國也是用勞工保險來因應。其次，職業病是可以預防的。雖然在工作的環境當中的健康危害往往很難避免，如果能採取一些預防或控制的措施，我們可以預防這些危害影響健康，或者在它們影響健康之後早期發現早期治療而避免造成疾病；即使造成疾病之後，也有些措施可以減少疾病的復發，或是減少疾病導致的失能。罹患職業病的勞工，休息之後回到原來的職場，如果沒有針對導致發病的因素改善工作條件，很可能一再復發而沒有獲得根本治療。在同一個作業場所，一起工作的勞工會接觸到類似的危害，所以職業病往往不是單獨發生的。同仁之間每個人的體質不同，工作條件或許也有些差異，不見得會一起發病。第一個發病的人如果受到正確的診斷，找到疾病的原因，就有機會及時採取預防或控制的措施，減輕危害的影響，甚至預防同仁的發病。

職業病的認定也讓我們瞭解許多人體的危害。有很多人體健康的危害只有在工作場所中比較容易接觸到；而即使是一般的生活環境中也存在的健康的危害，在工作場所往往接觸的頻率以及暴露的劑量都高出許多，所以健康比較容易受到影響。

經由職業病的認定，也確定了這些危害對人體的作用，能夠訂定一些處理規範。許多毒物的管制規範，就是根據對職業病的研究而訂下來的。

第一節　職業病的定義

如同前面所描述的，職業病的認定在實務上最主要有兩個目的，一個是罹病勞工的照顧，另一個是職業病的預防。對於罹病勞工的照顧，牽涉到責任的歸屬；一般來說，職業相關的因素要占大部分，才能認定是職業病。從預防的觀點來看，只要是跟工作有關係，都應該要辨識出來，以便從工作的環境與條件著手預防。

一、職業相關疾病與職業病

對於罹患職業病勞工的照顧，不同國家各自有法律規範；符合法律規定的疾病才能稱爲**「職業病」**（**occupational disease**）。所以，在我國被認定爲職業病的案例，在其他國家不一定會被認定。一般來說，雇主要負絕大部分的照顧責任，所以在理論上職業相關的因素要占發病原因的大部分（百分之五十以上），才會認定是職業病。但是，從預防的觀點來看，只要是跟工作有關係，即使職業相關的因素占發病原因不到百分之五十，甚至是勞工本身的疾病（罹病與職業沒有關係）因爲職業相關的因素而加重，也應該要設法從工作的環境與條件著手預防。因此，歐盟跟部分歐盟以外的國家，將任何因工作場所因素而發生或加重的疾病，包括許多職業與非職業因素導致的疾病，統稱爲**「職業相關疾病」**（**work-related disease**）[2-3]。

原則上，被認定爲職業病的，才會有職業災害相關的補償。但是，有的國家在特別考量的情況下，職業相關疾病也會受到跟職業病相似的補償；我國也是有這種情形。例如，精神疾病當中，被我國列爲職業病的只有工作中遭受嚴重身體傷害（physical injury）之後所發生的**創傷後壓力症候群**（**post-traumatic stress disorder，簡稱 PTSD**）[4]；但是根據《勞工職業災害傷病審查準則》規定，精神疾病與執行職務有相當因果關係者，可以視爲職業病接受補償 [5]。另一方面，並不是所有職業相關的因素占發病原因大部分的職業病都可以作爲申請補償的標的；經認定爲職業病，而且可依法補償的，稱爲**「可補償之職業病」**（**compensable occupational disease**）。在許多國家都由保險來分擔職業病的補償，而保險系統畢竟要衡量各種因素才能夠運作。

二、職業病定義的國際共識

國際勞工組織（International Labour Organization，簡稱 ILO）的職業病種類表（ILO List of Occupational Diseases）代表了國際對於職業病定義的共識 [6]，而將職業病用表列出來。一個疾病要列入這個表裡面，有以下幾個條件：

1. 疾病的發生與特定致病因（agent）、暴露（exposure）或作業（work process）具有因果關係。
2. 疾病的發生與特定工作環境及（或）特定職業有關。
3. 疾病發生在某些工作族群的頻率高於其他工作人口的平均發生率。
4. 有科學證據建構了暴露於病因後明確定義的疾病型態（pattern of disease）、以及病因的可能性（plausibility of cause ；也就是根據現有的知識，病因導致疾病是合理的）。

根據這些條件，國際勞工組織列出四類職業病：

1. 因工作中暴露於致病因而發生的職業病（occupational diseases caused by exposure to agents arising from work activities），包括化學性、物理性、生物性因素引起的疾病及感染症或寄生蟲疾病。
2. 以標的器官系統列出的職業病（occupational diseases by target organ systems），包括呼吸系統疾病、皮膚疾病、肌肉骨骼疾病、及精神與行為疾病（mental and behavioural disorder）。
3. 職業性癌症（occupational cancer）。
4. 其他職業病。

國際勞工組織的職業病種類表最近一次修訂，是在 2010 年，代表了國際對於職業病定義的最新共識。跟過去比較，有兩項特點，一個是將精神與行為疾病列入，列了創傷後壓力症候群；另一個是每種職業病都有一個開放項目（open item），如果有因工作中暴露於病因而發生的職業病沒有列入該種職業病，各國可以自行加入。

三、我國對職業病的定義

在我國，職業病是「職業災害」的一種。依據《職業安全衛生法》，「職業災害」是指「因勞動場所之建築物、機械、設備、原料、材料、化學品、氣體、蒸氣、粉塵等或作業活動及其他職業上原因引起之工作者疾病、傷害、失能或死亡」[7]。所以，我國職業病的定義是「因勞動場所之建築物、機械、設備、原料、材料、化學品、氣體、蒸氣、粉塵等或作業活動及其他職業上原因引起之工作者疾病」。根據《職業安全衛生法施行細則》，「勞動場所」包括「一、於勞動契約存續中，由雇主所提示，使勞工履行契約提供勞務之場所。二、自營作業者實際從事勞動之場所。三、其他受工作場所負責人指揮或監督從事勞動之人員，實際從事勞動之場所。」而「職業上原因」是指「隨作業活動所衍生，於勞動上一切必要行為及其附隨行為而具有相當因果關係者」。

如同許多國家，我國對於職業病是採用正面表列，列在《勞工保險條例》的「勞工保險職業病種類表」（第 34 條附表），後來又陸續加了一些「增列職業病種類項目」，在現行的《勞工職業災害保險傷病審查準則》中則以附表《勞工職業災害保險職業病種類表修正規定》（以下簡稱「職業病種類表」）呈現。但是，對於沒有列入的疾病，可以依據《勞工職業災害保險傷病審查準則》規定，經由勞動部職業疾病鑑定委員會鑑定，而被認定為職業病。

勞動部職業疾病鑑定委員會採委員制，由委員投票決定鑑定結果，分成書面審查與開會審查兩個階段；書面審查沒有能夠作成鑑定決定時，才會進行開會審查。

第二節　職業病的認定

雖然對於職業病的認定不同國家各自有法律規範，國際間仍有相當程度的共識。在實務上，職業病的認定可分為「一般因果關係」及「個案因果關係」兩個階段，「一般因果關係」成立的情況下，才能就個案來進行「個案因果關係」的認定。

一、職業病認定的一般原則

「一般因果關係」是就群體來看的關聯性，也就是說綜合基礎醫學、臨床醫學、流行病學等的科學文獻證據，某一群有相同特定危害暴露（原則上是指從事某種職業，也可以是從事某種作業）的工作族群罹患某種特定疾病的比例（機率）比一般人（或其他的工作族群）高，而證據力近乎 100% 。也就是說，職業病的認定是以工作族群（從事某種職業的人，也可以是從事某種作業的族群）爲原則，必須要先建立一個職業（或一種作業）與疾病的因果關係。國際勞工組織將能夠通過「一般因果關係」職業病認定的疾病用表列出來。許多國家，包括我國在內，比照這種作法用表列的方式簡化「一般因果關係」的認定。「一般因果關係」成立的情況下，才能進入第二個階段，認定某個特定個案罹患的某種特定疾病是否由職業暴露所引起。

國際間對「個案因果關係」認定起源於英國的職災勞工補償，有「**業務起因性**」（**arise out of employment**）及「**業務遂行性**」（**in the course of employment**）兩個要件。「業務起因性」是指伴隨著勞工提供勞務時所可能發生之危險已經形成，且該危險之形成爲經驗法則一般通念上可認定者 [8] 。「業務遂行性」是指災害發生於勞工執行職務的過程中；執行職務的過程是基於勞動契約在事業主指揮監督之下的從事工作，執行職務範圍包括業務本身行爲及業務上附隨必要合理行爲。「個案因果關係」的認定需要先確定個人工作、暴露、疾病的三個事實 100% 存在，然後以優勢證據理論進行「工作造成暴露」以及「暴露造成疾病」兩個因果關係的判斷。「優勢證據理論」是依據支持與不支持相比，那種證據力較大來斷定。

職業病的認定是一項醫學專業，但本質上是一項因果關係判斷的工作，如同法官判案，醫師之間有時會有不同的見解。我國對於各種表列職業病訂有「認定參考指引」，使醫師的判定能有相當程度的一致性。原則上，必須先檢視個案罹患的疾病是不是在《勞工職業災害傷病審查準則》的職業病種類表中；如果是的話，再檢視個案從事的工作是不是符合職業病種類表中列的「適用職業範圍、工作場所或作業」；如果符合，就通過「一般因果關係」。接著，就可以根據這個疾病的認定參考指引收集疾病證據進行「個案因果關係」的認定。

（一）證據的收集

一般情況，需要收集疾病證據、暴露證據、及流行病學證據，才能進行職業病的「個案因果關係」的認定。要認定職業病的先決條件是先要有疾病的存在（疾病的事實接近 100% 存在），而且要有明確的疾病診斷。有些人因爲在工作中接觸到有害物質，沒有疾病的發生，當然也就不能做職業病的認定。疾病的證據方面，通常首先出現的，是患者感受到的症狀，或者是健康檢查時被發現的異常結果，包括實驗室檢驗、醫學影像等。由於症狀是主觀的，往往需要有醫師看診檢查的發現，才能成爲可信的證據。但是，醫師看診的發現仍然有一些醫師主觀的成分，要達到客觀的診斷，常常還需要實驗室檢驗、醫學影像這些更客觀的證據。有些疾病甚至要顯微鏡下的病理診斷，才能確定。如果是這種狀況，就必須要取得病理診斷依據，才能進行職業病認定。此外，許多疾病會有類似的臨床表現，必須做鑑別診斷。畢竟職業病的認定本質上是一項因果關係判斷，不同的疾病，病因會有不同，不能確定診斷，就不能確定病因；不能確定病因，就不能對工作與疾病的因果關係做出正確的判斷。

確認疾病的存在之後，接著要確認引起疾病的原因確實存在於工作環境中。爲了進行「工作造成暴露」以及「暴露造成疾病」兩個因果關係的判斷，暴露的資料不只是要證實引起疾病的原因確實存在於工作環境中，而且要盡可能詳盡，應該包括暴露量（例如化學物質的濃度）的高低、暴露的頻率、暴露時間的長短。理想的情況下，希望能有針對這項暴露的環境檢測的資料；但是要考慮環境檢測資料的可靠性，還要考慮這些資料是不是足夠建構個案所有跟發病有關的暴露情況，因爲過去的資料往往無法取得。個案的生物指標，例如血液與尿液中的暴露物質（或是暴露物質的代謝產物）濃度，甚至暴露後引起的生理指標變化（例如腎臟功能減損），常常能幫助暴露的評估；但是要注意工作環境以外的暴露來源對這些指標也會有影響，而且有些指標的特異性不高（例如腎臟功能），會受到跟暴露無關的其他因素影響。特異性越高的指標，證據力越強。除了發病當時的工作外，先前的工作環境資料也要收集。許多致病因的作用有潛伏期，不一定會在短時間內發病；而暴露量也往往需要累積到一定的程度才會導致疾病。在暴露本身的資料之外，還要考慮會影響暴露的因素，例如工程上的保護措施、防護具的使用等，才能正確地依據現有的指引判斷暴露的程度與情況是不是能夠引起這種職業病。

對於職業病的認定，還要收集流行病學的證據。「疾病發生於某些工作族群的頻率高於其他工作人口的平均發生率」是職業病認定的國際共識之一，所以同一工作環境下的同仁，或在其他工作場所從事相同作業的勞工，也有相同或類似的疾病，是認定職業病的有力證據。職業病種類表中的「適用職業範圍、工作場所或作業」有不少是「使用、處理、製造……之工作場所」，需要檢視文獻中的流行病學資料才能認定。國際勞工組織對於科學證據的評估有以下幾個考慮 [6]：

1. 相關性的強度（strength of association）：暴露對疾病發生的影響越強，因果相關的可能性越高；一般來說，流行病學研究結果的**相對危險性**（**relative risk**）要在 2 以上，才被認爲是有足夠強度的相關性。

2. 結果的一致性（**consistency**）：不同的研究文獻有相似的結果與結論。
3. 相關的特異性（**specificity**）：暴露於特定的病因導致一種明確的疾病型態。
4. **時序性**（**temporality** ；又稱 **time sequence**）：疾病的發生在於暴露的一段時間之後，而這段時間與生物學上的致病機轉相符。
5. **劑量反應關係**（**biological gradient**）：暴露的量越高、時間越長，疾病的嚴重程度與發生率越高。
6. 生物學上的**可行性**（biological **plausibility**）：依據目前所知的毒理學、化學、物理學及其他性質，這種致病原因引起這種疾病是可以合理解釋的。
7. 證據的**合理性**（**coherence**）：綜合各項證據（例如人類流行病學與動物實驗），可以大致合理推論暴露與疾病之間有因果關係。
8. **介入（實驗）的研究**（**interventional studies**）：由工作環境或作業活動移除或減低一種特定因素之後，使一種特定疾病的發生率減低，甚至完全消滅。

在這些項目當中，時序性是必要的考量；其他項目符合的越多，因果相關的可能性越高。

（二）因果關係的認定

收集疾病、暴露、流行病學三項證據之後，才可以用優勢證據理論進行「工作造成暴露」以及「暴露造成疾病」兩個**因果關係**（**causal relationship**）的判斷；也就是說，工作造成暴露的貢獻度以及暴露造成疾病的貢獻度都要超過 50%，才能認定個案罹患的是職業病。實務上，所謂工作貢獻度超過 50%，並不是眞的要精算工作貢獻度百分比，而是要判斷工作因素與非工作因素的貢獻度哪一個比較大；好比是天秤的兩邊重量相比，工作因素較重（大），才可以認定是職業病。

如前面有關文獻證據判讀所說明的，時序性是因果關係認定必要的考量；在個案因果關係的認定也是這樣。個案因果關係的時序性最基本的條件是從事目前的工作以前沒有罹患這個疾病，也就是發病在暴露之後。但不只是這樣；還要考慮**誘導期**（**induction period**，從接受到暴露之後到疾病發生的這段時間）以及**潛伏期**（**latent period**，從疾病發生到出現臨床表現的這段時間）。也就是說，在從事這項工作之後，經過適當的時間才發病。時間間隔太短，要考慮是不是前一個、甚至更早之前的工作引起。從事這項工作前就有的疾病，因爲從事這項工作而發生明顯的惡化或復發，一般情況下不能認定是職業病。所以，患者過去的病歷要仔細檢視；有的疾病症狀一開始不明顯，而許多患者在症狀變得很嚴重了才去看病。此外，改善工作環境或離開原來的工作環境之後，疾病的臨床表現減輕或消失，也可以作為因果關係認定的參考。

除了考慮工作上的暴露之外，還要考量其他的致病因素；職業因素造成疾病的可能性要大於非職業因素造成疾病的可能性，才能認定是職業病。舉例來說，吸菸會導致許多疾病，如果患者有吸菸的習慣，要合理考慮吸菸這個因素；例如戒菸 15 年以後，有些跟吸菸有關的疾病發生率會降到跟沒有吸菸習慣的人差不多。

雖然職業安全衛生的目標是要保護所有的勞工，職業病的認定是採用「一般人模式」，也就以一般工作人口的常態來判斷。有的人因為特殊體質，對於某些健康危害的耐受度較差，在一般人不會生病的暴露狀況下，也會生病。這樣的話，個人體質因素占發病原因的成分較高，原則上不被認定是暴露造成疾病的貢獻度超過 50%，所以也不會被認定是罹患職業病。

對於職業病的補償，我國與一般國家一樣，都是採「無過失主義」，也就是職業病的認定純粹是因果關係的判斷，而不追究疾病的發生是不是因為誰有過失。例如雇主提供了防護具給勞工，勞工因為沒有配戴而罹患疾病，雖然是勞工的過失，仍然可以被認定為職業病。

（三）職業病的認定——以減壓症為例

減壓症（**decompression sickness**）是國際勞工組織職業病種類表所列的職業病，屬物理性因素引起的一種疾病 [6]，是從高氣壓工作環境轉移到低氣壓環境所引起。減壓症也屬於我國職業病種類表「異常氣壓減壓症」，適用範圍是「工作於異常氣壓下之工作場所」[4]。減壓症主要由原本在高壓環境中溶解在組織內（包括血液中）的惰性氣體（通常主要是氮氣）當環境壓力減低時由組織內釋放出來形成氣泡，這些氣泡在組織間隙或血管內形成的壓迫、堆積和阻塞所引起，曾經是我國最常被通報的職業病。這種病常發生於潛水伕，所以又俗稱**潛水伕病**（**divers' disease**）。潛水伕在下潛時環境壓力增加，高分壓的氮氣會逐漸地溶入組織中直到平衡（飽和）為止；相反的，當潛水伕浮上水面時環境壓力減低，原先溶入組織的氮氣會由組織內釋放出來形成氣泡進到組織間隙和血管內，這些氣泡會直接對細胞造成傷害，也會阻礙血液循環造成缺血和缺氧，而導致組織病變及臨床症狀。

當一位從事潛水工作的潛水伕得到減壓症，由於減壓症屬我國職業病種類表的表列疾病，而潛水伕主要工作於異常氣壓下的工作場所，是非常典型型的高危險群，甚至被用來稱呼這種疾病（潛水伕），可以被認定為符合「一般因果關係」；接著就可以根據這個疾病的認定參考指引收集證據來判斷是否符合「個案因果關係」[9]。判斷個案因果關係需要收集疾病、暴露、流行病學三項證據。

首先要收集疾病證據，確認減壓症的診斷。通常患者是因為出現症狀才就診，所以要對照患者的症狀是不是跟減壓症的相關症狀符合。減壓症可分為第一型、第二型及第三型等三種 [9]。第一型（輕微型）減壓症主要是氣泡充塞於皮下組織、關節或肌肉之間引起，症狀包括疲倦、皮膚癢、皮膚紅疹、局部皮下氣腫及關節痛，其中以關節痛最為常見，所有患者中 80% 至 85% 有肌肉關節疼痛。第二型（嚴重型）主要是氣泡充塞於神經系統，呼吸系統、心臟血管系統等引起，症狀包括（1）中樞神經系統方面的頭痛、頭昏、噁心、嘔吐、舌歪、嘴斜、言語障礙、意識模糊、半昏迷、昏迷、抽搐、死亡；（2）視覺方面的視覺模糊、複視、偏盲、失明、瞳孔放大；（3）聽覺及平衡方面的耳鳴、耳聾、暈眩、嘔吐、眼球震顫；（4）呼吸系統方面的胸悶、胸痛、乾咳、呼吸困難；（5）胃腸系統方面的口渴、腹脹、打嗝、腹瀉；（6）感覺神經方面的四肢麻木或刺痛、面神經麻痺；（7）運動神經方面的四肢無力、左右半側身偏癱、步態不穩、協調困難；（8）脊椎神經系統方面的後下背痛、下半身麻痺、大小便失禁；（9）心臟血管系統方面的心肌缺氧所引起之胸悶胸痛及休克等；（10）上升途中發生劇烈之肌肉或骨骼酸痛。第三型（慢性型）減壓症的特色是骨端之無菌性壞死（aseptic necrosis），最常在髖骨、脛骨以及肱骨發生；第三型減壓症相對地常見於工作中常有減壓情況且反覆多次發作的患者。實驗室檢驗與醫學影像對減壓症的幫助較小，胸部 X 光檢查與電腦斷層有時可以看到較厲害的氣體栓塞症或氣胸。如果有缺氧性的骨壞死，醫學影像的檢查最好能對照過去的長骨 X 光（或骨掃描、核磁共振等）來為判斷，並排除其他造成原因。此外，由於中耳鼓膜或內耳圓窗的擠壓損壞，可能引起內耳氣壓傷害（barotrauma），造成暫時性或永久性的傳導型聽力障礙或神經感覺型聽力障礙 [9]。

確認疾病的存在之後，接著要確認引起疾病的原因確實存在於工作環境中，也就是患者確實在異常氣壓下的場所工作。暴露證據對減壓症的認定尤其重要，因為減壓症的症狀可以發生在許多其他疾病。對於潛水伕，要完整並且詳細詢問作業的深度和時間、潛水的次數，尤其是潛水深度；深度大於 9 公尺為異常氣壓暴露，少於 9 公尺一般不需要減壓過程。但是，這不是唯一考慮；會不會發生減壓症仍然有許多因素，尤其是患者有沒有違反加、減壓規則，包括加、減壓的速度與時間。此外，在作業當中作劇烈運動或從事過重的工作，以及患者本身健康情況也會影響。

在流行病學的證據方面，減壓症既然又稱爲潛水伕病，發生於潛水伕的頻率顯然高於其他工作人口的平均發生率，有不少相關文獻。要收集的資料主要是一起工作的同仁是不是有相同或類似的疾病；如果有，是認定職業病的有力證據。

減壓症的病發時間很短，常在潛水結束後很快出現。第一型減壓症的患者有 50% 至 60% 於回到水面後 1 小時內發病，90% 的患者於回到水面後 6 小時內發病。第二型減壓症的患者中有 50% 會於回到水面後 5 分鐘內就發病，有 90% 於 6 小時內會發病。由於減壓症是環境氣壓下降太快所引起，改變環境氣壓，讓組織與血液中氣泡再溶解回去，疾病的臨床表現減輕或消失，也可以作爲因果關係認定的參考。事實上，高壓氧艙有這樣的功能，是減壓症的常規治療方式。

除了考慮工作上的暴露之外，還要考量其他的致病因素。例如，不是爲了工作的潛水活動；此外，以缺氧性的骨壞死爲例，要排除酗酒、類固醇使用等因素。

對於職業病的補償，我國是採「無過失主義」，也就是職業病的認定純粹是因果關係的判斷，而不追究疾病的發生是不是因爲誰有過失。例如潛水伕沒有依照減壓表減壓而罹患減壓症，雖然是勞工的過失，仍然可以被認定爲職業病，進而獲得勞工保險補償。

二、我國對職業病認定的特殊考量

由於國情的差異、社會大眾的關心、以及對罹病勞工的照顧，我國政府對於不屬於職業病的某些工作相關疾病，會有特殊的考量；在實務上，尤其是補償方面，視爲職業病。依據《勞工職業災害保險傷病審查準則》，目前有兩種疾病是屬於這一類：（1）促發或惡化與作業有相當因果關係的腦血管及心臟疾病，（2）與執行職務有相當因果關係的精神疾病者疾病。由於科學證據還不充足，對於這兩種疾病，政府邀請專家蒐集有關的最新醫學知識，公布定型化的基準，作爲認定的依據。

（一）精神疾病

民國 97 年 5 月 1 日前行政院勞工委員會公告增列之「勞工保險職業病種類項目」中，包含「**創傷後壓力症候群**」（**post-traumatic stress disorder**），是我國第一個正面表列的職業精神疾病。跟其他職業病明顯不同的是，「適用職業範圍、工作場所或作業」是「工作中遭受嚴重身體傷害（physical injury）之後所發生的精神症候群」，而不是特定的職業範圍、工作場所或作業；也就是說，所有職業的人都可以被認定，成爲職業病中的特例。但是，國際勞工組織在兩年之後也將創傷後壓力症候群列入職業病種類表，成爲國際共識。

民國 97 年 7 月 17 日行政前院勞工委員會函示：「核釋勞工保險條例第 34 條第 1 項所定勞工保險職業病種類表第 8 類第 2 項規定『由中央主管機關核准增列之職業病』，包含經行政院勞工委員會職業疾病鑑定委員會鑑定爲被保險人因執行職務（工作）所致之疾病，其中憂鬱症限於重度以上。」將重度以上憂鬱症指定爲另一種職業病。會這樣做的原因，在隔日的新聞稿有說明：「有鑑於因工作造成憂鬱症的情形日益增多，且雇主有責任照顧員工的心理健康，已漸成爲世界趨勢。故縱使憂鬱症係多元因素引發，其認定易造成醫病、勞資間之爭議，但勞委會本於保障勞工職災權益的立場，仍認爲職場所造成之憂鬱症應及早納入職業病種類表規範。」

民國 98 年 11 月 6 日《勞工保險被保險人因執行職務而致傷病審查準則》增列第 21 之 1 條規定：「被保險人罹患精神疾病，而該項疾病與執行職務有相當因果關係者，視爲職業病。」將所有的職業相關精神疾病都納入可接受勞工保險補償的範圍，但是沒有進一步將其他精神疾病納入「增列職業病種類項目」。民國 111 年 3 月 9 日因應《勞工職業災害保險及保護法》的實施，勞動部發布將《勞工保險被保險人因執行職務而致傷病審查準則》修正爲《勞工職業災害保險傷病審查準則》，仍保留這項條文爲第 20 條。在實務上，政府公告有《工作相關心理壓力事件引起精神疾病認定參考指引》作爲職業相關精神疾病的認定依據 [10]，必須在發病前 6 個月內有工作相關心理壓力事件才能被認定。至於創傷後壓力症候群，由於工作中遭受嚴重身體傷害之後所發生的是屬於「增列職業病種類項目」，另公布有《職業相關之創傷後壓力症候群認定參考指引》[11]；這個指引在民國 110 年修訂以前，認定基準比《工作相關心理壓力事件引起精神疾病認定參考指引》嚴格，形成創傷後壓力症候群這種職業病的個案反而比其他僅僅是工作相關的精神疾病個案不容易被認定的怪現象，因此修訂後的新版本特別註明：「對於確診有精神疾病而不符合本指引的個案，仍可依循《工作相關心理壓力事件引起精神疾病認定參考指引》認定其工作之相關性。」

精神疾病的診斷跟其他疾病不一樣，非常依賴患者對症狀的主觀敘述而大多缺乏可靠的實驗室檢驗或醫學影像驗證。隨著時間的進展，或是患者對症狀的描述不同，診斷會改變，造成疾病證據收集上的困難。因此，根據認定指引，需要精神科醫師追蹤治療一段時間，且累積相當次數的門診後出具診斷證明，並註明診斷之國際疾病分類第十版（ICD-10）編碼才能確定疾病。如果患者過去有精神疾病的病史，必須經過積極治療後，一年以上無需治療而沒有症狀，之後再發病，才可以當做是新發生的疾病。

（二）腦血管及心臟疾病

腦血管及心臟疾病致病原因並不只一種，可能是由幾種病因所引起的，主要的因素是患者原本就有的疾病或其他原因。醫學上認爲職業並不是直接形成腦血管及心臟疾病的主要因素，所以最新版的國際勞工組織職業病種類表沒有納入腦血管及心臟疾病。基本上，腦血管及心臟疾病只是「個人疾病惡化型」疾病；也就是個人原本就有的疾病惡化 [12]。但是，如果職業是造成腦血管及心臟疾病明顯惡化的原因時，我國政府允許認定爲職業病，並依據《勞工職業災害保險傷病審查準則》第 19 條規定（被保險人疾病之促發或惡化與作業有相當因果關係者，視爲職業病）作爲勞工保險職業災害給付的對象。雖然，條文中並沒有指明，在實務上，這條準則只適用於腦血管及心臟疾病。

即使在平常的日常生活當中，原本有的疾病就可能被促發而急性發作，經醫學研究得知，能促發腦血管及心臟疾病的因子除了工作負荷之外，還包括：外傷、體質、飲食習慣、氣溫、吸菸、飲酒、藥物作用等。我國在民國 80 年參考日本 1987 年版的基準訂定《職業引起急性循環系統疾病診斷認定基準》，主要考量在於異常事件與短期間工作過重所引起腦血管及心臟疾病的急性發作。民國 93 年，參考日本 2001 年版基準，增訂了長期蓄積疲勞促發腦血管及心臟疾病的認定基準，民國 97 年將這個基準改名爲《職業引起急性循環系統疾病診斷認定參考指引》，民國 99 年再改名爲《職業促發腦血管及心臟疾病（外傷導致者除外）認定指引》。在實務上，「職業促發腦血管及心臟疾病」俗稱爲「過勞」，常被跟過度超時工作畫上等號。其實，促發腦血管及心臟疾病的職業相關因素除了超時工作之外還有許多其他生理與心理的壓力；況且僅僅超時工作而沒有促發腦血管或心臟疾病，那就連疾病證據都沒有，更別說是職業病了。

國際間除了我國以外，只有日本、韓國等少數國家將腦血管或心臟疾病列入職業災害給付範圍。而且，並不是所有腦血管或心臟疾病的診斷都可以被考慮爲「過勞」；原則上，必須是這項指引列出的疾病才能夠作爲認定的對象。目前列入的「目標疾病」包括腦血管疾病當中的腦出血、腦梗塞、蜘蛛膜下腔出血、及高血壓性腦病變，以及心臟疾病當中的心肌梗塞、急性心臟衰竭、主動脈剝離、狹心症、嚴重心律不整、心臟停止、及心因性猝死。即使如此，如同《職業促發腦血管及心臟疾病（外傷導致者除外）認定指引》中引述，依據國際勞工組織 2005 年推估職業原因對循環系統疾病的貢獻度爲 23%，歐盟推估職業原因對冠狀動脈心臟疾病的貢獻度爲 5% 至 10%，而丹麥的研究推估職業原因對缺血性心臟疾病的貢獻度在男性爲 17%、在女性爲 22% ；都遠低於職業病認定所須「職業原因對疾病發生貢獻度超過 50%」的原則。不同於一般職業病的認定，「職業促發腦血管及心臟疾病」認定的基本原則是：原有腦血管及心臟疾病危險因子的人，在某工作條件下，促發原本疾病的機率較高，或是被認定會超越自然進行過程而明顯惡化原本疾病。所以，同樣是原本不屬職業病而被我國勞工保險視爲職業病作爲補償的標的，「過勞」與精神疾病的情況並不一樣。「過勞」的認定是基於職業對疾病促發與惡化（超越自然進行過程而明顯惡化）的貢獻度，所以原有的疾病可以被認定；甚至可以想見，原則上被認定的個案都是原本有腦血管及心臟疾病危險因子的人。雖然依據認定指引，「即使是不屬於認定基準所列舉的疾病，若能證實其與職業有關時，仍應以職業疾病處置」，國際勞工組織的職業病種類表裡「以標的器官系統列出的職業病」並不包括循環系統疾病，所以這種情況應該是極少發生的。而工作相關心理壓力事件引起精神疾病的認定仍然是以職業對疾病發生的貢獻度做考量，原有疾病的促發與惡化不被認定。

根據認定指引的說明，認定指引是蒐集有關特定疾病的最新醫學知識，將在何種複數條件下會造成發病的情形予以歸納。最新版指引列入的促發疾病之危險因子包括氣溫、運動及工作過重負荷；職業原因貢獻度超過 50% 的個案可以被認定。在氣溫方面，寒冷、炎熱、溫度的急遽變化可能會促發腦血管及心臟疾病。在運動方面，運動時耗用比平時更多的血液中氧氣，原本有心臟血管疾病的人遇到血液中氧氣供應不及，可能會促發疾病發作。在工作負荷方面，與工作有關的重度體力消耗或精神緊張（含高度驚愕或恐怖）等異常事件，以及短期、長期的疲勞累積等過重的工作負荷，都可能促發目標疾病。從事重度體力消耗的工作與運動類似，耗用比平時更多的血液中氧氣。高度驚愕或恐怖等造成精神緊張的異常事件，會導致血壓急遽上升，所以可能促發目標疾病。會累積疲勞而形成工作負荷過重的工作型態包括有：（1）不規則的工作；（2）工作時間長的工作；（3）經常出差的工作；（4）輪班工作或夜班工作；（5）在某些特殊工作環境下工作，包括異常溫度環境、噪音、時差；（6）伴隨精神緊張的工作（表 18-1 ）。

表 18-1：我國對工作型態之工作負荷評估

<table>
<tr><th colspan="2">工作型態</th><th>評估負荷程度應考量事項</th></tr>
<tr><td colspan="2">不規律的工作</td><td>對預定之工作排程的變更頻率及程度、事前的通知狀況、可預估程度、工作内容變更的程度等。</td></tr>
<tr><td colspan="2">工作時間長的工作</td><td>工作時數（包括休憩時數）、實際工作時數、勞動密度（實際作業時間與準備時間的比例）、工作内容、休息或小睡時數、業務内容、休憩及小睡的設施狀況（空間大小、空調或噪音等）。</td></tr>
<tr><td colspan="2">經常出差的工作</td><td>出差的工作内容、出差（特別是有時差的海外出差）的頻率、交通方式、往返兩地的時間及往返中的狀況、是否有住宿、住宿地點的設施狀況、出差時含休憩或休息在内的睡眠狀況、出差後的疲勞恢復狀況等。</td></tr>
<tr><td colspan="2">輪班工作或夜班工作</td><td>輪班（duty shift）變動的狀況、兩班間的時間距離、輪班或夜班工作的頻率等。</td></tr>
<tr><td rowspan="3">作業環境</td><td>異常溫度環境</td><td>低溫程度、禦寒衣物的穿著情況、連續作業時間的取暖狀況、高溫及低溫間交替暴露的情況、在有明顯溫差之場所間出入的頻率等。</td></tr>
<tr><td>噪音</td><td>超過 80 分貝的噪音暴露程度、時間點及連續時間、聽力防護具的使用狀況等。</td></tr>
<tr><td>時差</td><td>5 小時以上的時差的超過程度、及有時差改變的頻率等。</td></tr>
<tr><td colspan="2">伴隨精神緊張的工作</td><td>1. 伴隨精神緊張的日常工作：業務、開始工作時間、經驗、適應力、公司的支援等。
2. 接近發病前伴隨精神緊張而與工作有關的事件：事件（事故或事件等）的嚴重度、造成損失的程度等。</td></tr>
</table>

資料來源：摘自《職業促發腦血管及心臟疾病（外傷導致者除外）認定指引》。

第三節　職業病的治療

職業病的治療與非職業病的治療有兩個明顯的不同點，一個是需要找出工作環境的致病因素，停止或減少這些因素的暴露；另一個是以復工為首要目標，而不只是把病治好。

職業病的治療最重要的是找出工作環境的致病因素，停止或減少這些因素的暴露。如果沒有針對導致發病的因素改善工作條件，職業病很可能一再復發而沒有獲得根本治療。在同一個作業場所，一起工作的勞工會接觸到類似的危害，所以針對導致發病的因素改善工作條件往往也預防了職業病影響範圍的擴大。要找出工作環境的致病因素，或是針對致病因素改善工作條件，有時候必須到工作現場訪視，甚至要對懷疑的致病因素進行量測。所以工作現場訪視不僅對職業病的認定有幫助，有時候也是治療職業病必須要做的。

工作現場訪視之後，找出工作環境裡導致疾病的可能原因，如果一時沒有解決的方式，將患者暫時調離這個工作現場（醫療移離），有時候也是治療職業病的一種有效方法。移離之後，患者病情的變化，也可以作爲職業病認定的參考。

職業病的治療是以復工爲目標，而不單單止於把病治好。一個患者在治療以後能夠回到家裡，甚至可以獨立生活，不表示能夠回去工作。工作往往需要用到比一般生活更多的技能，有更多的生理與心理負荷。所以，在疾病痊癒，甚至完成醫療復健之後，往往還需要針對工作的需求作訓練，才能回去工作。回到原來的工作，是理想的狀況；有時候，會需要做一些改變，例如環境的改造、使用輔助工具、變更工作流程等，才能做原來的工作。如果沒有辦法回到原來的工作，則希望能在原來的工作單位找到合適的工作，或者在其他的工作單位找到合適的工作；當然，有時候，也會需要做一些改變才能達成這個目標。另一方面，患者可能會學習新技能，接受一些訓練，才能找到合適的工作。復工往往需要時間準備，所以在患者的病情許可情況下越早計畫越容易成功。

在治療職業病的同時，要注意患者的心理狀況以及家庭與社會支持系統。不少患者即使沒有罹患創傷後壓力症候群，也因爲職業病或是伴隨職業病而來的問題，例如收入減少，而心理受到影響。尤其是久久無法回去工作的患者，除了經濟問題，也與社會有些隔閡，是產生心理問題的高危險群。此外，跟雇主或肇事者的糾紛，甚至必須走法律途徑，都加重心理負擔。在部分的個案的身上，這些心理負擔又會以身體的症狀表現，或是讓原有的症狀遲遲不癒，甚至加重病情。所以，職業病的治療不僅需要身心兼顧的全人的照顧，甚至家庭問題、勞資關係、法律與社會問題，都要顧慮到。

第四節　職業病的預防

預防勝於治療是健康照顧的通則；職業病是可以預防的，所以比非職業相關的疾病更重視預防。在美國，職業醫學專科是屬於預防醫學的次專科；我國沒有預防醫學的專科設置，即使全民健康保險提供了良好的治療體系，整體預防醫學的發展相對落後。職業病的治療是以復工爲目標，所以在預防上也比非職業相關的疾病更重視三段五級的全面內容。

在初段預防的健康促進方面，即使是對一般疾病，工作場所也是進行健康促進最好的地方；工作場所的健康促進措施可以觸及整個人口的一大部分，而且推動成功對勞工及雇主都有利益。除了一般疾病的預防措施，例如營養攝取、個性發展等，要特別注意適性配工、工作環境的一般衛生、及定期健康檢查。我國的《勞工健康保護規則》規定，雇主僱用勞工時，應依照規定的項目實施「一般體格檢查」；這項檢查的結果，可以作爲適性配工的依據，也可以作爲在職場辦理勞工健康教育及衛生指導的參考。

在特殊保護方面，最重要的是減少危害的暴露。從源頭做起，可以使用對健康沒有危害、或危害較輕的物質取代，也可以考慮使用機器代替人力操作。其次，可以利用工程控制的方式，例如將製程完全放在密閉的系統裡面進行、裝設局部的危害排除系統等。行政的措施，例如工作交替，對於累積性的肌肉骨骼系統疾病往往有不錯的效果。個人防護具的使用，對工作難免會有影響，甚至減低產能，應該是最後才考慮的手段。除了這些保護措施之外，政府規定事業單位要做某些健康危害的環境檢測；對於其他危害，事業單位還是應該根據各自的情況進行。除了進行區域的環境採樣之外，個人實際工作時的採樣，最能反映勞工的暴露程度，應該看狀況進行。某些事業單位刻意在危害較低的情況下進行環境檢測，不僅是浪費資源，也錯失預防的機會，如果員工罹患疾病，往往得不償失。

《勞工健康保護規則》規定雇主僱用勞工時應該實施一般體格檢查之外，還要求雇主僱用勞工從事政府設定的「特別危害健康作業」時應依規定項目實施「特殊體格檢查」，確認勞工並沒有不適合從事這些作業。除了這兩類從事工作前的「體格檢查」，《勞工健康保護規則》還有定期「健康檢查」的規定，是我國職業病次段預防最主要的措施。「健康檢查」也分爲「一般健康檢查」及「特殊健康檢查」兩類，目的是疾病的篩檢，達到早期診斷、早期治療的目標。「一般健康檢查」依照年齡分爲五年（未滿四十歲）、三年（四十歲以上未滿六十五歲）、及每年（年滿六十五歲）三種最短間隔，「特殊健康檢查」則是每年都要做。對於篩檢結果，雇主需要依照規定格式紀錄，發給員工，並且依規定期限保存。此外，應該對檢查結果進行分析與評估以及健康管理，對檢查結果異常的員工進行追蹤管理及健康指導，並根據檢查結果策劃實施勞工的健康教育、衛生指導、身心健康保護、健康促進等措施。以上的工作，《職業安全衛生法》規定勞工人數在 50 人以上的事業單位需要僱用或特約醫師及護理人員來辦理。尤其是「特殊健康檢查」的結果，《勞工健康保護規則》規定雇主要分級實施健康管理：第一級管理是對全部項目正常，或部分項目異常而經醫師綜合判定爲無異常的個案。第二級管理是對部分或全部項目異常，經醫師綜合判定爲異常而與工作無關的個案。第三級管理是對部分或全部項目異常，經醫師綜合判定爲異常而無法確定此異常與工作之相關性的個案。第四級管理是對部分或全部項目異常，經醫師綜合判定爲異常且與工作有關的個案。醫師對於屬第二級管理以上的個案，應註明不適宜從事之作業與其他應處理及注意事項；對於屬於第三級管理或第四級管理的個案，應註明臨床診斷；對於屬第四級管理的個案可以進行現場評估判斷是不是仍有工作危害因子，以便採取危害控制及相關管理措施。雇主對於屬第二級管理的個案應提供勞工個人健康指導；對於屬第三級管理的個案應請職業醫學科專科醫師實施健康追蹤檢查，必要時應實施疑似工作相關疾病的現場評估，且應依評估結果重新分級，並將分級結果及採行措施方式通報中央主管機關；對於屬第四級管理的個案，如果職業醫學科專科醫師評估現場仍有工作危害因子的暴露，應採取危害控制及相關管理措施。疾病的篩檢本來的對象是沒有症狀、甚至症狀輕微到可以忽視的族群，但是我國勞工普遍輕忽症狀、拖延就醫，即使健康檢查呈現相當嚴重度的異常結果，仍然不處理。所以雇主需要密切追蹤管理，否則就錯失早期治療的機會，不僅浪費資源，也危及生命。

第三段職業病預防的目標在於預防疾病繼續惡化而導致失能，理想狀況是恢復罹病前的機能，其次是減低永久性的失能程度。這一部分在前一節（**職業病的治療**）已經有描述的內容，不再重複說明。與非職業相關疾病不同，職業相關疾病幾乎都會牽涉補償與賠償。職業病患者經濟上遇到的困難，也會影響復健與復工；協助患者取得應有的補償與賠償，是第三段職業病預防重要的一環。在實務上，臨床醫療人員往往著重預防疾病的發生；在公共衛生領域講的疾病預防（包括職業病）不只是要預防發生，也要預防的疾病再發以及疾病導致的失能與死亡。在職業病的預防上，第三段預防的角色比在非職業病方面有更多的內涵。

第五節　我國常見的職業病

隨著社會的發展，我國常見的職業病種類也隨著改變。由於資料來源的不同，也會呈現不同的樣貌。長久以來，我國的職業病發生率被嚴重低估，而沒有可靠的單一資料來源。雖然理論上勞工保險的統計應該最接近眞實的數字，但是有許多勞工沒有參加勞工保險；而發生職業病的勞工即使有勞工保險，也不見得都會申請補償。前行政院衛生署檢疫總所在民國 80 年代創立了職業病的通報系統，但是只有少數的醫師參與通報。前行政院勞工委員會承接相關業務後，在全國各地以經費補助設立職業傷病診治中心（後改名爲職業傷病防治中心），通報量增加，但是離實際的發生率仍有差距。根據職業傷病防治中心（圖 18-1）以及其他資料來源，近年來我國常見的職業病應該依序是噪音性聽力損失、肌肉骨骼疾病、皮膚疾病、以及塵肺症。

一、噪音性聽力損失

長期工作於強烈噪音之工作場所所引起的噪音性聽力損失是目前最常被診斷的職業病。雖然眞正從事噪音作業的勞工人數只占所有勞工的一小部分，依據《勞工健康保護規則》規定，雇主必須每年執行特殊健康檢查；而依據勞工保險的規定，特殊健康檢查的費用可以申請補助，檢查結果必須通報。這樣幾乎全面篩檢的結果，使國內絕大部分的職業性聽力損失患者被診斷出來，而且通報到主管機關。

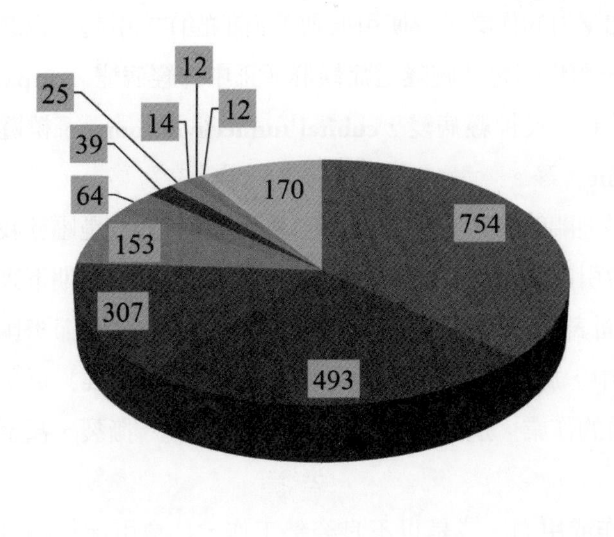

圖 18-1：我國 2021 年職業病防治中心職業病通報統計

二、肌肉骨骼疾病

在美國以及許多先進國家，最常被補償的職業病是背痛 [13] 。在我國，並不是所有職業相關的背痛都能被認定是職業病，正面表列的相關疾病是長期彎腰負重引起的腰椎椎間盤突出以及全身垂直振動引起的腰椎椎間盤突出。職業相關的腰椎椎間盤突出以長期負重引起（民國 85 年最初增列的時候稱為「長期工作壓迫引起」）的占絕大多數；全身垂直振動的暴露常出現在操作挖土機、推土機等大型機具或卡車、機車等交通工具，但國內的案例極少。單純的負重會引起腰椎椎間盤突出；單純的彎腰姿勢很少引起腰椎椎間盤突出，但是會使負重引起的腰椎椎間盤突出提早發病。事實上椎間盤突出是一種常見的人體老化現象，但是不一定會引起症狀；通常是椎間盤突出壓迫到神經才出現麻、痛。

除了腰椎之外，長期從事負重於肩或頭部工作會對頸椎椎間盤造成壓迫，如果導致椎間盤突出而產生症狀，也屬於我國的正面表列的職業病。單純的全身垂直振動很少引起工作相關的頸椎椎間盤突出，但是在特殊情況下，在國內也有少數案例報告，例如貨櫃車司機因貨櫃上下而引的劇烈震動 [14] 。

其他由壓迫造成之神經麻痺，如果是由手長期從事重覆性單調動作的作業、長時間用力握緊的作業、長時間用力反覆抓取物品的作業、經常需維持不自然姿勢操作的作業、必須直接對組織施加壓力的作業、或使用振動手工具的作業引起，也屬於我國正面表列的職業病；這一類疾病包括**腕隧道症候群**（**正中神經病變，carpal tunnel syndrome**）、**肘隧道症候群**（**尺神經病變，cubital tunnel syndrome**）、**橈隧道症候群**（**radial tunnel syndrome**）等。

從事工作時如果需要經常壓迫關節，長期下來會引起關節滑囊病變，是屬於我國正面表列的職業病。另一種會引起關節病變的作業是以蹲跪姿勢工作，長期下來會引起的膝關節病變，我國正面表列的職業病有半月狀軟骨病變以及骨關節炎兩種。由職業導致的關節病變當中，**旋轉肌袖症候群**（**rotator cuff syndrome**）更是常見，適用於長期重覆舉手過肩的作業，這種作業能導致肌腱的發炎、撕裂、甚至斷裂。

一般來說，負重、重覆動作或用力、或是以不良姿勢工作，都會引起相關肌肉的肌腱腱鞘炎及肌腱炎，屬於我國正面表列的職業病（表 18-2）。這一類疾病常見的有橈側伸腕肌肌腱病變引起的**肱骨外上髁炎**（**external humeral epicondylitis**，又稱 **lateral epicondylitis**，俗稱 **tennis elbow**，也就是「**網球肘**」）、前臂屈肌肌腱病變引起的肱骨內上髁炎（**medial humeral epicondylitis**，簡稱 **medial epicondylitis**，俗稱 **golfer's elbow**，也就是「高爾夫球肘」）、大拇指短伸肌及長外展肌之肌腱病變引起的橈骨莖狀突腱鞘炎（**De Quervain's tenosynovitis**，又稱 **De Quervain syndrome**，常譯成「迪奎文氏症」，俗稱「媽媽手」）、以及手指屈肌腱狹窄性肌腱鞘炎（**stenosing tenosynovitis**，俗稱 **trigger finger**，也就是「板機指」）。

表 18-2：我國正面表列的肌肉骨骼職業病

職業病名稱	適用職業範圍、工作場所或作業
長期壓迫引起的關節滑囊病變	長期從事工作時須經常壓迫關節之作業。
長期以蹲跪姿勢工作引起之膝關節半月狀軟骨病變、膝關節骨關節炎	長期從事以蹲跪姿勢工作之作業。
壓迫造成之神經麻痺：包括職業性腕隧道症候群（正中神經病變）、肘隧道症候群（尺神經病變）、橈隧道症候群等	長期從事重覆性單調動作之作業、長時間用力握緊或反覆抓取物品之作業、經常需維持不自然姿勢操作之作業、必須直接對組織施加壓力之作業及使用振動手工具之作業。
長期彎腰負重引起的腰椎椎間盤突出	長期從事彎腰負重工作等與椎間盤突出有明確因果關係之職業。
長期工作壓迫引起的頸椎椎間盤突出	長期從事負重於肩或頭部工作等與頸椎椎間盤突出有明確因果關係之作業。
肌腱腱鞘炎及肌腱炎	負重、重覆動作或用力，不良姿勢等工作引起。
全身垂直振動引起的腰椎椎間盤突出	長期工作於全身垂直振動之工作場所。
旋轉肌袖症候群（Rotator cuff syndrome）	長期重覆舉手過肩的工作。

肌肉骨骼疾病最常見的職業因素是人因性的危害，而這些危害也普遍存在於日常生活當中；事實上，大部分患者的肌肉骨骼疾病與工作的相關性不高，並不是職業病。然而，這些疾病大多是慢性發作，可靠的流行病學研究數據有限，因此訂定合理的認定標準是一項挑戰 [15] 。我國對各項表列疾病都訂有診斷參考指引，應該切實遵循，以減少爭議。

三、皮膚疾病

皮膚是人體最大的器官，也是最表層的器官，主要的功能之一是防止化學物質進入體內，但也同時暴露於各種化學物質。在使用、處理、製造各種刺激性之化學性、物理性、感染性或其他有害性致病因子之場所中工作而引起的皮膚或粘膜疾病是我國常見的職業病，尤其是接觸性皮膚炎占絕大多數。引起職業性皮膚疾病的常見化學品包括溶劑、煤煙、礦物油、柏油及粉塵，但是即使是一般的自來水，也會引起皮膚疾病。**接觸性皮膚炎（contact dermatitis）**分過敏性（allergic contact dermatitis）與刺激性（irritant contact dermatitis）兩種，其中過敏性皮膚炎的發生與個人體質有很大的關係，但是國際勞工組織仍然列入職業病種類表，我國也是，算是職業病的少數特例。

四、塵肺症

呼吸道是工作場所環境中的化學物質進入人體的主要途徑，所以職業性肺病是很早就在文獻中有紀錄的職業病。除了特定的化學物質，例如石綿，所有的粉塵被一起列為職業病的重要致病因素，會導致各種塵肺症。我國正面表列的這一類職業病適用範圍是「在粉塵作業場所工作之職業，因長期吸入粉塵，致肺臟發生纖維增殖性變化，以此變化為主體之疾病」，而「粉塵作業場所」是指從事該項作業之勞動者有罹患塵肺症之虞之工作及地點；此外，與塵肺症合併之肺結核症，及其他隨塵肺症之進展，發現與塵肺有密切關係的「合併症」也屬於適用範圍。

第六節　職業醫學簡介

「職業醫學科」是我國衛生主管機關最新成立的醫師專科，一直到民國 91 年才在臺北舉行的亞洲職業衛生學會（Asian Association on Occupational Health）學術研討會（Asian Conference on Occupational and Environmental Health）象徵性的頒發第一張專科醫師證書。所以，即使是醫師，也不見得對職業醫學有正確的認知。常見的錯誤觀念包括以為職業醫學科是內科的次專科、以為職業醫學專科醫師的主要任務是診斷治療職業病等。如前面所描述的，職業醫學科是我國獨立的一個醫師專科，在大部分的國家也是；在美國，職業醫學專科是屬於預防醫學的次專科，不是內科。以職業病的種類來看，在我國個案最多的是職業性重聽，第二多的是肌肉骨骼疾病；都不是基本上屬於內科的疾病。再以我國各醫院的職業醫學科門診的服務對象來看，外傷的患者通常多過疾病的患者。除了在醫療院所開設門診做職業病的診斷治療，職業醫學專科還從事勞工的健康檢查以及勞工健康服務，而且往往後兩項所占用的時間超過第一項。

「職業醫學」（occupational medicine）原本被稱爲產業醫學（industrial medicine）。雖然有不少學者相信西方醫學之父 Hippocrates 早在西元前 400 年就已經發現並記錄採礦作業勞工的鉛中毒 [16]，一般認爲職業醫學起始於義大利醫師 Bernardino Ramazzini，在 17 世紀寫了 *De Morbis Artificum Diatriba*（Diseases of Workers）這本書。職業醫學一開始的目標是治療勞工的職業傷害與職業病，但是隨著時代的進步，服務的對象擴展到勞工整體的安全與健康。現今職業醫學的主要目標是職場健康的維護，疾病與傷害的預防（而不是治療）才是重點，而且不局限在職業病與職業傷害；而次要目標是維持、甚至提升職場的生產力與社會適應（social adjustment）[17]。

改善職業安全衛生是企業良好的投資。國際社會保險組織（International Social Security Association）在 2007 至 2011 年間對位於世界各地區的 15 個國家進行一項調查，每百萬勞工訪問一家公司，每個國家不超過 40 家公司，總計有 300 家公司受訪 [18]。結果發現公司對職業安全衛生的投資報酬率平均是 2.2 倍；雖然有 9% 的公司收益不如投資，但是有 10% 的公司收益大概是投資的 7 倍或更高。收益最多的來源是員工動機與滿意度，以及企業形象的提升，而影響公司最大的是生產部分。

爲了保障工作者的安全及健康，我國訂有《職業安全衛生法》[7]，進而制定《勞工健康保護規則》。其中與職業醫學專科業務最有關聯的是勞工的健康檢查以及勞工健康服務；勞工健康檢查在第四節（**職業病的預防**）已經介紹過，不再重複。勞工健康服務的內容，在《勞工健康保護規則》有明確的規範，包括：一、勞工體格（健康）檢查結果之分析與評估、健康管理及資料保存。二、協助雇主選配勞工從事適當之工作。三、辦理健康檢查結果異常者之追蹤管理及健康指導。四、辦理未滿十八歲勞工、有母性健康危害之虞之勞工、職業傷病勞工與職業健康相關高風險勞工之評估及個案管理。五、職業衛生或職業健康之相關研究報告及傷害、疾病紀錄之保存。六、勞工之健康教育、衛生指導、身心健康保護、健康促進等措施之策劃及實施。七、工作相關傷病之預防、健康諮詢與急救及緊急處置。八、定期向雇主報告及勞工健康服務之建議。醫師執行這些業務時要到事業單位的現場，所以這些服務稱爲「臨場服務」。其中除了這些由醫事人員執行的服務之外，醫師還要與勞工健康服務相關人員配合職業安全衛生、人力資源管理及相關部門人員訪視現場，辦理：一、辨識與評估工作場所環境、作業及組織內部影響勞工身心健康之危害因子，並提出改善措施之建議。二、提出作業環境安全衛生設施改善規劃之建議。三、調查勞工健康情形與作業之關連性，並採取必要之預防及健康促進措施。四、提供復工勞工之職能評估、職務再設計或調整之諮詢及建議。

我國《職業安全衛生法》規定「事業單位勞工人數在五十人以上者，應僱用或特約醫護人員，辦理健康管理、職業病預防及健康促進等勞工健康保護事項」，但是世界衛生組織與國際勞工組織的目標是要讓每一位勞工都能獲得基本的職業衛生照護（basic occupational health services, BOHS）[19]。達到這個目標，是我國職業醫學發展的重要指標，也是世界各國職業安全衛生的一項挑戰 [15]

目前國內各醫學院只有少數在醫學系大學部開設獨立的職業醫學課程，而且僅有一個列爲必修課。因此，短期內我國的醫師絕大部分在養成過程中沒有修過職業醫學專業課程，對於職業醫學缺乏正確的認知。所以，職業醫學專科醫師訓練的內容包括了專業課堂課程（學科訓練），有環境職業病、毒物學、流行病學概論、生物統計概論、工業衛生概論、及環境職業醫學專題討論，各至少 32 小時（相當於兩學分）[20]。臨床與實務訓練方面，除了職業醫學科門診訓練外，還有職業病診療、職業傷病防治諮詢、職業醫學相關的臨床檢查訓練（包括塵肺症之 X 光判讀、肺功能檢查之操作與判讀、聽力檢查之操作與判讀、皮膚疾病鑑別診斷、各項神經學特殊檢查之技巧與判讀、神經疾病鑑別診斷、醫學影像訓練等）、健康檢查評估、疾病與職業相關性判定、學術報告或演講。在實務管理與臨場服務實習方面，內容包括作業場所之危害認知評估、個人防護設備之使用與維護、設計員工健康管理或健康促進計畫、環境與職業場所健康風險評估、參與事業單位防疫計畫、失能鑑定評估、復工評估。此外，還要參與設計或執行與職業病防治相關之調查研究。完成訓練的醫師，通過衛生福利部的甄審，才可取得專科醫師證書。

結　語

我國的工作人口約占總人口一半，都是職業病的潛在受害者。職業病不只影響勞工個人，也影響事業單位、家庭、與社會，而預防遠重於治療。職業病的預防、診斷、與治療是職業醫學的專業，但是職業醫學的目標也包括維持職場的整體健康，還要提升職場的生產力。

關鍵名詞

業務起因性（arise out of employment）

劑量反應關係（biological gradient，又稱 dose-response relationship）

腕隧道症候群（carpal tunnel syndrome）

因果關係（causal relationship）

合理性（coherence）

可補償之職業病（compensable occupational diseases）

一致性（consistency）

接觸性皮膚炎（contact dermatitis）

肘隧道症候群（cubital tunnel syndrome）

橈骨莖狀突腱鞘炎（迪奎文氏症；俗稱「媽媽手」）（De Quervain's tenosynovitis，又稱 De Quervain syndrome）

減壓症（decompression sickness，俗稱「潛水伕病」divers' disease）

肱骨外上髁炎（external humeral epicondylitis，又稱 lateral epicondylitis）（俗稱「網球肘」tennis elbow）

業務遂行性（in the course of employment）

誘導期（induction period）

國際勞工組織（International Labour Organization，簡稱 ILO）

介入性研究（實驗性研究）（interventional studies）

潛伏期（latent period）

肱骨內上髁炎（medial humeral epicondylitis，簡稱 medial epicondylitis）（俗稱「高爾夫球肘」golfer's elbow）

職業病（occupational disease）

可行性（plausibility）

創傷後壓力症候群（post-traumatic stress disorder，簡稱 PTSD）

橈隧道症候群（radial tunnel syndrome）

相對危險性（relative risk）

旋轉肌袖症候群（rotator cuff syndrome）

特異性（specificity）

手指屈肌腱狹窄性肌腱鞘炎（stenosing tenosynovitis，俗稱「板機指」trigger finger）

時序性（temporality，又稱 time sequence）
作業（work process）
職業相關疾病（work-related disease）

複習問題

1. 簡述國際對職業病定義的共識及我國對職業病的定義。
2. 簡述職業病認定一般原則的兩個階段。
3. 職業病的治療與非職業病的治療有哪兩個明顯的不同點？
4. 列舉我國常見的三種職業病。
5. 以職業性聽力損失為例，簡述預防方法。
6. 描述職業醫學的主要與次要目標。

引用文獻

1. 勞動部職業安全衛生署：職業病認定參考指引。https://www.osha.gov.tw/1106/1176/1185/1190。
2. European Agency for Safety and Health at Work. Work-related diseases. https://osha.europa.eu/en/themes/work-related-diseases.
3. el Batawi MA. Work-related diseases. A new program of the World Health Organization. Scand J Work Environ Health 1984;**10**:341-346.
4. 勞動部職業安全衛生署：勞工職業災害保險職業病種類表修正規定。https://www.mol.gov.tw/Download.ashx?pfid=0000310675。
5. 勞動部：勞工職業災害傷病審查準則。全國法規資料庫，https://law.moj.gov.tw/lawclass/LawAll.aspx?pcode=N0050008。
6. International Labour Organization. ILO List of Occupational Diseases (Revised 2010). Identification and Recognition of Occupational Diseases: Criteria for Incorporating Diseases in the ILO list of Occupational Diseases. Geneva: International Labour Office, 2010.
7. 勞動部：職業安全衛生法。全國法規資料庫，https://aw.moj.gov.tw/lawclass/

lawall.aspx?pcode=n0060001。

8. 臺灣高等法院 105 年度勞上易字第 44 號民事判決。
9. 牛柯琪、吳心誠：異常氣壓（含潛水伕病）作業引起之職業疾病認定參考指引。臺北：勞動部職業安全衛生署，2014。
10. 許君豪：工作相關心理壓力事件引起精神疾病認定參考指引。臺北：勞動部職業安全衛生署，2018。
11. 張恆豪、郭浩然：職業相關之創傷後壓力症候群認定參考指引。臺北：勞動部職業安全衛生署，2021。
12. 勞動部職業安全衛生署：職業促發腦血管及心臟疾病（外傷導致者除外）認定指引。https://www.mol.gov.tw/FLAW/FLAWDAT0202.aspx?id=FL089649。
13. Guo H-R, Tanaka S, Cameron LL, Seligman PJ, Behrens VJ, Ger J, Wild DK, Putz-Anderson V. Back pain among workers in the United States: national estimates and workers at high risk. American Journal of Industrial Medicine 1995;**28**:591-602.
14. Lan F-Y, Liou Y-W, Huang K-Y, Guo H-R, Wang J-D. An investigation of a cluster of cervical herniated discs among container truck drivers with occupational exposure to whole-body vibration. Journal of Occupational Health 2016;**58**:118-127.
15. Guo H-R. Frontiers and challenges in occupational safety and health. Frontiers in Public Health 2014;**2**:85.
16. Waldron T. Did Hippocrates describe lead poisoning? Lancet 1978;**16**:1315.
17. Occupational safety and health. (n.d.) McGraw-Hill Dictionary of Scientific & Technical Terms, 6E, 2003. https://encyclopedia2.thefreedictionary.com/Occupational+safety+and+health.
18. Bräunig D, Kohstall T. The Return on Prevention: Calculating the Costs and Benefits of Investments in Occupational Safety and Health in Companies. Geneva: International Social Security Association, 2011.
19. Rantanen J. Basic Occupational Health Services: Strategy, Structures, Activities, Resources. Helsinki: Finnish Institute of Occupational Health, 2005.
20. 衛生福利部：職業醫學科專科醫師訓練課程基準。臺北：衛生福利部，2019。

名詞索引

五畫

六畫

七畫

八畫

九畫

十畫

十一畫

十二畫

十三畫

十四畫

十五畫

十七畫

十八畫

十九畫

二十畫

二十二畫

二十三畫